Die „Schweizer Ärztinnen“ der Habsburgermonarchie

Mitteilungen des Instituts
für Österreichische Geschichtsforschung
Ergänzungsband 70

2026

BÖHLAU

Die „Schweizer Ärztinnen“ der Habsburgermonarchie

Weibliche Karrieren, Handlungsspielräume und Grenzüberschreitungen im späten 19. und frühen 20. Jahrhundert

Sabine Veits-Falk

2026

BÖHLAU

Arbeiterkammer Wien, Institut für Historische Sozialforschung
Förderverein zur wissenschaftlichen Forschung an der Paris Lodron Universität Salzburg
Fachbereich Geschichte der Paris Lodron Universität Salzburg
Stadt Wien

Bibliografische Information der Deutschen Nationalbibliothek:
Die Deutsche Nationalbibliothek verzeichnet diese Publikation in der
Deutschen Nationalbibliografie; detaillierte bibliografische Daten
sind im Internet über https://dnb.de abrufbar.

Umschlagabbildung: Collage „Schweizer Ärztinnen" mit Porträts von 22 Ärztinnen
(Abbildungen und Bildnachweis im Buch).
Gestaltung: Michael Veits, Salzburg
Satz: satz&sonders, Dülmen
Druck: Elanders Waiblingen, Waiblingen
Printed in the EU.

Vandenhoeck & Ruprecht Verlage | www.vandenhoeck-ruprecht-verlage.com

ISBN 978-3-205-22180-7 (print)
ISBN 978-3-205-22366-5 (digital) | ISBN 978-3-205-22367-2 (eLibrary)

Inhalt

Vorwort

Rosa Kerschbaumer, die erste in Österreich praktizierende Ärztin, war der Ausgangspunkt für die vorliegende Studie. 2008 erschien meine Monografie über die in Salzburg Ende des 19. Jahrhunderts wirkende Augenärztin in der „Schriftenreihe des Archivs der Stadt Salzburg", und es gelang, diese bislang unbekannte „historische Frauenpersönlichkeit" – unter anderem mit einem Straßennamen – in der öffentlichen Erinnerungskultur zu positionieren. Schon beim Schreiben ihrer auf Salzburg fokussierten Lebensgeschichte wurde mir deren vielschichtige internationale Dimension bewusst, auf die ich allerdings nicht näher eingehen konnte. Nach Abschluss des Buches beschäftigten mich vor allem die Fragen, ob Rosa Kerschbaumer tatsächlich eine so singuläre „Ausnahmefrau" war, wie es einige zeitgenössische Quellen und auch sie selbst darstellten, und wer die anderen Ärztinnen waren, auf deren Namen ich bei meinen Recherchen immer wieder gestoßen war. Ich begann, systematisch nach Quellen von Medizinerinnen mit vergleichbaren Lebensläufen und Karrieren zu suchen und kam letztendlich zu jener kleinen Gruppe von Frauen, deren Handeln und Berufswege im Fokus meiner folgenden Forschungen standen.

Mehr als vierzehn Jahre beschäftigten und begleiteten mich die ersten Ärztinnen der Habsburgermonarchie „privat" neben meiner beruflichen Tätigkeit im Stadtarchiv Salzburg mehr oder weniger intensiv auf Urlauben und Reisen in Archive und zu einzelnen Wirkungs- und Herkunftsorten der Medizinerinnen – mit vielen Höhen und manchen Tiefen, die jahrelange Forschungsarbeiten mit sich bringen. Während dieser Zeit konnte ich Teilaspekte meines Projekts in Vorträgen und auf internationalen Tagungen vorstellen und publizieren. 2022 reichte ich die Ergebnisse als Habilitationsschrift an der Paris Lodron Universität Salzburg ein und habilitierte mich ein Jahr später im Fach Österreichische Geschichte. Dass die Studie nun als Ergänzungsband der „Mitteilungen des Instituts für Österreichische Geschichtsforschung" erscheint, ist mir eine große Freude und Ehre.

Sich über einen so langen Zeitraum mit einer Gruppe von Frauen, deren Größe mit einer Schulklasse vergleichbar ist, zu beschäftigen, heißt, die eigene Rolle als Biografin im Spannungsfeld von Nähe und Distanz zu den beforschten Personen immer wieder zu beobachten und zu reflektieren. Es gilt, Gefühle von Solidarität mit dem weiblichen Geschlecht zu berücksichtigen und zu bedenken, dass die „Sympathie" für eine Person den Elan bei der Spurensuche steigern kann. Zudem hat man sich immer wieder vor Augen zu führen, dass es trotz systematischer Recherchen oft von Zufälligkeiten abhängt, welche Quellen vorhanden und zugänglich sind. Lücken lassen viel Raum für Interpretation, und letztlich sind doch nur subjektiv gefärbte Darstellungen möglich. Darüber hinaus änderten und entwickelten sich im Zeitraum von 2008 bis 2025, nicht zuletzt durch die Corona-Pandemie, die Recherchemöglichkeiten in Datenbanken sowie die digitale Zugänglichkeit von historischen Quellen und Online-Übersetzungen rasant.

So waren mehrere Durchgänge bei der Quellensuche notwendig, um die jeweils neuen Möglichkeiten zu nutzen. Die Studie wurde mit Forschungsstand 2022 abgeschlossen und danach um einzelne Ergänzungen bis zum Jahr 2025 erweitert.

Über die Jahre ergaben sich viele wertvolle Kontakte mit Menschen, die mich bei meinen Quellen- und Literaturrecherchen, bei der Beschaffung von weiterführenden Informationen, mit Übersetzungen, Diskussionen und Kritik und vor allem Zuspruch unterstützten. Ihnen allen sei herzlich gedankt. An erster Stelle sind dabei die Slawistin Monika Bankowski (Zürich) und die Archivarin und Historikerin Franziska Rogger (Bern) zu nennen. Die beiden Expertinnen der Geschichte der ersten Schweizer Studentinnen halfen mir sowohl mit ihrem Fachwissen bei inhaltlichen Fragen als auch tatkräftig bei der Quellensuche. Monika Bankowski danke ich darüber hinaus für etliche themenspezifische russische, tschechische, polnische und ukrainische Beiträge, die sie mir zur Verfügung stellte und übersetzte, sowie für ihr akribisches Korrekturlesen des Manuskripts. Für Literaturhinweise und Übersetzungen danke ich weiters Elzbieta Tabaka (Universität Salzburg), für Übersetzungen Šarka Wolfíková, Elzbieta Schroll, Maja Djordjevic, Luka Milovac und Sophie Soyoye (alle Salzburg).

Mein Dank gilt auch einzelnen Nachkommen der „Schweizer Ärztinnen“, besonders der Urgroßnichte Rosa Kerschbaumers, Franziska Frey-Wettstein (Zürich), und Personen, deren Angehörige mit einzelnen Frauen der Untersuchungsgruppe befreundet oder bekannt waren, wie Vita Huber-Hering (Darmstadt) und Martha Hediger-Wyss (Wolfhausen, Schweiz), für auskunftsreiche Gespräche sowie Dokumente und Fotos. Für Quellenhinweise sei der Historikerin Corinna Oesch (Wien) und für medizinische Auskünfte der Ärztin Miriam Hochleitner (Salzburg) gedankt. Der Salzburger Gynäkologin und ehemaligen Landesrätin Maria Haidinger danke ich für ein Interview über ihre persönlichen Berufserfahrungen und ihren motivierenden Zuspruch.

Eine große Bereicherung war das Interesse zahlreicher Kolleg:innen an meiner kollektivbiografischen Arbeit. Peter F. Kramml, bis 2022 Leiter des Stadtarchivs Salzburg, bestärkte mich in meinem Vorhaben, nicht nur über Frauen- und Geschlechtergeschichte und Migrationsgeschichte im Kontext der Salzburger Geschichte zu arbeiten, sondern in größeren regionalen und inhaltlichen Dimensionen in meiner Freizeit zu forschen und zu schreiben. Dafür, für das Interesse an Detailergebnissen und für aufschlussreiche Gespräche danke ich ihm sowie meinen ehemaligen Kollegen Thomas Weidenholzer und Hans-Peter Miller und den Kolleg:innen Johannes Hofinger und Silvia Panzl-Schmoller sehr herzlich. Wertvolle Unterstützung durch Diskussionen, inhaltliche Anregungen und praktische Hinweise erhielt ich zudem von Kolleg:innen des Fachbereichs Geschichte der Universität Salzburg – von Sylvia Hahn sowie Gerhard Ammerer, Michael Brauer, Helga Embacher, Albert Lichtblau, Norbert Ortmayr und besonders von Alfred Stefan Weiß, der stets mit Rat und Tat zur Stelle war. Für wichtige Denkanstöße, Motivation und Ratschläge bedanke ich mich darüber hinaus bei Ernst Hanisch (Salzburg) und Dirk Hoerder (Wien).

Besonders danken möchte ich jenen, die meine Studie kommentierten: Ingrid Bauer las die sukzessiv fertiggestellten Kapitel der Arbeit und war mir mit kritisch-konstruktivem Feedback und mit Anregungen eine überaus wertvolle Begleiterin und Stütze. Laurence Cole machte mich auf einige Fragestellungen aufmerksam und gab mir inhaltliche Hinweise. Sylvia Hahn, Johannes Hofinger und Thomas Weidenholzer unterstützten mich mit Rückmeldungen und Korrekturen bei einzelnen Kapiteln. Für das ausgezeichnete Lektorat, die professionelle redaktionelle Betreuung der Publikation in der Reihe der „Ergänzungsbände" des Instituts für Österreichische Geschichtsforschung und stets wertschätzende Zusammenarbeit gilt mein aufrichtiger Dank Claudia Feller und Martin Scheutz sowie Herwig Weigl für organisatorische Unterstützung. Martin Scheutz danke ich besonders für seine umsichtige und engagierte Begleitung auf dem Weg der Umsetzung des Manuskripts zum Buch. Seitens des Brill-Verlags danke ich Eva Buchberger und Julia Roßberg sowie Bettina Waringer für die gute organisatorische Abwicklung und stets freundliche Betreuung. Finanzielle Unterstützung für die Drucklegung kam vom Förderverein zur wissenschaftlichen Forschung an der Paris Lodron Universität Salzburg, vom Institut für historische Sozialforschung und der Arbeiterkammer Wien sowie vom Fachbereich Geschichte der Universität Salzburg – herzlichen Dank!

Ganz besonders danke ich meiner Familie: Meine Eltern Ursula und Friedrich Falk, mein Bruder Christoph Falk und mein Sohn Stefan Veits waren stets an den Fortschritten meiner Arbeit interessiert und motivierten mich durch ihren Zuspruch. Mit meiner Tochter Katharina Veits konnte ich zudem feministisch-kritische Fragen diskutieren. Mein größter Dank gilt meinem Ehemann Michael Veits. Er unterstützte mich nicht nur bei Recherchearbeiten, der Umsetzung von formalen Vorgaben und der Bildredaktion, sondern stand mir bei diesem Langzeitprojekt immer als Kraft gebender Partner mit viel Geduld und Nachsicht zur Seite.

1. Einleitung: „Schweizer Ärztinnen“ – Perspektiven auf eine Gruppe von Akteurinnen aus Österreich-Ungarn

Dass *alle diese talentvollen Töchter unseres Vaterlandes in der Fremde Kenntnisse auf wissenschaftlichen Gebieten erwerben mussten, und dass der Erfolg ihrer Mühen der Heimat verloren blieb*, beklagte 1896 der „Verein für erweiterte Frauenbildung in Wien“[1]. Mit der Veröffentlichung von Lebensberichten der ersten Akademikerinnen Österreich-Ungarns, die in der Schweiz ein Universitätsstudium abgeschlossen hatten, wollte der Verein einerseits den Erfolg des Frauenstudiums legitimieren und andererseits die *falschen gewohnheitsmässigen Begriffe von der Leistungsfähigkeit der Frau* korrigieren[2]. Von den 18 *hervorragenden, willenskräftigen Frauenindividualitäten*[3], die in biografischen Porträts vorgestellt wurden, waren zwölf Absolventinnen eines Medizinstudiums[4]. Sie sind Teil einer kleinen Gruppe von insgesamt 29 Frauen aus der Habsburgermonarchie, von denen die vorliegende Studie handelt. Dass sie als *hervorragend* und *willenskräftig* bezeichnet wurden, ist der Intention des „Vereines für erweiterte Frauenbildung in Wien“ geschuldet und quellenkritisch zu relativieren. Außer Frage steht aber, dass diese Frauen etwas für ihre Zeit Ungewöhnliches machten. Sie gingen andere als ihrem Geschlecht zugestandene und vorgezeichnete Wege. Als durchwegs Angehörige des höheren Bürgertums war für sie die Rolle der auf einen häuslichen Wirkungskreis fokussierten Ehefrau und Mutter vorgesehen, den sie jedoch sprengten: Sie verließen nicht nur ihren bisherigen Lebensmittelpunkt, sondern studierten in der *Fremde* Medizin, was ihnen bis September 1900 in der Heimat verwehrt blieb. Mit Medizin wählten die Protagonistinnen dieser Studie ein Fach, für das Frauen nach den vorherrschenden Geschlechterzuschreibungen zwar prinzipiell geeignet schienen, in dem sie jedoch überwiegend als Objekte der Wissenschaft oder als Helfende und Pflegende gesehen wurden. Nach ihrer Promotion in der Schweiz waren sie abermals mit rechtlichen Beschränkungen und Hürden aufgrund ihres Geschlechts konfrontiert, die sie überwinden mussten, um ihren Beruf ausüben zu können. Dafür setzten die Frauen der Untersuchungsgruppe abhängig von den zeitlichen und örtlichen Kontexten verschiedene Strategien ein, nutzten unterschiedliche Chancen, erkämpften sich Zugänge. Einige kehrten in ihre Herkunftsregion zurück, einige blieben im „Ausbildungsland“, einige gingen in andere Länder. Manche waren oft ihr ganzes Leben lang auf der Suche nach Arbeitsmöglichkeiten unterwegs. Sie zählten nicht nur zu

---

1 Vorkämpferinnen (1899/1900) 38.

2 Vorkämpferinnen (1896/1897) 54.

3 Ebd.

4 Die biografischen Porträts erschienen in den drei Folgen Vorkämpferinnen (1895/1896), (1896/1997), (1899/1900).

den ersten Frauen, die den Beruf einer akademisch ausgebildeten Ärztin ausübten und eine Vorreiterinnenrolle einnahmen, sondern prägten auch das Berufsbild nachhaltig.

Jede Lebensgeschichte dieser 29 Frauen ist einzigartig, dennoch lassen sich Schnittmengen in ihren Lebensläufen erkennen. Ihre Biografien spiegeln ein komplexes Wechselverhältnis zwischen vorgegebenen Rahmenbedingungen und sozialen Praktiken, die diese Strukturen akzeptierten, nutzten, instrumentalisierten, erweiterten, veränderten, umgingen, ablehnten und/oder bekämpften.

1.1 Personen, Raum und Zeit

Vor dem Jahr 1900 nahmen einige Frauen, die aufgrund ihres weiblichen Geschlechts von den österreichisch-ungarischen Universitäten ausgeschlossen waren, ein Medizinstudium in der Schweiz auf. In Zürich war Frauen der Zugang zur Universität schon ab den 1860er Jahren möglich. Diese Frauen bilden die Untersuchungsgruppe und empirische Basis der vorliegenden kontextualisierten Kollektivbiografie[5]. Gruppenkonstituierend ist zum einen die regionale Herkunft der Frauen (bzw. das Land ihrer späteren Staatsbürgerschaft) aus Österreich-Ungarn und zum anderen ein Medizinstudium an einer Schweizer Universität vor September 1900, dem Zeitpunkt, als Frauen in Österreich zu einem regulären Medizinstudium zugelassen wurden.

Nach dafür in Frage kommenden weiblichen Studierenden suchte ich systematisch in Schweizer Universitätsmatrikeln, parallel recherchierte ich in einschlägigen gedruckten und archivalischen Quellen sowie in der thematischen Literatur. Bei dem so entstandenen Kollektiv handelt es sich nicht um eine Gruppe im streng soziologischen Sinn[6], da die Frauen, die in einem Zeitraum von 30 Jahren an vier Schweizer Universitäten studierten, sich nach ihrer eigenen Identifikation gar nicht als Mitglieder einer Gruppe verstehen konnten, sondern um eine Einheit, die nach von mir festgelegten Kriterien zusammengestellt wurde[7].

Im Bewusstsein um Unschärfen, sowohl bei der Recherche als auch in der Quellenüberlieferung, fand ich 29 Frauen, die zwischen 1872 (dem Jahr der ersten Immatrikulation einer Frau aus Österreich-Ungarn an einer Schweizer Universität[8]) und September 1900 in der Schweiz studierten. Sie wurden frühestens 1847[9] geboren und starben spätestens 1959[10]. Alle strebten ein gemeinsames Ziel – den Beruf der Ärztin – an, den die meisten von ihnen zumindest temporär auch ausübten. Sie waren mit denselben Strukturen, Rechtsnormen und Geschlechterrollenbildern konfrontiert und teilten in vielen Bereichen gemeinsame Erfahrungswelten. Einige Protagonistinnen, die der „Gruppe“ zugerechnet wurden, standen in engerem, regelmäßigen Kontakt zueinander,

[5] Zur Auswahl von biografierten Personen vgl. Schweiger, Kollektivbiographik 330f.; Schröder, Kollektivbiographie 84.

[6] Vgl. z. B. Art. Gruppe, in: Böhm, Wörterbuch 264: Demnach zählt zu den Merkmalen einer Gruppe unter anderem der gemeinsame Kontakt der Mitglieder, wechselseitige Kooperationsbereitschaft, ihr Zusammengehörigkeitsgefühl sowie die Anerkennung verbindlicher Gruppennormen.

[7] Vgl. Schröder, Kollektivbiographie 120.

[8] Vilma Hugonnai immatrikulierte als Erste der Frauen der Untersuchungsgruppe im Jahr.

[9] Vilma Hugonnai ist die am frühesten geborene Frau der Untersuchungsgruppe.

[10] Gisela Lucci-Purtscher starb als Letzte der Frauen der Untersuchungsgruppe.

und diejenigen, die sich persönlich kannten, fühlten sich höchstwahrscheinlich zusammengehörig. Streng genommen handelt es sich um zwei „Generationen“ im Sinne von Karl Mannheims Definition, nach der die Gemeinsamkeit der Erfahrung einen Generationszusammenhang herstellt und für die ein „einheitliches Reagieren, ein im verwandten Sinne geformtes“ Handeln und „besondere Erfahrungsschichtungen“ typisch sind[11]. Die vor den 1850er und 1860er Jahren geborenen Frauen zählen zu jenen „Pionierinnen“, die – von der Soziologin Marianne Weber schon 1917 als *heroische Generation* der *Kämpferinnen* bezeichnet – in der Anfangsphase des Frauenstudiums in der Schweiz studierten, während die danach Geborenen schon an deren Errungenschaften anknüpfen konnten[12]. Beim Bemühen, möglichst viele Schnittmengen zu finden, um die ausgewählten Frauen als Gruppe zu „legitimieren“, dürfen allerdings die verbindenden Paramater nicht übermäßig in den Mittelpunkt gerückt und die Unterschiedlichkeiten ihrer Lebenswege nicht verwischt werden.

Als Bezeichnung der Untersuchungsgruppe verwende ich den Begriff „Schweizer Ärztinnen“ (aus der Habsburgermonarchie), einen Quellenbegriff, der zugleich als „terminus technicus“ für diese Studie dient. Da der in der Schweiz erworbene Doktortitel in Österreich nicht anerkannt war und die Frauen diesen auch nicht offiziell führen durften, wurden die Absolventinnen der Schweizer Universitäten in einigen zeitgenössischen Schriftstücken als „Schweizer Ärztinnen“[13] bezeichnet. Die Selbst- und Fremdbezeichnungen konnten dabei variieren. Anna Fischer-Dückelmann nannte sich beispielsweise am Titelblatt ihres Gesundheitsbuches „Die Frau als Hausärztin“ *Dr. med. Anna Fischer-Dückelmann* mit dem kleingedruckten Zusatz *in Zürich promoviert*[14], Rosa Welt-Strauss wurde vom Professorenkollegium der Universität Wien als *Zürcher Doctorin*[15] bezeichnet.

Der inhaltliche Fokus der vorliegenden Studie liegt auf den Lebenszeiträumen des Studiums in der Schweiz und der Berufstätigkeit, die bei den meisten Ärztinnen bis in die 1930er Jahre reichte. Nur wenige von ihnen erlebten die Zeit des Nationalsozialismus bzw. waren in diesem Zeitabschnitt altersbedingt nicht mehr berufstätig. Daher wird dieser ebenso wie die Jahre vor dem Studium weniger ausführlich behandelt, prinzipiell ist jedoch die gesamte Lebenszeit der jeweiligen Ärztin Gegenstand der Analyse.

Als Untersuchungsraum steht vorrangig der Raum Österreich-Ungarn im Mittelpunkt, für den bis 1918 die Bezeichnungen variieren. Nach dem Ausgleich mit Ungarn 1867 wurde der westliche Teil als „Die im Reichsrat vertretenen Königreiche und Länder“ oder Cisleithanien bezeichnet, für den in der Literatur der unscharfe Begriff „Österreich“ überwiegt. Der östliche Teil der „Habsburgermonarchie“ hieß offiziell „Länder der Heiligen Ungarischen Stephanskrone“ oder Transleithanien.

---

11 Mannheim, Generation 543; vgl. Wierling, Kollektivbiographie 11.

12 Weber, Typenwandel 179f.

13 Die Bezeichnung *Schweizer Ärztinnen* wird mehrmals in den Personalakten der Sanitätsakten im AVA, MdI verwendet. Vgl. z. B. AVA, MdI, Sanitätsakten, 1911–1912, Karton 2930, Fasz. Rosa Einhorn Bloch, *Gesuch der Schweizer Aerztin Rosa Einhorn-Bloch*; Einsichtsbogen 1915: Bloch Rosa, *Schweizer Aerztin: Zulassung in Oesterreich*; Bericht des k. u. k. Finanzministeriums über die Amtsführung der *Schweizer Aerztin* Rosa Einhorn-Bloch). Ebenso auch in der Presse, vgl. z. B. *Arbeiter-Zeitung* 7, Nr. 183 (7. Juli 1895) 1: … *wird vielleicht auch die Zeit kommen, wo die österreichische Regierung, die das Gesuch der schweizerischen Aerztin Baronin Possaner um Gestattung der Berufsausübung in Oesterreich von vornherein verwarf, zu neuen Ansichten über diese Frage gelangt.*

14 Vgl. Fischer-Dückelmann, Hausärztin.

15 UAW, Dekanatsakten der medizinischen Fakultät 1878/1879, Nr. 406.

Auf die Situation in der ungarischen Reichshälfte kann aufgrund des begrenzten Zugangs zu themenrelevanter Literatur und von Sprachbarrieren nur in konkreten Zusammenhängen eingegangen werden. Da lediglich drei Frauen der Untersuchungsgruppe aus Ungarn bzw. Kroatien kamen, wirken sich diese Einschränkungen nicht signifikant auf die Forschungsarbeit aus. Die Alternative, die drei Ärztinnen wegzulassen, hätte jedoch den Verzicht auf drei facettenreiche Lebensläufe und „Vorreiterinnen“ bedeutet. Dafür wird die Situation in Bosnien und Herzegowina nach der Okkupation durch Österreich-Ungarn 1878 ausführlicher beleuchtet, da dort fünf Frauen als Amtsärztinnen tätig waren. Nach 1918 fokussiert die Arbeit auf Österreich zur Zeit der Ersten Republik. Die speziellen Verhältnisse in den Nachfolgestaaten der Donaumonarchie, in denen einige Ärztinnen beruflich tätig waren, werden aufgezeigt, wenn dies für die Kontextualisierung der Lebensgeschichten der Ärztinnen von Bedeutung ist.

Die Schweiz war für alle in die Studie einbezogenen Frauen „Ausbildungsland“ und für manche auch „Arbeitsland“. Die Bedingungen, die sie hier vorfanden, werden im jeweiligen Zusammenhang erklärt. Eingeschränkt gilt dies auch für Deutschland, wo einige der Akteurinnen nach dem Studium kurzfristig Stellen als Ärztinnen bekleideten und eine ihren Lebensmittelpunkt hatte. In den Vereinigten Staaten fanden vier Ärztinnen teilweise ganz andere Rahmenbedingungen und Voraussetzungen als in Österreich oder der Schweiz vor, die knapp erläutert werden.

1.2 Theoretische Verortung – Forschungsfragen

Wer waren die Akteurinnen, die im Fokus dieser Studie stehen? Was motivierte sie, in das Ausland zu gehen und Medizin zu studieren? Welche Strategien verfolgten sie individuell oder kollektiv, um aus vorgegebenen Strukturen auszubrechen und ihren Beruf ausüben zu können? Wie definierten und inszenierten sich die Ärztinnen selbst, wie wurden sie von ihrem Umfeld und der Öffentlichkeit wahrgenommen? An welche Grenzen stießen sie, welche überschritten sie?

Mit diesen oder ähnlichen Fragen werden die Lebensgeschichten der „Schweizer Ärztinnen“ analysiert. Abhängig von den zur Verfügung stehenden Quellen fallen die Antworten und Erklärungsversuche oft unterschiedlich, bisweilen widersprüchlich aus. Als Methode, die Untersuchungsgruppe anhand einer vergleichenden Analyse der Einzellebensläufe[16] zu untersuchen, wird die Herangehensweise einer kontextualisierten Kollektivbiografie gewählt (siehe Kapitel 1.3). Die breitgefächerten Perspektiven, die bei der Verknüpfung der Biografien mit den jeweiligen politischen, sozialen und kulturellen Hintergründen eingenommen werden, bringen es mit sich, dass verschiedene theoretische Anknüpfungspunkte gesucht werden müssen – dem Credo folgend, Theorien nicht als „hermetisch geschlossene Gedankengebäude“, sondern als „Denkangebote und wissenschaftliche Werkzeuge“[17] zu verstehen und zu nutzen.

Demnach orientiert sich die Studie bei den Fragestellungen, mit denen die Lebensläufe der Protagonistinnen untersucht und kontextualisiert werden, an theoretischen

---

16 Der Lebenslauf wird im Gegensatz zu einer Biografie als „etwas verstanden, das anfängt, sich stufenweise entwickelt, an Knotenpunkten kristallisiert und das ein Ende hat“. Vgl. Fetz, Biographie 22.

17 Griesebner, Feministische Geschichtswissenschaft 156.

Überlegungen verschiedener historischer Teildisziplinen wie der Bildungs- und Professionalisierungsgeschichte, der Sozialgeschichte der Medizin und der Migrationsgeschichte. Diese werden mit Perspektiven der Frauen- und Geschlechtergeschichte verschränkt, die sich gleichsam als Roter Faden der Herangehensweise an die Thematik durchzieht.

1.2.1 Aspekte der Bildungs- und Professionalisierungsgeschichte

Kaum eine Frau der Untersuchungsgruppe ging „freiwillig“ in die Schweiz, sondern nur, weil sie dort Medizin studierten konnte. Wie generell in Europa bestanden auch in der Habsburgermonarchie gänzlich ungleiche geschlechtsspezifische Zugänge zu institutionalisierter höherer Bildung, für die Koedukation abgelehnt wurde. Das Bildungssystem der österreichischen Reichshälfte der Monarchie ließ Frauen erst ab 1897 zu den Philosophischen und ab 1900 zu den Medizinischen Fakultäten zu, in Ungarn war ein Frauenmedizinstudium mit Einschränkungen ab 1896 möglich. Mädchen konnten auch nicht, so wie Knaben, die normierten Voraussetzungen für ein Hochschulstudium erfüllen, da ihnen bis in die 1890er Jahre ein Zugang zu Gymnasien und das Ablegen einer Matura mit dem Zusatz „reif zum Besuch einer Universität“ verwehrt wurde.

Weibliche Bildungsprogramme waren überall in Europa einem dualistischen Geschlechterkonzept verpflichtet und sollten Mädchen ihrer „weiblichen“ und Knaben ihrer „männlichen Bestimmung“ zuführen. Wie Karin Hausen bereits in den 1970er Jahren in ihrem programmatischen Aufsatz „Die Polarisierung der ‚Geschlechtscharaktere‘“ analysierte[18], kam dieses Differenzkonzept, bei dem sich Weiblichkeitszuschreibungen mit bürgerlichen Gesellschaftsentwürfen verbanden, in erster Linie im höheren Bildungsbereich zum Tragen[19]. Höhere Bildung wurde nur wenigen Mädchen in den wenigen dafür errichteten Institutionen außer Haus vermittelt. Die meisten erhielten Unterricht in den eigenen vier Wänden. Die Inhalte unterschieden sich deutlich von jenen des männlichen Bildungskanons und zielten nicht auf einen standardisierten Schulabschluss, der Voraussetzung für einen Zugang zur Universität und/oder Berufsausübung war[20], sondern sollten die vorgesehene geschlechtsspezifische Arbeitsteilung und die getrennten Sphären von Frauen und Männern verfestigen[21]. Trotz eindeutiger struktureller Benachteiligung, gelang es einigen Frauen, die für ein Medizinstudium in der Schweiz notwendigen Voraussetzungen zu erwerben – darunter auch die Protagonistinnen der gegenständlichen Untersuchung. Einige von ihnen trugen, wie gezeigt werden wird, mit ihren Agitationen aktiv zur Öffnung des Medizinstudiums und von Berufen für Frauen in der Habsburgermonarchie bei.

Die feministische Geschichtsforschung thematisierte schon früh den Ausschluss von Frauen aus den Universitäten. Nach Claudia Opitz-Belakhal stehen sich hier zwei unterschiedliche Lesarten gegenüber. Eine ältere geht von einer strikten, bis in die Anfänge von Wissenschaft und Universität zurückgehende Exklusion von Frauen aus und definiert dieses Feld deshalb als „Männerwelt“[22]. Die zweite, jüngere Perspektive verfolgt den Ansatz,

---

18 Hausen, Polarisierung 388; dies., Geschlechtergeschichte; Hämmerle, Karin Hausen 35–50.

19 Für Österreich beispielsweise Mazohl-Wallnig–Friedrich, Mädchen 17.

20 Opitz-Belakhal, Geschlechtergeschichte 50f.

21 Costas, Gasthörerin 192.

22 Opitz-Belakhal, Geschlechtergeschichte 50. Sie führt als Beispiele an: Friederike Hassauer, Homo. Academia. Geschlechterkontrakte, Institution und die Verteilung des Wissens (Wien 1994).

dass Institutionen historisch wandelbar sind und Frauen in unterschiedlicher Weise aus-, aber zeitweise durchaus eingeschlossen waren – auch wenn dies nur über eine „weibliche Gegenstimme“ geschah. Diese These stützt sich auch auf die Tradition der „berühmten Frauen“ in der Wissenschaft, die immer wieder vereinzelt, zumindest teilweise, Zugang zu den Universitäten hatten und den Beweis erbrachten, dass wissenschaftliche Tätigkeit von Frauen im weiteren Sinn schon vor Einführung des Frauenstudiums möglich war[23]. Auch das österreichische Wissenschaftssystem war von „Durchlässigkeiten“, so Gabriella Hauch, geprägt[24]. Frauen war es im Untersuchungszeitraum möglich, unter bestimmten Bedingungen an Lehrveranstaltungen der Medizinischen Fakultäten der cisleithanischen Universitäten teilzunehmen. Sie durften allerdings nicht als reguläre Hörerinnen immatrikulieren und erhielten kein Zeugnis, das eine erworbene Qualifikation bestätigte oder einen Berufszugang ermöglicht hätte. Roswitha Perfahl untermauerte die These der „Durchlässigkeiten“, indem sie die politischen und gesellschaftlichen Entwicklungen widerspiegelnden Konjunkturen sowie die unterschiedlichen Nuancen der Ausgrenzung und des beschränkten Zugangs von Frauen zu den Universitäten Cisleithaniens aufzeigte[25]. Die vorliegende Studie stützt und erweitert diese Erkenntnis zusätzlich anhand von konkreten Beispielen der ersten Studentinnen in der Schweiz und veranschaulicht, wie bestehende Strukturen durch weibliches Handeln verändert werden konnten.

Die Medizinstudentinnen zählten nicht nur zu den ersten Frauen, die eine qualifizierende Ausbildung absolvierten, sondern prägten auch das Berufsbild der Ärztin, als die Professionalisierung des Arztberufes im ausgehenden 19. Jahrhundert ihren Abschluss fand[26]. Seit den 1990er Jahren liegen soziologische Studien über die ärztliche Profession vor. Die gegenständliche Arbeit nimmt primär Anleihen am Modell der Medizinhistoriker Wolfang Uwe Eckart und Robert Jütte[27] und ergänzt dieses um theoretische Ansätze von Claudia Huerkamp und Angelika Wetterer[28]. Demnach wird der Prozess der Professionalisierung der Ärzteschaft hier primär mit vier Merkmalen, die generell auch bei anderen Berufsgruppen zu beobachten sind, charakterisiert: Erstens, das Streben nach einem Marktmonopol. Im frühen 19. Jahrhundert waren Chirurgie und Medizin in den meisten Ländern noch immer zwei getrennte Bereiche. Besonders nach dem Erstarken der naturwissenschaftlichen Richtung beanspruchten jedoch die an Universitäten ausgebildeten Ärzte eine „medizinische Deutungsmacht“[29]. In der Folge erreichte die Ärzteschaft ein gesetzlich abgesichertes Monopol über ihren Arbeitsbereich. Bestimmte Tätigkeiten, wie etwa die Diagnostik, sind seitdem der Profession vorbehalten, für Nicht-Berechtigte sind Sanktionen vorgesehen[30]. Ein zweites Merkmal ist die Kontrolle der Ausbildung und des Berufszugangs. Die ab der Mitte des 19. Jahrhunderts in vielen Ländern durchgeführten Reformen sollten die Eingangsvoraussetzungen, Ausbildungsinhalte und Abschlusszertifikate regeln, um sich von anderen Heiler:innengruppen abzugrenzen

---

23 Opitz-Belakhal, Geschlechtergeschichte 50f.

24 Hauch, Einleitung 13.

25 Perfahl, Geschlechterpolitik.

26 Mixa, Karrieren 105; Wetterer, Geschlechterhierarchie 13.

27 Eckart–Jütte, Medizingeschichte 319–323.

28 Huerkamp, Ärzte 14–21; dies., Professionalisierung 349–382; Wetterer, Einleitung 11–28; Mixa, Karrieren 106; Freidson, Ärztestand; zur Professionalisierungsgeschichte vgl. weiters auch Röwekamp, Juristinnen 4–7.

29 Vgl. Labisch–Spree, Deutungsmacht.

30 Mixa, Karrieren 106.

und auch die Anzahl der ausgebildeten Ärzte möglichst niedrig zu halten. Angebot und Nachfrage sollten nun den Gesundheitsmarkt steuern[31], konkurrierende heilende Berufe wurden ausgegrenzt oder einverleibt. Damit einher ging beziehungsweise geht die Dominanz der Ärzteschaft sowohl bei der gesundheitspolitischen Ressourcenverteilung und der Festlegung medizinischer Methoden als auch in Bezug auf ihre Klientel[32]. Professionalisierung zielte drittens auch darauf, das Verhalten der Ärzte (und später auch der Ärztinnen) untereinander zu regulieren und die Konkurrenz in normierte Bahnen zu lenken. Eine genau definierte Standesethik orientiert sich am Patient:innenwohl und dient gleichzeitig der Legitimation ärztlichen Handelns[33]. Viertens ist festzustellen, dass sich zur Durchsetzung der beruflichen Autonomie Ärzte (und dann auch Ärztinnen) auf lokaler, regionaler und nationaler Ebene in ärztlichen Vereinen und Ärztekammern zusammenschlossen, die in allen Ländern bei der Professionalisierung „eine entscheidende Schrittmacherrolle" spielten[34]. Als Angehörige ihrer Profession ergab sich für Ärzt:innen nicht nur eine äußert privilegierte Stellung, sondern sie wurden zur einflussreichsten Gruppe in allen Fragen von Gesundheit und Krankheit.

Die Professionalisierung der Ärzteschaft war eng mit einer Geschlechtersegregation verschränkt[35]. Im zum Teil als harter Konkurrenzkampf gegen andere heilende Berufe geführten Professionalisierungsprozess etablierte sich zugleich ein Muster geschlechtlicher Arbeitsteilung zwischen der männlich besetzten ärztlichen Profession und den ihr untergeordneten weiblichen Pflegeberufen sowie der Hebammentätigkeit. Diese hierarchische Struktur institutionalisierte die Arbeitsteilung zwischen den Geschlechtern grundlegend und war für die weitere Entwicklung eines geschlechtersegregierten Arbeitsmarkts beispielgebend[36].

In der gegenständlichen Untersuchung gilt es am Beispiel der „Schweizer Ärztinnen" zu analysieren, welche Auswirkungen der Professionalisierungsprozess, der in dem Zeitraum, als die ersten Frauen ein Medizinstudium begannen, zu einem vorläufigen Abschluss kam, auf den weiblichen Zugang zum ärztlichen Beruf hatte. Dabei ist die Frage nach einer geschlechtsspezifischen Separierung und Hierarchisierung von besonderem Interesse.

Ilse Costas befasste sich mit den Bedingungen und Charakteristika des Aufbrechens des männlichen Monopols in Bezug auf akademische Bildung und Karrieren und griff dabei unter anderem auf ein „Alteritätskonzept" zurück. Damit ist nach Costas „die Konstruktion des Eigenen und des Anderen, in unserem Fall des Männlichen als dem Dominanten und des Weiblichen als der aus der Perspektive des Mannes konstruierten defizitären Anderen/Unterlegenen" gemeint[37]. Für eine geschlechtsspezifische Analyse des Professionalisierungsprozesses wird hier vorgeschlagen zu berücksichtigen, dass generell männlichen Mitgliedern der akademischen Professionen eine mögliche drohende Konkurrenz durch Frauen bewusst war und sie deren Vordringen verhindern oder zumindest auf eine kleine Gruppe beschränken wollten. Die vorherrschende schlechte und

---

31 Eckart–Jütte, Medizingeschichte 321.
32 Ebd. 319.
33 Mixa, Karrieren 106.
34 Eckart–Jütte, Medizingeschichte 322f.
35 Mixa, Karrieren 107.
36 Ebd., 105; Wetterer, Geschlechterhierarchie.
37 Costas, Gasthörerin 192.

lückenhafte Vorbildung von Frauen, abschreckende Bildungsdiskurse, Zusatzprüfungen oder die Verweigerung beziehungsweise Verzögerung der staatlichen Anerkennung erworbener Abschlüsse oder Bildungspatente sollten, wie Costas weiter ausführt, die geschlechtsspezifische Arbeitsteilung konservieren und die Konkurrenz für männliche Professions- und Positionsinhaber klein halten. Auch den Befürwortern von Frauenbildung sei es oft nicht um einen gleichberechtigten Zugang von Frauen, sondern um die Förderung „frauenspezifischer" Aufgaben gegangen, zum Beispiel um die Zulassung von Frauen zum Mädchenunterricht oder als Ärztinnen für Frauen. Sowohl „im Hinblick auf ihre Identität als auch, was ihre Funktionalität anbelangt, sollte die Frau die Andere"[38], die dem Mann geistig und kulturell Untergeordnete bleiben. Darüber hinaus erklärt Costas, dass die meisten männlichen Vertreter der akademischen Medizin kein Interesse am Zugang von Frauen „als einem geringer angesehenen Segment der Gesellschaft" hatten[39]. Ärztinnen, so die Befürchtung, könnten sowohl die eigene ökonomische Position als auch das auf Distinktion beruhende Sozialprestige gefährden. Die von zeitgenössischen wissenschaftlichen Konstruktionen in Medizin, Naturwissenschaften, Philosophie und Rechtswissenschaften untermauerte Vorstellung von der Frau als dem Mann geistig und kulturell unterlegenem Wesen war bis in das frühe 20. Jahrhundert vorherrschend, obwohl die verschiedenen Richtungen der Frauenbewegung und reale gesellschaftliche und politische Veränderungsprozesse dieses Bild schon infrage stellten. Somit standen die Zulassung und Akzeptanz von Frauen in der akademischen Medizin in Widerspruch zu den zeitgleichen Bemühungen der Ärzteschaft um Professionalisierung[40].

In der vorliegenden Studie werden die für den Professionalisierungsprozess genannten typischen Merkmale daraufhin untersucht, inwieweit diese die „Schweizer Ärztinnen" in ihrem Streben nach Berufstätigkeit betrafen und wie sie damit umgingen. Analysiert wird weiters die Rolle der Akteurinnen im Ausdifferenzierungsprozess des „Arztberufs", vor allem hinsichtlich der Bedeutung der Kategorie Geschlecht. Von Interesse ist weiters, welches Berufsbild an die akademischen Ärztinnen von außen – von den männlichen Kollegen, ihrer Klientel und der Gesellschaft – herangetragen wurde und wie sich als *weiblicher Arzt* präsentierten.

1.2.2 Aspekte der Medizingeschichte und Sozialgeschichte der Medizin

Die Auseinandersetzung mit dem Beruf der Ärztin ist nicht nur ein Thema der Professionalisierungs-, sondern auch der Medizingeschichte, besonders der Sozialgeschichte der Medizin, die seit den 1990er Jahren die Professionalisierungsgeschichte der Heilberufe auch unter geschlechtsspezifischen Aspekten untersucht[41]. Sie erhebt unter anderem

---

38 Ebd.

39 Costas, Professionalisierungsprozesse 16.

40 Ebd.

41 Vgl. dazu Eckart–Jütte, Medizingeschichte 14: Sozialgeschichte der Medizin befasst sich mit der „Erforschung und Beschreibung sozialer Strukturen nach Gruppen ... in vergangenen Gesellschaften", die sich wiederum mit der Größe, Lage und Bedeutung dieser Gruppen sowie mit der Geschichte sozialer Prozesse beschäftigt. Für die Medizingeschichte bedeutet dies „die Einbeziehung solcher erkenntnisleitenden Prinzipien in die Erforschung ihrer Gegenstände". Damit wird Sozialgeschichte der Medizin zu einer Teildisziplin der Politik- und Gesellschaftsgeschichte.

den Anspruch, Heilkunde als „Gesamtheit aller heilkundlichen Handlungen" zu sehen, wobei Theorie und Praxis ebenso einbezogen werden wie die Frage nach den kulturellen, politischen, wirtschaftlichen und gesellschaftlichen Hintergründen für Therapien und Praktiken. Für die vorliegende Arbeit ist vor allem der Ansatz von Bedeutung, Medizin als gesellschaftlich bedingtes Phänomen zu erfassen und dabei die am heilkundlichen Geschehen Beteiligten – Patient:innen, Ärzt:innen, Familien, Obrigkeiten – möglichst umfassend einzubeziehen[42].

Bereits in den 1980er Jahren wurde der auch für die Analyse des Wirkens der „Schweizer Ärztinnen" relevante Prozess der Medikalisierung zu einem Paradigma der Sozialgeschichte der Medizin erklärt, das unterschiedliche Definitionen erfuhr und auch kritisch relativiert wurde[43]. Nach Ute Frevert versteht man unter Medikalisierung „nicht nur die Einbeziehung tendenziell aller Menschen in ein immer dichteres, von akademischen Experten kontrolliertes Netz medizinischer Versorgung. Die Medikalisierung fand vielmehr auf der Ebene von Normen und Deutungsmustern statt, die die Mentalität sozialer Schichten und Klassen prägten und ihr alltägliches Verhalten strukturierten. Mit der Propagierung von Verhaltensregeln grenzten Ärzte und Gesundheitsadministration zugleich solche Verhaltensweisen aus, die sie als krankheitsfördernd und gesundheitsschädlich bezeichneten"[44].

Die akademische Heilkunde stieg in enger Kooperation mit dem Staat zur beherrschenden Schulmedizin[45] und zu einer umfassenden öffentlichen Kontroll- und Regulierungsinstanz auf[46]. Der Begriff Schulmedizin bezeichnet eine Medizin, die an den Universitäten nach wissenschaftlichen Grundsätzen gelehrt und entwickelt wird, als Abgrenzung zu jenen Heillehren und -methoden, die nicht zum Lehrkanon der akademischen Medizin gehören[47]. Somit erhielten an Universitäten ausgebildete Ärztinnen wie ihre männlichen Kollegen eine „Deutungsmacht für alle die öffentliche Gesundheit und die Krankheit des Einzelnen betreffenden Fragen"[48].

In engem Zusammenhang steht auch die Entwicklung der alternativen Medizin, deren Anfänge ideengeschichtlich weit in das 19. Jahrhundert zurückgehen. Darunter werden Heilweisen verstanden, die von der herrschenden schulmedizinischen Richtung mehr oder weniger stark abgelehnt wurden, weil sie deren Therapieformen teilweise oder völlig in Frage stellten beziehungsweise auf die Änderung des medizinischen Systems abzielten. „Alternativ" bedeutet aber auch, dass die damit verbundenen Therapierichtungen von sozialen Bewegungen oder bestimmten gesellschaftlichen Gruppen getragen wurden[49]. Diese Bezüge sind für die vorliegende Arbeit insofern relevant, als eine kleine Gruppe von Ärztinnen als Schulmedizinerinnen in der Naturheilkunde praktizierte und zu deren Verbreitung beitrug (vgl. Kapitel 5.1.4). Darüber hinaus werden bei einzelnen

---

42 Vgl. dazu auch Dinges, Paradigmen 15.

43 Eckart–Jütte, Medizingeschichte 312f.; Huerkamp, Ärzte. Zur Kritik an dem Konzept einer Medikalisierung „von oben", bei der auch auf eine Medikalisierung „von unten" verwiesen wird, vgl. Ritzmann, Faktor 163–178. Ritzmann zeigte, dass beispielsweise die Entwicklung der Kinderheilkunde nicht ohne die aktive Rolle der „Konsumentinnen", das heißt der Mütter, zu verstehen ist.

44 Frevert, Medizin 52.

45 Seidel, Medikalisierung 13.

46 Eckart–Jütte, Medizingeschichte 16; Huerkamp, Ärzte.

47 Eckart–Jütte, Medizingeschichte 338.

48 Dinges, Paradigmen 11; vgl. auch Huerkamp, Ärzte 12; Hardy, Hygienebewegung 18–27.

49 Eckart–Jütte, Medizingeschichte 296f.

Themenbereichen wie Krankheiten, medizinische Fachbereiche, Ausbildung, Institutionen oder Wissenstransfer Erkenntnisse der Medizingeschichte einbezogen und anhand konkreter Handlungen der „Schweizer Ärztinnen" mit der Kategorie Geschlecht verschränkt.

Im Verlauf der Studie wird auch immer wieder die Frage nach der Klientel – den Patientinnen und Patienten der Ärztinnen – gestellt und damit ein weiteres Forschungsfeld der Sozialgeschichte der Medizin aufgegriffen. Diese Patientinnen und Patienten stehen – differenziert nach Geschlecht – in erster Linie als Betroffene beziehungsweise als „Objekte" des ärztlichen Handelns im Zentrum des Interesses[50]. Behandelten Ärztinnen vorrangig Frauen oder auch Männer? Von welchen Faktoren hing dies ab? Patient:innen treten bisweilen auch als handelnde Subjekte in den Blick, wenn nach deren Wissen über Krankheit beziehungsweise Gesundheit gefragt wird[51].

1.2.3 Aspekte der Migrationsgeschichte

Für die Fragestellungen der gegenständlichen Studie sind weiters Aspekte der historischen Migrationsforschung aus der Geschlechterperspektive von Bedeutung. Bildung und Berufsausübung waren für die Frauen der Untersuchungsgruppe meistens nur über „Um-Wege" im wahrsten Sinn des Wortes, zum Teil durch die Zurücklegung großer Distanzen, möglich. Die Zeitgenoss:innen der „Schweizer Ärztinnen" assoziierten Frauen allerdings in erster Linie mit Sesshaftigkeit und nahmen sie selten als eigenständig Wandernde wahr – auch wenn dies nur in einem begrenzten Ausmaß der Realität entsprach[52]. Obwohl bereits statistische Erhebungen aus dem Jahr 1869 aufzeigten, dass der prozentuale Unterschied zwischen migrierenden Frauen und Männern in der Monarchie nur marginal war[53], stellte der österreichische Demograph Gustav Adolf Schimmer fest, das *männliche Geschlecht* sei *seiner Natur nach weit mehr geneigt, die Heimat zu verlassen und andernwärts Erwerb zu suchen als das weibliche*[54].

Auch die Forschung orientiert sich noch immer am Prototyp des männlichen Migranten und schreibt weitgehend die Rolle der Migrantin als passive Betroffene oder Abhängige von Migrationsentscheidungen anderer fort[55]. Obgleich die Frauen- und Geschlechtergeschichte wichtige Anstöße zur Erforschung der weiblichen Dimensionen von Migrationsmustern und -prozessen gab[56], ist die Geschlechterperspektive in der historischen Migrationsforschung in Österreich nach wie vor unterrepräsentiert[57]. Handlungsräume und Erfahrungen migrierender Frauen auszublenden, führte aber nicht nur zu einem empirischen Defizit, sondern auch zu einer androzentrischen Theoriebildung, in der geschlechtsspezifische Merkmale und Ausprägungen zu wenig oder nur einseitig berücksichtigt sind[58]. Dies trifft besonders auf die Mobilität von Frauen zum Erwerb

---

50 Huerkamp, Patienten 60f.

51 Dinges, Paradigmen 13.

52 Veits-Falk, Karrieremigration 62.

53 Hahn, Migrantinnen 175; Lorber, Angeworben 39f.

54 Schimmer, Bevölkerung V–XIV.

55 Dausien, Migration 16.

56 Hahn, Migrationsforschung 57; dies., Migrationsgeschichte 77–96.

57 Vgl. dazu dies., Migration; Lorber, Angeworben.

58 Dausien, Migration 16.

schulischer, akademischer oder beruflicher Qualifikationen zu, denn bislang wurde fast ausschließlich das Wanderungsverhalten männlicher Studenten und Handwerksgesellen untersucht. Wie jüngere Forschungen belegen, waren aber bereits im 18. Jahrhundert vereinzelt Frauen zu Bildungszwecken unterwegs, mit der allmählichen Öffnung gymnasialer und universitärer Einrichtungen stieg auch deren Anzahl[59]. Länger noch als bei Männern beschränkte sich weibliche Bildungsmigration jedoch bis ins frühe 20. Jahrhundert hinein fast ausschließlich auf bildungsbürgerliche und adelige Kreise[60]. Dies gilt auch für jene Frauen aus Europa, Russland und den USA, die an den Universitäten Zürich, Bern, Genf und Lausanne studierten – darunter auch die „Schweizer Ärztinnen" aus Österreich-Ungarn. Im Sommersemester 1873 betrug etwa der Frauenanteil unter den Studierenden in Zürich 26 %[61]. Der amerikanische Medizinhistoriker Thomas Neville Bonner schreibt sogar von „the largest migration of professional women in history"[62]. Seiner Einschätzung, die auch die Migration von Frauen nach dem Ende ihres Studiums miteinschließt, ist, wie auch die Beispiele dieser Kollektivbiografie zeigen, mit der Einschränkung auf das ausgehende 19. Jahrhundert zuzustimmen.

Bislang verfasste Studien über einzelne Ärztinnen beschreiben zwar deren Karriereverlauf, der naturgemäß auch Ortswechsel und unterschiedliche Aufenthalts- und Wirkungsorte einschließt, gehen jedoch kaum mit den Fragestellungen der Migrationsforschung an die Thematik heran. Im deutschsprachigen Raum erfolgte die Auseinandersetzung mit Arbeitsmigrantinnen bis in die 1990er Jahre hinein vor allem in soziologischen und politikwissenschaftlichen Arbeiten, bei den historischen Untersuchungen sind jene von Sylvia Hahn wegweisend[63]. Es besteht aber nach wie vor Nachholbedarf bei der Erforschung von Mustern weiblicher Bildungs- und Karrieremigration. Mit der vorliegenden Studie über die ersten Ärztinnen der Habsburgermonarchie, deren Leben mehrfach von Migration und Mobilität geprägt war, kann ein Beitrag zum Schließen dieser Lücke geleistet werden.

Neben einem sozialhistorischen Ansatz werden zentrale Fragestellungen der historischen Migrationsforschung berücksichtigt. Es gilt, nach einer Rekonstruktion des Wanderungsverhaltens Migration als einen Prozess zu verstehen, der – grob umrissen – aus den Phasen der Wanderungsbereitschaft, der Umsetzung des Migrationsvorhabens und der Eingliederung in die Aufnahmegesellschaft besteht[64]. Das Migrationsverhalten ist dabei in den jeweiligen gesellschaftlichen, wirtschaftlichen und kulturellen Kontexten der geografischen und sozialen Ausgangs- und Aufnahmeräume zu verorten[65]. Die Forschungen von Sylvia Hahn ergaben, dass Frauen durchwegs gänzlich andere soziale, rechtliche und ökonomische Ausgangs- und Zugangsbedingungen als Männer vorfanden[66].

Angelehnt an diese Befunde wird in der vorliegenden Studie auch nach der Haltung der abgebenden und aufnehmenden Gesellschaft gegenüber den zu- oder abwandernden

59 Hahn, Migrationsforschung 148.

60 Dies., Migrantinnen 189–191.

61 Ebenso neu als kühn 197.

62 Bonner, Earth 30.

63 Hahn, Migrationsforschung 94–98. Zu weiterer Literatur siehe Kapitel 1.4. Bisher vorliegende Studien widmen sich vorrangig dem Themenbereich der Überseemigration wie auch den weiblichen Arbeitskräften als Bestandteil des globalen Weltmarktes; Horvath–Neyer, Auswanderung.

64 Hoerder–Lucassen–Lucassen, Terminologien 32–36; Oltmer, Einleitung 6f.

65 Bade, Historische Migrationsforschung 31f.

66 Hahn, Migrationsgeschichte 91; Hausbacher et al., Einleitung 15.

Ärztinnen gefragt, und ob damit ein Wandel von Geschlechterrollen und -zuschreibungen verbunden war[67]. Daneben stehen auch ihre Netzwerke sowie transnationale und -kulturelle Beziehungsmuster[68] im Forschungsinteresse sowie Reflexionen der Ergebnisse der soziologischen gendersensiblen Migrationsforschung. Diese hat festgestellt, dass Migration das Verhältnis zwischen den Geschlechtern einerseits in Frage stellen und andererseits Geschlechterhierarchien verstärken kann[69].

1.2.4 Roter Faden: Das Paradigma Frauen- und Geschlechtergeschichte

Wie aus den bisherigen Forschungsfragen ersichtlich, stellt der Blickwinkel der Geschlechtergeschichte eine zentrale Herangehensweise an die Themen dieser Arbeit dar. Die Geschlechtergeschichte entwickelte sich in den 1980er und 1990er Jahren aus der „Frauengeschichte“, deren Ziel es zunächst war, die Präsenz von Frauen, die bislang von der Geschichtswissenschaft weitgehend vernachlässigt worden waren, in allen Bereichen der Vergangenheit aufzuzeigen[70]. Auch wenn in der vorliegenden Studie eine Gruppe von mehr oder weniger vergessenen Frauen im Fokus steht, mit deren Sichtbarmachung ein Stück „Frauengeschichte“ geschrieben werden soll, ist diese als ein Beitrag zur „allgemeinen Geschichte“ aus der Geschlechterperspektive zu verstehen.

Eines der grundlegenden Anliegen der Geschlechtergeschichte war und ist die Infragestellung vermeintlich „natürlicher“ Geschlechterdifferenzen. Wie Karin Hausen in ihrem programmatischen Aufsatz „Die Polarisierung der Geschlechtscharaktere“[71] bereits 1976 darlegte, wurde für die Unterscheidung der Menschen in Frauen und Männer Ende des 18. Jahrhunderts erstmals ein Modell der Zweigeschlechtlichkeit[72] herangezogen, das den Mann als Norm und die Frau als das „Andere“ festschrieb und bis heute nachwirkt. Frauen und Männern wurden gegengleiche geschlechtsspezifische Eigenschaften und Fähigkeiten zugeordnet, mit denen wiederum vermeintlich „typisch“ weibliche und männliche Aufgaben und Rechte festgelegt wurden[73]. Die auf diesen Zuschreibungen aufbauende „Ordnung der Geschlechter“ wirkte sich unter anderem auf die Verteilung der politischen Macht, auf soziale Strukturen und auf die Produktion von Wissen, Kultur und Kunst aus[74] und erhielt im Untersuchungszeitraum der vorliegenden Studie durch naturwissenschaftliche Argumente eine weitere Ausdifferenzierung[75]. In der Frauen- und Geschlechtergeschichte verfestigte sich sodann die Erkenntnis, dass durch den Prozess der Biologisierung von Männlichkeit und Weiblichkeit Menschen zu sozial und kulturell de-

---

67 Krauss, Frauen 11.

68 Hoerder, Migration 18.

69 Morokvasic, Migration 28; vgl. auch Buijs, Migrant Women 1–19.

70 Frauengeschichte – Geschlechtergeschichte 9; Hausen, Geschlechtergeschichte; Bauer, Frauengeschichte 35–52; Opitz-Belakhal, Geschlechtergeschichte 7f.; Becker-Schmidt, Frauenforschung 35.

71 Hausen, Polarisierung; vgl. dazu u. a. auch Becker-Schmidt, Frauenforschung 24–29.

72 Laqueur, Leib: Ende des 18. Jahrhunderts wurde das Ein-Geschlecht-Modell, nach dem weibliche und männliche Geschlechtsorgane nicht als grundsätzlich verschieden gedacht wurden, sondern angenommen wurde, die Vagina sei ein nach innen gestülpter Penis, vom Zwei-Geschlechter-Modell abgelöst, nach dem weibliche und männliche Geschlechtsorgane als verschieden angesehen wurden.

73 Hausen, Polarisierung; vgl. dazu auch Becker-Schmidt, Frauenforschung 24–29.

74 Bauer, Frauengeschichte 36.

75 Vgl. Honegger, Geschlechter.

finierten Frauen und Männern „wurden". Dieser „Faktor der Gewordenheit" inkludiert zugleich, so Gabriella Hauch, „das zentrale Fundament der Veränderbarkeit des Status quo im Geschlechterverhältnis"[76].

Die US-amerikanische Historikerin Joan W. Scott, eine „Schlüsselfigur in der geschlechtergeschichtlichen Öffnung"[77], fachte Ende der 1980er Jahre Dynamiken für eine paradigmatische Erneuerung der Geschichtswissenschaft an[78]. Seit den 1990er Jahren entstand eine Vielzahl an sich ergänzenden und widersprechenden Positionen: Vom Paradigma „Sex versus Gender"[79], das auf ganz unterschiedliche Weise interpretiert wurde, bis zu den radikal-konstruktivistischen Ansätzen der amerikanischen Sozialphilosophin Judith Butler mit der These, auch Körper und Sex seien sozial konstruiert[80]. Während die eine Richtung auf der Materialität der Kategorie Geschlecht beharrt, begreift die andere Geschlecht lediglich als Resultat sprachlich verfasster Diskurse. Nicht zuletzt durch den Einfluss von Queer-Studies, der LGTBIQ-Bewegung und Studien über Inter- und Transsexualität wurde zunehmend eine geschlechtlicher Diversität verpflichtete Sichtweise eingefordert – es kam zur „Verflüssigung sämtlicher Geschlechterdefinitionen und -grenzen"[81]. Mit diesem „binäre Konstruktionen auflösenden Begriff von Geschlecht", so Ingrid Bauer, Christa Hämmerle und Claudia Opitz-Belakhal, werden neue Erkenntnismöglichkeiten nicht nur für nahe und „vertraute" vergangene und gegenwärtige Gesellschaften, sondern auch für ferne und „fremde" Kulturen und Gesellschaften und „deren Geschlechtervorstellungen und -arrangements" überhaupt erst sichtbar[82].

All diese unterschiedlichen theoretischen Ansätze und Definitionen von Geschlecht bewirkten eine Stabilisierung des Wissens um die historische und kulturelle Gestaltbarkeit und Veränderbarkeit der Geschlechterverhältnisse. Die Dekonstruktion der Bedingungen der Geschlechterdifferenz in der Vergangenheit steht damit im Gegensatz zu älteren Differenztheorien, die Unterschiede von Frauen und Männern durch angeblich objektive (biologische) Merkmale und dadurch bedingte geschlechtsspezifische Merkmale erklärten[83]. Die vermeintliche „Gewissheit darüber, was Frauen und Männer sind", ist damit, so Claudia Opitz-Belakhal, „der Suche nach den zu verschiedenen Zeiten an verschiedenen Orten gefundenen Übereinkünften darüber, was Männer und was Frauen sind"[84] gewichen und der Erkundung der Ursachen, warum diese als natürlich, normal und selbstverständlich empfunden werden[85]. Der Begriff Geschlecht wird als unabgeschlossen angesehen, da dessen Bedeutung situationsabhängig ist. Für die Auseinandersetzung mit der Definition und Deutung von „geschlechtlichen Markierungen" ist darüber hinaus auch die „hierarchisierende Dimension dieses Ordnung

---

76 Hauch, Einleitung 10.

77 Bauer, Frauengeschichte 46.

78 Scott, Gender 1053–1075; dies., Geschlechtergeschichte 37–58.

79 Bock, Geschichte 364–391; ein Überblick u. a. bei: Martschukat–Stieglitz, Männlichkeiten 21–27; Griesebner, Feministische Geschichtswissenschaft 133–143, 146–149.

80 Butler, Geschlechter 26. Zur Diskussion vgl. Kritik der Kategorie „Geschlecht". *Feministische Studien* 11/2 (1993).

81 Bauer–Hämmerle–Opitz-Belakhal, 30 Jahre L'Homme 10.

82 Ebd. 11.

83 Gildemeister, Gender 410.

84 Opitz-Belakhal, Geschlechtergeschichte 42f.

85 Vgl. dazu Wetterer, Geschlecht 123.

schaffenden gesellschaftlichen Verständigungsprozesses“ (Geschlechterordnung) von Bedeutung[86]. Dabei gilt es immer auch, Interdependenzen mit anderen Kategorien und Kriterien sozialer Ungleichheit zu berücksichtigen[87].

In diese grundlegenden Erkenntnisse der Geschlechtergeschichte klinkt sich die Studie über die „Schweizer Ärztinnen“ mit ihren Forschungsfragen ein: Der Untersuchungszeitraum umfasst jenen Zeitabschnitt, in dem die Geschlechterordnung von eindeutig dichotomisch festgelegten Geschlechtscharakteren und -hierarchien ausging, und auf dem ein „perfektes gesellschaftliches Stabilisierungsprogramm“ aufgebaut war, auch wenn es bereits Gegenstimmen gab, so Ingrid Bauer[88]. Den bestehenden Logiken entsprechend, wurden auch die Frauen der Untersuchungsgruppe schichtspezifisch „weiblich“ erzogen und sozialisiert. Ihre Familien sahen für sie „weibliche“ Lebensentwürfe vor, die mit den gesellschaftlichen Erwartungen konform gingen. Doch die Protagonistinnen der vorliegenden Untersuchung studierten und übten danach weitgehend den Beruf aus, für den sie sich qualifiziert hatten. Sie agierten in einer Weise, die den bestehenden Übereinkünften und Bedingungen über Geschlecht nicht entsprach. Und sie griffen auch – bewusst oder unbewusst, mehr oder weniger erfolgreich – in bestehende Geschlechterhierarchien ein, indem sie zum Beispiel, vereinzelt, in Leitungspositionen über Männer bestimmten.

Dem Grundsatz des Konstruktionscharakters von Geschlecht folgend richtet sich die Aufmerksamkeit dieser Arbeit zunächst auf eine Auseinandersetzung mit den Geschlechterdifferenzen und jenen Ausprägungen im ausgehenden 19. Jahrhundert, mit denen die Frauen der Untersuchungsgruppe konfrontiert waren. Die Analyse ihrer Berufskarrieren ist zudem auf die Frage nach Strategien, Prozessen, Lebensformen, Handlungen und Zuschreibungen gerichtet, durch die Geschlecht produziert und reproduziert wurde. Bei der Frage, welche Bedeutung ihr Selbstverständnis und ihre Zuordnung zum „weiblichen Geschlecht“ in den unterschiedlichen Lebensphasen und in ihren diversen Rollen als Medizinerinnen hatten, lehne ich mich am Analyseansatz des aus der Theorie der Geschlechterkonstruktion hervorgegangenen Konzepts von Doing Gender an.

Simone de Beauvoir beschrieb bereits in ihrem 1949 erschienenen Buch „Le Deuxième Sexe“ mit dem „devenir femme“ das Erlernen geschlechtsspezifisch kodierter Praktiken und fasste ihre Erkenntnis in dem berühmten Satz „Man kommt nicht als Frau zur Welt, man wird es“ zusammen[89]. Die Einsicht, dass Geschlecht kein „Schicksal“ und Weiblichkeit kein biologisches Faktum, sondern eine soziokulturelle Konstruktion ist, wurde für die Frauen- und Geschlechterforschung ab den 1970er Jahren zum zentralen Ausgangspunkt weiterer theoretischer Ansätze[90]. Die ersten Bausteine für eine Theorie der Geschlechterkonstruktion[91] entwickelten die soziologische Interaktionstheorie und

---

86 Opitz-Belakhal, Geschlechtergeschichte 42f.

87 Griesebner, Feministische Geschichtswissenschaft 172; Martschukat–Stieglitz, Männlichkeiten 20.

88 Bauer, Frauengeschichte 38.

89 Beauvoir, Geschlecht 334; vgl. auch Ankele, Frauenbiografieforschung 21f.

90 Bischoff, Feminismus 62; Thon, Frauenbewegung 108.

91 Wetterer, Geschlecht 123: Angelika Wetterer problematisiert die „inflationäre Verwendung des Begriffs der Geschlechterkonstruktion“, die in der Forschungspraxis oft mehr verwirrt als erhellt.

die Kulturanthropologie[92]. Candace West und Don H. Zimmermann entwarfen 1987 das Konzept Doing Gender, nach dem Geschlechtszugehörigkeit und -identität als fortlaufender Herstellungsprozess aufzufassen sind, der – vereinfacht zusammengefasst – gleichzeitig mit faktisch jeder menschlichen Aktivität vollzogen wird[93]. Doing Gender zielt demnach darauf ab, Geschlecht bzw. Geschlechtszugehörigkeit nicht als Eigenschaft oder Merkmal von Individuen zu betrachten, sondern jene Prozesse in den Blick zu nehmen, in denen Geschlecht als sozial folgenreiche Unterscheidung hervorgebracht und reproduziert[94] und in gesellschaftlichen Machtverhältnissen und sozialen Strukturen verankert wird. Carol Hagemann-White brachte den interaktiven Charakter des „Doing“ von Geschlecht auf den Punkt: „Das Geschlecht ... ist nicht das, was wir „haben“ oder „sind“, sondern „etwas, das wir tun“[95].

Wie Claudia Opitz-Belakhal betont, sind Individuen jedoch nicht als „Gefangene“ von Strukturen, sondern als Akteur:innen zu betrachten, die in jeder Lebenssituation ein mehr oder weniger breit gefächertes Repertoire von Verhaltensweisen und Bedeutungen vorfinden, aus dem sie auswählen können und müssen, um sich zu verhalten: „Geschlechterdifferenz und -hierarchien werden infolgedessen in den alltäglichen Interaktionen hervorgebracht, bestätigt, verschoben, umgedeutet und also auch verändert.“[96]

Dem Doing Gender steht das Undoing Gender gegenüber, das Irrelevantmachen bzw. die (relative) Irrelevanz von Geschlechtszugehörigkeit oder Geschlechterdifferenz in gegebenen Interaktionen und Situationen. Undoing Gender bedeutet entgegen einer „Omnirelevanzannahme von Gender“[97] eine „vorübergehende situative Neutralisierung der Geschlechterdifferenz“, so Angelika Wetterer[98]. Das heißt, es gibt Kontexte, in denen Geschlecht kaum eine Rolle spielt und in den Hintergrund des Handelns tritt[99].

Die im späten 19. und frühen 20. Jahrhundert vorherrschende dichotomische Geschlechterordnung war eng mit Vorstellungen von geschlechtsspezifisch getrennten öffentlichen und privaten Sphären verbunden[100]. Dass dieses hegemoniale Konstrukt viele Bruchstellen aufwies und die Lebenswirklichkeiten von Frauen und Männern durch Interaktionen, Kooperationen und Konflikte eng aufeinander bezogen waren und eine ständige Neukonstruktion von Räumen und ihren geschlechtsspezifischen Bezügen stattfand, zeigten bereits zahlreiche Arbeiten der historischen Geschlechterforschung[101]. Auch für die Frauen der Untersuchungsgruppe dieser Arbeit waren als „weiblich“ definierte Lebensentwürfe vorgesehen, die sie jedoch umgingen oder denen sie nur teilweise folgten. So richtet sich eine weitere Fragestellung dieser Studie auf ihr konkretes Handeln.

---

92 Ebd.: Harold Garfinkels klassische Studie zum Geschlechtswechsel der Transsexuellen Agnes (1967) zeigte erstmals, wie die Geschlechtszugehörigkeit von Personen in Alltagssituationen fortlaufend hergestellt wird, statt ihr als natürliche Tatsache zugrunde zu liegen.

93 West–Zimmermann, Gender 469–488; vgl. auch Griesebner, Feministische Geschichtswissenschaften 149–153; Gildemeister, Praktiken 132; dies., Gender 413.

94 Dies., Praktiken 132.

95 Hagemann-White, Konstrukteure 68; vgl. auch Knapp, Geschlecht 77.

96 Opitz-Belakhal, Geschlechtergeschichte 27–30.

97 Vgl. Gildemeister, Gender 414: Die Frage „Can we ever not do gender“ verneinten West und Zimmermann 1987 kategorisch. Die Zweiteilung der Menschen in Frauen und Männer sei so tief in die soziale Praxis eingebrannt, dass sie omnirelevant und omnipräsent sei.

98 Vgl. Wetterer, Geschlecht 128.

99 Vgl. auch Kotthoff, Differenzierungen 132–134.

100 Vgl. Mazohl-Wallnig, Öffentlichkeit 125–140.

101 Vgl. Budde, Geschlechtergeschichte 283.

Inwieweit kann aus den zur Verfügung stehenden Quellen herausgefiltert werden, wann, wie und warum die „Schweizer Ärztinnen“ den vorherrschenden Geschlechtervorstellungen und -codes entsprechend „weiblich“ agierten oder ob sie diese konterkarierten oder relativierten: als Tochter, Studentin, Absolventin und Berufsanwärterin, praktizierende Ärztin, Kollegin, Vortragende, Lehrende, Autorin, Frauenaktivistin oder Partnerin?

Die für diese Arbeit gewählte Methode der Kollektivbiografie ermöglicht es, das Handeln einzelner Akteurinnen im Vergleich mit anderen Frauen der Untersuchungsgruppe in Beziehung zu setzen und dabei sowohl nach ihrem jeweiligen individuellen als auch kollektiven Beitrag zum Prozess des Doing Gender (oder Undoing Gender) im Untersuchungszeitraum zu fragen.

1.3 Methodik: Prosopografie und Frauen-(Kollektiv-)Biografik

Für die Untersuchung der „Schweizer Ärztinnen“ wurden zwei Arten von Gruppenbiografien gewählt: eine im siebten Kapitel der Studie ausgewiesene prosopografische Sammlung und eine Kollektivbiografie im ersten Teil, die auf der Auswertung der rekonstruierten Lebensläufe der Frauen der Untersuchungsgruppe in Kapitel 7 basiert. Der häufig verwendete Begriff der Biografie ist vielschichtig und bedeutet im engeren und wörtlichen Sinn die Beschreibung eines Lebens. Im Alltag wie auch in der Wissenschaft wird Biografie jedoch sowohl als Bezeichnung für reales Leben, als auch für den Text darüber verwendet[102]. In dieser Arbeit wird zwischen Leben bzw. Lebens(ver)lauf der Frauen im Sinne von „tatsächlich“ gelebtem Leben und der (Auto-)Biografie als reflektierte und verschriftlichte Rekonstruktion eines Lebens in seiner Wechselwirkung mit den jeweiligen gesellschaftlichen Strukturen unterschieden.

1.3.1 Frauen-Kollektiv-Biografik

Die Biografik von Einzelpersonen und Gruppen beziehungsweise Kollektiven hat eine lange Tradition und geht bis in die Antike zurück[103]. Einen großen Aufschwung erlebten Biografien in der Zeit der Verehrung großer (männlicher) Individuen im Humanismus und der Renaissance, in der aber auch kollektive Frauenbiografien erschienen, wie etwa Boccaccios bekanntes Werk „De claris mulieribus“[104]. Die Biografie von Einzelpersonen etablierte sich in der Frühen Neuzeit als ein „männliches Genre“[105], da „der Frau“ jahrhundertelang nicht derselbe Status eines Individuums zuerkannt wurde wie „dem Mann“. Das zeigt sich auch an der Gepflogenheit, weibliche Lebensverläufe länger in Form einer kollektiven Biografik zu beschreiben, während sich Männerporträts zu Individualbiografien wandelten[106]. Generell wurde über Menschen geschrieben, die

---

102 Vgl. Etzemüller, Biographien 16–24; Schnicke, Bestimmungen 1–6; Zymner, Biographie 7–11; Müller-Botsch, Lebenslauf 40.

103 Winkelbauer, Plutarch 40.

104 Giovanni Boccaccio, De claris mulieribus, erschien zwischen 1360 und 1362 und erzählt über 106 berühmte Frauen der Geschichte.

105 Marian–Ní Dhúill, Einleitung 157; zur Biografie als „männliches Genre“ vgl. Reulecke, Nase 117.

106 Febel, Frauenbiographik 132.

etwas Besonderes und Außerordentliches vollbracht hatten und deren Lebensgeschichte als Vorbild dienen sollte[107]. Wenn in der Frühen Neuzeit über eine einzelne (bedeutende) Frau ausführlich berichtet wurde, dann als Ausnahme und in Differenz zum Mann und nicht als Repräsentantin eines Menschen, da in der vorherrschenden Vorstellung Frauen von einem Defizit an Individualität geprägt waren[108].

Seit dem 18. Jahrhundert stiegen die Frauenbiografien an; nach 1850 verzeichneten sie einen weiteren Aufschwung. Abseits der Frauen nicht zugänglichen universitären Geschichtsschreibung versuchten einige Autorinnen, ihre eigene identitätsstiftende Biografik zu entwickeln. Dabei gingen sie so wie Männer seit jeher vor, indem sie sich – wie in der Forschung lange betont wurde – auf bemerkenswerte und bedeutende Frauen und Heldinnen konzentrierten[109]. Ulrike Weckel relativierte diese generelle Einschätzung jedoch in ihrer Untersuchung von frauenbiografischen Texten des späten 18. Jahrhunderts, indem sie deren Vielfältigkeit und die darin durchaus gesellschaftskritischen Ansätze aufzeigte[110].

Einen ähnlichen Anspruch, Frauen bekannt zu machen, die alternative Lebenswege erfolgreich beschritten hatten und zugleich als Vorbild für andere Frauen fungieren sollten, hatten auch hundert Jahre später biografische Berichte, wie jene, die eine wichtige Quelle für diese Studie bilden. Ende der 1890er Jahre erschien in den *Jahresberichten des Vereines für erweiterte Frauenbildung in Wien* die Serie „Vorkämpferinnen des Frauenstudiums in Österreich-Ungarn"[111] (siehe Kapitel 1.4).

Ab den 1980er Jahren entwickelte sich die Biografik unter dem Einfluss der Sozialgeschichte, der Alltagsgeschichte und der Oral History zu einer sozial- und kulturwissenschaftlichen Biografik[112], die sich nun nicht mehr in erster Linie auf männliche Helden konzentrierte, sondern den „kleinen Mann" entdeckte. Auch die Vorstellung von der Biografiewürdigkeit der „Objekte" änderte sich[113] und Lebensläufe wurden nun verstärkt auf ihre Wechselwirkung mit gesellschaftlichen Strukturen und Prozessen untersucht[114]. Hand in Hand etablierte sich eine feministische Biografik, die in weiterer Folge die Entwicklung der Prosopografik und Kollektivbiografik beeinflusste. Ausgehend vom gesellschaftspolitischen Anspruch, feministisches Bewusstsein zu schaffen[115], wurde vorerst das Ziel verfolgt, über vergessene Frauen und deren Leistungen gegen den Ausschluss von Frauen aus dem kollektiven Gedächtnis anzuschreiben. Leitprinzipien waren Parteilichkeit und Solidarität, Subjektivität und Betroffenheit[116]. Überspitzt formuliert: Frauen schrieben über Frauen für Frauen. Verdienstvoll waren dabei die Erforschung und Dokumentation, die „Wiederentdeckung" von vergessenen Künstlerinnen, Politikerinnen, Wissenschafterinnen usw.

---

107 Schweiger, Kollektivbiographik 32–36.
108 Febel, Frauenbiographik 128.
109 Schaser, Biographien 142.
110 Zimmermann, Frauenbiographikforschung 31f.; Weckel, Frauenzeitschriften 532–559.
111 Vorkämpferinnen (1895/1896), (1896/1897).
112 Klein, Einleitung 11.
113 Ní Dhúill, Gender-Entwürfe 113.
114 Schmitt–Inhetveen–Spieker, Einzelporträt 531; Schweiger, Kollektivbiographik 318, 322.
115 Zimmermann, Frauenbiographikforschung 19; Runge, Gender Studies 403.
116 Dausien, Frauengeschichte(n) 13; Röckelein, Methode 20.

In den 1990er Jahren wurde aber erkannt, dass mit dieser Vorgehensweise nur männliche Muster auf Frauen übertragen und damit eine „weibliche Gegenerzählung“[117] geschaffen wurde. Statt eine „Heroisierung einzelner Frauen unter umgekehrten Vorzeichen“[118] und ihre gesellschaftliche Benachteiligung in den Mittelpunkt des Forschungsinteresses zu stellen, wurden nun neue Schwerpunktsetzungen gefordert. Die durchaus kritisch gemeinte Gegenüberstellung von „weiblicher“ und „männlicher“ Biografie brachte allerdings Tendenzen hin zur Vereinfachung und Überzeichnung der Differenz sowie zur Reproduktion der binären Klassifikation von Geschlecht mit sich. Genau auf diese Gefahr, dass sich damit die Forschung selbst an der Bestätigung und Verfestigung der vorherrschenden dualistischen Geschlechterkonstruktion beteiligt, verweist die jüngere kulturwissenschaftliche Geschlechterdebatte[119]. Die „neue (Frauen-)Biografik“ versucht nun, andere Formen zur Beschreibung weiblicher Lebensläufe zu finden. Sie will sich von männlichen Biografien durch eine Verbindung von öffentlicher und privater Sphäre unterscheiden und statt den frühere Biografien dominierenden Individualismus stärker die jeweiligen gesellschaftlichen Strukturen berücksichtigen[120]. So fordert etwa die Soziologin Liz Stanley, den „spotlight approach“, der das Herausragende einer besonderen Persönlichkeit betont, abzulegen, durch den ausgeblendet würde, dass Individuen „social and cultural products“ seien[121].

Als Forschungsfelder und -desiderate für eine „neue Frauenbiografik“, die auch für die vorliegende Studie relevant sind, nennt Nina von Zimmermann etwa Kommunikation, Vernetzungen und Beziehungen von Frauen untereinander. Das Forschungsinteresse soll auch auf weibliche Familienkonstellationen und Arbeitsgemeinschaften gelenkt und privates und öffentliches Leben der beschriebenen Frauen miteinander in Beziehung gesetzt werden[122]. Darüber hinaus gilt es, die Sichtweisen der Geschlechtergeschichte zu berücksichtigen und den Blick auf Geschlechtsidentitäten der biografierten Personen und darauf zu richten, auf welche Art und Weise Geschlecht hergestellt wird (Doing Gender) und welche Eigenschaften in sozialen und kommunikativen Praktiken als männlich oder weiblich codiert sind[123].

Wie die Germanistin Caitríona Ní Dhúill allerdings betont, haben die kritischen Erkenntnisse der Gendertheorie für die Biografik einander widersprechende Folgen. Einerseits bemüht sich diese Herangehensweise, „die Begrenzung eines individualistischen, ereignis- und leistungsorientierten Modells erzählbarer Subjektivität offen zu legen, indem sie die körperlichen, emotionalen, häuslichen oder alltäglichen Aspekte des Lebens ihrer biografischen Objekte in den Vordergrund stellt. Andererseits können – auch hier – die gleichen Verfahrensweisen dazu führen, diese Erfahrungsbereiche und -typen erneut weiblich festzuschreiben – selbst, wenn sie in der feministischen Biografik als Methode dienen, diese infrage zu stellen“[124]. Als Biograf:in müsse man sich der Gefahr bewusst

---

117 Hauch, Schlesinger 100.

118 Etzemüller, Biographien 137.

119 Dausien, Frauengeschichte(n) 15f.; vgl. auch Ní Dhúill, Gender-Entwürfe 115.

120 Stanley, Process 109–125; Zimmermann, Frauenbiographikforschung 22f.

121 Schweiger, Kollektivbiographik 324, Stanley, Process 5; Harders–Schweiger, Ansätze 194.

122 Zimmermann, Frauenbiographikforschung 21; Wagner-Martin, Biography.

123 Ní Dhúill, Gender-Entwürfe 114; Dausien, Frauengeschichte(n) 15.

124 Ní Dhúill, Gender-Entwürfe 115.

sein, selbst vorherrschende dualistische Geschlechterkonstruktionen zu reproduzieren, statt sie zu „kontrollieren“ und zu reflektieren, so auch Regine Gildemeister[125].

Die Bildungswissenschafterin Bettina Dausien schlägt in diesem Zusammenhang eine historische Rekonstruktion von Geschlechterverhältnissen und -konstruktionen vor, um die Herstellungsprozesse von Geschlechterdifferenzen auf der Ebene der Alltagspraxis wissenschaftlich nachvollziehen zu können[126]. Da diese immer mit der Verschränkung von Lebenszeit und „Gesellschaftszeit“[127] zu tun habe, können daraus drei Erkenntnismöglichkeiten für die Geschlechterkonstruktion gewonnen werden: Mit der historischen Perspektive werde erstens Geschlecht als historisch variable Konstruktion erkennbar. Zweitens lassen historische Studien, die sich auf kulturelle Praktiken und soziale Ordnungen eines konkreten „Falles“ beziehen, deutlich erkennen, dass Geschlecht eine relationale Konstruktion ist. Und drittens werde im Rahmen eines historisch-rekonstruktiven Zugriffs deutlich, dass Frauen nicht weniger als Männer historisch handelnde geschichtliche Akteure und Akteurinnen darstellen und als solche aktiv an Geschlechterkonstruktionen beteiligt sind[128]. So kann das Konzept „empirische Fallrekonstruktion“ den Vielfalten und lebensweltlichen Erfahrungen von Frauen (Männern) besser gerecht werden als oftmals „großtheoretische“ Entwürfe und Aussagen auf der „Makroebene“[129]. Überdies ist es geeignet, die oft widersprüchliche Vielschichtigkeit und prozesshafte Veränderbarkeit gesellschaftlicher Geschlechterkonstruktionen zu untersuchen.

Umgemünzt auf die vorliegende Studie heißt dies: Angelehnt an die Methoden der „neuen Frauen-Biografik“ soll neben der Analyse der Lebensläufe auch der Frage nach der Konstruktion von Geschlecht nachgegangen werden. Die teilweise sehr heterogenen Einzelfälle sollen die Gefahr einer Reproduktion von Geschlechterstereotypen entschärfen[130].

1.3.2 Prosopografie und Kollektivbiografie

Von der feministischen Biografik gingen wichtige Impulse für eine „neue“ Auseinandersetzung mit Personengruppen aus[131]. Dafür wurden Begriffe wie Kollektiv- oder Gruppenbiografie und Prosopografie oft synonym[132] verwendet. Sie sollten jedoch, wie mehrfach gefordert, voneinander unterschieden werden, da es sich um unterschiedliche methodische Ansätze handelt[133].

Als Prosopografien werden biografische Sammlungen und Lexika bezeichnet, die meist Kurzbiografien unter einem bestimmten Aspekt enthalten und deren Methode die „systematische quantitative Sammlung und Auswertung ausgewählter Lebensdaten“

125 Gildemeister, Praktiken 136.

126 Dausien, Frauengeschichte(n) 17; Wetterer, Konzepte 13f.

127 Dausien, Frauengeschichte(n) 17f.

128 Ebd. 19.

129 Ebd. 20, Verweis auf Kramer, Fallrekonstruktion.

130 Vgl. Dausien, Leben 58, vgl. auch Röwekamp, Frauenleben 460.

131 Harders–Schweiger, Ansätze 194.

132 So auch Lawrence Stone, von dem Anfang der 1970er Jahre wichtige Impulse ausgingen und der die Begriffe Prosopografie, Sammel- oder Kollektivbiografie synonym verwendet. Vgl. Schmitt–Inhetveen–Spiecker, Einzelporträt 532; Schröder, Kollektivbiographie 100–104.

133 Harders–Schweiger, Ansätze 195; Schweiger, Kollektivbiographik 325.

ist[134]. Solche Auswahlkriterien können zum Beispiel die Zugehörigkeit zu einer bestimmten Berufsgruppe, Nation, sozialen Bewegung, Partei usw. sein. Prosopografien können auch nach Geschlechtszugehörigkeit angelegt sein und verschiedene Parameter miteinander kombinieren. Als Beispiel dafür ist das von Ilse Korotin herausgegebene „biografiA. Lexikon österreichischer Frauen" zu nennen, das rund 65.000 Biografien „österreichischer Frauenpersönlichkeiten" aus Wissenschaft, Kunst und Politik enthält[135]. Aus dem Bereich der Medizingeschichte liegen für Deutschland einige Prosopografien über einzelne Gruppen von Ärzt:innen vor, z. B. über Ärzt:innen im Nationalsozialismus oder „Ärzte als Hochschullehrer"[136]. Für die vorliegende Arbeit ist besonders die biografische Sammlung des deutschen Projekts „Ärztinnen im Kaiserreich" von Interesse[137] (siehe Kapitel 1.4). Nicht zu unterschätzen ist die Funktion von Prosopografien in Prozessen der Kanonisierung, denn sie definieren die Zugehörigkeit der oder des Einzelnen zu einer bestimmten Gruppe und schreiben diese fest[138].

In der vorliegenden Arbeit bildet die prosopografische Sammlung der Lebensdaten und -verläufe der 29 Frauen der Untersuchungsgruppe die empirische Basis für die Analyse ihrer Lebensläufe als Kollektivbiografie. Letztere geht allerdings über die Sammlung und Dokumentation von Biografien hinaus[139]. Im Unterschied zur Prosopografie geht die Kollektivbiografie stärker qualitativ vor, untersucht kleinere Gruppen und widmet sich diesen unter spezifischen Fragestellungen. Oft wird ein bestimmter Lebensabschnitt herausgegriffen oder ein thematischer Schwerpunkt gesetzt[140]. Hannes Schweiger definiert Kollektivbiografie als eine „theoretisch und methodisch reflektierte, empirische, besonders auch quantitativ gestützte Erforschung eines historischen Personenkollektivs in seinem jeweiligen gesellschaftlichen Kontext anhand einer vergleichenden Analyse der individuellen Lebensläufe der Kollektivmitglieder"[141].

Der kollektivbiografische Ansatz ist durch eine doppelte Erkenntnisrichtung gekennzeichnet: Er lässt einerseits Rückschlüsse auf das Allgemeine zu, das heißt „auf allgemeinere gesellschaftliche Aggregate oder auf die Gesamtgesellschaft" und fokussiert andererseits auf das Individuelle, Abweichende, das heißt „auf kleinere gesellschaftliche Aggregate oder auf den individuellen Lebenslauf selbst"[142]. Der Kollektivbiografie kommt, nach Wilhelm Heinz Schröder, die Funktion einer „methodischen Synthese" von subjektivierenden und objektivierenden Perspektiven zu: Ein individueller Lebenslauf wird in den Vordergrund gerückt und gleichzeitig bezogen auf andere vergleichbare Lebensläufe in seinen sozialen Kontext eingebunden. Individuelle Lebensläufe und soziale Kontexte werden in ihrer wechselseitigen Bedingtheit und Herausforderung untersucht[143]. Die

134 Harders–Schweiger, Ansätze 195.

135 http://www.biografia.at/; Korotin, Frauen 355–367.

136 Eckart–Jütte, Medizingeschichte 226.

137 Die Dokumentation Ärztinnen im Kaiserreich, die um Ärztinnen der Weimarer Republik erweitert wurde, besteht aus einer Sammlung von etwa 1.500 Biografien von Ärztinnen, vgl. https://geschichte.charite.de/.

138 Harders–Schweiger, Ansätze 196.

139 Vgl. auch Schröder, Kollektivbiographie 74.

140 Schweiger, Kollektivbiographik 326.

141 Ebd. 327; vgl. auch Schröder, Kollektivbiographie 82.

142 Schmitt–Inhetveen–Spieker, Einzelporträt 533.

143 Ebd.

Kollektivbiografik vernachlässigt auch nicht den Handlungsspielraum und das Gestaltungspotential eines Individuums, sondern gerade durch die Einbeziehung des sozialen Umfeldes kann sie die Leistungen eines oder einer Einzelnen und das Besondere an einem Lebenslauf sichtbar machen. Durch den Vergleich mit anderen Verläufen und der Analyse der sozialen, politischen und wirtschaftlichen Bedingungen wird der Handlungsspielraum und die individuelle Leistung erkennbar[144]. Darüber hinaus erlaubt der Fokus auf eine Gruppe, exemplarisch gesellschaftliche Werte und ihre Wirkungsmacht auf die individuelle Lebensgestaltung zu diskutieren und im Zuge dessen zum Beispiel auch nach Freiräumen zu fragen, die sich eine Person trotz sozialer Zwänge zu schaffen weiß. Die feministische Biografik sieht die Kollektivbiografie als Möglichkeit, der Marginalisierung, Stereotypisierung und dem Ausschluss von Frauen aus der Geschichtsschreibung zu begegnen und plädiert auch für eine „neue" kollektive Frauenbiografik[145]. Gisela Febel argumentiert, dass diese die „Rekonstruktion anderer Geschichtsverläufe und anderer Lebenswelten als der vorherrschend in der ‚männlichen' Ereignisgeschichte beschriebenen" ermöglicht[146]. Wenn die Darstellung von Frauenleben vor dem Hintergrund oder im Kontext von Kollektiven geschieht, so gewinnen diese Biografien wiederum einen höheren Gesellschaftsbezug. Es ist jedoch ein anderer als der einer individuellen Biografie, in der ein einzelnes Leben in einem gegebenen Handlungskontext erscheint. In der Kollektivbiografie werden eher gesellschaftliche Werte und die Wirkungsmacht von Moral und Stereotyp „durchdekliniert" – oder die Nischen und Freiräume einer anderen Wahl sichtbar gemacht[147]. Andererseits besteht auch mit der kollektiven Form der Frauenbiografik die Gefahr, eine Vielzahl von weiblichen Beispielen zum Nachweis einiger zentraler Normen anzuführen. Damit könnten, so befürchtet Febel, die „Normativität der Frauenbilder" sowie Stereotypisierung und Entindividualisierung der Frauenleben fortgeschrieben werden, was die zahlreichen kollektiven Biografien über Frauen, die in den letzten Jahrzehnten erschienen sind, belegen[148]. Hier meint Febel wohl eher biografische Frauen-Porträts, die in Form prosopografischer Sammlungen veröffentlicht wurden und „typisch weibliche" Frauenschicksale unkritisch vereinen, ohne die einzelnen Lebensläufe differenziert zueinander in Beziehung zu setzen[149].

Den methodischen Möglichkeiten einer Kollektivbiografik folgend orientiert sich die vorliegende Studie an den Ansprüchen einer „neuen" Frauen-Kollektivbiografik. Die biografischen Informationen über die einzelnen Frauen der Untersuchungsgruppe werden dabei, soweit es die Quellen erlauben, in der nach bestimmten Kriterien erstellten prosopografischen Sammlung erfasst. Damit sollen ihre rekonstruierten Lebensläufe sichtbar bleiben und nicht in einer Auswertung untergehen, die einzelne Frauen nur anhand von Beispielen in den jeweiligen Kontexten in Erscheinung treten lässt. Die Analyse biografischer Eckdaten ermöglicht es, Gemeinsamkeiten und Unterschiede quantitativ zu erfassen. Diese Daten dienen als Eckpunkte, um den Besonderheiten wie auch Abweichungen zu bisher üblichen Vorstellungen nachzugehen. Die einzelnen Lebensläufe

---

144 Schweiger, Kollektivbiographik 326.

145 Vgl. etwa: Röwekamp, Juristinnen; Benstock, Women.

146 Febel, Frauenbiographik 141.

147 Ebd. 129.

148 Ebd.

149 Z. B. Wunderlich, WageMutige Frauen; Wunderlich, AußerOrdentliche Frauen; Hildebrandt, Frauen; Karl, Frauen.

werden dann wiederum als konkrete Fälle herangezogen, um Übereinstimmungen und Widersprüchlichkeiten aufzuzeigen.

1.4 Literatur – Quellen – Quellenkritik

1.4.1 Literatur- und Forschungsüberblick

Einige Themenbereiche dieser Arbeit wie das Frauenstudium oder der Zugang von Frauen zu Professionen waren bereits seit den 1980er und 1990er Jahren Gegenstand verschiedener wissenschaftlicher Studien. Die Schweizer (Frauen-)Geschichtsforschung setzte sich schon früh mit der besonderen Rolle ihrer Universitäten für das Frauenstudium auseinander. Eine erste Sammelpublikation des „Schweizerischen Verbandes der Akademikerinnen“ erschien 1928[150]. Ab den 1980er Jahren wurden zu dieser Thematik einige Dissertationen und Studien[151] verfasst, und ein Forschungsprojekt des „Vereins Feministische Wissenschaft Schweiz“[152] widmete dem Frauenstudium eine Ausstellung und eine Publikation. Für die vorliegende Untersuchung sind besonders die jüngeren Forschungen von Franziska Rogger und Monika Bankowski relevant, besonders der 2010 erschienene Band „Ganz Europa blickt auf uns“, der sich den russischen Pionierinnen des Frauenstudiums und den Impulsen, die von ihnen ausgingen, widmet und die Lebensgeschichte Virginia Schlikows, der Schwester der „Schweizer Ärztin“ Rosa Kerschbaumer, besonders in den Blick nimmt[153]. Etliche Untersuchungen liegen auch über den Zugang von Frauen zu den deutschen Universitäten vor, die als Impulse und Vergleich für die vorliegende Arbeit herangezogen werden[154].

Für Cisleithanien und das spätere Österreich liefern ältere Arbeiten zur österreichischen Bildungsgeschichte aufgrund ihrer Fokussierung auf männliche Bildung nur bedingt inhaltliche Grundlagen über Frauen- und Mädchenbildung als Voraussetzung für ein Universitätsstudium. So erweckt das in den 1980er Jahren erschienene Standardwerk zur österreichischen Bildungsgeschichte von Helmut Engelbrecht[155] den Eindruck einer „neutralen“ Auseinandersetzung, ist jedoch eindeutig androzentrisch auf die Entwicklungen und Konzepte männlicher Bildung ausgerichtet, und Mädchenbildung wird wie ein „Annex“ dargestellt. Diese inhaltlichen Defizite gleichen seit den späten 1990er Jahren erschienene Arbeiten aus, darunter der von Ilse Brehmer und Gertrud Simon herausgegebene Sammelband über Frauenbildung und Mädchenerziehung[156]. Margret Friedrich verfolgt in ihrer Analyse der Mädchenbildung (1999) einen Modernisierungsansatz und hebt unter anderem hervor, dass eine bessere (Aus-)Bildung von Mädchen und Frauen für die Legitimation männlicher Macht im privaten und öffentlichen Raum sowie für die

---

150 Ebenso neu als kühn.

151 Vgl. z. B. Rohner, Frauenstudium; Neumann, Studentinnen; Bachmann, Medizinstudium.

152 Ebenso neu als kühn.

153 Rogger–Bankowski, Europa; Rogger, Doktorhut.

154 Pionierinnen, Feministinnen, Karrierefrauen; Bedrohlich gescheit; Dickmann–Schöck-Quinteros, Barrieren; Huerkamp, Bildungsbürgerinnen; Koerner, Terrain; Maurer, Universität; Birn, Anfänge; vgl. zuletzt auch Neumann, Frauenstudium.

155 Engelbrecht, Bildungswesen.

156 Geschichte Frauenbildung und Mädchenerziehung 205–219; vgl. auch Albisetti, Mädchenerziehung 15–31.

herkömmliche Verteilung von Lebenschancen als bedrohlich empfunden wurde[157]. Die vorliegende Arbeit zeigt auf, dass dieser Befund auf Frauen, die ein Studium anstrebten, noch in einem viel größeren Umfang zutraf.

Mit dem Frauenstudium setzten sich in Österreich bis in die 1970er Jahre nur einige wenige Arbeiten punktuell auseinander[158]. Im Jahr 1990 erschien mit dem von Waltraud Heindl und Marina Tichy herausgegebenen Sammelband „Durch Erkenntnis zu Freiheit und Glück …“ eine grundlegende Aufarbeitung der Anfänge des Frauenstudiums in Österreich mit Fokus auf die Universität Wien[159]. Die darin erstmals auf einer breiten Quellenbasis bearbeiteten Themen wie die Debatten über das Frauenstudium, rechtliche Rahmenbedingungen, die Rolle der Vereine der Frauenbewegung oder die quantitative Erfassung und Analyse der sozialen und regionalen Herkunft der ersten Studentinnen bilden Ausgangspunkte für meine Forschung. Den Ansätzen der damaligen Frauenforschung folgend, betonen Heindl und Tichy, dass es besonders aufschlussreich sei, die Versuche, Frauen Bildung zu ermöglichen, aufzuzeigen, da die Modernisierungsprozesse des 19. Jahrhunderts, die eine möglichst breite Bildung für möglichst große Teile der Gesellschaft befürworteten, mit bürgerlichen Weiblichkeitskonzepten kollidierten[160]. Wie die gegenständliche Arbeit anhand von konkreten Fallbeispielen zeigt, überschritten die Protagonistinnen eindeutig vorherrschende Geschlechterzuschreibungen.

Die 2006 erschienene Dissertation Roswitha Perfahls über die staatliche Politik des Zugangs von Frauen zu Bildung und Berufsausübung in der österreichischen Reichshälfte der Monarchie enthält ebenso wichtige Forschungsergebnisse und Erkenntnisse für die vorliegende Studie. Die Verfasserin setzt sich darin ausführlich mit den innenpolitischen und bürokratischen Hintergründen, die Frauen eine informelle Teilhabe an der Wissensvermittlung an den Medizinischen Fakultäten in unterschiedlichem Ausmaß ermöglichten, und den Reaktionen der österreichischen Frauenbildungsbewegung auseinander und bindet auch die internationalen Entwicklungen der Öffnungsprozesse des Frauenstudiums mit ein. Soweit aus den akribisch untersuchten Quellenbeständen der staatlichen und universitären Behörden hervorgeht, zeigt Perfahl Frauen als Akteurinnen auf, die sich gegen Ausschlussmechanismen wandten, die darauf abzielten, die männliche Berufsklientel vor weiblicher Konkurrenz zu schützen. Die vorliegende Kollektivbiografie geht in dieser Hinsicht noch einen Schritt weiter, indem sie die Handlungen der Medizinerinnen im Kontext ihrer Lebens- und Berufsgeschichten darstellt und somit den Beitrag weiblichen Handelns zu strukturellen Veränderungen herausarbeitet[161].

Die Medizinische Fakultät in Wien und die dort vorherrschenden Tendenzen von Antisemitismus und Antifeminismus als eine Folge der Wirtschaftskrise gegen Ende der liberalen Ära sind das Thema einer Arbeit von Felicitas Seebacher, die sich allerdings hauptsächlich auf in publizierten Schriften dargelegte biologistische Argumente beschränkt[162].

---

157 Friedrich, Paradies 21.

158 1927 war dazu bereits ein Beitrag des Historikers Alfons Dopsch erschienen: Dopsch, Frauenstudium; Fichna, Vorkämpferinnen 13f.; Sablik, Frauenstudium 817–819; Frauenstudium; Lind, Frauenstudium; Baier, Frauenstudium.

159 Durch Erkenntnis; vgl. auch 100 Jahre Frauenstudium.

160 Heindl–Tichy, Einleitung.

161 Perfahl, Geschlechterpolitik.

162 Seebacher, Fremde; dies., Gehirn 179–208.

Mit dem Frauenstudium in Innsbruck befasste sich bereits 1985 eine Dissertation[163], mit der Entwicklung an der Universität Graz ein 1996 herausgegebenen Sammelband[164]. Ein Aufsatzband zur bislang vernachlässigten Frauenbildung im südslawischen Raum erschien 2016[165]. Studien über die Zugänge von jüdischen Frauen zu akademischer Bildung[166] sind für die vorliegende Ärztinnenstudie ebenso von Bedeutung.

Der Medizinausbildung von Frauen im europäischen und transnationalen Vergleich widmen sich die Arbeiten des US-Medizinhistorikers Thomas Neville Bonner[167]. Sie zeigen einerseits wichtige Zusammenhänge und andererseits die Unterschiedlichkeiten nationaler Bildungssysteme und politisch-kultureller Hintergründe sowie die Bedeutung von transnationaler Migration und Mobilität auf. Die Habsburgermonarchie bezieht Bonner allerdings nicht mit ein, was gerade hinsichtlich der großen Bedeutung der „Wiener Medizinischen Schule“ als Anziehungspunkt für weibliche Studierende ein Manko seiner sonst sehr erkenntnisreichen Arbeiten darstellt. Angelehnt an seine Studie, aber nur oberflächlich bearbeitet, ist die Publikation des Biochemikers und Pharmakologen Marcel H. Bickel „Die ersten Ärztinnen in Europa und Amerika und der frühe Feminismus (1850–1900)“, der in seinem Vergleich von zehn Pionierinnen einen verwirrenden Feminismusbegriff unreflektiert anwendet[168].

Während sich etliche wissenschaftliche Arbeiten mit dem Frauenstudium befassen, ist die Literatur zur Praxis und beruflichen Situation von Ärztinnen spärlicher. Auch in der Schweiz befassen sich nur wenige Publikationen mit der Berufspraxis als Arzt oder Ärztin und der Geschichte der Medizin[169].

Seit den 1990er Jahren erschienen allerdings in Deutschland einige wegweisende Arbeiten[170]. Hier ist vor allem das groß angelegte, von der Deutschen Forschungsgemeinschaft unterstützte Projekt „Ärztinnen im Kaiserreich“ zu nennen, das neben einer rund 1.500 Biografien umfassenden prosopografischen Sammlung in Form einer online-Datenbank auch eine Auswertung ausgewählter Themen enthält[171]. Wie Johanna Bleker 1996 erklärte, reagierten die Forscherinnen auf den in der Medizingeschichte vorherrschenden Androzentrismus und setzten sich zum Ziel, Frauen als Subjekte und Objekte in der Medizin sichtbar zu machen: als Ärztinnen und als Krankenschwestern, als Zielgruppe oder als Aktivistinnen des Gesundheitswesens, als Opfer und auch als Täterinnen

---

163 Steibl, Frauenstudium.

164 Frauenbildung und Frauenkarrieren.

165 „Wir wollen der Gerechtigkeit und Menschenliebe …“.

166 Pass Freidenreich, Female; Raggam-Blesch, Identitätskonstruktionen.

167 Bonner, Earth; Bonner, Physician.

168 Bickel, Ärztinnen.

169 Innenansichten einer Ärzteschmiede.

170 Ziegeler, Ärzte 7; Hoesch, Ärztinnen.

171 Die Ende der 1980er Jahre begonnene Dokumentation Ärztinnen im Kaiserreich stellt die umfangreichste Materialsammlung zur Geschichte der Ärztinnen in Deutschland dar. Das bis Anfang der 1990er Jahre gesammelte Material bildete die Ausgangbasis für die Wanderausstellung „Weibliche Ärzte“ von Eva Brinkschulte sowie den Begleitband zur Ausstellung. Zwischen 1996 und 1999 konnte mit Hilfe eines von Johanna Bleker geleiteten Projektes der Deutschen Forschungsgemeinschaft die Sammlung weiter ergänzt und ausgewertet werden. Die Dokumentation „Ärztinnen im Kaiserreich“ wurde um Ärztinnen der Weimarer Republik erweitert und besteht aus einer Sammlung von etwa 1.500 Biografien von Ärztinnen. Vgl. https://geschichte.charite.de/aeik/ [4. 10. 2024]; Weibliche Ärzte; Schleiermacher, Ärztinnen 217–224; Bleker–Schleiermacher, Ärztinnen.

in der nationalsozialistischen Medizin[172]. In der Folge orientierten sich in Deutschland auch einige Mikrostudien und Dissertationen über Medizinstudentinnen und Ärztinnen an den Ergebnissen dieses umfangreichen und komplexen Projekts[173].

Während Claudia Huerkamp am Beispiel von Preußen schon 1985 eine Untersuchung über den Professionalisierungsprozess bei deutschen Ärzten vorlegte[174], begann man in Österreich erst im Jahr 2000 die Ausbildungs- und Berufswege der ersten Ärztinnen zu beforschen. Zuvor waren nur wenige Beiträge über Berufspraxis und -alltag von Ärztinnen erschienen[175]. Anlässlich des Jubiläums „100 Jahre Medizinstudium für Frauen in Österreich“ wurde ein Forschungsprojekt unter der Leitung von Birgit Bolognese-Leuchtenmüller und Sonia Horn initiiert und dessen Ergebnisse im Sammelband „Töchter des Hippokrates. 100 Jahre akademische Ärztinnen in Österreich“ dokumentiert[176]. Basierend auf den Quellen, die bei diesem Projekt nicht berücksichtigt werden konnten, entstanden in der Folge einige Diplomarbeiten[177]. Anschließend erschien ein Sammelband im Rahmen der „Wiener Gespräche zur Sozialgeschichte der Medizin“ zum Thema „Medizinerinnen“[178] sowie ein weiterer über Frauen im Gesundheitswesen im Nationalsozialismus mit Schwerpunkt Wien[179]. Die genannten Studien enthalten wichtige Grundlagen für die vorliegende Studie, ebenso auch die Dissertation von Angelika Stadler über Ärztinnen im Ersten Weltkrieg mit einer lexikalischen Auflistung der Medizinerinnen[180].

Die österreichische medizinhistorische Forschung (siehe Kapitel 1.2) konzentrierte sich lange auf eine deskriptive Institutionengeschichte[181] und die biografische Darstellung berühmter männlicher Ärzte. Frauen wurden darin, wenn überhaupt, nur am Rande erwähnt und kommen de facto als handelnde Personen nicht vor. Seit 1999 publiziert der „Verein Sozialgeschichte der Medizin“ in der Zeitschrift *Virus* innovative Beiträge zur Sozial- und Kulturgeschichte der Medizin[182] in Österreich und den Ländern der ehemaligen Habsburgermonarchie. Darunter nehmen einige Beiträge auch den Blickwinkel der Geschlechtergeschichte ein. Im Jahr 2018 erschien im Rahmen des 650-Jahr-Jubiläums der Universität Wien ein Sammelband, der sich unter anderem mit Formen der Institutionalisierung, transdisziplinärem Austausch sowie Mobilität und Wissenstransfer befasst. Ein Beitrag setzt sich zwar mit der bürgerlichen Geschlechterordnung und dem Frauenmedizinstudium auseinander, enthält jedoch keine neuen Erkenntnisse[183]. Neben der wissenschaftlichen Forschung beschäftigen sich auch populärwissenschaftliche Publi-

---

172 Bleker, Frau 23.

173 Z. B. Williger, Ärztinnen.

174 Huerkamp, Ärzte; vgl. auch Costas, Professionalisierungsprozesse.

175 Jantsch, Entwicklung 6–15; Jantsch, Aufstieg 24–29; Aigner, Ärztinnen 45–70.

176 Töchter des Hippokrates.

177 Gamper, Ärztinnen; Stipsits, Hippokrates; Arias, Ärztinnen.

178 Horn–Arias, Medizinerinnen.

179 Arias, Volksgesundheit.

180 Stadler, Ärztinnen.

181 Neue Ansätze einer Institutionengeschichte in der Frühen Neuzeit verfolgen in Österreich Martin Scheutz und Alfred Stefan Weiß, vgl. z. B. Scheutz–Weiss, Spital.

182 Vgl. https://www.sozialgeschichte-medizin.org/wp_verein/ [4. 10. 2024].

183 Seebacher, Gehirn 179–208.

kationen dem Thema Frauen in der Medizin[184]. Häufig knüpfen sie dabei aber unkritisch an Vorstellungen eines besonderen weiblichen Zugangs zur Heilkunde an.

Mobilität und Migration in unterschiedlicher Intensität sind Merkmale aller Lebensläufe und -phasen der „Schweizer Ärztinnen“ und daher auch ein thematischer Schwerpunkt der vorliegenden Arbeit. Auf die für die Forschungsfragen relevante Literatur wurde bereits in Kapitel 1.4 eingegangen. Obwohl alle Arbeiten über die ersten Studentinnen in der Schweiz deren internationale Herkunft hervorheben, gibt es kaum Untersuchungen aus der Perspektive der Migrationsgeschichte[185]. Dies trifft auch auf die Forschungen in Österreich zu. Die bislang vorliegenden Arbeiten über weibliche Arbeitsmigration geben zwar wichtige Impulse für die gegenständliche Studie[186], konkrete wissenschaftliche Untersuchungen über Bildungs- und Arbeitsmigration von Akademikerinnen oder Ärztinnen im späten 19. und frühen 20. Jahrhundert fehlen jedoch.

Über einzelne Ärztinnen der „Pionierinnengeneration“ liegen wissenschaftliche und/oder populärwissenschaftliche Biografien vor, darunter auch eigenständige Publikationen und Kurzbiografien über einige Protagonistinnen dieser Arbeit, auf die hier nur exemplarisch eingegangen wird, da diese bei den jeweiligen biografischen Porträts in Kapitel 7 angeführt sind.

Die von mir selbst verfasste biografische Arbeit über Rosa Kerschbaumer ist neben den lebensgeschichtlichen Inhalten zugleich Ausgangspunkt weiterer inhaltlicher Bezüge, wie etwa das Engagement von Ärztinnen in der Frauenbewegung, die Vernetzung von Medizinerinnen oder die Bedeutung der Augenheilkunde als medizinisches Fach, in dem Frauen schon früh Fuß fassen konnten[187]. Die Dissertation des Allgemeinmediziners Patrick Bochmann über Frauen in der Naturheilkunde enthält einen ausführlichen biografischen Teil über Anna Fischer-Dückelmann[188]. Bereits 1983 publizierte der tschechische Historiker Ctibor Nečas eine gründlich recherchierte Monografie über die Amtsärztinnen in Bosnien-Herzegowina[189]. Im Nachhinein gesehen sind seine genauen Quellenangaben umso wertvoller, da nach dem Brand des Archivs in Sarajewo 2014 etliche Bestände vernichtet wurden. In den letzten Jahren erschienen trotzdem mehrere Artikel über einzelne Amtsärztinnen. Im Jahr 2018 verfasste die Slawistin Barbara Martin einen Beitrag über Rosa Einhorn-Bloch[190]. Die österreichische Historikerin und Ethnologin Brigitte Fuchs und der bosnisch-herzegowinische Mediziner Husref Tahirović veröffentlichten 2019 und 2020 insgesamt fünf Artikel über zur Untersuchungsgruppe dieser Studie zählende Amtsärztinnen in der von der „Academy of Sciences and Arts of Bosnia and

184 Vgl. z. B. Dieterich, Frau; Kerckhoff, Wichtige Frauen.

185 Ein Beispiel für eine Studie aus der Perspektive der Migrationsgeschichte ist: Universitäten als Brücken; vgl. auch Bonner, Earth. Hier ist zwar Migration das Thema, jedoch wurden Fragestellungen der historischen Migrationsforschung nicht als Herangehensweise gewählt.

186 Vgl. Hahn, Migration; dies., Migrants 108–126; dies., Migrationsgeschichte; dies., Migrationsforschung 87–92.

187 Veits-Falk, Rosa Kerschbaumer-Putjata.

188 Bochmann, Naturheilbewegung.

189 Nečas, Muslimkami.

190 Martin, Rosa Bloch-Einhorn.

Herzegovina“ herausgegebenen Zeitschrift *Acta Medica Academia*[191] Der aus Böhmen stammenden Ärztin Anna Bayer widmete Anna Honzáková, die selbst als erste Frau 1902 an der Karls-Universität in Prag ein Medizinstudium abgeschlossen hatte, bereits 1937 eine 40 Seiten umfassende Biografie auf Tschechisch[192]. Eine in Serbisch verfasste Broschüre des Stadtarchivs in Pančevo (Serbien) dokumentiert die Lebensgeschichte von Maria Vučetić-Prita mit Fotos und Dokumenten[193]. Die Inhalte dieser beiden fremdsprachigen Arbeiten waren mir aufgrund von Sprachbarrieren nur durch zusammenfassende Übersetzungen zugänglich. Im Jahr 1965 erschien auch eine biografische Arbeit über Vilma Hugonnai auf Ungarisch[194].

Zu nennen ist hier auch der 1990 erschienene, auf umfangreichem Quellenstudium basierende Beitrag über Gabriele Possanner von Marcella Stern[195] und deren kurze Biogramme über die ersten österreichischen Medizinerinnen in der Schweiz[196]. Darüber hinaus enthalten auch einige Beiträge in diversen Sammelbänden, Zeitschriften oder Lexika biografische Informationen über einige „Schweizer Ärztinnen“. Engagiert geschriebene Artikel unterschiedlicher wissenschaftlicher Qualität wurden beispielsweise über Vilma Hugonnai[197], Gisela Lucci-Purtscher[198], Betty Farbstein-Ostersetzer[199] oder Rosa Welt-Strauss[200] publiziert. Über etwa ein Drittel der 29 Frauen der Untersuchungsgruppe wurden bislang keine biografischen Beiträge, weder gedruckt noch online, publiziert.

Zusätzlich wurden in der vorliegenden Arbeit biografische Studien über Ärztinnen, die ungefähr zu selben Zeit wie die „Schweizer Ärztinnen“ lebten und wirkten, als Vergleich herangezogen. Dazu zählen die Arbeiten über die österreichischen Ärztinnen Margarethe Hilferding-Hönigsberg[201] und Oktavia Aigner-Rollett[202], die aus der Schweiz stammenden Ärztinnen Marie Heim-Vögtlin[203] und Josephine Zürcher[204] oder auch die in Deutschland tätigen Ärztinnen Hope Bridges Adams Lehmann[205] und Hermine Heusler-Edenhuizen[206]. Die ersten publizierten Ergebnisse einer umfassenden Biografie über Malvine Rhoden, geb. Weiss, enthalten ebenfalls wertvolle Bezugspunkte[207].

---

191 Fuchs–Tahirović, Anna Bayerová 121–126; dies., Teodora Krajewska 317–327; dies., Gisela Januszewska 75–83; dies., Rosa Einhorn 281–291; Tahirović–Fuchs, Bogusławą Keckova 232–249.

192 Honzáková, Anna Bayerová.

193 Spasović–Jakšić, Pančevačke.

194 Kertész, Vilma doktorasszony.

195 Stern, Gabriele Possaner 189–215.

196 Dies., Medizinerinnen 216–220.

197 Kiss-Deák–Frei, Hugonnai 54–57.

198 Beck-Ciprian, Gisela Lucci-Purtscher 36–42; Veits-Falk, Gisela Lucci-Purtscher 23–32.

199 Zweig-Strauss, Betty Ostersetzer; http://www.cagnazzo.ch/universelle2.pdf [25. 2. 2025, nicht mehr verfügbar].

200 Safran, International Struggle 217–228.

201 List, Margarethe Hilferding-Hönigsberg.

202 Aigner, Oktavia Aigner-Rollett 141–158.

203 Müller, Marie Heim-Vögtlin.

204 Frutiger, Josephine Th. Zürcher.

205 Krauss, Hope.

206 Hermine Heusler-Edenhuizen.

207 Kanis-Seyfried, Malvine Rhoden 171–199.

Die gegenständliche Ärztinnen-Kollektivbiografie erweitert mit ihrer Perspektive der Geschlechtergeschichte und den theoretischen Bezügen zur Bildungs- und Professionalisierungsgeschichte, Sozialgeschichte der Medizin und Migrationsgeschichte auch die österreichische kollektive Biografieforschung um einen innovativen Ansatz. Bislang fokussierten entsprechende Forschungen über die Habsburgermonarchie hauptsächlich auf Männer, etwa auf parlamentarische Abgeordnete[208] oder männliche Mediziner[209]. Für die Erste Republik verfasste Gabriella Hauch 1995 eine grundlegende Untersuchung über die ersten Parlamentarierinnen mit 25 Kurzbiografien mit der Absicht, „neue Spuren für künftige Forschungen“, die bislang vereinzelt aufgegriffen wurden, zu finden[210]. Angelika Stadlers Dissertation über österreich-ungarische Ärztinnen im Ersten Weltkrieg (2003) enthält eine verdienstvolle lexikalische Auflistung der recherchierten Medizinerinnen, ohne jedoch deren Lebensläufe methodisch umfassend auszuwerten[211]. Im Gegensatz dazu werden die „Schweizer Ärztinnen“ als Akteurinnen untersucht, die mit ihrem Handeln das politische und gesellschaftliche System mit unterschiedlichen Konsequenzen, Erfolgen und Misserfolgen konfrontierten.

1.4.2 Komplexe Spurensuche – Quellenvielfalt – Quellenkritik

Die von den Forschungsfragen geleitete Suche nach Quellen stellte angesichts des großen geografischen Radius, in dem sich die „Schweizer Ärztinnen“ im Lauf ihres Lebens bewegten, eine spannende Herausforderung dar. Die vorliegende Studie basiert auf einer Vielzahl äußerst heterogener Quellen, die sowohl als Grundlage für die Rekonstruktion der Lebensläufe der Akteurinnen und zu deren Verortung im zeitgenössischen Kontext als auch zur Reflexion und Diskussion der Forschungsfragen herangezogen werden. Auch diese Arbeit ist mit dem Faktum konfrontiert, dass deutlich weniger historische Quellen von Frauen als von Männern in Archiven zu finden sind. Zum einen fand weibliches Handeln weniger Niederschlag in schriftlichen Dokumenten, zum anderen stufte die (androzentrische) Geschichtswissenschaft dieses als weniger geschichtsträchtig und „archivwürdig“ ein als die Leistungen „großer Männer“[212].

Zur Konstituierung der Untersuchungsgruppe und Erfassung der biografischen Eckdaten dienten die Schweizer Universitätsmatrikeln als „Einstiegsquelle“. Die als online-Edition abrufbaren Matrikeleinträge der Universität Zürich, die auch mit biografischen Anmerkungen über die Studierenden versehen sind[213], ermöglichten eine erste Suche. Während die Matrikeln der Universität Bern als Scans über das Universitätsarchiv[214] einsehbar sind und die Immatrikulationslisten der Universität Lausanne[215] gedruckt vorliegen, waren Informationen über Aufnahmen an der Universität Genf nur per Anfrage zu erhalten. In den jeweiligen Einträgen sind Namen, Geburtsdatum, Geburts- und/oder

---

208 Vgl. z. B. ADLGASSER, Lexikon; LUFT, Führungsgruppen; BINDER, Galizien.
209 SURMAN, Mobilität 411–424.
210 HAUCH, Frauenstandpunkt 26.
211 STADLER, Ärztinnen.
212 GÜRTLER–VEITS-FALK, Vorwort 7.
213 https://www.matrikel.uzh.ch/active/static/index.htm: Matrikeledition der Universität Zürich 1833–1924.
214 http://www.archivwissenschaft.ch/uab/: Matrikelbücher der Universität Bern 1805–1926.
215 Gedrucktes Verzeichnis Lausanne online.

Herkunftsort, Immatrikulationsdaten und in Zürich meistens auch Angaben zum Beruf des Vaters und zur Aufnahmequalifikation verzeichnet. Die im Universitätsarchiv Wien aufbewahrten Inskriptionsformulare, die sogenannten „Nationale“, waren dann relevant, wenn Frauen ihr Studium an der Universität Wien nach 1900 weiterführten oder durch Nostrifizierung das österreichische Doktorat erwarben[216].

Für biografische Grundinformationen wurden neben partiell schon in der Literatur vorhandenen Angaben Personenregister wie katholische Geburts-, Heirats- und Sterbematrikeln[217], Matrikelbestände der Israeltischen Kultusgemeinden[218] und andere Personendatenbanken[219] abgefragt oder bei den zuständigen Stellen angefragt. Bei Frauen, die in die USA auswanderten, führte ich Online-Recherchen über den Genealogie-Dienstleister Ancestry[220], ergänzt um Informationen des Dienstsleisters MyHeritage[221], durch.

Die hohe Mobilität der Frauen brachte häufige Ortswechsel mit sich, die ich anhand von Recherchen in Adressbüchern und Zeitungen beziehungsweise über Meldeanfragen soweit wie möglich zu rekonstruieren versuchte. Die betroffenen Länder waren – in ihren heutigen Grenzen – Österreich, Schweiz, Deutschland, Frankreich, Slowenien, Bosnien-Herzegowina, Kroatien, Serbien, Tschechien, Slowakei, Ungarn, Polen, Ukraine, Schweden, Russland, USA und Israel. Problematisch erwiesen sich dabei nicht nur die durch Heirat bedingten Namensänderungen, sondern auch die unterschiedlichen Schreibweisen der Familiennamen. Um Auskünfte über die offizielle Berufstätigkeit in medizinischen Einrichtungen oder als niedergelassene Ärztinnen zu erhalten, sah ich Medizinalschematismen und Verzeichnisse verschiedener Kranken- und Heilanstalten sowie Amtskalender und Adressbücher durch.

Daneben suchte ich nach allen Arten von Quellen, die im Kontext administrativer oder juristischer Vorgänge aufgenommen wurden und Hinweise darauf geben, wie eine konkrete Person von Normen und Abläufen der Verwaltung und Politik betroffen und darin involviert war. Dazu zählen auch Akten in den Universitätsarchiven Bern, Graz, Wien und Zürich, die zugleich Verwaltungsabläufe des Medizinstudiums dokumentieren. Bestände des Österreichischen Staatsarchivs in Wien (Allgemeines Verwaltungsarchiv, Kriegsarchiv und Haus- Hof- und Staatsarchiv) sowie in österreichischen Landesarchiven gewährten Einblicke in die Bemühungen der in der Schweiz promovierten Medizinerinnen um Zulassung als Ärztin in Österreich. Ihre Ansuchen beinhalten bisweilen auch Lebensläufe, Referenzen von Spitälern über absolvierte Praktika sowie Empfehlungsschreiben von Ärzten, Universitätsprofessoren und Honoratioren.

Im Archiv für Bosnien und Herzegowina in Sarajewo wurden die Personalakten der Amtsärztinnen 2014 durch einen Brand weitgehend vernichtet. Da die Medizinerinnen ihre Arbeit in regelmäßigen Berichten dokumentieren mussten, wurden neben gedruckten Tätigkeitsberichten[222] auch handschriftliche Berichte und andere Materia-

216 Vgl. Matschinegg, Massenquellen 714–727.

217 Die Abfrage erfolgte – soweit entsprechende Kirchenbücher bereits digitalisiert wurden – über: Bestände | Matricula Online (matricula-online.eu): Matricula – Online Portal für Kirchenbücher.

218 https://www.archiv-ikg-wien.at/: Archiv Israelitische Kultusgemeinde Wien.

219 Z. B. https://www.doew.at/: Dokumentationsarchiv des österreichischen Widerstands; https://arolsen-archives.org/: Arolsen Archives. International Center on Nazi Persecution.

220 www.ancestry.com: Ancestry, Genealogie-Dienstleistung. Die Abfragen wurden zwischen 2015 und 2022 durchgeführt.

221 https://www.myheritage.at/: My Heritage, Genealogie Dienstleistung.

222 Sanitätswesen Bosnien/Hercegovina.

lien verwahrt, die ich in einer Auswahl einsah. Die Rapporte bestehen durchwegs aus Aufzeichnungen und Statistiken über die behandelten Krankheiten, das Geschlecht der Patient:innen sowie die Behandlungsorte und ermöglichen somit Einblicke in die Art und den Umfang des medizinischen Wirkens. Außer von Rosa Kerschbaumer, die Berichte über ihre Tätigkeit in ihrer privaten Augenheilanstalt in Salzburg verfasste, die auch einzelne Krankengeschichten enthalten[223], konnten sonst keine Quellen über die ärztliche Praxis gefunden werden.

Vier Scheidungsprotokolle im Staatsarchiv Zürich gaben mir für das frühe 20. Jahrhundert seltene Einblicke in das „Privatleben“ der Ärztinnen, die auch Konflikte mit Geschlechterrollenansprüchen und -erwartungen anschaulich aufzeigen[224].

Freiwillige Selbstzeugnisse der Frauen der Untersuchungsgruppe wie autobiografische Lebensbeschreibungen, Tagebücher oder Briefe[225] sind dünn gesät. Auch wenn Claudia Huerkamp beobachtete, dass autobiografische Texte von Frauen, die ihr Studium schon vor dem Ersten Weltkrieg absolvierten, überrepräsentiert sind, ist dies bei den „Schweizer Ärztinnen“ so gut wie gar nicht der Fall[226]. Das Verfassen von autobiografischen Texten stand ursprünglich in enger Verbindung mit der Herausbildung des Bürgertums im 18. und 19. Jahrhundert, um männliches bürgerliches Selbstbewusstsein und bürgerliche Identität gegenüber dem Adel zu betonen. Der Schwerpunkt lag auf der Darstellung der persönlichen Entwicklung, Bildung und Leistung. Dies traf häufig auch auf das jüdische Bürgertum zu, das sich mit den Idealen des Bildungsbürgertums identifizierte und den Emanzipationsprozess in autobiografischen Texten als Erfolgsgeschichte präsentierte[227]. Eine ähnliche an männlichen Vorbildern orientierte Intention und Motivation veranlasste auch etliche „Pionierinnen“ dazu, ihre Lebenserinnerungen niederzuschreiben und zu publizieren. Von den „Schweizer Ärztinnen“ liegen – soweit bis jetzt bekannt – nur zwei autobiografische Texte vor: Theodora Krajewska verfasste ein Erinnerungsbuch („Pamiętnik“) mit einer kurzen Familiengeschichte und Schilderungen ausgewählter Ereignisse aus ihrem Leben auf Polnisch, das 1989 publiziert wurde und von dem mir einzelne Abschnitte in Übersetzung vorlagen[228]. Rosa Kerschbaumers Schwester, Virginia Schlikow, schrieb in den 1940er Jahren als Achtzigjährige auf Deutsch ihre „Memoiren“ über ihre Kindheit und Jugend in Russland sowie ihre Studienzeit in Zürich und Bern, die sie gemeinsam mit ihrer Schwester verbrachte. Sie befinden sich in Privatbesitz und wurden mir dankenswerterweise von der Familie zur Verfügung gestellt[229].

---

223 Vgl. z. B. Kerschbaumer, Augenheilanstalt, weitere Angaben siehe Kapitel 7, Biografisches Porträt Rosa Kerschbaumer.

224 Betty Farbstein-Ostersetzer: StAZH, BEZ ZCH 6341.97 Spruchbuch Ehesachen 1907, Scheidung Farbstein 4. Juli 1907; StAZH, BEZ ZCH 6341.99 Spruchbuch Ehesachen 1908, Scheidung Farbstein, 10. Dezember 1908 und StAZH, BEZ ZCH 6341.121 Spruchbuch Ehesachen 1917, Scheidung Stoboy, 20. Dezember 1917; Regina Kahane-Axer: StAZH, BEZ ZCH 6341.130, 2149–2153, Scheidung Axer, 3. September 1920; Gisela Lucci-Purtscher: StAZH, Z 435.208 (Protokoll Horgen), 287–298, Scheidung Purtscher, 24. August 1920; Lucia Morawitz: StAZH, BEZ ZCH 6341.160 2195–2197, Scheidung Sommerhoff, 2. Mai 1950.

225 Vgl. Wedel, Autobiographien VII–IX; vgl. z. B. Gerhalter, Tagebücher 14–17; Tersch, Selbstzeugnisse 73; Hämmerle, Nebenpfade 135–167.

226 Huerkamp, Bildungsbürgerinnen 18.

227 Raggam-Blesch, Identitätskonstruktionen 19.

228 Krajewska, Pamiętnik.

229 Frey-Wettstein, Virginia Schlikow; vgl. auch Veits-Falk, Rosa Kerschbaumer-Putjata 7f. und 17.

Auch Frauennachlässe in Archiven sind selten[230]. Zwei Nachlässe der Protagonistinnen dieser Arbeit konnten in öffentlichen Archiven eruiert werden, bei denen ich jedoch an Sprachgrenzen stieß: Im tschechischen Nationalmuseum befindet sich ein Nachlass von Anna Bayer[231], private Dokumente und Fotos von Maria Vučetić-Prita verwahrt das Stadtarchiv von Pančevo in Serbien[232]. In einigen wenigen Nachlässen von Personen aus dem Umfeld der „Schweizer Ärztinnen“ konnten jedoch von den Frauen verfasste Briefe gefunden werden. Das in der Österreichischen Nationalbibliothek verwahrte Konvolut des Nationalökonomen Otto Neurath und seiner Frau Maria Neurath enthält zwei Briefe von Friederike Lubinger[233]. In der Wienbibliothek im Rathaus befinden sich im Nachlass Auguste Fickerts ebenfalls ein Brief Lubingers[234] sowie aus dem Jahr 1903 vier Briefe von Lucia Morawitz an Fickert[235]. Rosa Welt-Strauss schrieb in den 1870er und 1880er Jahren Briefe an die Schriftsteller Ludwig August Frankl und Karl Emil Franzos, von denen sich insgesamt elf in deren Nachlässen in der Wienbibliothek befinden[236]. Ein umfangreiches, den Zeitraum von 1897 bis 1953 umfassendes Konvolut an Briefen von Lucia Morawitz enthält der Nachlass des Schweizer Toxikologen und Gerichtsmediziners Heinrich Zangger in der Handschriftensammlung der Zentralbibliothek in Zürich, von denen eine Auswahl für die vorliegende Arbeit herangezogen wurde[237]. Exakt 79 Briefe und Postkarten von Morawitz an die Schriftstellerin Marie Eugenie delle Grazie sind als Digitalisate in der Wienbibliothek verfügbar[238].

Auf meiner Spurensuche knüpfte ich auch Kontakte mit Nachkommen und den Ärztinnen ehemals nahestehenden Personen. Über Rosa Kerschbaumer[239] und Gisela Lucci-Purtscher[240] erhielt ich in Gesprächen wertvolle Informationen und Materialien.

Aufgrund der spärlichen Selbstzeugnisse kommt den schon mehrfach erwähnten, in den *Jahrberichten des Vereines für erweiterte Frauenbildung in Wien* veröffentlich-

230 Zimmermann, Frauenbiographikforschung 28; Schaser, Biographien 137–152; vgl. Horn, Frauenbiographie-Forschung 43. Diesem Manko steuert seit 1990 die „Sammlung Frauennachlässe“ am Institut für Geschichte der Universität Wien entgegen: vgl. https://www.univie.ac.at/Geschichte/sfn/. [20. 11. 2024].

231 Národní muzeum Prag, https://www.nm.cz/. [12. 7. 2024].

232 Istorijski archiv u Pančevu, http://www.arhivpancevo.rs/ [12. 7. 2024].

233 ONB, Autogr. 1221/21-1 Han, Nachlass Otto und Marie Neurath.

234 WBR, Handschriften Aut – Autograph(en), Nachlass Auguste Fickert H.I.N.-70977 (Brief von Friederike Lubinger 1904).

235 WBR, Handschriften Aut – Autograph(en), Nachlass Auguste Fickert H.I.N.-70914 (Briefe von Lucia Morawitz an Auguste Fickert, 1903, 1907).

236 WBR, Handschriften Aut – Autograph(en), Nachlass Ludwig August Frankl (Briefe von Rosa Welt), H.I.N.-101153, H.I.N.-101152, H.I.N.-103094, H.I.N.-103093, H.I.N.-111 823; Nachlass Karl Emil Franzos (Briefe von Rosa Welt), H.I.N.-64258, H.I.N.-64259, H.I.N.-64260, H.I.N.-64261, H.I.N.-111668, H.I.N.-111823.

237 ZBZ, Handschriftensammlung, Nachlass Heinrich Zangger 1–406 & A.1–A.44, Schachteln 23, 33, 130, 139, 258, 271, 285. Ich danke den Nachkommen von Heinrich Zangger für die Erlaubnis zur Einsichtnahme.

238 WBR, Handschriften Aut – Autograph(en), Nachlass Marie Eugenie delle Grazie (Briefe von Lucia Morawitz, https://www.digital.wienbibliothek.at) [20. 5. 2025].

239 Ich danke der Urgroßnichte Franziska Frey Wettstein und ihrer Familie in Zürich, mit der ich 2007 auch an die Herkunftsorte von Rosa Kerschbaumer und deren Schwester in Russland reiste, herzlich für alle Informationen, Quellen und Fotos, die sie mir zur Verfügung stellten. Ebenso gilt mein Dank Vita Huber-Hering, deren Familie mit Rosa Kerschbaumer freundschaftlich verbunden war.

240 Mein Dank gilt Martha Hediger-Wyss (Schweiz) für Auskünfte und Überlassung von Fotos sowie Christina Läderach, Barbara Studer und Walter Lustenbach, die mir 2015 die ehemaligen Wohnorte von Gisela Lucci-Purtscher in Großhöchstetten (Schweiz) zeigten.

ten „biografischen Porträts“ von zwölf der 29 „Schweizer Ärztinnen“ eine besondere Bedeutung zu. Die Vereinsleitung hatte sich 1895 an die ersten bekannten Universitätsabsolventinnen aus Österreich-Ungarn gewandt und Auskunft über ihren bisherigen Werdegang erbeten[241]. Die kurzen Berichte, denen Briefe der jeweiligen Frauen zugrunde lagen, schildern in der ersten oder dritten Person deren Werdegang, Studienverlauf und -abschluss sowie den Status quo der Jahre 1895/1896 und vermitteln auch einen atmosphärischen Eindruck von deren Motiven und Engagement[242]. In einem auf diesen Berichten basierenden dreiseitigen Artikel in der Zeitschrift *Wiener Mode* stellte auch die Schuldirektorin, Journalistin und Frauenrechtlerin Regine Ulmann fünf Ärztinnen einer breiteren Öffentlichkeit vor[243].

Zeitungen und Zeitschriften dienen dieser Arbeit generell als „universelle“ Informationsquelle. Mittels AustriaN Newspaper Online (ANNO)[244] wurden neben biografischen Informationen themenrelevante Artikel gesucht. Einige Publikationsorgane von sich weltanschaulich unterschiedlich positionierenden Vereinen spiegeln auch unterschiedliche Ideologien und Werthaltungen zur Thematik wider. Zu nennen sind hier etwa die schon erwähnten *Jahresberichte des Vereines für erweiterte Frauenbildung in Wien*[245], der *Lehrerinnen-Wart* und dessen Nachfolgeblätter (*Neuzeit*, *Frauenleben* und *Neues Frauenleben*[246]), die *Arbeiterinnen-Zeitung*[247], *Das Recht der Frau*[248], *Der Bund. Zentralblatt des Bundes Österreichischer Frauenvereine*[249] oder *Dokumente der Frauen*[250]. Von besonderem Interesse sind dabei die Artikel, die einige Protagonistinnen dieser Arbeit in den jeweiligen Zeitschriften über medizinische oder auch emanzipatorische „Frauenthemen“ publizierten. Zur Beantwortung der Frage nach der Präsenz der Ärztinnen in der „Scientific Community“ dienten weiters medizinische Fachzeitschriften mit Meldungen und Artikeln über und von den „Schweizer Ärztinnen“[251].

---

241 Vorkämpferinnen (1895/1896) 38.

242 Vorkämpferinnen (1895/1896) 35–48, (1896/1897) 41–54.

243 Ulmann, Oesterreichische Aerztinnen; vgl. auch Ulmann, Regine, https://fraueninbewegung.onb.ac.at/node/1935 [17. 9. 2023].

244 Ein Projekt der Österreichischen Nationalbibliothek zur Retrodigitalisierung von österreichischen historischen Zeitungen und Zeitschriften, das 2003 erstmals der Öffentlichkeit präsentiert wurde, vgl. ANNO, https://anno.onb.httpsac.at.

245 *Jahresbericht des Vereines für erweiterte Frauenbildung in Wien*, hg. vom Verein für erweiterte Frauenbildung in Wien (Wien 1889–1915).

246 *Der Lehrerinnen-Wart. Zeitschrift für die Interessen der Lehrerinnen und Erzieherinnen zugleich ein Organ für Kindergärtnerinnen oder Arbeitslehrerinnen* (Korneuburg 1889–1890); von 1891–1893: *Neuzeit: Blätter für weibliche Bildung in Schule und Haus. Zur Förderung der Frauenbestrebungen und Vertretung der Fraueninteressen* (Korneuburg 1891–1893); von 1894–1901: *Frauenleben*; von 1902–1918: *Neues Frauenleben*.

247 *Arbeiterinnen-Zeitung. Sozialdemokratisches Organ für Frauen und Mädchen* (Wien 1892–1924).

248 *Das Recht der Frau. Organ für die moderne Frauenbewegung*, hg. vom Allgemeinen Österreichischen Frauenverein (Wien 1894–1900).

249 *Der Bund. Zentralblatt des Bundes österreichischer Frauenvereine*, hg. vom Bund österreichischer Frauenvereine (Wien 1905–1919).

250 *Dokumente der Frauen* (Wien 1899–1902).

251 Vgl. z. B. *Allgemeine Wiener Medizinische Zeitschrift*; *Wiener klinische Wochenschrift* (gegründet 1888); *Wiener medizinische Presse. Organ für praktische Ärzte*; *Wiener Medizinische Wochenschrift*, offizielles Organ des Wissenschaftlichen Vereines der Ärzte in Steiermark, der Medizinischen Gesellschaft für Oberösterreich, der Gesellschaft der Gutachter-Ärzte Österreichs etc. (Wien 1851–1944).

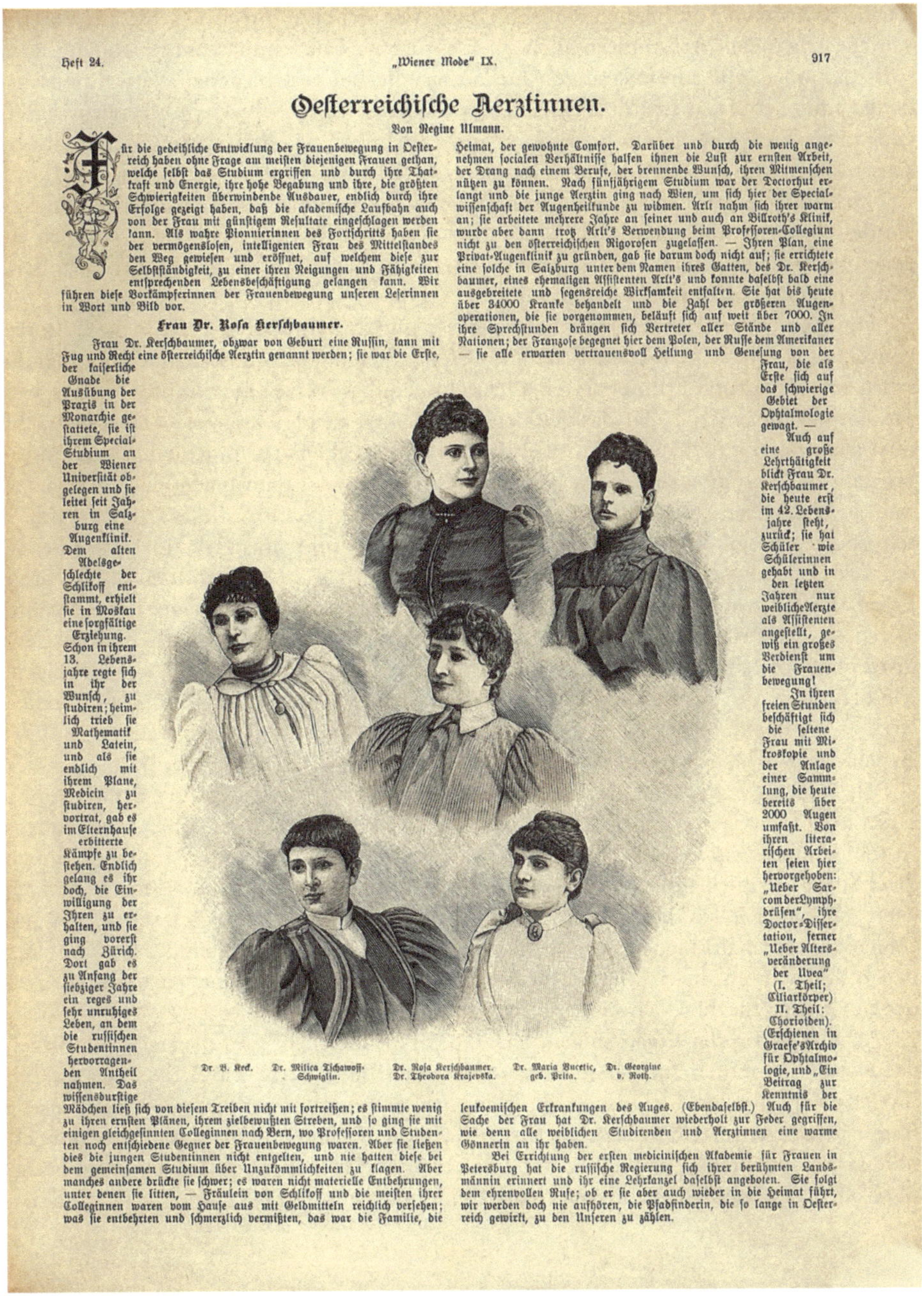

Heft 24. „Wiener Mode“ IX. 917

Oesterreichische Aerztinnen.

Von Regine Ulmann.

Für die gedeihliche Entwicklung der Frauenbewegung in Oesterreich haben ohne Frage am meisten diejenigen Frauen gethan, welche selbst das Studium ergriffen und durch ihre Thatkraft und Energie, ihre hohe Begabung und ihre, die größten Schwierigkeiten überwindende Ausdauer, endlich durch ihre Erfolge gezeigt haben, daß die akademische Laufbahn auch von der Frau mit günstigem Resultate eingeschlagen werden kann. Als wahre Pionnierinnen des Fortschritts haben sie der vermögenslosen, intelligenten Frau des Mittelstandes den Weg gewiesen und eröffnet, auf welchem diese zur Selbstständigkeit, zu einer ihren Neigungen und Fähigkeiten entsprechenden Lebensbeschäftigung gelangen kann. Wir führen diese Vorkämpferinnen der Frauenbewegung unseren Leserinnen in Wort und Bild vor.

Frau Dr. Rosa Kerschbaumer.

Frau Dr. Kerschbaumer, obzwar von Geburt eine Russin, kann mit Fug und Recht eine österreichische Aerztin genannt werden; sie war die Erste, der kaiserliche Gnade die Ausübung der Praxis in der Monarchie gestattete, sie ist ihrem Special-Studium an der Wiener Universität obgelegen und sie leitet seit Jahren in Salzburg eine Augenklinik. Dem alten Adelsgeschlechte der Schlikoff entstammt, erhielt sie in Moskau eine sorgfältige Erziehung. Schon in ihrem 13. Lebensjahre regte sich in ihr der Wunsch, zu studiren; heimlich trieb sie Mathematik und Latein, und als sie endlich mit ihrem Plane, Medicin zu studiren, hervortrat, gab es im Elternhause erbitterte Kämpfe zu bestehen. Endlich gelang es ihr doch, die Einwilligung der Ihren zu erhalten, und sie ging vorerst nach Zürich. Dort gab es zu Anfang der siebziger Jahre ein reges und sehr unruhiges Leben, an dem die russischen Studentinnen hervorragenden Antheil nahmen. Das wissensdurstige Mädchen ließ sich von diesem Treiben nicht mit fortreißen; es stimmte wenig zu ihren ernsten Plänen, ihrem zielbewußten Streben, und so ging sie mit einigen gleichgesinnten Colleginnen nach Bern, wo Professoren und Studenten noch entschiedene Gegner der Frauenbewegung waren. Aber sie ließen dies die jungen Studentinnen nicht entgelten, und nie hatten diese bei dem gemeinsamen Studium über Unzukömmlichkeiten zu klagen. Aber manches andere drückte sie schwer; es waren nicht materielle Entbehrungen, unter denen sie litten, — Fräulein von Schlikoff und die meisten ihrer Colleginnen waren vom Hause aus mit Geldmitteln reichlich versehen; was sie entbehrten und schmerzlich vermißten, das war die Familie, die Heimat, der gewohnte Comfort. Darüber und durch die wenig angenehmen socialen Verhältnisse halfen ihnen die Lust zur ernsten Arbeit, der Drang nach einem Berufe, der brennende Wunsch, ihren Mitmenschen nützen zu können. Nach fünfjährigem Studium war der Doctorhut erlangt und die junge Aerztin ging nach Wien, um sich hier der Specialwissenschaft der Augenheilkunde zu widmen. Arlt nahm sich ihrer warm an; sie arbeitete mehrere Jahre an seiner und auch an Billroth's Klinik, wurde aber dann trotz Arlt's Verwendung beim Professoren-Collegium nicht zu den österreichischen Rigorosen zugelassen. — Ihren Plan, eine Privat-Augenklinik zu gründen, gab sie darum doch nicht auf; sie errichtete eine solche in Salzburg unter dem Namen ihres Gatten, des Dr. Kerschbaumer, eines ehemaligen Assistenten Arlt's und konnte daselbst bald eine ausgebreitete und segensreiche Wirksamkeit entfalten. Sie hat bis heute über 34000 Kranke behandelt und die Zahl der größeren Augenoperationen, die sie vorgenommen, beläuft sich auf weit über 7000. In ihre Sprechstunden drängen sich Vertreter aller Stände und aller Nationen; der Franzose begegnet hier dem Polen, der Russe dem Amerikaner — sie alle erwarten vertrauensvoll Heilung und Genesung von der Frau, die als Erste sich auf das schwierige Gebiet der Ophtalmologie gewagt. —

Auch auf eine große Lehrthätigkeit blickt Frau Dr. Kerschbaumer, die heute erst im 42. Lebensjahre steht, zurück; sie hat Schüler wie Schülerinnen gehabt und in den letzten Jahren nur weibliche Aerzte als Assistenten angestellt, gewiß ein großes Verdienst um die Frauenbewegung!

In ihren freien Stunden beschäftigt sich die seltene Frau mit Mikroskopie und der Anlage einer Sammlung, die heute bereits über 2000 Augen umfaßt. Von ihren literarischen Arbeiten seien hier hervorgehoben: „Ueber Sarcom der Lymphdrüsen“, ihre Doctor-Dissertation, ferner „Ueber Altersveränderung der Uvea“ (I. Theil; Ciliarkörper) II. Theil: Chorioiden). (Erschienen in Graefe's Archiv für Ophtalmologie, und „Ein Beitrag zur Kenntnis der leukoemischen Erkrankungen des Auges. (Ebendaselbst.) Auch für die Sache der Frau hat Dr. Kerschbaumer wiederholt zur Feder gegriffen, wie denn alle weiblichen Studirenden und Aerztinnen eine warme Gönnerin an ihr haben.

Bei Errichtung der ersten medicinischen Akademie für Frauen in Petersburg hat die russische Regierung sich ihrer berühmten Landsmännin erinnert und ihr eine Lehrkanzel daselbst angeboten. Sie folgt dem ehrenvollen Rufe; ob er sie aber auch wieder in die Heimat führt, wir werden doch nie aufhören, die Pfadfinderin, die so lange in Oesterreich gewirkt, zu den Unseren zu zählen.

Dr. B. Keck. Dr. Milica Tschawoff-Schwiglin. Dr. Rosa Kerschbaumer. Dr. Theodora Krajevska. Dr. Maria Vucetic, geb. Prita. Dr. Georgine v. Roth.

Abb. 1: Porträts der Ärztinnen Bohuslava Keck, Milica Schwiglin-Tschawoff, Rosa Kerschbaumer, Theodora Krajewska, Maria Vučetić-Prita und Georgine von Roth; abgebildet in einem Artikel über die ersten Ärztinnen in der Zeitschrift *Wiener Mode*, 1896.

Charakteristisch für die herangezogenen Quellen ist nicht nur ihre unterschiedliche archivalische Überlieferung, sondern auch ihr heterogener Entstehungszusammenhang. Das trifft besonders auf administrative Quellen zu, die bei verschiedenen Verwaltungseinheiten und Behörden in unterschiedlichen Ländern (z. B. Schweiz, Österreich, USA) entstanden sind. Dies gilt es genauso zu berücksichtigen wie den Umstand, dass Inventarisierungen in Archiven zwar nach festgelegten Kriterien erfolgen, jedoch oft subjektive Entscheidungen darüber getroffen werden, welche Bestände aufgehoben oder skartiert wurden; manche sind nicht mehr auffindbar. Dadurch werden unabhängig von den eigenen Fragestellungen und Herangehensweisen inhaltliche Vorentscheidungen getroffen, denen Historiker:innen nicht auskommen.

Für die quellenkritische Herangehensweise und Interpretation der für diese Studie verwendeten autobiografischen Texte und Briefe sind einige Grundsätze des autobiografischen Schreibens und Erinnerns zu berücksichtigen: Das Verfassen von autobiografischen Texten bedeutet nicht, über das „tatsächliche“ Leben zu berichten, sie stellen vielmehr Konstruktionen aus dem Blickwinkel des aktuellen Lebenszusammenhangs dar. Autobiografische Narrative sind Texte, die über Erlebtes und Erfahrungen Auskunft geben und auch darüber, welche Bedeutung der oder die Verfasser:in diesen zumessen. Die retrospektive Logik dient auch der Selbstinszenierung und -identifikation; die Ebenen des Faktischen und der Deutung lassen sich nicht trennen und können als wichtige Ergänzung oder auch Korrektur zu Fakten oder ereigniszentrierten Darstellungen fungieren[252]. Trotz Ausblendungen und Schönfärberei geben sie „dem nackten Gerüst aus historischen Fakten und amtlichen Dokumenten Gestalt und Atmosphäre, sie zeigen, wie Ereignisse und Erscheinungen erlebt, empfunden und bewertet wurden, und stellen letztlich die konkreten Auswirkungen von Idealen, Ideologien und Innovationen auf die einzelne Persönlichkeit unter Beweis“, so Franziska Rogger[253].

Als weiterer Impuls für eine Quellenanalyse, die auf die Bedeutung der Kategorie Geschlecht fokussiert, soll ein Befund von Charlotte Heinritz in ihrer Arbeit über Frauen-Autobiografien zwischen 1890 und 1914 dienen. Demnach zeigten die Autobiografinnen ihrer Studie deutlich die Konflikte und Schwierigkeiten zur Erreichung ihrer jeweiligen Ziele auf und wie sie diese überwanden oder abänderten. Diese Prozesse führten „im Gegensatz zur traditionellen Auffassung von den Aufgaben und Rollen der Frau zu einer neuen Selbstauffassung“[254]. Lassen sich solche Schlussfolgerungen auch aus den vorhandenen Quellen für die „Schweizer Ärztinnen“ ziehen?

Als Korrektiv oder Ergänzungen, die eine Art „Außensicht“ auf die ersten Ärztinnen der Habsburgermonarchie darstellten, werden publizierte Texte wie Artikel in Tageszeitungen und Journalen, literarische Erzählungen[255], Frauenzeitschriften oder medizinische Fachblätter herangezogen. Sie geben Einblicke in die „öffentliche Meinung“ und/oder erfüllen eine Art Sprachrohrfunktion für eine Teilöffentlichkeit. Auch dabei werden Ereignisse oder Geschehnisse nicht einfach abgebildet oder nacherzählt, sondern mitgestaltet.

---

252 Vgl. Veits-Falk–Panzl-Schmoller, (Arbeits-)Migration 21; Raggam-Blesch, Identitätskonstruktionen 31; Röwekamp, Juristinnen 19.

253 Rogger–Bankowski, Europa 254.

254 Heinritz, Autobiographien 121.

255 Vgl. Weiershausen, Studentin.

Sie konstruieren Geschlechterzuschreibungen und beziehen sich mit unterschiedlichem Explizitheitsgrad auf verfügbare Geschlechtermodelle[256].

Generell soll der kollektivbiografische Ansatz helfen, die heterogene und teilweise lückenhafte oder fehlende Quellenüberlieferung, welche die Abfassung einer Individualbiografie erschweren würde, mit dem Blick auf die Gruppe „aufzufangen“[257].

Zuletzt gilt es, die eigene Rolle im Spannungsfeld von Nähe und Distanz zu den beforschten Personen immer wieder zu beobachten und zu reflektieren, etwa ob Gefühle von Solidarität mit dem Geschlecht „Frau“ oder die „Sympathie“ für eine Person den Elan bei der Spurensuche beschleunigten. Es gilt, den Umstand nicht aus den Augen zu verlieren, dass es oft von Zufälligkeiten abhängt, welche Quellen vorhanden und zugänglich sind und dass Lücken viel Raum für Interpretation und auch Spekulation zulassen.

1.5 Aufbau der Studie

Die Arbeit besteht aus sieben Kapiteln. Die ersten sechs Kapitel bilden den „Kern“ der Studie, eine von Forschungsfragen geleitete Kollektivbiografie, Kapitel 7 umfasst die biografischen Porträts der Frauen der Untersuchungsgruppe sowie Quellen- und Literaturnachweise.

Der Hauptteil folgt einem chronologischen Aufbau und orientiert sich dabei an den Lebenszeiträumen der „Schweizer Ärztinnen“ und den jeweiligen inhaltlichen Kontexten.

Das zweite Kapitel beginnt mit der Schilderung der Ausgangslage für die Protagonistinnen. Erörtert werden die zeitgenössischen Diskurse über das Frauen(-Medizin-)Studium, mögliche Zugänge zu Universitäten und die rechtlichen Rahmenbedingungen an den Universitäten Österreich-Ungarns. Danach folgt eine Analyse der 29 Medizinstudentinnen aus der Habsburgermonarchie nach den Kriterien regionale und soziale Herkunft, religiöse und kulturelle Verortung sowie Alter und Familienstand. Nach der Darstellung ihrer Sozialisations-, Erziehungs- und Bildungshintergründe mit Bezug auf die damaligen Möglichkeiten einer höheren Mädchenbildung werden ihre Motive für ein Medizinstudium in der Schweiz aufgezeigt.

Diesem widmet sich das dritte Kapitel. Bevor die Frauen der Untersuchungsgruppe an den Schweizer Universitäten immatrikulieren konnten, mussten sie deren Aufnahmekriterien erfüllen. Nach der Schilderung der Bedingungen und der konkreten Zugänge der einzelnen Frauen folgt eine Reflexion, wie sich die Situation für die Studentinnen an der männlich konnotierten Universität darstellte und wie die Interaktionen zwischen ihnen und Studenten beziehungsweise Professoren vor sich gingen. Aufgezeigt wird weiters das Leben als Studentin am Studienort, das sich von jenem männlicher Studierender unterschied. Eine Analyse der Studienverläufe und der Abschlüsse schließt die Auseinandersetzung mit dem Studium ab.

Das umfangreiche vierte Kapitel setzt sich mit der Berufstätigkeit und den Berufserfahrungen der „Schweizer Ärztinnen“ in der Habsburgermonarchie und in „Österreich“

256 Ní Dhúill, Gender-Entwürfe 114.

257 Harders–Schweiger, Ansätze 197; vgl. auch Schweiger, Kollektivbiographik 339.

bis 1945 auseinander. Den zeitlichen Rahmen geben dafür die Lebenszeiten der Ärztinnen vor.

Nachdem in Kapitel 4.1 auf die ersten Praktika und die Weiterbildung an verschiedenen Ausbildungsorten eingegangen wird, analysiert Kapitel 4.2 die Strategien, mit denen es den Absolventinnen der Schweizer Universitäten als Ärztinnen im Herkunftsland Österreich-Ungarn gelang, vor der Öffnung der dortigen Medizinischen Fakultäten zu praktizieren. Manche arbeiteten unter ihrem Qualifizierungsniveau, andere erhielten eine Sondergenehmigung, und einige Frauen nutzen ab 1896 die Möglichkeit, durch Nostrifizierung ein zweites Mal zu promovieren. Auch ihre Rolle im Öffnungsprozess des Medizinstudiums in Österreich-Ungarn für Frauen wird beleuchtet. Nach 1900 wechselten einige Studentinnen von der Schweiz an eine Universität der Habsburgermonarchie und beendeten dort ihr Studium. Weiters befasst sich dieses Kapitel mit der Berufspraxis der ersten Ärztinnen in Krankenhäusern und in Privatordinationen.

Ein eigenes Unterkapitel (4.3) ist dem europäischen Sonderfall der Amtsärztinnen in Bosnien und Herzegowina gewidmet. Nach der Erklärung der Hintergründe, warum ab 1892 weibliche Ärzte vorrangig für die muslimische weibliche Bevölkerung angestellt wurden, zeigen die konkreten Berufsgeschichten die umfassende medizinische Tätigkeit, aber auch das ihnen aufgetragene Wirken in „kultureller Mission“ bis zum Ende der Monarchie auf.

Kapitel 4.4 widmet sich den Karrieren der Ärztinnen nach 1918 bis 1945. Zuerst wird die Bedeutung des Ersten Weltkriegs als Zäsur in der Frauen- und Medizingeschichte untersucht. Nun bestand Nachfrage nach Ärztinnen im „Hinterland“ und an der Front, die sich auch auf das Aufgabengebiet und das Berufsbild auswirkte. Wie auch in anderen Bereichen, handelte es sich auch hier nur um eine „Emanzipation auf Leihbasis“. Für die Zeit der Ersten Republik wird exemplarisch die Rolle jener Ärztinnen, die im „Roten Wien“ – zum Beispiel als Kassenärztin – wirkten, ebenso aufgezeigt wie die Auswirkungen des autoritären Ständestaats und des NS-Regimes auf die wenigen Ärztinnen, die aufgrund ihres Alters noch beruflich aktiv waren.

Einige Ärztinnen kehrten nach dem Studium nicht mehr in ihre Herkunftsgebiete zurück, sondern blieben in der Schweiz oder emigrierten. Ihre Karrieren werden im fünften Kapitel dargestellt, ergänzt um Beispiele von Ärztinnen, die auch in Deutschland oder in einem Fall in Serbien praktizierten. Dabei werden die unterschiedlichen Tätigkeitsfelder, darunter die damals boomende Naturheilkunde, genauer untersucht.

Die Karrieren von vier Ärztinnen, die in die USA auswanderten, sind das Thema des Kapitels 5.2. Nach einer Erklärung der Hintergründe für die Auswanderungen in die „Neue Welt“ und der Besonderheiten des US-amerikanischen Medizinalsystems zeigen die konkreten Fälle die ganz unterschiedlichen Wege und Möglichkeiten der emigrierten Medizinerinnen auf.

„Karrieren der ‚Schweizer Ärztinnen‘ im Überblick“ (5.3) enthält darauf folgend eine knappe Zusammenschau der Berufskarrieren der Frauen der Untersuchungsgruppe, erweitert um eine Auswertung von Aufgaben und auch die über die berufliche Tätigkeit hinausgehenden Aktivitäten sowie einen Blick auf ihr Leben „jenseits von Beruf und Karriere“.

Das abschließende Resümee (Kapitel 6) greift die in der Einleitung gestellten Forschungsfragen nochmals auf und stellt sie den Befunden der vorliegenden Darstellung gegenüber.

Das siebte Kapitel setzt sich mit den individuellen Lebensläufen der „Schweizer

Ärztinnen" auseinander und enthält nach einleitenden Bemerkungen die biografischen Porträts aller 29 Ärztinnen in alphabetischer Reihenfolge. Sie dokumentieren einerseits mit ausführlichen Quellen- und Literaturangaben die rekonstruierten Lebensläufe der Protagonistinnen dieser Studie und sollen andererseits der Leserin und dem Leser auch die Möglichkeit zum Nachschlagen während der Lektüre geben.

1.5.1 Anmerkungen und Hinweise

Wie in anderen frauenbiografischen Arbeiten ist auch in dieser Studie der Umgang mit den sich oftmals ändernden Familiennamen von Frauen problematisch[258]. Gerade in einer Kollektivbiografie wäre es schwierig, den in der jeweiligen Lebensphase aktuellen Namen anzuführen, ohne dabei Verwirrung zu stiften. Hinzu kommen wechselnde Schreibweisen in verschiedenen Sprachen beziehungsweise Sprachkodifizierungen. Obwohl die Namen auch unterschiedliche, von den Frauen oft bewusst gewählte Kontexte widerspiegeln, habe ich mich zugunsten einer besseren Lesbarkeit für eine einzige Schreibweise des Namens einer Frau der Untersuchungsgruppe entschieden, auch wenn dieser gelegentlich in der behandelten Lebensphase nicht der „richtige" Name war.

Zwei Beispiele sollen die Problematik veranschaulichen: Etliche Frauen der Untersuchungsgruppen trugen – wie in der Schweiz zu dieser Zeit durchaus üblich – nach der Eheschließung einen Doppelnamen mit der Nennung des Namens des Ehemanns an erster Stelle. Diesen führten sie allerdings nicht immer durchgehend, sondern stellten manchmal den zweiten Namen, zum Beispiel bei Publikationen oder Vorträgen, nach vorne oder ließen einen Teil weg. Andere behielten in der Öffentlichkeit auch ihren Geburtsnamen bei: Vilma Hugonnai war beispielsweise mit György Szilassy (noch) verheiratet, als sie in Zürich als Vilma Szilassy-Hugonnai immatrikulierte. Während des Studiums scheint sie ausschließlich unter ihrem Mädchennamen auf. Nach der Scheidung von ihrem ersten Mann heiratete sie Vinzenz Wartha, wurde aber in der Presse durchwegs Gräfin Vilma Hugonnai genannt, ebenso auf einer Gedenktafel und in der Literatur. Deshalb verwende ich den Namen Vilma Hugonnai.

Die in der vorliegenden Arbeit unter dem Namen Gisela Kuhn-Januszewska geführte Ärztin wurde hingegen als Gisela Rosenfeld geboren. Nach ihrer ersten Eheschließung trug sie den Nachnamen Kuhn, unter dem sie auch als bosnische Amtsärztin in den Quellen und in der Literatur erwähnt wird. Nach ihrer zweiten Heirat hieß sie Januszewska. Unter diesem Namen war sie auch nach ihrer Übersiedlung nach Graz bekannt. Der Doppelname, der gelegentlich auch in der Literatur auftaucht, soll ihrer Bedeutung und Bekanntheit in beiden Lebensphasen gerecht werden. Um die Namensvielfalt bei einzelnen „Schweizer Ärztinnen" aufzuzeigen, die auch für weitere Recherchen von Bedeutung sein kann, sind im jeweiligen biografischen Porträt in Kapitel 7 die unterschiedlichen Namensvarianten angeführt.

Bei Ortsnamen werden die Schreibweise übernommen, wie sie in den historischen Quellen aufgefunden wurden und um den aktuellen Namen in der Landessprache in Klammer ergänzt.

---

[258] Vgl. dazu auch Wedel, Autobiographien XXIII; Bernold–Gehmacher, Auto/Biographien 109; Hüchtker, Geschichte 45.

Zuletzt sei noch darauf verwiesen, dass die Fußnoten der biografischen Porträts in Kapitel 7 ausführliche Quellen- und Literaturnachweise enthalten. Daher wird in den vorangehenden Kapiteln auf deren Wiederholung bei biografischen Angaben verzichtet; bei den Fallbeispielen werden nur jene Quellen zitiert, die in den biografischen Porträts nicht nachzulesen sind.

2. Die ersten Medizinstudentinnen aus der Habsburgermonarchie in der Schweiz

2.1 Der europäische Kontext: Zugang zum und Debatten über das Frauen-(Medizin-)Studium

2.1.1 Weibliche Bildungsmigration in den 1870er Jahren

Mit der Einwilligung meines Mannes, schrieb Vilma Hugonnai 1895, *reiste ich im Herbst 1872 nach Zürich. Dort begab ich mich sofort zu einem der Professoren der medicinischen Facultät, Dr. F*[1]*. Er stand in dem Rufe, das Frauenstudium zu befürworten, von ihm erbat ich mir daher einen speciellen Lehrplan … Zu jener Zeit wurden Ausländer ohne weiters als ordentliche Hörer an der Universität aufgenommen. Wir erlegten die Gebühren und wurden aufgrund des Taufscheines, des Sittenzeugnisses, des Passes und der Angabe der Vorstudien immatrikuliert*[2].

Vilma Hugonnai, 1847 geborene Tochter einer ungarischen gräflichen Familie, war die erste Frau aus der Habsburgermonarchie, die 1872 in der Schweiz, in Zürich, ein Medizinstudium begann und dieses nach sieben Jahren beendete. Zwei Jahre später, 1874, inskribierte die aus Czernowitz stammende Rosa Welt-Strauss als erste Studentin aus der österreichischen Reichshälfte an der Medizinischen Fakultät einer Schweizer Universität, in Bern, wo sie 1878 promovierte. 17 Jahre später, als sie sich schon mehr als ein Jahrzehnt lang als Augenärztin in New York etabliert hatte, berichtete sie über den Beginn ihres Studiums: *Im August 1856 in Czernowitz (Bukowina) geboren, bestand ich nach privaten Studien im Juli 1873 die Maturitätsprüfungen mit Auszeichnung. Eine Aufnahme als ordentliche Hörerin an der Wiener Universität, wo ich mich dem Studium der Medicin widmen wollte, wurde mir … abgeschlagen – so zog ich nach Bern und legte dort im Jahre 1878 das Doctorexamen ab*[3].

Der retrospektiv so entschlossen und zielstrebig geschilderte Studienverlauf der beiden Absolventinnen war wie bei allen anderen späteren „Schweizer Ärztinnen" mit vielen Hindernissen und Herausforderungen verbunden.

Als die beiden Frauen ihr Studium in der Schweiz begannen, hatte sich in Österreich gerade eine erste breitere Debatte um die Zulassung von Frauen zur Universität entsponnen[4].

---

1 Gemeint ist Heinrich Frey (1822–1890), Ordinarius für vergleichende und allgemeine Anatomie, vgl. Universität Zürich 543f.

2 Vorkämpferinnen (1896/1897) 49.

3 Ebd. 47f.

4 Vgl. dazu Perfahl, Geschlechterpolitik.

Im November 1872 kursierte in der österreichischen Presse eine Meldung über *Weibliche Studenten. 90 junge Damen* würden in Zürich studieren[5]. Das in der Tat Sensationelle an dieser Zeitungsmeldung war, dass diese Frauen ein reguläres „normales" Studium als ordentliche Hörerinnen beginnen konnten, für die die gleichen Regeln wie für Männer galten und die das gleiche Abschlusszeugnis erhielten. Ein Jahr später betrug der Frauenanteil unter den Studierenden in Zürich 26 %[6].

Der Ausschluss von Frauen von akademischer Bildung hatte zu Beginn der 1870er Jahre zu einer europäischen beziehungsweise interkontinentalen weiblichen Bildungsmigration in die Schweiz geführt. Diese wurde zwar nur von einer kleinen Gruppe von Frauen aus bildungsbürgerlichen und -nahen Schichten getragen, initiierte aber einen breiten Diskurs über das Frauenstudium. Bemerkenswert dabei ist, welche grenzüberschreitenden Einflüsse und Folgen Entscheidungen einzelner Nationalstaaten nach sich zogen und das Handeln von Frauen in anderen Ländern beeinflussten. So wirkte sich etwa das Streben russischer Frauen nach einem Zugang zu den Universitäten auch auf den Diskurs und die Entwicklung des österreichischen Bildungssystems aus.

Im Zarenreich konnten Frauen ab 1859 die Medizinische Akademie in Sankt Petersburg besuchen, bis ihnen 1863 die Aufnahme durch ein neues Universitätsstatut faktisch untersagt wurde[7]. Zwei Frauen, die nach einer Möglichkeit suchten, anderswo ihr Studium zu absolvieren, landeten in Zürich. Die jungen Russinnen hatten wohl von männlichen Studierenden, die nach Unruhen in Moskau und Sankt Petersburg 1861/1862 dort ihr Studium nicht fortsetzen konnten und nun in der Schweiz studierten, erfahren, dass Frauen in Zürich der Zutritt zu universitären Lehrveranstaltungen nicht prinzipiell verwehrt war. Vor allen anderen deutschsprachigen Universitäten hatte Zürich schon 1842 vereinzelt Gasthörerinnen zugelassen[8]. Darüber hinaus galten die Schweizer Kantone, die 1830 und 1848 deutsche Revolutionäre und ab den 1860er Jahren auch russische Oppositionelle aufgenommen hatten, als liberal und demokratisch.

1864 suchte Maria Alexandrowna Knjaschnina[9] aus Sankt Petersburg als erste Frau um Aufnahme an der Universität Zürich an. Da das Züricher Hochschulreglement das Studium von Frauen weder genehmigte noch verbot und nach Ansicht des akademischen Senats kein Hindernis vorlag, wurde sie, wie ein Jahr später auch eine zweite Russin, Nadeschda Suslowa[10], als Hörerin zugelassen. Außerdem rechnete man damit, dass ihr Versuch, ein regelmäßiges Fachstudium zu absolvieren, ohnehin im Sand verlaufen würde[11]. Während Knjaschnina 1867 die Universität tatsächlich wieder verließ, meldete sich Suslowa im selben Jahr zur Promotion an. Sie wurde rückwirkend an der

---

5 Vgl. *Grazer Zeitung* Nr. 258 (31. Oktober 1872) 3; *Wiener Zeitung* Nr. 263 (3. November 1872) 1634; *Vereinigte Laibacher Zeitung* Nr. 254 (5. November 1872) 1800; *Innsbrucker Nachrichten* 19, Nr. 256 (7. November 1872) 3; *Leitmeritzer Zeitung* 2, Nr. 64 (9. November 1872) 455.

6 Müller, Frauen 197.

7 Huser, Studentin 110; Maurer, Frauenstudium 116f.

8 Rogger–Bankowski, Europa 25; Huser, Studentin 110; Maurer, Frauenstudium 116f.

9 Vgl. Forrer-Gutknecht, Zürich 20; Schnurrenberger, Namen 195; Rohner, Frauenstudium 12; Frauenstudium, 283–285, Akten und Dokumente: Anmeldung und Immatrikulation von Maria Alexandrowna Knjaschnina.

10 Zu Nadeschda Suslowa (1843–1918) vgl. allgemein: Rogger–Bankowski, Europa 25–31; Bankowski-Züllig, Nadežda Prokof'evna Suslova 119–126; Suslova, Nadežda Prokof'evna, http://drw.saw-leipzig.de/31010 [12. 7. 2024].

11 Maurer, Frauenstudium 116f.; Forrer-Gutknecht, Zürich 20f.

Medizinischen Fakultät immatrikuliert und errang im Dezember 1867 den Doktortitel. Sie war nicht nur die erste promovierte Ärztin, sondern überhaupt die erste Frau in der Schweiz und im deutschsprachigen Raum, die an einer staatlich anerkannten Universität ein reguläres Studium abschloss[12]. Die Nachricht von Suslowas Promotion 1867 sorgte weit über die Schweiz und Russland hinaus für eine Sensation und war auch in der österreichischen Presse zu lesen[13]. So bezeichnete etwa das *Fremden-Blatt* den Studienabschluss Suslowas erstaunlich fortschrittlich als einen *erhebenden Akt, wobei weibliche Arbeitsenergie einen seltenen Triumph über gesellschaftliche Vorurtheile feierte*[14].

Die gebürtige Russin und erste in Österreich praktizierende Ärztin Rosa Kerschbaumer berichtete, sie habe 1869, als Achtzehnjährige, von einer jungen Russin gehört, die in Zürich Medizin studierte. Dies sei der erste Anstoß für ihren Wunsch gewesen, selbst Ärztin zu werden[15]. Die Zulassung und Promotion Nadeschda Suslowas an der Universität Zürich schuf nun in der Folge eine Art „europäischen Präzedenzfall", auf den sich bald andere studierwillige Frauen beriefen. Mit ihrem Handeln hatte Suslowa dem Frauenstudium den Weg gebahnt. Sie wurde vor allem für Frauen, die nach einer akademischen medizinischen Ausbildung strebten, zum Vorbild. Suslowas Prognose, ihr würden noch Tausende Studentinnen folgen, sollte sich bewahrheiten[16].

2.1.2 Kursorischer Rückblick: Frauen und universitäre Medizin

Die Universität Zürich war die erste Universität im deutschsprachigen Raum, an der Frauen ein vollwertiges (Medizin-)Studium absolvieren konnten. Heilkundige Frauen gab es hingegen zu allen Zeiten und vereinzelt auch Ärztinnen, die an einer Universität Medizin studierten und selbst wissenschaftliche Werke und Bücher über Heilkunde verfassten. Obwohl deren Existenz seit der Antike dokumentiert ist, gerieten sie weitgehend in Vergessenheit. Zu den bekannten Ausnahmen zählen für das Mittelalter die Äbtissin Hildegard von Bingen (1098–1179), deren medizinische und pharmazeutische Schriften bis in die Gegenwart bekannt sind[17]. Für das 11. Jahrhundert wäre auch Trotula oder Trotta (um 1050–1096) zu nennen, die an der bekannten Medizinschule von Salerno in Süditalien studierte, praktizierte, lehrte und der geburtshilfliche und pharmakologische Werke zugeschrieben werden[18]. Mit fortschreitender Institutionalisierung des Faches Medizin wurden Frauen jedoch ab dem 14. Jahrhundert zunehmend in die Helfer:innenrolle verwiesen. Je restriktiver und organisierter die medizinische Ausbildung im 17. und 18. Jahrhundert wurde, desto mehr beschränkte sich ihre Tätigkeit auf die Pflege und Hilfsdienste in Hospitälern sowie den häuslichen Bereich[19]. Trotzdem sind auch in der Frühen Neuzeit Ärztinnen in englischen, französischen, italienischen, deutschen und

---

12 Rogger–Bankowski, Europa 26f.; vgl. auch Frauenstudium 286f., Akten und Dokumente: Protokoll der Medizinischen Fakultät: 29. Januar 1867.

13 Vgl. z. B. *Fremden-Blatt* 22, Nr. 6 (7. Jänner 1868) 4; *Konstitutionelle Volks-Zeitung* 4, Nr. 6 (12. Jänner 1868) 4; *Die Presse* 21, Nr. 120 (1. Mai 1868) 17; *Morgen-Post* 19, Nr. 10 (10. Jänner 1869) 1f.

14 *Fremden-Blatt* Nr. 6 (7. Jänner 1868) 4.

15 Vorkämpferinnen (1895/1896) 44.

16 Bankowski-Züllig, Nadežda Prokof'evna Suslova 15.

17 Vgl. z. B. Pernoud, Hildegard von Bingen 68–71; Kerckhoff, Wichtige Frauen 68–71.

18 Breitenfellner, Trotula 39–41; Maringgele, Trotula 6–50.

19 Kocher, Medizin 264.

Schweizer Städten nachweisbar[20]. Ein bekanntes Beispiel für das 18. Jahrhundert ist Dorothea Erxleben (1715–1762), geborene Leporin. Nach privaten Studien bei ihrem Vater konnte sie aufgrund einer Sondergenehmigung Friedrichs des Großen 1754 Medizin an der Universität Halle studieren und dort promovieren. Danach praktizierte sie als Ärztin in Quedlinburg[21]. In ihrer Schrift mit dem Titel „Gründliche Untersuchung der Ursachen, die das weibliche Geschlecht vom Studieren abhalten“, versuchte sie zu eruieren, warum Frauen an den Universitäten nicht präsent waren. Sie gilt deshalb „in doppelter Weise als eine frühe Pionierin des Frauenstudiums“[22]. 1811 begann auch Charlotte Heidenreich von Siebold (1788–1859) in Göttingen als Ausnahme ein Medizinstudium und promovierte 1817 in Gießen. Sie gilt als die erste Frauenärztin Deutschlands[23].

In der österreichischen Medizingeschichte sind vor 1500 nur wenige Frauen, die sich der Heilkunde widmeten, schriftlich belegt. Die Medizinhistorikerin Sonia Horn verweist für das 15. Jahrhundert auf drei Ärztinnen: Agneta (*Agneta ercztin*), Katrein von Heiligenstadt (*Katrey ercztin*) und die 1403 erwähnte Augenärztin *Mechthilt*[24]. In den Aufzeichnungen der Wiener Medizinischen Fakultät wird erst 1708 Margaretha Binderin genannt, die in der *doctrina galenica*[25] geprüft werden wollte. Da sie evangelisch war und Protestanten bis 1778 vom Universitätsstudium in Österreich ausgeschlossen waren, ließ man sie wissen, dass erst nach ihrer Konvertierung über eine Aufnahme beraten werden würde. Margaretha Binderins Spuren verlieren sich danach[26]. Nach Sonia Horn fing die Geschichte der akademischen Ärztinnen in Österreich erst mit den Bemühungen Gabriele Possanners um die Anerkennung ihres in Zürich erworbenen Doktorates der Medizin und ihrer Promotion (durch Nostrifizierung an der Universität Wien) 1897 an, bevor sie drei Jahre später mit der Zulassung von Frauen zu den Medizinischen Fakultäten „richtig“ begann[27]. Dieser Ansicht ist nur mit der Einschränkung zuzustimmen, dass dabei die „Schweizer Ärztinnen“ nicht berücksichtigt sind.

2.1.3 Zulassungen von Frauen zu den Universitäten im Ländervergleich

Zeitgenössische Befürworter:innen des Frauenmedizinstudiums in Österreich verwiesen immer wieder auf die Vereinigten Staaten und auf England, wo Frauen bereits seit Mitte des 19. Jahrhunderts eine Medizinausbildung möglich war. In den USA hatten schon ab der Mitte des 19. Jahrhunderts einzelne *colleges* ab und zu Frauen zugelassen[28], ab den 1870er Jahren wurden mehrere Schulen für Frauen gegründet (vgl. dazu

20 Stadler, Ärztinnen 30; vgl. auch Dieterich, Frauen 170: Anna Morandi-Manzolini (1716–1774) hatte z. B. einen Lehrstuhl für Anatomie an der Universität in Bologna. Maria Perretti lehrte Anatomie in Ferrara, und auch ihre Tochter Zaffira studierte in Bologna, wo sie 1800 zum Doktor der Chirurgie promovierte. 1799 promovierte in Bologna Maria dalle Donne zur Doktorin der Philosophie und Medizin und erhielt eine Approbation zur Ausübung der Heilkunde.

21 Dorothea Christiana Erxleben; Schiebinger, Frauen 350–359.

22 Sahmland, Studentinnen 2.

23 Maurer, Einführung 8; Dieterich, Frauen 172.

24 Horn, Frauenbiografie-Forschung 37.

25 Lehre des Galen oder Humoralpathologie, die Krankheitslehre von den Körpersäften, eine von der Antike bis in das 18. Jahrhundert anerkannte medizinische Konzeption.

26 Horn, Frauenbiografie-Forschung 37.

27 Ebd. 40.

28 Maurer, Einführung 13; Rogger–Bankowski, Europa 27f.

ausführlich Kapitel 4.6)[29]. Ähnlich war die Situation in England, wo 1874 etwa die Londoner *Medical School of Women* öffnete[30]. Im Jahr 1876 erfolgte nach einem Parlamentsakt die Zulassung für Frauen zu den Universitäten. Ausgenommen davon waren jedoch die beiden renommierten Universitäten Oxford und Cambridge, die Frauen erst ab 1920 beziehungsweise 1948 aufnahmen[31]. Wie die Beispiele zeigen, handelte es sich dabei um speziell für Frauen geschaffene, für den anglo-amerikanischen Raum typische, Ausbildungseinrichtungen und um keine allgemeine Zulassung von Frauen zu den Universitäten.

Bei einem transnationalen Vergleich der Zulassungen von Frauen zum Universitätsstudium müssen daher die unterschiedlichen Institutionen sowie Bildungs- und Hochschulsysteme, in denen diese Öffnungen stattfanden, berücksichtigt werden. Dies gilt genauso für die Beantwortung der Frage, warum in der Schweiz schon so bald und in anderen europäischen Ländern erst viel später ein Frauen(-Medizin-)Studium möglich war. Ilse Costas verglich die unterschiedlichen Bedingungen für ein Frauenstudium in Deutschland, Frankreich und der Schweiz miteinander. Obwohl die Habsburgermonarchie nicht in ihre Analyse miteinbezogen ist, sind einige ihrer wichtigsten Erkenntnisse auch für die vorliegende Studie relevant: Insgesamt lässt sich die unterschiedliche Entwicklung in verschiedenen Ländern auf ein Muster von mehreren Variablen zurückführen, die je nach Ausprägung die Öffnung der Universitäten für Frauen begünstigten oder erschwerten. Von zentraler Bedeutung sind die jeweiligen Bildungs- und Beschäftigungssysteme, das Sozialprestige der akademischen Ausbildung und Berufe, die Arbeitsmarktsituation, die Diskurse in der Frauenbewegung und über Geschlechterverhältnisse sowie die politischen Partizipationsmöglichkeiten von Frauen[32].

Begünstigend für Frauen wirkten sich Schul- und Universitätsreformen in Ländern aus, die sowohl verschiedene Träger von Bildungseinrichtungen (private, kirchliche, kommunale, staatliche) als auch unterschiedliche Qualifikationsprozesse kannten. Unter diesen pluralistischen Bedingungen hatten auch Frauen die Möglichkeit, eigene Schulen oder *colleges* zu errichten, wie dies durch die Frauencolleges in den USA und in Großbritannien am sichtbarsten wurde. Die frühe Zulassung von Frauen zu Bildung und Studium in den USA hing wesentlich damit zusammen, dass das dortige Bildungssystem bis in die 1880er Jahre keine autonome Bedeutung bei der Verteilung von sozialen Chancen hatte, wie dies zum Beispiel in Deutschland und Österreich-Ungarn in hohem Maß der Fall war. Weder gab es eine Verbindung zwischen Universitätsausbildung und der Besetzung von hohen Ämtern, noch waren Universitätsexamina Voraussetzung für die Ausübung freier Berufe[33].

Die unterschiedliche „Kulturbedeutung" der akademischen Ausbildung in den einzelnen Ländern hatte eine wesentliche Auswirkung auf die Zulassung von Frauen. „Je wichtiger eine wissenschaftliche Ausbildung für die Erlangung gesellschaftlicher Positionen mit Macht, Prestige, Einfluss und materiellem Reichtum war, desto weniger waren Männer mehr oder weniger in allen Ländern bereit, Frauen zu entsprechenden

29 Wild, Einleitung 6f.; vgl. Paulitsch, Anfänge 40.
30 Wild, Einleitung 6.
31 Costas, Professionalisierungsprozesse 16.
32 Dies., Zugang 16; dies., Kampf 116.
33 Dies., Zugang 21.

Bildungsinstitutionen zuzulassen."[34] Und je niedriger das soziale Ansehen dieser Berufe und Ausbildungsgänge war, desto eher wurden Frauen akzeptiert.

Ilse Costas verweist weiters auf die These von Lenore O'Boyle, nach der das Sozialprestige einer Profession vor allem aus der Ausübung von Macht über Menschen resultiere. Umgemünzt auf die Zulassung von Frauen zum Universitätsstudium und zu akademischen Karrieren bedeutet dies, dass Frauen jene Positionen am längsten verwehrt wurden, in denen sie Macht über Menschen und damit auch über Männer ausüben könnten[35]. Für diese These spricht auch der Umstand des im Vergleich mit Deutschland und Österreich geringeren Sozialprestiges einer akademischen Ausbildung und einer entsprechenden Berufskarriere in der Schweiz. Dies hängt wiederum mit der Struktur der föderativen und direkten Demokratie der Eidgenossenschaft und dem damit verbundenen Fehlen eines Staatsbeamtentums zusammen[36]. Darüber hinaus spielten im Öffnungsprozess der Schweizer Universitäten für Frauen, vor allem an der jungen Universität Bern, auch ganz „schnöde" finanzielle Gründe, wie die Notwendigkeit, Studierende und deren Studiengebühren zu gewinnen, eine Rolle[37].

Auffällig ist, dass in den Anfangsjahren hauptsächlich Ausländerinnen die Möglichkeit eines (Medizin-)Studiums in der Schweiz nutzten. Im Mai 1870 zählte die Universität Zürich 14 *studirende Damen*. Zwölf waren an der Medizinischen und zwei an der Philosophischen Fakultät immatrikuliert. Eine Studentin kam aus dem Schweizer Kanton Aargau, eine aus Edinburgh, eine aus Boston, vier aus St. Petersburg, zwei aus Moskau, zwei aus Odessa und eine aus dem damals zum Russischen Reich gehörenden Finnland[38].

Aber nicht nur in der Schweiz war die erste Akademikerin keine Einheimische. Engländerinnen und Amerikanerinnen zählten zu den ersten Studentinnen in Frankreich, wo Frauen ab 1863, außer an der Theologischen Fakultät, studieren konnten[39]. Während die Engländerin Elizabeth Garrett-Anderson ihren Doktorgrad bereits 1870 an der Pariser Sorbonne erwarb, promovierte erst fünf Jahre später die erste französische Ärztin, Madeleine Brès-Gebelin[40]. Fünf Jahre nach der Russin Nadeschda Suslowa, erwarb 1872 die Schweizerin Marie (Heim-)Vögtlin das Doktorat an der Medizinischen Fakultät in Zürich[41].

Offenbar betrachtete die Schweizer bürgerliche Gesellschaft das Frauenstudium in erster Linie als eine Angelegenheit von und für Ausländerinnen, die weder für Schweizerinnen relevant war, noch die männliche Bastion der akademischen Berufe bedrohte[42]. Für ausländische und weibliche Studierende aus anderen Schweizer Kantonen herrschte in Zürich anfänglich auch eine ausgesprochen liberale Immatrikulationspraxis (siehe Kapitel 3.1). Neben dem Vorteil, dass sie in dieser Frühphase keine Matura vorwei-

---

34 Ebd. 24.

35 Dies., Kampf 137f.

36 Dies., Zugang 26.

37 Maurer, Einführung 13f.

38 *Bozner Zeitung* 28, Nr. 116 (21. Mai 1870) 1 mit dem Verweis: Nach einer Skizze des Zürcher Professors Dr. Böhmert in der Berliner Monatsschrift „Der Frauen-Anwalt".

39 Paulitsch, Anfänge 41; Wild, Einleitung 7.

40 Rogger–Bankowski, Europa 29: Vor ihrem Studium musste sie das Einverständnis der Kaiserin Eugénie, des Erziehungsministers und ihres Ehemanns einholen.

41 Müller, Marie Heim-Vögtlin 134.

42 Jacobi, Mädchen- und Frauenbildung 411.

sen mussten, lässt sich das große Interesse der Studentinnen aus Russland auch damit erklären, dass sie nach dem Medizinstudium in Zürich das Staatsexamen in Russland ablegen konnten, das sie zum Praktizieren im Zarenreich berechtigte[43]. Mit der Aussicht, dass ausländische Akademikerinnen nach Abschluss ihrer Studien wieder in ihre Heimatländer zurückkehrten, stellten sie für die männliche Schweizer Bildungselite auch keine Konkurrenz oder Bedrohung dar[44].

Ganz unterschiedlich waren auch die gesetzlichen Bestimmungen für ein Universitätsstudium in den einzelnen Ländern. In der Schweiz wurden Frauen nicht gleichzeitig zu allen Universitäten oder zu allen Fakultäten zugelassen: Jede Institution entschied selbst darüber. Jüngere Universitäten wie die erst 1833 gegründete Hochschule Zürich ließen einzelne Gasthörerinnen schon in den 1840er Jahren und in den 1860er Jahren bereits eine Vollimmatrikulation und Promotion zu. An der ältesten Schweizer Universität in Basel (gegründet 1460) war ein Frauenstudium erst 1890 möglich. Bis dahin hatten sich die Universitätsbehörden konsequent dagegen zur Wehr gesetzt[45].

Die Immatrikulation an deutschen Universitäten war wiederum durch Landesgesetze geregelt. Die deutschen Staaten gewährten Frauen zwischen 1900 und 1909 die volle Immatrikulation[46]. In der Habsburgermonarchie war der Zugang von Frauen zum Universitätsstudium in der Gesetzgebung der beiden Länder Österreich und Ungarn verankert[47].

Eigene medizinische Frauenhochschulen wie in den USA oder Großbritannien wurden in Österreich, wie generell im deutschsprachigen Raum, nicht errichtet. Sie wurden zwar von einigen Vertreterinnen der Frauenbewegung und auch einzelnen frühen Ärztinnen, wie etwa Rosa Kerschbaumer, befürwortet, letztlich setzte sich aber die Erkenntnis durch, dass dadurch eine Zwei-Klassen-Medizin zum Nachteil von Frauen geschaffen werden würde. Größeren Anklang fand die Idee von Frauenkollegs allerdings bei männlichen Medizinern, die darin eine Möglichkeit sahen, die volle Immatrikulation von Frauen und somit den gleichberechtigten Zugang zur akademischen Ausbildung zu verhindern und auch die neue weibliche Konkurrenz oder Bedrohung zu schmälern[48].

2.1.4 Das Jahr 1873: Transnationale Folgen und Impulse für das Frauenstudium

Ein Federstrich des russischen Zaren löste 1873 europaweit einen Dominoeffekt für das *Experiment Frauenstudium* aus[49], wie die Zulassung von Frauen zu den Universitäten damals bezeichnet wurde. Am 4. Juni 1873 erließ Zar Alexander II. einen Ukas (Verordnung), der den Zustrom von russischen Studentinnen nach Zürich jäh bremste. Die russische Regierung, durch Mittelsmänner unterrichtet, hatte die politischen Aktivitäten

---

43 Huser, Studentin 111.

44 Costas, Gasthörerin 192.

45 Wild, Einleitung 11.

46 Baden war der erste deutsche Bundesstaat, in dem ab dem Jahr 1900 Frauen an den Universitäten Heidelberg und Freiburg immatrikuliert wurden. Bayern folgte 1903, Württemberg 1904, Sachsen 1906, Preußen und Hessen 1908 und zuletzt Elsaß-Lothringen und Mecklenburg-Schwerin 1909, vgl. Costas, Gasthörerin 207–209; Huerkamp, Frauen 205; Sahmland, Studentinnen.

47 Mayrhofer's Handbuch 4 1059–1061.

48 Maurer, Einführung 15f.

49 Schirmacher, Studentinnen 3; Wild, Einleitung 4; Lind, Frauenstudium 55.

etlicher russischer Studentinnen mit wachsendem Misstrauen beobachtet. Wegen ihrer vermeintlichen Verbindungen mit sozialistischen und anarchistischen Kreisen ließ der Zar in der Schweizer Presse verkünden, alle Russinnen müssten mit 1. Jänner 1874 die Universität Zürich verlassen. Wer diesem Gebot nicht folgte, sollte nach der Rückkehr nach Russland in keine russische Lehranstalt mehr aufgenommen werden und jede Anstellungsmöglichkeit in staatlichen Einrichtungen verlieren. Auch ein Studienabschluss an der Universität Zürich werde von der russischen Regierung nicht mehr als Zulassung zum russischen Staatsexamen anerkannt[50].

Die „Russische Kolonie" in Zürich mit rund 300 politischen Emigrant:innen und Studierenden wurde nicht ganz zu Unrecht als Kaderschmiede revolutionärer Agitationen, die auch terroristische Anschläge auf den Zaren vorbereitete, eingeschätzt[51]. Der Ukas wandte sich allerdings nur gegen russische Studentinnen, nicht aber gegen die männlichen Studenten. Unter dem *Einfluss der Rädelsführer der Emigration* würden die *in die Politik hereingezogenen Mädchen* zu *ihrem folgsamen Werkzeug*, so die Argumentation der Verordnung[52]. Frauen wurden demnach nicht selbst als Drahtzieherinnen gesehen, sondern als Handlangerinnen der Männer. Das war offenbar schwerwiegender, könnte man schlussfolgern, denn sonst hätten sich die angedrohten Konsequenzen auch gegen Männer gerichtet. In einer weiteren Passage wird dann deutlich, dass der Erlass des Zaren eine eindeutige geschlechtsspezifische Ausgrenzung verfolgte: Abgesehen von der staatsfeindlichen Gesinnung und Verbreitung *verbrecherischer Propaganda* wurden die russischen Studentinnen der Unsittlichkeit und der moralischen Verwerflichkeit bezichtigt. Manche Frauen würden sich von den kommunistischen Theorien der freien Liebe so einnehmen lassen, dass sie Scheinehen eingehen und *die Verachtung der ersten Grundsätze der Sittlichkeit und der Frauenkeuschheit bis auf die höchste Spitze treiben.* Das *unwürdige Betragen der russischen Frauen* habe *den Hass der dortigen Einwohner geweckt.* Die Schweizer Vermieterinnen würden den russischen Studentinnen nur mehr mit großem Widerwillen Zutritt zu ihren Wohnungen gewähren. Letztlich kulminierten die Verdächtigungen darin, dass den Studentinnen unterstellt wurde, sie würden Medizin studieren, um Wissen über Abtreibung zu erwerben, was einen Tabubruch darstellte: *Einige dieser Mädchen sind so niedrig gefallen, dass sie speziell denjenigen Theil der Geburtshülfe studiren, welcher in allen Ländern vom Kriminalgesetz und von der Verachtung aller ehrlichen Leute verfolgt wird.* Daher sei die Regierung *genöthigt, ihre Aufmerksamkeit auf eine solche Erniedrigung aller Sittlichkeit zu lenken.* Denn diese Studentinnen würden nach Russland zurückkehren und dort Ehefrauen, Mütter und Lehrerinnen werden. Die Regierung könne nicht *gleichgültiger Zuschauer dieser sittlichen Fäulniss* sein, welche – wenn auch nur einen kleinen Teil – der *russischen Jugend anfrisst.* Die Regierung habe die Pflicht, *gegen das heranwachsende Böse* anzukämpfen[53]. Mit diesen Anschuldigungen zog der Zar alle Register, um die russischen Studentinnen zu diffamieren. Es war Rufmord gegen die eigenen Staatsbürgerinnen im Ausland von höchster Stelle.

Der Ukas betraf auch die spätere „Schweizer Ärztin" Rosa Kerschbaumer, die 1872 ihr Medizinstudium in Zürich begonnen hatte. So wie andere Russinnen auch wandte sie

---

50 Der deutsche Text ist abgedruckt in: Frauenstudium 303–306; vgl. auch MAURER, Frauenstudium 120; WEIERSHAUSEN, Studentin 55f.; HUSER, Studentin 111; TIKHONOV, Universitäten 160.

51 VEITS-FALK, Rosa Kerschbaumer-Putjata 42.

52 Frauenstudium 304.

53 Ebd.

sich gemeinsam mit ihrer Schwester an weitere, zumeist deutschsprachige Universitäten mit einem Ansuchen um Aufnahme und Fortsetzung ihrer Studien[54]. Rosa Kerschbaumers Schwester, Virginia Schlikow, schrieb in ihren Memoiren, sie hätten deutsche, österreichische und holländische Universitäten kontaktiert. Einige lehnten *wegen Platzmangel* ab, *andere, weil sie es als unopportun erachteten, die meisten aber, weil sie prinzipiell gegen das Frauenstudium waren*[55]. Auch an der Universität Innsbruck suchte eine Russin, vergeblich, um Immatrikulation an[56]. Letztendlich erwies sich die Universität Bern für etliche Studentinnen aus dem Zarenreich als deutschsprachige Alternative zu Zürich[57].

Vor Beginn des Wintersemesters 1873/1874 schrieben einige russische Studentinnen der Universität Zürich an die Universität Graz und gaben damit den Anstoß zu einer österreichweiten Diskussion über das Frauenstudium[58]. Bemerkenswert ist, dass die erste Absolventin der Universität Zürich, Nadeschda Suslowa, verheiratete Erismann, einen großen Teil der Forschungen für ihre Dissertation 1867 am Physiologischen Institut der Universität Graz durchgeführt hatte. Sie nahm damit einen – für Männer geltenden – Ministerial-Erlass von 1851 für sich in Anspruch, nach dem bereits promovierte Mediziner als außerordentliche Hörer aufgenommen werden konnten[59]. James Albisetti sieht darin ein Indiz, dass „Österreich nicht unempfänglich für das Frauenstudium" war[60]. Diese Einschätzung ist allerdings zu relativieren: Die Universität Graz unterstützte lediglich die Forschungen einer Studentin, die aus dem Ausland kam und an einer anderen ausländischen Universität studierte – was an sich schon bemerkenswert war –, aber von der keine „Gefahr" für das österreichische Bildungssystem und die Gesellschaft auszugehen drohte.

Im Herbst 1873 bat der Rektor der Universität Graz jedenfalls das Ministerium für Cultus und Unterricht um eine Weisung, wie auf das Ansuchen der Russinnen zu reagieren sei und fügte den Nachsatz hinzu, *dass es offenbar auf Uebersiedlung der ganzen, nicht unbeträchtlichen Colonie russischer Studentinnen in Zürich abgesehen war*[61]. Allein diese Formulierung lässt darauf schließen, dass die Universität Graz eine „Invasion" schlecht beleumundeter russischer Studentinnen befürchtete. Das Ministerium ersuchte wiederum den Akademischen Senat der Universität Wien um ein Gutachten zur allgemeinen Frage des Frauenstudiums, dessen Einschätzung eindeutig negativ ausfiel: *Eine Änderung des szientifischen und disziplinaren Charakters der Universität aber zuungunsten der Männer und zugunsten der Frauen, namentlich einiger, im besten Falle lediglich neugieriger und solcher, welche den ihnen durch Natur und Sitte angewiesenen Wirkungskreis der Männer störend einzutreten beabsichtigen, kann weder im Interesse der Wissenschaft, noch einer selbst fortschrittlichen socialen Ordnung liegen. Die Universität ist heute noch und wohl für lange hinaus wesentlich eine Vorschule für verschiedene Berufszweige des männlichen Geschlechtes, und so lange die Gesellschaft, was ein günstiges Geschick verhüten möge, die Frauen*

---

54 Bonner, Earth 105, z. B. an die deutschen Universitäten Leipzig, Freiburg, Tübingen, Straßburg, Gießen, Erlangen und Rostock.

55 Frey-Wettstein, Virginia Schlikow 126.

56 Erhart, Frauen 54.

57 Rogger–Bankowski, Europa 90.

58 Heindl, Exkurs 131; vgl. auch Friedrich, Paradies 129; Albisetti, Mädchenerziehung 24.

59 Perfahl, Geschlechterpolitik 67.

60 Albisetti, Mädchenerziehung 23; vgl. auch Höflechner, Geschichte 45.

61 Lemayer, Hochschulen 96.

nicht als Priester, Richter, Advocaten, Aerzte, Lehrer, Feldherren, Krieger aufzunehmen das Bedürfnis hat, das heisst, so lange der Schwerpunkt der Leitung der socialen Ordnung noch in dem männlichen Geschlechte ruht, liegt auch keinerlei Nöthigung vor, den Frauen an der Universität ein Terrain einzuräumen, welches in den weiteren Folgen unmöglich zu begrenzen wäre[62].

Darüber hinaus wurde eine Gefahr für den *wissenschaftlichen und sittlichen Ernst* der Studierenden beider Geschlechter, die sich im *Blütestadium der geschlechtlichen Entwicklung* befanden, heraufbeschworen[63]. Mit ihren Argumenten gegen die Zulassung von Frauen verteidigte das Professorengremium die dichotomisch festgelegte hierarchische Geschlechterordnung. Andernfalls wäre die *sociale Ordnung* in Gefahr und die Konsequenzen nicht kontrollierbar.

Im Anschluss an das Gutachten erschien im September 1873 ein für alle österreichischen Universitäten gültiger Ministerialerlass[64]. Die Zulassung von Frauen zum Universitätsstudium könne *im Geiste der bestehenden Normen* nicht gestattet werden, *da es ein durchgehender Grundsatz des österreichischen Unterrichtswesens* sei, *dass wenigstens der höhere Unterricht unter Trennung der beiden Geschlechter erteilt wird.* Daher sei weder eine Immatrikulation weiblicher Studierender, noch eine allgemeine Zulassung von Frauen zu den für die männlichen Studierenden bestimmten Kollegien möglich. Jedoch war das Ministerium (unter Karl von Stremayr) weniger restriktiv als die Professoren der Wiener Universität. Im Ministerialerlass hieß es nämlich, es erscheine prinzipiell *nicht unstatthaft*, dass *einzelnen Frauenspersonen* ein *durch besondere Gründe gerechtfertigter Zutritt* zu bestimmten akademischen Vorträgen oder praktischen Übungen gestattet werde[65]. Demnach wurden Durchlässigkeiten eingeräumt, sofern diese kontrollierbar und nicht allgemeingültig waren. Im Beschluss des Professorenkollegiums der Wiener Medizinischen Fakultät vom 16. Dezember 1873 wurde hingegen am Ausschluss von Frauen festgehalten und neuerlich betont, dass *sich der academische Senat principiell und mit aller Bestimmtheit gegen die Zulässigkeit, Frauenpersonen, sei es als ordentliche oder außerordentliche Hörer an der Wiener Universität zu inscribieren, erklärt* und dass dieser Beschluss *als Norm für künftige Entscheidungen gelte*[66].

2.1.5 Diskurse über das Frauen-(Medizin-)Studium in der Habsburgermonarchie – Hintergründe und Rahmenbedingungen

Sowohl die Stellungnahmen der Professoren als auch der Ministerialerlass beinhalten jene Argumentationsmuster, die in den europaweiten Diskussionen über die Zulassung von Frauen zu den Universitäten und besonders zum Medizinstudium eingebracht wurden. Die bis nach der Jahrhundertwende geführten Debatten pro und contra Frauenstudium wurden in der Literatur eingehend behandelt[67]. Um die wichtigsten für das

---

62 Lemayer, Hochschulen 96f.

63 Ebd. 97; vgl. auch Heindl, Entwicklung 19.

64 Der Ministerialerlass vom 2. September 1873 ist abgedruckt in: Lemayer, Hochschulen 96; vgl. auch Perfahl, Geschlechterpolitik 127.

65 Lemayer, Hochschulen 96f.

66 Lind, Frauenstudium 42.

67 Vgl. z. B. Tichy, Un-Ordnung 27–48; Stipsits, Mannweib 27–44; vgl. für Deutschland Ziegeler, Frauenmedizinstudium 33–43; Huerkamp, Bildungsbürgerinnen; Weiershausen, Studentin.

Frauenmedizinstudium relevanten Meinungen und Argumente einordnen zu können, sind die rechtlichen Rahmenbedingungen und ökonomischen Hintergründe zu berücksichtigen, die weibliche Lebensrealitäten im Untersuchungszeitraum prägten.

2.1.5.1 Rechtliche Rahmenbedingungen

Von zentraler Bedeutung für die Geschlechterverhältnisse des 19. Jahrhunderts war die Schaffung Bürgerlicher Gesetzbücher in weiten Teilen Europas[68], die zwar in Einzelbereichen differierten, jedoch in den Grundzügen einheitliche Strukturen aufwiesen. Mit dem für die Habsburgermonarchie erlassenen Allgemeinen Bürgerlichen Gesetzbuch (ABGB) von 1811 erhielt die Kategorie Geschlecht eine neue Bedeutung. Über alle anderen Ungleichheiten hinweg wurden Frauen nun als eigene Gruppe klassifiziert und damit eine Geschlechterdifferenz normiert. Im Gegensatz zu mittelalterlichen und frühneuzeitlichen Gesetzen, die nach schichtspezifischen Familienformen differenzierten, sah das ABGB – als ein auf die gesamte Bevölkerung zutreffendes Modell – einen außerhäuslich erwerbstätigen Familienerhalter und eine ihn, die Kinder und den Haushalt versorgende Ehefrau vor. Mit den Bestimmungen über Ehe, Besitz und Erbfähigkeit begann sich dieses Idealbild der bürgerlichen Familie mit den entsprechenden Geschlechterrollen nun auch in der Rechtspraxis durchzusetzen[69]. Über eineinhalb Jahrhunderte, bis zur Familienrechtsreform Mitte der 1970er Jahre, legitimierte das ABGB, dass Familienvorstände bzw. Ehemänner über den Einsatz weiblicher Arbeitskraft entscheiden konnten und die Privatbelange weiblicher Familienmitglieder nach außen vertraten. Damit wurde die Bindung der Frauen an die Familie durch materielle Abhängigkeit innerhalb der Ehe festgeschrieben[70]. Ein weiteres Charakteristikum des ABGB war die Einteilung der Gesellschaft in einen privaten – weiblichen – und einen öffentlichen – männlichen – Bereich, die zusätzlich die Dichotomisierung der Geschlechtercharaktere Mann-Frau zementierte[71]. Wie mehrfach in der Forschung verifiziert, handelte es sich dabei um ein idealtypisches Konstrukt. So stand etwa das präskriptive Hausfrauendasein im Gegensatz zu den Lebenswirklichkeiten der meisten Frauen: Im Jahr 1890 betrug der Anteil an Frauen bei den Erwerbstätigen in der Habsburgermonarchie 42,9 %, in der Landwirtschaft sogar 50,8 %[72].

Von den in den Verfassungen ab Mitte des 19. Jahrhunderts eingeräumten Bürgerrechten, die den Prozess der Demokratisierung der Gesellschaft einleiteten, profitierten vorerst fast ausschließlich Männer. Frauen waren bis nach dem Ende des Ersten Weltkriegs in kaum einem europäischen Land vollwertige, gleichberechtigte Staatsbürgerinnen und blieben vom damaligen vordemokratischen Zensus- und Kurienwahlrecht weitgehend ausgeschlossen[73]. Ausnahmen bei der Ausübung des aktiven Wahlrechts wurden zum Beispiel steuerpflichtigen Frauen in einzelnen Kronländern der Monarchie auf

---

68 Gemeint sind die Gesetzbücher der ausgehenden Naturrechtsära: In Preußen das Allgemeine Landrecht von 1794, in Frankreich der Code civil von 1804 und in Österreich das Allgemeine Bürgerliche Gesetzbuch von 1811, vgl. dazu Holthöfer, Geschlechtsvormundschaft 426–431.

69 Veits-Falk, Frauen 24f.; Hauch, Einleitung 11; Gerhard, Einleitung 13; Mazohl-Wallnig, Öffentlichkeit 125–140.

70 Becker-Schmidt, Frauenforschung 42.

71 Hauch, Einleitung 12.

72 Ebd. 11.

73 Aichhorn, Frauenförderung 127f.

Länder- oder kommunaler Ebene gewährt. Doch selbst dieses durften sie weitgehend nicht persönlich ausüben, sondern mussten sich durch den Ehemann oder einen männlichen Bevollmächtigten vertreten lassen[74]. Auch das im „Staatsgrundgesetz über die allgemeinen Rechte der Staatsbürger" von 1867 enthaltene Vereinsgesetz, welches erstmals *Staatsbürgern* die Gründung von politischen Vereinen ermöglichte, diskriminierte Frauen. Denn ihnen war wie *Ausländern* und *Minderjährigen* die Gründung von und Mitgliedschaft in politischen Vereinen untersagt[75].

In der Debatte um den Zugang zum Frauenstudium pochten allerdings die Befürworter:innen immer wieder auf die in der Dezemberverfassung 1867 verankerte Berufs- und Bildungsfreiheit[76]: *Es steht jedermann frei, seinen Beruf zu wählen und sich für denselben auszubilden wie und wo er will*[77]. *Jedermann* wurde dabei im sprachlichen Verständnis der Zeit als generisches, also Frauen inkludierendes, Maskulinum aufgefasst. Daran knüpfte auch die „Schweizer Ärztin" Rosa Kerschbaumer an: Wenn der moderne Staat ein Rechtsstaat sei, dann müsse er das *angeborene Recht der Frauen auf gleiche Ausbildung und Bethätigung ihrer geistigen Kräfte* schützen und nicht der größeren Hälfte der Bevölkerung, den Frauen, *durch Vorenthaltung der höheren Studien ein schreiendes Unrecht zufügen*, schrieb sie 1895[78]. Sie lehnte sich damit an die Argumentation des Verfassungsrechtlers Edmund Bernatzki an, der ein öffentlicher Verfechter des Frauenstudiums war und den Ausschluss der Frauen von höherer Bildung als Verfassungsbruch interpretierte[79].

Die *Lehrerinnen-Zeitung* rekurrierte auf eine weitere Bestimmung im Staatsgrundgesetz, der „Freiheit der Wissenschaft und ihrer Lehrer" und kritisierte den Ausschluss von Frauen in der Realität: *Die Wissenschaft und ihre Lehre sind frei. So lautet ein Grundsatz unserer an schön-lautenden Bestimmungen nicht armen Verfassung. … Und wenn die Wissenschaft frei ist, so ist sie es für jedermann, weil sie keinen Unterschied kennt, weder nach Stand noch nach Nation oder Glauben, ja selbst nicht nach dem – Geschlecht. Sie ist frei auch in dem Sinne, dass jeder ihrer habhaft werden darf, wer die Kraft hat, sie sich eigen zu machen, doch von diesem ehrlichen Ringen schließt man in Österreich eine Classe von Menschen aus: Die Frauen*[80].

2.1.5.2 Ökonomische Hintergründe: Die „Frauenfrage" als „Magenfrage"

Ab den 1860er Jahren wurde die Diskussion um den Zugang zu höherer Frauenbildung auch als *Frauenfrage*[81] vor einem ökonomischen Hintergrund geführt. Vorerst nur ein

---

74 Vgl. dazu mit weiteren Literaturangaben Blaustrumpf ahoi, Frauenwahlrecht; Veits-Falk, Frauenwahlrecht 29–46; Bader-Zaar, Frauenwahlrecht 37–59.

75 RGBl. 1867, Nr. 134 (15. November 1867), Gesetz über das Vereinsrecht, § 30, https://alex.onb.ac.at/cgi-content/alex?aid=rgb&datum=18670004&seite=00000377 [6. 9. 2024].

76 Engelbrecht, Bildungswesen 279; Heindl, Entwicklung 20; Lind, Frauenstudium 8.

77 RGBl. 1867, Nr. 142 (21. Dezember 1867), Staatsgrundgesetz über die allgemeinen Rechte der Staatsbürger für die im Reichsrate vertretenen Königreiche und Länder, Art. 2, 18, https://alex.onb.ac.at/cgi-content/alex?aid=rgb&datum=18670004&seite=00000394 [6. 9. 2024].

78 Kerschbaumer, Professor Albert 1381; Veits-Falk, Rosa Kerschbaumer-Putjata 123.

79 Vgl. Heindl, Entwicklung 20.

80 *Österreichische Lehrerinnen-Zeitung* 3, Nr. 14/15 (15. Juli 1895) 236.

81 Friedrich, Recht 16. Bereits 1878 veröffentlichte Irma von Troll-Borostyáni ein Buch über die „Frauenfrage", die für sie zu den zentralen Fragen des 19. Jahrhunderts zählte: Troll-Borostyáni, Mission; vgl. auch Gürtler–Veits-Falk, Irma von Troll-Borostyáni.

unscharfer Begriff, bezeichnete er die Auseinandersetzung mit der wirtschaftlichen Versorgung von bürgerlichen Frauen, nachdem in der Habsburgermonarchie offensichtlich geworden war, dass nicht alle Frauen, wie im bürgerlichen Gesellschaftsentwurf geplant, von männlichen Familienernährern versorgt wurden beziehungsweise werden konnten[82].

Seit der Mitte des 19. Jahrhunderts führten technologische Fortschritte, Industrialisierung und kapitalistische Wirtschaftsentwicklung zu einer fortschreitenden Verarmung von groß-, mittel- und kleinbürgerlichen Schichten, die sich unter anderem in sinkenden Heiratszahlen niederschlug[83]. Parallel dazu wurden immer mehr Frauen aus den Unterschichten in der Industrie als billige Arbeitskräfte eingesetzt, und die neuen Produktionsweisen stellten zunehmend jene Güter auf dem Markt zur Verfügung, die zuvor im Rahmen der Hauswirtschaft durch Frauenarbeit erzeugt worden waren. Zugleich bildete sich aufgrund der ökonomischen Folgen der Industrialisierung eine immer breitere Mittelschicht, deren Söhne und Töchter oft erst sehr spät einen eigenen Hausstand gründen konnten[84].

Während unverheiratete Männer aufgrund ihrer Berufstätigkeit selbst für ihre ökonomische Absicherung sorgen und in späteren Jahren auch eine Familie gründen konnten, waren die Folgen für die in einem bürgerlichen, oft von hohem Lebensstandard gekennzeichneten Umfeld sozialisierten Mädchen weitreichender. Ihre ganze Erziehung war auf das bürgerliche Weiblichkeits- und Familienideal von Ehe und Mutterschaft zugeschnitten, das eine außerhäusliche Erwerbsarbeit so gut wie nicht zuließ[85]. Außer als Lehrerinnen oder Gouvernanten hatten sie kaum Möglichkeiten, einer „standesgemäßen" Berufstätigkeit nachzugehen. Der vorzeitige Tod des Ehemanns konnte auch verheiratete Frauen in eine schwerwiegende existenzielle Krise stürzen. Darüber hinaus ließen die Folgen des „Schwarzen Freitags", des Börsenkrachs von 1873, viele Frauen ganz unvermittelt ihre wirtschaftliche Abhängigkeit erkennen. Die bekannte Vertreterin der gemäßigten bürgerlichen Frauenbewegung, Marianne Hainisch, erklärte, ihr Engagement sei durch die Notlage einer Freundin, der trotz ihrer ausgezeichneten „weiblichen" Bildung keine Erwerbsmöglichkeiten offenstanden, initiiert worden[86]. Diese Erkenntnis und reale Notlagen waren weitere Auslöser der *Frauenfrage*, die zu einer Diskussion über den Zugang von bürgerlichen Frauen zu berufsspezifischer und höherer Bildung führte. Sie hatten zwar eine umfassende, bürgerlichen Weiblichkeitsidealen entsprechende Bildung erhalten, jedoch nichts gelernt, womit sie ihren eigenen bzw. den Unterhalt ihrer Familie verdienen konnten und keine Möglichkeit, diese Kenntnisse beruflich zu nutzen[87].

Die Schaffung bürgerlich akzeptierter Erwerbsmöglichkeiten für Frauen bildete daher den zentralen Ausgangs- und Schwerpunkt der bürgerlichen Frauenbewegung[88]. Zeitgenoss:innen aus einem breiten weltanschaulichen Spektrum, wie etwa die Protagonistin der radikal-liberalen österreichischen Frauenbewegung, Auguste Fickert[89], oder auch der

---

82 Gürtler–Veits-Falk, Irma von Troll-Borostyáni 61f.
83 Vgl. z. B. *Bukowinaer Nachrichten* 2, Nr. 143 (2. März 1889) 2.
84 Gehmacher–Heinrich–Oesch, Käthe Schirmacher 56.
85 Ebd. 55; vgl. Anderson, Vision 43f.; Heindl, Entwicklung 22f.
86 Vgl. auch Hainisch, Frauenfrage 23f.
87 Gürtler–Veits-Falk, Irma von Troll-Borostyáni 61; Friedrich, Recht 16.
88 Raggam-Blesch, Identitätskonstruktionen 120.
89 Necker, Auguste Fickert 2.

Schriftsteller Karl Emil Franzos, bezeichneten die Frauenfrage auch als *Magenfrage*. Für Franzos stellte das Frauenstudium zwar ein *ethisches Problem* dar, er war jedoch der Ansicht, dass angesichts der ökonomischen Situation der Frauen die Diskussion über den Zugang zu höherer weiblicher Bildung eine *vorurteilslose Teilnahme* verlange[90].

Die wirtschaftliche Bedrängnis des Mittelstandes hatte schon im Jahr 1866 den Anstoß zur Gründung des „Wiener Frauen-Erwerb-Vereins“ und ähnlicher Vereine in anderen Kronländern gegeben. Sie alle verfolgten das Ziel, in wirtschaftliche Not geratenen Frauen zu helfen beziehungsweise sie theoretisch und praktisch auf ein Berufsleben vorzubereiten[91]. Erst rund zwanzig Jahre später verfolgten Vereine, wie der 1888 gegründete „Verein für erweiterte Frauenbildung in Wien“ sowie berufsspezifische Vereine, gesellschaftspolitische und strukturelle Veränderungen der bestehenden Systeme. Daneben versuchten Frauenvereine durch Petitionen an das Parlament mit ökonomischen Argumenten einen Zugang zu höherer Bildung und zum Frauenstudium zu erreichen[92].

Noch 1897 berief sich ein *Ministerialerlass betreffend den höheren Unterricht für die weibliche Jugend* auf die *unverkennbare Nothlage*, unter der weite Kreise der Bevölkerung, namentlich der Mittelstand, leiden würden. Es bestünde daher ein hohes öffentliches Interesse, einer größeren Zahl *minderbemittelteren Mädchen* eine über Volks- und Bürgerschulen hinausgehende höhere Bildung zugänglich zu machen, *welche dieselben in ihren künftigen von der Natur vorgezeichneten Aufgaben als Verwalterinnen des Hauses und Erzieherinnen ihrer Kinder fördert, und, wenn sie unvermählt sind, für ihr Fortkommen zu sorgen haben, ihnen eine entsprechende Vorbereitung für einen lohnenden Beruf zu bieten vermag.* Zu bevorzugen seien Unterrichtsgegenstände, die *ihren Geist mit wertvollen intellectuellen Inhalt erfüllen, der auf der festen Grundlage sittlich-religiöser Bildung das Familienleben veredeln und auf die häusliche Erziehung der Kinder den wohltätigen Einfluss üben wird* [93].

Das wirtschaftliche Argument, die *Magenfrage*, wurde als eine Rechtfertigung und Legitimation für höhere Frauenbildung genutzt, die auch Gegner:innen akzeptieren konnten, sofern die *Frauen-Emanzipation*[94] klein gehalten wurde. Denn von Frauen mit einer Berufsqualifikation durfte keine Gefahr für die bestehende Geschlechterordnung ausgehen, wie es die *Lehrerinnen-Zeitung* 1895 provokant auf den Punkt brachte: *Die Frauen dürfen bei uns nicht studieren. Die Erzeugung weiblicher Wissenschaft, dieses gefährliche Sprengmittel für die Familie, ist bei uns untersagt*[95].

---

[90] Franzos, Lateinische Mädchen 155.

[91] Wiener-Frauen-Erwerb-Verein, https://www.geschichtewiki.wien.gv.at/Frauen-Erwerb-Verein [12. 10. 2024]; Frauenerwerbverein, Wien, https://fraueninbewegung.onb.ac.at/organisationen [2. 3. 2024].

[92] 1890 stellten mehrere Frauenvereine Petitionen an den Reichsrat. Vgl. Veits-Falk, Rosa Kerschbaumer-Putjata 117; Anderson, Vision 49.

[93] Erlass des Ministeriums für Cultus und Unterricht vom 24. März 1879, zit. nach Mayrhofer's Handbuch 2 591.

[94] Der Begriff Emanzipation war besonders in bürgerlichen Kreisen in den 1870er Jahren negativ besetzt: Vgl. Hainisch, Frauen-Unterricht 8: *Ich gestehe, daß ich das Wort Emancipation stets ungerne für meine Sache angewendet sehe, da sich mit diesem Worte gewöhnlich Ideen verbinden, welche ich nicht hege. … Gleichzeitig möchte ich aber darthun, daß ich mit den sogenannten emancipirten Damen nichts gemein habe, mit Damen, welche es sich zur Lebensaufgabe machen, die Luxusgewohnheiten der Herren nachzuahmen, oder gar das Streben haben, es diesen darin zuvorzuthun.*

[95] *Österreichische Lehrerinnen-Zeitung* 3, Nr. 14/15 (15. Juli 1895) 236.

2.1.5.3 Geschlechtscharaktere – Geschlechterordnung

Die vermeintlich „natürliche" Geschlechterdifferenz und die Inszenierung der herrschenden Gesellschaftsordnung als „natürliche Geschlechterordnung" wurde ab den 1870er Jahren von einem positivistischen Wissenschaftsdiskurs überlagert[96], der auch Argumente gegen eine Zulassung von Frauen zu höherer Bildung und akademischen Berufen lieferte. Dabei wurde das Postulat der physiologischen Schwäche der Frau nun um eine „messbare" und damit „beweisbare" intellektuelle Inferiorität der Frau erweitert. Mitte des 19. Jahrhunderts kam ein Prozess zum Abschluss, der die Frauen als ein dem normalen (männlichen) Menschen entgegengesetztes „psychophysisches Sonderwesen" etablierte und damit einer naturwissenschaftlich argumentierenden Definition des Weiblichen als eines naturgegebenen Anderen den Weg bereitete. Die Lehre vom „natürlichen Unterschied" betraf nicht nur die Verschiedenheiten des Körperbaus und der Fortpflanzungsorgane, sondern leitete hieraus auch eine Differenz der psychischen Eigenschaften ab[97] und legitimierte zusätzlich die bürgerliche Rollenverteilung.

Zu den bekanntesten „wissenschaftlichen Beweisen" für die vermeintliche intellektuelle Inferiorität der Frau zählte der Gehirnvergleich und -beweis des Münchner Anatomen und Physiologen Theodor von Bischoff. In „Das Studium und die Ausübung der Medicin durch Frauen" (1872) baute er seine „Beweisführung" auf dem geringeren Gewicht des weiblichen Gehirns auf und stellte eine Analogie zu einer geringeren intellektuellen Fähigkeit der Frau her. Der männliche Geist sei *tiefer, weiter und schärfer*, er dringe *mehr in das Innere der Dinge* und berücksichtige *mehr das Wesen derselben*, wogegen der weibliche, dem *kindlichen ähnlich, mehr das Aeussere, den Schein, als das innere Wesen* erfasse. Daraus, so Bischoff, ergebe sich *nach göttlicher und natürlicher Anordnung* die *Untauglichkeit der Frau zur Pflege der Wissenschaften, insbesondere der Naturwissenschaft und der Medizin*[98].

Auch ein postulierter Mangel an weiblicher *Körper- und Nervenkraft* wurde gegen das Frauenstudium ins Treffen geführt. Der weibliche Körper würde unter den Anstrengungen des Studiums verkümmern und unter der Last des Berufslebens, geschwächt durch Menstruation, Schwangerschaft und Geburt, zusammenbrechen[99]. Intellektuelle Anstrengung sei für Frauen generell ungesund und würde die Weiblichkeit gefährden[100]. Neben und nach Bischoff polemisierte eine Reihe weiterer männlicher Wissenschafter gegen das Frauenstudium[101], wobei sich der Diskurs im Laufe der Zeit verschärfte und in misogynen Traktaten gipfelte, wie etwa jenem des deutschen Neurologen Paul Möbius „Ueber den physiologischen Schwachsinn des Weibes" (1900) oder jenem des österreichischen „Philosophen" Otto Weininger „Geschlecht und Charakter" (1903)[102].

Hohe Wogen schlug in Österreich die 1895 erschienene Schrift des Wiener Chirurgen und Universitätsprofessors Eduard Albert, „Die Frauen und das Studium der

96 Weiershausen, Studentin 33–35.

97 Honegger, Geschlechter 168–199; Bleker, Vorspiel 12.

98 Bischoff, Medicin 19 und 45; Tichy, Un-Ordnung 30; Bonner, Earth 108; Graf-Nold, Weiblichkeit 30–34; Burchardt, Durchsetzung 10.

99 Burchardt, Durchsetzung 11.

100 List, Hilferding-Hönigsberg 92.

101 Z. B. Böhmert Studieren; Herrman, Frauenstudium; vgl. auch Weiershausen, Studentin 73.

102 Möbius, Schwachsinn; Weininger, Geschlecht; Bleker, Vorspiel 14; Graf-Nold, Weiblichkeit 44.

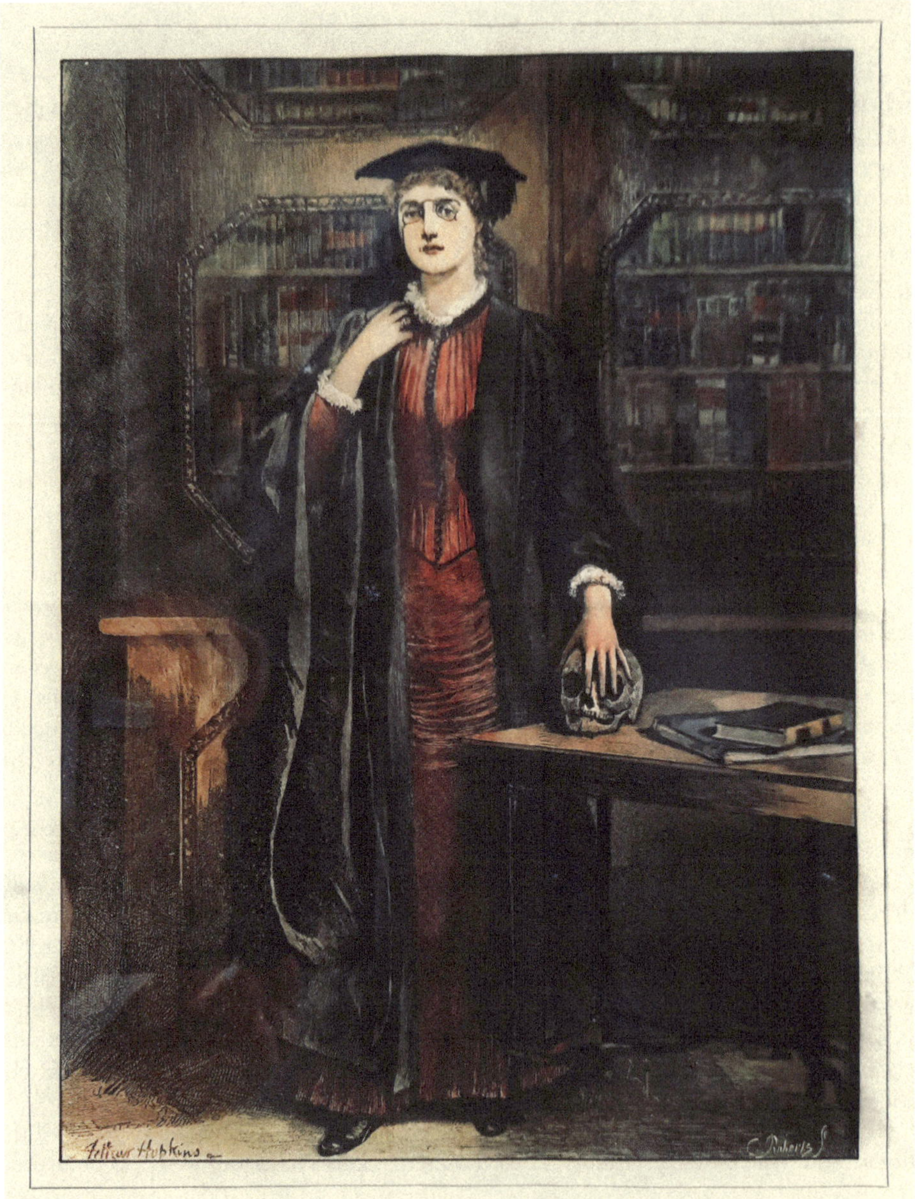

Abb. 2: Abbildung einer Frau mit Doktorhut und Lorgnon im Talar, die ihre linke Hand über einen Totenkopf hält; kolorierter Holzstich von Arthur Hopkins mit dem Titel „Fräulein Doctor", 1885.

Medicin"[103]. Er befürchtete eine Veränderung der *Structur der Menschheit*, wenn aus dem bisherigen *Naturwesen*, der Frau, ein *Culturwesen*, wie der Mann, werden würde[104]. Frauen seien intellektuell und emotional für den Arztberuf ungeeignet, als *Helferinnen der männlichen Ärzte* aber durchaus geeignet[105].

Alberts Schrift, von der *Arbeiter-Zeitung* als *professorale Dummheiten …, mit der er sich und die Universität ausreichend blamierte*[106], bezeichnet, mobilisierte eine breite Öffentlichkeit, in der nicht nur Vertreterinnen der Frauenbewegung und Frauenrechtlerinnen das Wort ergriffen, sondern auch eine Reihe von relativierenden Stellungnahmen von Männern kamen[107]. Sein Argument von einer *untergeordneten Verwendung der Frauen in der Heilkunde* und dem *liebenswürdigen Zug des Frauencharakters* des *Helfenwollens*[108] stand im Einklang mit den Vorstellungen einer „natürlichen" Geschlechterordnung männlicher Eliten in der Medizin. Seit der sogenannten naturwissenschaftlichen Wende in der Medizin im 19. Jahrhundert setzte sich immer mehr die Vorstellung von der männlich-rationalen akademischen Medizin auf der einen und der weiblich-emotionalen Krankenpflege auf der anderen Seite durch[109].

Krankenpflege wurde mit Begrifflichkeiten wie Fürsorge, Empathie oder Aufopferung als genuin weibliche Aufgabe definiert[110]. Als absurd entlarvte die aus Salzburg stammende Frauenrechtlerin Irma von Troll-Borostyáni jene Argumente, die Frauen vom Beruf der Ärztin ausschließen, zugleich aber als Krankenschwester besonders befähigen sollten: *Wäre es möglich, den Beruf der Krankenpflege zu einem besser bezahlten, angeseheneren zu machen als den ärztlichen, so würden die Gegner der weiblichen Ärzte keinen Augenblick zögern, ihre Anschauungen in das Gegenteil umschlagen zu lassen.* Sie würden sagen, die Krankenpflege nehme die Kraft der Frauen zu sehr in Anspruch und müsse diesen aus den *gewichtigsten Gründen des Anstandes verwehrt bleiben. … Denn es lassen sich eben alle gegen die ärztliche Tätigkeit der Frauen herangezogenen Argumente*, so Troll-Borostyáni, *je nach Belieben in gleicher Weise auch gegen den der Krankenpflege vorführen*[111]. Dieses Beispiel zeigt zugleich, wie situationsabhängig von gesellschaftlichen Macht- und Prestigeverhältnissen Geschlechterzuschreibungen waren (und sind)[112].

---

103 Albert, Frauen; vgl. Veits-Falk, Rosa Kerschbaumer-Putjata 120f.

104 Albert, Frauen 8.

105 Ebd. 34; Veits-Falk, Rosa Kerschbaumer-Putjata 121.

106 *Arbeiter-Zeitung* 7, Nr. 293 (25. Oktober 1895) 5.

107 Kerschbaumer, Professor Albert; Hainisch, Seherinnen; Hannak, Alberts Essay; Kronfeld, Frauen. Die meisten schlossen sich nicht unmittelbar Alberts Meinung an, Vorbehalte und Skepsis gegenüber dem Frauenstudium prägten aber die Stellungnahmen der meisten Autoren. Eine Auswahl ist abgedruckt in: Gelehrte Stimmen über Prof. Alberts's Broschüre: Die Frauen und das Studium der Medicin. *Das Recht der Frau* 195 (1895) 7f. und 197 (1895) 7f.; Kleinwächter, Frage; vgl. auch Tichy, Un-Ordnung 59; Anderson, Vision 99.

108 Albert, Frauen 34.

109 Bischoff, Krankenpflege 98.

110 Hämmerle, Heimat/Front 32–34; Hausen, Geschlechtergeschichte 19–49.

111 Troll-Borostyáni, Mission 126f.; vgl. auch Gürtler–Veits-Falk, Irma von Troll-Borostyáni 26f.

112 Gildemeister, Gender 132.

2.1.5.4 Das „weibliche Schamgefühl"

In ihrem Statement rekurriert Troll-Borostyáni auf eine Argumentation, die *Gründe des Anstandes*, die in der Debatte um das Frauenmedizinstudium sowohl von Gegner:innen als auch Befürworter:innen eingesetzt wurde und im Grunde eine „scheinheilige" war. Wie ein Artikel aus dem Jahr 1900 betonte, mussten Krankenschwestern *aber gewiss noch ganz andere Dinge in den Männersälen sehen, hören und selbst verrichten, als die Studentin oder Doctorin der Medicin.* Ob der gegen das Medizinstudium protestierende *Prof. Nothnagel*[113] auch *gegen die Verwendung von Frauen als Krankenwärterinnen aus Gründen des Anstandes und des Schamgefühls protestiere*, fragte der Artikel und beantwortete die Frage mit einem *Gewiss nicht*[114].

Romana Weiershausen verweist auf einen weiteren Aspekt von Anstand und Schamhaftigkeit im Diskurs um das Frauenstudium, den sie als „Geschlechterdimension des Sexualitätsdispositivs" bezeichnet. Sie versteht darunter das „wissenschaftliche Sprechen" über Geschlechtlichkeit, dem „Schamhaftigkeit" und „Unschuld" als Ideal bürgerlicher, Sexualität tabuisierender Töchtererziehung gegenüberstand. Dazu gehört auch das männliche Monopol auf wissenschaftlich vermitteltes Wissen über den männlichen und weiblichen Körper[115]. „Vor diesem Hintergrund lässt sich erahnen", so Weiershausen, „welche Provokation vom Frauenstudium ausging". Eine Medizinerin, deren Studium Wissen und sprachlichen Austausch über Sexualität mit sich brachte, stand per se im Widerspruch zum Sittlichkeitsdiskurs, in dem „Unschuld" (als Nicht-Wissen) und Schamhaftigkeit (als Schweigegebot) für Frauen Rollenvorgaben waren[116].

Marina Tichy geht in ihrer Interpretation der Ressentiments männlicher Ärzte gegen das Frauenstudium noch einen Schritt weiter: Männliche Mediziner sorgten sich weniger um das „jungfräuliche Zartgefühl" als um männliche Befindlichkeiten, die den Gedanken, der eigene männliche Körper könne nun Objekt der wissenschaftlichen Erforschung durch Frauen werden, nicht ertrugen[117]. In diesem Sinn kann auch der oft zitierte Ausspruch des deutschen Pathologen Johannes Orth, *Man denke sich nur die junge Dame im Seziersaal … vor der gänzlich entblößten männlichen Leiche*[118], interpretiert werden. Aber nicht nur Männer empfanden die Vorstellung, dass Frauen und Männern gemeinsam akademisches Wissen über den weiblichen und männlichen Körper sowie über Sexualität gelehrt wurde, als bedrohlich. Marie Schmitt[119] schrieb in ihrem 1874 in der *Grazer Tagespost* erschienenen Artikel „Weibliche Aerzte", in dem sie das Frauenstudium im Prinzip befürwortete, sie könne sich nur nicht mit der Vorstellung anfreunden, dass *die gleichzeitige Gegenwart männlicher und weiblicher Hörer bei gewissen Demonstrationen an Cadavern*

---

113 Hermann Nothnagel (1841–1905), Internist und Neurologe. 1882 wurde er als Vorstand der Ersten Medizinischen Universitäts-Klinik in Wien berufen, vgl. Hermann Nothnagel, https://www.geschichtewiki.wien.gv.at/Hermann_Nothnagel [28. 2. 2025].

114 *Arbeiterwille* 11, Nr. 49 (24. Oktober 1900) 2.

115 Vgl. Dr. A. Eitelberg, Frauen 287: „Man weiß ja, wie väterlich besorgt wir um die Tugend der Damen sind. … Gewiss kommt Niemand in die Lage, den menschlichen Körper derart kennen zu lernen, wie eben der Mediciner."

116 Weiershausen, Studentin 35.

117 Tichy, Un-Ordnung 42.

118 Akademische Frau 69.

119 Nähere Informationen über Marie Schmitt konnten nicht eruiert werden.

und Vorträgen über die sexuelle Sphäre betreffende Krankheiten gar kein Befremden der Teilnehmenden auslöse. Als Erklärung führte sie an: Die *russische Natur* könne dies vielleicht besser vertragen und die *wenigen anderen Nationen angehörigen Mädchen haben vielleicht – von der Mehrheit mitgerissen und die Scheu einmal überwunden – sich nach und nach an die Sache gewöhnt. Es dürfte aber gerade diese Perspektive mehr als jede andere unsere, Gott sei Dank, etwas prüderen deutschen Töchter vom Studiren abhalten*[120]. Wie so oft und wie auch dieses Zitat zeigt, vermischten sich in den Debatten Geschlechterstereotypen mit rassistischen Vorurteilen, die Frauen ebenso wie Männer reproduzierten.

Das *weibliche Schamgefühl* verwendeten auf der anderen Seite, wie erwähnt, gerade die Befürworter:innen des Frauenmedizinstudiums als zentrales Argument für die Eignung und Zulassung zum ärztlichen Beruf. Das *angeborene Zartgefühl* (Lina Morgenstern)[121] oder *natürliche Schamgefühl*, das besonders bei Frauen *aus den gebildeten Ständen* ausgeprägt sei (Rosa Kerschbaumer)[122], halte Frauen besonders bei „Frauenleiden" ab, zum männlichen Arzt zu gehen[123]. Dadurch entstünden zusätzliche, oft unheilbare Krankheiten.

In diesem Sinn argumentierte auch die in Zürich promovierte Ärztin Gabriele Possanner in ihrer Petition an Kaiser Franz Joseph, ihr die Ausübung der ärztlichen Praxis in Österreich zu bewilligen. Zahlreiche Mädchen und Frauen würden sich scheuen, *beim Beginn einer Krankheit einem männlichen Arzt sich anzuvertrauen, infolgedessen solche Leiden sich steigern und oft unheilbar werden* würden[124].

Vor allem Vertreterinnen der bürgerlichen Frauenbewegung brachten dieses, von den Gegner:innen nur schwer zu entkräftende Argument ins Spiel. Damit setzten sie selbst bei bestehenden bürgerlich-selbstpositionierenden Geschlechterrollenbildern an, um einen Zugang zur männlichen, akademischen Medizin zu argumentieren. Rosa Mayreder, die sich mit dem „Allgemeinen Österreichischen Frauenverein" für die Zulassung von Frauen zur Universität engagierte, griff 1896 die sogenannte *Tugenddebatte* auf: *Da wird uns beständig vorgeflötet, dass das Schamgefühl die edelste Zierde eines edlen Weibes sei usw., wenn es sich aber darum handelt, praktische Konsequenzen zu ziehen, dann schweigen diese Flöten. Denn ohne Zweifel gehört die Behandlung durch einen männlichen Arzt in vielen Krankheitsfällen zu den schmerzlichsten Beleidigungen des weiblichen Schamgefühls*. Sie kam zu dem Schluss, dass entweder der *hohe Grad weiblicher Schamhaftigkeit* nur eine Legende sei, oder man nur davon spreche, *wenn es einem in den Kram passt*[125].

Zustimmung, dass eine Zulassung von Frauen zum Medizinstudium die Gesundheitsverhältnisse für Frauen und Mädchen verbessern würde, kam auch von der *Arbeiterinnen-Zeitung*. *Wir sind zwar durchaus nicht so zimperlich, wie viele unserer Zierpuppen aus den „besseren" Ständen, die auf ihren Bällen und sonstigen Zusammenkünften drei Viertel ihres Oberkörpers nackt und bloß zur Schau tragen, es aber nicht für „schicklich" halten, durch ein Hemd verhüllt, nur die Hälfte dieses sonst Nackten dem Arzte zur Abklopfung und*

120 Schmitt, Weibliche Aerzte 1.

121 Morgenstern, Wort 6f.

122 Kerschbaumer, Berufsbildung 7; Veits-Falk, Rosa Kerschbaumer-Putjata 97.

123 Huerkamp, Frauen 204.

124 Stipsits, Mannweib 38.

125 Ein Frauenabend in Wien. *Das Recht der Frau* 204 (1896) 7; Stipsits, Mannweib 33.

Abhorchung stillezuhalten – immerhin gibt es aber „diskretere" Untersuchungen, die man sich gründlicher lieber durch eine Geschlechtsgenossin als durch einen Mann gefallen läßt[126].

Was sich vermutlich hinter dem etwas irreführenden Begriff der *„diskreteren" Untersuchung* verbirgt, war eine seit der Durchsetzung des naturwissenschaftlichen Paradigmas neue gynäkologische Untersuchungsmethode, mit der sich die Interaktion zwischen Arzt und Patientin grundlegend änderte: Bis ins 19. Jahrhundert bestand eine ärztliche Behandlung vornehmlich in der Beobachtung und Befragung der Patient:innen. Nun benutzte ein Arzt zur Untersuchung der Krankheitsursache diagnostische Instrumente, wie etwa das Stethoskop oder das Vaginalspekulum[127], deren Einsatz die Entblößung des Körpers beziehungsweise der Vagina verlangten[128]. Damit verbunden war eine neue „medizinische Kultur", die darauf abzielte, so Claudia Huerkamp, „Alltagsnormen und Tabus im Verhältnis von Arzt und Patient(in) außer Kraft zu setzen"[129]. Dieser medizinische Fortschritt der zweiten Hälfte des 19. Jahrhunderts bewirkte, dass nun vor allem die bürgerliche Frauenbewegung mit ihren Forderungen nach weiblichen Ärzten ein durch die neue Untersuchungspraktik verstärktes Bedürfnis der weiblichen Patienten aussprach. Die Verletzung des „weiblichen Schamgefühls" erhielt darüber hinaus eine breitere klassenübergreifende Aufmerksamkeit. Schwangere und gebärende Frauen aus den Unterschichten hatten schon seit dem ausgehenden 18. Jahrhundert in Kliniken als Übungsobjekte fungiert[130]. Sie mussten sich, wie beispielsweise im Wiener Gebär- und Findelhaus, nicht nur bei Demonstrationen im Hörsaal vor Studenten (teilweise) entkleiden, sondern auch vor einer Teilöffentlichkeit von Ärzten und Medizinstudenten Kinder gebären und Studenten und angehenden Hebammen als „Material" dienen[131]. Dies wurde zunehmend beanstandet.

Die überaus öffentlichkeitswirksame Argumentation für die Notwendigkeit von Ärztinnen war allerdings zweischneidig, denn sie konterkarierte den Objektivitätsanspruch der modernen naturwissenschaftlichen Medizin, den Frauen selbst als Legitimation brauchten. Denn wenn die Behandlung durch männliche Ärzte das weibliche Schamgefühl verletze, dann galt ja ebenso, dass die Teilnahme von Studentinnen an klinischen Demonstrationen und an Sektionen gegen „weiblichen" Anstand verstieß[132].

Eine weitere Facette des „Schamgefühls", das sogenannte „religiöse Schamgefühl", veranlasste 1892 die österreichische Regierung, Amtsärztinnen für muslimische Frauen in Bosnien und Herzegowina anzustellen (siehe Kapitel 4.3).

126 *Arbeiterinnen-Zeitung* 3, Nr. 15 (3. August 1894) 4.

127 Josephine Butler, die britische Leitfigur im Kampf gegen den britischen Contagious Disease Act im 19. Jahrhundert, bezeichnete die Verwendung des Spekulums bei der Untersuchung von Prostituierten auf Geschlechtskrankheiten als Vergewaltigung.

128 Wittern-Sterzel, Frauenärztinnen 47.

129 Huerkamp, Ärzte 155.

130 Ziegeler, Frauenmedizinstudium 34–36.

131 Vgl. Pawlowsky, Mutter 95–99.

132 Bleker, Vorspiel 16.

2.1.5.5 Besondere weibliche Eignung für Medizin

Hand in Hand mit dem Argument der sittlichen Notwendigkeit von Ärztinnen für weibliche Patientinnen argumentierten die Befürworter:innen des Frauenmedizinstudiums mit einer besonderen weiblichen Eignung für die Heilkunde und Krankenpflege[133]. Sie rekurrierten dabei auf die als „natürlich" definierten Geschlechtscharaktere und setzten bei den bestehenden Weiblichkeitsmustern und Rollenzuschreibungen an. Die deutsche Frauenrechtlerin und Sozialreformerin Mathilde Weber erklärte diese vermeintlich geschlechtsspezifische Fähigkeit am Beispiel der Kulturtechnik des weiblichen Handarbeitens, die Mädchen von früher Kindheit an lernten und einübten. Die *geschickten Hände* von Frauen, so Weber, seien *von Jugend an durch die feinsten und schwierigsten Handarbeiten geübt und gestärkt worden* – warum sollten Frauen dann nicht chirurgische Operationen durchführen können, lautete ihre Schlussfolgerung[134]? Selbst ein erklärter Gegner des Frauenstudiums wie Theodor von Bischoff vertrat die Meinung, die *besseren Elemente* [der Frauen] könnten zu einer *feinen und eleganten Technik* und *guter Beobachtung erzogen* werden und meinte, dass *gerade in der Mikroskopie, einer wichtigen Seite in der modernen Medicin … das Weib eine Zukunft* habe[135]. Und Eduard Albert, dessen bereits genannte Schrift gegen das Frauenstudium viele Angehörige des Bildungsbürgertums empört hatte, schrieb, Frauen wären als *Augenärzte, Ohrenärzte, Kehlkopfärzte und Zahnärzte* geeignet, da diese Fachgebiete so *feine Specialitäten* seien, *die an die physische Kraft der Executoren keine großen Ansprüche stellen*[136]. Aber auch die Augenärztin Rosa Kerschbaumer war der Ansicht, die *kleineren Hände* würden Frauen besonders für die Augenheilkunde befähigen[137]. Das heißt, geschlechtsspezifische physische Voraussetzungen wurden sowohl von Befürworter:innen als auch Gegner:innen als Argumente für eine spezifisch weibliche Eignung für medizinische Disziplinen genannt, die besondere feinmotorische Fertigkeiten verlangten. Damit trugen beide Seiten – bewusst und unbewusst – zu einer Reproduktion von Gender bei.

Mathilde Weber betonte in ihrer breit rezipierten Schrift „Ärztinnen für Frauenkrankheiten" weiters, das *Doktorieren* von Frauen geschehe nicht aus *Emanzipationslust*, sondern gehe *aus den weiblichen Eigenschaften hervor* und geschehe vielfach aus augenblicklicher Notwendigkeit. Dies treffe besonders auf den ländlichen Raum zu, wo fast jede Gutsherrin medizinische Kenntnisse besitzen müsse, denn sonst gingen *noch mehr Menschenleben zu Grunde*, bis man *den entfernten, für die Ärmeren oft unerschwinglich teuren Arzt* gerufen hätte[138]. Ein besonderer Vorteil von weiblichen Ärzten sei, dass sie am eigenen Körper und an der eigenen Psyche für die *Frauengesundheit schädliche Einflüsse* beobachten und diesen entgegenwirken können[139]. Webers Einschätzung entsprach dem Common Sense der bürgerlichen Gesellschaft des 19. Jahrhunderts, der von einer Art angeborener weiblicher Befähigung zu pflegender und auch heilender Arbeit ausging. Das Bild der Mann und Kinder umsorgenden Frau war fester Bestandteil bürgerlicher

133 Vgl. dazu Burchardt, Durchsetzung 14.
134 Weber, Ärztinnen 33.
135 Schmitt, Weibliche Aerzte.
136 Albert, Frauen 29.
137 Kerschbaumer, Berufsbildung 11.
138 Weber, Ärztinnen 8.
139 Ebd.

Wertvorstellungen[140]. Obwohl für Frauen eindeutig die Rolle der Pflegenden, nicht aber der akademisch gebildeten Heilenden vorgesehen war, war der Beruf der Ärztin, wie auch jener der Lehrerin, mit einem Frauenbild kompatibel, dem die Idee von einer „geistigen Mütterlichkeit“ zugrunde lag[141].

Wie auch Beate Ziegeler betont, spielte die Argumentation der Notwendigkeit von Ärztinnen im Interesse von Frauen eine zentrale Rolle mit hoher Überzeugungskraft im Kampf um das Frauenmedizinstudium. Sie war am ehesten geeignet, Unterstützung der Männer für die Forderungen nach dem Frauenmedizinstudium zu mobilisieren, und drückte auch ein reales Bedürfnis von Frauen aus. Andererseits wurden dadurch hegemoniale Geschlechterzuschreibungen konserviert[142].

2.1.5.6 Männliche Konkurrenzängste

Das Postulat einer besonderen – wenn auch eingeschränkten – weiblichen Befähigung für die Medizin evozierte wiederum männliche Konkurrenzängste. Die Furcht vor weiblicher Konkurrenz stand zwar im Widerspruch zur behaupteten Unterlegenheit von Frauen, doch spiegelte sie sich in der Angst vor Ärztinnen auf dem Arbeitsmarkt wider.

Die Debatten verliefen vor allem von Seiten männlicher Ärzte und Professoren emotional. Die akademischen Berufe seien bereits (mit Männern) überfüllt, und eine Zulassung von Frauen würde eine ökonomische Gefahr für die Familien der Mediziner bedeuten, war eines der Hauptargumente[143]. So schrieb etwa der österreichische Arzt und Publizist Adolph Kronfeld 1892 in der *Wiener Medizinischen Wochenschrift*, jene, *die für Frauenrechte eintreten, vergessen sonderbarerweise, dass die studirenden und amtirenden Frauen den an und für sich durch die Konkurrenz der Männer allein so sehr erschwerten Kampf ums Dasein noch furchtbarer machen müssen*[144]. 1895 hieß es in der *Wiener Medizinischen Presse*: Am Erfolg der *emancipationslüsternen Frau*, sich Zugang zum Medizinstudium zu verschaffen, sei nicht zu zweifeln. Ebenso wenig wie an einer *traurigen Erweiterung* des *seit Kurzem entstandenen ärztlichen Proletariats* durch weibliche Ärzte. Auch Unterrichtsminister Paul Gautsch von Frankenthurn beschwor 1895 eine *volkswirtschaftliche Gefahr* durch studierende Frauen und die Folgewirkung von Frauenarbeit herauf: Das *Eintreten der weiblichen Concurrenz in die Berufe bedeute naturgemäss eine Herabdrückung des Arbeitslohnes*, versicherte Gautsch, und *damit eine Entfernung von dem Ideal des Familienlohnes, das ist von jener Lohnstufe, welche die Erhaltung einer Familie durch den Mann bedeute.* Mit der Verteidigung des Familienlohnmodells stieß Gautsch sicherlich auf Zustimmung, da eine breite Mehrheit der Bevölkerung über ideologische Grenzen hinweg davon überzeugt war. Dieses Modell ging davon aus, dass das Einkommen des männlichen Familienoberhaupts und Alleinverdieners ausreichen musste, um die ganze Familie zu ernähren. Der Lösungsvorschlag des Unterrichtsministers war, den *unversorgten Damen … neue Berufszweige* zu erschließen, für die sie im Gegensatz

140 Krauss, Seziersaal 142.
141 Maurer, Einführung 17.
142 Ziegeler, Ärzte 111.
143 Maurer, Einführung 12.
144 Kronfeld, Bestimmung 405; Langthaler, Stellungnahmen 72f.

zu den gelehrten Berufen eine *vollkommene Eignung* besäßen[145]. Der Wiener Ohrenarzt A. Eitelberg brachte die Haltung der männlichen Ärzte 1899 auf den Punkt: *In Concurrenzangelegenheiten, meine verehrten Damen, kennen wir Männer keine Galanterie*[146]. Aber auch Frauen brachten Verständnis für männliche Konkurrenzängste auf und warnten ihre Geschlechtsgenossinnen davor, sich mit Männern anzulegen. Natalie Bruck-Auffenberg schrieb in ihrem Benimmbuch „Die Frau comme il faut (Die vollkommene Frau)“ (1896), Fragen über Frauenrechte, Frauenerwerb und Selbständigkeit haben das Verhältnis der Geschlechter verändert, aber *zum Schlimmeren*. Dem Mann trete die Frau als gefährliche Konkurrentin entgegen. Der Mann habe Angst vor der modernen Frau, die Frau werde in einem Konkurrenzkampf jedoch den Kürzeren ziehen – daher sollten sich Frauen davor hüten, in diesen einzutreten[147].

Vertreterinnen der Frauenbewegung und Befürworter:innen des Frauenmedizinstudiums lehnten solche Argumentationsmuster ab. Mathilde Weber erklärte die Abneigung männlicher Ärzte gegen das Medizinstudium von Frauen damit, dass sie es aus *geistigem Hochmut nicht ertragen* könnten, dass *Einzelne aus dem von ihnen niedrig taxierten Geschlechte das Gleiche leisten wollen wie sie*[148]. Marianne Hainisch *brandmarkte* – so die *Arbeiter-Zeitung* anerkennend – die Einwände der Professoren gegen das Frauenstudium als *bornirten Konkurrenzneid*[149]. Die *Arbeiterinnen-Zeitung* glaubte darin die Furcht der Bourgoisie vor *der naturgemäß zum Umsturz neigenden „Bettelstudentin“*[150] zu erkennen.

In ihrem Grundtenor nahm die Arbeiter:innen-Bewegung trotzdem eine kritische Haltung gegenüber dem Frauenstudium ein, indem sie auf die Situation der Arbeiterinnen verwies und die Scheinheiligkeit der bürgerlichen Geschlechterordnung anprangerte: Die *männlichen Zöpfe*, die das Vorrecht des Mannes so empathisch verteidigten, hätten nichts gegen die Arbeit der Frauen einzuwenden, wenn diese Arbeit nicht in Konkurrenz zu den Männern *ihrer Klasse* stünde. Sie würden es *mit kühler Ruhe* ertragen, *daß die Mädchen und Frauen des Proletariats die eigentliche „Sphäre des Weibes“, die Familie, verlassen, um am Felde, in der Fabrik, im Comptoir dem Proletarier Konkurrenz machen*. Dem Proletariat sei die Frage des Frauenstudiums gleichgültig, denn seine Töchter seien *zur Frohnde für das Kapital verdammt*. Von *bedeutsamem Interesse* sei jedoch, *dass die besitzende Klasse nicht einmal den Druck von ihren weiblichen Klassengenossen nehmen* könne. Die das Vorrecht der Männer der besitzenden Klasse erzeugende kapitalistische Produktionsweise erzeuge auch *die geistige Verelendung* ihrer Frauen[151].

Zur Sorge der männlichen Mediziner, durch das Frauenstudium gefährliche Konkurrenz zu schaffen, kam noch die Furcht vor der Abwertung des eigenen Standes durch eine „Verweiblichung“ hinzu[152]. Ilse Costas Befund für Deutschland, dass die Professionen und die Mehrheit der Universitätsprofessoren Frauen in ihren Reihen wegen des hohen Sozialprestiges eines Universitätsstudiums ablehnten, trifft auch auf Österreich zu.

145 Stipsits, Hippokrates 28; *Neue Freie Presse* Nr. 11229 (27. November 1895) 5; *Neues Wiener Journal* Nr. 752 (27. November 1895) 1.

146 Eitelberg, Frauen 287.

147 Bruck-Auffenberg, Frau 5.

148 Weber, Ärztinnen 20.

149 *Arbeiter-Zeitung* 8, Nr. 14 (15. Jänner 1896) 6.

150 *Arbeiterinnen-Zeitung* 3, Nr. 15 (3. August 1894) 5.

151 *Arbeiter-Zeitung* 7, Nr. 326 (27. November 1895) 1.

152 Krauss, Seziersaal 140.

2.1.6 Übersicht: Universitäten Österreich-Ungarns – Zugangsbeschränkungen und -möglichkeiten für Frauen (1878–1900)

Der folgende Überblick über die wichtigsten Bestimmungen und die Situation an den österreichisch-ungarischen Universitäten, die Frauen betreffen, bis zum Jahr 1900 zeigt die Hintergründe auf, vor denen sich der Prozess der Öffnung des Medizinstudiums für Frauen in der Habsburgermonarchie entwickelte[153].

In der westlichen Reichshälfte der Monarchie, die zusätzlich zu den heutigen Bundesländern der Republik Österreich, inklusive Südtirol und ohne Burgenland, die Kronländer Böhmen, Mähren, Schlesien, Bukowina, Galizien, Krain sowie das Küstenland umfasste, lagen acht Universitäten[154], von denen sieben über eine Medizinische Fakultät verfügten.

Die Medizinische Fakultät der 1365 gegründeten Universität Wien war im 19. Jahrhundert eine der bedeutendsten Europas. Ihr ausgezeichneter Ruf ging auf die sogenannte „Wiener Medizinische Schule" zurück. Die „Zweite Wiener Medizinische Schule", deren Anfänge in den Vormärz zurückreichten, zählte zu den „angesehenen Großleistungen der Habsburgermonarchie"[155]. Ihre Absolventen waren als akademische Lehrer, Spezialisten und praktische Ärzte in allen Ländern Europas, aber auch Amerikas und Vorderasiens tätig. Medizinische Fakultäten bestanden weiters an der k. k. Leopold-Franzens-Universität in Innsbruck (gegründet 1669, seit 1674 Medizinische Fakultät) und seit 1863 an der k. k. Karl-Franzens-Universität in Graz (gegründet 1585)[156]. Die 1348 gegründete Universität Prag wurde 1882 in Folge des Nationalitätenkonflikts in die k. k. Deutsche Karl-Ferdinands-Universität (deutschsprachig) und die k. k. Böhmische Karl-Ferdinands-Universität (tschechischsprachig) geteilt[157]. Ein Medizinstudium konnten ferner männliche Studierende an der Jagellonischen Universität Krakau (gegründet 1364)[158] sowie an der Franzens-Universität in Lemberg (gegründet 1661)[159] absolvieren. Die 1875 gegründete Franz-Josephs-Universität in Czernowitz hatte keine Medizinische Fakultät[160]. In der ungarischen Reichshälfte verfügten die Universität Budapest (gegründet 1777), die k. ung. Franz-Josephs-Universität in Klausenburg (Kolozsvár/Cluj, gegründet 1776) und die k. ung. Universität in Debrezen (Debreczen, gegründet 1538 bzw. 1912) über eine

153 Vgl. dazu Perfahl, Geschlechterpolitik.

154 Heindl, Entwicklung 17.

155 Vocelka, Geschichte 226; vgl. dazu allgemein Lesky, Meilensteine; Angetter–Nemec–Posch, Einleitung 21f. Renommierte Vertreter waren etwa der Anatom Karl von Rokitansky, dessen jüngerer Fachkollege Joseph Hyrtl, der Internist Joseph Skoda, der Dermatologe Ferdinand von Herba, der Physiologe Ernst Brücke, der Entdecker des Kindbettfiebers Ignaz Semmelweis, der Chirurg Theodor Billroth, der Internist und Neurologe Hermann Nothnagel, der Orthopäde Adolf Lorenz oder der Psychiater Julius von Wagner-Jauregg, ein Schüler des Psychiaters und Neurologen Richard von Krafft-Ebing.

156 Höflechner, Geschichte 357–387; Lesky, Meilensteine 193f.: Hier wirkte u. a. der Begründer der österreichischen Säuglings- und Kinderfürsorge Theodor Escherich (1857–1911); Mayrhofer's Handbuch 4 1058.

157 Vgl. Prinz, Geschichte 290–293; Stachel, Bildungssystem 11; Mayrhofer's Handbuch 4 1058.

158 Mayrhofer's Handbuch 4 1058.

159 Schneider–Imendörffer, Österreich 433; Mayrhofer's Handbuch 4 1059. 1882 wurde die Unterrichtssprache Polnisch festgelegt.

160 Mayrhofer's Handbuch 4 1059: Unterrichtssprache an der Universität war Deutsch; Gatscher-Riedl, Czernowitz 163. Erst 1944 kam eine Medizinische Fakultät dazu.

Medizinische Fakultät. An der k. ung. Franz-Josephs-Universität in Agram (Zagreb, gegründet 1669) war ein Medizinstudium nicht möglich. Die k. ung. Elisabeth-Universität in Pressburg (Bratislava) öffnete erst 1912 ohne Medizinische Fakultät ihre Pforten[161].

Die Organisation der Universitäten basierte auf den seit ihrer Reform unter Minister Leo Thun-Hohenstein 1849/1850 erlassenen Gesetzen, die ihnen weitgehend wissenschaftliche und administrative Autonomie gewährten. Im Zuge der umfangreichen „Thun'schen Schulreform" wurden außerdem Forschung und Lehre vereinigt und der Grundsatz der von Alexander von Humboldt geprägten Lehr- und Lernfreiheit festgelegt[162]. 1849 räumte zudem eine Ministerialverordnung die Möglichkeit ein, bestimmte, ausschließlich für Frauen angesetzte Vorlesungen ausnahmsweise abzuhalten, wenn zuvor eine ministerielle Entscheidung für den Einzelfall sowie die Zustimmung des jeweiligen Dozenten und der Fakultät eingeholt werde. Es gibt allerdings keine Belege, dass von dieser Regelung jemals Gebrauch gemacht wurde[163].

Nach dem „Ausgleich" mit Ungarn 1867 wurden in den beiden Reichshälften zwei getrennte Unterrichtsministerien geschaffen. Die Verwaltung der Universitäten in Cisleithanien unterstand dem Ressort des Ministeriums für Cultus und Unterricht[164]. Das Gesetz betreffend die Organisation der Universitätsbehörden vom 27. April 1873 schuf die Grundlage für universitäre Organisationsstrukturen bis 1975[165].

Der bereits erwähnte Ministerialerlass vom 2. September 1873[166] schloss Frauen von einer Immatrikulation an österreichischen Universitäten aus, enthielt jedoch die Anmerkung, es erscheine *nicht unzulässig*, einzelnen Frauen aus besonderen Gründen den Zutritt zu einzelnen Lehrveranstaltungen zu erlauben. Der Beschluss des Professorenkollegiums der Universität Wien vom Dezember 1873, prinzipiell keine Frauen als ordentliche oder außerordentliche Hörerinnen aufzunehmen[167], exkludierte Studentinnen hingegen.

Am 6. Mai 1878 erließ das Ministerium für Unterricht und Kultus eine Verordnung betreffend die Zulassung von Frauen zu einzelnen Universitätsvorlesungen und wandte sich damit an die Rektorate sämtlicher Universitäten. Frauen konnten ausnahmsweise, in bestimmten Fällen, mit Zustimmung der Fakultät und des betreffenden Professors als Hospitantinnen Zutritt zu den *für die männliche Jugend bestimmten Universitäts-Vorlesungen* erhalten. Es durfte ihnen aber keine amtliche Bestätigung darüber ausgestellt werden[168]. Das bedeutete, Hörerinnen hatten keine Möglichkeit, die Teilnahme an einer Vorlesung für den Erwerb eines Zeugnisses oder einer Qualifikation zu nutzen, da sie weder einen Nachweis für ihre Teilnahme erhielten, noch eine Prüfung ablegen

---

161 Stadler, Ärztinnen 76.

162 Vgl. Aichner–Mazohl, Universitätsreformen; Stachel, Bildungssystem 7f.; Posch, Timeline 177f.; Perfahl, Geschlechterpolitik 54–56.

163 Vgl. Lind, Frauenstudium 42; Ministerialverordnung vom 5. Februar 1849, welche in der Ministerialverordnung vom 6. Mai 1878 zitiert ist; vgl. auch Aichhorn, Frauenförderung 129.

164 Mayrhofer's Handbuch 4 1059–1061; Perfahl, Geschlechterpolitik 11.

165 RGBl. 1873, Nr. 63 (26. April 1873), Gesetz, betreffend die Organisation der Universitätsbehörden, https://alex.onb.ac.at/cgi-content/alex?aid=rgb&datum=18730004&seite=00000242 [6. 9. 2024].

166 Ministerial-Erlass vom 2. September 1873, in: Lemayer, Hochschulen 96.

167 Lind, Frauenstudium 42.

168 Verordnung des Ministeriums für Kultus und Unterricht vom 6. Mai 1878, zit. nach Beck-Managetta–Kelle, Universitätsgesetze, Nr. 458, 562–564; Frauenstudium 15; Lind, Frauenstudium 46; Lemayer, Hochschulen 103.

konnten. Frauen durften also die Universität nur zum „Zeitvertreib" besuchen. Der US-amerikanische Historiker James Albisetti verweist darauf, dass diese Bestimmung nur auf den ersten Blick restriktiv erscheint, die österreichische Politik aber liberaler war als jene, die zur gleichen Zeit an deutschen Universitäten mit Ausnahme von Leipzig herrschte[169]. Obwohl Frauen von den Universitäten ferngehalten wurden, konnte die faktische Ausschließung in Einzel- und Sonderfällen unterlaufen werden[170].

Für ein reguläres Frauenstudium in Österreich fehlte ohnedies eine grundlegende Voraussetzung, die Ablegung der Maturaprüfung mit der erforderlichen „Reifeklausel" im Maturazeugnis. Nach der Verordnung vom 21. September 1878 war es Mädchen gestattet, die Abschlussprüfung für die 8. Klasse Gymnasium an einem Knabengymnasium abzulegen. Sie erhielten danach zwar ein Abschlusszeugnis, jedoch ohne den Zusatz *Reif zum Besuch einer Universität*, und es durfte nicht als *Maturitätsprüfungszeugnis* bezeichnet werden[171].

Ein Schritt in Richtung Öffnung der Universitäten wurde mit der Verordnung des Ministeriums für Cultus und Unterricht vom 19. März 1896 gemacht, welche die Nostrifikation der von Frauen im Ausland erworbenen medizinischen Doktordiplome ermöglichte[172].

Ab 1897, als Frauen bereits an der Philosophischen Fakultät studieren durften, herrschte eine absurde Rechtssituation: Da Mädchen noch immer keine „Vollmatura" mit einer „Reifeklausel" ablegen konnten, wurde für die Philosophische Fakultät eine Ausnahmebestimmung geschaffen, nach der Frauen inskribieren konnten, die ein Lyzeum oder eine Lehrerinnenbildungsanstalt absolviert hatten. Da an diesen jedoch keine Matura abgelegt werden konnte, wurden sie vorläufig nur als außerordentliche Hörerinnen an der Universität zugelassen[173].

Die österreichischen Universitäten ließen Frauen gestaffelt nach Fakultäten zum Studium zu. Am 23. März 1897 wurde Frauen der Zugang als ordentliche und außerordentliche Hörerinnen zu den Philosophischen Fakultäten, geltend ab dem Wintersemester 1897/1898, eingeräumt[174]. Mit 3. September 1900 war Frauen ein Medizinstudium als

---

169 Albisetti, Mädchenerziehung 25.

170 Vgl. auch Maurer, Einführung 11.

171 MVBl. 1878, Nr. 34 (21. September 1878), Verordnung des Ministers für Cultus und Unterricht an alle Landesschulbehörden betreffend die Maturitätsprüfungen, welchen sich Frauen zu unterziehen beabsichtigen, https://alex.onb.ac.at/cgi-content/alex?aid=vcu&datum=1878&size=45&page=227 [6. 9. 2024];vgl. auch Lind, Frauenstudium 47 und 69; Forkl–Koffmann, Frauenstudium 14f.; Friedrich, Paradies 134.

172 RGBl. 1896, Nr. 45 (19. März 1896), Verordnung des Ministers für Cultus und Unterricht, betreffend die Nostrification der von Frauen im Auslande erworbenen medicinischen Doctordiplome, https://alex.onb.ac.at/cgi-content/alex?aid=rgb&datum=18960004&seite=00000211 [6. 9. 2024]; Forkl–Koffmann, Frauenstudium 15.

173 Verordnung des Ministeriums für Cultus und Unterricht vom 23. März 1872, zit. nach Beck-Managetta–Kelle, Universitätsgesetze, Nr. 461, 567–569; vgl. auch Heindl, Entwicklung 23, 25: Obwohl Frauen nur als außerordentliche Hörerinnen an der Universität inskribiert waren, konnten sie die Universität mit einem Zeugnis für Lyzeen oder Lehrerinnenbildungsanstalten verlassen. Damit war ihnen eine Berufsausbildung für einen „Frauenberuf" möglich.

174 RGBl. 1897, Nr. 84 (23. März 1897), Verordnung des Ministers für Cultus und Unterricht, betreffend die Zulassung von Frauen als ordentliche oder außerordentliche Hörerinnen an den philosophischen Facultäten der k. k. Universitäten, https://alex.onb.ac.at/cgi-content/alex?aid=rgb&datum=18970004&seite=00000427 [6. 9. 2024];vgl. Lind, Frauenstudium 56.

ordentliche Hörerinnen möglich[175], mit 18. März 1902 dann auch als außerordentliche Hörerinnen[176].

Erst mit der Verordnung des Ministeriums für Cultus und Unterricht vom 28. April 1901 konnten österreichische Staatsbürgerinnen ein Maturitätszeugnis mit dem Vermerk *Reif zum Besuch einer Universität* erwerben[177]. Ab 21. Dezember 1904 waren Mädchen und Knaben bei der Ablegung der Matura an Gymnasien gleichgestellt[178].

Seit 1918 ist Frauen das Universitätsstudium an der Juridischen Fakultät, seit 1923 an der Evangelischen Theologischen und erst seit 1946 an der Katholischen Theologischen Fakultät möglich[179].

Im Königreich Ungarn wurden Frauen unter Unterrichtsminister Wlassics bereits 1896 (Erlass Dezember 1895) zur Philosophischen, Medizinischen und Pharmazeutischen Fakultät zugelassen, jedoch mit der Einschränkung, dass *Frauen von Fall zu Fall um die Erlaubnis der Aufnahme an die Hochschule*[180] ansuchen mussten[181]. Am 2. Oktober 1896 wurde in Budapest auch das erste Staatsgymnasium für Mädchen eröffnet[182].

2.2 Regionale, soziale und religiös-weltanschauliche Herkunft der Medizinstudentinnen

Wer waren die ersten österreichisch-ungarischen Studentinnen, die in der Schweiz Medizin studierten? Waren es, wie ein Kommentar aus dem Jahr 1894 polemisierte, *exzentrische, müßige Frauen*, welche *zur Abwechslung den Hörsaal statt des Ballsaals aufsuchten* oder solche, die nur notgedrungen studierten, *dem Mann das Brot wegnahmen, um dann selber elend zugrunde zu gehen*, da sie keine Arbeit fanden[183]?

Für die Charakterisierung der Frauen der Untersuchungsgruppe werden zuerst ihre regionale und soziale Herkunft sowie ihre Religionszugehörigkeit untersucht. Als Ausgangsquelle dienen die Einträge der Studentinnen in den Matrikeln der Universitäten Zürich und Bern, denn alle Studentinnen, auch jene, die einen Studienabschnitt in Genf oder Lausanne absolvierten, studierten dort eine Zeitlang und scheinen folglich

175 RGBl. 1900, Nr. 149 (3. September 1900), Verordnung des Ministers für Cultus und Unterricht im Einvernehmen mit dem Ministerium des Innern, betreffend die Zulassung von Frauen zu den medicinischen Studien und zum Doctorate der gesammten Heilkunde, https://alex.onb.ac.at/cgi-content/alex?aid=rgb&datum=19000004&seite=00000379 [6. 12. 2024]; Forkl–Koffmann, Frauenstudium 15.

176 MVBl. 1902, Nr. 24 (18. März 1902), Erlaß des Ministers für Kultus und Unterricht im Einvernehmen mit dem Ministerium des Innern an die Dekanate sämtlicher medicinischer Fakultäten, betreffend die Zulassung von Frauen als außerordentliche Hörerinnen der medizinischen Fakultäten, https://alex.onb.ac.at/cgi-content/alex?aid=vcu&datum=1902&page=192&size= [6. 12. 2024].

177 MVBl. 1901, Nr. 20 (28. April 1901), Verordnung des Ministeriums für Cultus und Unterricht, betreffend die Ausstellung von Gymnasial-Maturitätszeugnissen für Frauen, https://alex.onb.ac.at/cgi-content/alex?aid=vcu&datum=1901&size=45&page=164 [4. 12. 2024]

178 MVBl. 1904, Nr. 1 (21. Dezember 1904), Verordnung des Ministeriums für Kultus und Unterricht, an alle Landesschulbehörden, betreffend die Maturitätsprüfungen für Frauen, https://alex.onb.ac.at/cgi-content/alex?aid=vcu&datum=1905&page=77&size=45 [6. 2. 2024]; Forkl–Koffmann, Frauenstudium 15.

179 Heindl, Entwicklung 24.

180 Schwimmer, Stand 204.

181 Lind, Frauenstudium 67f.; *Neues Frauenleben* 15/9 (1903) 16; Hainisch, Frauenbewegung 187.

182 Zimmermann, Hälfte 118.

183 *Jahresbericht des Vereines für erweiterte Frauenbildung in Wien* 7 (1894/1895) 3.

auch in deren Züricher und Berner Studierenden-Verzeichnissen auf. Diese enthalten neben Matrikelnummer, Fakultät, Immatrikulationsjahr und -semester den Namen der Studentin, ihr Geburtsdatum und ihre Herkunft. Meistens wurden auch Angaben zur Vorbildung und über den Weggang von der Universität sowie Informationen über ihre Eltern festgehalten. Ergänzt und abgeglichen werden diese Informationen mit weiteren Verwaltungsquellen und autobiografischen Angaben[184].

2.2.1 Regionale Herkunft

Die Rubrik „Herkunft" der Schweizer Matrikeln enthält Angaben über Ort, Region und Land, die sich bei ausländischen Studierenden entweder auf den Geburtsort oder den letzten Wohnort beziehen können[185]. Bei etlichen Frauen sind die in den Matrikeln angegebenen Orte der Herkunft nicht mit jenen der Geburt identisch und bei manchen auch wenig aussagekräftig darüber, wo sie aufwuchsen und ihren Lebensmittelpunkt vor ihrem Studium hatten[186]. Demnach kamen von den 29 Frauen der Untersuchungsgruppe sechs aus Galizien, fünf aus der Bukowina, fünf aus der Metropole Wien, drei aus Ungarn, zwei aus Böhmen und jeweils eine aus Mähren, Krain, Tirol und Kroatien. Drei Frauen wurden im Russischen Reich geboren und erhielten nach ihrem Studium die österreichische Staatsbürgerschaft durch Heirat oder Einbürgerung. Eine verheiratete Studentin kam aus Österreich, aufgrund ihres letzten Wohnortes ist jedoch Hessen als Herkunft angegeben.

In der folgenden Liste sind die Herkunftsorte angeführt, welche die Frauen der Untersuchungsgruppe bei der Immatrikulation angaben und in die Matrikel aufgenommen wurden[187].

Tabelle 1: Regionale Herkunft der Studentinnen nach Universitätsmatrikel Zürich und Bern.

Sechs Frauen aus Galizien	
Lemberg (Lwiw, Ukraine)	Friederike Lubinger
Krakau (Kraków, Polen)	Regina Kahane-Axer, Viktoria Markheim
Drohobicz (Drohobytsch, Ukraine)	Marie Kalmus-Schneider
Czortkow (Tschortkiw, Ukraine)	Betty Farbstein-Ostersetzer
Tarnopol (Ternopil, Ukraine)	Mathilde Schorr

184 Die personenbezogenen Quellennachweise sind in den biografischen Porträts in Kapitel 7 nachzulesen.

185 Vgl. Matrikeledition, Die Daten: http://www.matrikel.uzh.ch/active/static/data.htm [17. 8. 2024].

186 Vgl. auch Hahn, Migrationsforschung 158.

187 Wenn die angegebenen Herkunftsorte nicht mit den Orten ihrer Geburt oder ihres bisherigen Lebensmittelpunkts übereinstimmen, sind erklärende Angaben in den Fußnoten angeführt.

Fünf Frauen aus der Bukowina	
Czernowitz (Tscherniwzi, Ukraine)	Erna Friedmann-Storfer[188], Leonore Welt-Gourfein, Sara Welt-Kakels, Rosa Welt-Strauss
Kimpolung (Câmpulung, Rumänien)	Sophie Moraczewska-Okunewska[189]
Fünf Frauen aus Wien	
Wien	Lucia Morawitz, Gabriele Possanner von Ehrenthal[190], Irma Schneider-Schönfeld, Maria Schuhmeister[191], Regina Vera Walter-Marković
Drei Frauen aus Ungarn	
Pand (Pánd, Ungarn)	Vilma Hugonnai[192]
Pancsova (Pančevo, Serbien)	Maria Vučetić-Prita[193]
Pressburg (Bratislava, Slowakei)	Georgine von Roth[194]
Zwei Frauen aus Böhmen	
Melnik (Mělník, Tschechien)	Anna Bayer[195]
Prag	Bohuslava Keck[196]
Eine Frau aus Mähren	
Brünn (Brno, Tschechien)	Gisela Kuhn-Januszewska[197]
Eine Frau aus Krain	
Rudolfswerth (Novo Mesto, Slowenien)	Flora Ogórek-Pankowa[198]
Eine Frau aus Tirol	
Lienz (Osttirol)	Gisela Lucci-Purtscher[199]

188 Erna Friedmann wurde 1874 laut Universitätsmatrikel Wien und Promotionsliste in Kolomea (Kolomyja, Ukraine), laut Meldenachweis in Wien und laut Matrikel Bern in Czernowitz geboren. Sie ging in Czernowitz in die Höhere Töchterschule.

189 Sophie Moraczewska-Okunewska wurde 1865 im Dorf Dovžanka, Gebiet Tarnopol (Ternopil', Ukraine) geboren, wuchs aber in Kimpolung (Câmpulung, Rumänien) auf.

191 Gabriele Possanner wurde 1860 in Ofen (Buda), Ungarn, geboren, wuchs aber weitgehend in Wien auf.

191 Maria Schuhmeister wurde 1877 in Wien geboren, lebte aber ab ihrem 10. Lebensjahr in Salzburg.

192 Vilma Hugonnai wurde 1847 auf Schloss Nagytétény im Pester Komitat (heute Stadtteil von Budapest) geboren und gab Pand (Pánd, Dorf östlich von Budapest) bzw. Tétény Pand als Herkunft an.

193 Maria Vučetić-Prita wurde 1866 in Seleusch (Seleuš, ungarisch: Keviszőllős) bei Pancsova (Pančevo) geboren, sie besuchte die Höhere Töchterschule in Pancsova.

194 Georgine von Roth wurde 1861 auf Schloss Bibersburg (Červený Kameň, Slowakei) bei Bratislava geboren.

195 Anna Bayer wurde 1853 in Vojtěchov (heute zur Gemeinde Mšeno gehörig) bei Mělník, nördlich von Prag, geboren.

196 Bohuslava Keck wurde 1854 in Bukol, Kreis Mělník, geboren und ging in Prag auf die Höhere Töchterschule.

197 Gisela Kuhn-Januszewska wurde 1867 in Drnowitz in Mähren (Drnovice, Tschechien) geboren und besuchte die Höhere Töchterschule in Brünn.

198 Flora Ogórek-Pankowa wurde 1878 in Rudolfswerth (Novo Mesto, Slowenien) geboren, lebte aber in ihrer Kindheit in Lemberg.

199 Gisela Lucci-Purtscher wurde 1871 aufgrund der Berufstätigkeit des Vaters in Konstantinopel (Istanbul) geboren, ihre Familie stammte aber aus Lienz in Osttirol.

Eine Frau aus Kroatien	
Agram (Zagreb)	Milica Schwiglin-Tschawoff[200]
Eine Frau aus Hessen	
Offenbach	Anna Fischer-Dückelmann[201]
Drei Frauen aus dem Russischen Reich	
Moskau	Rosa Kerschbaumer (Raissa Putjata)
Warschau	Theodora Krajewska
Suchowoli (Suchowola, Gouvernment Grodno)	Rosa Einhorn

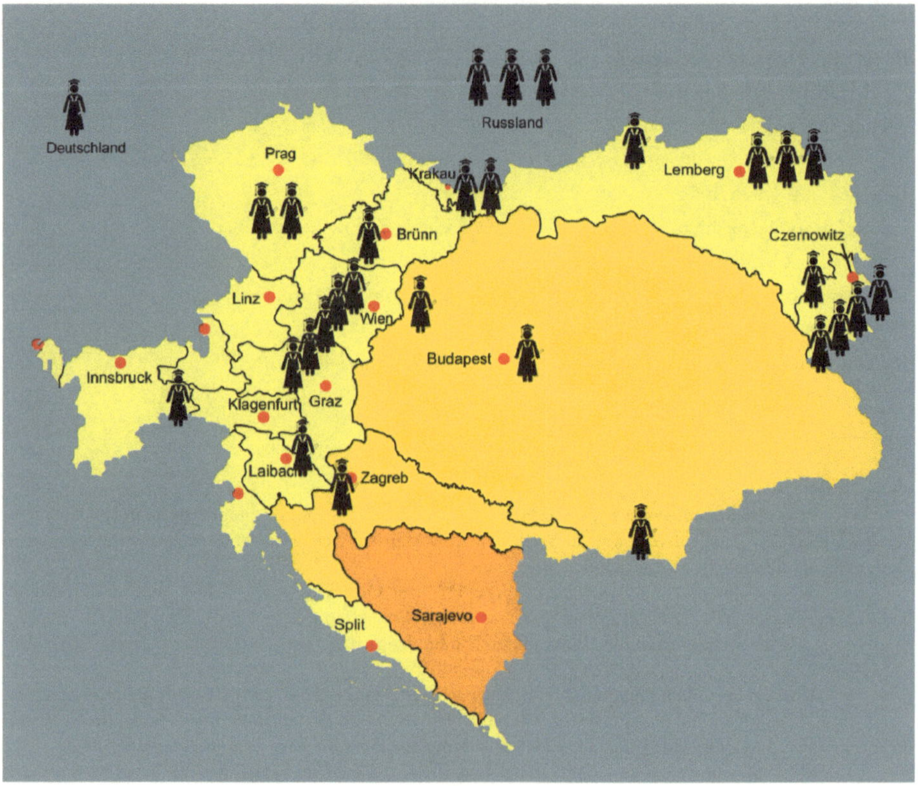

Grafik 1: Herkunft der Studentinnen nach den Universitätsmatrikeln Zürich und Bern
Eigene Erhebung, Grafik: Michael Veits

200 Milica Schwiglin-Tschawoff wurde 1871 in Warasdin (Varaždin, 80 km nordöstlich von Zagreb, Kroatien) geboren, besuchte aber das Gymnasium in Agram (Zagreb).

201 Anna Fischer-Dückelmann wurde 1856 aufgrund der Berufstätigkeit ihres Vaters in Wadowice, Galizien (Polen), geboren, ihre Familie stammte aus Tragwein in Oberösterreich. Da sie mit ihrem Ehemann, der nach Offenbach zuständig war, in Hessen lebte, ist Offenbach als Herkunft in der Matrikel angegeben.

Bei der Analyse der Herkunft der Frauen werden ethnische, sprachliche und kulturelle Hintergründe der Kronländer, Regionen und Orte, aus denen sie kamen, berücksichtigt. Um zumindest einen Anhaltspunkt für einen Vergleich und allfällige Besonderheiten zu haben, werden Eckdaten wie Bevölkerungszahlen, ethnische Gruppierung, Religionszugehörigkeit, Sprache und Alphabetisierungsgrad, die bei der Volkszählung von 1880 erhoben wurden, angeführt. Dieses Erhebungsjahr wurde gewählt, da zu diesem Zeitpunkt die Mehrheit der „Schweizer Ärztinnen" noch an ihren Herkunftsorten lebte und erst danach zum Studium in die Schweiz ging.

Wien

Wie die Tabelle der Herkunftsorte zeigt, kamen die meisten Studentinnen nicht mehrheitlich aus der Hauptstadt Wien. Mit einer Bevölkerung von 725.000 Menschen im Jahr 1880[202] bildete Wien nicht nur das Zentrum von Politik, Wirtschaft, Kultur, Bildung und Wissenschaft der Monarchie, sondern zählte neben London, Paris und Berlin zu den bedeutendsten Metropolen Europas. 85 % der in Wien lebenden Menschen waren zu diesem Zeitpunkt römisch-katholischer und 10 % jüdischer Konfession. 84 % der Bevölkerung konnten lesen und schreiben[203].

Die erste Wiener Studentin, die Tochter eines höheren Beamten, Gabriele Possanner von Ehrenthal, immatrikulierte 1888 an der Universität Zürich. Im Jahr 1895 folgte ihr Lucia Morawitz, Tochter eines Advokaten. Irma Schneider-Schönfeld und Regina Vera Walter-Marković – beide stammten im Gegensatz zu den beiden genannten Studentinnen nicht aus katholischen, sondern jüdischen Familien – begannen erst 1899 oder 1900 an einer Schweizer Universität zu studieren, als sich schon eine Öffnung der Medizinischen Fakultäten für Frauen in Österreich abzeichnete. Beide hatten bereits im Wintersemester 1898/1899 an der Philosophischen Fakultät der Universität Wien inskribiert und setzten dann im September 1900 ihr Medizinstudium in Wien fort. Maria Schuhmeister wurde zwar in Wien geboren, lebte aber ab ihrem zehnten Lebensjahr mit ihren Eltern in Salzburg, da ihr Vater an der Lehrerbildungsanstalt unterrichtete. Sie war überhaupt nur von September bis Oktober 1899 in Zürich immatrikuliert und wechselte danach an die Philosophische und ab dem Wintersemester 1900 an die Medizinische Fakultät in Graz.

Galizien

Sechs Frauen stammten aus dem am Rande der Monarchie gelegenen Königreich Galizien und Lodomerien, einer künstlich geschaffenen Einheit, die erst in Folge der Polnischen Teilungen von 1772 bis 1795 unter habsburgische Herrschaft gekommen war. Das zuvor polnische Gebiet war ethnisch und konfessionell gemischt und eine mehrsprachige Region, in der neben Polen und Ruthenen/Ukrainern auch Juden, Deutsche und Armenier lebten, wobei sich jede Volksgruppe von der anderen kulturell abgrenzte[204].

---

202 Bevölkerung 1880 2f.

203 Ebd.: 114.000 Analphabeten, davon 52.000 Männer und 62.000 Frauen.

204 Vgl. dazu Bruckmüller, Geschichte; Martin Mutschlechner, Am Rande des Reiches: Galizien und Bukowina, https://ww1.habsburger.net/de/kapitel/am-rande-des-reiches-galizien-und-bukowina [23. 4. 2024].

Im Jahr 1880 konnten von sechs Millionen Einwohner:innen 80 % weder lesen noch schreiben[205]. Bis zum Ausgleich 1867 waren die Galizien-Deutschen die begünstigte Bevölkerungsgruppe. In der Doppelmonarchie wurde Galizien eine größere Autonomie eingeräumt, mit der eine Polonisierung der Verwaltung und des Schulwesens sowie die Einführung von Polnisch als Amtssprache verbunden war[206]. Galizien war die Provinz mit dem höchsten jüdischen Bevölkerungsanteil in Cisleithanien. 1880 lebten knapp 687.000 Juden in Galizien, die 68 % der jüdischen sowie 12 % der Bevölkerung Cisleithaniens ausmachten[207]. Einige Städte, vor allem im Osten des Landes, wiesen eine jüdische Bevölkerungsmehrheit auf[208]. Zu diesen zählte auch die wachsende Provinzstadt Tarnopol[209], der Geburtsort von Mathilde Schorr, die aus einer jüdischen Familie stammte. Die Zentren waren die Hauptstadt Lemberg und die alte polnische Krönungsstadt Krakau. Die 110.000 Einwohner:innen (1880) zählende Stadt Lemberg[210] war eine expandierende „polnische" Stadt mit verschiedenen Bevölkerungs- und Religionsgruppen und seit 1661 Sitz einer Universität[211]. Aus einer jüdischen Familie in Lemberg stammte Friederike Lubinger. Flora Ogórek-Pankowa (römisch-katholisch) wurde zwar in Rudolfswerth (Novo Mesto, Slowenien) geboren, lebte aber ab ihrem dritten Lebensjahr in Lemberg, da ihr Vater dort eine Stelle als Gymnasialprofessor erhielt. Zwei Studentinnen, Regina Kahane-Axer und Viktoria Markheim (bei beiden ist die Konfession unbekannt), wurden in Krakau geboren. Nach 1867 entwickelte sich die Universitätsstadt Krakau, die neben Warschau eines der bedeutendsten Zentren der polnischen Unabhängigkeitsbewegung darstellte, erneut zum Zentrum polnischer Kunst und Kultur. Im Jahr 1880 lebten 66.000 Menschen in Krakau[212]. Aus der galizischen Industriestadt Drohobicz (1914: 38.000 Einwohner:innen)[213] kam Marie Kalmus-Schneider und aus der Kleinstadt Czortków, die sich durch eine gute Eisenbahnanbindung zu einem regionalen Verkehrszentrum entwickelte[214], stammte Betty Farbstein-Ostersetzer (beide Jüdinnen), die in den 1890er Jahren ihr Studium in Zürich begannen.

---

205 Bevölkerung 1880 119: 4,8 Mio. Analphabeten, davon 2,3 Mio. Männer und 2,5 Mio. Frauen.

206 Klijanienko-Birkmann, Lemberg 31.

207 Bevölkerung 1880 118f.: Von den 6 Mio. Einwohner:innen Galiziens waren 2,7 Mio. (45,5 %) Katholiken, 690.000 Juden (11,5 %), 36.000 evangelisch und 2,5 Mio. griechisch-uniert (42,1 %).

208 Raggam-Blesch, Identitätskonstruktionen 76, Statistik nach Thun, Juden 8f.; vgl. Bevölkerung 1880 119.

209 Schneider–Imendörffer, Österreich 450: Tarnopol wies 1914 35.000 Einwohner:innen auf und hatte sich aufgrund der vielen hierher verlegten Ämter, höheren Lehranstalten und industriellen Betriebe zu einer der moderneren Provinzstädte des Landes entwickelt.

210 Bevölkerung 1880 88f.

211 Schneider–Imendörffer, Österreich 433: Lemberg war Sitz der k. k. Statthalterei, des Landesparlaments, von drei Erzbischöfen (römisch-katholisch, griechisch-katholisch, armenisch-katholisch) sowie eines Oberrabbiners; vgl. auch Bevölkerung 1880 88f.: 59.000 römisch-katholisch, 30.000 israelitisch, 17.000 griechisch-uniert, 1.700 evangelisch; 48.000 Analphabeten, davon 22.000 Männer und 26.000 Frauen.

212 Bevölkerung 1880 88f.: 45.000 römisch-katholisch, 20.000 israelitisch, 300 orthodox-uniert; von 23.000 Analphabeten 10.000 Männer und 13.000 Frauen.

213 Ebd. 440: Drohobicz war das Zentrum der galizischen Naphtaindustrie und besaß eine Saline und eine Kerzenfabrik.

214 Ebd. 450.

Bukowina

Die Bukowina, 1775 durch Österreich vom Osmanischen Reich annektiert und 1849 zu einem eigenen Kronland erhoben, war die Herkunftsregion von insgesamt fünf Studentinnen. Es war das „ärmste Kronland mit den am wenigsten gebildeten Einwohnern“[215]. In diesem strukturschwachen Land mit 90 % Analphabet:innen im Jahr 1880[216] führte die österreichische Administration das Experiment einer quasikolonialen Erschließung mittels einer zentralistischen Verwaltung mit Deutsch als Verwaltungs- und Unterrichtssprache durch. Da hier aufgrund der langen osmanischen Herrschaft vor 1775 kein lokaler Adel und keine ständische Selbstverwaltung existierte, musste keine Rücksicht auf historische Rechte genommen werden und eine multikulturelle Gesellschaft konnte entstehen. Die im Jahr 1880 570.000 Menschen umfassende Bevölkerung[217] setzte sich aus Rumänen, Ukrainern, Deutschen und Polen sowie Armenieren zusammen, wobei keine Ethnie eine dominante Mehrheit bildete. Besonders in der 1880 46.000 Bewohner:innen zählenden Hauptstadt Czernowitz[218], die zu einem Zentrum intensiven Handels- und Kulturaustausches zwischen den benachbarten Ländern avancierte, spiegelte sich die heterogene ethnische Zusammensetzung des Landes wider[219]. Es entwickelte sich ein dichtes Netz an Interaktionen zwischen der einheimischen Bevölkerung und neu zugewanderten Menschen unterschiedlicher Bekenntnisse, ethnischer und sozialer Hintergründe. Das Fehlen eines auf die Bewahrung von Privilegien und Traditionen pochenden städtischen Patriziats ermöglichte niederschwellige politische und soziale Partizipationsmöglichkeiten[220]. Zu dieser Zeit waren 24 % der Czernowitzer Bevölkerung jüdischen Glaubens[221], die überwiegend deutschsprachig waren. Czernowitz war ein Kulturzentrum im Osten der Monarchie, dessen Position sich auch in der Gründung einer deutschsprachigen Universität 1875 manifestierte[222]. Das jüdische Bürgertum orientierte sich kulturell nach Wien, was Czernowitz auch die Bezeichnung „Klein Wien“ eintrug[223]. Zu dieser Gruppierung gehörte auch die Familie des jüdischen Händlers Sinai Welt, dessen drei Töchter, Rosa Welt-Straus, Sara Welt-Kakels und Leonore Welt-Gourfein zu den ersten Frauen der Habsburgermonarchie zählten, die zum Studium in die Schweiz gingen. Auch Erna Friedmann Storfer wurde in Czernowitz in eine – vermutlich orthodoxe – jüdische Familie hineingeboren. Vielleicht war ihre Familie Anhängerin der zweiten großen Richtung des osteuropäischen Judentums, des Chassidismus, der im Gegensatz zur Haskala stand, welche die Ideen der Aufklärung mit den Werten des Judentums zu verbinden suchte. Beide einander ablehnende Denkschulen fanden Anhänger in Czernowitz[224]. Sophie

---

215 Judson, Habsburg 412.

216 Bevölkerung 1880 119: 513.000 Analphabeten, davon 250.000 Männer und 263.000 Frauen.

217 Bevölkerung 1880 118f.

218 Vgl. dazu allgemein: Scharr, Bukowina.

219 Martin Mutschlechner, Am Rande des Reiches: Galizien und Bukowina, https://ww1.habsburger.net/de/kapitel/am-rande-des-reiches-galizien-und-bukowina. [23. 4. 2024].

220 Gatscher-Riedl, Czernowitz 19f.

221 Ebd. 22; vgl. auch: Bevölkerung 1880 108f.: 13.000 römisch-katholisch, 10.000 griechisch-orientalisch (nicht uniert), 14.00 israelitisch, 29.000 Analphabeten, davon 13.000 Männer und 16.000 Frauen.

222 Vgl. auch Judson, Habsburg 412.

223 Martin Mutschlechner, Am Rande des Reiches: Galizien und Bukowina, https://ww1.habsburger.net/de/kapitel/am-rande-des-reiches-galizien-und-bukowina. [23. 4. 2024].

224 Gatscher-Riedl, Czernowitz 65f.

Moraczewska-Okunewska war eine weitere Studentin aus der Bukowina, die 1887 in Zürich immatrikulierte. Sie wurde im Dorf Dowschanka, nahe Tarnopol in Ostgalizien, geboren. Nach dem frühen Tod der Mutter wuchs sie im ruthenisch/ukrainisch-national engagierten Haushalt ihrer Tante und ihres Onkels in Kimpolung auf. Ihr Vater war ein griechisch-katholischer Priester, der sich von seinem Priesteramt entbinden ließ, um in Wien Medizin studieren zu können. Die griechisch-katholische oder unierte Kirche, der 1880 70 % der Bevölkerung der Bukowina angehörten[225], war der wichtigste Träger der ruthenischen/ukrainischen Nationalbewegung[226]. Als Sophie Moraczewska-Okunewska 1887 an der Universität Zürich immatrikulierte, wurde Kimpolung, Bukowina, in der Rubrik Herkunft vermerkt. Während ihres Studiums heiratete sie den aus Warschau stammenden Wacław Moraczewski. Da nach den Bestimmungen des geltenden Heimatrechts bei der Eheschließung die Zugehörigkeit zu einer Heimatgemeinde jene des Ehemanns auf die Ehefrau überging[227], wurde sie bei ihrer zweiten Immatrikulation im Jahr 1892 als Sophie Moraczewska-Okunewska mit der Herkunft Warschau, Polen, Russisches Reich, geführt.

Böhmen

Aus Böhmen kamen mit Bohuslava Keck und Anna Bayer zwei Studentinnen, die schon in den 1870er Jahren in Zürich ihr Medizinstudium begonnen hatten. Das Königreich Böhmen zählte mit Niederösterreich zu den wichtigen Industrieregionen der Monarchie. 64 % der Bevölkerung gaben im Jahr 1880 Tschechisch oder Slowakisch und 37 % Deutsch als Muttersprache an[228]. Das Bildungs- und Gesundheitssystem stand in Böhmen, wo die Universität in Prag 1882 in eine deutsche und eine tschechische geteilt wurde, auf einem höheren Niveau als in Niederösterreich und den Alpenländern. Nur knapp ein Viertel (22,5 %) der Bevölkerung konnte 1880 nicht lesen und schreiben[229]. Von den 5,5 Millionen Einwohner:innen Böhmens gaben bei der Volkszählung 1880 5,3 Millionen Menschen römisch-katholisch als Glaubensbekenntnis an[230]. Auch die beiden böhmischen Studentinnen der Untersuchungsgruppe kamen aus katholischen Familien aus dem nördlich von Prag gelegenen Bezirk Melnik (Mělník) – Anna Bayer aus der Gemeinde Vojtěchov und Bohuslava Keck aus Bukol (heute zur Gemeinde Vojkovice gehörig). Anna Bayer trug Melnik als ihren Herkunftsort in die Züricher Matrikel ein, eine Kleinstadt an der Elbe, die für ihren Weinbau bekannt war und ist[231]. Bohuslava Keck gab Prag als Herkunftsort an, vermutlich, da sie dort die Höhere Töchterschule besucht hatte.

---

225 Bevölkerung 1880 118f.

226 Klijanienko-Birkmann, Lemberg 33; Bruckmüller, Geschichte 434.

227 Vgl. auch Hahn, Migrantinnen 173–192; Hahn, Zuwanderung 33–44.

228 Bevölkerung 1880 73.

229 Ebd. 118f.: 1,2 Mio. Analphabeten, davon 570.000 Männer und 680.000 Frauen.

230 Ebd. 1880 118f.

231 Schneider–Imendörffer, Österreich 279f.; Mělník, https://de.wikipedia.org/wiki/Mělník [1. 5. 2024].

Mähren, Krain, Tirol

Als weitere Herkunftsländer nennen die Universitätsverzeichnisse Mähren, Krain und Tirol.

Gisela Kuhn-Januszewska wurde auf einem Landgut in Drnowitz (Drnovice), Mähren, Bezirk Wischau (Vyškov), einer im 13. Jahrhundert entstandenen deutschen Sprachinsel, in eine jüdische Familie geboren. Ihr Bruder war der bekannte Schriftsteller Alexander Roda Roda. Sie besuchte die 40 Kilometer entfernt gelegene Höhere Töchterschule in Brünn. Daher ist Brünn (Brno, Tschechien) als Herkunftsort in der Züricher Matrikel verzeichnet. Die Landeshauptstadt Mährens zählte 1875 rund 74.000 Einwohner:innen[232], von denen die überwiegende Mehrheit deutschsprachig war.

Flora Ogórek-Pankowa (römisch-katholisch) gab in der Matrikel ihren Geburtsort Rudolfswerth (Novo Mesto, Slowenien) im Kronland Krain an, damals eine Kleinstadt 60 Kilometer von Laibach (Ljubljana) entfernt, die Sitz einer Bezirkshauptmannschaft und eines Gymnasiums war[233]. Ihre Kindheit und Schulzeit verbrachte sie allerdings in Lemberg. Gisela Lucci-Purtscher wurde aufgrund der Berufstätigkeit ihres Vaters in Konstantinopel (Istanbul) geboren, ihre Familie (römisch-katholisch) stammte jedoch aus Lienz in Osttirol. Die 1880 3.100 Einwohner:innen zählende Stadt erhielt mit der Errichtung der Drautalbahn zwischen Villach und Lienz durch die Südbahn-Gesellschaft (1871)[234], bei der Gisela Lucci-Purtschers Vater als Ingenieur arbeitete, einen wichtigen wirtschaftlichen Impuls.

Ungarn

Aus der ungarischen Reichshälfte[235] immatrikulierten vier Frauen der Untersuchungsgruppe an einer Schweizer Universität: Vilma Hugonnai (katholisch) wurde als Tochter einer gräflichen Familie auf dem Gut Tétény (heute Schloss Nagytétény im 22. Bezirk in Budapest) geboren und gab Pand, ein ca. 60 Kilometer entferntes Dorf im Komitat Pest, als Herkunft an. Auch Georgine von Roth stammte aus einer adeligen Familie von Schloss Bibersburg (Červený Kameň, Slowakei)[236]. Das heute zum Verbund des Slowakischen Nationalmuseums gehörende Schloss liegt ca. 40 Kilometer nordöstlich von der damals ungarischen Stadt Pressburg (Bratislava, Slowakei) entfernt, die sie auch als ihren Herkunftsort in die Matrikel in Zürich eintragen ließ – vielleicht um im Ausland die Herkunftsangabe zu vereinfachen.

Maria Vučetić-Prita (rumänisch-orthodox) wurde in Seleusch/Salens bei Pancsova (Pančevo, Serbien) im Königreich Kroatien und Slawonien geboren und nannte die 1890

232 Ebd. 350–352.

233 Ebd. 500f.

234 Lienz, https://de.wikipedia.org/wiki/Lienz [29. 8. 2024].

235 Königreich Ungarn, https://de.wikipedia.org/wiki/Königreich_Ungarn [1. 5. 2024]: Ungarn umfasste 1900 13,7 Mio. Menschen. Davon waren 48,7 % römisch-katholisch, 21,9 % evangelisch, 13,1 % griechisch-orthodox, 10,9 % griechisch-katholisch, 4,9 % israelitisch; Bevölkerung nach Umgangssprache 1880: 42,3 % ungarisch, 18,7 % rumänisch, 15,2 % slowakisch und 11,5 % deutsch. Vgl. auch Bruckmüller, Geschichte 422–424.

236 Červený Kameň, https://de.wikipedia.org/wiki/Burg_Červený_Kameň [20. 5. 2024].

ca. 18.000 Personen zählende Stadt Pancsova[237] als Herkunft, wo sie auch die Höhere Mädchenschule besucht hatte. Das Gebiet um Pancsova lag im ethnisch gemischten Banat, jedoch in dessen vorwiegend von Serben besiedelten südwestlichsten Teil (Vojvodina).

Milica Schwiglin-Tschawoff (Religion unbekannt), Tochter eines Notars, wurde in Agram (Zagreb), der Hauptstadt des Königreichs Kroatien und Slawonien geboren, die 1880 rund 30.000 Einwohner:innen zählte[238].

Herkunft außerhalb der Habsburgermonarchie

Von den vier Frauen der Untersuchungsgruppe, die zum Zeitpunkt ihrer Immatrikulation keine Österreicherinnen waren, stammten drei aus dem Russischen Reich: Rosa Kerschbaumer aus Moskau, Theodora Krajewska aus dem damals russischen Warschau und Rosa Einhorn aus dem Dorf Suchowola im Nordosten des heutigen Polen. Die beiden letzteren wurden durch Einbürgerung Österreicherinnen, Rosa Kerschbaumer durch Heirat.

Anna Fischer-Dückelmanns Familie (römisch-katholisch) kam hingegen aus Tragwein, einer Marktgemeinde im Mühlviertel in Oberösterreich. Sie wurde in Wadowice (heute Polen) geboren, da ihr Vater zum Zeitpunkt ihrer Geburt dort als Militärarzt stationiert war. Nach ihren eigenen Angaben lebte sie als Kind in Italien, Ungarn und Oberösterreich und verbrachte ihre Jugend in Brünn (Brno, Tschechien). In der Matrikel der Universität Zürich ist Offenbach/Hessen als Herkunftsort angegeben, da Anna Fischer-Dückelmann dort vor Beginn ihres Studiums mit ihrer Familie wohnte.

Bei der Herkunft der „Schweizer Ärztinnen" fällt auf, dass mehr als ein Drittel der Frauen aus den wirtschaftlich wenig entwickelten Kronländern Galizien und Bukowina mit hohen Analphabetenraten kam, und nicht, wie man annehmen könnte, aus der Metropole Wien. Sie stammten aber überwiegend aus expandierenden Städten und Zentren von Kultur und Bildung wie Lemberg, Krakau und Czernowitz mit einem großen Anteil an deutschsprachiger Bevölkerung. Dieser Befund entspricht großteils auch jenem der deutschen Studie „Ärztinnen im Kaiserreich". Wie Johanna Bleker betont, wurde bei der Charakteristik der ersten Studentinnen allgemein davon ausgegangen, dass die meisten aus einem großstädtischen Milieu stammten, weil – so die Annahme – hier das höhere Mädchenschulwesen als Voraussetzung für ein Studium einigermaßen entwickelt war. Die Bedeutung der regionalen Herkunft aus Großstädten oder Metropolen für die Studienentscheidung der frühen Akademikerinnen wurde jedoch überschätzt. Von 655 Ärztinnen aus Deutschland, die bis 1918 im Land studiert hatten, kamen 38 % aus einer Großstadt mit mehr als 100.000 Einwohner:innen[239]. Es zeigte sich, dass die geographische Streuung mit vielen unterschiedlichen Geburtsorten sehr breit war. Darunter waren

[237] Pancsova: amtlicher ungarischer Name der Stadt bis 1918/1919; Pančevo, https://de.wikipedia.org/wiki/Pančevo [10. 10. 2024]: Aufgrund des ungarischen Reichstagsgesetzes von 1898 über die Gemeinde- und Ortsnamen durfte bis 1918 nur mehr die ungarische Variante Pancsova offiziell verwendet werden.

[238] Zagreb, https://de.wikipedia.org/wiki/Zagreb [25. 9. 2024].

[239] Bleker, Herkunft 59.

auch etliche Kleinstädte mit knapp 10.000 Personen, die bis 1918 über keine für ein Universitätsstudium relevante Mädchenbildungseinrichtungen verfügten[240].

Zu einem anderen Ergebnis kam hingegen die Untersuchung der regionalen Herkunft der ersten elf Medizinstudentinnen der Universität Wien im Wintersemester 1900/1901: Sie bildeten eine homogene Gruppe, denn zehn von ihnen stammten aus Wien und Umland[241]. Waltraud Heindl erklärt dies damit, dass Wien und Umgebung zum „natürlichen" Einzugsgebiet der Universität gehörten. Ein deutlicher Zuzug aus anderen Gebieten der Monarchie, vor allem aus Galizien und der Bukowina, setzte erst in den Jahren vor dem Ersten Weltkrieg ein, obwohl andere Universitäten näher lagen. Im Wintersemester 1918/1919 überflügelten dann die Medizinstudentinnen aus Galizien diejenigen aus Wien: Aus Galizien stammten 36,2 %, aus Wien 22 % und aus der Bukowina 12,9 % der Frauen[242].

Bei einigen Frauen der Untersuchungsgruppe, von denen auch Informationen über ihre Familien vorliegen, fällt überdies auf, dass sie schon Erfahrungen mit Ortswechseln aus ihrer Kindheit und Jugend mitbrachten. Das heißt, Migration war keine fremde Erfahrung für sie, wie auch die Historikerin Linda Colley betont: „Frequently, it was a practice that was learnt and adopted by a family's member of successive generations, and that often increased in scale and duration in the process."[243] Dies traf besonders auf Kinder von Beamten, die mehrmals versetzt wurden, zu: Gabriele Possanner wurde 1860 in Ofen (Budapest) geboren und verbrachte die ersten 20 Jahre ihres Lebens in sechs verschiedenen Städten, in denen ihr Vater arbeitete: Im Jahr 1863 kam Benjamin Possanner als Finanzbezirksdirektor nach Arad, Banat. 1867 wurde er nach St. Pölten versetzt, 1869 wurde er zum Finanzdirektor in Laibach (Ljubljana) ernannt. 1878 trat er seinen Dienst als Hofrat in der Finanzlandesdirektion in Innsbruck an, 1880 erfolgte seine Ernennung zum Sektionschef im k. k. Finanzministerium in Wien[244]. Ein typisches „Wanderleben" führte auch Anna Fischer-Dückelmanns Familie, deren Vater Militärarzt war. Die Beobachtung, dass Migrationserfahrungen und Bereitschaft zur Mobilität „weitergegeben wurden", gilt auch für ein weiteres Beispiel, Lucia Morawitz, 1870 in Wien geboren: Ihr Vater, Dr. Heinrich Morawitz, war Hof- und Gerichtsadvokat und kam in Iglau in Mähren (Jihlava, Tschechien) als Sohn eines Kaufmannes zur Welt. Ihre Mutter war die Tochter eines Kaufmanns aus Zara in Dalmatien (Zadar, Kroatien) und in erster Ehe mit einem Militärbeamten verheiratet gewesen. Lucia Morawitz studierte nicht nur in Zürich, sondern auch in Wien, München und Berlin. Sie war zeitlebens für mehrere Wochen in Europa auf Reisen unterwegs und verbrachte ihre meiste Lebenszeit in der Schweiz.

240 Ebd.
241 Heindl, Herkunft 109.
242 Ebd.
243 Colley, Elizabeth Marsh 27.
244 Stern, Gabriele Possanner 191.

2.2.2 Familiäre und soziale Herkunft

Neben der regionalen Herkunft war der familiäre und soziale Hintergrund der Frauen der Untersuchungsgruppe von hoher Relevanz für ihre weiteren Lebenswege. Für Aussagen über die Familien wurden überwiegend Universitätsmatrikeln herangezogen. Problematisch ist, dass die Angaben von den Frauen selbst gemacht und oft auch geschönt wurden. Daher wurden sie soweit wie möglich mit amtlichen Quellen abgeglichen und ergänzt. Oft sind aber nur vage Rückschlüsse auf die mit dem Beruf des Vaters verbundene gesellschaftliche Position möglich. Außerdem beinhalten Berufsangaben wie Kaufmann oder Offizier eine Interpretationsbreite, die von einer Zugehörigkeit zur bürgerlichen Mittel- bis Oberschicht reicht. Die Analyse der familiären Hintergründe der 29 Frauen der Untersuchungsgruppe umfasst 26 Familien, da aus einer Familie drei Schwestern kamen. Bei vier Frauen waren keine Berufsangaben zu den Vätern eruierbar, sodass nur Aussagen über 22 Familien getroffen werden können (siehe dazu auch die Übersichtstabelle in Kapitel 7.3).

Demnach können 13 Herkunftsfamilien der „Schweizer Ärztinnen" der sehr weit gefassten Gruppe des Bildungsbürgertums zugerechnet werden: Die Väter von Rosa Kerschbaumer (geboren in Russland) und Gabriele Possanner aus Wien waren höhere Beamte. Benjamin Possanner wurde noch vor Studienbeginn seiner Tochter zum Sektionschef im k. k. Finanzministerium in Wien ernannt. Gisela Lucci-Purtscher war die Tochter eines Ingenieurs und Beamten bei der Südbahngesellschaft. Zwei Väter waren Juristen: Milica Schwiglin-Tschawoff aus Zagreb in Kroatien war die Tochter eines Notars, Lucia Morawitz die Tochter eines Wiener Advokaten. Rosa Einhorn-Blochs Vater war ein Rabbiner im russischen Gouvernement Grodno. Den Beruf eines Lehrers an einer höheren Schule übten drei Väter aus. Flora Ogórek-Pankowas Vater arbeitete zuerst in Rudolfswerth (Novo Mesto), dann in Lemberg als Gymnasiallehrer. Theodora Krajewskas Vater war Gymnasialdirektor in Warschau und machte danach als Sektionschef in der Schulverwaltung Karriere. Maria Schuhmeisters Vater unterrichtete an der Lehrerbildungsanstalt und der k. k. Staats-Realschule in Salzburg und stieg dann zum Direktor der Lehrerbildungsanstalt in Klagenfurt auf. Nur drei Väter waren Ärzte. Betty Farbstein-Ostersetzers Vater übte den Arztberuf in Czortków, Galizien, und Sophie Moraczewska-Okunewskas Vater in Kimpolung, Bukowina, aus. Anna Fischer-Dückelmanns Vater war als Militärarzt an verschiedenen Orten in der Monarchie eingesetzt. Georgine von Roths Vater, ein Offizier, zählt als Angehöriger des Militärs nicht zum klassischen Bildungsbürgertum, doch auch für diesen militärischen Dienstgrad war eine höhere Bildung Voraussetzung.

Zum großzügig definierten „Wirtschaftsbürgertum" (inklusive einem landadeligen Gutsbesitzer) zählten vermutlich neun Familien: Neben zwei Gutsbesitzern (die Väter von Bohuslava Keck aus Bukol bei Prag sowie von Maria Vučetić-Prita aus der Region Pancsova in Serbien) und einem Gutspächter (Vater von Gisela Kuhn-Januszewska aus Drnowitz bei Brünn) gehörten fünf Väter der schwierig zu fassenden Gruppe von Unternehmern bzw. Händlern an: Regina Vera Walter-Marković Vater war ein Wiener Fabrikant, Irma Schönfelds Vater ein Papierhändler aus Wien, Erna Friedmann-Storfers Vater ein Kaufmann aus Czernowitz und Friederike Lubingers Vater ein Kaufmann aus Lemberg. Der Vater der Schwestern Rosa, Leonore und Sara Welt war ein Getreidehändler aus Czernowitz und Anna Bayers Vater ein „Bierbrauer" (Pächter einer Brauerei) aus

Böhmen. Vilma Hugonnai wurde als Tochter des ungarischen Grafen Koloman Hugonnai von Szentgyörgy auf dem Gut Tétény im Pester Komitat geboren.

Informationen über die Mütter der „Schweizer Ärztinnen" sind noch dünner gesät. Sie wurden zeittypisch über den Beruf und die soziale Position ihrer Väter oder Ehemänner definiert. Bei der Einordung des sozialen und familiären Hintergrundes der Studentinnen müssen aber immer beide Elternteile berücksichtigt werden. So spielten nicht nur Bildung und Sozialisation der Mütter eine wichtige Rolle, sondern wohl auch deren in die Ehe eingebrachtes Vermögen, das zur finanziellen Absicherung bzw. zum Wohlstand ihrer Herkunftsfamilien wesentlich beitrug. Von den beiden aus der ungarischen Reichshälfte stammenden Studentinnen waren die Mütter adeliger Herkunft: Vilma Hugonnais Mutter war Therese Paneczély Edle von Tomest und Georgine von Roths Mutter eine geborene Gräfin Pálffy von Erdöd. Aus einer landadeligen Familie kamen die Mütter der in Moskau geborenen Rosa Kerschbaumer und der aus Warschau stammenden Theodora Krajewska. Die Mutter der aus Böhmen stammenden Bohuslava Keck war die Tochter eines Brauereimeisters, jene Gisela Kuhn-Januszewskas die Tochter eines Tuchhändlers. Anna Bayers Mutter hatte einen Müller zum Vater und die Mutter von Lucia Morawitzs einen Kaufmann. Zwei Mütter waren Töchter von Ärzten: Anna Fischer-Dückelmann kam aus einer Familie, in der nicht nur ihr Vater Militärarzt, sondern auch ihre Großväter mütterlicher- und väterlicherseits sowie andere männliche Verwandte Ärzte waren. Gabriele Possanner von Ehrenthals Mutter wurde als Pauline von Kraus in Prag geboren und war die Tochter eines Generalstabsarztes.

Bei einer Analyse des familiären Hintergrunds wäre auch die Frage nach Geschwistern sowie die Position der Protagonistinnen in der Geschwisterreihe von Interesse, der in dieser Studie allerdings nicht systematisch nachgegangen werden konnte. Eltern sahen nämlich für ihre Söhne und Töchter durchwegs eine unterschiedliche Erziehung, Ausbildung und Lebenspläne vor. Dabei spielten Geschlechtermodelle, wirtschaftliche Interessen, aber auch rechtliche Rahmenbedingungen eine wesentliche Rolle, denen auch die Bildungsmöglichkeiten für Mädchen entsprachen. Ein Bruder oder mehrere Brüder wirkten sich manchmal sowohl positiv als auch negativ auf die Bildungsambitionen von Schwestern aus. Eltern, die keine Söhne hatten, räumten ihren Töchtern oft größere Bildungsmöglichkeiten ein, da sie nicht in Söhne „investieren" konnten oder mussten. Mädchen hatten in einem solchen Fall oft eine Art „Ersatzfunktion" für männliche Nachkommen. Manche bildungsaffine Familie, die über gute finanzielle Möglichkeiten verfügte, ermöglichte neben den Söhnen auch den Töchtern eine höhere (Aus-)Bildung, wie dies etwa das Beispiel von Gabriele Possanner zeigt, die als zweites von acht Kindern geboren wurde. Ihre drei Brüder studierten Rechtswissenschaften und machten als hohe Beamte oder beim Militär Karriere. Von ihren vier Schwestern studierte eine an der Philosophischen Fakultät in Wien, zwei Schwestern erhielten Gesangs- bzw. Malunterricht.

Nach ihrer schichtspezifischen Herkunft betrachtet, stammten die Frauen der Untersuchungsgruppe überwiegend aus dem mehr oder weniger gut situierten Bildungs-, aber auch Wirtschaftsbürgertum. Eine Ausnahme war vielleicht Anna Bayer, die möglicherweise aus einer „lower-middle-class-family" stammte[245]. Bei den Frauen, die ein „von" im Namen trugen, gehörten etwa die Familie der aus der ungarischen Reichshälfte stammenden Gräfin Vilma Hugonnai sowie Georgine von Roths Mutter dem Geburtsadel

245 Fuchs–Tahirović, Anna Bayerová 122.

an. Roths Vater, Generalmajor Karl Freiherr von Roth zählte wie der Vater von Gabriele Possanner von Ehrental hingegen zum niederen Adel bzw. Beamtenadel[246].

Aus dem bäuerlichen oder Arbeitermilieu kam keine Studentin. Wie die *Arbeiterinnen-Zeitung* 1896 feststellte, wäre es Mädchen ärmerer Volksschichten nicht möglich gewesen, das Schulgeld zu *erschwingen*. Außerdem sei es nur dem *allerkleinsten Theile dieser Gymnasiastinnen ... möglich, im Auslande das Studium fortzusetzten und sich dort das Doktordiplom zu erwerben*[247]. Erst in der Zwischenkriegszeit, als das Universitätsstudium von Frauen seinen Ausnahmecharakter weitgehend verloren hatte, stieg an der Universität Wien die Zahl der Studentinnen aus mittel- und kleinbürgerlichen Gesellschaftsschichten an. Dabei handelte es sich vor allem um Töchter von kleinen und mittleren Beamten sowie Angestellten. Die Zahl der Töchter aus dem Bildungsbürgertum ging hingegen zurück. Im Wintersemester 1933/1934 stellten Töchter von unselbständigen Handwerkern und Arbeitern erstmals 5 % der Studentinnen an der Medizinischen Fakultät[248].

Auch für Deutschland wurde nach der Öffnung der Universitäten für Frauen ein wesentlich höherer Anteil von Studentinnen als Studenten aus bildungsbürgerlichen Elternhäusern festgestellt und darauf verwiesen, dass schon während des 19. Jahrhunderts die „Selbstrekrutierungsquote“, das heißt der Prozentsatz der aus akademischen Elternhäusern stammenden männlichen Studenten, tendenziell abgenommen hatte[249]. Im Rahmen des Projekts „Ärztinnen im Kaiserreich“ wurde die preußische Hochschulstatistik 1911/1912 zu einem Vergleich herangezogen: Während die männlichen Studenten zu 33 % aus dem Besitz- und Bildungsbürgertum stammten, waren es bei den Studentinnen 54 %. Die übrigen Frauen kamen aus dem Mittelstand, Töchter aus den sozialen Unterschichten waren auch hier nicht zu finden. Begründet wird dies damit, dass Väter mit akademischer Bildung am ehesten bereit waren, die Bildungsbestrebungen ihrer Töchter zu fördern und dass die mittleren und unteren Schichten die finanziellen Mittel bestenfalls für die Ausbildung der Söhne aufbringen konnten[250]. Einen gleichen Trend stellte auch Marion Röwekamp für die ersten Juristinnen an den deutschen Universitäten fest: Die erste Generation stammte durchwegs aus dem höheren Bildungsbürgertum. Die meisten Väter waren Akademiker oder wohlhabende Handelsleute[251].

Nach der Öffnung der Wiener Medizinischen Fakultät für Frauen wiesen die ersten Studentinnen von 1900 bis 1914 eine große Diversität in der Struktur der Väterberufe auf, wobei es sich auch bei ihnen hauptsächlich um bürgerliche Berufe handelte. Darunter waren aber nicht mehr Arzttöchter als an der Philosophischen Fakultät[252].

Auch unter den „Schweizer Studentinnen“ der Untersuchungsgruppe befanden sich nur drei Töchter von Ärzten und zwei Frauen mit Müttern aus Ärztefamilien. Claudia Huerkamp stellte für Deutschland fest, dass zu diesem frühen Zeitpunkt das Phänomen der Berufsvererbung bei den Studentinnen wesentlich schwächer ausgeprägt war als bei

246 Benjamin Possanner wurde erst anlässlich seiner Pensionierung als Sektionschef des Finanzministeriums 1891 in den Freiherrenstand erhoben. Danach führte Gabriele Possanner den Titel Baronin und hieß Baronin Gabriele Possanner von Ehrenthal; vgl. Stern, Gabriele Possanner 196.

247 *Arbeiterinnen-Zeitung* 5, Nr. 14 (16. Juli 1896) 5f.

248 Vgl. Schwarz, ArbeiterInnentöchter 263–292.

249 Huerkamp, Bildungsbürgerinnen 31.

250 Bleker, Herkunft 53.

251 Röwekamp, Juristinnen 114.

252 Tichy, Herkunft 95.

den männlichen Studenten. Bei Arztsöhnen spielte die Möglichkeit der Übernahme der väterlichen Praxis, die Lage am Arbeitsmarkt und die mit dem Arztberuf verbundenen Prestige- und Einkommenschancen eine größere Rolle, obwohl auch bei Töchtern das väterliche Vorbild einen Einfluss haben konnte[253].

2.2.3 Religiöse und kulturell-ethnische Verortungen

Bei der Beschreibung der regionalen Herkunft der ersten Studentinnen aus Österreich-Ungarn wurde bereits kommentarlos deren Konfession angeführt, um auf den weltanschaulichen Hintergrund der Familien hinzuweisen, nicht um Religiosität oder Glauben der jungen Frauen zu thematisieren. Die Volkszählung 1880 in der österreichischen Reichshälfte ergab eine Bevölkerung von 22,1 Mio. Menschen, davon gaben 17 Mio. (77 %) römisch-katholisch, 2,5 Mio. (11,3 %, fast nur in Galizien) griechisch-uniert und 1 Mio. (4,5 %) israelitisch als Glaubenszugehörigkeit an[254].

Bei einigen Frauen änderte sich auch die Konfessionszugehörigkeit im Lauf ihres Lebens. Gisela Kuhn-Januszewska kam zum Beispiel aus einer liberalen jüdischen Familie und trat vor ihrer zweiten Eheschließung mit einem Katholiken zum katholischen Glauben über. Anna Bayer, katholisch getauft, konvertierte in der Schweiz zum Protestantismus und wurde mit Mitte Fünfzig Anhängerin der Christian Science von Mary Baker Eddy[255]. Lucia Morawitz war 1901 laut Immatrikulationsverzeichnis der Universität Wien römisch-katholisch, 1897 und 1903 nach Meldeunterlagen von München konfessionslos und 1930 laut Scheidungsprotokoll in Zürich der reformierten Kirche zugehörig. Oder: Maria Schuhmeister, 1877 katholisch getauft, trat 1909 aus der katholischen Kirche aus.

Für die Frage nach der Religionszugehörigkeit können die Schweizer Universitätsmatrikeln – etwa im Gegensatz zu den *Nationalen*, den Stammdatenblättern der Universität Wien[256] – nicht als Quelle herangezogen werden, da sie darüber keine Informationen enthalten. In der Schweiz wurde bei der Immatrikulation offenbar nicht danach gefragt. Soweit die Konfession rekonstruierbar ist (bei drei Frauen konnten bislang keine Angaben eruiert werden), waren mindestens 13 Studentinnen Jüdinnen. Zehn Frauen kamen aus römisch-katholischen Familien und je eine aus einem russisch-orthodoxen, rumänisch-orthodoxen und griechisch-katholischen (unierten) Elternhaus.

Jüdinnen waren unter den ersten Studentinnen aus der Habsburgermonarchie in der Schweiz somit – wie später auch an der Universität Wien[257] und an deutschen Universitäten – real und im Verhältnis zur Gesamtbevölkerung deutlich überrepräsentiert. Die Frage, warum jüdische Studentinnen im Allgemeinen einen so hohen Anteil an der Studentinnenquote an europäischen Universitäten hatten, wurde schon mehrfach zu erklären versucht[258].

---

253 Huerkamp, Bildungsbürgerinnen 39.

254 Bevölkerung 1880 119.

255 Christliche Wissenschaft, Mary Baker Eddy, https://www.christianscience.com/de/was-ist-die-christliche-wissenschaft/mary-baker-eddy [30. 11. 2024].

256 Heindl, Herkunft 110.

257 Raggam, Studentinnen 139–156.

258 Dazu allgemein Pass Freidenreich, Female; Raggam-Blesch, Identitätskonstruktionen; Röwekamp, Juristinnen 128; vgl. auch Birn, Anfänge 141.

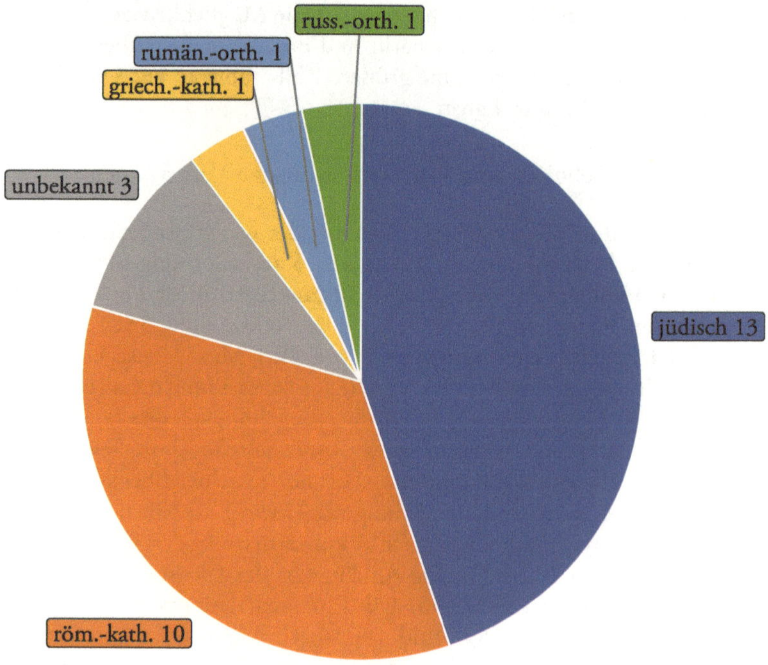

Grafik 2: Religiöse Zugehörigkeit der „Schweizer Ärztinnen“ zum Zeitpunkt des Studiums
Eigene Erhebung, Grafik: Marcel Höhn

In Wien lebten laut Volkszählung 1880 75.000 Jüdinnen und Juden, von denen viele aus anderen Teilen der Monarchie zugezogen waren[259]. Sie waren zu einem hohen Ausmaß urbanisiert, akkulturalisiert und assimiliert[260]. Bildung und Gelehrsamkeit hatten traditionell einen sehr großen Stellenwert in der jüdischen Gesellschaft, Mädchen erhielten oft schon früh eine fundierte Bildung. Der hohe Anteil an Mädchen und Frauen mit einer höheren Bildung wird in verschiedene Richtungen interpretiert: Harriet Pass Freidenreich verweist auf das Bestreben assimilierter „middle-class Jewish families“ in Zentraleuropa, sowohl Söhnen als auch Töchtern die bestmögliche Bildung für das jeweilige Geschlecht mitzugeben. Diese sollte die Integration ihrer Söhne im Handel oder in den Freien Berufen und bei den Mädchen die Heiratschancen erhöhen[261]. Der Beweggrund, Töchtern eine gute Ausbildung zu ermöglichen, um sie gut zu verheiraten, konnte sich auch in eine andere als ursprünglich beabsichtigte Richtung „entwickeln“: Die Mehrheit jüdischer Mädchen heiratete einen Partner aus der eigenen Glaubensgemeinschaft. Somit war der Kreis der potentiellen Ehemänner von vornherein begrenzt, da Mischehen

---

259 Bevölkerung 1880 2f.; dazu allgemein Lichtblau, Lebensgeschichten; Beller, Wien.

260 Raggam-Blesch, Identitätskonstruktionen 15: Akkulturation bezieht sich als weit gefasster Oberbegriff auf alle Anpassungsprozesse von Personen oder sozialen Gruppen an eine Kultur in Hinsicht auf Wertvorstellungen, Sitten, Brauchtum, Sprache, Religion, Technologie usw. Assimilation bezeichnet in der Soziologie das Angleichen einer gesellschaftlichen Gruppe an eine andere unter Aufgabe eigener Kulturgüter.

261 Pass Freidenreich, Female 5; vgl. auch Raggam-Blesch, Identitätskonstruktionen 50.

selten vorkamen und es bei dem geringen jüdischen Bevölkerungsanteil schwieriger war, einen geeigneten Heiratskandidaten zu finden. Deshalb „mag manche Jüdin beizeiten an Alternativen zur Ehe gedacht haben“[262]. Andererseits lässt sich auch feststellen: Je liberaler und aufgeschlossener eine jüdische Familie war, desto eher war ein akademisches Studium für Töchter vorstellbar – auch unter dem Aspekt der bürgerlichen Emanzipation sowie des sozialen Aufstiegs und Assimilationswillens[263]. Zudem zeigte ein Großteil der ostjüdischen Bevölkerung Ambitionen, sich durch Bildung zu integrieren, und teilte damit den bildungsbürgerlichen Wertehorizont des übrigen Wiener Judentums[264]. Harriet Pass Freidenreich verweist weiter darauf, dass die meisten jüdischen Studentinnen wenig persönlichen Bezug zur Synagoge und religiösen Handlungen, weder als Kind noch als Erwachsene, hatten. Ihre Großeltern und Eltern seien vermutlich regelmäßig zu den „Heiligen Zeiten“ in die Synagoge gegangen, aber die Töchter vermutlich nicht – schon gar nicht, nachdem sie ihr Zuhause verlassen hatten. Antisemitismus konnte jedoch ihre jüdische Identität schärfen und manchmal auch ihre Karriere beeinflussen[265].

Von Interesse wäre auch die Frage, ob der gegen Ende des 19. Jahrhunderts anwachsende Antisemitismus ein vermehrtes Streben nach höherer beziehungsweise universitärer Bildung bei Frauen hervorrief[266]. Wie der jüdische Schriftsteller Karl Emil Franzos schrieb, gehörte *das jüdische Fräulein Doktor … durch den akademischen Titel einer privilegierten Klasse an und ist dadurch bis zu einem gewissen Grade gefeit gegen das brüske Vorurteil*[267]. Damit brachte er neben dem Streben nach Sozialprestige auch eine Art „Schutz“ vor Antisemitismus ins Spiel. Inwieweit dies realistisch war, ist zu hinterfragen. Der sich seit dem Niedergang des Liberalismus in den 1880er Jahren aufbauende Antisemitismus untergrub über weite Strecken die Hoffnung, durch Bildung gesellschaftliche Akzeptanz und Integration zu erlangen[268].

Ähnlich wie die männlichen Angehörigen der jüdischen Glaubensgruppe bevorzugten Jüdinnen bei ihrer Fächerwahl Fakultäten, die auf die freien Berufe vorbereiteten und vor allem Medizin[269]. An der Medizinischen Fakultät in Wien bildeten ab 1900 die Studentinnen jüdischer Konfession, von denen ein beträchtlicher Teil aus Galizien kam, die Mehrheit der weiblichen Studierenden. Im Wintersemester 1900/1901 gaben von insgesamt elf Frauen sieben (63,6 %) mosaisch, drei (27,3 %) katholisch und eine (9,1 %) konfessionslos als ihre Religionszugehörigkeit an[270].

Zwischen 1900 und 1914 schwankte der Anteil der jüdischen Studentinnen zwischen 51,2 % (im Wintersemester 1906/1907) und 68,3 % (Wintersemester 1908/1909). Die Katholikinnen standen an zweiter Stelle, zwischen 22,2 % (Wintersemester 1907/1908) und 35,2 % (Wintersemester 1911/1912). An dritter Stelle lagen konfessionslose Studentinnen, die zumeist einem liberalen jüdischen Elternhaus entstammten[271].

262 Huerkamp, Frauen 208; Birn, Anfänge 142.
263 Vgl. auch Huerkamp, Frauen 208.
264 Raggam-Blesch, Identitätskonstruktionen 115.
265 Pass Freidenreich, Female 37f.
266 Huerkamp, Bildungsbürgerinnen 30.
267 Franzos, Lateinische Mädchen 152f.
268 Vgl. Lichtblau, Lebensgeschichten 84f.
269 Röwekamp, Juristinnen 128.
270 Heindl, Verhältnisse 145.
271 Ebd. 140.

Jüdische Studentinnen waren also stark über- und katholische zunächst deutlich unterrepräsentiert[272]. Dies war auch in Deutschland ein besonderes Merkmal der weiblichen Studierenden. Bei den Studenten verhielt es sich genauso, nur dass die konfessionelle Abweichung vom Bevölkerungsschnitt bei den Studentinnen ausgeprägter war[273]. Studien über die Bildungshintergründe von jüdischen Mädchen zeigen, dass um die Jahrhundertwende generell ein höherer Prozentsatz an jüdischen als an christlichen Kindern, besonders Mädchen, eine höhere Bildung erhielt[274]. In den Jahren 1895/1896 waren 57 %, 1910 46 % aller Lyzeumsschülerinnen jüdischer Herkunft[275]. Im Gründungsjahr des Mädchengymnasium des „Vereins für erweiterte Frauenbildung in Wien", 1892, waren unter den insgesamt 28 Schülerinnen elf jüdische Mädchen. Verglichen mit dem Prozentanteil der jüdischen Bevölkerung in Wien, der 1890 bei 8,7 % lag, sind die Zahlen bemerkenswert[276].

Kann man daraus schließen, dass junge Frauen der österreichischen Mehrheitsgesellschaft mit 77 % katholischem Hintergrund (1880)[277] weniger Interesse an höherer Bildung und einem Universitätsstudium hatten und – bezogen auf die vorliegende Studie – weniger bereit waren, die Hürden eines Medizinstudiums im Ausland zu nehmen, um eine Ausbildung zur Ärztin zu erhalten?

Im katholischen Milieu war auf jeden Fall die Vorstellung von einer „traditionellen Rollenverteilung", das heißt einer dichotomisch festgelegten Geschlechterordnung männlich-weiblich, stark ausgeprägt. Die katholische Lehre verstand die Emanzipation der Frau als einen Abfall von einer gottgewollten Ordnung wie Hierarchie der Geschlechter und wies Frauen primär die Rolle als dienende Ehefrau und fürsorgliche Mutter zu. So etwa auch 1916 noch nachzulesen in einer Schrift der Ordensgründerin Maria Theresia Ledóchowska: *Schon die Schöpfungsgeschichte zeigt uns die Frau, geschaffen gewissermaßen als Ergänzung des Mannes, und dieses Ergänzende, Mitwirkende, Mithelfende wird auch bis zum Ende der Zeiten ihre charakteristische Eigenschaft bleiben*[278]. Als weiteres Beispiel sei auf die Stellungnahme des in der Steiermark lehrenden Theologen und Ordenspriesters Augustin Rösler zum Frauenstudium 1893 verwiesen[279]. Die *Vorliebe von Frauen für die Heilkunde* entspreche zwar der *weiblichen Eigenart*[280], doch dafür brauche es keine Universität. Das Frauenstudium sah er, wie auch andere Vertreter der Kirche, als eine Abweichung vom vorgezeichneten Weg der christlichen Frau[281]. Es lassen sich sicherlich mehrere ähnliche Aussagen von katholischen Autor:innen finden. Eine differenzierte wissenschaftliche Auseinandersetzung mit dem Einfluss der katholischen Kirche auf weibliche Bildungsbestrebungen fehlt bislang weitgehend und ist ein Forschungsdesiderat[282], ebenso wie eine Untersuchung von orthodoxen jüdischen Schriften zu dieser Thematik.

---

272 Vgl. auch Albisetti, Mädchenerziehung 31.
273 Huerkamp, Bildungsbürgerinnen 24.
274 Pass Freidenreich, Female 6.
275 Raggam-Blesch, Identitätskonstruktionen 51.
276 Friedrich, Paradies 152.
277 Bevölkerung 1880 119.
278 Ledóchowska, Frau 1.
279 Rösler, Frauenfrage.
280 Ebd. 129.
281 Vgl. Birn, Anfänge 138; Häntzschel, Frauen 105–136.
282 Vgl. auch Albisetti, Mädchenerziehung 31.

2.2.4 Alter und Familienstand

Bei ihrer Immatrikulation an einer Schweizer Universität waren die jüngsten Studentinnen der Untersuchungsgruppe 18 Jahre alt: Rosa Welt-Strauss aus Czernowitz begann 1874 und Milica Schwiglin-Tschawoff aus Zagreb 1885 ihr Medizinstudium in Bern. Die älteste Studienanfängerin war die verheiratete Anna Fischer-Dückelmann. Sie kam mit 35 Jahren und drei Kindern zum Studium nach Zürich. Im Durchschnitt waren die 29 Frauen zu Beginn ihres Studiums 23,6 Jahre alt und somit durchwegs älter als männliche Studienanfänger. Die Ursache dafür liegt auf der Hand: Sie begannen das Studium nicht als logische Konsequenz einer klassischen Ausbildung, wie es für junge Männer charakteristisch war. Außerdem mussten Mädchen erst einmal eine Möglichkeit finden, die für ein Studium notwendige Qualifikation, die Matura, ablegen zu können. Später glichen sich die Bildungsverläufe der Frauen jenen der Männer an, und die meisten Frauen schrieben sich dann ebenso mit etwa 19 Jahren an den Universitäten ein.

Einige Studentinnen befanden sich zum Zeitpunkt der Immatrikulation schon „jenseits" des typischen Heiratsalters. Marianne Weber, die 1916 eine Studie über die ersten Studentinnen verfasste, stellte fest, es sei, wenn auch *sehr vereinzelt*, unter den ersten Studentinnen der Typus der *streitbaren Jungfräulichkeit* entstanden, der bewusst auf den *Blütenkranz weiblicher Anmut* verzichtet hätte. Diesen Verzicht würden Lebensalter und Schicksal erleichtern, da die *leibliche Jugendblüte* meist bereits *abgefallen* und die Hoffnung auf *Frauenglück durch die Liebe des Mannes* vorüber sei. Sie hätten sich von den für sie vorgesehenen weiblichen Lebensentwürfen *entschlossen verabschiedet* und ihre *Lebenskraft* nun auf das Studium gerichtet[283].

Zum Zeitpunkt der Immatrikulation hatten einige Frauen der Untersuchungsgruppe schon unterschiedliche Erfahrungen mit dem „Familienglück" gemacht: Anna Fischer-Dückelmann war verheiratet, die neunundzwanzigjährige Theodora Krajewska verwitwet. Verheiratet, aber getrennt von ihren Ehemännern lebten die einundzwanzigjährige Rosa Kerschbaumer (Raissa Putjata) und die fünfundzwanzigjährige Vilma Hugonnai. Während des Studiums heirateten Betty Farbstein-Ostersetzer im Alter von 22 Jahren und Sophie Moraszewska-Okunewska mit 25 Jahren. Die übrigen Studentinnen waren zum Zeitpunkt der Immatrikulation ledig und blieben es bis zu ihrer Promotion.

2.3 Sozialisation, Erziehungs- und Bildungshintergründe

Die ersten Studentinnen der Habsburgermonarchie stammten mehrheitlich aus (groß-)bürgerlichem Milieu und durchliefen eine für Töchter dieser sozialen Schicht „typische" Sozialisation und Bildung.

2.3.1 Bürgerliche Familienideologie und Geschlechtscharaktere

Die Frauen der Untersuchungsgruppe erlebten ihre Kindheit und „Mädchenjahre" in den 1860er bis 1880er Jahren. In diesem Zeitraum hatte sich die im späten 18. Jahrhundert herausgebildete bürgerliche Familienideologie und damit einhergehende „Polarisie-

---

283 Weber, Typenwandel 180–182.

rung der Geschlechtscharaktere“[284] mit all ihren Folgewirkungen für die Lebensrealitäten von Frauen weitgehend verfestigt. Dabei handelte es sich um „ein auffallend einheitliches, erstaunlich langlebiges und offenbar auch weit verbreitetes Aussagesystem der neueren Zeit“[285], das für die gesamte Gesellschaft verbindlich sein und Realität werden sollte[286]. Ein zentraler Ausgangspunkt war dabei zum einen die Vorstellung von komplementären Lebensbereichen von Männern und Frauen (Geschlechterpolarität) und zum anderen die Verbindung der jeweiligen Tätigkeitsbereiche mit Eigenschaften, die als naturgegeben „weiblich“ oder „männlich“ gedacht wurden. Das Ziel war, diese angeblich „naturgemäßen“ männlichen und weiblichen Eigenschaften durch entsprechende Bildung und Anleitung auszuformen und zu vervollkommnen, damit Harmonie und Menschlichkeit herrschen könne[287]. Die „dem Mann“ zugeordneten Geschlechtsspezifika umfassten die Bestimmung für Außen und das öffentliche Leben, Aktivität, Tun, Rationalität und Würde. Diesen standen „der Frau“ zugeschriebene Eigenschaften gegenüber, zu denen die Bestimmung für Innen und häusliches Leben, Passivität, Sein, Emotionalität und Tugenden gehörten. Die beiden komplementären Pole standen jedoch nicht gleichwertig nebeneinander, sondern waren durch Herrschaft und Unterordnung aneinandergebunden. Diese Geschlechterhierarchie war für die größer werdende Gruppe des Bürgertums – im Unterschied etwa zum bäuerlichen Milieu oder zur Arbeiter:innenschaft – von „beträchtlichem Realitätsgehalt und zunehmender Relevanz“[288].

Die Familie galt als Lebensraum und Hüterin dieser Ordnung. Sie war ein Ort, wo im alltäglichen Tun und Sein die beschriebenen Geschlechterbilder und das daran gekoppelte Rollenverhalten[289] erlernt, trainiert und reproduziert wurden, und wo durch die kindliche Sozialisation[290] am Beispiel von Mutter und Vater die Polarisierung der Geschlechtscharaktere am folgenreichsten wirkte[291]. Die frühkindliche Erziehung fiel im 19. Jahrhundert fast immer der Mutter zu. Ihre ausschließliche Verantwortung für das Wohl der Kinder endete jedoch, sobald für die Söhne das Einüben von als „männlich“ definierten Charaktereigenschaften, wie etwa Durchsetzungsfähigkeit, auf dem Erziehungsplan standen. Dann trat der Vater, „wesensgemäß“ als Vertreter der Rationalität definiert, aktiv in seine männliche Rolle ein. Dabei konzentrierte sich die Aufmerksam-

284 Hausen, Polarisierung 374.

285 Ebd. 375.

286 Koerner, Terrain 54.

287 Hausen, Polarisierung 377.

288 Ebd. 390.

289 Ebd. 364: Mit dem umgangssprachlich assoziationsreichen Begriff „Rolle“ und seinen derivaten Rollenverhalten, -erwartungen, -zuschreibungen, -konfigurationen etc. wird der Sachverhalt umschrieben, dass mit verschiedenen strukturell festgelegten sozialen Positionen bestimmte Verhaltensmuster gesellschaftlich vorgegeben sind, denen sich das tatsächliche Verhalten des Positionsinhabers bzw. der -inhaberin nicht entziehen kann.

290 Art. Sozialisation, in: Böhm, Wörterbuch 596f.: Begriff für die soziale Prägung des Menschen durch Umwelt und Milieu in Abgrenzung zu Enkulturation als kulturelle Bildung und Personalisation als selbstschöpferische Entfaltung der eigenen Personalität wie auch zu Erziehung als geplante Lernhilfe. Sozialisation umfasst die komplexen, vielfältig differenzierten Prozesse der Vergesellschaftung des (heranwachsenden) Menschen zusammen, die ihn in verschiedenen (elementaren, primären, sekundären) Phasen und Instanzen der Sozialisation der Gesellschaft (Familie, Schule, Beruf, Massenmedien etc.) prägen und an die sozialen Selbstverständlichkeiten seiner Umwelt anpassen: an die Verhaltensmuster, Regeln und Formen des sozialen Umgangs, Werte- und Normensysteme, Denkweisen, Erwartungen etc.

291 Hausen, Polarisierung 392.

keit der väterlichen Autorität vorrangig auf den Sohn, um ihn auf seine zukünftigen Lebensaufgaben „als Mann" vorzubereiten. In der weiteren Vorbereitung auf ihre sozialen Rollen wurden Söhnen und Töchtern völlig konträre Werte, Normen und Verhaltensweisen vermittelt. Knaben sollten in die Welt der Väter, der Berufe und Vereine wachsen, Mädchen in die Welt der Hausfrauen und Mütter. Sie sollten im Lauf ihrer Jugend den ganzen Kanon an gewünschten „weiblichen Charaktereigenschaften" aufnehmen, internalisieren und kultivieren[292].

Wenn Mädchen aus jenen Bevölkerungsschichten wie die späteren „Schweizer Ärztinnen" kamen, war ihre meist private Schulausbildung im Alter von ca. 14 Jahren abgeschlossen. Während der anschließenden „Mädchenjahre" wurden Konversation, Sitte, Anstand und Verhalten in (teil-)öffentlichen Veranstaltungen eingeübt. Vermittelt wurden diese Fertigkeiten je nach sozialem Status im häuslichen Bereich durch die Mutter und/oder Gouvernante(n) oder in einem institutionellen Rahmen etwa durch Lehrerinnen einer höheren Töchterschule oder eines Pensionats. Parallel dazu begann das Warten auf einen geeigneten Ehemann, den junge Frauen bis zum Alter von Mitte 20 finden sollten. Nach der Heirat war ein Wechsel in den Haushalt des Ehemanns vorgesehen, dem die Ehefrau vorstehen und in dem sie Kinder großziehen sollte. Da sich das Heiratsalter Ende des 19. Jahrhunderts erhöhte, konnte der Zeitraum bis zur Eheschließung zehn Jahre und länger betragen.

Die „Zeit unverheirateten jungen Erwachsenseins von Frauen" konnte einerseits als Abschnitt des schicksalshaften Wartens auf den „richtigen Ehemann" als Grundvoraussetzung für das künftige Leben geprägt sein, begleitet von Wünschen nach einer Liebesheirat und nach materieller Sicherheit. Andererseits empfanden manche junge Frauen diese Zeit, wie aus autobiografischen Zeugnissen hervorgeht, als vergeudet und beklagten ihre eingeschränkten Entfaltungsmöglichkeiten[293]. Alice Salomon, 1872 in einem wohlhabenden jüdischen Haushalt in Berlin geboren und spätere Sozialreformerin, schrieb etwa: *Das Leben der „Höheren Tochter" war mir ganz unverträglich … Die Tage auszufüllen, sinnvoll auszufüllen, erschien mir äußerst schwer*[294].

Benimmbücher, wie „Die Frau comme il faut (Die vollkommene Frau)" (1896) von Natalie Bruck-Auffenberg[295], reproduzierten und „verfeinerten" gängige weibliche Rollenerwartungen. Darin beschwört die Autorin etwa die Vorzüge der *echten Weiblichkeit. Ihres unwiderstehlichen Zaubers bewusst* werde eine Frau in den meisten Fällen aufgrund ihres *natürlichen Takts* [Taktgefühls] und ihrer *angeborenen Würde* das richtige Benehmen finden. Für die anderen Fälle verwies Natalie Bruck-Auffenberg auf die *hohe Macht der Erziehung zur Sitte und Schicklichkeit* und half mit entsprechenden Ratschlägen nach[296]. So mahnte sie zum Beispiel zur Unterordnung und Anpassung: durch Selbstbeherrschung und das Bemühen, *immer gut, rein, maßvoll und liebenswürdig zu erscheinen*, solle eine Frau alles vermeiden, was Anstoß erregen könnte[297].

292 Koerner, Terrain 58.

293 Helene Lange, Lebenserinnerungen (Berlin 1921) 88, zit. nach Gehmacher–Heinrich–Oesch, Käthe Schirmacher 79: Helene Lange nennt diese Zeit „Ödland".

294 Führende Frauen Europas 6.

295 Natalie Bruck-Auffenberg (1854–1918), Tochter eines Majors, Ehefrau des Wiener Bauunternehmers Gustav Bruck und Mutter dreier Kinder war als Modejournalistin, Zeichnerin und Malerin tätig, vgl. Volkskundemuseum, https://www.volkskundemuseum.at/bruck-auffenberg [1. 5. 2024].

296 Bruck-Auffenberg, Frau 2.

297 Ebd. 6.

Gegen Ende des 19. Jahrhunderts wurde aus den Reihen der bürgerlichen Frauenbewegung zunehmend Kritik an den Vorschlägen für diese weiblichen Erziehungs- und Lebenspraktiken laut[298]. Die bekannte Protagonistin der gemäßigten österreichischen Frauenbewegung, Marianne Hainisch, stellte etwa *eine durchschnittliche geistige Inferiorität des weiblichen Geschlechts* fest, die sie nicht auf die „Natur", sondern die *Mächte der Barbarei*, womit sie gesellschaftliche Zwänge meinte, zurückführte[299]. Scharfe Kritik kam von Vertreterinnen der liberal-bürgerlichen Frauenbewegung. Eine der ersten war die Salzburger Schriftstellerin und Frauenrechtlerin Irma von Troll-Borostyáni. Bereits 1878 zeigte sie den Zusammenhang zwischen der postulierten speziellen *Natur des Weibes*, der bestehenden Mädchenerziehung und den vorherrschenden Benachteiligungen von Frauen auf. Frauen sollten nicht länger *abgerichtet*, sondern *unterrichtet* werden, forderte sie. Die Frau werde dazu erzogen, eine gute Ehe- und Hausfrau zu sein, während man alle Eigenschaften, die für das eigene Glück förderlich wären, niederhalte. Diese *Verziehung* habe bei den Frauen selbst den Wunsch nach einem Leben an der Seite eines Ehemanns so *sorgsam entwickelt und herausgebildet*, dass sie eine selbständige Berufstätigkeit und damit verbundene wirtschaftliche Unabhängigkeit als Alternative oder Ergänzung gar nicht in Erwägung ziehen würden[300].

Rosa Mayreder, Schriftstellerin, Frauenrechtlerin und federführendes Mitglied des (radikalen) „Allgemeinen Österreichischen Frauenvereins"[301] stieß in dasselbe Horn[302]. Fast alle *kanonischen Vorzüge von Weiblichkeit* seien subsumierbar unter die Eigenschaften *Schönheit* und *Schwäche*. Deshalb sei die weibliche Erziehung darauf ausgerichtet, einen selbständigen Entwicklungsprozess hintanzuhalten, sie sei eine Methode der Einschüchterung, der künstlichen Wachstumsverhinderung[303]. Mädchen würden nicht auf ihre spätere Lebensrealität vorbereitet, sondern in „einem unfertigen Kindstatus" für ihren späteren Gatten aufbewahrt. Die Eventualität einer Ehelosigkeit und der damit nötigen ökonomischen Selbständigkeit werde völlig außer Acht gelassen[304]. Auch in Mayreders Kritik wird deutlich, dass eine eigenständige, familienunabhängige Existenz von Frauen nicht dem common sense entsprach. Eine unverheiratete und gar berufstätige Frau wurde als unvollständige Frau gesehen. Außerhäusliche Erwerbsarbeit, etwa in einem Geschäft, wurde oft als Unfähigkeit der Väter oder Ehemänner, für den Unterhalt ihrer Töchter oder Ehefrauen zu sorgen, interpretiert. Ein Lebensentwurf weiblicher Selbständigkeit war weder in der bürgerlichen Familienideologie vorgesehen noch positiv besetzt[305].

Soweit der Diskurs. Trotzdem brachen einige wenige Frauen im späten 19. Jahrhundert mit diesen bürgerlichen Vorgaben, suchten nach anderen Wegen und nach einer anderen – „weiblichen" – Identität. Dafür war es notwendig, dass sie sich zumindest

---

298 Vgl. Stipsits, Mannweib 28.

299 Hainisch, Seherinnen 18f.; vgl. auch Friedrich, Paradies 222.

300 Troll-Borostyáni, Mission 15; Gürtler–Veits-Falk, Irma von Troll-Borostyáni 17; Friedrich, Paradies 336–339; Gürtler, Ungehalten 27f.; Donnenberg, Irma von Troll-Borostyáni 211–213.

301 Zum „Allgemeinen Österreichischen Frauenverein" (1893–1919) vgl. Allgemeiner Österreichischer Frauenverein, https://fraueninbewegung.onb.ac.at/node/129; Allgemeiner Österreichischer Frauenverein, http://www.dasrotewien.at/seite/allgemeiner-oesterreichischer-frauenverein [16. 8. 2024]; Anderson, Vision 63–137; Bandhauer-Schöffmann, Frauenbewegung 179f.

302 Zu Rosa Mayreder (1858–1938) vgl. Schmölzer, Rosa Mayreder; Mayreder, Zivilisation.

303 Mayreder, Kritik 187; Friedrich, Dornröschen 182.

304 Friedrich, Dornröschen 183.

305 Koerner, Terrain 56.

teilweise von den „weiblichen“ bürgerlichen Denkmustern distanzierten und auch als „männlich“ codierte, wie zum Beispiel Leistungsorientierung und Durchsetzungsvermögen, in ihren eigenen Wertekanon als Frau aufnahmen[306]. Zu dieser kleinen Gruppe zählten auch die „Schweizer Ärztinnen“. Sie kamen weitgehend aus bürgerlichen Familien, die sich jedoch nach Konfession, regional-kultureller Herkunft und politischer Einstellung unterschieden. Der Erziehungsstil ihrer Mütter, Väter und Bezugspersonen konnte sich zwischen autoritärer Anleitung zu Gehorsam und liberalen Möglichkeiten zur Selbstentfaltung bewegen. Gängige Familienformen waren die klassische Vater-Mutter-Kinder-Kernfamilie, erweiterte Familien mit Großeltern und anderen Verwandten im Haus oder heute als „Patchwork-Familien“ bezeichnete Familiengruppen. Manche von ihnen wuchsen in Familien von Verwandten auf. Dazu kamen auch im Haushalt angestellte Personen, wie Kindermädchen, Erzieherinnen, Gouvernanten und Lehrer:innen, die die Mädchen mit ihrem Erziehungsstil prägten.

Ein gemeinsames Charakteristikum der späteren „Schweizer Ärztinnen“ ist, dass die meisten in einem Umfeld aufwuchsen, in dem Bildung einen (hohen) Stellenwert hatte.

2.3.2 Bildung der „Schweizer Ärztinnen“ im Kontext der Möglichkeiten höherer Mädchenbildung in der Habsburgermonarchie

Ausgehend von einem kursorischen Überblick über Einrichtungen der höheren Mädchenbildung im österreichischen Teil der Habsburgermonarchie der 1860er bis 1890er Jahre wird im folgenden Abschnitt aufgezeigt, welche Möglichkeiten den Frauen der Untersuchungsgruppe prinzipiell zur Verfügung standen und welche ihre Eltern für sie bestimmten. Daran anschließend wird der Frage nach Gemeinsamkeiten der Bildungsmuster nachgegangen.

Höhere weibliche Bildung hatte in bürgerlichen Familien keine Karrierefunktion, sondern war „lediglich eine ‚Zierde', die den hohen Status der Familie symbolisieren sollte“[307]. Eine umfassendere Mädchenbildung wurde vorrangig im privaten Bereich von Haushalt und Familie vermittelt und erworben. Nur für einen ganz geringen Anteil standen Einrichtungen der höheren Mädchenbildung zur Verfügung, deren Bildungsprogramme einem dualistischen Geschlechterkonzept verpflichtet waren und darauf zielten, Mädchen ihrer „weiblichen Bestimmung“ zuzuführen[308]. Einem „Differenz-Konzept“ (Margret Friedrich) folgend, war bis zum Reichsvolksschulgesetz 1869[309] eine unterschiedliche Ausbildung für Mädchen und Buben hauptsächlich im höheren Bildungsbereich vorgesehen[310]. Dort wurde bei den unterrichteten Fächern und Bildungszielen, die vor allem städtischen bürgerlichen Schichten zugutekommen sollten, zwischen Knaben und Mädchen unterschieden[311].

Ausdruck dessen war auch die Reform des österreichischen Bildungssystems 1848/1849 (vgl. auch Kapitel 2.1, Übersicht Universitäten), durch die sämtliche Schul-

306 Ebd. 61.

307 Lichtblau, Lebensgeschichten 71.

308 Hausen, Polarisierung 388.

309 Im Reichsvolksschulgesetz § 23 waren Mädchen zusätzlich „auch noch in weiblichen Handarbeiten und in der Haushaltungskunde zu unterweisen“, vgl. Hechenblaikner, Reichsvolksschulgesetz 246.

310 Ebd.; Mazohl-Wallnig–Friedrich, Mädchen 17.

311 Dies., Mädchen 21.

typen und die Universitäten neu organisiert wurden[312]. Sie war auf Knaben und junge Männer als Zielgruppe zugeschnitten[313] und enthielt keine Weiterentwicklung in einer über das Volksschulniveau hinausgehenden Mädchenbildung[314]. Von Mädchen und Frauen war nirgends die Rede, höhere Bildung wurde als ein Privileg des männlichen Geschlechts angesehen. Mit der Neuorganisation des Gymnasiums und der Einrichtung von Realschulen für die männliche Jugend wurden jene Bildungsvoraussetzungen geschaffen, welche die bürgerliche Gesellschaft durch die Ausbildung von Beamten, Ingenieuren und Technikern auf dem Weg zu ihrer Technisierung, Kapitalisierung und Bürokratisierung benötigte. Auch davon waren Frauen prinzipiell ausgeschlossen. Damit wurden jene Strukturen institutioneller und kognitiver Art geschaffen, die für den sozialen und ökonomischen Aufstieg des männlichen Bürgertums Voraussetzungen waren.

Dem neuen Typus eines gebildeten Bürgers sollte eine dem Modell der „getrennten Sphären" folgende und dem Ideal der „bürgerlichen Häuslichkeit" entsprechende Ehefrau zur Seite stehen, deren Erziehung dem Staat kein Anliegen war; vielmehr überließ er ihre Erziehung zur Gänze privaten oder kirchlichen Institutionen. Eine Ausnahme stellten zwei, bereits Ende des 18. Jahrhunderts in Wien unter Kaiser Joseph II. errichtete öffentliche Mädchenschulen dar, die ein über die Elementarschulen hinausreichendes Wissen vermittelten. Vermögenslose Mädchen, vor allem unversorgte (Halb-)Waisen aus dem Offiziers- und Beamtenstand zwischen dem 15. und 20. Lebensjahr, sollten durch eine Ausbildung zur Erzieherin oder Gouvernante die Möglichkeit einer wirtschaftlichen Versorgung durch eigene Erwerbstätigkeit erhalten. Im Jahr 1775 waren das Offizierstöchter-Erziehungsinstitut (zunächst in St. Pölten, dann 1786 nach Wien-Hernals verlegt) und 1786 das k. k. Civil-Mädchen-Pensionat in Wien gegründet worden[315]. Am Offizierstöchter-Erziehungsinstitut in Hernals war von 1895 bis 1908 eine „Schweizer Ärztin", Georgine von Roth, als erste Schulärztin und Lehrerin tätig. Ähnliche Neugründungen von staatlichen Mädchenschulen gab es in Österreich bis 1918 nicht mehr[316].

Häuslicher (weiterführender) Privatunterricht, wie ihn auch rund ein Viertel der Frauen der Untersuchungsgruppe erhalten hatte, unterlag im 19. Jahrhundert in Österreich keiner behördlichen Bewilligung[317]. Damit war die mittlere und höhere Mädchenbildung nur von den Vorstellungen und finanziellen Möglichkeiten der Eltern und einem mehr oder weniger willkürlichen Angebot von Hauslehrer:innen abhängig.

Einen Einblick in die Lebenserfahrung einer der Protagonistinnen dieser Kollektivbiografie geben die Memoiren der Schwester der in Moskau geborenen und aufgewach-

---

312 Stachel, Bildungssystem 9.

313 Vgl. Engelbrecht, Bildungswesen 278; ders., Schule 146–152.

314 Friedrich, Dornröschen 185f.

315 Engelbrecht, Schule 156; Simon, Mädchen- und Frauenbildung 179; Mazohl-Wallnig–Friedrich, Mädchen 24; Stipsits, Hippokrates 19f.; Friedrich, Dornröschen 186f.; vgl. auch Perfahl, Geschlechterpolitik 37.

316 Friedrich, Dornröschen 188.

317 Ebd. 190; RGBl. 1850, Nr. 309 (27. Juni 1850). Kaiserliche Verordnung, wodurch ein provisorisches Gesetz über den Privatunterricht erlassen und, vom Tage der Kundmachung angefangen, in Wirksamkeit gesetzt wird, bes. § 16 und 20, https://alex.onb.ac.at/cgi-content/alex?aid=rgb&datum=18500004&seite=00001271 [4. 11. 2024].

senen Rosa Kerschbaumer[318]. Mit drei Jahren wurde Rosa Kerschbaumer von einem Kindermädchen, danach von einer französischen Bonne und anschließend von französischen Gouvernanten betreut. Als die beiden Schwestern ungefähr zehn Jahre alt waren, unterrichtete sie eine Engländerin, der auch die Vermittlung von Anstand und Manieren oblag. Den Französischunterricht übernahm mit einem Gymnasiallehrer aus Frankreich ein „native speaker". In Russisch, Literatur und Geschichte unterwies sie ein Student[319], der sich als Hauslehrer sein Studium finanzierte. Da seine Schülerinnen großes Interesse an Mathematik und den Naturwissenschaften hatten, unterrichtete er sie ohne Bezahlung zusätzlich in Zoologie, Botanik und Physik und zeigte ihnen physikalische und chemische Experimente. Während die Eltern die „weltliche" Bildung ihrer Töchter familienfremden Erzieherinnen und Erziehern übertrugen, die ihnen neben der Sprache auch den kulturellen Hintergrund ihrer Herkunftsländer vermitteln sollten, nahmen sie die religiöse Erziehung selbst in die Hand. Die Mutter brachte den Töchtern Gebete und Kirchenlieder bei. Der Vater unterwies sie in der russisch-orthodoxen Messliturgie. Mutter und Vater lasen ihnen aus einer illustrierten Bibel vor. Die Bildung der Schwestern zielte vorrangig darauf ab, sie auf ihre „weibliche Bestimmung" als Ehefrau und Mutter vorzubereiten. Mit dem freiwilligen naturwissenschaftlichen Unterricht des Hauslehrers erhielten sie allerdings Wissen, das weit über jenes für Frauen vorgesehene hinausreichte. Inwieweit dieses private Bildungsprogramm einer aus Russland stammenden späteren „Schweizer Ärztin" auch für die anderen Frauen der Untersuchungsgruppe repräsentativ ist, muss unbeantwortet bleiben[320]. Es zeigt jedoch die Durchlässigkeit von „Bildungsvorgaben" und wie die Bildungswege von individuellen Konstellationen abhingen. Sichtbar wird zudem, dass auch der Vater eine aktive Rolle, im konkreten Fall in der religiösen Unterweisung, einnahm. Im Alter von 16 Jahren war die für Rosa Kerschbaumer vorgesehene Bildung abgeschlossen. Die Mutter engagierte eine neunzehnjährige Kurländerin[321] als Gesellschafterin für beide Töchter, um deren Deutschkenntnisse zu verbessern. Rosa Kerschbaumer wurde nun auf die „Welt der Frauen" vorbereitet. In dieser Übergangsphase zur Erwachsenen begann die aktive Rolle der Mutter, die ihrer Tochter „soziale Kompetenzen" vermitteln sollte. Mit 17 Jahren wurde Rosa Kerschbaumer offiziell in die Gesellschaft eingeführt. In Begleitung der Mutter oder der Eltern besuchte sie öffentliche und private Veranstaltungen. Bei einer Abendgesellschaft in ihrem Elternhaus lernte sie auch ihren ersten Mann kennen[322]. Alles schien bis dahin nach einem klassischen bürgerlich-weiblichen Lebensplan zu laufen.

Ihre private Weiterbildung nach Abschluss der Höheren Töchterschule in Budapest im Alter von 16 Jahren beschrieb auch eine weitere „Schweizer Ärztin", die ungarische Adelige Vilma Hugonnai in durchaus zustimmender Weise: *Das Institut 1863 verlassend, sollte ich die Führung des Haushalts übernehmen. Meine Mutter, eine sehr aufgeklärte Frau, wünschte aber auch, dass meine weitere literarische Ausbildung fortgesetzt werde. Vormittags*

---

318 Vgl. dazu, VEITS-FALK, Rosa Kerschbaumer-Putjata 18f.; FREY-WETTSTEIN, Virginia Schlikow 49–54.

319 Dieser Student war Anatolij Fjodorowitsch Koni. Er machte später als Jurist und Sozialreformer Karriere.

320 Vgl. dazu etwa BREHMER, Kraft 55–71.

321 Das Kurland kam 1795 als „deutsche Provinz" an Russland und ist heute der Name einer Provinz in Lettland.

322 VEITS-FALK, Rosa Kerschbaumer-Putjata 24.

im Haushalte beschäftigt, musste ich schriftliche Arbeiten, Lectüre und andere Studien unter der Leitung einer deutschen Gouvernante nachmittags pflegen, dies kam meiner geistigen und körperlichen Entwicklung sehr zugute[323].

Wollten Eltern in Österreich ihren Töchtern mehr als eine schulische Basisbildung zukommen lassen, hatten sie – ausgenommen das Offizierstöchter-Erziehungsinstitut und das Civil-Mädchen-Pensionat – nur die Option zwischen von Frauenorden geleiteten geistlichen Schulen und weltlichen Privatschulen. Dort, wo wie in Österreich der Einfluss der katholischen Kirche vorherrschte, war die vom Adel und der oberen Mittelschicht in Anspruch genommene höhere Mädchenerziehung in den ersten zwei Dritteln des 19. Jahrhunderts ein Monopol der Frauenklöster, vor allem von „Schulschwestern". Nachdem durch den Erlass der Politischen Schulverfassung 1805 der Kirche großer Einfluss auf das Schulwesen eingeräumt worden war, betonte in der ersten Hälfte des 19. Jahrhunderts auch der Staat die Wichtigkeit der religiösen Bildung bei der Mädchenerziehung. Somit konnten die weiblichen Schulorden die staatliche Abwesenheit bei der Mädchenbildung für sich nutzen und ihren Einfluss erweitern[324]. In den Klosterschulen wurden Mädchen vor allem auf die religiös definierte „weibliche Aufgabe" des Helfens und Dienens vorbereitet, in weltlichen Schulen primär auf jene der Ehefrau. Beide Schultypen maßen dem Religionsunterricht auch die Bedeutung einer „Gemüts- und Herzensbildung" zu, und bei beiden fehlte eine logisch-analytische Ausbildung, wie sie etwa durch das Lernen von Latein und höherer Mathematik vermittelt wurde[325]. Soweit aus den vorhandenen Quellen hervorgeht, ging Vilma Hugonnai als einzige der Frauen der Untersuchungsgruppe für zwei Jahre in eine katholische Klosterschule. Zwischen ihrem zehnten und zwölften Lebensjahr besuchte sie die Schule der „Englischen Fräulein" (Congregatio Jesu)[326] und anschließend die Höhere Töchterschule in Budapest. Nachdem sie das Institut verlassen hatte, wurde auch sie im Elternhaus auf „ihre" Rolle als Ehefrau und Mutter vorbereitet. Eine deutsche Gouvernante unterwies sie zusätzlich in Literatur. Mit 18 Jahren heiratete Vilma Hugonnai einen um 20 Jahre älteren Gutsbesitzer.

Wie Susan Zimmerman aufzeigt, waren neben dem Budapester Mädcheninstitut die meisten Höheren Töchterschulen in jenen Gebieten Ungarns angesiedelt, die durch eine starke Präsenz nicht-ungarischer Nationalitäten gekennzeichnet waren und nach 1918 von Ungarn abgetrennt wurden. Sie standen mit einer „forcierten Magyarisierungspolitik" im Zusammenhang – „ein Faktor, der im ungarischen Schulwesen eine zentrale Rolle spielte"[327].

Die in der ersten Hälfte des 19. Jahrhunderts entstandenen, privat geführten Höheren Mädchenschulen fanden in der österreichischen Reichshälfte der Habsburgermonarchie

---

323 Vorkämpferinnen (1896/1897) 48.

324 Engelbrecht, Bildungswesen 278; Simon, Mädchen- und Frauenbildung 179f.; Friedrich, Dornröschen 184f.; Sohn-Kronthaler, Feminisierung.

325 Mazohl-Wallnig–Friedrich, Mädchen 27.

326 Vgl. Ungarische Schwestern der Congregatio Jesu, https://www.congregatiojesu.de/nachrichten/herzlich-willkommen-fuer-die-ungarischen-mitschwestern [14. 7. 2024]: Diese erste Niederlassung der von Maria Ward 1609 gegründeten Congregatio Jesu in Ungarn entstand im Jahr 1770 durch Schulschwestern aus St. Pölten.

327 Zimmermann, Hälfte 114.

im Gegensatz zu Deutschland und der Schweiz nur mäßige Verbreitung[328]. Rechtliche Grundlage für private weltliche Erziehungsanstalten war eine Verordnung aus dem Jahr 1850, in welcher der Staat zwar die Oberaufsicht über die privaten Schulen beanspruchte, aber deren wissenschaftliche oder pädagogische Leistungen in keinster Weise kontrollierte[329].

Anna Bayer und Bohuslava Keck besuchten die bereits 1863 auf Privatinitiative gegründete Höhere Töchterschule in Prag[330]. Gisela Kuhn-Januszewska ging in Brünn in eine von der Stadtgemeinde in den 1860er Jahren errichtete Höhere Töchterschule[331]. Wie ihr Bruder Roda Roda schrieb, verursachten die Schilderungen seiner Schwester von der strengen städtischen Mädchenschule bei ihm Panik vor seinem Besuch des Gymnasiums[332]. Erna Friedmann-Storfer besuchte in den 1890er Jahren die 1871 gegründete Höhere Töchterschule in Czernowitz[333], Maria Vučetić-Prita eine ähnliche Mädchenschule in Panscova im ungarischen Banat.

Im letzten Drittel des 19. Jahrhunderts entstanden in Österreich ausschließlich auf Initiative von Privaten, Vereinen und Kommunen mehrere Mädchenmittelschulen, meist als Mädchenlyzeen bezeichnet. Die staatliche Abwesenheit bei der Mädchenbildung stand im Einklang mit den allgemein akzeptierten Vorstellungen von dualistischen Geschlechtscharakteren. Das auf Ehe und Familie fokussierte weibliche Bildungsziel galt als Familienangelegenheit ohne direktes öffentliches Interesse[334]. Auch die nun neu errichteten Schulen waren nicht auf eine Berufsbildung von Frauen ausgerichtet. Das erste sechsklassige Lyzeum war 1873 in Graz aufgrund privater Initiativen und Interesse der Stadtgemeinde gegründet worden und wurde zum Vorbild für weitere Schulen dieser Art in der österreichischen Hälfte der Monarchie[335]. 1898 gab es rund 20 nichtstaatliche Höhere Töchterschulen und Mädchenlyzeen, die sich auf fast alle Landeshauptstädte und einige größere Orte verteilten und nach unterschiedlichen Lehrplänen unterrichteten[336]. Erst 1900 vereinheitlichte das „Provisorische Statut für Mädchenlyzeen" diese Schulform[337], die den Zweck verfolgte, den Mädchen *eine der weiblichen Eigenart entsprechende*

---

328 Albisetti, Mädchenerziehung 19; Jacobi, Mädchen- und Frauenbildung 289: Das Engagement des Staates blieb in der Habsburgermonarchie bis 1918 noch zurückhaltender als im Deutschen Reich; vgl. dazu allgemein: Käthner–Kleinau, Töchterschulen 393–408.

329 Friedrich, Dornröschen 190; RGBl. 1850, Nr. 309 (27. Juni 1850). Kaiserliche Verordnung, wodurch ein provisorisches Gesetz über den Privatunterricht erlassen, und vom Tage der Kundmachung angefangen, in Wirksamkeit gesetzt wird, bes. § 11 und 12, https://alex.onb.ac.at/cgi-content/alex?aid=rgb&datum=1850&page=1390&size=45 [24. 7.2024].

330 Johnson Freeze, Education 5; Höhere Töchterschule, Prag, https://fraueninbewegung.onb.ac.at/node/754 [12. 2. 2024].

331 Friedrich, Paradies 105: Die Stadtgemeinde Brünn errichtete in den 1860er Jahren eine Höhere Töchterschule, die allerdings dann in eine deutsche Lehrerinnenbildungsanstalt umgestaltet wurde.

332 Roda, Roman 100.

333 Vgl. Ungureanu, Mittelschulen 123f. Die Höhere Töchterschule in Czernowitz stellte bis 1898 die wichtigste Unterrichtsanstalt für Mädchen in der Bukowina dar. 1898 wurde diese auf Beschluss des Gemeinderats in ein sechsklassiges Mädchenlyzeum umgewandelt.

334 Hausen, Polarisierung 388.

335 Vgl. Simon, Mädchen- und Frauenbildung 183f.; Mazohl-Wallnig–Friedrich, Mädchen 25; vgl. Engelbrecht, Bildungswesen 282.

336 Mayrhofer's Handbuch 4 1055: Die meisten Lyzeen erhielten eine staatliche Unterstützung und das Öffentlichkeitsrecht.

337 Vgl. Engelbrecht, Bildungswesen 284–286. Darin wurde das sechsklassige Lyzeum als einziger vom Staat akzeptierte Typ einer Mädchenmittelschule anerkannt.

Bildung zu gewähren[338]. Die Schulverwaltung blockierte allerdings die Bestrebungen, die Ausbildung und den Abschluss jener einer höheren Schule für Knaben anzupassen: Das neue sechsklassige Mädchenlyzeum schloss zwar mit einer Matura ab, diese berechtigte jedoch nur zum Besuch der Universität als außerordentliche Hörerin. Damit – so das geschlechterstereotype und systemerhaltende Denkmuster des Ministeriums – sollte *der Überbürdung der Schülerinnen* vorgebeugt und *den heranwachsenden Mädchen noch genügend Zeit für die Weiterbildung im Hause* verschafft werden[339].

Gegen Ende des 19. Jahrhunderts wurden in den größeren Städten der Monarchie vermehrt berufsbildende Kurse für Frauen in kaufmännischen Fächern, Fremdsprachen, berufsmäßig auszuübenden weiblichen Handarbeiten, Hauswirtschaft, für soziale Tätigkeitsfelder oder zur Verbesserung der Allgemeinbildung angeboten[340]. Der 1895 in Wien gegründete „Verein zur Abhaltung akademischer Vorträge für Damen" bot Vorträge *aus allen Gebieten des Wissens* für Frauen ab 16 Jahren *zum Behufe der höheren geistigen Ausbildung derselben* an[341]. Wegen des hohen Kursgeldes, das im „Athenäum" verlangt wurde, war diese Einrichtung nur wohlhabenden Frauen zugänglich und wurde spöttisch als „Damen-Akademie" bezeichnet[342]. Nach der Eröffnung im Wintersemester 1895/1896 hielt die in der Schweiz promovierte Ärztin Gabriele Possanner einen Kurs über „Anatomie und Physiologie des Menschen" ab, für den damit geworben wurde, dass er sich besonders für angehende Künstlerinnen eigne[343]. Regina Kahane-Axer, aus der Untersuchungsgruppe der vorliegenden Studie, zählte 1896 zu den Schülerinnen der „Damen-Akademie".

Eine wichtige Bildungsinstitution für Frauen wurde ab 1869 mit den Lehrerinnenbildungsanstalten ins Leben gerufen[344]. Ihre Gründungen gingen auf das im selben Jahr erlassene Reichsvolksschulgesetz zurück, das die Ausbildung von Lehrerinnen in den vom Staat, kirchlichen oder privaten Trägern zu errichtenden Institutionen vorsah[345] und Ausdruck der Politik der liberalen Ära war. Mit der flächendeckenden Einrichtung von Lehrer- und Lehrerinnenbildungsanstalten sollte der Unterricht durch nichtklerikales Personal gewährleistet werden[346]. Nach dem vollendeten 15. Lebensjahr konnten Mädchen hier eine dreijährige Ausbildung absolvieren. In Ungarn sah sich das Unterrichtsministerium 1881 veranlasst, die Ausbildung von drei auf vier Jahre zu erhöhen,

---

338 MVBl. 1900, Nr. 65 (11. Dezember 1900), Erlass des Ministers für Cultus und Unterricht, betreffend die Mädchenlyceen, https://alex.onb.ac.at/cgi-content/alex?aid=vcu&datum=1900&size=45&page=574 [6. 12. 2024]; vgl. auch Hainisch, Frauenbewegung 174.

339 Vgl. Engelbrecht, Schule 167.

340 Friedrich, Dornröschen 190f.; Veits-Falk, Frauen 34.

341 Fellner, Athenäum; Verein zur Abhaltung akademischer Vorträge für Damen, https://fraueninbewegung.onb.ac.at/node/562 [17. 4. 2024]; Friedrich, Paradies 133; vgl. auch *Arbeiter-Zeitung* 12, Nr. 157 (10. Juni 1900) 7.

342 Perfahl, Geschlechterpolitik 247: Die Bildungseinrichtung wurde nicht subventioniert, und die Professoren ließen sich ihre akademischen Vorträge durch hohe Honorare abgelten. Darüber hinaus enthielten die Zeugnisse keine Berechtigungen.

343 Bandhauer-Schöffmann, Frauenbewegung 73; Akademische Vorträge für Damen. *Das Recht der Frau* 186 (1895) 7.

344 1869 wurde die Lehrerinnenbildungsanstalt in Wien 1, Hegelgasse 4, gegründet. Lehrerinnenbildungsanstalt, Wien 1, https://fraueninbewegung.onb.ac.at/node/659 [7. 3. 2024]; vgl. auch: Simon, Lehrkraft 189–200; Erziehung 94–152; Hainisch, Frauenbewegung 170.

345 Vgl. Engelbrecht, Bildungswesen 280.

346 Perfahl, Geschlechterpolitik 46.

um den Andrang zu reduzieren[347]. Viele junge Frauen nutzten die Lehrerinnenbildungsanstalten als Chance, eine gesellschaftlich anerkannte weibliche Berufsausbildung zu erhalten. Einige besuchten sie allerdings nur für den „Notfall", falls sie nicht heiraten konnten, manche nur um zu einer umfassenderen Bildung zu kommen. Darauf nahm auch ein Artikel über die Frauenbewegung in Wien 1899 Bezug: Die Töchter der *bürgerlichen Klasse* würden die Lehrerinnenbildungsanstalten nicht deswegen füllen, *um sich dann wirklich jenen Berufen zu widmen, für die diese Anstalten vorbildeten, sondern um überhaupt mehr als in den Bürgerschulen lernen zu können*, da *von Staatswegen … nicht gar viel für die Erweiterung der Frauenbildung gethan* worden sei[348].

Aus der Gruppe der „Schweizer Ärztinnen" besuchte Gabriele Possanner Anfang der 1880er Jahre die Lehrerinnenbildungsanstalt im 1. Bezirk in Wien[349]. Sie war eine jener jungen Frauen, die *ohne Absicht und ohne Neigungen, sich dem Lehrberuf zu widmen*, das vierjährige Lehrerinnenseminar mit einer Reifeprüfung und einem Reifezeugnis abschlossen, das sie nur *zum Unterricht für Volksschulen und Kindergarten* berechtigte[350]. Maria Schuhmeister absolvierte 1897 die Lehrerinnenbildungsanstalt der Ursulinen in Salzburg[351]. Gisela Lucci-Purtscher aus Lienz erwarb ein Lehrerinnenpatent in München und Betty Farbstein-Ostersetzer ließ sich in Lemberg zur Lehrerin ausbilden.

Erst im Zuge der Bildungsbestrebungen der Frauenbewegung wurden ab den 1870er Jahren vereinzelt die gleichen Bildungsmöglichkeiten für Mädchen und Knaben und die Errichtung von Mädchengymnasien gefordert[352]. Gymnasien für Mädchen wurden jedoch von staatlicher Seite strikt abgelehnt, denn Mädchen würden dann, so die Befürchtung des Unterrichtsministeriums, mit der Ablegung einer Matura auch einen Zugang zur Universität fordern – und das sollte verhindert werden. Wie junge „bildungshungrige" Frauen diese Ein- bzw. Beschränkung qua Geschlecht empfanden, beschrieb Elise Richter, 1865 geboren und später erste habilitierte Frau an der Wiener Universität, drastisch: *Wir hassten unser Geschlecht* beim Gedanken an die gleichaltrigen Knaben, die das Gymnasium besuchten[353].

Als Antwort auf die staatliche Abwesenheit konstituierte sich 1888 der „Verein für erweiterte Frauenbildung in Wien"[354], dessen erklärtes Ziel die Gründung einer Knabengymnasien entsprechenden Mädchenschule war, um *für begabte Mädchen den Weg der Gymnasialbildung und damit* in der Folge *den Zugang zu den Frauen offen stehenden Universitätsstudien zu vermitteln*[355].

---

347 Jacobi, Mädchen- und Frauenbildung 274; Zimmermann, Hälfte 133.

348 Necker, Auguste Fickert 1.

349 Lehrerinnenbildungsanstalt, https://www.geschichtewiki.wien.gv.at/Lehrerinnenbildungsanstalt [23. 9. 2024].

350 Vorkämpferinnen (1896/1897) 46.

351 Ab 1851 bildeten die Ursulinen ihren Nachwuchs als Lehrerinnen selbst aus, erst 1893 erhielt die Lehrerinnenbildungsanstalt ein Öffentlichkeitsrecht, vgl. 300 Jahre Ursulinen in Salzburg; Friedrich, Paradies 161–165.

352 Marianne Hainisch forderte bereits 1870 in ihrem Vortrag „Zur Frage des Frauen-Unterrichts" die Errichtung von Mädchengymnasien bzw. die Zulassung von Mädchen zu Knabengymnasien, vgl. Hainisch, Frauen-Unterricht.

353 Huerkamp, Bildungsbürgerinnen 23, Führende Frauen 77; vgl. auch Friedrich, Paradies 227.

354 Vgl. Anderson, Vision 48–58; Friedrich, Paradies 150–155; Hainisch, Frauenbewegung 172f.; Verein für erweiterte Frauenbildung, https://fraueninbewegung.onb.ac.at/node/474 [20. 9. 2024].

355 Vgl. auch Mayrhofer's Handbuch 4 1056.

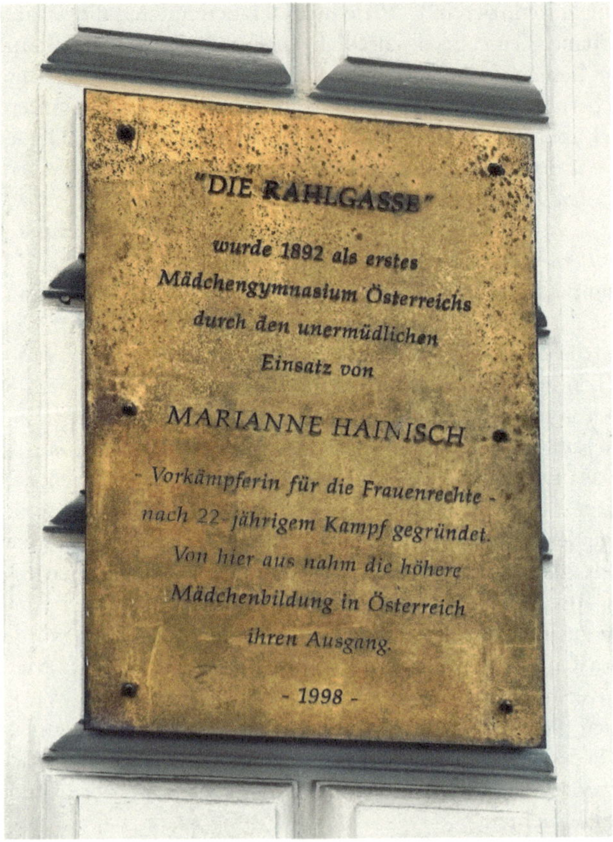
"DIE RAHLGASSE"
wurde 1892 als erstes
Mädchengymnasium Österreichs
durch den unermüdlichen
Einsatz von
MARIANNE HAINISCH
- Vorkämpferin für die Frauenrechte -
nach 22-jährigem Kampf gegründet.
Von hier aus nahm die höhere
Mädchenbildung in Österreich
ihren Ausgang.
- 1998 -

Abb. 3: Gedenktafel an das erste, 1892 gegründete Mädchengymnasium Österreichs am Haus Rahlgasse 4, Wien VI; Foto, 2025.

Vorbild war die 1890 in Prag gegründete Privat-Mädchen-Mittelschule (mit tschechischer Unterrichtssprache) des „Vereins für Frauenstudium Minerva"[356]. Im Oktober 1892 wurde in Wien die erste private *gymnasiale Mädchenschule* im deutschsprachigen Raum eröffnet[357]. Die Bezeichnung Gymnasium wurde vom Ministerium als *unstatthaft* untersagt, obwohl sich die Schule in Organisation und Lehrplan an den Gymnasien für Knaben ausrichtete. Die Satirezeitschrift *Kikeriki* erklärte ihren Leser:innen das *Fremd-*

[356] Friedrich, Paradies 152; vgl. auch Bandhauer-Schöffmann, Frauenbewegung; Minerva – Verein für das Frauenstudium in Prag, https://fraueninbewegung.onb.ac.at/node/30 [20. 7. 2024]; vgl. auch *Prager Tagblatt* 16, Nr. 329 (29. November 1892) 4; vgl. auch Mayrhofer's Handbuch 4 1056.

[357] *Neuzeit* 4/8 (1892) 121f.; (Linzer) *Tages-Post* 28, Nr. 235 (13. Oktober 1892) 3; Friedrich, Paradies 152; *Frauenleben* 9/12 (1896) 53. Das Mädchengymnasium wurde im städtischen Pädagogium in der Hegelgasse 12 im 1. Wiener Gemeindebezirk eröffnet und übersiedelte 1910 in die Rahlgasse 4. Die Schülerinnen mussten zuerst eine Aufnahmeprüfung ablegen. Die Schule wurde jährlich um eine Klasse erweitert und stand unter der Leitung des „bewährten Schulmannes Professor Dr. Hannak". Unter den ersten 28 Mädchen der Wiener Schule waren 16 katholische, ein evangelisches und elf jüdische Mädchen, vgl. auch Rösler, Frauenbildung 155–158; Siess, Bundesrealgymnasium 92–100.

wort Mädchengymnasium mit *höherer Blaustrumpffabrik*[358]. Wie die *Arbeiterinnen-Zeitung* feststellte, waren sowohl das Wiener als auch das Prager Mädchengymnasium von *sehr wenig fruchtbringendem Erfolg für Mädchen der ärmeren Volksschichten begleitet*, da es *dem Proletarier unmöglich* sei, das hohe Schulgeld für diese Anstalten zu [er]*schwingen*[359].

Das Angebot, ein Mädchengymnasium in Österreich zu besuchen, konnten nur die jüngeren Frauen der Untersuchungsgruppe nutzen: Die 1876 in Wien geborene Irma Schneider-Schönfeld gehörte zu den ersten Schülerinnen des Wiener Mädchengymnasiums, vielleicht auch Regina Vera Walter-Marković (geb. 1878), die am 12. Juli 1898 in Wien maturierte.

Betrachtet man abschließend die Ausbildungssituation der Frauen der Untersuchungsgruppe, so scheint es, dass ihre Familien jede Möglichkeit, die sich in der näheren Umgebung bot, nutzten, um ihren Töchtern eine umfassendere Bildung zu ermöglichen. Eine Einzige besuchte mit zehn Jahren eine katholische Mädchenschule, sechs Mädchen gingen in eine weltliche Höhere Töchterschule, die alle unterschiedlichen Zuschnitts waren. Vier Frauen absolvierten eine Lehrerinnenbildungsanstalt, drei oder vier besuchten ein Gymnasium. Dass – soweit bekannt – nur eine der späteren „Schweizer Ärztinnen" eine von katholischen Frauenorden geführte Bildungseinrichtung besuchte, ist auch mit dem hohen Anteil von Töchtern aus jüdischen Familien (zwölf von 29 Frauen) zu erklären.

2.4 Motive für ein Medizinstudium im Ausland

Alle Frauen der Untersuchungsgruppe hatten eine die bestehenden Möglichkeiten ausschöpfende höhere Mädchenbildung erhalten, die weitgehend auf eine für Frauen ihrer sozialen Schicht bestimmte Lebensplanung zielte. Einige der späteren „Schweizer Ärztinnen" folgten vorerst diesem Muster, verließen jedoch aus unterschiedlichen Gründen die vorgezeichneten Bahnen. Bei den meisten entwickelte sich der Studienwunsch während der als „Mädchenjahre" bezeichneten Lebensphase. Was waren die Beweggründe dafür? Warum schlugen sie einen „anderen" Lebensweg ein, bei dem sie sich auf ein ungewisses, mit den vorgesehenen Geschlechterrollen kollidierendes Terrain begeben mussten?

In der Literatur über die ersten Studentinnen an europäischen Universitäten werden verschiedene allgemeine Motive genannt, die wohl zum Großteil auch auf die ersten Studentinnen der Habsburgermonarchie zutrafen. Demnach strebten die meisten studierwilligen Frauen nach Selbständigkeit. Den Besuch einer Universität sahen sie als Möglichkeit, ihren individuellen Bewegungs- und Handlungsspielraum zu erweitern[360]. Sie wollten ihr geistiges Potenzial entfalten und sich von den Frauen auferlegten Beschränkungen emanzipieren. Intellektualität war aber im späten 19. Jahrhundert keine angesehene weibliche Eigenschaft[361]. Gebildet, aber nicht gelehrt, lautete die Devise. Die

---

358 *Kikeriki* 32/61 (1892) 7.

359 *Arbeiterinnen-Zeitung* 5, Nr. 14 (16. Juli 1896) 6. Das Schulgeld am Mädchengymnasium in Wien betrug 150 fl. Obwohl Zahlungserleichterungen gewährt wurden, sei „die Erhaltung nur einer Tochter während der ganzen Studienzeit" ein „unerfüllbares Verlangen". Zum Schulgeld und Lehrplan vgl. auch Teifen, Frauen 189f.

360 Huerkamp, Bildungsbürgerinnen 33f.

361 Gehmacher–Heinrich–Oesch, Käthe Schirmacher 79.

Abneigung basierte zu einem Gutteil auf der Befürchtung, dass eine *gelehrte Frau* ihren „natürlichen weiblichen" Pflichten nicht mehr nachkommen würde[362].

Während Männer mit einem Studium in der Regel Statuserwerb und -erhalt anstrebten, war dies bei Frauen nicht das primäre Ziel. Manche suchten materielle Unabhängigkeit, die sie durch ihre Bildungsambitionen zu verwirklichen hofften, andere strebten diese nicht zwingend an. Im Untersuchungszeitraum der vorliegenden Studie galt prinzipiell jeder Wunsch von Frauen des Bürgertums nach einem eigenen Beruf als prekär, wenn nicht als deviant[363]. Im Unterschied zu der im Kontext des bürgerlichen Arbeitsethos entwickelten Selbstverständlichkeit, dass jeder Mann einen Beruf ausüben sollte, bedurfte eine berufliche Zielsetzung von Frauen einer besonderen Begründung. Dieser Haltung ist es auch geschuldet, dass Frauen bis in das letzte Viertel des 19. Jahrhunderts der Zugang zu qualifizierender Ausbildung weitgehend verschlossen blieb[364]. Berufstätigkeit wurde höchstens bei ledigen Frauen akzeptiert, während sie für verheiratete Frauen definitiv nicht vorgesehen war[365].

Erreichbar waren für Frauen primär Berufsfelder, die entweder – wie etwa Fürsorge, Krankenpflege oder Kindererziehung – als erweiterte Haushaltstätigkeiten gesehen wurden, oder – wie zum Beispiel schriftstellerisches Schreiben – in den eigenen vier Wänden ausgeübt werden konnten. Durch „Berufung" legitimierte Tätigkeiten, etwa künstlerisches Arbeiten, ermöglichten es ebenso, starre Rollenzuschreibungen zu verlassen. Frauen, die sich ohnehin schon gegen die gesellschaftlichen Rollenerwartungen gestellt hatten, weil sie studieren und danach einen Beruf ausüben wollten, strebten meistens Fächer an, die am ehesten den gesellschaftlichen Vorstellungen vom „weiblichen Wesen" entsprachen. Dazu zählten neben dem Studium der Philosophie auch das Medizinstudium, da Frauen von jeher auf dem Gebiet der Geburtshilfe und der Heilkunde tätig waren und somit an ein Arbeitsgebiet mit weiblicher Tradition anknüpfen konnten[366].

Johanna Bleker kam im Rahmen der Studie „Ärztinnen im Kaiserreich" für Deutschland zum Befund, dass zu diesem frühen Zeitpunkt die Entscheidung für ein Medizinstudium in hohem Ausmaß von der „individuellen Entschlusskraft und dem jeweiligen Durchsetzungsvermögen" der Frauen abhängig war und der eingeschlagene Weg oft durch zufällige Informationen und Weichenstellungen beeinflusst worden sei[367]. Dieses sehr allgemein gehaltene Ergebnis traf, wie im Folgenden dargestellt wird, auch auf die Frauen der Untersuchungsgruppe zu.

2.4.1 Motive der „Schweizer Ärztinnen"

Für das Aufspüren der individuellen Studienmotive der Frauen der Untersuchungsgruppe bedurfte es (auto-)biografischer Quellen, die allerdings nur spärlich und verstreut vorhanden und mit entsprechender Quellenkritik und Vorsicht zu interpretieren sind. Ein wichtiges Quellenkorpus stellten die schon mehrfach genannten kurzen Artikel dar,

362 Raggam-Blesch, Identitätskonstruktionen 52.
363 Gehmacher–Heinrich–Oesch, Käthe Schirmacher 59; Pass Freidenreich, Female 2.
364 Veits-Falk, Frauen 30–35.
365 Vgl. Pass Freidenreich, Female 3.
366 Bächler Paszkowski, Johanna Kuhn 17.
367 Bleker, Herkunft 64.

die 1896 und 1897 als Serie mit dem Titel „Vorkämpferinnen des Frauenstudiums in Österreich-Ungarn" in den *Jahresberichten des Vereins für erweiterte Frauenbildung in Wien*[368] erschienen sind[369]. Der 1888 gegründete Verein setzte sich hauptsächlich aus weiblichen, aber auch einigen männlichen Mitgliedern sozialreformerischer (und jüdischer) Intellektuellenkreise zusammen. Wie erwähnt, eröffnete er 1892 die erste *gymnasiale Mädchenschule* Österreichs und spielte im Kampf um die Öffnung der österreichischen Universitäten für Frauen eine wichtige Rolle[370]. Die Vereinsleitung wandte sich nun an die ersten bekannten Universitätsabsolventinnen aus Österreich-Ungarn und bat um Auskunft über ihren bisherigen Werdegang[371]. Ihre Geschichten sollten als Beleg für den Erfolg des Frauenstudiums in der Schweiz dienen. Die Karrieren der ersten Akademikerinnen wurden als Präzedenzfälle präsentiert, die den weiblichen Anspruch auf universitäre Bildung legitimierten und Frauen den Weg zum Universitätsstudium in Österreich ebnen sollten. Zusätzlich zu diesem emanzipatorischen Ziel war dem Verein auch die „Beweisführung" wichtig, dass studierende Frauen *echte Weiblichkeit* bewahren würden. So wird etwa die Ärztin Anna Fischer-Dückelmann, die im Alter von 35 Jahren mit ihren drei Kindern zum Studium nach Zürich ging, als Paradebeispiel angeführt, *wie mächtig der Geist einer Frau nach einem bestimmten wissenschaftlichen Wirkungskreis streben kann, ungeachtet eines tüchtigen, wirtschaftlichen und häuslichen Schaffens und eines befriedigenden Familienlebens*[372].

Die kontaktierten Absolventinnen Schweizer Universitäten verfassten Kurzberichte über ihren Werdegang, nachdem sie bereits ihr Studium erfolgreich abgeschlossen hatten. Es handelt sich demnach um eine aus der Retrospektive geschriebene, reflektierte und in Relation zu ihrem bisherigen Leben gesetzte Darstellung. Diese selbst- bzw. durch die Redaktion auch fremdkonstruierten Schilderungen ihrer Lebensläufe und Karrieren geben damit Einblicke in neue Handlungsmöglichkeiten und Erfahrungen von Frauen an der Universität. Insgesamt wurden 15 Frauen vorgestellt, zwölf Ärztinnen und drei Doktorinnen der Philosophie[373], die Österreich-Ungarn zwischen 1870 und 1890 verlassen und in der Schweiz studiert hatten. Sechs „Notizen" sind in der ersten und weitere sechs in der dritten Person verfasst. Fast alle Artikel der Serie gehen auf die Motivation der Frauen für das (Medizin-)Studium und die Hindernisse, die sie überwinden mussten, ein.

Als Ausgangspunkt und Erklärung für ihr Streben werden in vielen Fällen besondere individuelle Talente, Ausnahmebegabungen und Entschlossenheit genannt, die studierwillige – unausgesprochen – von „normalen" Frauen unterschieden. Bei Anna Bayer wird zum Beispiel ein *Wissensdurst* des *begabten Mädchens* und der *Drang nach Ausbildung* an-

---

368 Vorkämpferinnen (1895/1896), (1896/1897).

369 Vgl. dazu Veits-Falk, Kämpferinnen 85–102.

370 Vgl. Bandhauer-Schöffmann, Frauenbewegung 49–51; Anderson, Vision 50.

371 Vorkämpferinnen (1895/1896) 38.

372 Vorkämpferinnen (1896/1897) 51; vgl. auch Bleker, Gesundheitsbücher 65–83.

373 Vorkämpferinnen (1895/1896) 35–48: Dr. med. Anna Bayer, Dr. med. Bohuslava Keck, Dr. phil. Gabriele Stadler, Dr. phil. Siddy Eisenschitz, Dr. med. Georgine von Roth, Dr. med. Milica Tschawoff-Schwiglin, Dr. med. Marie Vucetich-Prita, Dr. Rosa Kerschbaumer, Dr. med. Theodora Krajewska, Dr. med. Leonore Welt, Dr. med. Rosa Welt-Strauss; Vorkämpferinnen (1896/1897) 41–54: Dr. med. Gabriele von Possaner, Dr. med. Vilma Hugonnai, Dr. med. Anna Fischer-Dückelmann, Dr. phil. Susanna Rubinstein.

geführt[374]. Theodora Krajewska zeigte dem Bericht zufolge *frühzeitig eine ungewöhnliche Begabung*, die den Vater veranlasste, sie das Mädchengymnasium besuchen zu lassen[375].

Und auch die Zeitschrift *Frauenleben* berichtete 1901 über Sophie Moraczewska-Okunewska, ihr *Wissenschaftstrieb* sei so *mächtig* gewesen, *daß sie krank wurde, wenn sie nicht lernen durfte*[376].

2.4.1.1 Rolle der Herkunftsfamilie

Der Herkunftsfamilie wird für den Entschluss zu studieren in den Berichten eine unterschiedliche Rolle zugeschrieben, was sich ergänzend auch noch mit weiteren Quellen belegen lässt. Nach dem anlässlich ihrer Promotion verfassten, stark idealisierten Bericht über Gabriele Possanner waren die „glücklichen Familienverhältnisse" – ein *treusorgender Vater* und eine *zärtliche Mutter* – für die *reiche Begabung*, den Fleiß und den *tüchtigen Charakter* ihrer Tochter verantwortlich gewesen. Unter diesen Voraussetzungen hätte sie schon bald den Wunsch verspürt, *die Leistungsfähigkeit der Frau darzuthun*[377].

Neben im Idealfall vermittelter Geborgenheit war die Familie jedoch auch ein Ort, an dem Zwänge auferlegt und Konflikte ausgetragen wurden[378]. Marianne Weber charakterisierte in ihrer zeitgenössischen Analyse der ersten Studentinnen die *Familientradition* als *stacheligen Zaun*. Der *Drang* der Töchter zu studieren gelte als *absonderlicher Seitentrieb der Weiblichkeit*, als *liebloser, egoistischer und moralischer Mangel*[379]. Sie sprach damit den Umstand an, dass der Wunsch und in der Folge auch der Entschluss der Frauen, Medizin zu studieren, von vielen Eltern und Verwandten als Affront und Bruch mit dem für sie vorgesehenen Lebensentwurf empfunden wurde.

Die Haltung der Väter zum Frauenstudium war oft widersprüchlich und konnte zwischen völliger Ablehnung und fördernder Unterstützung rangieren. Eine literarische Quelle handelt sogar konkret von einem Vater und seinen den „Schweizer Ärztinnen" angehörenden Töchtern. In seiner Erzählung „Lateinische Mädchen" (1875) berichtet der jüdische Schriftsteller und Publizist Karl Emil Franzos[380] vom jüdischen Getreidehändler Sinai Welt aus Czernowitz, der gegen sein chassidisches Umfeld rebelliert hatte und für seine Töchter die Entscheidung zu studieren traf. Franzos erzählt, wie ihn 1866, als er selbst gerade in die 7. Klasse des Gymnasiums in Czernowitz ging, Sinai Welt aufsuchte und bat, seine drei *gut begabten* Mädchen – die zehnjährige Rosa, die achtjährige Leonore und die vierjährige Sara – zu unterrichten. Anstelle einer Mitgift wollte Welt seinen Töchtern eine *Erziehung* (gemeint wohl Bildung) mitgeben, die im Gegensatz zur gewohnten Mädchenbildung auch Latein, Griechisch, Algebra und Philosophie, also Fächer eines (Knaben-)Gymnasiums, umfasste. *Ich, Sinai Welt, der ich nur ein armer Handelsmann bin, ich werde es den Leuten beweisen! Meine Töchter werden Gymnasium und Universität studieren, ja! ja! ja!* zitiert Franzos den Vater[381]. Sinai Welt war überzeugt,

---

374 Vorkämpferinnen (1895/1896) 39.

375 Ebd. 46.

376 Lucerna, Frauenärztin 63.

377 Vorkämpferinnen (1896/1897) 46; vgl. Stern, Gabriele Possanner 189–220.

378 Gehmacher–Heinrich–Oesch, Käthe Schirmacher 174.

379 Weber, Typenwandel 179f.

380 Zu Franzos vgl. auch Judson, Habsburg 413–417.

381 Franzos, Lateinische Mädchen 124, 131.

dass seine Töchter nur durch höhere Bildung Respekt und soziales Ansehen erreichen konnten. Franzos kommentierte das Anliegen Welts mit der Frage: Was musste dieser wohl *Unerhörtes erfahren haben, um nun so Unerhörtes anzustreben?*[382] Bezeichnend ist hier der Terminus *Unerhörtes* für die Idee, seine Töchter studieren zu lassen. Da Sinai Welt keine Söhne hatte, so Franzos weiter, beschloss er, dass alle seine Töchter ein Universitätsstudium absolvieren sollten: *Mein Weib hat mir drei Kinder geschenkt* [1871 wurde noch die vierte Tochter Ida geboren]. *Ich wollte es wären Knaben, aber nun muß ich eben gegen die Mädchen meine Pflicht thun und ihnen die gründliche Erziehung geben. Die Leute lächeln über meine Pläne, nach zehn Jahren werden sie einsehen, dass ich recht gehandelt habe*[383]. Wenn schon sein Wunsch nach Söhnen nicht in Erfüllung ging, dann sollten wenigstens die Töchter in Stellvertreterinnenfunktion die Ambitionen des Vaters erfüllen. Auf Franzos' Frage, ob er glaube, dass in Österreich Frauen die für seine Töchter ausgewählten Berufe – Arzt, Professor, Advokat – ausüben werden können, antwortete Sinai Welt: *Ist Österreich die Welt? … Dann werden meine Kinder nach Russland, nach Amerika gehen. … Das Wissen verschafft Ansehen und Stellung. Ich will, daß meinen Mädchen die ganze Welt offen steht, daß sie überall Achtung genießen. Und das geht nur, wenn sie Doktoren sind! … Nun Sie werden einst einsehen, daß ich Recht hatte. Heute stehe ich hier zu Lande ziemlich allein, in mehreren Jahren wird es überall von Studentinnen wimmeln. Das ist der Zug der Zeit – Sie werden an mich denken*[384]. Die Entscheidung, in Amerika als Ärztin Karriere zu machen beziehungsweise temporär zu arbeiten, sollten drei seiner Töchter in den 1880er Jahren tatsächlich treffen. Auch wenn man bei der Lektüre der Erzählung die „schriftstellerische Freiheit", mit der Franzos Sinai Welts Ansichten und Beweggründe schildert, im Auge haben muss, ist sie eine anschauliche Quelle für das Bildungsstreben einer jüdischen Familie aus der Bukowina und deren Offenheit gegenüber einem Überschreiten von vorherrschenden Geschlechtermodellen.

Die Studienambitionen seiner Tochter förderte auch Bohuslava Kecks Vater, ein Gutsbesitzer. Er hatte nicht nur für Privatunterricht als Vorbereitung auf ihre Matura gesorgt, sondern begleitete seine Tochter sogar zur Immatrikulation nach Zürich[385].

Der Tod von Vätern wirkte sich bei einigen Frauen der Untersuchungsgruppe hemmend, bei anderen befreiend auf deren Studiumswunsch aus, wie die beiden folgenden Beispiele zeigen:

So konnte zum Beispiel Georgine von Roth erst nach dem Tod ihres Vaters, eines Majors, ihrem *Drang* und *Streben* nach einer *ausfüllenden Berufsthätigkeit* nachgeben. Die Immatrikulation an der Universität Zürich verzögerte sich aber aus *Rücksicht auf die Familie* noch um weitere sieben Jahre. Ganz im Einklang mit der zeitgenössischen Debatte nannte die unverheiratete Georgine von Roth den Wunsch nach Berufstätigkeit zum Zweck der ökonomischen Selbstversorgung als Beweggrund, nachdem die finanzielle Versorgung durch den Vater weggefallen war[386].

Milica Schwiglin-Tschawoffs Wunsch zu studieren schien nach dem Tod ihres Vaters, eines Notars in Zagreb, zunächst aus finanziellen Gründen nicht mehr realisierbar zu

[382] Ebd. 124.
[383] Ebd. 138.
[384] Ebd. 139.
[385] Tahirović–Fuchs, Bogusławą Keckova 234.
[386] Vorkämpferinnen (1895/1896) 42.

sein. Sie wollte *sich eine selbständige Stellung gründen* ..., um der *in beschränkten finanziellen Verhältnissen lebenden* Mutter *in der Sorge für die* [vier] *Geschwister beizustehen.* Eine zweite Eheschließung der Mutter mit einem wohlhabenden Advokaten *machten die Opferwilligkeit der Tochter und Schwester entbehrlich. Dieser Mann jedoch erkannte die bedeutenden Anlagen seiner Stieftochter und liess sie in das slavische Gymnasium in Agram eintreten.* Hier legte sie nach acht Jahren die Matura ab. *Nun suchte sie ihre akademische Bildung auf den Universitäten von Bern und Zürich, sich dem Studium der Medicin widmend*[387], ist dem biografischen Porträt der Serie „Vorkämpferinnen des Frauenstudiums" zu entnehmen.

Auch bei Maria Vučetić-Prita schienen ihre Studienpläne nach dem Tod des Vaters zum Scheitern verurteilt gewesen zu sein. Während Milica Schwiglin-Tschawoff letztlich mit Hilfe des Stiefvaters ihren Wunsch realisieren konnte, stand Maria Vučetić-Prita ihre Mutter, eine *hochgebildete Frau*, entgegen der ablehnenden Haltung von Verwandten und Freunden ihrer Tochter *treu zur Seite* und unterstützte ihr Vorhaben[388].

Die Rolle der Mutter war in dem Prozess, in dem junge Frauen den Entschluss zum Studium fassten, allerdings ambivalent. Harriet Pass Freidenreich kam in ihrer Studie über jüdische Akademikerinnen zu dem Schluss, dass den frühen Studentinnen in erster Linie die Väter, nicht die Mütter, als Vorbild dienten. Studierwillige Töchter wollten nicht in die Fußstapfen ihrer Mütter treten, obwohl diese oft sehr gebildet waren. Viele Studentinnen bewunderten und respektierten ihre Mütter, manche priesen deren künstlerisches oder musisches Talent und/oder deren selbstlose Aufopferung für andere. Sie trugen jedoch das Frauenbild, das die Mutter vorlebte, nicht mit und waren mit der auf eine „weibliche Lebensplanung" fokussierten Standarderziehung, die sie erfahren hatten, nicht zufrieden. Sie entschieden sich dafür, auch ihren Intellekt und nicht (vorrangig) ihre „Weiblichkeit" zu entwickeln[389].

Manche Mütter hatten wiederum Verständnis für die alternativen Lebenspläne ihrer Töchter und unterstützten deren Ambitionen. Andere versuchten sie am Verlassen des Elternhauses und an der Suche nach einem unabhängigen Leben zu hindern[390]. Die Lebensweise der Mutter konnte sogar zu einem „expliziten Abgrenzungsmodell" für junge Frauen werden, wie etwa die bekannte Psychoanalytikerin Helene Deutsch, die 1884 in Przemysl (Galizien) geboren wurde und von 1907 bis 1912 in Wien Medizin studierte, die problematische Beziehung zu ihrer Mutter beschrieb. Dafür gestaltete sich ihr Verhältnis zum Vater umso enger[391].

2.4.1.2 „Knick" in der Biografie

In einigen autobiografischen Berichten über die Studienmotivation der „Schweizer Ärztinnen" werden Veränderungen in der eigenen Familie, Ehekonflikte und Trennungen als auslösende Momente für die Entscheidung zu studieren genannt. Bei der aus einer adeligen polnischen Familie stammenden Lehrerin Theodora Krajewska war es der Tod

387 Ebd. 43.
388 Ebd. 44.
389 Pass Freidenreich, Female 18.
390 Ebd. 20–23.
391 Raggam-Blesch, Identitätskonstruktionen 126f.; Mühlleitner, Deutsch, Helene 130–132; Deutsch, Selbstkonfrontation.

des Ehemannes, eines Gymnasiallehrers in Warschau. Sie hatte bis zu ihrer Eheschließung 1876 selbst an den unteren Klassen des deutschen Gymnasiums unterrichtet und nahm, nachdem ihr Mann gestorben war, 1880 ihre Lehrtätigkeit an einer privaten Mädchenschule wieder auf. 1883 ging die Neunundzwanzigjährige nach Genf studieren – allerdings stand damals *ihr Vorhaben in Widerspruch mit dem Wunsche ihrer Eltern*[392].

Bei drei Frauen der Untersuchungsgruppe hing die Entscheidung, ein Medizinstudium zu beginnen, eng mit der Trennung vom Ehemann zusammen. Ohne nähere Hintergründe anzuführen, schrieb etwa der Schriftsteller Alexander Roda Roda über seine Schwester Gisela Kuhn-Januszewska: *Meine ältere Schwester, Gisl, telegraphierte: sie habe die Stricke ihrer Ehe zerschnitten und sich auf die medizinische Fakultät zu Zürich eingeschrieben*[393].

Die ungarische Adelige Vilma Hugonnai erklärt in ihrem Bericht in der Serie „Vorkämpferinnen des Frauenstudiums" den Entschluss zu studieren als Folge ihres unausgefüllten und unglücklichen Lebens: Mit 18 Jahren hatte sie den um 20 Jahre älteren Gutsbesitzer György (Georg) von Szilassy geheiratet, 1866 kam ihr erstes Kind zur Welt, ihr wenig später geborenes Kind starb kurz nach der Geburt. Nach sieben Jahren wurden die Spannungen zwischen dem Ehepaar immer größer. Als ihr Sohn, den sie, wie sie betont, selbst gestillt und nach Fröbel's Methode[394] erzogen hatte, von einem Hauslehrer unterrichtet wurde und sie *keine geistige Anregung mehr* hatte, beschloss sie, *die wissenschaftliche Laufbahn zu betreten.* Das Paar trennte sich vorerst vorübergehend, und Vilma Hugonnai ging, wie sie in der „autobiografischen Notiz" hervorhob, *mit der Einwilligung meines* [ihres] *Mannes*[395] nach Zürich. Das Medizinstudium musste sie allerdings selbst finanzieren[396].

Eine gescheiterte Ehe war für die gebürtige Russin Rosa Kerschbaumer ebenfalls der unmittelbare Anlass, ein Medizinstudium in der Schweiz zu beginnen. Sie hatte bereits mit 18 Jahren aus Liebe den Studenten Wladimir Putjata geheiratet. Nach drei Jahren verließ er seine Frau und die drei gemeinsamen Kinder, um sich einer Wanderschauspieltruppe anzuschließen. Rosa Kerschbaumer – zu diesem Zeitpunkt hieß sie Raissa Putjata – trat daraufhin die Flucht nach vorne an und änderte ihr bis dahin angepasstes Leben. Sie beschloss, wie ihre jüngere Schwester ein Semester zuvor, in Zürich zu studieren. Ihre Eltern unterstützten sie dabei, wohl auch, um Gras über die „Schande" wachsen zu lassen, dass ihr Schwiegersohn ihre Tochter „sitzen gelassen" hatte. *Raissa* [Rosa] *muss in eine ganz andere Umgebung kommen und ein neues Leben anfangen; für sie ist das der einzige Ausweg aus ihrer trostlosen Lage herauszukommen*, gab ihre Schwester die Meinung der Eltern in ihren Memoiren wieder[397]. In ihrer im *Jahresbericht des Vereines für erweiterte Frauenbildung in Wien* veröffentlichten „autobiographischen Skizze" verliert Rosa Kerschbaumer 25 Jahre später weder ein Wort über ihre erste Ehe noch über die Trennung. Gerade dieses Beispiel zeigt, wie konstruiert die Selbstpräsentationen

---

392 Vorkämpferinnen (1895/1896) 46.

393 Roda, Roman 209.

394 Das pädagogische Konzept Friedrich Fröbels (1782–1852) fokussiert auf das Kind und seine Entwicklungsbedürfnisse. Im Mittelpunkt steht die Annahme, dass die Bildung eines Kindes von ihm selbst gesteuert wird und nicht von außen aufgedrängt werden kann.

395 Vorkämpferinnen (1896/1897) 48.

396 Kiss-Deák–Frei, Hugonnai 54–57.

397 Veits-Falk, Rosa Kerschbaumer-Putjata 31f.; Frey-Wettstein, Virginia Schlikow 109.

der ersten Ärztinnen sein konnten. Kerschbaumer schreibt darin, sie hätte mit 18 Jahren von einer jungen Russin an der Universität Zürich – gemeint ist Nadeschda Suslowa – gehört und beschlossen, auch zu studieren. Dies mag zugetroffen haben, doch danach fährt sie weiter fort: *Mein Plan erregte in meiner Familie grosse Entrüstung und ich hatte harte Kämpfe zu bestehen, bis ich meinen Willen durchsetzte.* Dass ihre Eltern nicht nur das Studium finanzierten, sondern sie und ihre drei kleinen Kinder mit einer Amme und einem Kindermädchen nach Zürich begleiteten, verschwieg sie ebenfalls. Dies hätte wohl nicht in ihre Selbstdarstellung als kämpferische „Pionierin" gepasst[398].

Bei allen drei Beispielen gab die Trennung vom Ehemann als „Knick" in einem bisher durchwegs angepassten „weiblichen" Leben den unmittelbaren Anstoß, ein Studium in der Schweiz zu beginnen. Der Wunsch zu studieren hatte sich aber wohl schon früher als Folge einer Unzufriedenheit mit ihrem Leben als Ehefrau (und Mutter) entwickelt.

Mit der Bedeutung von lebensgeschichtlichen Wendepunkten in einer Biografie setzte sich auch Charlotte Heinritz in ihrer Untersuchung von Frauenautobiografien um 1900 auseinander. Bei ihrer Analyse von Schlüsselszenen in solchen Texten stellte sie fest, dass es sich fast immer um Konfliktsituationen handelte, die schreibende Frauen ihr Leben ändern ließen. Die Autobiografin erkannte zu einem bestimmten Zeitpunkt ihres Lebens, dass ihr ein zentrales Lebensthema bisher fehlte und/oder dass die ursprünglich vorgesehenen Lebensinhalte für sie keine Erfüllung brachten. Sie geriet in eine Sinnkrise und suchte nach einem lohnenden Ziel oder ergriff eine sich bietende Chance, um einen Sinn in ihrem Leben zu finden und zu verwirklichen. So oder ähnlich war dies vermutlich auch bei den drei Beispielen der „Schweizer Ärztinnen" der Fall. Diese Prozesse führten zu einer im Gegensatz zum bürgerlichen weiblichen Rollenverständnis stehenden Entwicklung und zur Erprobung neuer selbständiger Lebensweisen und letztlich zu einer neuen Selbstauffassung[399].

Wenn auch kein offensichtlicher Konflikt mit dem Ehemann vorlag, so war doch vielleicht auch bei Anna Fischer-Dückelmann eine „versteckte" Sinnkrise der Auslöser, den schon länger gewachsenen Wunsch nach einer fundierten akademischen Medizinausbildung zu realisieren. Gleich nach der Heirat und gesundheitlichen Problemen ihres Mannes, dem Zeitungsredakteur Arnold Fischer, trug Anna Fischer-Dückelmann durch schriftstellerische und journalistische Tätigkeit maßgeblich zum Familieneinkommen bei. Im Jahr 1885 gab sie gemeinsam mit ihrem Mann in Frankfurt die Zeitschrift „Volkswohl – Wochenschrift für bildende und heitere Unterhaltung, Gesundheitspflege und soziale Fragen" heraus und hielt in mehreren Städten öffentliche Vorträge[400]. *In dieser Zeit*, schrieb sie in ihrem autobiografischen Bericht im *Jahresbericht des Vereines für erweiterte Frauenbildung*, trat *der Gedanke an das eigene medicinische Studium zum erstenmale klar vor meine Seele, und ich fragte mich eines Tages selbst mit einem gewissen Erstaunen, warum ich noch nicht voll und ganz „Arzt" sei? In meinem Familienkreise war ich es längst … Das Bewusstsein der Lücken meines Wissens, der Drang nach weiterer Vervollkommnung wurde immer quälender, die meinem Streben entgegenstehenden Hindernisse waren aber gross. Dennoch erfüllte mich die Überzeugung des Durchdringens in dem mir erwählten Berufe, hatte ich doch schon festen Boden unter den Füssen*[401]. Im Jahr 1889 über-

398 Veits-Falk, Rosa Kerschbaumer-Putjata 31–40.
399 Heinritz, Autobiographien 121.
400 Vorkämpferinnen (1896/1897) 52.
401 Ebd. 52f.

siedelte sie mit ihren drei Kindern nach Zürich und immatrikulierte an der Universität. Unklar ist, ob ihr Mann sie in diesen drei Jahre für einen längeren Zeitraum „besuchte" bzw. unterstützte. Danach hatte die Familie ihren gemeinsamen Lebensmittelpunkt in Dresden.

2.4.1.3 Einflüsse von „außen" – weibliche Vorbilder

Über die Zeit vor ihrem Studium berichtete Anna Fischer-Dückelmann, sie habe bei ihren öffentlichen Vorträgen zu Themen wie die Reform der weiblichen Kleidung oder die moderne Küche in Wiesbaden, Chemnitz, Mainz, Berlin, Leipzig und Wien *bedeutende Persönlichkeiten* kennengelernt[402]. Zu diesen zählte eine der ersten Ärztinnen, Hope Bridges Adams-Walter, später verheiratete Adams-Lehmann, die in Bern ihr Medizinstudium beendet hatte[403]. Sie war eine der wenigen Frauen, die durch ihre Rolle als „Pionierin" des Frauenmedizinstudiums Vorbildwirkung gehabt haben könnte[404].

Generell gab es im Untersuchungszeitraum nur wenige weibliche Identifikationsfiguren. Agnes Bluhm[405], die von 1884 bis 1890 in Zürich Medizin studierte und später als frühe deutsche Ärztin und Rassenhygienikerin bekannt wurde, berichtete, ihr Entschluss Medizin zu studieren, sei durch ein weibliches Vorbild angeregt worden. Als siebenjähriges Mädchen begegnete ihr in ihrem Elternhaus in Berlin öfter die Medizinstudentin Anna Dahms[406], von der ihre Mutter sehr beeindruckt gewesen sei[407].

Erst ein bis zwei Generationen später dienten die ersten Universitätsabsolventinnen als role models. Ein bekanntes Beispiel aus dem Bereich der Pädagogik ist etwa die 1872 in Galizien geborene Eugenie Schwarzwald, die in Zürich ein Germanistik- und Französischstudium abgeschlossen hatte und ab 1911 die bekannte „Schwarzwaldschule" in Wien leitete[408]. „Fraudoktor" war Vorbild vieler ihrer Schülerinnen, wie die Schriftstellerin Alice Herdan-Zuckmayer schilderte[409].

Einen Einfluss auf die Entscheidung, alternative Lebenswege zu gehen und zu studieren, konnten auch Protagonistinnen der Frauenbewegung haben. Als die „Schweizer Ärztin" Anna Bayer in die Höhere Töchterschule in Prag ging, besuchte sie den 1865 gegründeten Amerikanischen Damenklub, der über eine Bibliothek und eine Lesehalle mit Literatur und Zeitschriften, vor allem zur anglo-amerikanischen Frauenbewegung, verfügte[410]. Das Gründungsdatum des „Amerikanischen Damenklubs" (1865) gilt heute als Beginn der tschechischen Frauenbewegung, da die Zielsetzung des Vereins primär in der Frauenbildung lag, obwohl dieser auch patriotische Interessen vertrat[411]. Hier machte Anna Bayer die Bekanntschaft mit den Schriftstellerinnen und Frauenrechtlerinnen Sofie

---

402 Ebd.

403 Zu Hope Bridges Adams Lehmann (1855–1916) vgl. Krauss, Hope Bridges Adams Lehmann.

404 Meyer, Physiatrie 152.

405 Zu Agnes Bluhm vgl. Ludwig, Agnes Bluhm 84–92.

406 Vgl. Agnes Bluhm, https://www.digitales-deutsches-frauenarchiv.de [25. 1. 2025].

407 Minna Cauer, Dr. med. Agnes Bluhm. Ein Interview. *Die Frauenbewegung* 1/9 (1895) 60f.; Einsele, Kein Vaterland 12f.

408 Zu Eugenie Schwarzwald (1872–1940) vgl. z. B. Holmes, Eugenie Schwarzwald.

409 Herdan-Zuckmayer, Genies.

410 Nečas, Muslimkami 20; vgl. Štěpanová–Sochorová–Secká, Náprstkovy.

411 Vgl. Zimmermann, Frauenbewegungen 269; Amerikanischer Klub der Damen, https://fraueninbewegung.onb.ac.at/node/419 [4. 8. 2024]; Perfahl, Geschlechterpolitik 39–42.

Podlipská[412] und Eliška Krásnohorská[413], aber auch mit der um ein Jahr jüngeren Bohuslava Keck, die von ihrem beabsichtigten Medizinstudium erzählte. Aufgrund dieser Bekanntschaften entstand bei Anna Bayer der Wunsch, Medizin zu studieren. In ihrem Bericht heißt es: *Nicht ohne Kampf mit ihrer Familie wurde es ihr möglich, sich dem Studium der Medicin zu widmen*[414]. Im Jahr 1875 fuhr Anna Bayer mit Bohuslava Keck, die dort schon zwei Semester studiert hatte, nach Zürich. Die beiden Frauen wohnten anfänglich an derselben Adresse, zerstritten sich dann jedoch[415]. Sophie Moraczewska-Okunewska erhielt wiederum einen wichtigen Impuls für ihre Entscheidung, in der Schweiz zu studieren, von der späteren Begründerin der ukrainischen Frauenbewegung in Galizien, ihrer um zehn Jahre älteren Cousine Natalija Kobrynska[416].

Nicht zu unterschätzen sind auch literarische Vorbilder, wie die Untersuchungen von Romana Weiershausen zeigen. Während Ende der 1890er Jahre bereits einige Erzähltexte über die ersten weiblichen Studierenden in der Schweiz von Autorinnen, die selbst studiert hatten, erschienen und von jungen Frauen aus bürgerlichen Kreisen breit rezipiert wurden, konnten die frühen Studentinnen kaum auf Erfahrungen von anderen Studentinnen rekurrieren[417].

2.4.2 Motive – ein Resümee

Über die Motive der ersten Medizinstudentinnen schrieb Ella Wild in der Einleitung des 1928 herausgegeben Sammelbands „Frauenstudium in der Schweiz“: *So verschieden diese Frauen auch sein mochten, eines war ihnen allen gemeinsam: das Streben nach Freiheit durch Arbeit, nach neuen geistigen Zielen jenseits enger weiblicher Alltagsroutine und nicht zuletzt ein starkes Gefühl sozialer Verpflichtung, das alle übereinstimmend zur Wahl des medizinischen Studiums greifen liess. Diese Wahl war auch keine zufällige, sondern recht eigentlich in der Natur der Frau begründet, die selbst dort, wo sie sich scheinbar vorbehaltlos in den Dienst der Sachlichkeit und Wissenschaft stellt, bewusst oder unbewusst noch doch immer wieder den Zugang zum Bereich des Menschlichen sucht. Die soziale und seelische Seite des Arztberufs verursachte eine starke Anhängerschaft unter der ersten studierenden Frauengeneration*[418].

In ihrer Erklärung, warum sich Frauen für ein Medizinstudium entschieden, verwies Ella Wild ganz zeittypisch nicht nur auf das wissenschaftliche Interesse für das Fach Medizin, sondern auf eine besondere „natürliche“ Eignung, die in einer „weiblichen Kompetenz“ für das *Menschliche* begründet sei. Nach den mir zugänglichen Quellen

---

412 Zu Sofie Podlipská (1833–1897) vgl. Podlipská, Sofie, https://www.fraueninbewegung.onb.ac.at/node/1028 [16. 9. 2024].

413 Zu Eliška Krásnohorská (1847–1926) vgl. Eliška Krásnohorská, https://de.wikipedia.org/wiki/Eliška_Krásnohorská [23. 5. 2024].

414 Vorkämpferinnen (1895/1896) 39.

415 Nečas, Muslimkami 23.

416 Natalija Kobryns'ka (1851[1855?]–1920) war eine bedeutende ukrainische Schriftstellerin und Vorkämpferin für den kulturellen und gesellschaftlichen Zusammenschluss aller ukrainischen Länder, Gründerin und Hauptvertreterin der ukrainischen Frauenbewegung, Initiatorin des 1884 gegründeten „Tovarystvo rus'kych žinok“ [Verein der ruthenischen Frauen], vgl. Kobrynska, Natalija Ivanivna, https://fraueninbewegung.onb.ac.at/node/21054 [5. 1. 2025].

417 Vgl. Weiershausen, Studentin.

418 Wild, Einleitung 12f.

erläuterten die Frauen der Untersuchungsgruppe allerdings erstaunlich selten ihre Entscheidung, Medizin zu studieren, mit diesen Argumenten, vielmehr standen die *neuen geistigen Ziele* im Mittelpunkt.

Soweit die Motive und Motivationen der Frauen der Untersuchungsgruppe für ein Medizinstudium in der Schweiz rekonstruiert werden können, lassen sich zwar Muster erkennen, doch waren sie in jedem Einzelfall verschieden. Johanna Blekers Beobachtung, dass es letztlich die „individuelle Entschlusskraft" und das „jeweilige Durchsetzungsvermögen" der Frauen waren, die sie ihren Wunsch auch umsetzen ließen[419], trifft ebenso auf die Frauen der Untersuchungsgruppe dieser Studie zu.

Neben der Begründung für den Auf- beziehungsweise Ausbruch aus den vorgezeichneten Bahnen werden aber auch Hürden genannt. Wurde bereits das Frauenstudium an sich als problematisch angesehen, kam aus der Sicht der Familienangehörigen und des sozialen Umfelds erschwerend hinzu, dass die Frauen ihre medizinische Ausbildung nicht vor Ort oder in der Nähe absolvieren konnten. Für die meist wohlbehüteten bürgerlichen Medizinstudentinnen aus der Habsburgermonarchie stellten das *Verlassen der Heimat* und das *Leben in der Fremde* eine besondere Schwierigkeit dar, da weibliche Bildungsmigration nicht im Einklang mit vorherrschenden Geschlechtermustern stand. So ist etwa vom *bitteren Leid der Trennung vom Vaterlande*[420] als gemeinsame Erfahrung aller Frauen die Rede. Der Artikel über Gabriele Possanner in der Serie „Vorkämpferinnen des Frauenstudiums" berichtet anschaulich von den Ängsten der Familie und wie diese überwunden wurden: Nachdem Gabriele Possanner nach vorbereitendem Privatunterricht als Externistin an einem (Knaben-)Gymnasium die Maturitätsprüfung bestanden hatte, war sie *auf jener Stufe des Frauenstudiums angelangt*, so der Bericht, *wo ein Weiterschreiten … das Scheiden von der Heimat den Töchtern Österreichs auferlegte. Da erfuhr jedoch ihr Wunsch, an einer Universität der Schweiz die Studien fortzusetzen* [Anmerkung: eigentlich ein Universitätsstudium zu beginnen], *manche Gegnerschaft im weiten Kreise der Verwandten und Freunde und im engeren Kreise der Familie. Vorurtheile und zärtliche Besorgnis verstummten allgemach gegenüber dem unentwegten Streben der Abiturentin; schwer, aber dennoch entschlossen sich Eltern und die Geschwister, die geliebte Tochter und Schwester in die Ferne ziehen, die mit bewährter Neigung erwählte Laufbahn betreten zu lassen. Fräulein von Possanner gieng nach Zürich und liess sich 1888 an der medicinischen Facultät immatriculieren*[421]. Der Entschluss zum Studium und damit zur Migration bedeutete für die Studentinnen den Beginn einer neuen Lebensform und oft auch das Heraustreten aus der Fremdbestimmtheit[422].

---

419 Bleker, Herkunft 64.

420 Vorkämpferinnen (1895/1896) 38.

421 Ebd. 49.

422 Krauss, Seziersaal 13.

3. Akademische und berufsspezifische Qualifikation: Medizinstudium in der Schweiz

3.1 Beginn des Medizinstudiums in der Schweiz

Neben der Ungewissheit, welche Herausforderungen das Studium im Ausland mit sich bringen würde, galt es für die angehenden Studentinnen, die Aufnahmekriterien der jeweiligen Schweizer Universität zu erfüllen. Diese Hürde war für weibliche Kandidaten viel schwieriger zu nehmen als für männliche, da das gesamte höhere, auf ein Universitätsstudium vorbereitende Bildungssystem auf Männer zugeschnitten war und Frauen davon ausschloss.

Die Frauen der Untersuchungsgruppe studierten an den Universitäten Bern, Genf, Lausanne und Zürich in einem Zeitraum von fast 30 Jahren, in denen sich sowohl die Ausbildungsmöglichkeiten als auch die Zugangskriterien änderten. In der Schweiz entschied jede Universität selbst über die Zulassung von weiblichen Studierenden. Jüngere Universitäten wie Zürich (gegründet 1833) und Bern (gegründet 1834) ließen Frauen früher zu als „alte". Die älteste Schweizer Hochschule, die 1460 gegründete Universität Basel, öffnete zum Beispiel erst 1890 für Studentinnen ihre Pforten[1].

Das folgende Kapitel nimmt sowohl die formalen Anforderungen, welche die Studentinnen aus der Habsburgermonarchie zu erbringen hatten, als auch die Art und Weise, wie sie diese erbrachten, in den Blick.

3.1.1 Aufnahmebedingungen an den Universitäten Zürich und Bern

Die Zustimmung zum *Experiment Frauenstudium* war an der Universität Zürich nicht ungeteilt. Die *Wächter des Althergebrachten* hielten es *für ein gefährliches Unterfangen*[2]. Durch den Zustrom vor allem von russischen Studentinnen stieg der Anteil an Hörerinnen bald auf ein Viertel, was zu Debatten führte[3]. Während Kantonsbürger und -bürgerinnen bei ihrer Immatrikulation an der Universität Zürich ein Reifezeugnis wie eine Matura oder ein Abitur vorweisen mussten, war für alle außerkantonalen Kandidat:innen, zu denen alle Ausländer:innen zählten, ein Sittlichkeitszeugnis ausreichend. Diese eigenartige Zulassungspolitik hing mit der politischen Geschichte der Schweiz

[1] Vgl. Eidgenössische Kommission für Frauenfragen, 4. Bildung, https://www.ekf.admin.ch/ekf/de/home/dokumentation/geschichte-der-gleichstellung--frauen-macht-geschichte/frauen-macht-geschichte-18482000.html [1. 8. 2024]. Nicht in Basel aufgewachsene „Ausländerinnen" waren sogar bis 1914 vom Studium ausgeschlossen.

[2] Wild, Einleitung 4.

[3] Einsele, Kein Vaterland 21.

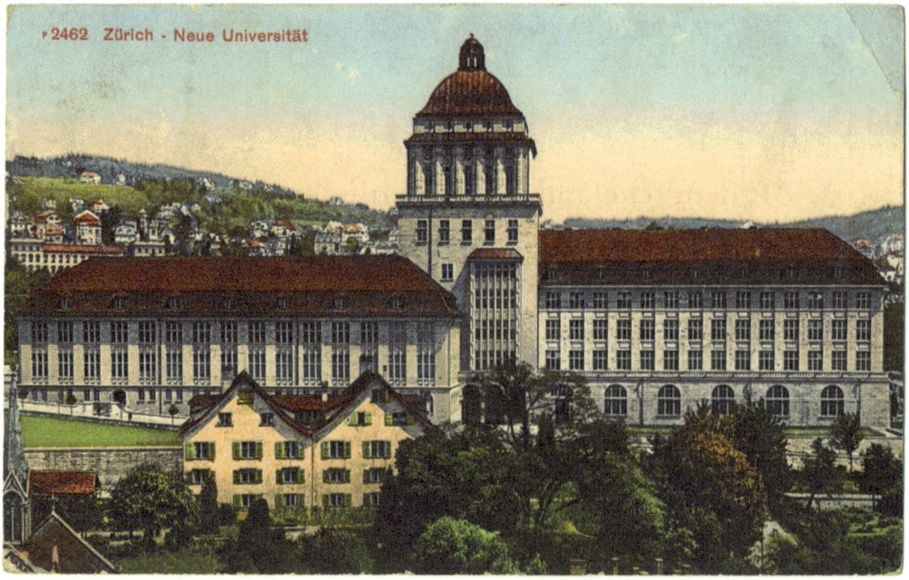

Abb. 4: Ansicht der Neuen Universität in Zürich; Postkarte, um 1900.

zusammen: Zum Zeitpunkt der Gründung der Universität Zürich im Jahr 1833 waren die einzelnen Schweizer Kantone souveräne Kleinstaaten, für die ihre jeweiligen eigenen Kriterien galten. Als 1848 aus dem Staatenbund Schweiz ein Bundesstaat wurde, blieben diese Regelungen zunächst aufrecht[4]. Ein weiterer auf das Frauenstudium zugeschnittener Gedanke war, dass Ausländerinnen im Gegensatz zu Frauen in Zürich kein Gymnasium besuchen konnten und sie deshalb keine „Schuld" an mangelnden Vorkenntnissen traf. Einige Schweizerinnen fühlten sich dadurch benachteiligt, da sie befürchteten, die Ausländerinnen, insbesondere jene aus dem Zarenreich, könnten aufgrund ihrer mangelnden Voraussetzungen das *Experiment Frauenstudium* in Misskredit bringen[5]. In einer Eingabe an den Rektor und den Senat forderten sechs Studentinnen im Februar 1870 verschärfte Zugangskriterien. Es sollten nur noch Frauen aufgenommen werden, die ein Maturitäts- oder gleichwertiges Zeugnis einer öffentlichen Schule vorweisen konnten[6]. Erstunterzeichnerin war Marie Heim-Vögtlin, die spätere erste Ärztin der Schweiz, die selbst als Aargauerin und somit „Ausländerin" in Zürich ohne Matura immatrikuliert hatte[7]. Mitunterzeichnet wurde die Petition von einer Russin, einer Amerikanerin, einer Finnländerin, einer Engländerin und einer Schottin[8]. Der akademische Senat ging vorerst

4 Müller, Marie Heim-Vögtlin 139.

5 Rogger–Bankowski, Europa 46; Tikhonov, Universitäten 167–171; Huser, Studentin 110.

6 Abdruck der Petition an den Rektor und den Senat der Universität Zürich vom 22. Februar 1870, in: Frauenstudium 288f.; vgl. auch Müller, Marie Heim-Vögtlin 139–143; Rogger–Bankowski, Europa 46; Bächler Paszkowski, Johanna Kuhn 31.

7 Müller, Sterben 147.

8 Rogger–Bankowski, Europa 46f.; Tikhonov, Universitäten 167: Mitunterzeichnerinnen waren die Amerikanerin Susan Dimock, die Engländerin Frances E. Morgan, die Schottin Eliza Walker, die Russin Maria Bokova und die Finnländerin Lydia Sesemann.

auf die Forderungen nicht ein, da seiner Meinung nach der Frauenanteil zu gering war, um eine Gefahr für das Bildungsniveau darzustellen, und man ein neues Unterrichtsgesetz abwarten wollte[9]. Marie Heim-Vögtlin legte noch 1870 die Matura ab, um die Vorbedingungen, die sie forderte, auch selbst zu erfüllen[10].

1872 kamen von den 63 Studentinnen (von insgesamt 350 Studierenden) an der Universität Zürich 54 aus dem Russischen Reich – ihr Anteil betrug somit 85 %. Zu diesen Russinnen zählte auch die spätere „Schweizer Ärztin" Rosa Kerschbaumer. Ihre Schwester Virginia Schlikow, die bereits ein Semester vor Rosa mit dem Studium begonnen hatte, schrieb, sie habe zu Beginn des Semesters mit ihr gelernt, damit diese ihre Defizite aufholen konnte. Da sich Rosa Kerschbaumer aber mit *vollem Eifer förmlich in das Studium stürzte*, gelang es ihr, sich das Fehlende soweit anzueignen, dass sie den Vorlesungen folgen konnte[11]. Im gleichen Semester immatrikulierte Vilma Hugonnai aus Ungarn in Zürich. Auch sie wurde allein aufgrund eines „Sittenzeugnisses" an der Universität aufgenommen.

Im Jahr 1872 legte die Interessensgemeinschaft um Marie Heim-Vögtlin in einer dringenden Petition ihr Anliegen nach einer Matura als Aufnahmebedingung für alle erneut vor, was zuerst wieder abgelehnt wurde. Der Ordinarius für Nationalökonomie und Verfechter des Frauenstudiums Viktor Böhmert sprach sich jedoch gegen den vorherrschenden *allzu weit gehenden Liberalismus* aus[12]. Nicht Gegner, betonte Else Forrer-Gutknecht 1928, sondern *Freunde des Frauenstudiums* beklagten die bestehenden Zulassungskriterien, weil dadurch *die ganze Sache diskreditiert* würde[13]. Im August 1873 trat ein neues, strengeres Reglement der Aufnahme von Studierenden an der Züricher Hochschule in Kraft[14]. Auch Nichtkantonsbürger:innen mussten nun mindestens 18 Jahre alt sein und neben einem „Sittenzeugnis" einen Ausweis über die notwendigen Fachkenntnisse durch Zeugnisse in- oder ausländischer höherer Bildungsanstalten vorlegen. Über die *Hinlänglichkeit der vorgelegten Ausweise* entschied eine Hochschulkommission auf der Basis eines Gutachtens des Rektors. Wurden sie als unzureichend eingestuft, musste sich die Bewerberin einer Zulassungsprüfung unterziehen, um immatrikuliert zu werden[15]. Dass junge Frauen auch auf das Universitätsstudium ausreichend vorbereitet wurden, erfüllte sich allerdings erst ab Ende des 19. Jahrhunderts durch die europaweite Reorganisation des Mädchenschulwesens[16].

Während die Schweiz über Zugangskriterien debattierte, erließ die russische Regierung im Juni 1873 den bereits erwähnten Ukas, der die Nicht-Anerkennung aller an der Universität Zürich erworbenen Qualifikationen in Russland verordnete. Die Anzahl der russischen Studentinnen ging daraufhin markant zurück, bis sie ab 1880 erneut anstieg[17].

---

9 Bächler Paszkowski, Johanna Kuhn 31f.; Forrer-Gutknecht, Zürich 25f.

10 Müller, Marie Heim-Vögtlin 141.

11 Frey-Wettstein, Virginia Schlikow 111. Die Schlikow-Schwestern erhielten Nachhilfeunterricht von Friedrich Erismann, dem ersten Ehemann Suslowas, der sich damals zur Spezialisierung seiner medizinischen Kenntnisse in Zürich aufhielt.

12 Vgl. Rogger–Bankowski, Europa 60; Forrer-Gutknecht, Zürich 26.

13 Forrer-Gutknecht, Zürich 27.

14 Bächler Paszkowski, Johanna Kuhn 32.

15 Bluhm, Leben 18.

16 Bächler Paszkowski, Johanna Kuhn 30.

17 Tikhonov, Universitäten 160; Huser, Studentin 112.

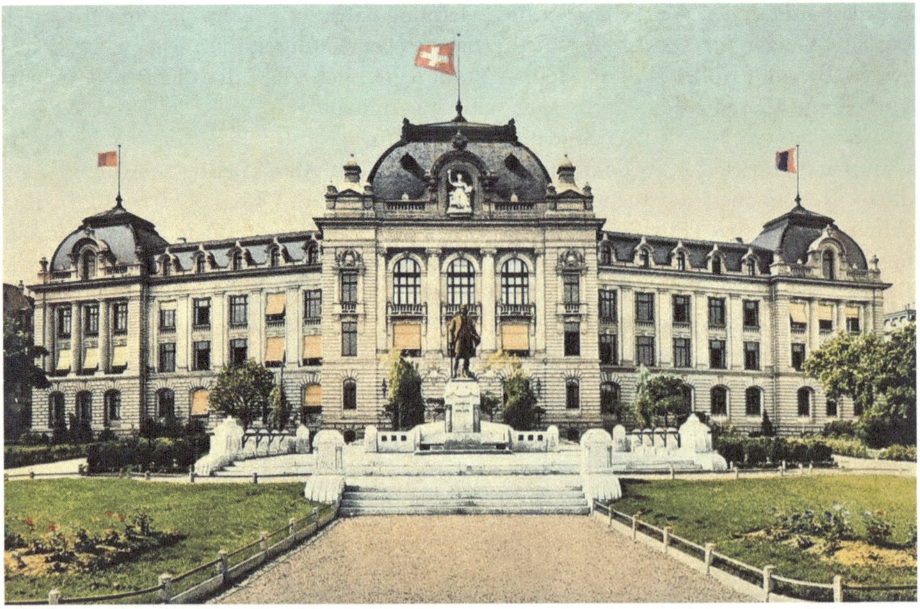

Abb. 5: Ansicht der Universität in Bern; Postkarte, um 1900.

Auch an der Universität Bern (gegründet 1834) immatrikulierte bereits in den 1860er Jahren die erste Frau. 1868 schrieb sich die in Kolumbien geborene Schweizerin Anna Galvis-Hotz[18] an der Medizinischen Fakultät ein[19]. Während das Schweizer Hochschulgesetz von 1834 bei der Aufnahme von Kantonsangehörigen wenigstens den „Ausweis" einer Vorbildung, etwa eine Matura, verlangte[20], sah das Berner Universitäts-Reglement diesen nicht zwingend vor. Damit wollte man ursprünglich jenen männlichen Bewerbern entgegenkommen, die als Nicht-Patrizier keinen gymnasialen Unterricht absolvieren konnten. Von dieser liberalen Zugangspraxis profitierten sodann auch Frauen, denen europaweit die öffentlichen Gymnasien verschlossen waren. Waren sie unter 21 Jahre, wurde allerdings die Zustimmung der Väter oder Vormünder verlangt – eine derartige Vorschrift gab es für Männer nicht –, und bei verheirateten Frauen musste die Zustimmung der Ehemänner vorliegen[21]. Alles in allem war in Bern der Wunsch, „die Zahl der immatrikulierten Studierenden in sich auszahlender Höhe zu halten, erfreulicherweise dringlicher als die Angst, *die Kloake darzustellen, die den Abfall der anderen Universitäten aufnimmt*", wie ein interner Kritiker der Universität Bern gegen deren Aufnahmepraxis polemisierte[22]. Nach dem für Zürich folgenreichen Ukas befürchtete die Berner Univer-

18 Anneler, Bern 91: Die Mutter von Anna Galvis Hotz (1855–1934) war eine Züricherin, ihr Vater „ein Mischling aus Indianer und Weissem". Als Herkunftsort nannte sie Bogotà. Sie soll in der Schweiz, vermutlich in Bern, aufgewachsen sein und habe schweizerisch gesprochen, vgl. auch Ana Galvis Hotz, https://en.wikipedia.org/wiki/Ana_Galvis_Hotz [13. 10. 2024].

19 Rogger–Bankowski, Europa 91.

20 Anneler, Bern 93f.

21 Ebd. 93.

22 Zit. nach Rogger–Bankowski, Europa 93.

sität einen großen Andrang von schlecht beleumundeten russischen Studentinnen (siehe Kapitel 2.1). Einige Medizinprofessoren verlangten, allerdings vergeblich, ein *Damen-Reglement*, das den Nachweis einer abgelegten Matura und ausreichender Subsistenzmittel vorsah. Am 15. Oktober 1873 inskribierten 13 russische, Zürich verlassende Medizinerinnen in Bern, zehn folgten etwas später[23]. Darunter waren auch Rosa Kerschbaumer und ihre Schwester Virginia Schlikow, die aufgrund des Züricher Abgangszeugnisses *anstandslos* immatrikuliert wurden[24].

Die Abwanderung der Russinnen aus Zürich wirkte sich auch auf die Universität Genf aus[25]. Mit der Erhebung der Académie de Genève zur Universität und der Errichtung einer Medizinischen Fakultät 1873 wurden Frauen zu den gleichen Konditionen wie Männer zugelassen. Es waren in Genf aber nicht, wie in anderen Universitätsstädten, junge studierwillige Frauen, die den Stein ins Rollen brachten, sondern 30 Mütter, *dames, mères de famille*, die eine Petition eingereicht hatten. Allerdings, so die zur Untersuchungsgruppe der vorliegenden Studie zählende Leonore Welt-Gourfein, nutzten die Töchter dieser Mütter die neuen Möglichkeiten bis 1890 gar nicht und überließen *ihre Erprobung den Ausländerinnen*[26]. Die vierte für die vorliegende Studie relevante Universität, Lausanne, wurde erst 1890 gegründet, vorher war sie wie auch Genf eine Akademie[27]. Hier waren Frauen von Anfang an zum Studium zugelassen[28].

3.1.2 Matura oder Zulassungsprüfung

Als die zu Beginn lockeren Zugangsmöglichkeiten zu den Schweizer Universitäten Mitte der 1870er Jahre verschärft wurden, mussten die Studienbewerberinnen Qualifikationsnachweise erbringen. Für Frauen war dies eine große Herausforderung, da ihnen eine normierte Ausbildung nach einem fixen Lehrplan unter den gleichen Voraussetzungen, wie sie junge Männer hatten, verwehrt war. Prinzipiell standen ihnen drei Möglichkeiten zur Verfügung: Erstens, eine Matura aus ihrem Herkunftsland „mitzubringen", zweitens, diese in der Schweiz abzulegen, oder drittens, eine Aufnahmeprüfung zu bestehen.

3.1.2.1 Ablegung der Matura in der Habsburgermonarchie

In der Habsburgermonarchie regelte die Verordnung vom 21. September 1878 die Zulassung von Frauen zu Abschlussprüfungen für die achte Klasse Gymnasium als Externistinnen (vgl. Kapitel 2.1.3). Argumentiert wurde – mit despektierlichem Unterton –, dass Frauen, *welche den Besitz der bei der Maturitätsprüfung auszuweisenden Kenntnisse darzulegen wünschen, die Ablegung dieser Prüfung in der für die männliche Jugend vorgeschriebenen Form nicht zu verwehren* sei. Das aus dieser Prüfung resultierende Zeugnis

23 Ebd. 91.

24 Frey-Wettstein, Virginia Schlikow 130.

25 Wild, Einleitung 10.

26 Gourfein-Welt, Genève 136f.; Wild, Einleitung 11.

27 Die Universität Lausanne wurde 1537 als theologische Académie de Lausanne gegründet und erhielt 1890 – als auch die Medizinische Fakultät errichtet wurde – den Namen und den Status einer Universität.

28 Meylan, Lausanne 176.

durfte jedoch nicht als *Maturitätsprüfungszeugnis* bezeichnet werden und keine Schluss- oder Reifeklausel enthalten, die zu einem Universitätsstudium berechtigte[29].

In der Praxis legten aber schon vor dieser Regelung von 1878 vereinzelt Frauen an bestimmten Knabengymnasien der Habsburgermonarchie extern eine Prüfung ab, die in den Quellen als *Matura* bzw. *Maturitätsprüfung* bezeichnet wird. In Mayrhofer's Handbuch für den politischen Verwaltungsdienst (1898) findet sich der Verweis, dass das Ministerium für Cultus und Unterricht aufgrund eines Ansuchens am 2. September 1872 *eröffnet* habe, dass die bestehende Verordnung über die von *Privatschülern* abgelegten Prüfungen, *da sie hinsichtlich des Geschlechtes der Schüler keinen Unterschied machen, auf Mädchen in gleicher Weise wie auf Knaben Anwendung finden könnten*[30]. Weiters wird ein anlassbezogener Erlass vom 10. November 1877 angeführt, in dem kein prinzipielles Hindernis gesehen wurde, *Mädchen als Privatistinnen an Mittelschulen einzuschreiben*. Die Entscheidung darüber liege *beim Lehrkörper, der im jeweiligen Fall zu entscheiden habe, ob ernstliche Bedenken sittlicher oder disciplinärer Natur* bestünden. Jede Aufnahme eines Mädchens sei aber der Landesschulbehörde zu melden[31].

Als mutmaßlich erste Frau Österreich-Ungarns legte die spätere „Schweizer Ärztin" Rosa Welt-Strauss 1873 eine Externistenmatura vor einer Kommission am I. Staatsgymnasium in Czernowitz ab[32]. Ihre Maturaprüfung wurde sogar in der 1909 erschienenen Festschrift zur Hundertjahrfeier des Gymnasiums hervorgehoben: *Auch weibliche Maturanten erlangten am Czernowitzer Gymnasium ihr Reifezeugnis, die erste Abiturentin (Rosa Welt) bestand die Reifeprüfung im Jahre 1874* [sic] *und zwar mit Auszeichnung*[33]. Nachdem Rosa Welt-Strauss trotz bestandener Matura die Immatrikulation an der Medizinischen Fakultät in Wien verweigert worden war, ging sie in die Schweiz. Im Wintersemester 1873/1874 startete sie einen weiteren Versuch in Wien und suchte an der Philosophischen Fakultät um Aufnahme an. Der Dekan legte die Anfrage dem akademischen Senat vor, der diese strikt ablehnte[34].

Ihre Schwester Leonore Welt-Gourfein maturierte drei Jahre später, 1876, ebenfalls am Staatsgymnasium in Czernowitz[35]. Danach immatrikulierte sie an der Philosophischen Fakultät der Universität Czernowitz *Sprachen und Geschichte*[36], bis ihr 1878 *durch einen Erlass des Unterrichtsministeriums die Fortsetzung ihres Studiums nicht mehr gestattet*

---

29 MVBl. 1878, Nr. 34 (21. September 1878), Verordnung des Ministers für Cultus und Unterricht an alle Landesschulbehörden betreffend die Maturitätsprüfungen, welchen sich Frauen zu unterziehen beabsichtigen, https://alex.onb.ac.at/cgi-content/alex?aid=vcu&datum=1878&size=45&page=227 [21 6. 2024]; Lind, Frauenstudium 46f., 69; Friedrich, Paradies 134.

30 Mayrhofer's Handbuch 4 980.

31 Ebd.

32 Vgl. auch The „Czernowitz Imperial-Royal I. State Gymnasium" Graduates 1850–1913, http://hauster.de/data/GraduatesAZNumbers.pdf [24. 8. 2024].

33 Wurzer, Staatsgymnasium 278; Gatscher-Riedl, Czernowitz 40; Perfahl, Geschlechterpolitik 113.

34 Perfahl, Geschlechterpolitik 113; Lind, Frauenstudium 42: Die Abstimmung der Professoren der vier Fakultäten ergab, *als Norm für künftige Entscheidungen, principiell und mit aller Bestimmtheit* Frauen weder als ordentliche, noch als außerordentliche Hörer aufzunehmen.

35 The „Czernowitz Imperial-Royal I. State Gymnasium" Graduates 1850–1913, http://hauster.de/data/GraduatesAZNumbers.pdf [26. 8. 2024].

36 Lind, Frauenstudium 47; Creese, Ladies 174; Franzos, Lateinische Mädchen 174.

wurde[37] und sie zuerst an die Philosophische und danach an die Medizinische Fakultät der Universität Bern wechselte[38].

Auch in Prag maturierte schon vor 1878 eine Frau der Untersuchungsgruppe dieser Kollektivbiografie. Nachdem Bohuslava Keck die Höhere Mädchenschule in Prag[39] mit Auszeichnung abgeschlossen hatte, ermöglichte ihr eine ministerielle Genehmigung den Übertritt als *Externe* an das (Knaben-Real-)Gymnasium auf der Prager Kleinseite (mit deutscher Unterrichtssprache)[40], wo sie am 24. Juli 1874 als erste Maturantin in Böhmen und Mähren die Reifeprüfung bestand. Im Oktober desselben Jahres ging sie zum Medizinstudium nach Zürich.

Anna Bayer, die zuvor eine vom „Böhmischen Frauen-Erwerb-Verein in Prag" (Ženský Výrobní Spolek Český v Praze) gegründete Höhere Mädchenschule besucht hatte[41], legte von 1872 bis 1874 als Privatschülerin die Prüfungen der drei unteren Klassen des Prager Akademischen Gymnasiums (*für böhmische Kandidatinnen*)[42] ab und 1875 jene der *Quinta* des Realgymnasiums auf der Prager Kleinseite[43]. Danach besuchte sie an der Prager Universität einige Lehrveranstaltungen als außerordentliche Hörerin und immatrikulierte im Oktober 1875 an der Universität Zürich nach ihrer Zusicherung, ein Maturazeugnis nachzuliefern. Milica Schwiglin-Tschawoff gab an, sie habe acht Jahre lang das k. k. Gymnasium in Agram „besucht" und dort vor ihrer Immatrikulation in Zürich im Herbst 1885 auch die Maturitätsprüfung abgelegt[44]. Auch sie konnte wohl kein Knabengymnasium regulär besuchen, sondern nur als Externistin zur Matura antreten[45]. Sophie Moraczewska-Okunewska maturierte 1885 nach Privatunterricht am (ruthenischen) Akademischen Gymnasium in Lemberg und schrieb sich 1887 in Zürich ein. 1888 immatrikulierte die erste Wienerin, Gabriele Possanner, in Zürich. Sie hatte 1885 die Lehrerinnenbildungsanstalt in Wien mit einem *Reifezeugnis*, das sie nur zum Unterricht an Volksschulen und Kindergärten berechtigte, abgeschlossen. Anschließend bereitete sie sich mit Privatunterricht auf die Matura vor, die sie 1887 als Externistin am Akademischen Gymnasium in Wien bestand. Als letztes Beispiel sei auf Flora Ogórek-Pankowa verwiesen. Sie legte am II. (deutschen) Staatsgymnasium in Lemberg am 26. Juni 1895 die Matura extern ab, wo sie laut *Bukowinaer Post* sämtliche Prüfungen mit Auszeichnung bestand[46].

---

37 Franzos, Lateinische Mädchen 176f.

38 Vgl. dazu Perfahl, Geschlechterpolitik 116–118.

39 Vgl. Höhere Töchterschule, Prag, https://fraueninbewegung.onb.ac.at/node/754 [26. 8. 2024].

40 Vgl. Mayrhofer's Handbuch 4 977.

41 Fuchs–Tahirović, Anna Bayerová 122.

42 Mayrhofer's Handbuch 4 977:

43 1890 wurde das erste Mädchengymnasium des Vereins „Minerva" eröffnet, die Schülerinnen mussten allerdings noch am Knabengymnasium als Externe die Matura ablegen. Vgl. Verordnung des Ministeriums für Cultus und Unterricht vom 9. März 1896, Zulassung von Frauen zur Maturitätsprüfung, zit. nach Mayrhofer's Handbuch 4 977: Die Ablegung der Matura für Mädchen in Böhmen war am Staatsgymnasium mit deutscher Unterrichtssprache in Prag-Kleinseite und am Akademischen Gymnasium in Prag für *böhmische Candidatinnen* möglich.

44 Matrikeledition der Universität Zürich, Swiglin / (Schwiglin) (∞ Tschawoff) (Frl.) Miliza, https://www.matrikel.uzh.ch/active//static/27970.htm [17. 2. 2025]; Vorkämpferinnen (1895/1896) 43.

45 Am „kgl. Gymnasium in Agram" wurden Mädchen nicht vor 1901 zugelassen; vgl. https://web-arhiva.skole.hr/gimnazija-sedma-zg/skola/povijest.html [12. 1. 2022]; https://www.prva.hr/index.php/pregled-povijesti-i-gimnazije/ [6. 4. 2024].

46 *Bukowinaer Post* Nr. 363 (29. März 1896) 5.

Am 9. März 1896 trat in der österreichischen Reichshälfte der Monarchie eine erweiterte Bestimmung über die *Zulassung von Frauen zur Maturitätsprüfung* in Kraft (siehe auch Kapitel 2.1.3). *Weibliche Candidaten* mussten den Nachweis liefern, *daß sie entweder ein Privat-Gymnasium oder als Privatistinnen ein öffentliches Gymnasium absolviert* [hatten], *oder eine Bescheinigung beibringen, daß sie unter geeigneter Anleitung den Gymnasial-Unterricht in dem erforderlichen Umfange genossen* [hatten]. Privatistin bedeutete, dass ein Mädchen nicht zum Unterricht, sondern nur zu den Prüfungen zugelassen wurde, was vom Wohlwollen mehrerer schulbehördlicher Stellen abhing. Die Maturaprüfung konnte nur an bestimmten, taxativ aufgezählten Gymnasien abgelegt werden, die sich durchwegs in den Landeshauptstädten der Kronländer befanden[47]. An einem dieser genannten Gymnasien[48] absolvierten vier Frauen der Untersuchungsgruppe die Matura und immatrikulierten danach in Bern oder Zürich. Irma Schneider-Schönfeld hatte als eine der ersten Schülerinnen die 1892 vom „Verein für erweiterte Frauenbildung" gegründete Gymnasiale Mädchenschule in Wien besucht und legte 1898 am k. k. Akademischen Gymnasium in Wien die Matura ab, wie im Juli 1898 auch Regina Vera Walter-Marković. Maria Schuhmeister hatte 1897 die Lehrerinnenbildungsanstalt in Salzburg abgeschlossen und maturierte 1899 als Externistin am Ersten Staatsgymnasium in Graz. Im selben Jahr bestand Marie Kalmus-Schneider am (polnischen) Franz-Josephs-Gymnasium in Lemberg die Matura.

3.1.2.2 Matura oder Zulassungsprüfung in der Schweiz

Manche „Kandidatinnen" gingen ohne Matura zum Studium in die Schweiz und legten diese dort nach einer meist halb- bis einjährigen Vorbereitungszeit ab, wie zum Beispiel Sara Welt-Strauss 1879 am städtischen Gymnasium in Bern. Maria Vučetić-Prita aus Kroatien hatte in den Gegenständen des Gymnasiums Privatunterricht erhalten. Die (ungarischen) Gymnasien in ihrer Umgebung, in Pancsova, dem slawonischen Karlowitz (Sremski Karlovci) und Neusatz (Novi Sad), ließen sie jedoch nicht als Privatistin zur Maturitätsprüfung zu. Auf Empfehlung von Draga Ljočić[49], der ersten serbischen Züricher Doktorin der Medizin (1879), ging sie 1885 nach Zürich. Sie hörte Vorträge am Lehrerinnenseminar und nahm Privatunterricht in Latein und Griechisch, um 1887 zu maturieren. Gisela Lucci-Purtscher wies 1895 bei ihrer Immatrikulation an der Universität Zürich ein Lehrerinnendiplom aus München vor und bestand in Aarau, vermutlich am Lehrerinnenseminar des Töchterinstituts[50], nach privaten Gymnasialstudien in Ös-

---

[47] MVBl. 1896, Nr. 18 (9. März 1896), Verordnung des Ministers für Cultus und Unterricht an alle Landesschulbehörden, betreffend die Maturitätsprüfungen für Frauen, https://alex.onb.ac.at/cgi-content/alex?aid=vcu&datum=1896&size=45&page=162 [17.2.2025]; Friedrich, Paradies 134f.; Engelbrecht, Schule 157: Die Kandidatin musste ein Gesuch um Zulassung zur Maturitätsprüfung an den Landesschulrat richten, der dieses überprüfte und gegebenenfalls genehmigte. Außerdem hatten die Mädchen, da sie als reine Privatistinnen angesehen wurden, im Gegensatz zu ihren männlichen Kollegen die mündliche Prüfung in sämtlichen Fächern abzulegen. Da die österreichischen Universitäten den Frauen noch nicht offenstanden, musste auf dem Zeugnis die Bemerkung über die Reife zum Besuch der Universität weggelassen werden.

[48] Mayrhofer's Handbuch 4 977: Verordnung des Ministers für Cultus und Unterricht vom 9. 3. 1896: Zulassung von Frauen zur Maturitätsprüfung.

[49] Draga Ljočić, Ärztin, Sozialistin und Feministin, wurde 1855 in Šabac geboren und starb 1926 in Belgrad.

[50] Vgl. Rogger, Einsteins Schwester 19f.: Maja Einstein besuchte 1899 das Lehrerinnenseminar in Aarau.

terreich und der Schweiz das eidgenössische Maturitätsexamen. Im selben Jahr maturierte auch Lucia Morawitz aus Wien in *Küßnacht* [vermutlich Küsnacht bei Zürich][51] und begann anschließend ihr Medizinstudium in Zürich. In Lausanne legte Victoria Markheim aus Krakau 1899 ihre Matura an der *École supérieure communale* ab und schrieb sich dann an der Medizinischen Fakultät Zürich ein. Neben dem Maturazeugnis (1899) scheint in den Quellen auch die Exmatrikulation der Universität Lausanne auf, wo sie als außerordentliche Hörerin an der Philosophischen Fakultät inskribiert war.

Einige Frauen nutzten mit einer Zugangsprüfung eine weitere Aufnahmemöglichkeit an der Universität Zürich. Diese berechtigte allerdings nur zur Immatrikulation und zu einer späteren Doktorpromotion. Ein solcher Abschluss allein genügte jedoch – im Gegensatz etwa zu Österreich – nicht, um in der Schweiz als Arzt oder Ärztin selbständig praktizieren zu können. Wer eine Praxis eröffnen und damit ein Geschäft ausüben wollte, musste wie alle Gewerbetreibenden ein kantonales Patent erwerben. Für dieses war zusätzlich zur universitären Promotion eine von den Kantonen bzw. von der ärztlichen Standesgesellschaft kontrollierte Prüfung – das Staatsexamen – zu bestehen. Ab 1873 gehörte „eine konkordatsgenehme [zwischen den Kantonen abgestimmte] bzw. -adäquate Maturität, die zehn allgemein bildende Fächer samt Griechisch und Latein vorschrieb", zu den Zulassungskriterien[52]. Für diejenigen, die vorhatten, dieses Staatsexamen abzulegen, war die Immatrikulation mit der Auflage verbunden, spätestens vor Ablegen der ersten Prüfungen den Maturastoff nachzuholen[53]. *In's Praktische übersetzt*, so die Universitätsabsolventin Agnes Bluhm 1890, hieß das, *um jene Berechtigung* zu erlangen, musste man sich einer eidgenössischen Maturitätsprüfung unterziehen, die im Wesentlichen einer Matura an einem deutschen Realgymnasium entsprach[54]. Die Möglichkeit, ein Medizinstudium mit einer Zulassungsprüfung in Zürich zu beginnen, nutzte Gisela Kuhn-Januszewska 1893 und maturierte ein Jahr später vor der eidgenössischen Maturitätskommission in Zürich Küsnacht.

Wie lange der Zugang zur Universität dauern konnte und welche (Um-)Wege zum Medizinstudium bisweilen genommen werden mussten, zeigen die folgenden beiden Beispiele: Georgine von Roth immatrikulierte im Wintersemester 1885 aufgrund einer Aufnahmeprüfung an der Medizinischen Fakultät in Zürich, die sie aber bereits im März 1886 mit einem Zeugnis wieder verließ. Über diese erste Phase ihres Studiums, die ihr zur Orientierung diente und von Selbstzweifeln geprägt war, schrieb sie: *Es war gewissermassen ein erster Versuch, ob ich denn der Anstrengung des Studiums gewachsen sei. Als dies gesichert schien, bereitete ich mich durch Privatstudien auf die Maturitätsprüfung vor*[55]. 1887 maturierte sie in Zürich und begann danach Philosophie und ein Jahr später Medizin zu studieren. 1889 verließ Georgine von Roth Zürich und schrieb sich 1890 an der Medizinischen Fakultät in Genf ein, wo sie 1895 zum Dr. med. promovierte.

---

51 Unklar ist, ob es sich um Küssnacht im Kanton Schwyz handelte, wohl eher um Küsnacht bei Zürich, wo seit 1875 eine Höhere Töchterschule bestand, an der ab 1876 ein Lehrerinnenseminar angegliedert war. Offenbar gab es auch die Möglichkeit, eine Matura abzulegen, obwohl das Lehrerinnenseminar nicht mit einer Matura abschloss.

52 Rogger–Bankowski, Europa 152.

53 Einsele, Kein Vaterland 21.

54 Bluhm, Leben 19: *Von den vier verlangten Sprachen: Latein, Griechisch, Muttersprache (deutsch) und eine zweite Schweizer Nationalsprache, konnte Griechisch durch eine dritte schweizerische Nationalsprache ersetzt werden.* Mit der zweiten Landessprache war Französisch und mit der dritten Italienisch gemeint.

55 Vorkämpferinnen (1895/1896) 43.

Regina Kahane-Axer aus Krakau hatte 1896 das Athäneum, die sogenannte „Damen-Akademie", in Wien besucht und lernte privat Latein, Griechisch und Mathematik. 1898 besuchte sie als Hospitantin Lehrveranstaltungen an der Philosophischen Fakultät in Wien, wo sie neben Naturwissenschaften auch Anatomie an der Medizinischen Fakultät hörte. Mit einem Zulassungsprüfungszeugnis begann sie 1899 ein Medizinstudium an der Universität Zürich, die sie im Juli 1900 mit einem Zeugnis verließ. Im Wintersemester 1902 schrieb sie sich abermals in Zürich ein und legte vier Zulassungsgesuche sowie ein *Frequentationszeugnis* der Medizinischen Fakultät Wien vor. Im Juli 1903 verließ sie Zürich mit einem Zeugnis, maturierte im September 1903 in Lemberg und immatrikulierte abermals im Sommersemester 1904 in Zürich, wo sie ihr Studium abschloss.

Dieser Fall zeigt, wie später auch noch weitere Beispiele, dass gegen das Jahr 1900 hin, als ab September Frauen auch ein Medizinstudium im österreichischen Teil der Monarchie möglich war, zwischen den Universitätsstandorten und Ländern vermehrt hin- und hergewechselt wurde. Manche Frauen wiesen bei der Immatrikulation nicht nur ein Maturazeugnis vor, sondern auch unterschiedliche Bescheinigungen, zum Beispiel *Frequenzzeugnisse* [Frequentationszeugnisse] von österreichischen Universitäten, die ihnen nach den Bestimmungen von 1878 eigentlich gar nicht ausgestellt werden hätten dürfen. Dies zeigt auch hier, wie unterschiedlich Bestimmungen gehandhabt bzw. exekutiert wurden und dass das bestehende System letztlich durchlässig war.

3.1.3 Immatrikulation und Verlauf des Medizinstudiums

Hatte eine Studentin die Aufnahmekriterien der Universität erfüllt, wurde sie, so die deutsche Medizinabsolventin Agnes Bluhm, *wie jeder männliche Student und gemeinsam mit diesem* vom Rektor immatrikuliert. Unmittelbar darauf legte der oder die Studienanfänger:in im Rektorat das Handgelübde ab, *die Satzungen für die Studierenden an der Hochschule getreulich und ohne Gefährde zu beobachten*. Die Studentin erwarb damit die Rechte des *akademischen Bürgers*, sie hatte *fortan wie jeder männliche Student ein Anrecht auf 1) den Zutritt zu den von ihr gewählten Vorlesungen, 2) die reglementarische Benützung aller der Hochschule offenstehenden Anstalten und Sammlungen für den Unterricht, 3) amtliche Zeugnisse von den Dozenten, bei welchen sie Collegien gehört hat, und darauf begründet ein amtliches Abgangszeugnis des Rektors gemäß der Universitätsverordnung*[56]. Agnes Bluhm war es wichtig zu betonen, dass Frauen und Männer gleiche Rechte und Pflichten hatten und Überschreitungen für beide Geschlechter die gleichen Konsequenzen nach sich zogen. *Doch soll der Züricher Carcer noch niemals einer Dame Obdach gewährt haben*[57], stellte sie fest. *Heute* – damit war das Jahr 1890 gemeint – *steht der weibliche Zürcher Student als vollberechtigter akademischer Bürger neben dem männlichen*[58].

Manche nicht-deutschsprachige Studierende hatten in Zürich und Bern Schwierigkeiten mit der Unterrichtssprache Deutsch. Für die meisten Studentinnen der Untersuchungsgruppe war Deutsch die Erst- oder Zweitsprache. *Die Vorlesungen wurden in der mir geläufigen deutschen Sprache gehalten*[59], schrieb etwa die ungarische Gräfin Vilma

---

56 Bluhm, Leben 19.
57 Ebd.
58 Ebd. 18.
59 Vorkämpferinnen (1896/1897) 49.

Hugonnai. Deutsch- und Französischkenntnisse gehörten damals generell zur Standardausbildung „höherer Töchter" in Mitteleuropa[60]. An dieser Stelle sei angemerkt, dass viele Studentinnen über umfassende Sprachkenntnisse verfügten. Georgine von Roth gab Deutsch und Ungarisch als Erst- und Französisch und Englisch als Zweitsprachen an. Gisela Kuhn-Januszewskas Muttersprachen waren Deutsch und Tschechisch, und sie beherrschte Kroatisch, Englisch und Französisch. An die neue Wissenschaftssprache mit vielen lateinischen Fachbegriffen mussten sich hingegen vor allem Frauen, die nie ein Gymnasium besucht hatten, gewöhnen.

Bis Mitte der 1860er Jahre blieben das Medizinstudium und die Diplomierung eine Angelegenheit der einzelnen Schweizer Kantone und Universitäten. 1867 wurde ein „Konkordat" zwischen den Kantonen abgeschlossen, das einen ersten Schritt in Richtung Vereinheitlichung des Studienabschlusses darstellte, 1870 gemeinsame Prüfungsanforderungen festlegte und 1877 die Medizinalprüfung zentral eidgenössisch regelte[61]. Ab 1880 galten die gleichen Grundstrukturen des Medizinstudiums für die ganze Schweiz und waren dem *Grundsatz der Gleichberechtigung und der Gleichverpflichtung von Mann und Frau verschrieben*[62].

Von Anfang an gliederte sich das Medizinstudium in einen ersten propädeutischen Abschnitt und einen zweiten, das klinische Studium. Die Propädeutik, also die vorbereitenden Grundlagen, bestand aus theoretischen Vorlesungen über Botanik, Zoologie mit vergleichender Anatomie, Physik, Chemie, Anatomie und Physiologie sowie aus einem praktischen Teil mit anatomischen Präparierübungen, chemischen Laborarbeiten und Mikroskopieren. Am Ende des ersten Studienabschnitts musste die propädeutische Prüfung als Voraussetzung für das darauffolgende klinische Studium abgelegt werden[63]. Hier standen die drei klinischen Basisfächer Innere Medizin, Chirurgie und Geburtshilfe im Mittelpunkt. Das klinische Studium endete mit dem Schlussexamen[64]. Im Lauf der Zeit wurde der Studienplan revidiert und erweitert, vor allem durch neue Fächer, die aus der zunehmenden Spezialisierung der Medizin resultierten.

Der Untersuchungszeitraum der vorliegenden Studie umfasst generell einen Zeitraum der Medizingeschichte, der von großen Fortschritten in der Diagnose und der Therapie von Krankheiten geprägt war[65]. Neue Entdeckungen auf dem Gebiet der Naturwissenschaften bewirkten neue Lehren und lösten alte Vorstellungen, wie die Humoralpathologie, die Lehre von den Körpersäften, ab. Das Mikroskop begann bei der Diagnose eine zentrale Rolle zu spielen. Die Zelle als Ort der Erkrankung wurde entdeckt. Diese Erkenntnis bewirkte einen Wechsel bisheriger grundlegender Anschauungen in etlichen Disziplinen. Die beiden Fachgebiete, die im Brennpunkt des Interesses standen und neue Perspektiven für das Erkennen pathologischer Vorgänge und Therapien einleiteten, waren die Bakteriologie und die Wundbehandlung durch Maßnahmen zur Antisepsis

---

60 Huser, Studentin 119.

61 Wolff, Gelehrte 29.

62 Anneler, Bern 106.

63 Wolff, Gelehrte 32: Bereits 1888 wurden die propädeutischen Prüfungen aufgeteilt in ein erstes Propädeutikum, das einen naturwissenschaftlichen Teil umfasste, und ein zweites, den anatomisch-physiologischen Teil.

64 Wolff, Gelehrte 31.

65 Vgl. dazu allgemein, Porter, Geschröpft; Ackerknecht, Geschichte; Harig–Schneck, Geschichte; Eckart–Jütte, Medizingeschichte 79f. mit weiteren Literaturhinweisen.

und Asepsis. Die erfolgreiche Behandlung des Kindbettfiebers aufgrund von Hygienemaßnahmen war Ausgangspunkt einer bedeutsamen Entwicklung der Bakteriologie. In der Folge wurden Erreger von Krankheiten wie Diphtherie, Tuberkulose, Lepra, Pest oder Syphilis gefunden. Durch die Anwendung von Antisepsis bei der Wundbehandlung sank die Sterblichkeit in den Krankenhäusern. Die Narkose bedeutete einen weiteren Fortschritt für die Chirurgie.

Die neuen Entdeckungen und Erkenntnisse setzten sich jedoch nicht sofort gegen überkommene Theorien durch. Konflikte zwischen Vertretern jüngerer und älterer Heilmethoden waren die Folge[66]. In diese Zeit der großen medizinischen Umbrüche fiel auch die Studienzeit der „Schweizer Ärztinnen". Letztlich waren sie aber bei den Ersten, denen neue Erkenntnisse und fortschrittliche Methoden an der Universität gelehrt wurden und die sie später in ihrer Berufspraxis anwendeten.

3.2 Frauen an der „männlichen" Universität

Mit der Immatrikulation hatten die Studentinnen nun Zugang zur Universität erhalten. Beim realen Betreten des „männlichen Raumes Universität" mussten sie sich jetzt der Herausforderung stellen, wie sie sich als Frauen „richtig" verhalten und agieren sollten.

Diesen Prozess analysierte bereits 1916 die deutsche Soziologin, Rechtshistorikerin und Frauenrechtlerin Marianne Weber in ihrem Aufsatz „Vom Typenwandel der studierenden Frau", in dem sie zu diesem Zeitpunkt bereits drei Generationen von Studentinnen unterschied. Demnach folgten dem *heroischen* Typus oder den *Kämpferinnen*, zu denen auch die „Schweizer Ärztinnen" zu zählen sind, der *klassische* und anschließend der *romantische* Typus[67]. In dieser bemerkenswerten und frühen Reflexion der Bedeutung der Kategorie Geschlecht für die ersten Studentinnen stellte sie deren *Veränderungen des leiblichen und geistigen Gepräges*[68] in den Fokus.

Als die Frauen der ersten Generation endlich, so Weber, *in den geheiligten Bezirken der Alma mater* angekommen waren, fühlten sie sich als *Eindringlinge und Fremdkörper*, die für ihr *Dortsein um Entschuldigung bitten und sich so unauffällig wie möglich in die festgefügten Ordnungen einschmiegen* mussten[69]. Welche *festgefügten Ordnungen* meinte hier Weber? Die Institution Universität wurde von außen „männlich" wahrgenommen und von innen „männlich" inszeniert. Ursprünglich waren Universitäten aus einem Zusammenschluss von lehrenden und lernenden Männern hervorgegangen. Der akademische Stand entwickelte sich ab dem 12. Jahrhundert „in einer weitgehenden Identität von geistig, geistlich und männlich"[70]. Durch die Polarisierung der Geschlechtscharaktere und die Ausbildung eines studentischen Verbindungswesens erreichte die „männliche Prägung" der Universität im 19. Jahrhundert – vor allem in Deutschland und Österreich – einen Höhepunkt. In dieser Institution der akademischen Wissensvermittlung

---

66 Tiburtius, Erinnerungen 132.

67 Weber, Typenwandel, vgl. dazu Veits-Falk, Kämpferinnen 86; zu Marianne Weber vgl. Meurer, Marianne Weber.

68 Weber, Typenwandel 179.

69 Ebd. 180; Veits-Falk, Kämpferinnen 93.

70 Lundt, Entstehung 111.

und Forschung war vorerst kein Platz für Frauen vorgesehen[71]. Nach Marianne Webers Analyse *schmiegten sich* die ersten Frauen in die Institution Universität *unauffällig ein* – zuerst durch äußere Anpassung: Mit ihrer *Kleidung, Haartracht* und ihrer *Gesamthaltung* versuchten sie, ihr *Frausein* möglichst zu verstecken und sich in ihrer *Erscheinung* den männlichen Studenten anzupassen, so Weber[72].

3.2.1 Anpassung – „Sprengung der Geschlechtshaft"

Den Frauen der Untersuchungsgruppe war bewusst, dass Kleidung, mit ihren „stoffgewordenen" sozialen Codes, nicht nur die Zugehörigkeit einer Person zu einer bestimmten Gesellschaftsschicht auswies, sondern vor allem das Geschlecht sichtbar machte. Sie wollten weder durch modisches, „damenhaftes" Äußeres auffallen und schon gar nicht als *unerquickliche Blaustrümpfe*[73] karikiert werden. Agnes Bluhm erklärte das *Zerrbild der emancipirten Frau mit dem demonstrativ zur Schau getragenen vernachlässigten Aeussern* als Ausdruck einer Schlussfolgerung, die von vielen Zeitgenoss:innen gezogen wurde: Eine Frau, *die etwas Anderes thut als die Mehrzahl der Frauen*, müsse sich *eo ipso auch in ihrem Aeussern von jenen unterscheiden*[74]. Sie vertrat die Ansicht, die große Anzahl an Russinnen – von Mitstudierenden auch *Kosakenpferdchen* genannt[75] –, welche Anfang der 1870er Jahre Zürich *überschwemmten*, hätten den *Grundstein* zu einem allgemeinen Vorurteil gegenüber Studentinnen gelegt. Faktum ist, dass in keinem zeitgenössischen Bericht über die Universität Zürich Schilderungen von kurzhaarigen, Zigarre rauchenden russischen Studentinnen in von weiblichen Bekleidungs- und Schönheitsnormen abweichenden Gewändern fehlten. Sie dienten als abschreckendes Beispiel um aufzuzeigen, was mit Frauen „passiert", wenn sie studieren. Die russischen Studentinnen unterteilten sich, sehr verallgemeinernd gesprochen, in zwei Gruppen: Zu den „Radikalen" zählten einige junge Frauen, die das Studium als Möglichkeit für revolutionäre Betätigung nutzten und bestehende gesellschaftliche Strukturen ändern wollten. Sie trugen ihre widerständige Haltung auch durch ihre Kleidung und ihr Verhalten nach außen und fielen in der Öffentlichkeit entsprechend auf. Die Mehrheit gehörte zu den „ernsthaft Studierenden": Sie waren von einem *ausgeprägten Berufsidealismus ergriffen*, schrieb die norddeutsche Ärztin Franziska Tiburtius rückblickend und nannte Rosa Kerschbaumer als konkretes Beispiel[76]. Diese „seriösen", angepassten, Russinnen waren darauf bedacht, sich von den „radikalen" abzugrenzen[77].

Virginia Schlikow, Rosa Kerschbaumers Schwester, erklärte die Wahl der Kleidung für die Universität mit folgenden Überlegungen, die wohl für die meisten Studentinnen zutrafen: Diese durfte *nicht durch ostentative Missachtung der herrschenden Mode, wie es bei den extremen Elementen der Fall war, unangenehmes Aufsehen erregen. Sie musste einfach*

---

71 Maurer, Einführung 10; vgl. auch Veits-Falk, Studenten 42.

72 Weber, Typenwandel 181.

73 K., Russische Studentinnen. *Neues Frauenleben* 14/5 (1902) 1.

74 Bluhm, Leben 24.

75 Vgl. Veits-Falk, Rosa Kerschbaumer-Putjata 40; Huser, Studentin 115; Rogger–Bankowski, Europa 40–45; vgl. auch Tiburtius, Erinnerungen 102.

76 Tiburtius, Erinnerungen 103; Veits-Falk, Rosa Kerschbaumer-Putjata 39; vgl. auch Bornemann, Weibliche Ärzte 24–33; Veits-Falk, Heilanstalten 272f.; Hoesch, Kliniken 44; Hildebrandt, Frauen 153–160.

77 Tikhonov, Universitäten 168; Pass Freidenreich, Female 10; Huser, Studentin 126f.

und praktisch sein und dennoch einen gefälligen, gepflegten Eindruck machen. Das Ergebnis war eine Art *Studentinnenuniform* – im Winter schwarz, im Sommer grau *ohne moderne Volants und Garnituren*, nur durch einen weißen Kragen und eine dunkle Krawatte ergänzt. *Ging man spazieren oder in die Stadt hinunter, wurde die Kleidung gewechselt oder die etwas eintönige Toilette durch eine farbige Schleife belebt. Im Kolleg war das unzulässig; die Studenten sollten ja nicht den Eindruck haben, man wolle ihnen gefallen*[78]. Demnach wollten studierende Frauen mit ihren Kleidern signalisieren, dass sie wussten, was als „weiblich" und modisch galt. Mit Kragen und Krawatte – Bestandteile von Männergarderobe und Uniformen, wie sie auch Studenten und Professoren trugen – relativierten sie allerdings die „weibliche Kleidung" und passten sich männlichen Dress-Codes an. Sobald sie den Hörsaal verließen, „behübschten" sie ihre Garderobe mit modischen Accessoires, um in eine andere „weibliche Rolle" zu schlüpfen. In der Öffentlichkeit wollten sie als an Weiblichkeitsnormen angepasste Frauen wahrgenommen werden und auch (Männern) gefallen. An der Universität sollte aber der Eindruck, sie wollten erotisch motiviertes Interesse von Studenten (und Professoren?) erwecken und damit zugeschriebenes und auch eingeübtes weibliches Verhalten reproduzieren, unbedingt vermieden werden. Die „Bekleidungsfrage" der Studentinnen ist somit zugleich ein anschauliches Beispiel für situationsabhängiges Doing-Gender in alltäglichen Interaktionen, in denen Frauen ihr Geschlecht „weiblich" im Sinne von hegemonialen zeitgenössischen Weiblichkeitsvorstellungen verschoben, umdeuteten oder bestätigten.

Kurze Haare waren eine weitere Chiffre weiblicher „Andersartigkeit". Der sogenannte Tituskopf, eine Kurzhaarfrisur mit kleinen Locken nach Vorbild einer Büste des römischen Kaisers Titus, galt als Merkmal der „Emanzipierten"[79] und „radikalen Studentinnen". Die Schriftstellerin Ricarda Huch, die 1888 bis 1891 in Zürich studierte, bestätigte in ihren Memoiren das Anliegen der ersten Studentinnen, mit vorherrschenden äußerlichen Geschlechterzuschreibungen nicht zu brechen: *Ich hatte mir, bevor der Gedanke an das Studium auftauchte, die Haare abschneiden lassen, weil … sie mir unbequem waren. Zu Beginn der Studienzeit ließ ich sie wieder wachsen, weil es unter uns Studentinnen Grundsatz war, uns in keiner Weise von anderen jungen Mädchen zu unterscheiden … Es sollte deshalb jede als männlich zu deutende Note in der äußeren Erscheinung und im Auftreten vermieden werden*[80].

Angeblich soll auch die spätere „Schweizer Ärztin" Vilma Hugonnai mit kurzen Haaren zu studieren begonnen haben. Wie in einem biografischen Artikel zu lesen ist, ließ sich die verheiratete ungarische Gräfin *ihr Haar kurz schneiden, verließ ihren Mann und fuhr nach Zürich, wo sie im September 1872 eintraf*[81]. In diesem Fall ist das Abschneiden der Haare wohl als ein Ausdruck des Protests und der Provokation zu sehen, die den Bruch mit ihrem bisherigen – „weiblichen" – Leben und den Aufbruch in einen neuen Lebensabschnitt symbolisierten. Auf einer undatierten, in Zürich aufgenommenen Fotografie ist die Mittdreißigerin allerdings mit „weiblicher" Frisur, mit einem in das – nachgewachsene? – Haar drapierten Haarreifen, abgebildet. Das Brustbild zeigt sie zudem

---

78 Frey-Wettstein, Virginia Schlikow 119f.

79 Einsele, Kein Vaterland 23.

80 Ricarda Huch, Frühling in der Schweiz (Zürich [5]1960), zit. nach Stipsits, Mannweib 36f.; Schnurrenberger, Frauen 167.

81 Kiss-Deák–Frei, Hugonnai 55.

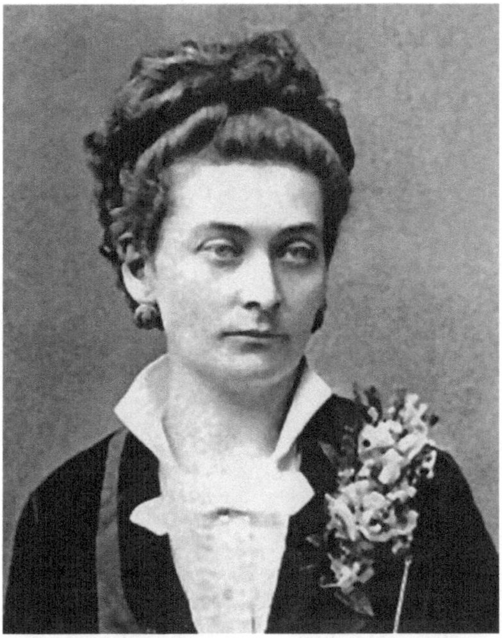

Abb. 6: Porträt von Vilma Hugonnai; Foto, um 1885.

mit einer weiblichen Bekleidungsnormen entsprechenden und mit einem Blumenanstecker behübschten Oberbekleidung, die auch Merkmale der „Studentinnenuniform" wie weißer Kragen und Masche aufweist.

Die aus Wien stammende Lucia Morawitz ließ sich während ihres Studiums in einem ganzfigurigen Porträt abbilden. Auf der Rückseite der im Nachlass des Schweizer Toxikologen Heinrich Zangger befindlichen Fotografie ist folgende Widmung zu lesen: *Meinem Kollegen Zangger. Lucia Morawitz stud. med. Zürich im Sommersemester 1897*[82].

Auf dem Foto ist die Studentin Morawitz mit einem in der Taille eng gegürteten Kleid mit modischen Ärmeln und weißem Kragen mit einem kurzen, gebundenen Tuch darunter, bekleidet. An der rechten Schulter ist eine Art Cape befestigt. Die Haare trägt sie hochgesteckt unter einem sportlich wirkenden Hut mit Band und Federn. Das aufwändig genähte und mit teurem Zubehör wie Knöpfe und Gürtel versehene Kleid entsprach zeitgenössischen Vorstellungen von Weiblichkeit, Mode und Schönheit und stellte die Abgebildete in einen gehobenen bürgerlichen oder adeligen Kontext. Diesen unterstreichen auch die Handschuhe und der Schirm, die durch die Studienmappe, die sie in der rechten Hand hält, konterkariert werden. Lucia Morawitz blickt halblinks aus dem Bild in die Ferne. In ihrem Habitus und Gestus kommt Ernsthaftigkeit zum Ausdruck. Beachtenswert ist die Beschriftung des Kuverts, in dem das Foto im Nachlasskonvolut in der Schweizer Zentralbibliothek in Zürich aufbewahrt wird. In einer anderen Handschrift als jener von Lucia Morawitz (vermutlich von Heinrich Zangger) steht *Donna Quixote* geschrieben. Ist damit eine Frau – eine Studentin –, die gegen Windmühlen

82 ZBZ, Handschriftensammlung, Nachlass Heinrich Zangger 1–406 & A.1–A.44, Schachtel 130.

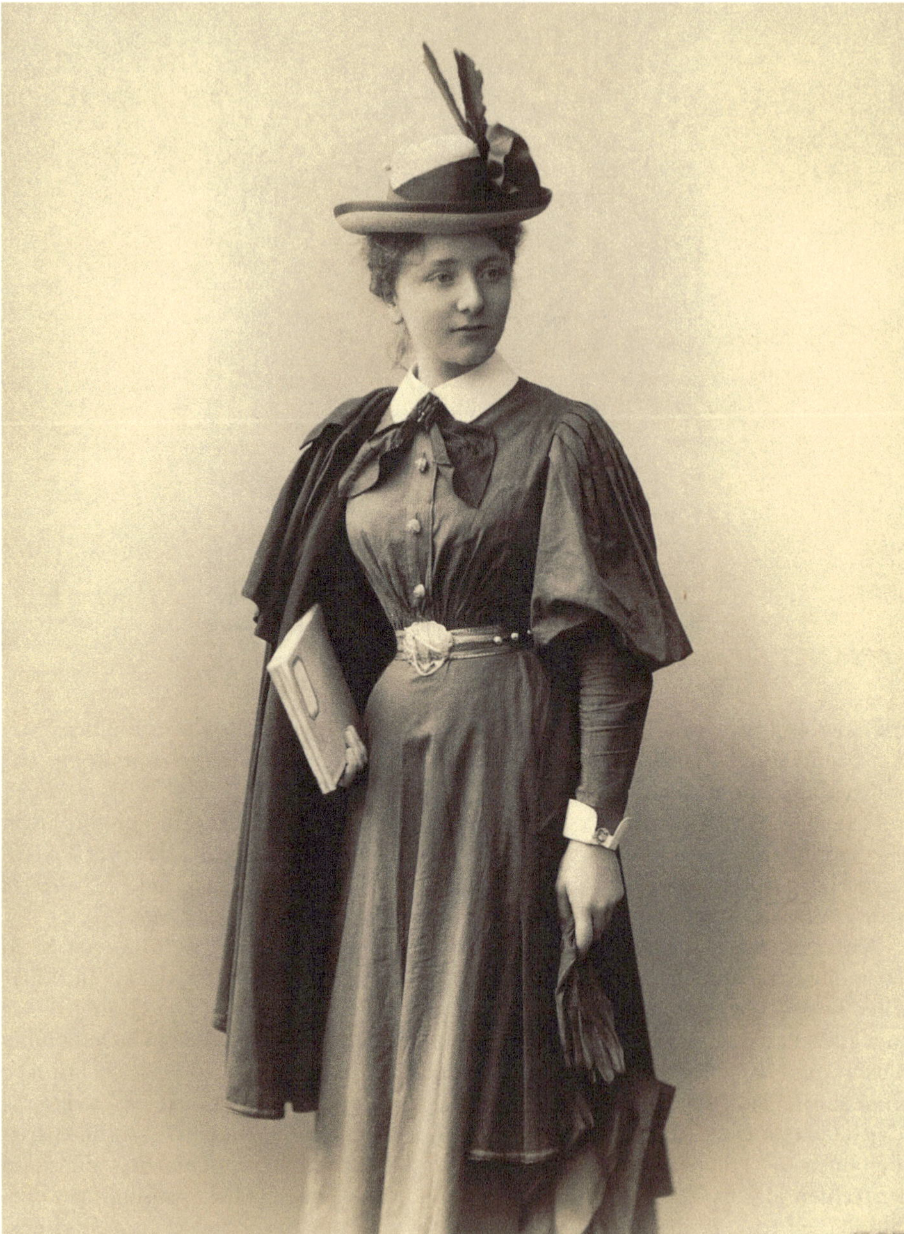

Abb. 7: Vollporträt der Studentin Lucia Morawitz mit einer Mappe unter dem Arm; Foto [Gebrüder Lützel, königlich bayerischer Hoffotograf München] 1897.

kämpft, gemeint? Im Wissen um ihren weiteren Lebenslauf mag die Anspielung auf ihren oft aussichtslosen Kampf um Berufsausübung als Ärztin verständlich sein. Auf dem Foto sieht sie allerdings an zeitgenössische weibliche Schönheitsideale angepasst aus. Die einzigen Hinweise, dass es sich bei der abgebildeten Frau um eine Studentin handelt, liefern die Mappe und die Beschriftung auf der Rückseite.

Das Foto steht damit in einem scheinbaren Widerspruch zu Marianne Webers Beobachtungen des Verhaltens der *Pionierinnen-Generation* an den Universitäten, die in ihrem Bestreben, sich in die Universität *einzuschmiegen*, sich anzupassen und bloß kein Aufsehen zu erregen, vorerst alles „Weiblich-Konnotierte" zurückstellten oder gar ablegten. Weber bietet dafür eine psychologische Erklärung an: Vielleicht sei der tiefere Grund dieser *außergeschlechtlichen Selbststilisierung*, dass diese Frauen *unter der bloßen Tatsache als Frauen geboren zu sein stark gelitten* und ihre *Geschlechtsbestimmtheit* als eine Fessel für Bewegungsfreiheit empfunden hätten. Sie zu durchbrechen, habe den Frauen solche *Schmerzen und Kämpfe* gekostet, dass *geistig begabte Naturen ihr Frausein wahrhaftig nicht als Eigenwert*, sondern als *ungerechte, grausame Hemmung des ersehnten Aufstiegs zu höherer Geistigkeit* empfunden hätten. Nun, an der Universität, sei es Zeit, das *Menschsein*, das Freisein *zum Wachsen und Werden nicht nur nach dem eigenen individuellen Gesetz* hervorzubringen. So hätten die ersten Studentinnen *das spezifisch Weibliche erst einmal abgestreift wie die Hülle einer Puppe, wenn der Falter die Kraft spürt, sich zu neuer Daseinsform zu erheben*[83].

Demnach sah Marianne Weber das *Ablegen* des von den ersten Studentinnen verinnerlichten Weiblichkeitsbildes als notwendige Voraussetzung, um den qua Geschlecht eingeschriebenen Ausschluss von Universität (und Wissenschaft) überwinden zu können. Nur so könnten Frauen als *Menschen* reflektieren und agieren. Das heißt, in dem von Marianne Weber beschriebenen Prozess des *Ablegens der Geschlechtshaft* unterminierten die ersten Studentinnen Rollenzuschreibungen und versuchten ein Irrelevantmachen von Geschlechterzugehörigkeit[84].

In den autobiografischen Quellen der „Schweizer Ärztinnen" lassen sich allerdings keine Belege für diese plausible Strategie der *außergeschlechtlichen Selbststilisierung*, wie sie Weber beschreibt und reflektiert, finden. Dies muss nicht unbedingt im Widerspruch zu Webers Analyse stehen. Zumindest in veröffentlichten Berichten, wie in jenen der Serie „Vorkämpferinnen des Frauenstudiums" in den *Jahresberichten des Vereines für erweiterte Frauenbildung in Wien*, wäre es kontraproduktiv gewesen, darüber zu schreiben[85]. Denn in der allgemeinen, hegemonialen Geschlechterzuschreibungen folgenden Vorstellung waren studierende Frauen keine „echten" Frauen mehr, da sie etwas machten, was mit einer von den meisten Frauen und Männern weitgehend verinnerlichten Geschlechterordnung nicht kompatibel war. Wenn die ersten Akademikerinnen nun öffentlich über ihre – vielleicht reflektierte oder intuitiv wahrgenommene – *Ablegung der Geschlechtshaft* gesprochen hätten, dann wäre dies als ein Beweis dafür angesehen worden, dass Wissenschaft, Intellektualität und Weiblichkeit eben nicht miteinander vereinbar wären. Auch Weber schreibt: die Anpassung der Frauen an der Universität sei oft als *Entartung* bezeichnet worden[86].

---

83 Weber, Typenwandel 181; Veits-Falk, Kämpferinnen 93.
84 Veits-Falk, Kämpferinnen 95.
85 Ebd. 95f.
86 Weber, Typenwandel 181.

Es ist davon auszugehen, dass die Studentinnen in der öffentlichen Wahrnehmung Frauen „bleiben" wollten. Dies war insbesondere den Vertreterinnen der bürgerlichen Frauenbewegung und den Befürworter:innen des Frauenstudiums wichtig. Die Lehrerin und Publizistin Ella Hruschka beschwor zum Beispiel in einem Vortrag über den „Wirkungskreis des Weibes" 1890 in Wien jede studierende und in der Öffentlichkeit agierende Frau *echte Weiblichkeit* zu bewahren, dann werde sie *nichts von der Achtung* als Frau, *einbüßen*, die ihr gebühre[87]. Die hegemonialen Geschlechtervorstellungen waren offensichtlich so wirkmächtig, dass sich eine nähere Erklärung dieser *echten Weiblichkeit* erübrigte.

3.2.2 Begegnungen und Interaktionen an der Universität

Von Interesse ist nicht nur, wie sich die ersten Studentinnen „als Frauen" an der Universität präsentierten, sondern auch ihre Interaktionen mit „Männern". Wie die ersten Eindrücke und Kontakte mit Professoren und Studienkolleg:innen im Hörsaal auf Rosa Kerschbaumer wirkten, beschrieb ihre Schwester: *Die Auditorien, voller fremder Studenten und Studentinnen, das würdevolle Auftreten der Professoren und vor allem der rege geistige Verkehr in den Kreisen der Studentinnen, das machte einen großen Eindruck auf sie*[88]. … *So war es für eine Fremde keine leichte Aufgabe, im Benehmen und Auftreten Professoren und Studenten gegenüber alles zu vermeiden, was Anstoss hätte erregen können*[89]. Agnes Bluhm verwies noch auf eine weitere Facette der *Ehrfurcht* der Studienanfängerinnen: Sie mussten an sich arbeiten, um *sich von dem traurigen Erziehungsproducte vieler Jahrhunderte, dem Haften am Kleinlichen, der Aengstlichkeit vor dem Anstoss nach außen, zu befreien.* Dies sei eine wesentliche Voraussetzung, *damit ihnen die Verfolgung ihrer idealen Ziele gerade so gelinge wie dem Manne*[90].

3.2.2.1 Professoren und Studentinnen

Berichten zufolge, die Professoren der Schweizer Universitäten als Repliken auf die misogyne Schrift Theodor Bischoffs (1872) über das Frauenstudium (siehe Kapitel 2.1) verfasst hatten[91], begegneten nur wenige Lehrende weiblichen Studierenden mit Vorbehalten. Die aufgeschlossene Grundhaltung an den Schweizer Universitäten dürfte auch auf liberale deutsche Professoren zurückzuführen sein, die nach dem reaktionären Klima von 1848 Deutschland verlassen hatten, hier lehrten und weibliche Bildungsbestrebungen unterstützten[92].

Einzelne Gegner wandten aber ein, die Universität sei eine Bildungsstätte für die männliche Jugend und in ihrem *gesamten inneren Leben dem männlichen Geist angepasst.*

---

87 Bericht über den Vortrag von Ella Hruschka am 23. März 1890, vgl. *Der Lehrerinnen-Wart* 2/5 (1890) 126.

88 Frey-Wettstein, Virginia Schlikow 111.

89 Ebd. 119.

90 Bluhm, Leben 26f.

91 Ludimar Hermann, Das Frauenstudium und die Interessen der Hochschule Zürich. Sep[arat]-Abzug aus der Neuen Zürcher Zeitung (Zürich 1872), zit. nach Forrer-Gutknecht, Zürich 29–33; Böhmert, Frauenstudium; vgl. auch Frey-Wettstein, Virginia Schlikow 125f.

92 Tikhonov, Universitäten 167.

Wenn Frauen anwesend seien, müsse ein Dozent seine Lehrweise *der weiblichen Geistesart* anpassen, da die Geschlechter *unterschiedliche Dispositionen* aufwiesen. Außerdem würden die männlichen Studenten von den weiblichen abgelenkt werden[93]. Über diese Frage und wie „heikle" Inhalte, die *eine ungünstige Wirkung auf die Sittlichkeit nach sich zöge*[n] *oder Grund zur Verletzung des weiblichen Schamgefühls gäbe*[n], Studentinnen und Studenten gemeinsam im Hörsaal vermittelt werden sollten, entspannen sich Debatten[94]. Vor allem der Anatomieunterricht und das Sezieren zählten zu den „kritischen" Fächern, bei denen geschlechtsspezifische Vorbehalte von allen Seiten groß waren. Die Vorstellung, dass Frauen nun auch Wissen über Sexualität und den männlichen Körper erwarben, verstörte (vgl. Kapitel 2.1.5).

Agnes Bluhm berichtete von ihren Erfahrungen im Präpariersaal der Universität Zürich in den 1870er Jahren und verwies dabei auf Grundprinzipien weiblicher Erziehung, die für ein Medizinstudium nicht förderlich waren: Es sei eine bekannte Tatsache, dass selbst kräftigen Männern das praktische Studium der Anatomie, das Präparieren, *zuweilen einen so unüberwindlichen Widerwillen eingeflösst hat*, dass er sie zwang, das Studium abzubrechen. *Um wieviel mehr, sollte man annehmen, müsste eine Frau, bei deren Erziehung von Klein auf ein Fernhalten von allem Hässlichen und Ekelerregenden als Hauptmaxime gegolten, eine solche Beschäftigung geradezu unmöglich sein*[95]. Agnes Bluhm relativierte aber diese Vorbehalte, indem sie betonte, alles sei eine *Einstellungs- und Herangehenssache*, vor allem wenn man vor Augen habe, dass das Befassen mit diesem Gegenstand die erste Stufe der Leiter sei, die zum ersehnten Ziel führe[96]. Positiv hob sie den zuständigen Professor, Hermann von Meyer, hervor, der es verstanden hätte, *der Studentin das Erröthen zu ersparen*[97]. Dieses „Erröten" bezog sich primär auf Vorlesungen, die sich mit Geschlechtsorganen und Sexualität auseinandersetzten. Grundtenor der meisten Professoren war, dass diese keine *schädliche Wirkung* auf die Sittlichkeit hätten, da wissenschaftliche Vorträge eine Schädigung der Moral per se ausschließen würden. Um für die anwesenden Frauen als peinlich empfundene Situationen und unerwünschte Reaktionen der Männer zu vermeiden, reagierten manche Professoren aber mit einer Art „geschlechtsspezifischer Arbeitsteilung", indem sie zum Beispiel bei der Demonstration männlicher Geschlechtsorgane nur männliche Studenten praktizieren ließen[98].

Viele Lehrende vertraten die Ansicht, dass Frauen die fleißigeren Studierenden seien, was wiederum mit als geschlechtsspezifisch postulierten Eigenschaften im Einklang stand. Ein Wiener Arzt erklärte den besonderen weiblichen Eifer beim Studium: *Ein Mädchen, das den Ehrgeiz besitzt, Arzt zu werden, ermangelt auch niemals des lebendigen Eifers und der hellsten Begeisterung für ihr Fachstudium.* Bei den jungen Männern seien es *mitunter weit nüchternere Motive*, die sie zu einem Medizinstudium veranlassten[99].

Beobachtet wurde auch, dass es sich manche Professoren abgewöhnt hätten, *ihrem Auditorium jene Anzüglichkeiten und zweideutigen Witze vorzusetzen*, die früher einen Teil der gepriesenen *Männerfreiheit* oder gar *Männlichkeit* bildeten, so die aus Danzig

93 Vgl. dazu auch Akademische Frau; Wild, Einleitung 4f.; Burchardt, Durchsetzung 15.
94 Eitelberg, Frauen 287.
95 Bluhm, Leben 20.
96 Ebd.
97 Frey-Wettstein, Virginia Schlikow 186; Bluhm, Leben 21.
98 Adler, Studium 291.
99 Ebd. 290f.

stammende Studentin und später bekannte Frauenrechtlerin Käthe Schirmacher[100]. Sie ging sogar noch einen Schritt weiter. Die Anwesenheit von Frauen hätte sich auch auf die Präsentation von Inhalten ausgewirkt: Seit Frauen an den Seminaren in Zürich teilnahmen, verweile man nicht mehr *mit Behagen* auf *dem Häßlichen und Anstößigen* – da könne sie keine *Einbuße der akademischen Lehrfreiheit* oder *Herabsetzung der Wissenschaftlichkeit* finden. Sogar *billige Witze über Frauen und Frauenart* nahmen ab[101]. Damit begründete sie – ganz im Sinne eines Feminismus, der den positiven Einfluss von Frauen auf die Gesellschaft in den Fokus stellte – einen „Mehrwert" an Anstand im Medizinstudium.

Trotz meist beschworener Harmonie zwischen Professoren und Studentinnen finden sich einige wenige offizielle Hinweise auf Spannungen. So kursierte gegen den Professor für spezielle Pathologie und Therapie Hermann Eichhorst, Direktor der medizinischen Abteilung des Züricher Kantonsspitals, der Vorwurf, er habe im Wintersemester 1887/1888 Studentinnen schikaniert und in Verlegenheit gebracht. Nach Karin Huser geben die Hochschulakten keine Auskunft, warum sich eine Gruppe von Studentinnen über ihn beschwerte. Als Reaktion auf Eichhorsts Verhalten blieben jedoch einige Studentinnen dem Kolleg eine Zeit lang fern. Eichhorst selbst erklärte einige Jahre später, es hätte sich um eine Verleumdungskampagne von „sozialistischen und anarchistischen ausländischen Studenten" – wohl auch Studentinnen – gehandelt[102].

3.2.2.2 Studenten und Studentinnen

Das Aufeinandertreffen von Studentinnen und Studenten im Hörsaal war anfangs mit (An-)Spannung aufgeladen. Denn Frauen nahmen nun neben Männern Plätze an einem Ort ein, der nicht nur dem Studium und der Wissenschaft, sondern auch einer spezifisch männlichen Sozialisation dienen sollte. Die Universität galt als ein Raum, der nach zeitgenössischen Vorstellungen *den bürgerlichen Jüngling aufnahm, um ihn als Mann zu entlassen*[103]. Im Zentrum dieser Initiation stand die Einführung des männlichen Studenten in Wissenserwerb und Forschung, die letztlich zu einem bislang Männern vorbehaltenen Beruf berechtigten. Das Streben der Studentinnen nach diesen Qualifikationen wurde vielfach, so Edmund Bernatzki, Professor an der Rechts- und Staatswissenschaftlichen Fakultät der Universität Wien und Befürworter des Frauenstudiums, als ein *Raub an jenem Gut, das dem Manne gebührt*[104], empfunden.

Männliches studentisches Verhalten, vor allem von Mitgliedern aus Studentenverbindungen, war durch einen Verhaltenskodex und von Werten geprägt, denen ein ausgesprochen hierarchisches Elitedenken zugrunde lagen. Die meisten Vereinigungen propagierten ein heroisches Männerbild, zu dem militärische Verhaltensweisen wie Mensuren, der streng reglementierte Fechtkampf zwischen Mitgliedern verschiedener Studentenverbindungen, ebenso gehörten wie regelmäßiger, oft maßloser Alkoholkonsum[105]. Das Farbentragen und Chargieren der korporierten Studenten sollten der Ausprägung einer

100 Schirmacher, Studentinnen 17.
101 Gehmacher–Heinrich–Oesch, Käthe Schirmacher 20.
102 Huser, Studentin 113f.
103 Vgl. auch Lindner, Frauenstudium 9.
104 Bernatzki, Zulassung 13.
105 Birn, Anfänge 324.

eigenen, spezifisch männlichen Identität und einer Abgrenzung von „Nicht-Männlichem" dienen. Ihr Denken in Kategorien dichotomer Geschlechtscharaktere, gepaart mit einer patriarchalen Weltanschauung, ging mit einer Höherbewertung des Männlichen und Minderbewertung des Weiblichen einher[106].

Ein solches Verhalten wurde an der Universität und zusätzlich an eigenen, Studenten vorbehaltenen Orten von Studentenverbindungen, den Buden, eingeübt. Dieser Prozess des Doing Gender der männlichen Studierenden realisierte sich in den Interaktionen zwischen den Studenten und großteils auch Professoren, indem sie auf das „Tun" von Geschlecht wechselseitig reagierten, es verstärkten und reproduzierten (vgl. Kap. 1.2).

Die Anwesenheit von Frauen brach nun diesen exklusiv männlichen Raum an einigen Stellen auf. Die Vorstellungen von Männlichkeit, die Studenten weitgehend verinnerlicht hatten, gerieten – langsam – in Bewegung. Eine Reaktion darauf war der oft vehement und emotional geäußerte Widerstand gegen das Frauenstudium[107]. Auch wenn die meisten Studenten in Hörsälen höflich und zurückhaltend waren, sprachen sich einige in der studentischen Presse gegen weibliche Studierende und explizit gegen weibliche Ärzte aus. Sie vertraten die grundsätzliche Auffassung, Frauen sollten lieber ihrem „naturgemäßen Beruf" als Mutter und Ehefrau nachkommen. In der Betonung der Differenz manifestierte sich ihr patriarchales Männerbild[108]. In diesem Sinn argwöhnte der Züricher Medizinstudent Fritz Brupbacher über seine *Kommilitonen* in den 1890er Jahren: *Der durchschnittliche Schweizer Student* interessiere sich *für sein Examen, für Karriere, Bier, Kellnerinnen-Popos. Er war ein ganz guter Techniker in seinem Fach. Sobald er sich von seiner Fachtechnik entfernte, war es mit ihm nicht auszuhalten. Er war Chauvinist, Militarist, Antifeminist, Antisemit und schüttelte den Kopf zu allem, das nicht traditionell und konservativ war*[109].

In den Schweizer Hörsälen begegneten die wenigen Studienanfängerinnen nun einer Front von Studenten. Für die Frauen war es eine Herausforderung, in diesen Räumen ihren Platz zu finden. Über ihre männlichen *Kommilitonen* äußerten sie sich unterschiedlich. Die Schweizer Studentin Marie Heim-Vögtlin berichtete, ihre Kurzsichtigkeit sei ihr in den ersten Tagen ihres Studiums *sehr zustatten* gekommen. Sie habe *kaum je eines Studenten Gesicht* gesehen und so dachte sie nicht daran, gesehen zu werden[110]. *Besonders fremd war uns das selbstherrliche Auftreten der Couleurstudenten*[111], schrieb etwa Virginia Schlikow.

Gegenseitige Vorbehalte zwischen Studenten und Studentinnen wurden in den Lehrveranstaltungen offenbar sukzessive abgebaut. Rosa Kerschbaumer berichtete, am Seziertisch wäre ein kameradschaftlicher Umgang aus *dem Bewusstsein der Gleichberechtigung und der gegenseitigen Hochachtung* entstanden. Die Studenten hätten sich außerdem *sehr ritterlich und collegial* benommen[112]. Das Ansprechen von „Ritterlichkeit" zeigt wiederum, dass Studentinnen von ihren männlichen Kollegen „gutes Benehmen" erwarteten

---

106 Ebd.

107 Tichy, Un-Ordnung 40.

108 Birn, Anfänge 326.

109 Fritz Brupbacher, 60 Jahre Ketzer. Selbstbiographie (Zürich 1935), zit. nach Huser, Studentin 116, 121: Fritz Brupbacher (1874–1945) äußert sich darin äußerst positiv über die russische Intelligenz. Er ging als „Armenarzt von Aussersihl" und anarchistisch gesinnter „Bürgerschreck" in die Lokalgeschichte ein.

110 Müller, Marie Heim-Vögtlin 86.

111 Frey-Wettstein, Virginia Schlikow 90.

112 Kerschbaumer, Berufsbildung 3.

und „schlechtes" kritisierten[113]. Das heißt, die Studentinnen selbst stellten dem bürgerlichen Wertekanon entsprechende Ansprüche an rollenkonformes männliches Verhalten. Die Züricher Absolventin Agnes Bluhm riet ihren Kolleginnen allerdings, sich davon zu verabschieden, um so Enttäuschungen zu verhindern, und gab folgenden Tipp: *Sie* [die Studentin] *soll stets als Frau, nicht aber als Dame im Sinne des Salons, d. h. mit bestimmten, vorgefassten Ansprüchen an die Ritterlichkeit ihrer Studiengenossen auftreten. Nur so wird sie niemals der Gefahr laufen sich in ihrer Würde verletzt zu sehen*[114]. Vermieden wurden angeblich am Anfang auch persönliche Kontakte untereinander, um nicht den Anschein einer „amourösen Liaison" zu erwecken[115]. Die Universität sollte nicht als Heiratsmarkt genutzt werden[116].

Berichte, die sich mit den Reaktionen von Studenten auf die Anwesenheit von weiblichen Studierenden auseinandersetzen, hoben immer wieder, wie schon bei den Professoren, hervor, die anwesenden Frauen hätten einen positiven Einfluss gehabt. In den letzten 50 Jahren, schrieb Hedwig Anneler 1928, habe sich das Studentenleben verändert, *veredelt.* Viel *Rohes und Törichtes* sei verschwunden, *vielleicht auch unter dem Einfluss der studierenden Frauen.* Dadurch, dass auch Frauen studierten, erschien das Studieren selber nicht mehr als eine so besondere Tat, die *durch ein rohes oder auffallendes Wesen und Zurschautragen den „Philistern" gegenüber betont werden musste*[117].

3.3 „Weibliches" Leben am Studienort

Frauen, die ihre Heimat verließen und zum Studium in die Schweiz gingen, mussten sich nicht nur in den Hörsälen behaupten, sondern auch einen neuen, anderen Alltag als bisher organisieren, der sich von jenem ihrer männlichen Kollegen unterschied. Eine Voraussetzung dafür, die es schon vor der Übersiedlung an den Studienort zu klären galt, war die Frage der Finanzierung des Studiums im Ausland.

3.3.1 Finanzierung des Studiums

Die Mehrheit der Studentinnen der Untersuchungsgruppe dieser Studie kam aus vermögenden Familien, die bereit und in der Lage waren, ihren Töchtern das Studium und den Unterhalt zu bezahlen. Generell investierten Eltern primär in Söhne, vor allem, wenn finanzielle Mittel nur begrenzt zur Verfügung standen, denn vom ökonomischen Nutzen der Ausbildung einer Tochter war bei den frühen Studentinnen noch kaum jemand in Europa überzeugt[118]. Bei der Lebensplanung für ihre Töchter als Ehefrauen und Mütter wurde ein Ausschöpfen der Bildungsmöglichkeiten sogar als „Geldverschwendung" emp-

113 Rogger–Bankowski, Europa 63.

114 Bluhm, Leben 22.

115 Rogger, Doktorhut 9.

116 Vgl. auch Weber, Typenwandel 179: Nach dem Ersten Weltkrieg wurde in Österreich und Deutschland Studentinnen vermehrt unterstellt, sie würden nur deswegen ein Studium beginnen, um die Zeit des Wartens auf einen Ehemann zu überbrücken bzw. sich im Idealfall einen geeigneten Kandidaten im Hörsaal zu „angeln".

117 Anneler, Bern 105.

118 Gehmacher–Heinrich–Oesch, Käthe Schirmacher 134.

Im Hörsaal der Zukunft.

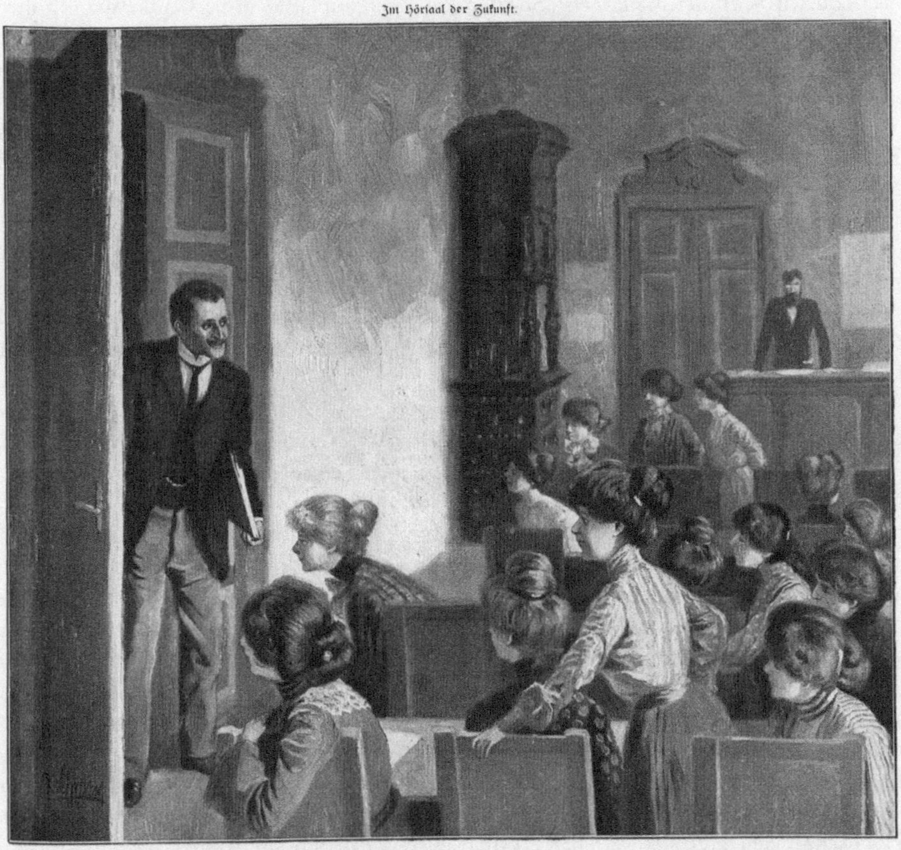

Verlegen als ob er am End
Sich schämen müßte — ein Student.

Abb. 8: Blick eines Studenten in einen Hörsaal, in dem sich ausschließlich Studentinnen befinden und deren Blicke auf ihn gerichtet sind; Karikatur von Viktor Schramm mit dem Titel „Im Hörsaal der Zukunft“, Bildunterschrift *Verlegen als ob er am End / sich schämen müßt – ein Student*, 1903.

funden. Ein Frauenstudium im Ausland galt daher als „doppeltes Privileg“, wenn nicht als Luxus[119].

Anders war die Situation bei den wenigen Frauen, die bereits das Elternhaus verlassen hatten und verheiratet waren, wie zum Beispiel bei Anna Fischer-Dückelmann, die ihre drei Kinder mit zum Studium nach Zürich nahm. Sie hatte vor dem Studium durch ihre journalistische Tätigkeit bei einer gemeinsam mit ihrem Mann herausgegebenen Zeitschrift zum Familieneinkommen beigetragen. Vilma Hugonnai, Tochter einer ungarischen adeligen Familie, hatte wohl bei ihrer Heirat Vermögen in die Ehe eingebracht. Sie trennte sich vor Studienbeginn von ihrem Mann und soll vor ihrer Übersiedlung

119 Röwekamp, Juristinnen 129.

nach Zürich Schmuckstücke, als „Startkapital“, verkauft und ohne Unterstützung ihres Mannes ihr Studium finanziert haben[120].

Die Kosten für das Studium setzten sich aus Semestergebühren und Prüfungstaxen, die vor allem für den Studienabschluss zu entrichten waren, zusammen[121]. Jedes Semester waren eine Kanzleigebühr sowie Kollegiengebühren pro belegter Wochenstunde (in Zürich in Summe rund 45 Franken) zu entrichten, beim Medizinstudium kamen noch Laborgebühren dazu[122].

Zu Beginn des Studiums nahmen Frauen teilweise zusätzlich Privatstunden, um Wissenslücken zu kompensieren und für die Studienanforderungen notwendige Kenntnisse zu erwerben. Dazu kamen Ausgaben für Bücher, Lehrmittel, Instrumente und Exkursionen sowie für Miete, allgemeine Lebenshaltungskosten und Freizeitaktivitäten. Auch Geschenke und Trinkgelder für Universitätsbedienstete und Dienstpersonal waren einzukalkulieren[123].

Gabi Einsele erhob die Lebenshaltungskosten für Zürich in den 1890er Jahren und errechnete folgenden Richtwert pro Monat: Für Logis waren, je nach Ansprüchen, etwa 12 Franken bei einer Wirtin und 20 Franken in einer Pension zu bezahlen. Die Ausgaben für Lebensmittel betrugen zwischen 50 und 70 Franken. Als Vergleichswert gibt Einsele den Preis für eine auswärtige Mahlzeit (mit Suppe, Fleisch und Gemüse) mit 80 Rappen an. Ein Liter Milch kostete in dieser Zeit 20 Rappen, ein Pfund Brot 15 Rappen[124].

Die Möglichkeit, durch Nebentätigkeiten Geld dazuzuverdienen, wie zum Beispiel durch Unterricht oder Nachhilfe für Schülerinnen und Schüler der einheimischen Bevölkerung, wie dies für männliche Studierende übliche Praxis war, bestand für die ersten Studentinnen im Untersuchungszeitraum nicht[125]. Studierende Frauen waren noch zu „exotisch“, als dass ihre Dienstleistungen in Anspruch genommen worden wären.

Nicht alle Frauen der Untersuchungsgruppe waren frei von finanziellen Sorgen. Anna Bayer begann 1875 nach *schweren Kämpfen* mit ihren Eltern ein Medizinstudium in Zürich. Aufgrund von Geldnöten wechselte sie zwei Jahre später nach Bern, wo die Hochschultaxen geringer waren[126]. Ihre Eltern schrieben ihr immer wieder, sie solle das Studium aufgeben und nach Hause kommen, erst spät akzeptierte der Vater ihre Entscheidung. Zu Jahresbeginn 1878 fuhr Anna Bayer zurück nach Böhmen, weil ihre Schwester schwer erkrankt war, und kümmerte sich nach deren Tod im Sommer 1878 vorübergehend um ihre Kinder. Als eine wohlhabende Studienkollegin und Freundin, die in Kolumbien geborene Schweizerin Anna Galvis-Hotz[127], erfuhr, dass Anna Bayer das Studium aufgrund von Geldmangel nicht fortsetzen konnte, sandte sie ihr 500 Schweizer Franken, um ihr die Rückkehr nach Bern zu ermöglichen. Durch *ihren Fleiß und ihre Bescheidenheit*, wie Bayers Biografin, Anna Honzáková[128], schrieb, wurden auch ein Pro-

---

120 Kiss-Deák–Frei, Hugonnai 55.

121 Müller, Marie Heim-Vögtlin 136.

122 Einsele, Kein Vaterland 24.

123 Müller, Marie Heim-Vögtlin 137.

124 Einsele, Kein Vaterland 24.

125 Birn, Anfänge 284f.

126 Rogger, Doktorhut 47.

127 Anneler, Bern 91: Ihre Mutter war eine Züricherin, ihr Vater „ein Mischling aus Indianer und Weissem“. Als Herkunftsort nannte sie Bogotà. Sie soll in der Schweiz, vermutlich in Bern, aufgewachsen sein und habe Schweizerisch gesprochen.

128 Anna Honzáková (1875–1940) schloss 1902 als erste Frau an der Universität Prag ein Medizinstudium ab, vgl. Anna Honzáková, https://de.wikipedia.org/wiki/Anna_Honzáková [17. 11. 2019].

fessor der evangelischen Theologie und seine Frau auf sie aufmerksam und unterstützten sie. Im Jahr 1881 promovierte Anna Bayer als erste *tschechische Frau* an der Universität Bern. Ihre Dissertation enthält folgende Widmung: *Meiner Freundin und treuen Collegin Fräulein Anna Galvis-Hotz, Dr. med., als ein Zeichen aufrichtiger Verehrung und Dankbarkeit widmet diese anspruchslose Arbeit. Die Verfasserin*[129].

Ein weiterer Fall, dass sich eine Studienfreundin für die andere einsetzte, ist aus zwei Briefen von Lucia Morawitz an Yella Hertzka aus dem Jahr 1904 dokumentiert[130]. Morawitz wandte sich an die spätere Gartenbaupionierin und Frauenrechtlerin mit der Bitte um Unterstützung, Geld für die *arme Kahane* aufzutreiben. Die aus Krakau stammende Regina Kahane-Axer, deren sozialer Hintergrund soweit nicht bekannt ist, wollte ihr unterbrochenes Medizinstudium in Zürich im Sommersemester 1904 fortsetzten, konnte dieses aber offenbar nicht finanzieren. Als mögliche Geldquellen für die Reise nach Zürich und die Gebühren für das Doktorat – *das Examen allein kostet 420 fr.*[131] – schlug Morawitz eine Stiftung, die jüdische Kultusgemeinde sowie Privatpersonen, denen eine Empfehlung durch einen *Professor, der Namen hat*, vor. Morawitz' Wunsch, *wenn sie nur das Doctorat machen kann, das andere findet sich dann*[132], ging in Erfüllung, denn Regina Kahane-Axer promovierte 1904 in Zürich und ein Jahr später in Wien durch Nostrifizierung zum Dr. med.

Über finanzielle Probleme klagte ebenfalls Rosa Welt-Strauss aus Czernowitz 1877 in einem Brief an den Wiener Arzt und Schriftsteller Ludwig August Frankl: Sie müsse noch drei Semester in Bern studieren, um ihr Studium abschließen zu können, *wenn es nicht die miss*[lichen] *Verhältnisse meinem Vater unmöglich machen, mich dort zu erhalten, oder auch nur zu unterstützen*. An notwendigen Kosten führte sie an: Für die Reise nach Bern seien 50 Gulden notwendig, für Kost, Logis, Wäsche, Licht, Beheizung, Bücher und Instrumente monatlich 100 Gulden. Darüber hinaus würden die Kollegiengelder durchschnittlich 100 Gulden pro Semester betragen, und zusätzlich seien Ausgaben für Prüfungstaxen und die Kosten für die Dissertation einzurechnen[133]. Trotz prekärer wirtschaftlicher Verhältnisse promovierte Rosa Welt-Strauss ein Jahr später als erste Frau der Habsburgermonarchie zum Doktor der Medizin in Bern.

3.2.2 Wohnen und Versorgung

Wie Claudia Huerkamp und Marco Birn für die ersten Studentinnen an deutschen Universitäten feststellen, waren auch in der Schweiz die Ansprüche weiblicher und männlicher Studierender an eine Unterkunft in einer Universitätsstadt unterschiedlich. Studentinnen stießen bei der Wohnungssuche auf mehr Schwierigkeiten als Studenten. Ein Student benötigte im Grunde nur einen Schlafraum. Er arbeitete in der Bibliothek

---

129 Bayer, Zahlenverhältnisse.

130 Archiv der Universal Edition Wien, Persönlicher Briefnachlass Yella Hertzka: Darin befinden sich fünf Briefe von Lucia Morawitz an Yella Hertzka. Ich danke Corinna Oesch für das Zur-Verfügung-Stellen der Briefe; vgl. auch Oesch, Yella Hertzka.

131 Archiv der Universal Edition Wien, Persönlicher Briefnachlass Yella Hertzka, Brief von Lucia Morawitz an Yella Hertzka, undatiert [nach dem 22. Jänner 1904].

132 Ebd.

133 WBR, Handschriften Aut – Autograph(en), Nachlass Ludwig August Frankl (Briefe von Rosa Welt), H.I.N.-101153, undatiert [1877].

oder im Labor der Fakultät, aß in der Mensa oder in preiswerten Speiselokalen und verbrachte seine Freizeit in Häusern von Studentenverbindungen oder in Kneipen[134]. Eine Studentin hielt sich weniger außer Haus auf und erwartete von einem Zimmer daher zumindest etwas Wohnlichkeit. Im besten Fall konnte sie im Haus des Vermieters bzw. der Vermieterin regelmäßig essen. Die Alternative, auswärts, im Gasthaus oder bei einem Studenten-Mittagstisch einer einheimischen Familie zu essen, die männliche Studierende häufig in Anspruch nahmen, bestand für eine Frau nur eingeschränkt, da dies als unschicklich galt[135]. Daher suchten Studentinnen meistens nach einer Bleibe, wo sie zumindest eine kleine Mahlzeit beziehungsweise im Fall von gläubigen Jüdinnen eine koschere Speise selbst zubereiten konnten. Darüber hinaus sollte es möglich sein, notfalls einige Kleidungsstücke zu waschen und zu trocknen[136]. *Neben dem Studium fanden wir noch Zeit, unsere Sommergarderobe instand zu setzen*, schrieb etwa Virginia Schlikow in ihren Memoiren. *Es wurde genäht, geflickt und gestopft*[137].

Während sich das Zimmer einer Studentin in Gegenden mit gutem Ruf befinden sollte, konnten Studenten auch in weniger gut beleumundeten Stadtvierteln preiswerte Zimmer mieten. Daher waren die Wohnungskosten von weiblichen Studierenden durchschnittlich höher[138]. Viele Wirtinnen nahmen aufgrund von Vorurteilen grundsätzlich keine Studentinnen auf[139], da sie deren von der Norm abweichenden weiblichen Lebensentwurf nicht guthießen. Andere Hauswirtinnen fühlten sich wiederum verpflichtet, auf die Einhaltung der Sitten und einen soliden Lebenswandel im häuslichen Umfeld zu achten[140]. Die zentrale *Etikettenfrage* war, wie Käthe Schirmacher schrieb, *ob ein junger Mann – ohne Beisein einer Anstandsdame – das Zimmer eines jungen Mädchens betreten darf*[141]. Diese sei in der Praxis unterschiedlich gehandhabt worden. Neben Dienstleistungen wie Aufräumen konnte auch eine „persönliche Betreuung“ der Vermieterinnen inkludiert sein. Franziska Tiburtius berichtete in ihren Memoiren, sie habe in Zürich zwei Jahre lang an der Hintergasse 3 (heute Pestalozzistraße) bei der *Jungfer Kägi, eine*[r] *Art Philosophin mit eigener Weltanschauung*, gewohnt. Sie bot ihr *vergnügliche Unterbrechung*, wenn sie ihr, *während sie mein* [ihr] *Zimmer herrichtete oder mir* [ihr] *den Tee brachte, ihre Ansichten über Welt und Menschen mitteilte*[142].

Bei den ersten Studentinnen lässt sich beobachten, dass sie von Müttern, selten Vätern, oder Gouvernanten an ihren Schweizer Studienort begleitet wurden. Für Virginia Schlikow organisierte die Mutter beispielsweise eine Gesellschafterin, bevor sie nach Zürich gehen durfte. Sie wählte Virginias ehemalige Gouvernante und Französischlehrerin aus, die Waadtländerin Mme. Marguerat, *damals eine rüstige Sechzigerin*, die im Ruhestand und in Wirklichkeit 73 Jahre alt war[143]. Als ein Semester später ihre Schwester Rosa Kerschbaumer mit dem Medizinstudium in Zürich begann, begleiteten Mutter und Vater ihre beiden Töchter nach Zürich. Sie zogen gemeinsam mit Rosa Kerschbaumers drei

---

134 Huerkamp, Bildungsbürgerinnen 130.
135 Birn, Anfänge 294f.
136 Huerkamp, Bildungsbürgerinnen 130.
137 Frey-Wettstein, Virginia Schlikow 122.
138 Röwekamp, Juristinnen 163.
139 Huerkamp, Bildungsbürgerinnen 130f.
140 Birn, Anfänge 290.
141 Schirmacher, Studentinnen 32.
142 Tiburtius, Erinnerungen 114.
143 Frey-Wettstein, Virginia Schlikow 81.

kleinen Söhnen, einer Amme und einem Kindermädchen in eine Pension an der Rosenstraße (heute Steinwiesstraße) und betreuten Rosas Kinder[144]. Als die beiden Schwestern dann ein Jahr später in Bern ihr Studium fortsetzten, wohnten sie im Haus „Liebegg", das für die studierenden Frauen ein Zimmer zum Arbeiten, für die Kinder Raum zum Spielen und auch für die Unterbringung einer Köchin und eines Kindermädchens Platz bot[145]. Georgine von Roth wurde 1885 ebenfalls von ihrer Mutter zur Aufnahme ihres Studiums nach Zürich begleitet[146]. Als Regina Kahane-Axer aus Krakau nach einer Unterbrechung 1902 ihr Studium wieder fortsetzte, war in der Matrikel der Universität die Züricher Wohnadresse Dolderstraße 15 ihrer Eltern angeführt. Das heißt, Mutter und Vater waren zumindest zu Studienbeginn anwesend.

Eine andere „schickliche" Möglichkeit des Wohnens war ein Familienanschluss der Studentinnen am Studienort. Agnes Bluhm stellte für deutsche und österreichische Studentinnen fest, dass sich *gemäss einer landesüblichen Tradition*, nach der *eine unverheiratete Frau, auch wenn sie an Jahren verheirateten überlegen sein sollte, stets eines gewissen Schutzes bedarf*, etliche Studentinnen bei einer Übersiedlung nach Zürich in eine *Familienpension* begäben. *Die Aussicht auf eine Pension in einer Professorenfamilie, das ist es, was den Eltern den schweren Entschluss, die Tochter in die Fremde ziehen zu lassen, einigermassen erleichtert.* Die für die Eltern *ideale Versorgung* der studierenden Tochter bringe aber auch Nachteile mit sich, so Bluhm. Die wohlerzogenen Mädchen würden sich verpflichtet fühlen, auf die Familie Rücksicht zu nehmen und die Zeit der Mahlzeiten einzuhalten. Dies sei aber oft mit dem Stundenplan der Universität schwer vereinbar. Auch der Kontakt mit Studienkolleginnen könne nicht *zu einer vollen, freien und fördernden Entfaltung* gedeihen[147].

Vom Wohnen mit Familienanschluss profitierte Maria Vučetić-Prita zu Beginn ihres Studiums. 1887 hatte sie ein Zimmer im Haus eines Professors in Zürich, der ihr kostenlosen Privatunterricht in den für die Matura notwendigen Fächern Griechisch und Latein erteilte. Sie schloss Freundschaft mit seinen Enkelkindern und wollte sich mit guten Noten für seine Unterstützung bedanken. Zwei Jahre später wohnte Maria Vučetić-Prita dann zusammen mit einer weiteren Frau aus der Untersuchungsgruppe, mit Sophie Moraczewska-Okunewska, bei einer Frau Corrodi in der Steinwiesstraße in Miete. Dass zwei Studentinnen eine Unterkunft miteinander teilten, war eine häufige Form des „weiblichen" Wohnens am Studienort.

Außergewöhnlich und anstößig war hingegen das Zusammenleben unverheirateter Paare. Die aus Galizien stammende Studentin Betty Ostersetzer lernte in Züricher sozialistischen Kreisen ihren späteren Mann, David Farbstein aus Warschau, kennen. Im Wintersemester 1894/1895 lebten sie entgegen aller bürgerlichen Konvention und einem „Konkubinatsverbot" in „wilder Ehe" zusammen in Untermiete und heirateten erst, nachdem Betty Farbstein-Ostersetzer schwanger geworden war[148]. Regina Kahane-Axer berichtete ebenfalls von einem Zusammenleben mit ihrem späteren Mann in *freier Ehe* vor ihrer Hochzeit[149]. Die beiden Studentinnen waren aber eine Ausnahme.

---

144 Veits-Falk, Rosa Kerschbaumer-Putjata 43f.; Frey-Wettstein, Virginia Schlikow 110.

145 Dies., Virginia Schlikow 131.

146 *Deutsches Volksblatt* 7, Nr. 2443 (22. Oktober 1895) 9.

147 Bluhm, Leben 25.

148 Zweig-Strauss, Farbstein-Ostersetzer.

149 StAZH, BEZ ZCH 6341.130, Spruchbuch Ehesachen 1920, Scheidungsakt Axer, 3. September 1920, 2149–2153.

3.2.3 Alltag – Tagesablauf – Freizeit

Die meisten Frauen nahmen die Anforderungen des Studiums sehr ernst und waren um einen erfolgreichen Abschluss bemüht. Ihr Tagesablauf war durch Lehrveranstaltungen an der Universität strukturiert, dazu kamen die Zeiten des Selbststudiums und des Lernens. Vilma Hugonnai schilderte rückblickend, wie sie ihr Studium strukturierte und welches Arbeitspensum sie bewältigte.

Die Art zu leben und zu lernen, die ich mir aneignete, liessen keine Schwierigkeiten in dem Studium der verschiedenen Fächer aufkommen. Betreffs meiner Diät ass ich in den ersten fünf Jahren meiner Studienzeit nur Obst und Brot, die weiteren fünf Jahre gestaltete ich meine Nahrungsmittel mannigfaltiger durch den Genuss eines Liters Milch täglich. Dabei sah ich blühend aus und war nie durch Unwohlsein in meiner Arbeit gestört[150]. *Betreffs des Lernens besuchte ich regelmässig die Collegien, machte Notizen, um meinen Geist zur Aufmerksamkeit zu zwingen. Diese jedoch wurden niemals verwendet, da wir ausgezeichnete Lehrbücher, von den Professoren selbst verfasst, zur Verfügung hatten, und da nach meiner Erfahrung ein Vortrag über einen bis dahin unbekannten Gegenstand selten soweit verstanden wird, um die Notizen zu einer richtigen logischen Ausarbeitung benützen zu können. Für jedes Collegium nahm ich ein oder zwei Lehrbücher durch, notierte wichtige Angaben. Jeden Tag war ein Pensum von 40 bis 60 Seiten zu bewältigen, und nie gieng ich vor Erledigung desselben zur Ruhe, begann nie vor Beendigung eines Werkes ein anderes zu studieren. … Die Ferien wurden zur Lösung täglicher Pensa verwendet. Durch dieses Vorgehen machten mir weder die praktischen, noch die theoretischen Arbeiten Schwierigkeiten*[151].

Dieser Bericht, der auch Ernährungsgewohnheiten inkludiert, liest sich wie ein Rezept für ein erfolgreiches Studium, das auf Disziplin, Fleiß und Durchhaltevermögen basierte.

Die deutsche Frauenrechtlerin Lina Morgenstern reflektierte 1888 die unterschiedlichen Anforderungen eines Studiums für Frauen und Männer: *… denn während dem Jüngling die Studienzeit die seligste seines Lebens ist, in der er mit allem Übermut der Jugend sich neben dem Studium dem Genusse hingiebt und in seiner oft bis zur Zügellosigkeit ausartenden Freiheit ganz seinen Neigungen lebt, muß die Jungfrau, die das elterliche Haus verläßt, will sie ihr ernstes Ziel an der Universität erringen, ohne den mannigfachen Gefahren zu erliegen, die ihr drohen, strenge Selbstzucht üben*[152].

Zum Alltag gehörte auch das Kontakthalten mit der Familie und befreundeten Personen durch Briefeschreiben. Obwohl etliche Studentinnen ihr Weggehen von zu Hause als eine Befreiung aus *der erstickenden Luft einer Familiengemeinschaft* (Marianne Weber)[153] empfanden, berichteten sie regelmäßig über ihr Leben am Studienort. Die meisten fuhren in den Ferien nach Hause. So reiste Gabriele Possanner im Sommer regelmäßig zu ihrer Familie nach Wien. Sie soll aber wenig *von den Schwierigkeiten, die aus dem Leben in der Fremde erwachsen* und von der *Anstrengung, die das strenge Studium mit*

---

[150] Vgl. Kiss-Deák–Frei, Hugonnai 55: Hugonnai soll in einer Züricher Zeitung auf einen Artikel von Meta Welmer über die Vorteile der vegetarischen Kost gestoßen sein und sich danach selbst über zehn Jahre nur von Obst und Brot ernährt haben.

[151] Vorkämpferinnen (1896/1897) 49.

[152] Morgenstern, Wort 14.

[153] Weber, Typenwandel 179.

sich brachte, erzählt haben, damit *das bittende „Bleib' bei uns" kein forderndes wurde*[154]. Die dreißigjährige Franziska Tiburtius hatte während ihrer Ferienaufenthalte bei ihren Eltern in Norddeutschland anfänglich von Menschen ihres Umfelds *viele Fragen und Verwunderung auszuhalten*, doch im Laufe der Zeit *berührte mich das wenig*, schrieb sie[155]. Männliche Studierende wurden vermutlich in erster Linie für ihre Leistungen gelobt und bewundert.

Auch das Freizeitverhalten der Studentinnen am Studienort verlief anders als jenes ihrer männlichen Kollegen. Kristallisationspunkte ihrer studentischen Geselligkeit waren, wie Käthe Schirmacher schilderte, das gemeinschaftliche Lernen und Diskutieren, Hausmusik und gemeinsame Ausflüge[156]. Sie betonte das gute Verhältnis der studierenden Frauen untereinander[157].

Wenig Hinweise geben die Quellen auf Mitgliedschaften der Frauen der Untersuchungsgruppe in Studentinnenverbindungen. Betty Farbstein-Ostersetzer hielt während ihres Studiums im „Verein der jüdischen Studirenden" 1894 einen Vortrag mit dem Thema „Ein Ueberblick über die sociale Stellung der Frau in der Geschichte", der *als sehr sinnreich behandelt* bezeichnet wurde[158]. Belegt ist weiters, dass Lucia Morawitz gemeinsam mit Anita Augspurg, der späteren Juristin und Vertreterin der radikal-bürgerlichen Frauenbewegung, als Mitglieder des „Internationalen Studentinnenvereins" in Zürich (1895 bis 1911), der gegenüber dem „Allgemeinen Studentinnenverein" (1887 bis 1889) der fortschrittlichere und aktivere Verband war, 1896 im Kasino Hottingen das passive Wahlrecht für Frauen in Hochschulangelegenheiten forderten[159]. Dabei soll Lucia Morawitz *an den Gerechtigkeitssinn der Studentenversammlung* appelliert haben[160].

In der Literatur sind zahlreiche Frauenfreundschaften belegt, zum Beispiel zwischen der Schweizerin Marie Heim-Vögtlin und Susan Dimock aus Boston[161]. Heim-Vögtlin betonte, die Solidarität der studierenden Kolleginnen hätte vor allem zu Beginn des Studiums zu ihrem Wohlbefinden beigetragen: *Die Damen sind über alle Masse zuvorkommend und liebevoll gegen mich*[162]. Agnes Bluhm war es darüber hinaus ein Anliegen, das Vorurteil zu entkräften, *nur der Mann vermöge solche Freundschaften zu üben, … der Frauencharakter sei ihrer nicht fähig*. Sie war der Überzeugung: *Gebt den Frauen solch hohes gemeinsames Ziel, und die gleiche Freundschaft, die für den Andern mit dem ganzen eigenen Sein eintritt, wird auch bei ihnen zur Blüte gelangen. Ja, ich darf sagen, Zürich hat durch die Beziehungen einzelner Studentinnen zu einander bereits darüber entschieden*[163]. Selbstverständlich für das damalige akademische Milieu siezten sich die Studierenden[164]. Zu den Freizeitaktivitäten, die Studentinnen und Studenten teilweise gemeinsam unter-

---

154 Vorkämpferinnen (1896/1897) 46.

155 Tiburtius, Erinnerungen 115.

156 Gehmacher–Heinrich–Oesch, Käthe Schirmacher 139.

157 Schirmacher, Studentinnen 40f.

158 *Die Neuzeit* 34/34 (1894) 344.

159 Paulitsch, Anfänge 43; Einsele, Kein Vaterland 26.

160 H. Erb, Geschichte der Studentenschaft an der Universität Zürich (Zürich 1937), Protokoll, zit. nach Einsele, Kein Vaterland 26.

161 Müller, Marie Heim-Vögtlin 87; Rohner, Frauenstudium 30–32.

162 Zit. nach: Müller, Marie Heim-Vögtlin 89.

163 Bluhm, Leben 26.

164 Müller, Marie Heim-Vögtlin 89.

nahmen, zählten Ausflüge in die Berge und zu den Schweizer Seen mit Ruderpartien und Wanderungen.

3.2.4 Kontakte am Studienort am Beispiel von Zürich

Die 1868 rund 20.000 Einwohner:innen[165] zählende Kleinstadt Zürich hatte Studierenden, die an großen gesellschaftlichen Ereignissen interessiert waren, in den Anfangsjahren wenig zu bieten. Die aus Prag stammende Philosophiestudentin Katharina Gundling schrieb 1870: *Zürich sorgt dafür, dass der Sinn der Studentin nicht auf Allotria* [Ablenkung] *gelenkt und zerstört werde. Keine Bälle, kein Corso, die Geselligkeit auf Null reducirt, der Gelehrte vom Kaufmann, der Deutsche vom Schweizer separirt: das ist das Bild des socialen Lebens in Zürich*[166]. Erst in den 1890er Jahren prosperierte und expandierte die Stadt. Nach der „Stadtvereinigung" 1893 mit der Eingemeindung von elf Außengemeinden, zählte „Groß-Zürich" 121.000 Einwohner:innen[167].

Die Universität und die Behörden zeigten sich den Studentinnen gegenüber toleranter als weite Teile der Öffentlichkeit. Die konservativen Patrizier:innen Zürichs lebten in der Altstadt, dem „unteren Zürich", und distanzierten sich vom „oberen Zürich", wo sich Studentenviertel bildeten und Studierende unterschiedlicher nationaler Herkunft Tür an Tür wohnten[168].

Interessant ist die Schilderung Franziska Tiburtius', dass sie aus Berlin Empfehlungsschreiben von namhaften befreundeten Familien nach Zürich mitbrachte, damit sie dort Zutritt zu gehobenen Gesellschaftskreisen bekam. So wurde sie von der Familie des angesehenen Stadtrats Hagenbuch sowie von Frauen aus deren Umfeld häufig zu Gesellschaften eingeladen. Es fiel ihr allerdings nicht leicht, mit den *Damen der Gesellschaft* Konversation zu betreiben, da sie völlig andere Interessen hatten[169].

Die ungarische Gräfin Vilma Hugonnai fand es anfänglich merkwürdig, dass Schweizer:innen selbst den Bediensteten die Hand reichten, gewöhnte sich aber bald an so viel *Freisinn*. Am meisten beeindruckte sie, dass einige Schweizer Männer nach der Heirat ihrem Familiennamen denjenigen der Frau beifügten. Darin sah sie eine Anerkennung, *eine Huldigung von seiten des Mannes gegenüber seiner Frau*[170].

In der Stadt begegneten sich Lehrende und Studierende immer wieder an verschiedenen Orten. Männliche Studierende trafen auch mit ihren Professoren in Gasthäusern zusammen. Solch informeller Umgang war Frauen versagt, was Käthe Schirmacher, die in dieser Form der Geselligkeit und des Netzwerkens ein wichtiges Forum der wissenschaftlichen Auseinandersetzung sah, als Benachteiligung empfand[171]. Vereinzelt gab es hingegen, wie Agnes Bluhm berichtete, persönliche Kontakte mit Professoren und ih-

165 Ebd. 86.
166 Ebenso neu als kühn 176.
167 Einsele, Kein Vaterland 13.
168 Ebd. 26; vgl. auch Bankowski-Züllig, Zürich 140–145. Studierende wohnten vor allem in Fluntern, Hottingen und Oberstraß. Diese Zürichberg-Gemeinden gehörten bis 1893 nicht zu Zürich.
169 Ebd. 119–121.
170 Kiss-Deák–Frei, Hugonnai 55. Diese Ansicht ist zu relativieren, da die Angehörigen der „guten Gesellschaft", die häufig untereinander heirateten, bisweilen auch den Familiennamen der Frau zur Unterscheidung als Doppelnamen verwendeten, vor allem, wenn die Ehefrau aus einer angesehenen Familie stammte.
171 Gehmacher–Heinrich–Oesch, Käthe Schirmacher 135.

ren Familien in deren Privathäusern[172], also nicht am Wirtshaustisch, sondern in einem Frauen „angemessenen“, häuslichen Rahmen. Abseits der Hörsäle war man offenbar auf Geschlechtersegregation und Einhaltung von bürgerlichen Konventionen bedacht.

Im Jahr 1870 beschrieb Virginia Schlikow das Leben in Zürich als *recht kleinstädtisch*, aber die fremden Professoren und die internationalen Studierenden sowie die deutschen und russischen politischen Flüchtlinge hätten dem geistigen Leben einen frischen Impuls verliehen. Im Café „Littéraire“ verkehrten Politiker, Schriftsteller und Künstler. *Dort konnte man Gottfried Keller mit seinem Freund Arnold Böcklin, die deutschen Flüchtlinge Johannes Scherr und Gottfried Kinkel sowie andere bedeutende Persönlichkeiten der damaligen Zeit treffen*[173]. Auch sie bedauerte, dass Frauen diese Kreise verschlossen blieben. Ihre Freundinnen und sie konnten nur durch Berichte von männlichen Studierenden oder Universitätsassistenten über Debatten zu Politik, Literatur und Kunst *manche willkommene Anregung* erhalten[174].

Trotzdem war Zürich ein Magnet für „bildungshungrige“ Frauen. Wie kaum anderswo in Europa hatten hier Frauen die Chance einer akademischen Ausbildung und eines intellektuellen Austausches. Nicht nur für die meisten späteren „Schweizer Ärztinnen“ wurde in Zürich der Grundstein für ihre Karriere und Weltoffenheit gelegt, sondern auch für später bekannte Vordenkerinnen und Intellektuelle. So immatrikulierte etwa im Untersuchungszeitraum dieser Studie die Revolutionärin Wera Figner an der Medizinischen[175] und 1872 die spätere Juristin Emilie Kempin-Spyri an der Rechts- und Staatswissenschaftlichen Fakultät der Universität Zürich[176]. In den 1880er Jahren studierten die spätere Schriftstellerin und Psychoanalytikerin Lou Andreas Salomé, die Schriftstellerin und Pädagogin Ella Mensch sowie die Schriftstellerin Ricarda Huch in der Universitätsstadt an der Limmat[177]. 1892 begann die spätere Schriftstellerin Ilse Frapan mit 43 Jahren ein Studium an der Naturwissenschaftlichen Fakultät[178]. Weitere berühmte Studentinnen in Zürich waren Rosa Luxemburg, Anita Augspurg und Käthe Schirmacher[179]. Um abschließend noch ein für die österreichische Bildungsgeschichte wichtiges Beispiel zu nennen, sei auf die Pädagogin Eugenie Schwarzwald verwiesen, die 1900 am Institut für Germanistik der Universität Zürich promovierte[180].

Auch wenn keine umfassenden Studien über die Vernetzungen der Studentinnen unterschiedlicher Studienrichtungen in Zürich vorliegen, so belegen verschiedene Quellen, dass diese bestanden und auch nach Studienabschluss gepflegt und im späteren Berufsleben genutzt wurden.

---

172 Bluhm, Leben 24.

173 Frey-Wettstein, Virginia Schlikow 122; vgl. auch Tiburtius, Erinnerungen 113: Staatsschreiber, Beamter und Dichter Gottfried Keller war eine stadtbekannte Persönlichkeit, der *man auf der Promenade, eifrig mit sich selbst sprechend, begegnen konnte.*

174 Frey-Wettstein, Virginia Schlikow 122.

175 Vgl. Bankowski-Züllig, Zürich 132f.; Rohner, Frauenstudium 19–21.

176 Streiter, Fakultät 177–184.

177 Streiter, Lou Andreas Salomé 192–194; Schnurrenberger, Frauen 167.

178 Einsele, Kein Vaterland 16.

179 Ebd. 14f., 17; Schnurrenberger, Frauen 171.

180 Vgl. Holmes, Eugenie Schwarzwald; Streiter, Fakultät 177–184.

3.4 Studienverläufe, -wechsel und -abschlüsse

Die Frauen der Untersuchungsgruppe fanden sich, soweit dies aus den vorhandenen Quellen hervorgeht, in ihrem neuen Alltag an der Universität und im Studium bald gut zurecht. Eine weitere Herausforderung brachte nach Abschluss der naturwissenschaftlichen Fächer der zweite, klinische Abschnitt des Medizinstudiums mit sich.

3.4.1 Zweiter Studienabschnitt an der Klinik

Mit dem *eigentlichen medizinischen Teil*, so Agnes Bluhm, begann speziell für eine Studentin *eine neue Phase der akademischen Laufbahn*, da sie sich *von Neuem eine Position schaffen* musste: *Wie sie im Beginne ihrer Studien zum erstenmale gemeinsam mit dem Manne an der Leiche stand, so jetzt am Krankenbett*[181]. Anstelle der in den Vorlesungen unterrichteten Theorie trat nun die Praxis im Krankenhaus. In einem Lehrsaal demonstrierten Professoren und Assistenten Operationen und Behandlungsmethoden vor den zuschauenden Studierenden auf „Galerien“, sofern ein Spital über solche verfügte. Sonst fand der Anschauungsunterricht im Krankenzimmer statt, in welches die Studierenden nun dem jeweiligen Professor bei seiner Visite folgten. Erstmals traten sie nun in direkten Kontakt mit Patient:innen, indem sie den jeweiligen Fall diagnostizieren mussten[182]. Ob dies einer Studentin leicht oder schwer gemacht wurde, hing wesentlich vom Lehrenden ab, denn seine Umgangsweise mit ihr wirkte sich auch auf das Verhalten und die Reaktionen der Zuhörenden und Patient:innen aus, erklärte Agnes Bluhm[183].

Wie Franziska Tiburtius berichtete, war im Züricher Kantonsspital *immer reichlich Krankenmaterial* vorhanden, vor allem, als in den 1870er Jahren der Gotthardtunnel gebaut wurde. Oft hätte es Streit zwischen italienischen und Schweizer Arbeitern gegeben. Einmal seien im Oktober, als der *Sauser im Stadium*, also der erste Traubensaft zu Wein vergoren war, zwölf Leute mit schweren Messerstichen auf einmal eingeliefert worden[184].

Während Tiburtius ihre Erinnerung an den klinischen Abschnitt mit Anekdoten, die ihre Leser:innen zum Schmunzeln bringen sollten, abrundete, äußerte Anna Fischer-Dückelmann sechs Jahre nach Ende ihres Studiums harte Kritik an den vor allem für Frauen unwürdigen und erniedrigenden Um- und Zuständen bei der Demonstration von Krankheiten, die sie als *Vergewaltigung* bezeichnete: *Ich habe ganz einfache und ältere Frauen zittern, beben und krampfhaft schluchzen sehen, wenn sie auf den Untersuchungsstuhl angeschnallt, ihren nackten, kranken Leib von etwa 100 jungen Burschen, die, Einer nach dem Anderen, an ihr vorbeidefilirend, mussten betrachten lassen*[185]. Fischer-Dückelmann kritisiert hier zum einen die vorherrschende Praxis, Menschen im wahrsten Sinn des Wortes als *Krankenmaterial*, wie die für Mediziner:innen zeittypische Bezeichnung von Patient:innen lautete, zu behandeln. Zum anderen prangerte sie die als massive Erniedrigung empfundene Zur-Schau-Stellung alter, kranker Frauen vor einer Gruppe

---

181 Bluhm, Leben 22f.

182 Frey-Wettstein, Virginia Schlikow 135f.

183 Bluhm, Leben 23.

184 Tiburtius, Erinnerungen 131.

185 Fischer-Dückelmann, Behandlungsmethoden 5; Ziegeler, Frauenmedizinstudium 35; dies., Ärzte 123.

junger, gesunder Männer an, wodurch die Grenzen von geschlechtsspezifisch konnotierter Scham überschritten wurden. Anna Fischer-Dückelmann sah es als ihre Aufgabe an, zu einer Beendigung dieser demütigenden Verhältnisse beizutragen. Das sollte vor allem durch weibliche Ärzte für weibliche Patienten geschehen[186].

Zusätzlich zum Praktikum im Krankenhaus hatten die Studierenden im klinischen Studienabschnitt nun Hausbesuche bei Patient:innen zu absolvieren. Dazu zählte die Ausbildung in ambulanter Geburtshilfe. Die Student:innen mussten Frauen während der Schwangerschaft in ihren Privatwohnungen untersuchen und bei der Geburt Hilfe leisten[187].

Die Universitätspoliklinik in Zürich schickte ältere Praktikant:innen in die Arbeiterfamilien der Vororte und auf den Zürichberg, wo Heimindustrie angesiedelt war. Sie hatten die Kranken zu untersuchen, Diagnosen zu erstellen, darüber dann in der Klinik zu referieren und die Patient:innen mehr oder weniger selbständig zu behandeln. Franziska Tiburtius arbeitete fast zwei Jahre auf diese Weise in der Poliklinik. 1874 schrieb sie an ihren Bruder: *Die Klinik war mir zuerst nicht ganz leicht, … man sieht ja das Elend manchmal in gräßlicher, abschreckender Form, gewinnt aber durch die Gewohnheit mehr und mehr an Objektivität … Uebrigens merke ich, daß ich mir Mühe geben muß, etwas züridütsch zu lernen, unser norddeutsches Hochdeutsch ist den Leuten eine fremde Sprache, und wenn mir jemand sagen soll, was ihm fehlt, muß er seine eigene Sprache sprechen*[188].

Bei den Hausvisiten habe sie auch gelernt, Verantwortung zu tragen. Außerdem freute sich Tiburtius, von Arbeiterkindern mit *Grüezi Jungfer Doktor* begrüßt zu werden, während sie von Angehörigen höherer Gesellschaftsschichten *Fräulein Doktor* genannt wurde. *Diese einsamen Praxisgänge auf dem Zürichberg zwischen den in Heidekraut eingekuschelten Häuschen stehen mir als etwas besonders Schönes und Reizvolles in Erinnerung*[189], resümierte sie in ihren Memoiren. Agnes Bluhm berichtete hingegen nicht von einsamen, sondern von gemeinsamen Hausbesuchen mit einem *coordinirten Collegen*[190].

Der zweite Studienabschnitt wurde von den weiblichen Studierenden als wichtige Vorbereitung auf ihren Beruf als Ärztin gesehen. Sie befanden sich zum ersten Mal mit einer neuen Rolle in der Praxis konfrontiert. Normalerweise waren Frauen diejenigen, die Kranke pflegten und Vorgaben eines Arztes ausführten. Nun waren sie die angehende medizinische Autorität, die Krankheiten diagnostizierte und Anweisungen gab. Diese Konstellation war zugleich für Patientinnen und Patienten neu. Nach Rosa Kerschbaumers Beobachtungen waren die Studentinnen bei den Kranken beliebter als ihre männlichen Kollegen. Zum Schluss ihres Praktikums sei sie gebeten worden, *an ihrer Stelle ja keinen Herrn Doctor, sondern wieder eine Jungfer Doctor zu schicken*[191].

---

186 Ziegeler, Frauenmedizinstudium 38: Beate Ziegeler vermutet, dass die Schilderung dieser Situation rückblickend, im Jahr 1902, damit zusammenhängt, dass Fischer-Dückelmann der Schulmedizin kritisch gegenüberstand.

187 Frey-Wettstein, Virginia Schlikow 138.

188 Tiburtius, Erinnerungen 129f.

189 Ebd. 135.

190 Bluhm, Leben 23.

191 Kerschbaumer, Berufsbildung 3.

3.4.2 Prüfungen und Studienabschluss in der Schweiz

Die Studierenden konnten in Zürich bis 1899 selbst entscheiden, wann sie sich zu den Abschlussprüfungen anmeldeten. In den 1880er Jahren war dies schon nach acht bis neun Semestern möglich[192]. Neben der Dissertation und der mündlichen Prüfung musste, wie in Deutschland, zusätzlich ein schriftliches Examen abgelegt werden. Käthe Schirmacher erklärte die strenge Prüfungsmodalität damit, dass man sich in Zürich dagegen verwehrte, *der Schuhputzer von Deutschland* zu sein und *denjenigen das Leiterchen zu den akademischen Ehrentiteln zu stellen, die sie sonst nicht erlangen würden*[193]. Für die schriftliche Prüfung wurde man vom Universitätspedell, einer *bedeutenden Persönlichkeit* der Universität, in einem Klausurzimmer eingesperrt.

Von Vilma Hugonnai haben sich im Universitätsarchiv Zürich die Prüfungsarbeiten „Bau und Lage des Herzens“ vom 19. November 1878[194] und vom darauffolgenden Tag „Ueber Verbrennungen. Ihre Grade, Diagnose, Gefahren u. Folgen nebst Behandlung“ erhalten. Der Prüfer, Chirurg Edmund Rose, schrieb in seiner Beurteilung, die Arbeit sei zwar etwas kurz, aber dafür gut. Daher beantragten er und weitere vier Unterzeichnende, die Kandidatin zur mündlichen Prüfung zuzulassen[195].

Höchst angetan war der Physiologe Ludimar Hermann 1880 von der Prüfungsarbeit Bohuslava Kecks über „Mechanik des Thorax und der Lungen. In- und Exspiration“: *Ein großer Theil der Arbeit geht über die Aufgaben hinaus. Im Übrigen ist die Arbeit vortrefflich, und gehört zu den besten mir vorgekommenen Examenarbeiten*[196]. Hermann galt als *schärfster Denker unter den Lehrenden.* Angeblich sah er Frauen nicht besonders gern in seinen Vorlesungen, *umso mehr war seine Gerechtigkeit ihren Leistungen gegenüber anzuerkennen*, so Franziska Tiburtius[197].

Manche Studentinnen konnten gegen Ende des Studiums eine Stelle als Volontärärztin an einer Universitätsklinik damit verbinden, sich fachlich zu vertiefen und in diesem Fach eine Dissertation zu verfassen. Wie das Beispiel von Gabriele Possanner zeigt, wurden Prüfungen oft parallel zur Arbeit an der Dissertation abgelegt. Auch ein Hin- und Herpendeln zwischen Studien- und Herkunftsort, wo auch ein Praktikum abgelegt werden konnte, war möglich. So war Possanner ab Sommer 1892 an der Züricher Universitäts-Augenklinik als Assistentin tätig. Für ihre Dissertation „Ueber die Lebensdauer bei Retinitis albuminurica“ (durch Nierenleiden bedingte Netzhautablösung) bearbeitete sie unter der Leitung von Otto Haab Krankengeschichten aus dessen Universitäts-Augenklinik und Privatpraxis sowie von Nierenkranken an der von Hermann Eichhorst geführten Abteilung für Innere Medizin an der Poliklinik[198]. Am 9. Dezember 1893 legte Possanner die medizinischen Fachprüfungen für das eidgenössische Diplom ab, verließ danach die Universität Zürich mit einem Zeugnis und ging zurück nach Wien. Dort beendete sie ihre Dissertation, die Haab im Mai 1894 zur Genehmigung empfahl. In der Zwischenzeit arbeitete sie nach einem Gesuch um Zulassung von Mai bis Oktober 1894

---

192 Wolff, Gelehrte 32.

193 Schirmacher, Studentinnen 49–51.

194 StAZH, U 106.13.143 Hugonnai, Vilma.

195 Ebd.

196 StAZH, U 106.13.165 Keck, Bohuslava.

197 Tiburtius, Erinnerungen 110f.

198 Stern, Gabriele Possaner 197f. – mit näheren Details.

als Volontärärztin an der von Friedrich Schauta geleiteten I. Geburtshilflichen Klinik in Wien und publizierte in der *Wiener Medizinischen Wochenschrift* einen Artikel[199]. In seiner Beurteilung beschränkte sich Schauta nicht nur auf Possanners fachliche Leistungen, sondern verglich sie auch mit jenen männlicher Volontärärzte. Sie habe sich in den Rahmen der Klinik, in der sie zuerst den Beidienst, dann aber auch den Hauptdienst versah, gut eingefügt[200]. Ihre Kenntnisse hätten jenen von *Abiturienten von der Universität des besseren Durchschnitts* entsprochen. *Was die physische Befähigung betrifft, so war Baronin Possaner bei der Kürze ihres Aufenthaltes an der Klinik wohl nicht in der Lage, größere Operationen, welche besondere Kraft, Ausdauer, Geistesgegenwart erfordern, auszuführen, da auch die männlichen Operateure zu solchen Operationen erst im zweiten Halbjahr ihrer Tätigkeit an der Klinik zugelassen werden. Kleinere Operationen wie Zange, Wandung und dgl. hat sie unter Leitung der Assistenten mit Geschick und Sachkenntnis ausgeführt*[201].

3.4.2.1 Dissertationen

Spannend ist die Frage, in welchen Fachgebieten und über welche Themen die „Schweizer Ärztinnen“ ihre Dissertationen verfassten. Von 19 Absolventinnen konnten die Titel ihrer Doktorarbeiten erhoben werden. Dazu ist anzumerken, dass an schweizerischen Universitäten eine Drucklegung von Dissertationen vorgesehen war, während für Österreich-Ungarn nur gelegentlich Hinweise auf Disputations- oder Dissertationstitel zu finden sind[202]. Im folgenden Überblick sind diese den im letzten Drittel des 19. Jahrhunderts an Schweizer Medizinischen Fakultäten gelehrten Hauptfächern zugeordnet, wobei in manchen Fällen keine eindeutige Kategorisierung möglich ist.

Tabelle 2: Erhobene Dissertationen der „Schweizer Ärztinnen“[203].

Innere Medizin	
Rosa Kerschbaumer, Bern 1876	Ueber Sarcom der Lymphdrüsen
Rosa Welt-Strauss, Bern 1878	Ueber Elephantiasie [extreme Vergrößerung von Körperteilen durch Lymphstau]
Sara Welt-Kakels, Zürich 1885	Klinische Beobachtungen über die antifebrile Wirkung des Antiphyrin und Thallin, nebst Bemerkungen über individuelle Antipyrese
Leonore Welt-Gourfein, Zürich 1888	Ueber Character-Veränderungen des Menschen in Folge von Laesionen des Stirnhirns
Maria Vučetić-Prita, Zürich 1893	Seltenere Formen der Tabes dorsalis und Verhalten der Patellarsehnenreflexe bei Tabes cervicalis nebst statistischen Verhältnissen der an der medic. Klinik in Zürich während der Jahre 1883–1893 vorgekommenen Tabesfälle [neurologische Erkrankung]

199 Possanner, Retroflexio uteri gravidi.

200 *Die Presse* 48, Nr. 182 (6. Juli 1895) 11.

201 UA Wien Dekanatsakten, Med. Fak., 1894/1895, Zl. 1506 und AVA, MdI, 36/1, ärztliche Praxis in genere, Zl. 1895/34288, zit. nach Stern, Gabriele Possaner 203.

202 Matschinegg, Massenquellen 721.

203 Zu den genauen bibliografischen Angaben (inkl. der von der Autorin verwendete Namensform) siehe die biografischen Porträts in Kapitel 7 der vorliegenden Studie.

Gabriele Possanner, Zürich 1894	Ueber die Lebensdauer nach dem Auftreten von Retinitis albuminurica [Augenerkrankung]
Sophie Moraczewska-Okunewska, Zürich 1896	Blutveränderungen bei Anämien
Gisela Kuhn-Januszewska, Zürich 1898	Über Tracheitis membranacea [Atemwegserkrankung]
Lucia Morawitz, Zürich 1900	Klinische Mischformen von Katatonie und Epilepsie
Betty Farbstein-Ostersetzer, Zürich 1900	Zur Embolie der Lungenarterie
Chirurgie	
Vilma Hugonnai, Zürich 1878	Das erste Hundert Croup-Operationen in Zürich. Ein Beitrag zur Statistik [Atemwegserkrankung]
Bohuslava Keck, Zürich 1880	Ueber Strumabronchotomien. Ein Beitrag zur Statistik [Atemwegserkrankung]
Theodora Krajewska, Genf 1892	Recherches physiologiques sur la réaction de dégénérescence
Friederike Lubinger, Zürich 1900	Beitrag zur Kenntniss der Aneurysma dissecans
Rosa Einhorn-Bloch, Lausanne 1901	Beitrag zur Kenntniss der Unterschenkelfracturen
Gisela Lucci-Purtscher, Zürich 1902	Die Ueberhäutung einer Schusswunde der Zunge
Pädiatrie	
Anna Bayer, Bern 1881	Über die Zahlenverhältnisse der rothen und weissen Zellen im Blute von Neugeborenen und Säuglingen
Regina Kahane-Axer, Zürich 1904	Ueber das Vorkommen von Scharlach im Kanton Zürich 1884–1902, mit besonderer Berücksichtigung der in die medizinische Klinik aufgenommenen Kranken
Gynäkologie	
Anna Fischer-Dückelmann, Zürich 1896	Die vom April 1888 bis Januar 1895 in der Züricher Frauenklinik beobachteten Fälle von Puerperalfieber

Zehn Frauen bearbeiteten Themen aus dem Fachbereich der Inneren Medizin, sechs aus der Chirurgie, zwei aus der Pädiatrie und „nur“ eine aus der Gynäkologie. Damit widerspricht dieser Befund dem Ergebnis von Gabi Einseles Untersuchung der Dissertationsthemen der ersten Medizinerinnen der Universität Zürich. Sie zeigte auf, dass von 61 Absolventinnen elf ein Dissertationsthema aus dem Bereich Gynäkologie und weitere elf aus der Pädiatrie wählten. Daraus zog sie den logischen Schluss, Frauen hätten sich häufig Themen zugewandt, welche „die spezifisch biologische oder soziale Situation der Frau zum Gegenstand hatten“[204]. Bei den in der vorliegenden Studie erhobenen Fällen dissertierten nur drei von 19 in diesen Fächern. Über die Gründe, warum die Ergebnisse nicht übereinstimmen, kann nur gemutmaßt werden. Neben dem fachlichen Interesse, das bei den „Schweizer Ärztinnen“ der Habsburgermonarchie eben nicht nur „Frauenthemen“ umfasste, spielten vielleicht auch der fachliche Ruf und die Haltung des „Doktorvaters“ gegenüber weiblichen Studierenden eine Rolle.

---

204 Einsele, Kein Vaterland 23; Paulitsch, Anfänge 47.

Aus dem chemischen Laboratorium der Medicinischen Klinik des Herrn Prof. Dr. H. Eichhorst in Zürich.

Blutveränderungen bei Anämien.

Inaugural-Dissertation

zur

Erlangung der medicinischen Doctorwürde

der

hohen medicinischen Facultät zu Zürich

vorgelegt von

Sophie v. Moraczewska

aus Warschau.

Mit zwei Tafeln.

Genehmigt auf Antrag von Herrn Professor Dr. H. Eichhorst.

Berlin.

1896.

Abb. 9: Titelblatt der Dissertation „Blutveränderungen bei Anämien“ von Sophie v. Moraczewska, Berlin 1896.

3.4.2.2 Promotionen

Der formale Akt der Promotion, bei dem in Zürich die Thesen der Dissertation öffentlich verteidigt werden mussten, beendete das Medizinstudium. Laut der nüchternen Norddeutschen Franziska Tiburtius ging der feierliche Schlussakt an der Universität Zürich in den 1870er Jahren noch *nach alter Weise* mit *ziemlich viel Klimbim vor sich: Vorherige Verkündigung im Tagblatt, Versammlung in der Aula, Studenten und Freunde aus der Stadt erschienen zahlreich, – feierlicher Einzug in die Aula, die Magnifizenz* [der Rektor] *an der Spitze, dann das Opferlamm, der amtierende Professor …, die anderen Professoren hinterher, die feierlich auf den Lehnstühlen Platz nahmen; – Praelectio, Thesenverteidigung, wozu man natürlich ein paar gute Bekannte unter den Studenten und auch einen oder den anderen von den Professoren bat, – Verlesung der Eidformel in lateinischer Sprache, auf die natürlich niemand hörte, – dann die Promotionsformel von dem amtierenden Professor, – dann hörte man noch allerhand Niedliches über sich sagen, – Rückkehr ins Konferenzzimmer, man empfing die Glückwünsche der Professoren, – und dann das erlösende Aufatmen, wenn man mit der Diplomkapsel unter dem Arm nach Hause ging*[205].

In Bern verlief die Zeremonie in dieser Zeit hingegen unspektakulär. Der feierliche Akt der Promotion, bei welcher der Kandidat bzw. die Kandidatin vor der versammelten Fakultät die Thesen der Dissertation zu vertreten hatte, entfiel, da dafür keine Räumlichkeiten wie eine Aula zur Verfügung standen. Im Jahr 1876 wurde daher die kommissionelle Prüfung unter dem Vorsitz des Rektors im Refektorium eines ehemaligen Klosters abgehalten[206].

3.4.3 Wechsel der Studienorte in der Schweiz

Betrachtet man die Studienorte der Frauen der Untersuchungsgruppe, so fällt auf, dass alle zumindest eine Zeit lang in Zürich und/oder Bern studierten. Die meisten wechselten den Studienort einmal und folgten damit der von vielen Studierenden gewählten Achse der deutschsprachigen Universitäten Zürich – Bern. Ein weiterer häufiger Wechsel vollzog sich in der Schweiz zwischen den französischsprachigen Universitäten Lausanne und Genf, den aber keine einzige Studentin der Gruppe vornahm[207]. Eine hohe interuniversitäre Mobilität und auch ein Wechsel an ausländische Universitäten waren im ausgehenden 19. Jahrhundert an sich nichts Ungewöhnliches[208]. Die Frage, ob im Untersuchungszeitraum der Prozentsatz der männlichen Studierenden, die zwischen den in dieser Studie relevanten Universitäten wechselten, jenem der „Schweizer Ärztinnen" entsprach, muss aufgrund fehlender Vergleichsstudien unbeantwortet bleiben. Die Tatsache, dass aber nur neun von 29 Frauen an derselben Universität ihr Studium begannen und abschlossen, konterkariert erneut zeitgenössische und noch immer präsente Vorstellungen von geringerer weiblicher Mobilität.

Die folgende Auflistung zeigt in chronologischer Reihenfolge, an welcher Universität die Frauen der Untersuchungsgruppe studierten beziehungsweise von welcher Universität sie kamen und an welche sie wechselten und ihren Abschluss machten.

---

205 Tiburtius, Erinnerungen 169f.

206 Frey-Wettstein, Virginia Schlikow 156f.

207 Tikhonov, Universitäten 162.

208 Teichmann, Schweizer Juden 170.

Tabelle 3: Studentinnen der Untersuchungsgruppe in Zürich.

Rosa Kerschbaumer	1872–1873 (nach Bern)
Vilma Hugonnai	1872–1879 (Abschluss)
Bohuslava Keck	1874–1880 (Abschluss)
Anna Bayer	1875–1877 (nach Bern)
Sara Welt-Kakels	1882–1885 (von Bern nach Zürich, Abschluss)
Leonore Welt-Gourfein	1882–1888 (von Bern nach Zürich, Abschluss)
Georgine von Roth	1885–1890 (nach Genf)
Sophie Moraczewska-Okunewska	1887–1896 (Abschluss)
Maria Vučetić-Prita	1887–1893 (Abschluss)
Milica Schwiglin-Tschawoff	1887–1892 (von Bern nach Zürich, Abschluss)
Gabriele Possanner	1888–1894 (Abschluss)
Anna Fischer-Dückelmann	1891–1896 (von Bern nach Zürich, Abschluss)
Mathilde Schorr	1892–1896 (nach Budapest)
Gisela Kuhn-Januszewska	1893–1898 (Abschluss)
Betty Farbstein-Ostersetzer	1893–1896 (nach Bern)
Gisela Lucci-Purtscher	1894–1902 (Abschluss)
Lucia Morawitz	1895–1900 (Abschluss)
Friederike Lubinger	1897–1900 (von Bern nach Zürich, Abschluss)
Victoria Markheim	1899–1901 (von Lausanne, Abgang?)
Maria Schuhmeister	1899–1900 (nach Graz)
Marie Kalmus-Schneider	1899–1900 (nach Lemberg)
Regina Kahane-Axer	1899–1904 (Abschluss)
Regina Vera Walter-Marković	1900–1900 (nach Wien)

Demnach studierten zwischen 1872 und 1900 23 Frauen zumindest zeitweise und neun davon ausschließlich an der Universität Zürich. Vier verbrachten im Wintersemester 1899/1900 hier nur kurze Zeit, denn ab Herbst 1900 war Frauen in Österreich ein Medizinstudium möglich. Vierzehn Frauen schlossen ihr Studium in Zürich ab, neun wechselten den Studienort: Drei nach Bern, eine im Jahr 1900 nach Wien, eine nach Genf, eine nach Budapest, eine nach Graz, und von einer Studentin ist der spätere Aufenthaltsort unbekannt. Fünf Studentinnen gingen von Bern und eine von Lausanne nach Zürich.

Tabelle 4: Studentinnen der Untersuchungsgruppe in Bern.

Rosa Kerschbaumer	1873–1876 (von Zürich nach Bern, Abschluss)
Rosa Welt-Strauss	1874–1878 (Abschluss)
Anna Bayer	1877–1881 (von Zürich nach Bern, Abschluss)
Sara Welt-Kakels	1879–1882 (Wechsel nach Zürich)
Leonore Welt-Gourfein	1881–1882 (Wechsel nach Zürich)
Milica Schwiglin-Tschawoff	1885–1887 (Wechsel nach Zürich)

Theodora Krajewska	1889–1889 (von Genf nach Bern, wieder Genf)
Anna Fischer-Dückelmann	1891–1891 (Wechsel nach Zürich
Friederike Lubinger	1895–1897 (Wechsel nach Zürich)
Betty Farbstein-Ostersetzer	1896–1900 (von Zürich nach Bern, Abschluss)
Rosa Einhorn-Bloch	1896–1900 (Wechsel nach Lausanne)
Erna Friedmann-Storfer	1896–1901 (Wechsel nach Wien)
Flora Ogórek-Pankowa	1898–1901 (Wechsel nach Wien)
Irma Schneider-Schönfeld	1900–1900 (Wechsel nach Wien)

14 von 29 Frauen studierten zeitweise, eine davon ausschließlich, in Bern. Nur vier schlossen hier das Studium ab. Neun verließen Bern und setzten ihr Studium an einer anderen Universität fort: Fünf wechselten nach Zürich, drei nach Wien und eine nach Lausanne.

Tabelle 5: Studentinnen der Untersuchungsgruppe in Genf.

Theodora Krajewska	1883–1889 (1889 Bern), 1889–1892 (Abschluss)
Georgine von Roth	1890–1895 (von Zürich nach Genf, Abschluss)

Nur zwei Frauen studierten in Genf: Theodora Krajewska mit einer Unterbrechung von ein paar Monaten in Bern und Georgine von Roth, die von Zürich an die Genfer Universität wechselte und dort auch ihr Studium abschloss. Sie verbrachte die klinischen Semester in Genf, das sie *gelegentlich einer Reise kennen* gelernt hatte[209].

Tabelle 6: Studentinnen der Untersuchungsgruppe in Lausanne.

Victoria Markheim	1894–1899 an Phil. Fak. (Wechsel nach Zürich)
Rosa Einhorn-Bloch	1900–1901 (von Bern, Abschluss)

Da Rosa Einhorn-Bloch eine Prüfung in Bern nicht bestanden hatte, wechselte sie an die Universität Lausanne, wo sie 1901 promovierte. Viktoria Markheim war zuerst in Lausanne an der Philosophischen Fakultät als außerordentliche Studentin immatrikuliert und begann danach ihr Medizinstudium in Zürich.

Einige Studentinnen absolvierten während ihres Studiums ein „Auslandssemester", wie das Beispiel von Lucia Morawitz zeigt. Nach ihrer Immatrikulation an der Medizinischen Fakultät der Universität Zürich im Sommersemester 1895 war sie im März 1897 in München mit der Angabe *Zweck des Aufenthalts: Studium* gemeldet[210]. Im Oktober desselben Jahres verließ sie Zürich mit einem Zeugnis und lebte für ca. ein Jahr in Berlin, wo sie Lehrveranstaltungen an der Universität besuchte[211]. Im Sommersemester 1898

209 Vorkämpferinnen (1895/1896) 43.

210 Meldeauskunft Stadtarchiv München vom 12. Juni 2018.

211 ZBZ, Handschriftensammlung, Nachlass Heinrich Zangger 1–406 & A.1–A.44 Briefe an Heinrich Zangger zwischen November 1897 und September 1898.

studierte sie wieder in Zürich als „cand. med." weiter und legte ein Frequenzzeugnis der Universität Berlin vor. Zwei Jahre später promovierte sie dort zum Doktor der gesamten Heilkunde.

Flora Ogórek-Pankowa studierte ebenfalls an drei Universitäten. Im Wintersemester 1896/1897 hatte sie die Erlaubnis für den Besuch der Vorlesung „Anatomie und Physiologie" an der Medizinischen Fakultät in Lemberg erhalten. Mit einem Abgangszeugnis der Universität Lemberg immatrikulierte sie 1898 an der Medizinischen Fakultät in Bern, von der sie sich im Juli 1901 wieder exmatrikulierte. Im Wintersemester 1901/1902 schrieb sich Ogórek-Pankowa an der Medizinischen Fakultät in Wien ein, wo sie im Juli 1903 mit dem Doktorat abschloss.

Die beiden Beispiele zeigen, dass um 1900, vor dem Beginn des Frauenmedizinstudiums in der Habsburgermonarchie und auch in Deutschland, das jeweilige Universitätssystem durchlässig war und Frauen nicht hermetisch ausschloss. Sie durften sich zwar nicht offiziell einschreiben, aber an Lehrveranstaltungen teilnehmen und erhielten offenbar eine Bestätigung ihrer Teilnahme in Form von Frequenzzeugnissen, die in der Schweiz zumindest als Vorbildung oder Referenz akzeptiert wurden. Wie Flora Ogórek-Pankowa wechselten weitere sieben Studentinnen sogleich an eine Universität der Habsburgermonarchie, als Frauen eine offizielle Immatrikulation ermöglicht wurde.

Tabelle 7: Wechsel der Studentinnen der Untersuchungsgruppe an eine Universität in der Habsburgermonarchie.

Budapest	
Mathilde Schorr	1896 (von Zürich nach Budapest, Abschluss?)
Wien	
Irma Schneider-Schönfeld	1900 (von Bern nach Wien, kein Abschluss)
Regina Vera Walter-Marković	1900–1904 (von Zürich nach Wien, Abschluss)
Erna Friedmann-Storfer	1901–1906 (von Bern nach Wien, Abschluss)
Flora Ogórek-Pankowa	1901–1903 (von Bern nach Wien, Abschluss)
Graz	
Maria Schuhmeister	1900–1905 (von Zürich nach Graz, Abschluss)
Lemberg	
Marie Kalmus-Schneider	1900–1905 (von Zürich nach Lemberg, Abschluss)

Mathilde Schorr aus Tarnopol immatrikulierte im Wintersemester 1892 an der Medizinischen Fakultät der Universität Zürich und gab als Vorbildung die Universität Wien an. Im Wintersemester 1894/1895 wurde sie in Wien zu den Vorlesungen der Professoren Neusser, Krafft-Ebing und Schauta zugelassen. Am 6. März 1895 verließ sie die Universität Zürich ohne Zeugnis und war ab 11. Mai 1895 wieder in Wien gemeldet. Am 1. Juni 1895 berichtete das *Wiener Tagblatt*, sie habe nach Ablegung der Maturitätsprüfung an der Wiener Universität hospitiert und um die Bewilligung zur Ablegung der Vorprüfungen in Zoologie, Botanik und Mineralogie angesucht, die ihr aber nicht genehmigt wurde[212]. Am 7. November 1895 schrieb sie sich erneut in Zürich ein und

212 *Neues Wiener Tagblatt* 29, Nr. 149 (1. Juni 1895) 5.

legte dabei drei Frequenzzeugnisse aus Wien vor. Da keine Abmeldung erfolgte, wurde sie in Zürich im Dezember 1896 als Studentin gestrichen. Seit dem Wintersemester 1896 konnten Frauen an Medizinischen Fakultäten der ungarischen Reichshälfte vorbehaltlich einer Genehmigung immatrikulieren. Wie der *Pester Lloyd* im Oktober 1896 berichtete, hatte die Medizinische Fakultät in Budapest mit Mathilde Schorr eine dritte Hörerin. *Die junge Dame, die bereits in Zürich, Berlin und Wien Medizin gehört hat, erschien heute in dem Lehrsaale des Professors Kovács, nachdem sie ein Gesuch, die Rigorosen in deutscher Sprache geben zu dürfen – das Fräulein ist der ungarischen Sprache nicht mächtig – bewilligt erhalten hatte*[213]. Im September 1897 wurde sie als eine von vier Studentinnen genannt, die der Budapester Universität *treu* geblieben waren[214]. Ob sie in Budapest promovierte, konnte nicht festgestellt werden.

Erna Friedmann-Storfer aus Czernowitz studierte nur ein halbes Jahr, von November 1896 bis April 1897, in Bern. Im September 1901 legte sie – in der Zwischenzeit verheiratet – am Staatsobergymnasium in Czernowitz als Externistin die Matura ab und immatrikulierte im Oktober 1901 an der Wiener Medizinischen Fakultät, an der sie 1906 promovierte.

Regina Vera Walter-Marković war eine jener Studentinnen aus Wien, die zuerst ab 1896 die Möglichkeit nutzten, sich dort an der Philosophischen Fakultät einzuschreiben und dann im Jahr 1900 an die Medizinische Fakultät wechselten. Von Frühjahr bis Herbst 1900 schob sie noch ein paar Monate Medizinstudium in Zürich ein. Als sie im Wintersemester 1900/1901 in Wien ihr Studium fortsetzte, befand sie sich bereits im siebten Semester. 1904 promovierte Regina Vera Walter-Marković an der Universität Wien zum Doktor der gesamten Heilkunde.

Am 4. April 1905 schloss Marie Kalmus-Schneider als erste Frau an der Universität Lemberg ein Medizinstudium ab. Sie hatte zuvor nur kurz, bis zum Herbst 1900, in Zürich studiert. Ähnlich war auch der Studienverlauf von Maria Schuhmeister. Sie studierte ebenfalls nur ein paar Monate im Jahr 1900 in Zürich und wechselte dann nach Graz, wo sie am 24. Juli 1905 als erste Frau ein Medizinstudium abschloss.

3.4.4 Abbruch des Medizinstudiums und verlorene Spuren

Nur eine einzige Studentin der Untersuchungsgruppe brach nachweislich ihr Medizinstudium ab. Irma Schneider-Schönfeld begann ihr Studium, so wie Regina Vera Walter-Marković , zuerst 1898/1899 an der Philosophischen Fakultät in Wien. Während dieser Zeit engagierte sie sich für die Gründung des Studentinnenvereins „Wien“, einer Vereinigung von Hörerinnen der Universität Wien[215], und lud im Dezember 1898 als *Fräulein stud. med. et phil. Irma Schönfeld* zu einer Generalversammlung ein[216]. Im April

213 *Pester Lloyd* 43, Nr. 258 (22. Oktober 1896) 3.

214 *Pester Lloyd* 44, Nr. 221 (15. September 1897) 6. Neben Mathilde Schorr werden noch Charlotte Sternberg, Ida Szendef und Lea Königsberger genannt; vgl. auch *Neuigkeits-Welt-Blatt* 24, Nr. 213 (18. September 1897) 15.

215 Vgl. *Dokumente der Frauen* 2/22 (1900) 615–623, Abdruck eines Vortrags von Wilhelm Jerusalem, den er im „Studentinnenverein zu Wien“ am 10. 1. 1900 hielt.

216 *Neues Wiener Journal* 6, Nr. 1831 (27. November 1898) 6; *Neues Wiener Journal* 6, Nr. 1845 (11. Dezember 1898) 4; *Wiener Zeitung* Nr. 284 (11. Dezember 1898) 5; *Neuigkeits-Welt-Blatt* 25, Nr. 283 (13. Dezember 1898) 15.

1900 begann sie ein Medizinstudium in Bern, das sie aber gleich nach der Öffnung des Medizinstudiums für Frauen im Oktober 1900 in Wien fortsetzte. Auch in Prag soll sie eine Zeit lang an der Medizinischen Fakultät studiert haben. Das Medizinstudium brach sie allerdings bald ab und studierte stattdessen Kunstgeschichte in Leipzig. Im Jahr 1903 heiratete sie den akademischen Maler und Schriftsteller Joseph Anton Schneider-Franken aus München, der ab 1913 unter dem Namen Bô Yin Râ spirituelle Bücher schrieb, und zog nach München. Irma Schneider-Schönfeld widmete sich nun der *freien Schriftstellerei*. Sie veröffentlichte eine Reihe von Gedichten und Erzählungen in *Westermanns Monatsheften*, publizierte über kunstgeschichtliche Themen in deutschen Zeitschriften und machte sich als Redakteurin der Familienzeitschrift „Gartenlaube" einen Namen[217]. Von den 29 Frauen der Untersuchungsgruppe, die in der vorliegenden Studie „Schweizer Ärztinnen" genannt werden, trifft diese Bezeichnung – strenggenommen – auf Irma Schneider-Schönfeld nicht zu, da sie nie den Beruf der Ärztin ausübte. Während des Ersten Weltkriegs griff sie allerdings auf ihre medizinischen Kenntnisse zurück und arbeitete als Krankenschwester.

Zu den drei Protagonistinnen, deren Studienverlauf und -dauer ungewiss ist, zählt Mathilde Schorr. Ihre Spuren verlieren sich an der Universität Budapest. Ob sie dort ihr Medizinstudium beendete, konnte im Rahmen der Recherchen für die vorliegende Studie nicht eruiert werden.

3.4.5 Resümee: Die „Schweizer Ärztinnen" als Studentinnen

26 Frauen der Untersuchungsgruppe (93 %) schlossen ihr Medizinstudium nachweislich erfolgreich ab und hatten somit eine große Etappe auf ihrem Weg zum (ursprünglichen) Ziel, Ärztin zu werden, erreicht. Die Gesamtstudiendauer, die oft an zwei verschiedenen Universitäten absolviert und manchmal auch unterbrochen wurde, betrug durchschnittlich 5,7 Jahre.

Die deutsche Frauenrechtlerin Lina Morgenstern schrieb von *Heldenmut und Entsagung*, die von den ersten Studentinnen aufgebracht werden mussten, um *in die Fremde* zu gehen, *da ihnen das Vaterland Hochschule und Prüfung verschloß*[218]. Sie selbst sahen das Verlassen der Heimat als Chance, sich von zugeschriebenen hegemonialen Weiblichkeitsvorstellungen zu distanzieren. Zugleich ist die kleine Gruppe von Frauen dieser Studie ein weiterer Beleg für neuere Erkenntnisse einer geschlechterkritischen Migrationsforschung[219]: Nicht nur Männer, sondern auch Frauen gingen zu Bildungszwecken gezielt an verschiedene Orte und wiesen eine hohe Mobilität auf.

An der Universität entwickelten die ersten Frauen spezielle Strategien, um in diesem männlich konnotierten Umfeld erfolgreich den Studienalltag bewältigen und Prüfungen bestehen zu können. Ihre Taktiken und/oder ihr unbewusstes Agieren bestanden weitgehend aus Nicht-Auffallen und Anpassung, aber ebenso aus Zielstrebigkeit, Fleiß und Disziplin. Sie waren sich ihrer exponierten Situation bewusst und setzten alles daran, *mit verdoppeltem Fleisse*, so Vilma Hugonnai, die Anforderungen zu erfüllen[220]. Sie wollten beweisen, dass auch Frauen – entgegen gängigen Vorurteilen – zum Studium fähig waren.

217 *Neue Freie Presse* Nr. 18390 (2. November 1915) 9.
218 Morgenstern, Wort 14.
219 Hahn, Migrationsforschung 148; dies., Migrantinnen 189–191.
220 Vorkämpferinnen (1896/1897) 49.

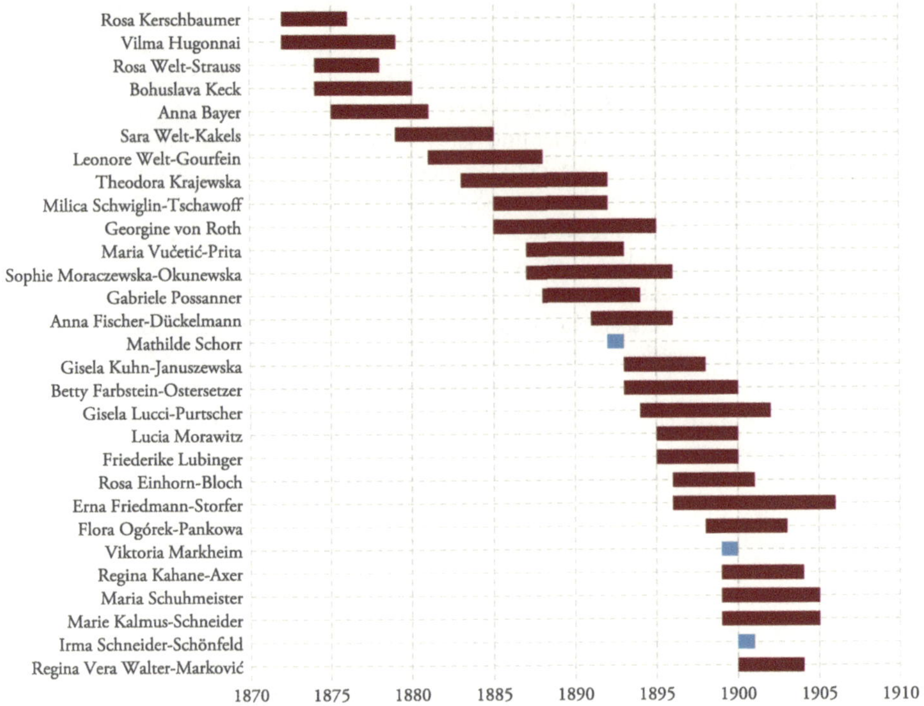

Grafik 3: Studienzeitraum und -dauer der „Schweizer Ärztinnen"
Eigene Erhebung, Grafik: Marcel Höhn, kurzer Balken = Studiendauer unbekannt

Trotz großer Hürden, die weibliche Studierende nehmen mussten, darf aber nicht der Eindruck entstehen, sie wären schwach und hilflos der „Männerwelt Universität" ausgeliefert gewesen. Ihre soziale Herkunft und Sozialisation gaben ihnen Rückhalt und Selbstbewusstsein, sich den neuen Anforderungen zu stellen. Allein die Tatsache, dass sie es geschafft hatten, an die Universität aufgenommen zu werden, beflügelte und bestärkte sie in ihrer Motivation, sodass sie auch misogyne Diskriminierungen und Anfeindungen aushielten. Mit ihrem Handeln und Tun trugen sie dazu bei, Geschlechterzuschreibungen aufzubrechen und zu relativieren und mittelfristig ein „neues", „modernes" Frauenbild zu prägen.

Nicht nur an der Universität verlief der Alltag der Studentinnen „anders". Zum einen hatten sie weniger Freiräume und Möglichkeiten als männliche Studierende. Zum anderen boten sich ihnen mehr Möglichkeiten, am „öffentlichen Leben" zu partizipieren, als ihren Geschlechtsgenossinnen, die nicht studierten und weitgehend bürgerlichen Wertvorstellungen und Geschlechterzuschreibungen folgten. Käthe Schirmacher bezeichnete die Zeit an der Universität als eine Art Experimentierfeld für neue Lebenssituationen und -modelle und für „andere" soziale Beziehungen zwischen den Geschlechtern[221].

Mit dem erfolgreichen Abschluss des Studiums beendeten die Frauen einen sie nachhaltig prägenden Lebensabschnitt. Nüchtern blickte Anna Fischer-Dückelmann auf die

[221] Schirmacher, Studentinnen 53f.; Gehmacher–Heinrich–Oesch, Käthe Schirmacher 150.

gemeinsam mit ihren drei Kindern verbrachte Studienzeit in Zürich zurück: *Und nach sechsundeinhalb schweren Jahren, während welcher ich einen grossen Theil meines Vermögens zugesetzt, Kränklichkeit und Familiensorgen zu überwinden hatte, bestand ich auf Grund meiner Dissertation über das Puerperalfieber das Doctorexamen*[222].

Fast euphorisch beschrieb hingegen Marianne Weber die Stimmung der Absolventinnen: Trotz *Fremdheit und Vereinzelung* sei die erste Generation von Studentinnen *glücklich, dankbar, siegesfroh und von unbekümmertem Selbstgefühl getragen* gewesen. Sie hätte sich *beschenkt mit neuer Heimat* und *neuen unbegrenzten Möglichkeiten der Entfaltung* gefühlt. ... *Diese erste Generation war ja auch eine Auslese*, so Weber. Sie durfte sich tragen lassen *von dem Hochgefühl die Ersten zu sein, die nicht nur ... für sich, sondern für ihr ganzes Geschlecht die Wege bereiteten*[223].

Auch die deutsche Ärztin Franziska Tiburtius schrieb als Achtzigjährige rückblickend über den Abschluss ihres Studiums und das Verlassen der Universität: *Es wurde mir ja sehr schwer, von Zürich zu scheiden, und ich tat es mit vollem Bewußtsein, daß ich wohl die schönste und freieste Zeit meines Lebens hinter mir hatte, daß nun Verantwortlichkeiten sich finden und vielleicht Kämpfe bevorstehen konnten*[224]. Für die Absolventinnen stellte sich nun die Frage, wo sie ihren Beruf überhaupt ausüben konnten.

---

222 Vorkämpferinnen (1896/1897) 53.

223 Weber, Typenwandel 180–182.

224 Tiburtius, Erinnerungen 139.

4. Karriereverläufe und Berufserfahrungen in der Habsburgermonarchie und in Österreich bis 1945

Die Akteurinnen der vorliegenden Studie zählten nicht nur zu den ersten Absolventinnen einer (Schweizer) Universität, sondern auch zu den ersten Frauen, die den Beruf der Ärztin ausüben wollten. Wie in der Einleitung aufgezeigt, war der Prozess der Professionalisierung des ärztlichen Berufs im ausgehenden 19. Jahrhundert noch im Gang und eindeutig auf Männer zugeschnitten[1]. Aufgrund rechtlicher Restriktionen und exkludierender Geschlechterzuschreibungen konnten Frauen an diesem vorerst nicht partizipieren, sondern mussten, ähnlich wie vor Beginn ihres Studiums, abermals zahlreiche rechtliche, soziale und mentale Hürden überwinden und sich den Zutritt zur Berufsausübung „erkämpfen". Bezeichnend dafür ist, dass sich eine Ärztin der ersten Generation meistens als *weiblicher Arzt* bezeichnete. Dies implizierte sowohl eine ausschließlich männliche Konnotation des Arztberufes, als auch die bewusste „Einforderung des weiblichen Elements", mit der die Praxis der ersten Ärztinnen öffentlich legitimiert wurde[2].

Die unterschiedlichen Zugänge und Strategien der Doktorinnen der Schweizer Universitäten werden im folgenden umfangreichen Kapitel anhand der Karrieremuster der einzelnen Ärztinnen dargestellt. Als Leitlinien dienen die in der Einleitung diskutierten Forschungsfragen, etwa nach den Strategien, mit denen es ihnen gelang, ihren Beruf auszuüben, nach ihren Arbeitsfeldern, nach gesellschaftlichen (Rollen-)Erwartungen oder nach der Akzeptanz seitens der Patient:innen. Von Interesse ist weiters die Frage nach dem Anteil der Ärztinnen am Konstitutions- und Ausdifferenzierungsprozess der ärztlichen Profession. Denn als erste ab den 1870er Jahren in diesem Metier arbeitende Frauen prägten sie mit ihren Karrieren das Berufsbild der Ärztin bzw. einer erwerbstätigen Akademikerin mit allen geschlechtsspezifischen Konnotationen nachhaltig.

Zu berücksichtigen ist, dass in den Untersuchungszeitraum die großen Zäsuren der österreichischen und europäischen Geschichte des 20. Jahrhunderts fallen und für die „Schweizer Ärztinnen" unterschiedliche Chancen, aber auch Hindernisse darstellten.

Bei der Rekonstruktion und Kontextualisierung der Berufswege der Frauen der Untersuchungsgruppe wäre es erkenntnisreich, die Ärztinnen nach den medizinischen Disziplinen, in denen sie tätig waren, zu gruppieren. Damit könnten sowohl gemeinsame als auch individuelle Handlungsfelder sowie Interaktionen mit Patient:innen und männlichen Kollegen fachspezifisch aufgezeigt und analysiert werden. Dies ist jedoch

---

1 Zu den wichtigsten Merkmalen dieses Prozesses zählten das Streben nach einem Marktmonopol, die Kontrolle der Ausbildung und des Zugangs zum Beruf, die Normierung des Verhaltens durch eine eigene Berufsethik und die Durchsetzung einer beruflichen Autonomie, Eckart–Jütte, Medizingeschichte 319.

2 Brinkschulte, Einleitung 9.

schwierig zu realisieren, da im Untersuchungszeitraum weder eine geregelte Ausbildung für eine spezialisierte Praxis noch einheitliche Fachbezeichnungen bestanden. Auch die in den Quellen genannten Arbeitsbereiche umfassten unterschiedliche Tätigkeitsfelder und sind schwer miteinander vergleichbar. So nannten sich zahlreiche Ärztinnen, die keine Fachärztinnen für Frauenheilkunde im heutigen Sinn waren, *Ärztin für Frauen*, um damit ihr Selbstverständnis auszudrücken, sich für weibliche Patienten zuständig zu fühlen. Erschwerend kommt hinzu, dass die „Schweizer Ärztinnen" auf der Suche nach Berufsmöglichkeiten eine hohe Mobilität und Migration aufwiesen und in verschiedenen Ländern mit unterschiedlichen rechtlichen Rahmenbedingungen und zu unterschiedlichen Konditionen arbeiten mussten. Daher geht dieses Kapitel nach den Ländern vor, in denen die „Schweizer Ärztinnen" Arbeit fanden. Zu Beginn wird in einem kurzen Abschnitt die „Übergangsphase" vom Studium zum Berufsleben erläutert, in der die österreichisch-ungarischen Absolventinnen nach Möglichkeiten suchten, in einem Krankenhaus oder einer anderen medizinischen Einrichtung ihre Kenntnisse zu vertiefen oder sich an einer Universität weiterzubilden und zu spezialisieren. Ein zentraler Aspekt in allen Unterkapiteln ist dabei die Frage, wie die Protagonistinnen „Weiblichkeit" verhandelten und in ihre Berufserfahrung einbrachten.

4.1 Erwerb von Berufspraxis und Weiterbildung nach dem Studium

Die meisten Frauen der Untersuchungsgruppe kehrten nach ihrem Studium nach Österreich-Ungarn zurück und versuchten an einer Universitätsklinik oder an einem Krankenhaus zusätzliches Fachwissen und Erfahrung zu erwerben, da die praktische Ausbildung während des Studiums wenig umfassend war. Dies war für Ärzt:innen mit einem im Ausland abgelegten Doktorat generell schwierig.

Wie erwähnt, konnten ab Mitte der 1870er Jahre Frauen vereinzelt als *Frequentantinnen* oder *Hospitantinnen* mit der Erlaubnis des jeweiligen Professors an universitären Lehrveranstaltungen und praktischen Übungen in Wien teilnehmen, genauso wie dies seit 1851 ausländischen männlichen Ärzten zur Weiterbildung oder Spezialisierung möglich war[3]. Frauen durfte jedoch, zumindest offiziell, kein Zeugnis ausgestellt werden. Aufgrund mangelnder Quellen oder nur rudimentärer Angaben ist es in den konkreten Fällen der „Schweizer Ärztinnen" nur schwer festzustellen, ob es sich um eine universitäre Weiterbildung im Hörsaal oder praktische Studien an einer Universitätsklinik handelte. Einige Beispiele sollen jedoch Einblicke geben, wo und in welchen Bereichen die Absolventinnen tätig waren.

[3] Vgl. RGBl. 1851, Nr. 18 (6. Jänner 1851), Erlaß des Ministers des Cultus und Unterrichts, 1. an das medicinische, 2. an das philosophische Professoren-Collegium in Wien, 3. an das medicinische, 4. an das philosophische Professoren-Collegium in Prag, wodurch die Modalitäten bestimmt werden, unter welchen ausländische Aerzte in die Collegien der philosphischen und medicinischen Facultät an der Wiener und Prager Universität aufzunehmen sind, https://alex.onb.ac.at/cgi-content/alex?aid=rgb&datum=18510004&seite=00000091 [10. 9. 2024]: Sie [die männlichen ausländischen Ärzte] *sind als außerordentliche Hörer zu betrachten, Aufnahme durch den Dekan des betreffenden Professorenkollegiums zu jeder Zeit des Semesters, Collegiengeld für das gesamte Semester im Voraus, erhalten auf Verlangen Zeugnisse über den stattgefundenen Besuch.* Der Erlass des Unterrichtsministers vom 6. Mai 1878 über weibliche Hörer nimmt auch auf diese Praxis Bezug, vgl. Lemayer, Hochschulen 103f.; Lind, Frauenstudium 43; Perfahl, Geschlechterpolitik 67.

Rosa Kerschbaumer, eine der ersten promovierten Ärztinnen der Untersuchungsgruppe, schloss 1876 unmittelbar an ihren Abschluss in Bern einige Studienmonate im jungen Fach der Augenheilkunde bei dem bekannten Ophthalmologen Ferdinand von Arlt an der angesehenen zweiten Wiener Medizinischen Schule an[4]. Hier absolvierte sie unter anderem Spezialkurse, zum Beispiel in der neuen Technik des Augenspiegelns, die unter anderem Arlts Assistent Friedrich Kerschbaumer hielt. Auch Rosa Welt-Strauss erwarb Kenntnisse in der Augenheilkunde in Wien. Im Mai 1879 ließ das Professorenkollegium *Frl. Rosa Welt, Zürcher Doctorin*, zu den augenheilkundlichen Vorlesungen von Ludwig Mauthner zu[5]. Die beiden Frauen hatten zuvor im Wintersemester 1876/1877 in der Klinik Billroth hospitiert.

Im Wintersemester 1879 besuchte Vilma Hugonnai, die im Februar 1879 in Zürich promoviert und sich vergeblich um Anerkennung ihres Doktorats in Ungarn bemüht hatte, als Gasthörerin die Budapester Universitätskliniken[6]. Georgine von Roth erwarb nach ihrem Doktorat in Genf 1892/1893 praktische Krankenhauserfahrung an der von Gustav Braun geleiteten geburtshilflichen Klinik für Hebammen der Universität Wien[7], im von Theodor Billroth gegründeten Spital Rudolfinerhaus, dem die erste Pflegerinnenschule angeschlossen war[8], und im Maria-Theresia-Frauen-Hospital[9]. Im Jahr 1894 wandte sie sich an den Vorstand der II. Medizinischen Klinik Edmund von Neusser (Innere Medizin) mit der Bitte um Zulassung zu seinen Vorlesungen, der sich beim Professorenkollegium für die Aufnahme von *Frau Dr.* [!] *von Roth als außerordentliche* Hörerin einsetzte. Die Teilnahme wurde ihr gestattet, jedoch ohne sie als außerordentliche Hörerin zu akzeptieren und mit der Auflage, ihr kein amtliches Dokument über die Teilnahme auszustellen[10]. Bessere rechtliche Rahmenbedingungen fand Maria Schuhmeister, eine der jüngeren Angehörigen der Untersuchungsgruppe, 1905 vor, als Frauen bereits in Wien Medizin studieren konnten: Sie arbeitete vier Monate offiziell als Volontärin an der sogenannten *Klinik Escherich* in Wien[11], der Universitäts-Kinderklinik am St. Anna Kinderspital, deren Leitung Theodor Escherich 1902 übernommen hatte[12].

Die Suche nach Berufspraxis führte Anna Bayer, die 1881 in Bern promoviert hatte, nach Deutschland an die Entbindungsanstalt in Dresden. Bis Mitte der 1890er Jahre war Franz von Winckel, der 1872 bis 1882 dem Königlich Sächsischen Entbindungs- und gynäkologischen Institut in Dresden und anschließend bis 1907 der Universitäts-

---

4 1812 war in Wien die Augenheilkunde europaweit zum ersten Mal als selbständiges Fach von der Chirurgie getrennt worden, Veits-Falk, Rosa Kerschbaumer-Putjata 52–55; Lesky, Wiener medizinische Schule 221; Hirschberg, Handbuch 357, 361, 371; 150 Jahre Wiener Augenheilkunde.

5 UAW, Med. Dekanatsakten 1878/1879, Nr. 406.

6 Kiss-Deák–Frei, Hugonnai 56.

7 AVA, MdI, Allgemeine Reihe 36/1, Karton 939, Lebenslauf von Georgine von Roth; Vorkämpferinnen (1895/1896) 43. Gustav Braun war 1873–1901 Ordinarius, vgl. Gustav Braun, https://www.geschichtewiki.wien.gv.at/Gustav_Braun [20. 2. 2025].

8 Die medizinische Betreuung lag bei Billroth, seinen Schülern und seinem Privatassistenten Robert Gersuny. Es gelang, das Krankenhaus zu einem der angesehensten Spitäler Österreichs auszubauen, vgl. auch Rudolfinerhaus, https://www.geschichtewiki.wien.gv.at/Rudolfinerhaus [20. 2. 2025].

9 Vgl. Franz, Maria Theresia-Frauen-Hospital; Maria-Theresia-Frauen-Hospital, https://www.geschichtewiki.wien.gv.at/Maria-Theresia-Frauen-Hospital [5. 12. 2024].

10 UAW, Sitzungsprotokoll des Professoren-Kollegiums, Medizinische Fakultät, Z. 1034, 1893/1894.

11 AVA, MdI, Sanitätsakten 1911/1912, Karton 2930.

12 Vgl. Pädiatrie, https://www.geschichtewiki.wien.gv.at/P%C3%A4diatrie [20. 2. 2025].

frauenklinik in München vorstand[13], der einzige Leiter einer (öffentlichen) Klinik in Deutschland, der Frauen eine mehrmonatige Assistenztätigkeit im Rahmen eines *Hilfsärztlichen Externats* ermöglichte und jungen Ärztinnen wie ihren männlichen Kollegen ein umfassendes Ausbildungsprogramm bei der Betreuung von Schwangeren, Gebärenden und Wöchnerinnen sowie Neugeborenen bot[14]. Franziska Tiburtius bezeichnete ihn als den einzigen Professor, der *gegen den Strom schwimmt und uns hier annimmt*[15]. Noch 1894 wurde er vom bayerischen Kultusministerium gerügt, weil er im Ausland promovierte Ärztinnen an seiner Klinik volontieren ließ[16]. Die Schweizerin Marie Heim-Vögtlin, die bereits 1873 ihre Doktorarbeit bei Franz von Winckel verfasst hatte[17], fungierte dabei als Vermittlerin und traf für ihn eine Auswahl aus jenen Absolventinnen der Universität Zürich, die sich bei ihm um eine Assistenzstelle bewarben – stets *auserlesenes Material*[18], wie Winckel schrieb. Zu den insgesamt 40 *Volontärassistentinnen*, die zwischen 1873 und 1893 bei Winckel in Dresden und München praktizierten, zählten die später in Deutschland bekannten Ärztinnen Emilie Lehmus (1875/1876), Franziska Tiburtius (1876), Hope Bridges Adams Lehmann (1877) oder Agnes Bluhm (1890)[19]. *Pflichtgetreu, fleissig, gewissenhaft und aufs eifrigste bestrebt, all ihre Zeit bestens auszunützen*, habe er die Leistungen der meisten dieser Praktikantinnen *mit Freuden* als *mindestens gleichwertig mit denjenigen ihrer Mitvolontärärzte anerkennen* müssen. Auch die *zartesten unter ihnen* seien imstande gewesen, *schwierige Operationen glücklich zu Ende* zu führen, betonte Winckel[20].

Um rechtliche Barrieren zu umgehen, wandten sich einige Medizinerinnen auf der Suche nach Möglichkeiten der Berufsausübung und Weiterbildung an private Heilanstalten[21]. Zwei jüdische „Schweizer Ärztinnen" erhielten eine Hospitantinnenstelle am Rothschild-Spital, dem Krankenhaus der israelitischen Kultusgemeinde in Wien. Anselm von Rothschild hatte es 1873 gestiftet und ließ es nach modernsten medizinischen Erkenntnissen ausstatten[22]. Ende 1879 war Rosa Welt-Strauss dort für ein halbes Jahr tätig, und von August 1901 bis Ende Jänner 1902 fand Rosa Einhorn-Bloch hier eine kurzzeitige Beschäftigung.

Georgine von Roth konnte 1893 als Assistentin an der privaten Augenheilanstalt Rosa Kerschbaumers in Salzburg arbeiten. Außer Roth beschäftigte Kerschbaumer 1895

13 Bleker, Frauenpraxis 242; Akademische Frau 124.
14 Lienert, Jüdische Ärztinnen 492.
15 Tiburtius, Erinnerungen 172f.; Ziegeler, Ärzte 11.
16 Krauss, Seziersaal 139.
17 Müller, Marie Heim-Vögtlin 129f.
18 Akademische Frau 124.
19 Krauss, Hope Bridges Adams Lehmann 44; vgl. auch Ziegeler, Ärzte 11.
20 Akademische Frau 124.
21 Vgl. auch Veits-Falk, Heilanstalten.
22 Raggam-Blesch, Rettung 67f.; Spital der Israelitischen Kultusgemeinde, https://www.geschichtewiki.wien.gv.at/Spital_der_Israelitischen_Kultusgemeinde [17. 8. 2024]; Fünfzig Jahre Rothschild-Spital. *Neue Freie Presse* Nr. 21052 (20. April 1923) 7. Das Spital besaß zwei medizinische Abteilungen sowie Abteilungen für Chirurgie, Urologie, Gynäkologie, Dermatologie, Ophthalmologie, Neurologie und Röntgenologie.

Margarit Melik Beglarian[23] aus Armenien und 1896 Selina Bloom[24] aus Ohio, beide Absolventinnen der Universität Zürich beziehungsweise Bern. Dieses Beispiel zeigt, wie wichtig Netzwerke waren. Rosa Kerschbaumer wusste um die prekäre Situation der Weiterbildung und förderte junge Frauen, indem sie ihnen Berufspraxis im „geschützten Raum" einer privaten Einrichtung ermöglichte.

Eine weitere Chance boten die in den 1890er Jahren boomenden Naturheilanstalten rund um Dresden. 1894 erhielt Milica Schwiglin-Tschawoff eine Assistentinnenstelle in Heinrich Lahmanns Sanatorium Weißer Hirsch, die sie rund vier Jahre bekleidete. Der Arzt und Naturheilkundler Heinrich Lahmann hatte 1888 im heutigen Dresdner Stadtteil Weißer Hirsch eine Kur- und Heilstätte eröffnet, die sich zu einem Zentrum der Naturheilkunde in Deutschland entwickelte[25]. Schwiglin-Tschawoff war vermutlich die erste Ärztin in dieser Heilanstalt. Viele Vertreter der Naturheilbewegung sprachen sich generell für die Zulassung von Frauen zum Medizinstudium aus und befürworteten vor allem deren Tätigkeit für Frauen und Kinder[26]. Im Jahr 1896 arbeitete Anna Fischer-Dückelmann nach Abschluss ihres Studiums für ein paar Monate in der „Bilz'schen Naturheilanstalt in Radebeul"[27]. Die 1890 errichtete Kulturanstalt für naturgemäße Lebens- und Heilweise des Naturheilkundlers und Lebensreformers Friedrich Eduard Bilz befand sich ebenfalls in einem heutigen Stadtteil von Dresden.

Zusammenfassend sei darauf verwiesen, dass die ersten zeitlich befristeten und unbezahlten Praktikantinnen- bzw. Hospitantinnen-Stellen für die „Schweizer Ärztinnen" wichtige Stationen für ihre weitere Berufslaufbahn nach der Promotion darstellten. Sie konnten praktische Erfahrungen sammeln, medizinisches Wissen erweitern und auch sondieren, in welche Richtung die Suche nach Berufsmöglichkeiten als Ärztin gehen konnte – bei manchen dauerte diese fast ein Leben lang.

4.2 Berufsausübung im Herkunftsland Österreich-Ungarn

Die meisten Frauen der Untersuchungsgruppe versuchten, in ihren Herkunftsgebieten entweder eine Anstellung als Ärztin an einem Krankenhaus zu finden oder eine private Ordination zu eröffnen. Die dafür notwendigen rechtlichen Voraussetzungen waren jedoch für die ersten Absolventinnen der späten 1870er und 1880er Jahre so gut wie nicht gegeben. Sie verfolgten jedoch unterschiedliche Strategien, ihren Beruf ausüben zu können.

---

23 Zu Margarit Melik Beglarian vgl. Matrikeledition der Universität Zürich, Bloom (Frl.) Selina, https://www.matrikel.uzh.ch/active//static/25357.htm [17. 2. 2025]; *Die Presse* 48, Nr. 307 (8. November 1895) 9; *Das Recht der Frau* 198 (1895) 8; *Das Recht der Frau* 207 (1896) 8; *Jahresbericht des Vereines für erweiterte Frauenbildung in Wien* 7 (1894/1895) 27–40.

24 Zu Selina Bloom vgl. Matrikeledition der Universität Zürich, Melik Beglarian Margarit, https://www.matrikel.uzh.ch/active//static/26952.htm [17. 2. 2025].

25 Lienert, Naturheilkundliches Dresden 33–64; Milde, Hirsch.

26 Lienert, Naturheilkundliches Dresden 51; vgl. auch: Pataky, Lexikon 47: Marg(ar)it Melik Beglarian war zu diesem Zeitpunkt auch Assistentin in der Naturheilanstalt von Dr. Lahmann. Von 1920 bis 1923 war hier auch Dr. Frieda Fromm-Reichmann, die später bekannte Psychoanalytikerin, als Oberärztin in der Abteilung „Psychotherapie" tätig.

27 Bochmann, Naturheilbewegung, bes. 6f.; Lienert, Naturheilkundliches Dresden 93–115; Vanja, Krankenhäuser 255.

4.2.1 Rechtliche Voraussetzungen in Österreich-Ungarn

Im Untersuchungszeitraum erwarb jeder (männliche) Absolvent einer Medizinischen Fakultät der *inländischen* Universitäten Graz, Innsbruck, Krakau, Lemberg, Prag, Wien oder der Budapester Universität, wenn er Staatsbürger der Habsburgermonarchie war, mit seinem Doktordiplom zugleich die Berechtigung zur ärztlichen Berufsausübung in sämtlichen im Reichsrat vertretenen Königreichen und Ländern[28]. Ihnen gleichgestellt waren Absolventen, deren ausländische Doktordiplome an einer inländischen Universität nostrifiziert wurden[29]. Ein im Ausland erworbener Titel eines Doktors der Medizin hatte, sofern keine Nostrifizierung an einer österreichisch-ungarischen Universität erfolgt war, keine Gültigkeit und durfte daher nicht geführt werden[30]. Das bedeutete, dass auch die Medizinerinnen der Untersuchungsgruppe ihren in der Schweiz erworbenen Doktortitel in Österreich-Ungarn nicht führen durften, außer sie promovierten an einer österreichischen Universität ein zweites Mal durch Nostrifizierung, was erst ab 1896 möglich war. Wie schon in der Einleitung erörtert, wurden die Absolventinnen der Schweizer Universitäten in einigen Quellen als *Schweizer Ärztinnen* oder mit ähnlichen Begriffsvarianten bezeichnet, um sichtbar zu machen, dass sie in der Schweiz und nicht in Österreich Medizin studiert hatten. Die Akten des Innenministeriums nannten etwa Georgine von Roth und Rosa Einhorn-Bloch bei der Behandlung ihrer Ansuchen um Berufsausübung *Schweizer Ärztin*[31] beziehungsweise *Arzt der Schweizer Eidgenossenschaft*[32]. Das Professorenkollegium der Universität Wien beschloss 1879 *Frl. Rosa Welt, Zürcher Doctorin,* zu einer Vorlesung zuzulassen[33]. Auch die Presse übernahm diese Bezeichnung. Die *Arbeiter-Zeitung* schrieb beispielsweise 1895 von der *schweizerischen Aerztin Baronin Possanner*[34] oder das *Neue Wiener Tagblatt* 1908 von der *Schweizer Aerztin Rosa Kerschbaumer*[35].

Ärzte, und später auch Ärztinnen, waren der jeweiligen Landesstelle und unmittelbar der politischen Behörde I. Instanz ihres Sitzes untergeordnet[36], ihre Aufgaben und Pflichten waren im Sanitätsnormale von 1770[37] festgehalten. Obwohl keine Verpflichtung bestand, nach dem Doktorat eine – mit einer heutigen Turnusausbildung vergleichbare – praktische Ausbildung in einem Krankenhaus anzuschließen, um eine Ordination eröffnen zu können, entschieden sich die meisten Medizinabsolventen dafür[38]. Auch für eine Facharztausbildung gab es im Untersuchungszeitraum keine gesetzlichen Grundlagen. Jeder Arzt, jede Ärztin, der oder die eine gewisse Zeit an einer Spezialabteilung

---

28 Mayrhofer's Handbuch 3 3.

29 Vgl. RGBl. 1850, Nr. 240 (6. Juni 1850), Erlaß des Ministers des Cultus und Unterrichts betreffend die Geltung auswärtiger Doctors-Diplome für den Umfang der österreichischen Monarchie, https://alex.onb.ac.at/cgi-content/alex?aid=rgb&datum=18500004&seite=00000975 [10. 8. 2024].

30 Mayrhofer's Handbuch 3 2.

31 AVA, Allgemeine Reihe 36/1, Karton 939, Aktenbogen 5. Oktober 1895: Rosa Einhorn wird als *Schweizer Ärztin* bezeichnet; vgl. auch *Österreichische Lehrerinnen-Zeitung* 3, Nr. 14/15 (15. Juli 1895) 236.

32 KA, KM 1895, 6A/15,5,7: Im Schreiben vom 28. Juli 1895 an den Minister für Inneres wird Georgine von Roth als *Arzt der Schweizer Eidgenossenschaft* bezeichnet.

33 UAW, Dekanatsakten der Medizinischen Fakultät, 1878/1879, Nr. 406.

34 *Arbeiter-Zeitung* 7, Nr. 183 (7. Juli 1895) 1.

35 *Neues Wiener Tagblatt* 42, Nr. 304 (4. November 1908) 10.

36 RGBl. 1870, Nr. 68 (30. April 1870), Gesetz, betreffend die Organisation des öffentlichen Sanitätsdienstes, ÖNB-ALEX - Reichsgesetzblatt 1849-1918 [10. 8. 2024].

37 Mayrhofer's Handbuch 3 6f.

38 Arias, Ärztinnen 57.

oder Klinik verbracht hatte, konnte sich Facharzt beziehungsweise Fachärztin nennen. Meistens bezeichneten sie sich als Spezialarzt oder -ärztin dieses Faches, wenn sie sich selbst ausreichend ausgebildet fühlten[39]. Die Ärztekammer versuchte zwar wiederholt die fachspezifische Ausbildung zu regeln, kam aber vorerst zu keiner Lösung[40].

Die Ärztekammer, die als Standesorganisation im Prozess der Professionalisierung des Arztberufs eine wesentliche Rolle spielte, wurde 1891/1892 in Form einer Körperschaft öffentlichen Rechts mit einer verpflichtenden Mitgliedschaft (ausgenommen waren Militärärzte und verbeamtete Ärzte) gegründet[41]. Die schon zuvor bestehenden Ärztevereine hatten schon länger eine gesetzliche Standesvertretung gefordert[42]. Zu ihren Aufgaben zählten die Beratung über alle gemeinsamen Interessen, Aufgaben und Ziele des ärztlichen Standes, Fragen der *Würde und des Ansehens des ärztlichen Berufes* sowie der Entwicklung der *Gesundheitspflege und sanitären Einrichtungen*[43]. Der jeweilige Kammervorstand fungierte zudem als Ehrenrat im Fall von persönlichen Streitigkeiten, Beschwerden und Anklagen gegen die in der Kammer vertretenen Ärzte[44] und entsprach somit der heutigen Disziplinar- und Schlichtungskommission[45]. Da nach Ansicht vieler Ärzte die Kammern zu wenig Einfluss und Macht hatten, um ihre wirtschaftlichen Belange erfolgreich zu vertreten, übernahmen Ärztevereine oder speziell gegründete Wirtschaftsorganisationen diese Aufgabe[46]. Dieser Dualismus blieb bis nach dem „Anschluss" Österreichs an NS-Deutschland bestehen, als dann 1939 die deutsche Reichsärzteordnung übernommen wurde[47].

4.2.2 Berufsausübung unter dem Qualifizierungsniveau

Die Bemühungen der früher geborenen Frauen der Untersuchungsgruppe, eine staatliche Anerkennung ihres Schweizer Universitätsabschlusses und somit eine Berufsberechtigung zu erhalten, scheiterten durchwegs. Bei einigen war jedoch der Wunsch, einer Berufstätigkeit im medizinischen Bereich und/oder die wirtschaftliche Notwendigkeit, einer Erwerbsarbeit nachzugehen, so groß, dass sie es in Kauf nahmen, unter ihrem Ausbildungsniveau zu arbeiten. Zu ihnen zählte die ungarische Gräfin Vilma Hugonnai. Nachdem ihre Bemühungen um Nostrifizierung ihres Doktordiploms in Budapest gescheitert waren, besuchte sie von Februar bis Mai 1879 einen Hebammenkurs in Budapest und legte das ungarische Hebammendiplom ab[48]. In einem biografischen Artikel

---

39 Ebd.

40 Ebd.: Bereits am Ärztetag 1910 wurde der Entwurf einer Ausbildungsordnung präsentiert, ohne in Kraft zu treten.

41 Vgl. Memmer, Institutionalisierung 209–246; 100 Jahre Ärztekammern 16–33; Mayrhofer's Handbuch 1 452–455: Am 22. Dezember 1891 wurde das „Gesetz betreffend die Einrichtung von Ärztekammern" beschlossen und am 14. Jänner 1892 im Reichsgesetzblatt kundgemacht; Feikes, Diskriminierung 89f.

42 Öhler, Ärztegesellschaft 40: 1891 hielt Chirurg Theodor Billroth eine programmatische Rede, in der er sich für die Notwendigkeit der Errichtung von Ärztekammern im Interesse des Staates und des Ärztestandes einsetzte.

43 Mayrhofer's Handbuch 1 453.

44 Ebd. 454f.

45 Öhler, Ärztegesellschaft 40.

46 Ebd.; vgl. auch Arias, Ärztinnen 57.

47 100 Jahre Ärztekammern 39; Memmer, Institutionalisierung 245.

48 Vorkämpferinnen (1896/1897) 50.

werden aus einer nicht näher belegten autobiografischen Quelle Hugonnais Erinnerungen zitiert. Demnach empfand sie es als große Demütigung, trotz ihres abgeschlossenen Doktoratsstudiums nun als Hebamme tätig sein zu müssen: *Niemals werde ich … jenes zutiefst demütigende Gefühl vergessen, das mich überkam, als ich das Hebammendiplom in meinen Händen hielt. Zwei Wochen lang traute ich mich nicht, die Wohnung zu verlassen oder vor lauter Scham auch nur in den Spiegel zu schauen*[49]. Da sie seit ihrem Studium in Zürich von ihrem Mann getrennt lebte, musste sie für ihren Lebensunterhalt sorgen. Unter der Bezeichnung „Hebamme" eröffnete sie aber de facto eine gut angenommene ärztliche Praxis in Budapest. Zeitgleich wurde ihr der Besuch der Universität Budapest als außerordentliche Hörerin gestattet. In der vergeblichen Hoffnung, ein Maturazeugnis würde die Nostrifizierung ihres Doktordiploms ermöglichen, legte sie 1881 die Matura ab. Erst 18 Jahre nach ihrem Gesuch, mit fast 50 Jahren, wiederholte sie 1897 alle Rigorosen und promovierte an der Universität Budapest.

Auch Bohuslava Keck kehrte 1880/1881 nach erfolgreichem Abschluss ihres Studiums nach Böhmen zurück. Sie wollte ihre Dissertation in Prag veröffentlichen und um eine Genehmigung zur Ausübung ihres Berufs als Ärztin ansuchen. Beide Pläne zerschlugen sich[50]. Da Keck nach dem Tod ihres Vaters (1880) ein stattliches Vermögen geerbt und keine existenziellen Sorgen hatte und ihr „eher am Prestige als am Praktizieren" lag, wie der tschechische Historiker Ctibor Nečas schreibt, konnte sie einen „Gang durch die Institutionen"[51] verfolgen. Im November 1882 forderte sie, in das Verzeichnis der zur Führung einer eigenen Praxis berechtigten Prager Ärzte aufgenommen zu werden. Die Prager Medizinische Fakultät reichte das Gesuch an das Ministerium für Kultus und Unterricht weiter, welches dieses jedoch ablehnte. Daraufhin legte Keck Berufung beim Obersten Gerichtshof in Wien ein, der die Klage mit der Begründung zurückwies, dass die Universitätsstatuten keine weiblichen Hörer zuließen und Keck folglich weder ein Doktorat erwerben noch ein ausländisches Diplom nostrifizieren lassen könne. Daher blieb ihr nur die Wahl zwischen Auswanderung oder Berufswechsel. Zuerst wollte Bohuslava Keck nach Ungarn gehen, da sie dachte, sie würde aufgrund des dortigen Ärztemangels leichter die Erlaubnis zur Berufsausübung bekommen. Letztendlich absolvierte sie aber dann 1883 an der Medizinischen Fakultät in Wien einen „gynäkologischen Kurs" und ließ sich in Prag als Geburtshelferin nieder. Wie Vilma Hugonnai arbeitete nun auch Bohuslava Keck in der ersten Phase ihres Berufslebens unter ihrem Ausbildungsniveau in der Geburtshilfe, einem medizinischen Teilgebiet, das jahrhundertelang Frauen vorbehalten war und mit den vorherrschenden Vorstellungen von weiblicher Tätigkeit in der Medizin konform ging. Beide akzeptierten vorerst die Missachtung ihrer Qualifikation seitens der Behörden und brachten diese aber „unter der Hand" in ihre Tätigkeit ein. Denn auch Bohuslava Keck errichtete zum Missfallen der lokalen Ärzte eine ausgedehnte geburtshilfliche Praxis, die von Patientinnen aus unterschiedlichen sozialen Schichten aufgesucht wurde. Bei diesen soll sie geachtet und sehr beliebt gewesen sein[52]. Die tschechische Schriftstellerin und Frauenrechtlerin Eliška Krásnohorská berichtete, dass die Frauen zu ihr „fast wie Gläubige zu einer wundertätigen Quelle" gepilgert seien.

49 Kiss-Deák–Frei, Hugonnai 56.
50 Nečas, Muslimkami 53f.
51 Ebd. 54.
52 Ebd. 54–56; vgl. auch Tahirović–Fuchs, Bogusławą Keckova 234f.

Anders als ihre Landsmännin und Studienkollegin Anna Bayer habe Bohuslava Keck auf jeden „akademischen Berufsstolz“ verzichtet, um „ihren tschechischen Schwestern als Hebamme beizustehen“[53].

Keck und Bayer bekamen publizistische Unterstützung von der tschechischen Frauenbewegung: Eliška Krásnohorská, die Begründerin der größten böhmischen Frauenzeitschrift, *Ženské listy*, veröffentlichte zahlreiche Artikel über alternative weibliche Lebenswege sowie die Möglichkeiten für Frauen zu studieren und einen Beruf auszuüben.

Die Zeitschrift versuchte auch, die Leser:innen mit biografischen Skizzen von Frauen in verschiedenen Tätigkeitsbereichen in der ganzen Welt zu inspirieren, wobei Ärztinnen besonders hervorgehoben wurden[54]. Darunter war auch 1889 ein offener Brief Anna Bayers, die zu diesem Zeitpunkt in Bern eine Praxis für Frauen- und Mädchenkrankheiten eröffnet hatte[55]. Darin hob sie ihre eigene Leistung hervor und sprach den Wunsch aus, nach Hause zurückzukehren, um unter tschechischen Frauen zu praktizieren[56]. Der Brief wurde von 700 Frauen unterzeichnet und zeugt von einem beginnenden bescheidenen Aktivismus der tschechischen Frauenbewegung, die ihre Wünsche beziehungsweise Forderungen nach Ärztinnen an den österreichischen Reichsrat – in einem untertänigen Stil – herantrugen[57]. Die Bemühungen waren allerdings vergeblich. Weder Anna Bayer noch Bohuslava Keck konnten in den folgenden Jahren in Böhmen eine Ordination eröffnen, dafür ließen sie sich auf eine besondere Herausforderung ein, indem sie 1892 und 1893 Stellen als Amtsärztinnen in Bosnien und Herzegowina (siehe Kapitel 4.3) annahmen.

4.2.3 Berufsausübung durch Eheschließung und Sondergenehmigungen

Ganz anders gestaltete sich Rosa Kerschbaumers und Georgine von Roths Berufseinstieg, denen es gelang, aufgrund von Sondergenehmigungen des Kaisers als Ärztinnen offiziell zu praktizieren.

4.2.3.1 Rosa Kerschbaumer

Rosa Kerschbaumer[58] lernte 1876 (zu diesem Zeitpunkt hieß sie Raissa Putjata) bei ihrer Weiterbildung an der Augenklinik Ferdinand von Arlts in Wien dessen Assistenten Friedrich Kerschbaumer näher kennen und heiratete ihn binnen kurzer Zeit. Die Eheschließung stellte für beide eine Win-win-Situation dar: Friedrich beabsichtigte, sich in Salzburg als Augenarzt niederzulassen, wo ein großer Bedarf an einer fachärztlichen Betreuung bestand, und plante die Errichtung einer Praxis und in der Folge auch einer Privatklinik, die er mit dem Geld und der Arbeitskraft seiner Frau realisieren konnte. Rosa gelang es, durch die Heirat ihr hartnäckig verfolgtes Ziel, als Ärztin zu arbeiten, zu

53 Fuchs, Ärztinnen 107.

54 Johnson Freeze, Education 55.

55 Rogger, Doktorhut 48.

56 Johnson Freeze, Education 55.

57 Ebd.

58 Vgl. dazu allgemein Veits-Falk, Rosa Kerschbaumer-Putjata 51–133; dies., Augenheilanstalt 367–390.

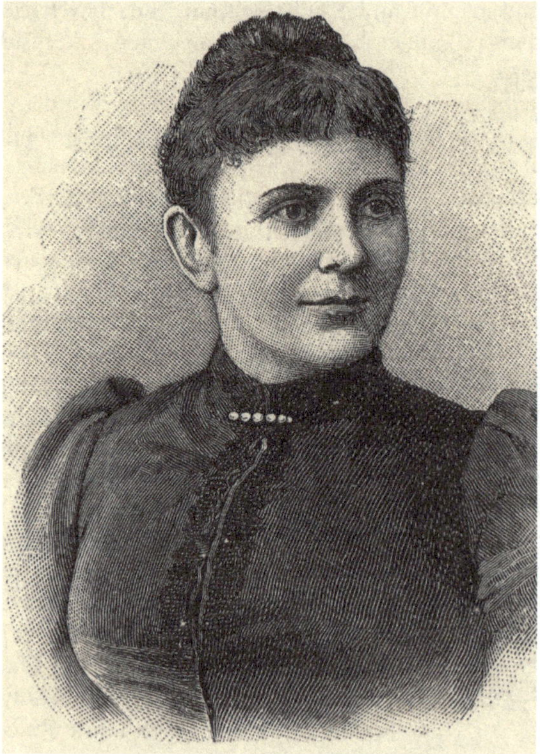

Abb. 10: Porträt von Rosa Kerschbaumer; Graphik, 1891.

erreichen. In einer offiziell von ihrem Ehemann geleiteten privaten Ordination konnte sie die rechtlichen Beschränkungen aushebeln. Gleich nach der Eröffnung der Ordination wurde das Ärzteehepaar von Patient:innen aus Salzburg und Umgebung nahezu überrannt, sodass sie bereits in ihrer privaten Wohnung einige Räumlichkeiten für eine stationäre Aufnahme nutzten. Im Jahr 1880 erwarben Rosa und Friedrich Kerschbaumer schließlich gemeinsam eine gründerzeitliche Villa in der Stadt Salzburg[59] und ließen sie als Augenklinik nach damals modernsten Standards umbauen.

Wie die *Jahresberichte der Augenheilanstalt*, die von Anfang an unter Nennung beider Namen mit ihren Titeln *Dr. der gesammten Heilkunde* erschienen, und ein Inspektionsbericht des Salzburger Landessanitätsreferenten belegen, lag *die gesamte ärztliche Leitung der Anstalt, die operative Tätigkeit, Nachbehandlung, sonstige Behandlung der Augenkranken, die instrumentelle Untersuchung etc. in den Händen der Frau Dr. Rosa Kerschbaumer, welcher dabei von einem im Wiener allgemeinen Krankenhaus ausgebildeten Doctor assistirt* werde, während sich *ihr Gatte, Herr Dr. Friedrich Kerschbaumer, nur mit der Ordination für seine Privat-(ambulatorische) Praxis* beschäftige und die Nachmittagsvisite abhalte[60]. Rosa Kerschbaumer war es offensichtlich gelungen, ihre fachlichen Fähigkeiten weiter

59 Die Augenklinik befand sich in der Schwarzstraße 22 (heute Schwarzstraße 32).

60 SLA, Landesregierungsakten 1890/1899 VII B 01, Inspektionsbericht vom 5. März 1890.

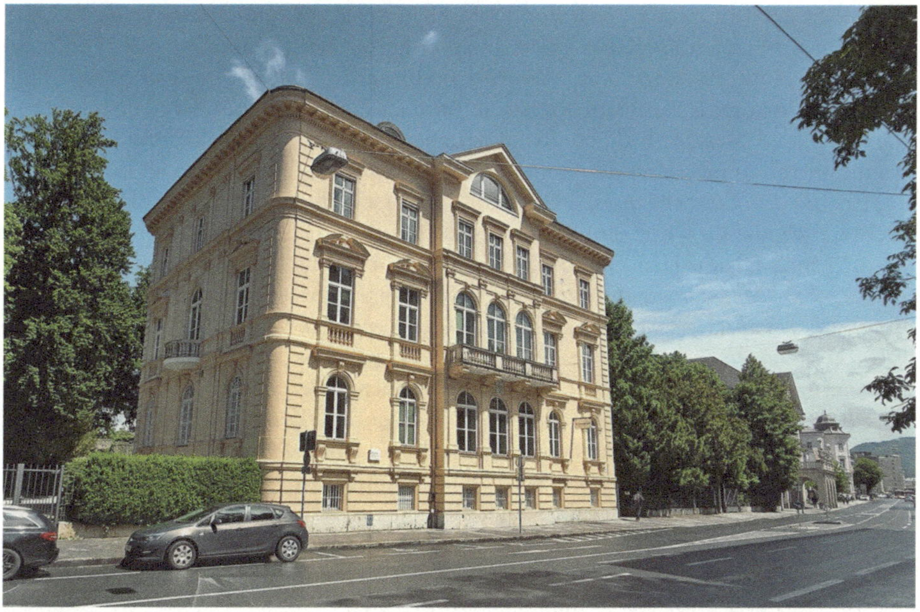

Abb. 11: Gebäude der ehemaligen Augenklinik von Rosa und Friedrich Kerschbaumer in der Schwarzstraße 32, Salzburg; Foto, 2025.

zu entwickeln und zu perfektionieren, sodass sie entgegen den zeitgenössischen Geschlechterzuschreibungen sowohl die anspruchs- und verantwortungsvollere als auch prestigeträchtigere Position in der Klinik einnahm. So führte sie beispielsweise zwischen 1883 und 1890 insgesamt 591 Staroperationen durch[61]. In der wissenschaftlichen Arbeitsgemeinschaft mit ihrem Ehemann[62] hatten sich die vorherrschenden geschlechtsspezifischen Aufgabengebiete und Rollen umgedreht. Die Berichte, dass hauptsächlich Rosa Kerschbaumer die medizinischen Behandlungen durchführte, werden zusätzlich von einer privaten Quelle untermauert: Rosa Kerschbaumers Mutter schrieb ihrer zweiten Tochter Virginia Schlikow im Jahr 1888 in einem vertraulichen Brief, Friedrich Kerschbaumer leide an einer psychischen Erkrankung und habe *eine ähnliche Krankheit wie der König von Bayern*. Rosa operiere schon fast zwei Jahre allein, *denn er selber störte bloß*, und die Patienten hätten Angst vor ihm[63]. Vielleicht war Friedrich auch gar nicht in der Lage, (viele) Operationen durchzuführen, sodass Rosa, die sich mittlerweile einen ausgezeichneten Ruf erarbeitet hatte, hauptsächlich operierte. Seine Schwäche könnte ihre Stärke indirekt gefördert oder sogar erforderlich gemacht haben. Sie war die erfolgreiche Operateurin der Augenheilanstalt, nicht er. Sie machte die Arbeit, die der Heilanstalt Ansehen (und Geld) einbrachte.

61 Kerschbaumer, Augenheilanstalt 7.

62 Zur „wissenschaftlichen Arbeitsgemeinschaft“ eines Ehepaars vgl. Schmitt–Inhetveen–Spieker, Einzelporträt 547.

63 ZBZ, Handschriftensammlung, Ms Z II 3073–3075, Brief von Adelaida Schlykow an Virginia Schlykow, April/Mai [1890?] [russisch, Übersetzung: Monika Bankowski].

Im Februar 1890 wandte sich Rosa Kerschbaumer als *Med: Doctorsgattin in Salzburg* mit einem Bittgesuch an Kaiser Franz Joseph, dessen *Untertanin* die gebürtige Russin durch die Heirat geworden war. Während sie in anderen Quellen selbstbewusst ihren Schweizer Doktortitel vor ihrem Namen anführte, ließ sie diesen nun weg und schrieb als Ehefrau eines Arztes. Sie bediente hiermit tradierte Muster der sozialen und beruflichen Definition von Frauen über den Beruf wie die Stellung des Ehemannes und wählte eine angepasste Form der Selbstpräsentation. In ihrem Gesuch verwies sie auf die Rechtslage in Österreich, die ihr weder eine Ausübung der augenärztlichen Praxis noch eine Nostrifizierung ihres auswärtigen Doktordiploms ermöglichte. Es bleibe ihr *kein anderer Weg übrig, als Eure Majestät anzuflehen, ihr im Gnadenwege das zu gewähren, was ihr das Gesetz verweigert, was aber, wie nachgewiesen, keiner Unwürdigen zu Theil würde*. Sie könnte sich ihrer *Lebensaufgabe* mit *um so größerer Hingebung* widmen, wenn sie in der Ausübung ihres Berufes nicht nur geduldet, sondern dazu berechtigt wäre. Daher wage sie, die *unterthänigste Bitte zu entrichten*, ihr *im Gnadenwege zu gestatten*, die Augenheilkunde in der Stadt Salzburg auszuüben und eine Augenabteilung bzw. Augenheilanstalt zu leiten[64].

Dieser mutige und emanzipatorische Schritt wurde vermutlich durch die geheim gehaltene psychische Erkrankung Friedrich Kerschbaumers zusätzlich motiviert, um die Klinik zu halten. Nachdem seitens des Innenministeriums umfangreiche Informationen eingeholt worden waren, unterzeichnete Kaiser Franz Joseph am 23. März 1890 eine *Allerhöchste Entschließung* mit dem Wortlaut: *Ich ertheile der Rosa Kerschbaumer, Gattin des Augenarztes Dr. Friedrich Kerschbaumer, ausnahmsweise die Bewilligung zur Ausübung der Augenheilkunde und zur Leitung einer Augenheilanstalt in Salzburg*[65]. In der Begründung des Kaisers wird mit der Rolle Rosa Kerschbaumers als Ehefrau eines Augenarztes argumentiert, und nicht damit, dass sie eine Ärztin war, die sich aufgrund ihrer fachlichen Erfolge qualifiziert hatte. Das Adjektiv *ausnahmsweise* und die lokale Einschränkung auf Salzburg unterstreicht den Sonderstatus der Genehmigung, der keine allgemeine Gültigkeit für Medizinerinnen in der Monarchie haben sollte. Trotzdem war die neunundreißigjährig Rosa Kerschbaumer die erste Ärztin, die in Österreich-Ungarn praktizieren und eine Klinik führen durfte. Ihre Praxis war keine *geduldete*[66] mehr, sondern eine offizielle.

Bemerkenswert ist, dass sie aus Salzburg große Unterstützung für ihr Ansuchen bekam, zum Beispiel vom Salzburger Bürgermeister Albert Schumacher, Arzt von Beruf, oder auch vom Landessanitäts-Referenten[67]. Es ging vermutlich aus Salzburger Sicht vorrangig um die Bewahrung der Augenklinik und der notwendigen medizinischen Versorgung und sicher nicht darum, sich mit der ersten Ärztin Österreichs zu brüsten. Währenddessen liefen in der Stadt Salzburg im St.-Johanns-Spital die Vorbereitungen für die Errichtung einer eigenen Augenabteilung. Rosa Kerschbaumer würde ohnehin bald von einem Primar einer Augenabteilung am öffentlichen Krankenhaus abgelöst werden, könnte eine Überlegung der Salzburger Gutachter gewesen sein. Die Wiener Behörden schätzten die Sondergenehmigung für eine Ärztin in der Provinz, in einem kleinen, am

---

64 AVA, MdI, Allgemeine Reihe 36/1, Karton 947, Schreiben Rosa Kerschbaumers an Kaiser Franz Joseph vom 6. Februar 1890.

65 HHStA, Kabinettskanzlei, Zl. 1208/1890.

66 *(Linzer) Tages-Post* 26, Nr. 86 (15. April 1890) 3.

67 Vgl. z. B. SLA, Landesregierungsakten 1890/1899 VII B1.

Rand der Monarchie gelegenen Kronland, vielleicht als weniger „riskant“ und wirkmächtig ein, als wenn sie einer Frau in der Hauptstadt erteilt worden wäre.

Von der ersten Zulassung einer Frau zur ärztlichen Praxis in Österreich berichteten nicht nur die Salzburger und österreichischen Tageszeitungen, sondern auch nationale und internationale medizinische Fachzeitschriften und selbstredend Zeitschriften aus dem Umkreis der Frauenbewegung in Wien, die große Hoffnungen daraufsetzten, dieser „Präzedenzfall“ würde nun eine baldige Öffnung der Medizinischen Fakultät für Frauen bewirken[68]. Der bürgerlich-radikale Wiener *Lehrerinnen-Wart* kommentierte etwa ironisch: *Endlich hat die Weisheit des Kaisers den gelehrten Pedanten vom Fach (von Brotneid erfüllten Collegen, sagen andere) den rechten Weg gezeigt*[69].

Drei Monate nachdem Rosa Kerschbaumer die Sondergenehmigung erhalten hatte, trennte sich das Ehepaar. Friedrich Kerschbaumer ging wieder nach Wien, wo er bis 1898 als Augenarzt praktizierte, und arbeitete dann als Assistenzarzt am Kaiser Franz Joseph-Kinder-Hospiz in Lauffen bei Bad Ischl. Am 28. Jänner 1906 starb er *nach längerem Leiden* im 59. Lebensjahr[70]. Rosa Kerschbaumer führte die Klinik vorerst erfolgreich weiter. Nichtsdestotrotz wendete sich für sie sukzessiv das Blatt in Salzburg. Obwohl sie in bürgerlich-intellektuelle Kreise gut integriert war, begegnete man in den 1890er Jahren, als anstelle eines zuvor liberalen nun ein konservatives Klima im Gemeinderat vorherrschend war, der von ihrem Ehemann getrennt lebenden, aus Russland stammenden Akademikerin und Unternehmerin mit größerer Skepsis. So wurde beispielsweise unter einem fadenscheinigen Vorwand eine polizeiliche Untersuchung in ihrer Augenheilanstalt durchgeführt. Nach der Eröffnung der Augenabteilung am öffentlichen St.-Johanns-Spital 1892 ging auch zwangsläufig die Zahl ihrer Patient:innen zurück. Im Jahr 1896 musste Kerschbaumer die Klinik aufgrund von finanziellen Schwierigkeiten schließen. Sie kehrte nach Russland zurück, wo sie zuerst „mobile Augenheiltruppen“ in Krankenhäusern entlang der im Ausbau befindlichen Transsibirischen Eisenbahn und danach eine Augenheilanstalt in Tiflis (Georgien) leitete, bis sie 1907 wieder nach Österreich zurückkehrte.

Rosa Kerschbaumer war nicht nur an ihren Wirkungsstätten als Ärztin angesehen, sondern auch in der „scientific community“ der Ophthalmologen anerkannt und bestens vernetzt[71]. Sie verfasste zahlreiche wissenschaftliche Publikationen zur Augenheilkunde in Fachzeitschriften. Im Jahr 1900 erschien ihre vielbeachtete Studie „Das Sarkom des Auges“, das mutmaßlich erste von einer Frau verfasste wissenschaftliche Werk zur Augenheilkunde, welches auch von einer länderübergreifenden Forschungstätigkeit und -kooperation zeugt und große Beachtung in Fachkreisen fand[72]. Darüber hinaus nahm sie – oft als einzige Frau – als Referentin an Fachtagungen teil, wie 1894 am „Internationalen Kongress für Hygiene und Demographie“ in Budapest[73]. Im Jahr 1899 leitete sie eine Sektion am „IX. Internationalen Kongress für Ophthalmologie“ in Utrecht[74], im

68 *Neue Freie Presse* Nr. 9207 (12. April 1890) 17; *Salzburger Volksblatt* 25, Nr. 111 (15. Mai 1895) 4; *Salzburger Volksblatt* 70, Nr. 84 (9. April 1940) 5.

69 *Der Lehrerinnen-Wart* 2/5 (1890) 115.

70 Vgl. Veits-Falk, Rosa Kerschbaumer-Putjata 107f.

71 Veits-Falk, Augenheilanstalt 384–386.

72 Putiata Kerschbaumer, Sarkom 5; Veits-Falk, Rosa Kerschbaumer-Putjata 114–116.

73 Gerloczy, Jelentés 198.

74 The IXth International Ophthalmolgical Congress, The Netherlands 1899, https://archive.org/stream/ixcongresintern00conggoog/ixcongresintern00conggoog_djvu.txt [28. 2. 2025].

selben Jahr hielt sie einen Vortrag über das Augensarkom bei der „Ophthalmologischen Gesellschaft" in St. Petersburg[75].

Nach jahrelanger ärztlicher Forschungs- und Berufserfahrung plante Rosa Kerschbaumer 1908 die Eröffnung einer Ordination für Augenheilkunde in Wien. Für die Sommersaison 1908 begab sich die Siebenundfünfzigjährige vorerst nach Karlsbad zur Kur und wollte dort zugleich als Augenärztin ordinieren. Die Ausübung der Praxis wurde aber der einst als erste Ärztin Österreichs Bejubelten vom k. k. Oberbezirksrat in Karlsbad nicht gestattet. Die Sondergenehmigung, die ihr Kaiser Franz Joseph 1890 erteilt hatte, beziehe sich nur auf Salzburg, begründete er die Ablehnung. *Ich wies zwar selbstverständlich darauf hin*, schrieb Kerschbaumer dem Innenministerium, *dass es doch gar nicht zweifelhaft sein könne und auch von niemandem noch bezweifelt wurde, dass die im Dekret angeführte Bemerkung „in Salzburg" sich nur auf die Leitung der dortigen Augenheilanstalt beziehe und dass die Bewilligung zur Ausübung der Augenheilkunde mir durch die allerhöchste Entschliessung für ganz Oesterreich erteilt worden sei.* Im Prinzip sei es nur um die Anerkennung ihres in Bern erworbenen Doktordiploms in Österreich gegangen[76]. Für ihr zweites Ansuchen musste sie abermals Referenzen und Zeugnisse vorlegen. Am 7. August 1908 erteilte ihr Kaiser Franz Joseph zum zweiten Mal *ausnahmsweise die Bewilligung zur Ausübung der Augenheilkunde in den im Reichsrat vertretenen Königreichen und Ländern.* Acht Jahre, nachdem Frauen zum Medizinstudium zugelassen worden waren, bedurfte es in Österreich noch immer eines Gnadenakts für eine „Schweizer Ärztin", um als Ärztin arbeiten zu dürfen.

4.2.3.2 Georgine von Roth

Fünf Jahre nach der ersten Ausnahmegenehmigung für Rosa Kerschbaumer erhielt mit Georgine von Roth 1895 eine weitere „Schweizer Ärztin" eine kaiserliche Sondererlaubnis, eine ärztliche Tätigkeit offiziell verrichten zu dürfen. Dabei kamen Georgine von Roth tragische äußere Umstände zugute.

Im Sommer 1895 erschütterte eine in der Presse detailliert geschilderte Familientragödie des Schularztes am Offizierstöchter-Erziehungsinstitut in Wien-Hernals die breite Öffentlichkeit. Die Ehefrau des Schularztes vergiftete ihre zwölfjährige Tochter und nahm sich anschließend selbst mit Zyankali das Leben. Nach der Seelenmesse für seine Frau und seine Tochter am 2. Juli 1895 beging auch der Schularzt Selbstmord[77]. So dramatisch die Todesfälle auch waren, Georgine von Roth nutzte die Gunst der Stunde. Bereits acht Tage nach dem Suizid des Institutsarztes stellte sie ein Gesuch an das für das Offizierstöchter-Erziehungsinstitut zuständige Kriegsministerium, ihr die *vacante Stelle gnädigst verleihen zu wollen* und unterzeichnete mit *Georgine von Roth, Arzt der Schweizer*

75 Magil'nickij, R. V. Putjata 75–79.

76 AVA, Allgemeine Reihe 36/1, Karton 2472, Schreiben Rosa Kerschbaumer an das Innenministerium vom 21. März 1908.

77 Vgl. dazu *Neue Freie Presse* Nr. 11078 (28. Juni 1895) 8; *Neues Wiener Journal* Nr. 601 (28. Juni 1895) 3; *Neues Wiener Journal* Nr. 603 (1. Juli 1895) 3; *Neue Freie Presse* Nr. 11082 (3. Juli 1895) 7; *Die Presse* 48, Nr. 179 (3. Juli 1895) 10; *Reichspost* 2, Nr. 150 (4. Juli 1895) 6. Im Abschiedsbrief der Ehefrau stand, sie fürchte wahnsinnig zu werden und wolle ihr Kind nicht allein in der Welt zurücklassen. Die Leiche der Frau wurde mit verbundenen Augen vorgefunden – offenbar, so mutmaßte die Presse –, damit sie die Qualen ihres sterbenden Kindes, für das sie selbst noch das Sterbekleid genäht hatte, nicht sehen musste.

Eidgenossenschaft[78]. Das Kriegsministerium wandte sich daraufhin an das Innenministerium, um die Zustimmung für die Besetzung der Stelle eines *Instituts-Arztes* mit dem *für die Schweizer Eidgenossenschaft approbierten Arzt* Georgine von Roth einzuholen[79]. Bemerkenswert sind die Argumente, die für die Stellenbesetzung vorgebracht wurden: Selbst wenn die Zulassung von Frauen zur Ausübung des ärztlichen Berufs in der k. u. k. Monarchie noch nicht spruchreif sei, könne dennoch *in besonders rücksichtswürdigen Fällen* von den bisher beobachteten Gepflogenheiten abgegangen werden. Das Kriegsministerium verwies vor allem auf die *Ersprießlichkeit der Wirksamkeit eines weiblichen Arztes in dem Mädcheninstitute, insbesondere in Rücksicht auf die Scheu der Mädchen, sich den männlichen Ärzten anzuvertrauen.* Die *11 bis 19jährigen Zöglinge* des Instituts verbrächten gerade die *Übergangszeit vom Kinde zur Jungfrau.* In dieser Zeit käme einem *Instituts-Arzt* eine ganz entscheidende Funktion zu. Aus *kindlicher Scheu und angeborenem Sittlichkeitsgefühl* würden die Mädchen dem männlichen Arzt oft *manches Leiden* verschweigen. *Anders würden sich die Verhältnisse gestalten, wenn im Institut eine Frau als Arzt fungieren würde, an welche sich die Mädchen aufrichtig und vertrauensvoll, wie an eine Mutter oder ältere Freundin wenden und ihren Rath einholen können.* Alle Gründe, die für Frauen als Ärztinnen sprächen, kämen im vorliegenden Fall in erhöhtem Maße zum Einsatz[80].

Die Argumentation des Kriegsministeriums für eine Institutsärztin verblüfft und macht geradezu den Anschein, als würde sie aus der Feder einer Vertreterin der bürgerlichen Frauenbewegung stammen. Vielleicht gab es sogar „Schreibhilfe" aus diesen Reihen? Eine kleine Anmerkung am Rand des Schriftstücks bringt jedoch eine zusätzliche Dimension ins Spiel, die erklären könnte, warum sich das Kriegsministerium so engagiert für die Bestellung von Georgine von Roth einsetzte: *Pro domo: Petentin ist die Tochter eines Officiers, der 1866 schwer verwundet wurde und als General in R. starb. Ihre Mutter ist eine geb. Gräfin Pálffy. Sie ist ohne Vermögen – lebt bei ihrer Mutter, welche sie auch nach Zürich begleitet hat. Sie practiciert seit einem Jahr auf der Klinik des Prof. Dr. Neusser*[81].

„In eigener Sache" wurde also vermerkt, dass sich die Offizierstochter, deren Vater an den Folgen einer Verwundung, die er sich 1866 – also wohl in der Schlacht bei Königgrätz – für das Vaterland zugezogen hatte, gestorben, und deren Mutter eine Adelige war, in einer prekären finanziellen Situation befand. Es scheint, als fühlte sich das Kriegsministerium moralisch verpflichtet, Georgine von Roth als Angehörige seiner „Klientel" zu versorgen, wie es auch die Grundidee jener Institution war, an der sie nun eine Stelle erhalten sollte. Als fachliche Referenz diente ein Zeugnis (das ihr offiziell gar nicht ausgestellt werden hätte dürfen), das ihre Hospitanz von April 1894 bis Juli 1895 an der II. Medizinischen Klinik bei Edmund von Neusser bestätigte[82]. Das Innenministerium reagierte vorerst abweisend: Roths Anstellung als *allein verantwortlicher Arzt* stünden gesetzliche Hindernisse entgegen, da einerseits die Zulassung von weiblichen Studierenden zu rechtsgültigen Prüfungen nicht vorgesehen und andererseits durch ausdrückliche Vorschriften ausgeschlossen sei. Zu den bisherigen Ausnahmen zählten nur *ausländische Ka-*

---

78 KA, KM 1895, A. 6, 15/5-26/3, Schreiben von Georgine von Roth vom 10. Juli 1895.

79 AVA, Allgemeine Reihe 36/1, Karton 939, Schreiben des Kriegsministeriums an das Innenministerium vom 28. Juli 1895.

80 Ebd.

81 Ebd.

82 AVA MdI, Allgemeine Reihe 36/1, Karton 939.

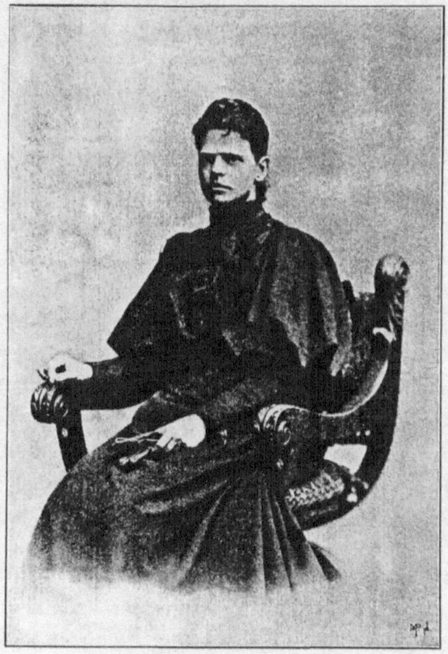

Frl. Dr. Georgine v. Roth.

Seit December 1895 Aerztin im Hernalser Officierstöchter-Institut.

Abb. 12: Abbildung von Georgine von Roth als Frontispiz des *Jahresberichts des Vereines für erweiterte Frauenbildung in Wien* 1894/1895 mit der Bildunterschrift *Frl. Dr. Georgine v. Roth. Seit December 1895 Aerztin im Hernalser Officierstöchter-Institut*, um 1894.

pazitäten als Professoren und eine auf ein bestimmtes Gebiet begrenzte, zeitlich limitierte Praxis. Konkret nannte das Innenministerium *die ärztliche Praxis ausländischer Ärzte in Weltkurorten* während der Saison, *die augenärztliche Praxis der Frau Dr. Kerschbaumer in Salzburg* sowie einzelne *Zahntechniker, denen eine beschränkte zahnärztliche Praxis bewilligt wurde*[83]. Die namentliche Nennung Rosa Kerschbaumers unterstreicht hier nochmals ihre besondere Rolle und Bedeutung, die sie in der Monarchie einnahm. Eine Bewilligung des Innenministeriums, dass Roth als *Arzt* im Offizierstöchter-Erziehungsinstitut praktizieren dürfe, würde einer *unbeschränkten Ertheilung der Praxisberechtigung an einen ausländischen Arzt ungarischer Staatsangehörigkeit*[84] *ohne Nostrifikation … gleichkommen* und einen *ganz unerhörten und unmöglichen Präzedenzfall* darstellen, *der den bestehenden Gesetzen zuwiderlaufen würde.*

Trotz dieser Vorbehalte und zahlreicher männlicher Bewerber[85] erhielt Georgine von Roth die Stelle, allerdings nicht als „vollwertige" Schulärztin. Kaiser Franz Joseph genehmigte am 28. September 1895, *dass Georgine von Roth für hilfsärztliche Dienstleistungen,*

[83] Ebd.

[84] Georgine von Roth wurde auf Schloss Bibersburg bei Bratislava in der ungarischen Reichshälfte geboren.

[85] *Deutsches Volksblatt* 7, Nr. 2443 (22. Oktober 1895) 9.

unter einer tüchtigen, verantwortlichen militär-ärztlichen Oberleitung, an dem Offizierstöchter-Erziehungsinstitute zu Hernals bestellt wird[86]. Mit 1. Oktober 1895 wurde Georgine von Roth als *Untervorsteherin für die hygienische Ueberwachung im k. u. k. Hernalser Officierstöchter-Erziehungs-Institute* mit äußerst eingeschränkten Rechten und Aufgaben angestellt: Das Innenministerium hielt explizit fest, dass sie über keine Befugnis *als selbständiger Arzt* verfüge, weder zur Verschreibung von Rezepten, noch zur Vornahme einer Operation und auch nicht zum selbstständigen Vorgehen in sanitätspolizeilichen Angelegenheiten befugt sei. Sie sei lediglich zu *heilsärztlichen Verrichtungen unter berufener ärztlicher Oberleitung innerhalb der Erziehungsanstalt* berechtigt[87]. Wie auch ihr Vorgänger wurde Roth zusätzlich als Lehrkraft für Naturgeschichte am Pädagogikum des Instituts eingesetzt[88].

In einem Festakt am 20. Oktober 1895 legte sie ihren Diensteid ab. Anwesend waren neben dem Lehrpersonal des Instituts zwei Offiziere des Reichskriegsministeriums sowie geladene Vertreterinnen des „Vereines für erweiterte Frauenbildung in Wien", zu dessen Mitgliedern Roth gehörte. Möglicherweise hatten letztere im Vorfeld Argumentationshilfe beim Kriegsministerium geleistet. Der die Eidesformel sprechende Stabsoffizier betonte in seiner Rede abermals die große *erzieherlich-sittliche Bedeutung* der Bestellung einer Ärztin für die heranwachsenden Mädchen[89].

Die zahlreichen Reaktionen in der Presse fielen unterschiedlich aus[90]: Die *Neue Freie Presse* berichtete von *der ersten weiblichen Aerztin Wiens.* Die Berufung eines *weiblichen Arztes* für das Offizierstöchter-Erziehungsinstitut sei von unschätzbarem Wert. Während in Österreich noch über die Frauenfrage gestritten werde, habe das Hernalser Institut *in seiner Wirkungssphäre eine praktische Lösung gefunden*[91]. *Die erste Staatsanstellung eines weiblichen Arztes in Wien* überschrieb das *Neue Wiener Journal* einen in der Grundtendenz wohlwollenden Beitrag, in dem auf den *durch bestimmte Verhältnisse hervorgerufenen Ausnahmefall* und auf *ethische Rücksichten* gegenüber den heranwachsenden Mädchen verwiesen wurde[92]. *Das Vaterland* berichtete hingegen mit *großem Befremden* über die *Berufung einer Dame* an die Stelle des verstorbenen Stabsarztes. Diese *unglaubliche Nachricht* stünde im Widerspruch zu den österreichischen Gesetzen. In Kreisen der Medizinischen Fakultät erblickte man darin *einen Versuchsballon der Freunde des ärztlichen Frauenstudiums*[93]. Die *Wiener medizinische Presse* meinte, die Vorkämpferinnen für das medizinische Frauenstudium hätten in der letzten Zeit eine *fieberhafte Polypragmasie* entwickelt. Im Artikel wurde mit Nachdruck auf Roths eingeschränkte Befugnisse verwiesen: *Zu diesem*

86 KA, KM 1895, A. 6, 15,5/7

87 AVA, Allgemeine Reihe 36/1, Karton 939.

88 *Jahresbericht des Vereines für erweiterte Frauenbildung in Wien* 7 (1894/1895) 5.

89 *Neues Wiener Journal* Nr. 715 (21. Oktober 1895) 1; vgl. auch *Pester Lloyd* 42, Nr. 253 (22. Oktober 1895) 6.

90 Vgl. auch *Agramer Zeitung* 70, Nr. 243 (22. Oktober 1895) 6; *Linzer Volksblatt* 27, Nr. 244 (22. Oktober 1895) 5; *Deutsches Volksblatt* 7, Nr. 2443 (22. Oktober 1895) 9; *Prager Tagblatt* 19, Nr. 292 (22. Oktober 1895) 7; *Grazer Volksblatt* 28, Nr. 243 (23. Oktober 1895) 5; *Neue Warte am Inn* 15, Nr. 43 (26. Oktober 1895) 2; *Militär-Zeitung* 50, Nr. 38 (28. Oktober 1895) 5.

91 *Neue Freie Presse* Nr. 11192 (21. Oktober 1895) 1; vgl. auch *Grazer Volksblatt* 28, Nr. 243 (23. Oktober 1895) 5; *Militär-Zeitung* 50, Nr. 38 (28. Oktober 1895) 6.

92 *Neues Wiener Journal* Nr. 715 (21. Oktober 1895) 1.

93 *Das Vaterland* 36, Nr. 297 (29. Oktober 1895) 5.

Auswege, sie als Lehrerin und nicht als Ärztin zu bestellen, war man allerdings genötigt, da ihr ausländisches Diplom in Österreich nicht anerkannt ist[94].

Wie die *Mährisch-Schlesische Presse* richtig feststellte, war *Frau Dr. v. Roth* nach *Frau Dr. Kerschbaumer* in Salzburg, die *zweite … Aerztin in Cisleithanien*[95]. Beide „Schweizer Ärztinnen" konnten ihren Beruf nun aufgrund einer Sondergenehmigung des Kaisers ausüben, die auf ihren individuellen Fall zugeschnitten war – allerdings mit Einschränkungen, denn sie sollten nicht zu einem Präzedenzfall für den Zugang von Frauen zum Medizinstudium und zur ärztlichen Berufsausübung werden. Bei Roth, die eine Anstellung in einer staatlichen Einrichtung erhielt, waren es Restriktionen hinsichtlich des Aufgabengebiets, bei Kerschbaumer die Festlegung auf ein medizinisches Fachgebiet und die lokale Einschränkung auf ein Kronland fern des Zentrums der Macht. Ganz unterschiedlich waren die hierarchischen Positionen, die mit ihrer Berufsausübung verbunden waren. Während Rosa Kerschbaumer zur Leitung einer Augenheilanstalt berechtigt war, wurde Georgine von Roth ein Militärarzt vorgesetzt. Bei beiden war ihr sozialer „weiblicher" Status von Bedeutung: Georgine von Roth war die unversorgte Tochter eines ranghohen Militärangehörigen, der sich das Kriegsministerium verpflichtet fühlte. Rosa Kerschbaumer nahm in ihrer Petition ihren eigenen Status als Akademikerin zurück und wandte sich als Gattin eines Arztes an den Kaiser und rekurrierte implizit auf eine jahrhundertalte Stellvertreterinnenfunktion von Ehefrauen. Vielleicht hatte die Strategie der beiden Frauen, dass sie zwar etwas Außergewöhnliches anstrebten, jedoch mit und in traditionalen Frauenrollen agierten, zum positiven Ergebnis ihres Ansuchens beigetragen.

4.2.4 Zum Kontext: Debatten, Hoffnungen und Engagement der Frauenbewegung

Um die Bedeutung der auf die jeweiligen individuellen Umstände zugeschnittenen Sondergenehmigungen der beiden „Schweizer Ärztinnen" für den Prozess der Öffnung der Medizinischen Fakultäten in der Monarchie zu beurteilen, müssen die parallel dazu laufenden Aktivitäten und Debatten rund um das Thema Zulassung von Frauen zum (Medizin-)Studium berücksichtigt werden.

Während zu Beginn der liberalen Ära in der österreichischen Reichshälfte unter Unterrichtsminister Karl von Stremayr noch eine wohlwollende Haltung gegenüber den Bildungswünschen der Frauen herrschte, so endete seine Amtszeit mit dem Erlass von 1878, der den Ausschluss von Frauen aus den regulären Studiengängen vorsah. Ab der Mitte der 1880er Jahre bis ins letzte Jahrzehnt des 19. Jahrhunderts prägte der konservative Unterrichtsminister Paul Gautsch von Frankenthurn, der sich dem Schutz der bürgerlichen – männlichen – Berufe verschrieben hatte, die Bildungspolitik[96].

Als Rosa Kerschbaumer im März 1890 die Ausnahmeerlaubnis erhielt, als Ärztin in Salzburg zu praktizieren, war zeitgleich – nach einer ersten größeren Diskussionswelle in den 1870er Jahren – eine Auseinandersetzung um das Frauenstudium in Gang, aus der nun auch konkrete Agitationen dafür hervorgingen. Bereits 1889 hatte Kerschbaumer

94 *Wiener medizinische Presse* 36/43 (1895) Sp. 1646f.

95 *Mährisch-Schlesische Presse* 12, Nr. 84 (23. Oktober 1895) 4.

96 Gautsch von Frankenthurn leitete das Ministerium für Unterricht und Kultus von 1885 bis 1893 und von 1895 bis 1897, vgl. Perfahl, Geschlechterpolitik 177.

den ersten öffentlichen Vortrag für den „Verein für erweiterte Frauenbildung in Wien", der erst ein Jahr zuvor gegründet worden war, über „Die ärztliche Berufsbildung und Praxis der Frauen" gehalten. Einerseits brachte sie, mit internationalen Beispielen untermauert, gängige Argumente der gemäßigten bürgerlichen Frauenbewegung für Ärztinnen vor, wie etwa das weibliche Verständnis für das *natürliche Schamgefühl* von Patientinnen, die besondere Eignung für die Behandlung kranker Kinder oder eine vermeintlich bessere Feinmotorik von Frauen, die sie für bestimmte Fächer prädestiniere. Andererseits forderte sie eine Beendigung bestehender Diskriminierungen von Frauen, denn, so Kerschbaumer, die Zeiten seien vorbei, *wo man glaubte, dass der Mann allein den Stempel des Geistes auf der Stirn trage und für alle Zeiten die geistige Hegemonie auszuüben berufen sei.* Es sei eine *schreiende und bodenlose Ungerechtigkeit, wenn man der Frauenwelt, die doch an Zahl der Männerwelt überlegen ist, von gesetzeswegen beinahe alle geistigen Berufe* verschließe. Daher forderte sie: *Gebt uns volle Gleichberechtigung mit der Männerwelt, gebt uns die gleiche Lernfreiheit und die gleichen Lehrmittel und dann werden wir die Berufe schon finden, die unseren geistigen und natürlichen Eigenschaften und Fähigkeiten angemessen sind. Das ist gewiss ein gerechtes Verlangen*[97]*!* Etliche Tageszeitungen berichteten über den Vortrag, für den Kerschbaumer *stürmischen Beifall bei vielen Damen und Herren sowie zahlreichen Ärzten* erntete[98]. Von einer breiten Rezeption zeugte auch eine eigene Spalte in den satirischen *Wiener Caricaturen. Verschiedene Stimmen*, welche Kunstfiguren in den Mund gelegt wurden, geben einen atmosphärischen Einblick in die zeitgenössischen Vorurteile gegenüber Ärztinnen: So wurde zum Beispiel ein *Baron Gixi* zitiert: *Gar nicht so übel, diese Idee von Dingsda – Doctorin! Wenn jung und hübsch, engagire mir sofort Leibärztin – gottvolle Perspective!* Und eine *Dame von Welt* meinte: *Ma foi – zu lächerlich diese überspannte Quacksalberin! Findet weibliche Aerzte für Damen vortheilhaft und sehr erwünscht – horrible Naivität! Hab mich im Leben jamais nach anderem gesehnt, als jetzt habe – bin très content mit seiner Behandlung*[99].

4.2.4.1 Petitionen

Wenn es in der Summe auch nur wenige Frauen waren, so begannen zur gleichen Zeit erste Agitationen von Frauenvereinen für die Zulassung von Frauen zur Universität und zum Beruf der Ärztin, indem sie Petitionen an das Abgeordnetenhaus des Reichsrats verfassten, die dann ein (männlicher) Abgeordneter vorlegen musste.

Am 10. März 1890 verabschiedete der Prager Frauenbildungsverein „Minerva" eine Petition, welcher sich 61 Frauenvereine aus Böhmen und Mähren anschlossen, die der tschechische Abgeordnete Karel Adámek am 11. März 1890 in das Abgeordnetenhaus als Antrag einbrachte. Darin wurde die Regierung aufgefordert, baldigst *das Geeignetste* zu veranlassen, damit an den Medizinischen und Philosophischen Fakultäten weibliche

---

97 Kerschbaumer, Berufsbildung 15; vgl. auch Veits-Falk, Rosa Kerschbaumer-Putjata 95–99.

98 *Wiener Allgemeine Zeitung* Nr. 3257 (4. April 1889) 3f.; vgl. auch mit ausführlicheren Berichten *Neue Freie Presse* Nr. 8839 (3. April 1889) 6; *(Linzer) Tages-Post* 25, Nr. 79 (5. April 1889) 3; *Neue Warte am Inn* 9, Nr. 14 (6. April 1889) 5.

99 *Wiener Caricaturen* 9/15 (1889) 2.

Hörer eingeschrieben werden können[100]. Es war kein Zufall, dass der erste Antrag aus Prag kam, denn die böhmische Frauenbewegung war in Bildungsfragen die „Avantgarde der bürgerlichen Frauenvereine" in der Monarchie[101]. In Prag war auch – wie erwähnt – bereits 1890, zwei Jahre früher als in Wien, ein privates Mädchengymnasium eröffnet worden. Zeitgleich, am 23. März 1890, unterzeichnete der Kaiser die Sondergenehmigung für Rosa Kerschbaumer. Im Mai 1890 formulierte der „Verein für erweiterte Frauenbildung in Wien" in Zusammenarbeit mit fünf anderen Wiener Frauenvereinen nach Vorbild der „Minerva" ebenfalls eine Petition, den Zugang von Frauen zur Medizinischen und Philosophischen Fakultät zu erlauben, Lehrerinnen an höheren Mädchenlehranstalten anzustellen und Frauen- und Kinderärztinnen praktizieren zu lassen. Insgesamt unterzeichneten 3.644 Personen die Petition[102]. Zur selben Zeit verfassten ruthenische Frauen in Galizien eine ähnliche Bittschrift[103]. Während diese Einreichungen zwar emanzipatorische Forderungen nach höherer Bildung und qualifizierter Berufsausübung enthielten, entsprachen die geforderten Wirkungsbereiche hegemonialen Weiblichkeitsvorstellungen.

Weitreichender und zeitgenössische Zuschreibungen in Hinblick auf Geschlechterrollen eindeutig überschreitend waren ein Jahr später die Forderungen von Vertreterinnen der radikalen bürgerlichen Frauenbewegung. 1891 petitionierte ein Komitee, organisiert von den Wiener Lehrerinnen Auguste Fickert und Marie Schwarz, für die Zulassung von Frauen zu allen Fakultäten und zu den Mittelschulen, für eine Erweiterung der Berufsmöglichkeiten und für das allgemeine Wahlrecht für Frauen – Forderungen, die vielen Befürworterinnen des Frauenmedizinstudiums, wie zum Beispiel Rosa Kerschbaumer, zu weit gingen[104].

Das österreichische Parlament befasste sich mit der Frage des Frauenstudiums zum ersten Mal eingehender in der Herbstsession des Jahres 1891[105]. Der tschechische Abgeordnete und spätere erste Staatspräsident der Tschechoslowakei, Tomáš Masaryk, unterstützte die Forderungen der Frauen, verlangte aber ein Abgehen von „Spezialentscheidungen" der Regierung: *Es wäre ganz korrekt, daß nicht nur in Bosnien und Herzegovina und nicht etwa nur in Salzburg durch eine Spezialentscheidung der Regierung, sondern überall Frauenärzte herangebildet würden*[106]. Damit sprach er dezidiert die Ausnahmegenehmigung für Rosa Kerschbaumer und den speziellen Fall an, dass das für Bosnien

---

[100] Vgl. dazu Perfahl, Geschlechterpolitik 178–185: Perfahl geht hier auf die Inhalte der Petition ausführlich ein und bezeichnet sie als Prototyp aller folgenden Petitionen. Vgl. weiters Bandhauer-Schöffmann, Frauenbewegung 49; Lind, Frauenstudium 51.

[101] Bandhauer-Schöffmann, Frauenbewegung 49.

[102] Die Petition ist abgedruckt in: *Der Lehrerinnen-Wart* 2/7 (1890) 174–176. Zu den fünf mitunterzeichnenden Vereinen zählten: der „Wiener Hausfrauen-Verein", der „Verein der Lehrerinnen und Erzieherinnen", der „Pensionsverein der provisorischen und privaten Lehrerinnen", der „Verein der Schriftstellerinnen und Künstlerinnen" und der „Musikpädagogische Verein der Musiklehrerinnen", vgl. *Jahresbericht des Vereines für erweiterte Frauenbildung in Wien* 2 (1889/1890) 3; Bandhauer-Schöffmann, Frauenbewegung 49; Veits-Falk, Rosa Kerschbaumer-Putjata 117f.; Anderson, Vision 50.

[103] Johnson Freeze, Education 57; Perfahl, Geschlechterpolitik 188.

[104] *Neuzeit* 4/6 (1892) 88; Bandhauer-Schöffmann, Frauenbewegung 54; Veits-Falk, Rosa Kerschbaumer-Putjata 118.

[105] *Österreichische Lehrerinnen-Zeitung* 3, Nr. 14/15 (15. Juli 1895) 233.

[106] Stenographische Protokolle über die Sitzung des Abgeordnetenhauses des österreichischen Reichsrates, 61. Sitzung der XI. Session am 30. Oktober 1891, 2834f., zit. nach Bandhauer-Schöffmann, Frauenbewegung 53; vgl. auch Friedrich, Paradies 139.

und Herzegowina zuständige Finanzministerium in der Schweiz zwei Stellen für weibliche Amtsärzte in den von Österreich okkupierten Gebieten ausschreiben ließ, da sich muslimische Frauen aus religiösen Gründen von männlichen Ärzten nicht untersuchen lassen konnten und wollten (vgl. Kap. 4.3).

Wie Margret Friedrich anhand des Index der Stenographischen Protokolle des Abgeordnetenhauses des Österreichischen Reichsrat feststellte, wurden zwischen 1890/1891 und 1897 insgesamt 51 Petitionen zum Thema Zulassung beziehungsweise Nichtzulassung von Frauen zu Hochschulstudien eingereicht[107]. Reichsrat und Ministerium reagierten jedoch in den späten 1890er Jahren nicht darauf, da andere Themen, wie der Sprachenkonflikt zwischen Deutschen und Tschechen oder die Forderungen nach einem allgemeinen Männerwahlrecht, prioritär behandelt wurden[108].

Parallel zu den Forderungen an das Abgeordnetenhaus, Frauen diskriminierende gesetzliche Bestimmungen aufzuheben, realisierten zwei private Vereine mit der Gründung von Mädchengymnasien einen wichtigen Schritt in Richtung Verbesserung von Bildungschancen für Mädchen: Im Herbst 1890 wurde das Mädchengymnasium des Vereins „Minerva“ in Prag und im Herbst 1892 die Gymnasiale Mädchenschule des „Vereines für erweiterte Frauenbildung“ in Wien eröffnet (siehe Kapitel 2.1). Zeitgleich erhielt 1892 die „Schweizer Ärztin“ Anna Bayer in Bosnien und Herzegowina eine staatliche Anstellung als Amtsärztin (siehe Kapitel 4.3).

Auch in anderen Teilen der Monarchie versuchten Frauen mit unterschiedlichen Mitteln einen Zugang zur Universität zu erreichen. So stellten etwa 54 Frauen – allerdings erfolglos – nach dem Lemberger Pädagogenkongress 1894 einen Antrag auf Immatrikulation an der Krakauer Universität[109]. Zwischen März und Mai 1895 starteten tschechische, polnische und deutschsprachige Frauenvereine neuerlich umfangreiche Petitionskampagnen, die im September 1895 an das Unterrichtsministerium gelangten[110]. Im Jahr 1895 begannen die ersten drei Medizinstudentinnen, wenn auch inoffiziell, in Prag zu studieren[111].

4.2.4.2 Schmähschrift über das Frauenmedizinstudium als Mobilisierungsfaktor

Als Reaktion auf die laufenden Petitionen und Debatten erschien 1895 die Schrift des Wiener Chirurgen und Universitätsprofessors Eduard Albert „Die Frau und das Studium der Medizin“, in der er das Medizinstudium von Frauen dezidiert ablehnte. Frauen seien intellektuell und emotional für den Arztberuf ungeeignet und höchstens zu Hilfsdiensten „zweckdienlich“, war eine Kernaussage des Pamphlets[112]. Seine Angriffe riefen eine Reihe von Protestveranstaltungen und Entgegnungen hervor. Das *Neue Wiener Journal*

---

107 Friedrich, Paradies 137.

108 Johnson Freeze, Education 61.

109 Rhode, Studentinnen 161. Der Antrag wurde mit Verweis auf die Verordnung von 1878 abgelehnt.

110 Perfahl, Geschlechterpolitik 255f.

111 Ebd. 261.

112 Albert, Frauen. Wie Roswitha Perfahl betont, verarbeitete Albert in seiner Broschüre im Wesentlichen den Inhalt seines Gutachtens für den Obersten Sanitätsrat aus dem Jahr 1892 und bezog sich auf die Petitionskampagne der Tschechinnen, vgl. dazu mit einer ausführlichen Analyse des Pamphlets Perfahl, Geschlechterpolitik 268–273.

holte im In- und Ausland Meinungen männlicher Experten ein, die sich trotz einzelner Vorbehalte gegen das Frauenstudium Alberts Meinung weitgehend nicht anschlossen[113]. Der „Allgemeine Österreichische Frauenverein" diskutierte die Broschüre und lud Ärzte zu Vorträgen über das Thema Frauen und Medizin ein[114]. Stellungnahmen und Gegenschriften verfassten Marianne Hainisch[115], Rosa Mayreder[116], der Journalist Ernst Moriz Kronfeld[117], der Direktor der Gymnasialen Mädchenschule Emanuel Hannak[118] und Rosa Kerschbaumer. Kerschbaumers Beitrag „Professor Albert und die weiblichen Aerzte"[119] erschien in der Wiener Literaturzeitung *Neue Revue*. Die Redaktion betonte das besondere Interesse an ihrer Entgegnung, da sie die einzige öffentlich praktizierende Ärztin Österreichs sei[120].

Eine weitere Reaktion auf Alberts Schrift war eine neuerliche Petition des „Allgemeinen Österreichischen Frauenvereins" an das Parlament, die von den Österreicherinnen im Ausland abgelegten Doktordiplome zu nostrifizieren, Frauen als ordentliche Hörerinnen an den österreichischen Universitäten und Mädchen für den auf die Universität vorbereitenden Unterricht an öffentlichen Mittelschulen zuzulassen. Bis zum Sommer 1896 konnte der Verein rund 5.000 Unterschriften sammeln[121].

Zeitgleich mit der „Albert-Debatte" wurde am 20. Oktober 1895 Georgine von Roth am k. k. Offizierstöchter-Erziehungsinstitut in Hernals angestellt. Die *Bukowinaer Post* schrieb: Während durch die *in Hofrath Professor Albert dem weiblichen Arzte erwachsene gelehrte Gegnerschaft* in jüngster Zeit wieder *lebhaft und theilnahmsvoll über die Berechtigung des academischen Frauenberufs* debattiert werde, habe sich *in aller Stille* die Einführung eines weiblichen Arztes für die weibliche Jugend an einer Wiener Staatsanstalt vollzogen[122].

Parallel dazu versuchte Gabriele Possanner – allerdings erfolglos –, die Nostrifikation ihres Schweizer Doktordiploms zu erreichen und richtete ein Gnadengesuch an den Kaiser, nachdem eine Eingabe an das Ministerium für Kultus und Unterricht und eine Petition an den Reichsrat abgelehnt worden waren[123].

Die konkreten Aktionen und Agitationen der „Schweizer Ärztinnen" spielten also eine bedeutende Rolle dabei, auch an den Medizinischen Fakultäten eine Öffnungsphase einzuleiten. Publizistisch unterstützt wurde dieser Prozess durch die für die vorliegende Studie schon mehrfach herangezogene Serie „Vorkämpferinnen des Frauenstudiums", die 1895/1896 und 1896/1897 in den *Jahresberichten des Vereines für erweiterte Frauenbil-*

---

113 Eine Auswahl ist abgedruckt in: Gelehrte Stimmen über Prof. Albert's Broschüre: Die Frauen und das Studium der Medicin. *Das Recht der Frau* 195 (1895) 7f. und 197 (1895) 7.

114 Bandhauer-Schöffmann, Frauenbewegung 59; Veits-Falk, Rosa Kerschbaumer-Putjata 124. Zu den Reaktionen vgl. Perfahl, Geschlechterpolitik 273–280.

115 Hainisch, Seherinnen 3.

116 *Das Recht der Frau* 203 (1895) 7, 206 (1896) 8, 207 (1896) 7f.

117 Kronfeld, Frauen 25f.

118 Hannak, Professor.

119 Kerschbaumer, Professor Albert. Zum Inhalt vgl. Veits-Falk, Rosa Kerschbaumer-Putjata 122–124.

120 Kerschbaumer, Professor Albert, Vorrede.

121 Bandhauer-Schöffmann, Frauenbewegung 59; Petition an das Abgeordnetenhaus um Zulassung der Frauen zur ärztlichen Praxis. *Das Recht der Frau* 205 (1896) 6.

122 *Bukowinaer Post* Nr. 298 (24. Oktober 1895) 5.

123 Perfahl, Geschlechterpolitik 249.

dung in Wien[124] erschien und anhand konkreter Lebensgeschichten aufzeigte, dass ein Frauenstudium, allerdings „nur" in der Schweiz, möglich war und anderen Frauen als Vorbild dienen sollte.

4.2.5 Berufszugang durch Nostrifizierung

Einige Frauen der Untersuchungsgruppe versuchten mittels Bittschriften die Anerkennung ihres Schweizer Doktordiploms in Österreich zu erlangen. Frühe – vergebliche – Versuche um Nostrifikationen unternahmen, wie erwähnt, bereits in den 1880er Jahren Anna Bayer und Bohuslava Keck in Prag oder Vilma Hugonnai in Budapest. Auch der „Verein für erweiterte Frauenbildung in Wien" setzte sich für die Schaffung von rechtlichen Voraussetzungen ein, die Frauen eine Nostrifikation ihres im Ausland abgelegten Doktorats ermöglichen sollte. Im Jänner 1892 stellte der Verein einen entsprechenden Antrag, der erst zwei Jahre später zu einem im Auftrag des Innenministeriums erstellten Gutachten des Obersten Sanitätsrats führte: Demnach sollten *in konkreten Fällen begabte weibliche Candidatinnen*, die ein Medizinstudium im Ausland absolviert hatten und eine Erlaubnis zur Ausübung der ärztlichen Praxis im Inland anstrebten, diese durch Nostrifikation erhalten können. Für sie sollten die gleichen *strengen Prüfungen* wie für die *männlichen Candidaten* gelten[125].

Konkret bedeutete dies nach der Medizinischen Rigorosenordnung 1872 und 1874, dass drei Rigorosen abzulegen waren: Das erste umfasste Physik, Chemie, Anatomie und Physiologie und bestand aus je einer praktischen Prüfung über Anatomie und Physiologie und anschließend einer theoretischen Gesamtprüfung über alle vier Fächer. Für das zweite Rigorosum waren die Fächer der allgemeinen Pathologie und Therapie, die pathologische Anatomie (pathologische Histologie), die Pharmakologie und die innere Medizin abzulegen. Dafür musste je eine praktische Prüfung über pathologische Anatomie (am Präparat und an der Leiche) und über innere Medizin (am Krankenbett) sowie eine theoretische Prüfung über alle vier Gegenstände bestanden werden. Das dritte Rigorosum umfasste die Fächer Chirurgie (spezielle Pathologie und Therapie der äußeren Krankheiten), Augenheilkunde, Gynäkologie (Geburtshilfe) und gerichtliche Medizin. Zunächst musste je eine praktische Prüfung über Chirurgie (am Krankenbett und an der Leiche), über Augenheilkunde (am Krankenbett) und über Gynäkologie (am Krankenbett, an der Leiche oder am Phantom) und danach wiederum eine theoretische Gesamtprüfung über alle vier Gegenstände absolviert werden[126].

4.2.5.1 Gabriele Possanner von Ehrenthal

Hartnäckig verfolgte die „Schweizer Ärztin" Gabriele Possanner, die 1894 ihren Dr. med. in Zürich erworben hatte, ihr Ziel, als Ärztin in Wien zu praktizieren. Die Historikerin Marcella Stern setzte sich 1990 in einem auf akribischen Archivrecherchen beruhenden Beitrag ausführlich mit Possanners Initiativen zur Ausübung der ärztlichen Praxis

124 Vgl. Vorkämpferinnen (1895/1896) 38–48, (1896/97) 45–54.

125 AVA, MdI, Allgemeine Reihe 36/7 Arzneiwesen, Gutachten vom 27. Jänner 1894, zit. nach Stern, Gabriele Possaner 201f.

126 Mayrhofer's Handbuch 4 1131: Medizinische Rigorosenordnung; vgl. auch Engelbrecht, Bildungswesen 228: Modifikationen in den Jahren 1899, 1902 und 1903.

auseinander[127]: Nachdem Possanner von Mai bis Oktober 1894 als Volontärärztin (*Operationszögling*) an der I. Geburtshilflichen Klinik bei Friedrich Schauta tätig gewesen war, stellte sie im Dezember 1894 – vielleicht motiviert durch das positive Gutachten des Obersten Sanitätsrates vom Jänner dieses Jahres – ein Gesuch an das Unterrichtsministerium um Nostrifikation ihres Schweizer Doktordiploms. Dieses wurde drei Monate später mit der Begründung abgelehnt, dass ihre Petition aufgrund der bestehenden Vorschriften gar nicht in Verhandlung genommen werden könne[128]. Dafür wurde ihr eine Anstellung als Amtsärztin in Bosnien und Herzegowina in Aussicht gestellt, wohin sie sich aber nicht „abschieben" lassen wollte[129].

Am 28. März 1895 richtete Possanner eine Petition an das Abgeordnetenhaus, ihr die Ausübung der ärztlichen Praxis in Österreich zu gestatten, dem auch ein Ansuchen des „Vereines für erweiterte Frauenbildung in Wien" beigelegt war, sie als Schulärztin in dem vom Verein geführten Mädchengymnasium anstellen zu dürfen[130]. Bemerkenswert selbstbewusst brachte Possanner ihr Ansuchen ein: *Wenn mir die staatsgrundgesetzlich gewährleistete Berufswahl vereitelt, die Ausübung des von mir gewählten Berufes verweigert wird, so muß ich, eine Oesterreicherin mit Leib und Seele, die Tochter einer Familie, welche sich seit Jahrhunderten durch Patriotismus und treue Ergebenheit für unsere erhabene Dynastie hervorgetan hat, mein Vaterland verlassen, meinen Eltern den Rücken kehren, darauf verzichten, meinen Geschwistern nöthigenfalls eine Stütze zu sein, denn mein Beruf ist jenes Pfund* [vgl. Matthäus 25, 14–30 (vergrabene Talente, Silbergeld] *welches ich nicht vergraben darf und auch nicht vergraben will. Das Abgeordnetenhaus wolle daher seinen Einfluß bei der Regierung in der Richtung geltend machen, daß mir die Ausübung der ärztlichen Praxis in Oesterreich, für welche ich die formalen Nachweise meiner vollkommenen Eignung in weit höherem Maße geliefert habe, als es durchschnittlich gefordert wird, auch in der Erwägung freigegeben werde, daß durch die beiligende Aufforderung des Vereines für erweiterte Frauenbildung das Vorhandensein des Bedürfnisses nach weiblichen Aerzten auch unstreitig nachgewiesen ist, und ich dadurch in der Lage wäre, den angebotenen Posten als Schulärztin zu übernehmen*[131].

In ihrer Eingabe an das Abgeordnetenhaus rekurrierte Possanner auf die im Staatsgrundgesetz verankerte freie Berufswahl[132]. Bislang nur wörtlich – männlich – zutreffend, nahm Possanner den Begriff *Jedermann* geschlechtsneutral, und damit Frauen inkludierend, für sich in Anspruch. Des Weiteren geht aus Possanners Eingabe klar hervor, dass für sie ihr Beruf über ihren familiären Verpflichtungen und patriotischen Gefühlen stand, womit sie eindeutig vorherrschende Geschlechterzuschreibungen überschritt.

---

127 Stern, Gabriele Possaner.

128 Ebd. 203.

129 Perfahl, Geschlechterpolitik 156.

130 Stern, Gabriele Possaner 204. Der Verein beantragte für Possanner zweimal den Posten einer Schulärztin an seiner Gymnasialen Mädchenschule.

131 *Österreichische Lehrerinnen-Zeitung* 3, Nr. 14/15 (15. Juli 1895) 234.

132 RGBl. 1867, Nr. 142 (21. Dezember 1867), Staatsgrundgesetz über die allgemeinen Rechte der Staatsbürger für die im Reichsrate vertretenen Königreiche und Länder, Art. 18, ÖNB-ALEX - Reichsgesetzblatt 1849-1918 [10. 8. 2024].

Am 5. Juli 1895 wurde die Petition im Budgetausschuss des Abgeordnetenhauses verhandelt[133]. Der Antragsteller, Referent Adolf Beer[134], forderte den Ausschuss auf, die Gelegenheit zu nutzen, um über die Frage der Zulassung von Frauen zur ärztlichen Praxis eine prinzipielle Entscheidung zu treffen und verwies dabei auch auf die große Anzahl von Petitionen, die einen Zugang von Frauen zum Medizin- und Universitätsstudium forderten[135].

Am 8. Juli stellte Possanner ein Gesuch an Kaiser Franz Joseph um gnadenweise Zulassung zur Ausübung der ärztlichen Praxis in Österreich und verwies dabei auf die Notwendigkeit von Ärztinnen für Mädchen und Frauen. Dem Schreiben lag ein Appell ihres damals dreiundsiebzigjährigen Vaters, Sektionschef im Finanzministerium in Ruhe, an den Kaiser bei und ein Ersuchen des Präsidiums des „Vereines für erweiterte Frauenbildung in Wien", ihr eine Stelle als Schulärztin an der Gymnasialen Mädchenschule des Vereins zu gewähren[136].

Die Petition Possanners bekam Unterstützung von der bürgerlichen Frauenbewegung und intellektuelle Schützenhilfe von der *Österreichischen Lehrerinnen-Zeitung*, in der am 15. Juli 1895 der (mit „D. L." gezeichnete) Artikel „Die Wissenschaft im Exil" erschien, welcher das *durch das Studienverbot an der Frauenwelt geübte Unrecht* einem breiten *Leserkreis* näherbringen wollte[137]. Bemerkenswert ist der scharfsinnig und pointiert formulierte Zusammenhang, den die Verfasserin – es ist davon auszugehen, dass es eine Frau ist – zwischen Wissenschaft, Berufsausübung, Familie und Patriotismus herstellt und dabei jeweils die Bedeutung der Kategorie Geschlecht hervorhebt. Darüber hinaus ist der Artikel eine seltene Quelle, welche die Bedeutung von weiblicher Bildungsmigration aufzeigt und ihre „Freiwilligkeit" in Zweifel stellt. *Die Frauen dürfen bei uns nicht studieren. Die Erzeugung weiblicher Wissenschaft, dieses gefährliche Sprengmittel für die Familie, ist bei uns untersagt; aber – und man kann dem eine pedantische Logik nicht absprechen – auch die Einfuhr. Man lässt nicht gefährliche Ideen über die Grenze. … Eine Österreicherin, Tochter eines hohen Staatsbeamten, erwirbt im Auslande die Würde eines medicinae doctor. Sie begehrt, was man jedem Manne gestattet, die Nostrificierung ihres Diploms, das heißt die Anerkennung im Vaterlande …* .

Weibliche Intellektualität wurde demnach als Gefahr für die soziale Ordnung gesehen. Treffend ortet der Artikel strukturelle, im hegemonialen Familienideal begründete Ursachen für einen Ausschluss von Frauen aus der Wissenschaft und reflektiert die Situation der „Schweizer Ärztinnen" in Österreich am Beispiel von Gabriele Possanner. *Das Recht, das dem Schweizer Arzt ohne Zweifel eingeräumt würde, es wird der Schweizer Ärztin rundweg abgeschlagen. Weibliche Wissenschaft, ja, das ist was anderes! … Die Österreicherin hätte sich sicherlich das bittere Exil, ihre Studienzeit auf fremden Boden, fern von der Familie, gerne erspart, sie hätte es zweifellos vorgezogen, k. k. patentierte Wissenschaft in sich aufzunehmen; da ihr dies aber die Gesetze ihres Landes verwehrten, erwarb sie das Wissen, wo*

133 *Die Presse* 48, Nr. 182 (6. Juli 1895) 11.

134 Adolf Beer, Historiker, gehörte von 1873 bis 1897 als Abgeordneter dem österreichischen Reichsrat an, als Mitglied der liberalen „Linken", dann der „Vereinigten deutschen Linken", vgl. Beer Adolf, https://www.deutsche-biographie.de/gnd116107413.html#ndbcontent [18. 8. 2024].

135 *Neues Wiener Journal* Nr. 608 (6. Juli 1895) 2; *Die Presse* 48, Nr. 182 (6. Juli 1895) 11.

136 AVA, MdI, Allgemeine Reihe 36/1, Zulassung zur ärztlichen Praxis in Österreich in genere 1895; Stern, Gabriele Possaner 203f.

137 *Österreichische Lehrerinnen-Zeitung* 3, Nr. 14/15 (15. Juli 1895) 236.

man es ihr gönnte, und kehrte heim in der festen Zuversicht, dass kein patriotisches Hindernis vorliegen könne, das in der Fremde Angeeignete zum Nutzen der Heimat anzuwenden[138].

Die Verfasserin hebt hier Migration als Notwendigkeit für den Erwerb von wissenschaftlichen Kenntnissen hervor und betrachtet sie als zwingende Konsequenz aus dem Streben nach Qualifikation, die Frauen im eigenen Land nicht möglich ist. *Aus dem freiwilligen Exil zurückgekehrt, muss die Adeptin der Wissenschaft, die es gewagt hat, an männlichen Vorrechten zu rühren, wieder ins Exil zurück. Die Wissenschaft, durch die Berührung des Weibes verunreinigt, muss auch ins Exil, für sie ist kein Raum bei uns. Es ist der schwerste Kampf zwischen der Liebe zur Heimat und zu den Seinen und der zum freigewählten Berufe, welcher der Unglücklichen aufgezwängt wird. Es erinnert sie an den Glaubenszwang in Zeiten, die wir längst überwunden glaubten. Entweder sie schwört den falschen Glauben an die Wissenschaft, den sie in der ketzerischen Schweiz erworben, ab, dann darf sie ruhig im Lande bleiben, oder aber sie verharrt in ihrer Verstocktheit, dann muss sie wieder in die Fremde ziehen, wo man nicht nur glauben, sondern auch wissen darf, selbst wenn man ein Weib ist. Wie die Wahl ausfallen wird, ist unschwer vorauszusagen. Die Frau, welche den Reigen der „liebenden" Schwestern verlässt, um die rauheren Pfade des Wissens zu beschreiten, hat ein mächtiger innerer Trieb dazu gedrängt, sie studiert nicht aus Tradition, sondern gegen die Tradition, ihr ist der Beruf wirklich heilig und sie hat ihm zu schwere Opfer gebracht, um ihn leichten Herzens aufgeben zu können. Wir wollen gar nicht von dem individuellen Falle sprechen, welcher im Mittelpunkte unserer Erwägungen steht und der unsere Argumente nur verstärken würde, da hier materielle Motive kaum den Antrieb des Entschlusses gebildet haben. Die wenigen Frauen, welche sich bisher dem ärztlichen Stande gewidmet haben, verdienen nicht mit Unrecht den Beinamen Priesterinnen ihres Berufes. Es liegt schon in der subjectiven Frauennatur, sich mit grösserer Hingebung einer Idee, von der sie erfasst wurde, zu widmen, und welcher Beruf hätte weibliche Aufopferungsfähigkeit nöthiger als der des Arztes*[139].

Dass die Leistungen der Akademikerinnen in ihrer Heimat nicht anerkannt werden, bezeichnet der Artikel als Verrat. Erschwerend komme hinzu, dass sich die Frauen, die sich für alternative Lebenswege entschieden haben, in einen Konflikt zwischen Beruf, Heimatverbundenheit und Familie geraten, den letztlich das Streben nach Berufsausübung gewinnen werde. Dieses Ringen interpretiert die Verfasserin als einen Kampf zwischen *Tradition*, im Sinne einer überkommenen Haltung, und Fortschritt.

Zu Gabriele Possanners Gesuch wurden in der Folge Stellungnahmen des Innenministeriums,[140] des Obersten Sanitätsrats, des Ministeriums für Kultus und Unterricht und von Professor Friedrich Schauta eingeholt. Letztlich führte der „Fall Possanner"[141] dazu, dass Innenminister Paul Gautsch von Frankenthurn am 19. März 1896 eine entsprechende Verordnung über die Nostrifikation erließ[142], die er als *Act der Billigkeit und*

---

138 Ebd.

139 Ebd.

140 In der Sitzung im November 1895 wurde von Ministerpräsident Badeni als Leiter des Innenministeriums festgestellt, es läge jetzt jener Ausnahmefall vor, für den der Oberste Sanitätsrat in seinem Gutachten vom 27. Jänner 1894 eine Nostrifikation eines im Ausland erworbenen Doktordiploms vorsah.

141 Sablik, Frauenstudium 817.

142 RGBl. 1896, Nr. 45 (19. März 1896), Verordnung des Ministers für Cultus und Unterricht, betreffend die Nostrification der von Frauen im Auslande erworbenen medicinischen Doctordiplome, https://alex.onb.ac.at/cgi-content/alex?aid=rgb&datum=18960004&seite=00000211 [10. 8. 2024]. *Ergänzung zur*

Gerechtigkeit bezeichnete. Diese sah vor, dass eine Bewerberin nicht nur den Nachweis über die nach wie vor für Frauen restriktiv geregelte inländische Maturitätsprüfung zu erbringen hatte, sondern nach der Zulassung durch das Professorenkollegium und durch den Minister sämtliche theoretischen und praktischen Prüfungen (außer der naturhistorischen Vorprüfung) nochmals ablegen musste[143]. Zusätzlich hatte die Kandidatin einen Nachweis zu erbringen, dass gegen ihr Verhalten während der Studienzeit im Ausland *kein Anstand* erhoben worden war, *womit die durch Märchen von den Studentinnen besorgten Gemüther im Unterrichtsministerium offenbar eine Art Keuschheitsnachweis* meinten, kommentierte die *Arbeiter-Zeitung*. Von Studenten werde ein derartiger Nachweis nicht verlangt – was auch schwer zu erbringen wäre[144]. Damit wurde auf einen engen Konnex zwischen Wissenschaft und angepasstem weiblichen Verhalten verwiesen. Nur *anständige* Frauen sollten einen akademischen Titel erwerben. Ein weiterer Frauen benachteiligender Passus ermöglichte nur Frauen österreichischer Staatsbürgerschaft die Nostrifizierung eines ausländischen Doktordiploms. Auf diese Weise sollte der Zugang von russischen Ärztinnen zum österreichischen Arbeitsmarkt verhindert werden[145]. Alles in allem war die Nostrifizierungsverordnung nicht dazu gedacht „Frauen zum Medizinstudium zu animieren, sondern sie abzuschrecken". Nichtsdestotrotz wurde nun offiziell anerkannt, dass Frauen Medizin studieren und als Ärztin arbeiten konnten[146].

Gleich im April 1896 suchte Gabriele Possanner beim Dekanat der Medizinischen Fakultät der Universität Wien um Zulassung zu den Rigorosen an. Beginnend am 3. Juli absolvierte sie innerhalb von knapp neun Monaten 21 Prüfungen bei 14 Professoren und zwei Privatdozenten und schloss sie am 29. März 1897 ab[147]. Mit Possanners Initiativen hatten sich in den Jahren 1894 bis 1897 Kaiser Franz Joseph, zwei Minister des Inneren, drei Minister für Kultus und Unterricht, vier Rektoren der Universität Wien und vier De-

---

Verordnung von 1850, dass künftig auch Frauen zur Nostrifikation ausländischer Doktordiplome zuzulassen sind. Nachstehende Bedingungen sind zu beobachten:

§ 1. Die Kandidatin hat zu Zulassung zur Nostrifikation nachzuweisen: a) die österreichische Staatsbürgerschaft, b) das zurückgelegte 24. Lebensjahr oder dessen Vollendung in jenem Kalenderjahr c) die erfolgreiche Ablegung der in der M.V. v. 21. September 1878 (M.V.B. Nr. 34) resp. Der M.V. v. 9. März 1896 näher bezeichneten Prüfung (Reifeprüfung) an einem inländischen Staatsgymnasium, d) eine Studienzeit von 10 Semestern an der medizinischen Fakultät einer ausländischen Universität, deren Studieneinrichtungen jenen der österreichischen Universitäten im Wesentlichen gleichkommen. „Außerdem hat die Candidatin nachzuweisen, dass gegen ihr Verhalten während der Studienzeit im Auslande kein Anstand erhoben wurde.

§ 2. Über die Zulassung oder Nichtzulassung, sowie über etwaige ausnahmsweise Gewährung von Erleichterungen oder Begünstigungen hat das Professorencollegium der medicinischen Fakultät derjenigen Universität, an welcher die Betreffende die Nostrification anstrebt, Beschluß zu fassen. Der Beschluß des Professorencollegiums auf Zulassung zur Nostrification ist in jedem Falle dem Ministerium für Cultus und Unterricht zur Genehmigung vorzulegen, wobei die etwa zu gewährenden Erleichterungen oder Begünstigungen näher zu motivieren sind. Gegen den Beschluß auf Nichtzulassung steht der Recurs an das Ministerium für Cultus und Unterricht offen.

§ 3. Im Falle der Zulassung hat sich die Candidatin sämmtlichen (praktischen wie theoretischen) strengen Prüfungen, mit Ausschluß der naturhistorischen zu unterziehen. Die Anforderungen, welche bei jedem einzelnen Prüfungsacte zu stellen sind, habe jenen an männliche Candidaten vollkommen gleich zu sein.

§ 4. Hat die Candidatin diesen Anforderungen entsprochen, so ist dieselbe zu promovieren und ihr das Diplom auszufolgen.

143 Friedrich, Paradies 136f.

144 *Arbeiter-Zeitung* 8, Nr. 91 (1. April 1896) 1.

145 Perfahl, Geschlechterpolitik 302.

146 Ebd. 299.

147 Stern, Gabriele Possaner 208f.

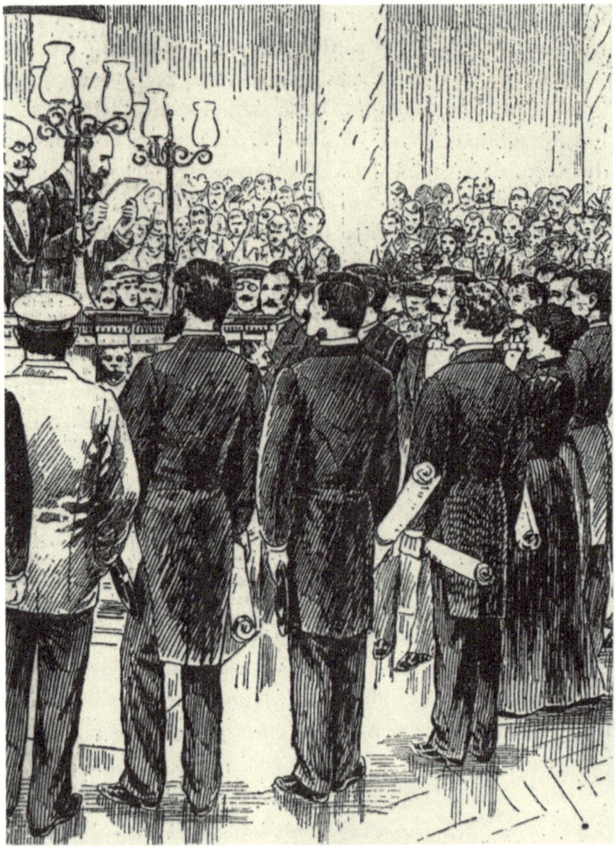

Abb. 13: Gabriele Possanner (zweite von rechts) in einer Reihe mit fünf männlichen Absolventen bei ihrer Promotion am 2. April 1897 an der Universität Wien; Graphik, 1897.

kane der Medizinischen Fakultät auseinandergesetzt[148]. Unterstützung erhielt sie von den weiblichen und männlichen Mitgliedern des „Vereines für erweiterte Frauenbildung in Wien"[149] sowie fortschrittlich gesinnten Ärzten und Professoren der Universität Wien[150].

Gabriele Possanners Promotion zum *Doktor der gesamten Heilkunde* fand am 2. April 1897 im vollbesetzten Festsaal der Universität, in Anwesenheit von rund hundert Frauen, statt und fand großes öffentliches Interesse[151]. Rektor Leo Reinisch erhob die erstmalige

148 Ebd. 209.

149 Zu den damaligen Mitgliedern zählten die „Schweizer Ärztinnen" Rosa Kerschbaumer, Georgine von Roth, Vilma Hugonnai, Bohuslava Keck sowie Marianne Hainisch, Marie Schwarz, Auguste Fickert, Bertha von Suttner, Anna Sacher oder Friedrich Schauta.

150 Zum Beispiel von Friedrich Schauta, Vorstand der I. Geburtshilflichen Klinik; Max Gruber, Professor der Hygiene und Vorstand des Hygienischen Instituts, oder Emil Zuckerkandl, Professor der Anatomie.

151 Vgl. z. B. *Agramer Zeitung* 72, Nr. 75 (2. April 1897) 5; *Das Vaterland* 38, Nr. 92 (2. April 1897) 5; *Grazer Volksblatt* 30, Nr. 74 (2. April 1897) 3; *Salzburger Chronik* 33, Nr. 75 (3. April 1897) 2; *Frauenleben* 9/5 (1897) 1f.

Verleihung der Würde eines *Doctors der gesammten Heilkunde* an eine *Dame* zu einem denkwürdigen Ereignis von *wahrhaft culturgeschichtlichem Gepräge* für die *alma mater Rudolphina*. Er beglückwünschte sie als mutige und siegreiche Vorkämpferin um die Erweiterung von Frauenrechten. Mit *langanhaltendem stürmischen Beifall* wurde die Verleihung des Doktordiploms beglückwünscht und *Fräulein Dr. von Possaner* dankte in *wohlgesetzten lateinischen Worten*[152]. Die Studenten *genossen dieses Schauspiel mit sehr getheilten Gefühlen*, schrieb die *Arbeiter-Zeitung*. Die Einsichtigen bekundeten ihren Beifall, die *Bornirten* ihre *reaktionäre Beschränktheit* durch Zischen[153].

Von den insgesamt 29 Frauen der Untersuchungsgruppe dieser Studie promovierten nach Gabriele Possanner sieben weitere Frauen durch Nostrifikation: Am 16. Mai 1897 wurde der fünfzigjährigen Vilma Hugonnai als erster Frau in der ungarischen Reichshälfte an der Universität Budapest der „Doktor med." verliehen[154]. Am 15. März 1900 promovierte Sophie Moraczewska-Okunewska durch Nostrifizierung in Krakau. An der Universität Wien nahmen am 20. Dezember 1902 Friederike Lubinger, am 3. März 1903 Lucia Morawitz und am 23. Dezember 1905 Regina Kahane-Axer durch Wiederholung aller Rigorosen ihre Promotionsurkunden entgegen[155]. Noch 1915 unterzog sich die damals achtundvierzigjährige Ärztin Gisela Kuhn-Januszewska, die zuvor schon jahrelang in Bosnien und Herzegowina praktiziert hatte, in Graz der Wiederholung ihrer Medizinprüfungen, um den österreichischen Doktortitel zu erhalten[156].

4.2.6 Studienabschluss in Österreich-Ungarn nach Öffnung der Medizinischen Fakultäten

Die jüngeren Frauen der Untersuchungsgruppe, die kurz vor dem Jahr 1900 mit ihrem Medizinstudium in der Schweiz begonnen hatten, knüpften an den Nostrifizierungserlass große Hoffnung, ihr Studium in der österreichischen Hälfte der Monarchie fortsetzen zu können[157].

4.2.6.1 Öffnung des Medizinstudiums für Frauen in Ungarn

Während in Cisleithanien die Nostrifikationsverordnung ausverhandelt wurde und Alberts Broschüre für Kontroversen sorgte, zeigte Transleithanien eine offenere Haltung zum Frauenstudium[158]. Auf Basis des österreichisch-ungarischen Ausgleichs von 1867 verfügte das königlich-ungarische Ministerium für Religion und Bildung über eine eigene Gesetzgebung und gewährte in der Verordnung vom 19. Dezember 1895 Frauen

152 *Wiener Zeitung* Nr. 75 (2. April 1897) 25.

153 *Arbeiter-Zeitung* 9, Nr. 93 (3. April 1897) 5.

154 Lind, Frauenstudium 68; Stern, Medizinerinnen 218; vgl. auch Schwimmer, Frauen 5: *Gräfin Vilma Hugonnay gilt als Erste, weil sie … im Jahre 1896* [… *ihr Diplom nostrifizieren ließ und zu praktizieren begann. Aber auch Dr. Charlotte Steinberger wird im Publikum „Erste" genannt, weil sie die erste Aerztin ist, die an einer ungarischen Universität (Budapest) studierte und promovierte.*

155 Sablik, Frauenstudium 817.

156 Vgl. auch *Neue Freie Presse* Nr. 18151 (5. März 1915) 11.

157 Vgl. z. B. *Wiener Hausfrauen-Zeitung* 30, Nr. 1 (3. Jänner 1904) 66.

158 Perfahl, Geschlechterpolitik 288.

eine – wenn auch eingeschränkte – Zulassung zu den philosophischen, medizinischen und pharmazeutischen Studiengängen der ungarischen Universitäten[159].

Die damals als „radikal" bezeichnete Entscheidung des ungarischen Religions- und Bildungsministers Gyula Wlassics[160] war von den Bemühungen einiger Vertreterinnen der Frauenbewegung getragen. Vorausgegangen waren Petitionen nach Zulassung von Frauen zum Studium und zum Beruf der Ärztin an das Ministerium des in Kreisen der offiziellen Bildungspolitik angesehenen „Maria Dorothea Vereins [Mária Dorottya Egyesület]"[161]. Nach seiner Amtseinsetzung 1895 forderte Wlassics den Verein auf, einen Bericht über die bisherigen Aktivitäten in dieser Frage vorzulegen. Auf Grundlage einer beim ungarischen König (Kaiser) Franz Joseph eingeholten allerhöchsten Bewilligung erließ er eine Verordnung für die Universitäten in Budapest und Klausenburg, die deren Öffnung für Frauen ermöglichte[162]. In der Begründung hieß es: Das weibliche Geschlecht *mit prinzipieller Strenge* von der wissenschaftlichen Laufbahn auszuschließen, sei eine jener gesellschaftlichen Ungerechtigkeiten, die *der Zivilisation niemals zum Ruhme gereichen werden*[163]. Mit der Zulassung von Frauen nicht nur zum Medizin- und Pharmaziestudium, sondern auch zu den Studiengängen der Geisteswissenschaftlichen Fakultät ging der Minister sogar über die Forderungen des „Maria Dorothea Vereins" hinaus. Die Verfügung hatte allerdings einen Haken: Ein prinzipielles Recht auf ein Universitätsstudium – und damit auf Geschlechtergerechtigkeit – war Frauen nach wie vor versagt. Zum einen war es eine Verordnung und kein Gesetz und bot damit weniger Rechtssicherheit. Zum anderen fanden sich in der Begründung Formulierungen, die den Sonderstatus und die besonderen Voraussetzungen der Zulassung von Frauen gegenüber jenen der Männer betonten und später zur Rechtfertigung von einschränkenden Maßnahmen herangezogen werden konnten. Zugelassen werden sollten nur „ausgezeichnet begabte" Maturantinnen. „Ungerechtfertigte Ambitionen" seien zurückzuweisen, und die betreffenden Fakultäten sollten bei der Durchführung die „größtmögliche Mäßigung und Vorsicht bezeugen". Außerdem war, auf Forderung des Senats der Budapester Universität, die Zulassung weiblicher Hörerinnen in jedem Einzelfall an die Befürwortung eines entsprechenden Ansuchens durch den Minister geknüpft[164].

Ein Jahr später (1896) wurde das erste ungarische Mädchengymnasium eröffnet, an dem die Matura als Voraussetzung für ein Studium abgelegt werden konnte[165]. Die Initiative dafür war, wie zuvor auch in Prag und Wien, von einem Verein, dem „Landesverein für Frauenbildung [Országos Nöképzö-Egyesület]", ausgegangen[166]. Bis zum Jahr 1902

---

159 Verordnung des ungarischen kgl. Ministeriums für Kultus und Unterricht, Nr. 65.719 vom 19. Dezember 1895, zit. nach Stadler, Ärztinnen 76.

160 Gyula Wlassics war von 1895 bis 1903 ungarischer Religions- und Bildungsminister.

161 Vgl. Zimmermann, Hälfte 141, 403: Der „Maria Dorothea Verein", gegründet 1885, in der Tradition der Frauenerwerbs- und Bildungsgewerbe stehend, engagierte sich seit den 1890er Jahren für Reformen des Mädchen- und Frauenbildungswesens. Vgl. auch Schwimmer, Stand 202; Rudnay, Frauenbildung 171.

162 Lind, Frauenstudium 53.

163 Schwimmer, Stand 202; vgl. auch Zimmermann, Hälfte 141; Baier, Frauenstudium 24.

164 Zimmermann, Hälfte 141; vgl. auch Müller, Diskurs.

165 Baier, Frauenstudium 24.

166 Zimmermann, Hälfte 138; vgl. auch 405: Der „Landesverein für Frauenbildung", gegründet 1868, war die wichtigste Vereinigung zur Beförderung der Mädchen- und Frauenbildung der verschiedensten Bildungsstufen.

wurden drei Frauen an der Medizinischen Fakultät in Budapest promoviert[167], und bis zum Studienjahr 1903/1904 wurde kein einziges Ansuchen einer Frau um Zulassung zum Studium zurückgewiesen[168].

Im September 1904 erließ der Wlassics nachfolgende Minister für Religion und Bildung, Albert Berzeviczy, eine neue Bestimmung, nach der nur den Gesuchen jener Mädchen, die mit Auszeichnung maturiert hatten, stattgegeben und alle anderen abgelehnt werden sollten. Bei der Verschärfung, so die Begründung, gehe es um die Verhinderung des „unbegründeten Andrangs der Frauen in die wissenschaftliche Laufbahn“[169]. In mehreren Petitionen forderten Frauenvereine die Rücknahme dieser Bestimmung. Nach 1907 wurde diese Frage nicht mehr debattiert, erst während des Ersten Weltkriegs mit Unterstützung einiger Universitätsprofessoren der unbeschränkte Zugang für Frauen wieder gefordert. Die Bedingungen für das Frauenstudium in Ungarn änderten sich jedoch erst 1918[170].

4.2.6.2 Öffnung der Philosophischen Fakultäten für Frauen in Cisleithanien

Auch in der österreichischen Reichshälfte gab es weitere Schritte in Richtung Öffnung des Medizinstudiums. Der Unterrichtsminister Cisleithaniens Paul Gautsch verwehrte sich zwar weiterhin gegen ein ordentliches Frauenmedizinstudium, ließ aber am 23. März 1897 Frauen als ordentliche und außerordentliche Hörerinnen zum Philosophiestudium zu[171]. Im Wintersemester 1897/1898 wurden die drei ersten Philosophiestudentinnen an der Wiener Universität immatrikuliert. Die Anzahl der ordentlichen Hörerinnen war so gering, da die Bedingungen, geborene Österreicherin zu sein und die Matura abgelegt zu haben, zu diesem Zeitpunkt schwer zu erfüllen waren. Gleichzeitig besuchten etwa 60 Hospitantinnen Vorlesungen. Ein Jahr später immatrikulierten aber bereits 16 Maturantinnen des Mädchengymnasiums des „Vereines für erweiterte Frauenbildung in Wien“ als ordentliche Hörerinnen, zwölf von ihnen in der Hoffnung, bald auch in Wien Medizin studieren zu können[172].

Wie eine der damaligen Studentinnen, Anna Pölzl, in ihren Lebenserinnerungen schrieb, war sie darauf eingestellt, zuerst zehn Semester an der Philosophischen Fakultät in Wien zu studieren, dann in der Schweiz zu immatrikulieren, dort Prüfungen des Medizinstudiums abzulegen und zu promovieren und schließlich diese durch Nostrifikation alle noch einmal in Wien zu wiederholen, um einen österreichischen Doktor medicinae zu bekommen[173]. Regina Vera Walter-Marković – die zur Untersuchungsgruppe der vor-

---

167 Schwimmer, Stand 204; Lind, Frauenstudium 68.

168 Schwimmer, Stand 204.

169 Zimmermann, Hälfte 142.

170 Ebd. 145–149.

171 RGBl. 1897, Nr. 84 (23. März 1897), Verordnung des Ministers für Cultus und Unterricht, betreffend die Zulassung von Frauen als ordentliche oder außerordentliche Hörerinnen an den philosophischen Facultäten der k. k. Universitäten, https://alex.onb.ac.at/cgi-content/alex?aid=rgb&datum=18970004&seite=00000427 [10. 8. 2024]; Lind, Frauenstudium 57.

172 Sablik, Frauenstudium 817–819: Neben Regine Walter (aus der Untersuchungsgruppe dieser Studie) immatrikulierten Margarethe Hönigsberg, Mathilde Gstettner, Bianca Bienenfeld, Stefanie Eder, Clara Hönigsberg, Gisela Meitner, Elsa Friedland, Anna Pölzl, Amalie Friedmann und Dora Teleky.

173 Pölzl, Ärztin 2.

liegenden Studie zählt – begann ebenfalls 1897 ein Philosophiestudium in Wien. Danach schrieb sie sich im Sommersemester 1900 an der Züricher Universität ein, verließ diese aber bereits am 6. Oktober 1900 mit einem Abgangszeugnis. Als sie im Wintersemester 1900/1901 an der Universität Wien immatrikulierte, konnte sie als eine der ersten ihr Medizinstudium fortsetzen und am 21. Mai 1904 mit dem Doktorat abschließen[174].

4.2.6.3 Öffnung der Medizinischen Fakultäten in Cisleithanien

Seit dem Nostrifizierungserlass 1896 bestand für Frauen im cisleithanischen Teil der Monarchie zumindest die Möglichkeit, ein österreichisches Doktordiplom zu erlangen, allerdings nur über einen *auf Dauer nicht haltbaren Umwege*, wie die *Neue Freie Presse* die Sachlage im Sommer 1900 kommentierte[175]. Die geringe Anzahl von Frauen, die davon Gebrauch mache, zeige, wie sehr *materielle Schwierigkeiten und sociale Bedenken* dem entgegenstünden, da nur jene, *welche von Haus aus in einer materiell gesicherten und auch social unantastbaren Stellung sich in die Lage gesetzt sehen*, im Ausland studieren zu können. Die Zulassung von Frauen als Hospitantinnen zu medizinischen Vorlesungen habe allerdings bewiesen, dass nichts gegen ein Medizinstudium von Frauen im Inland

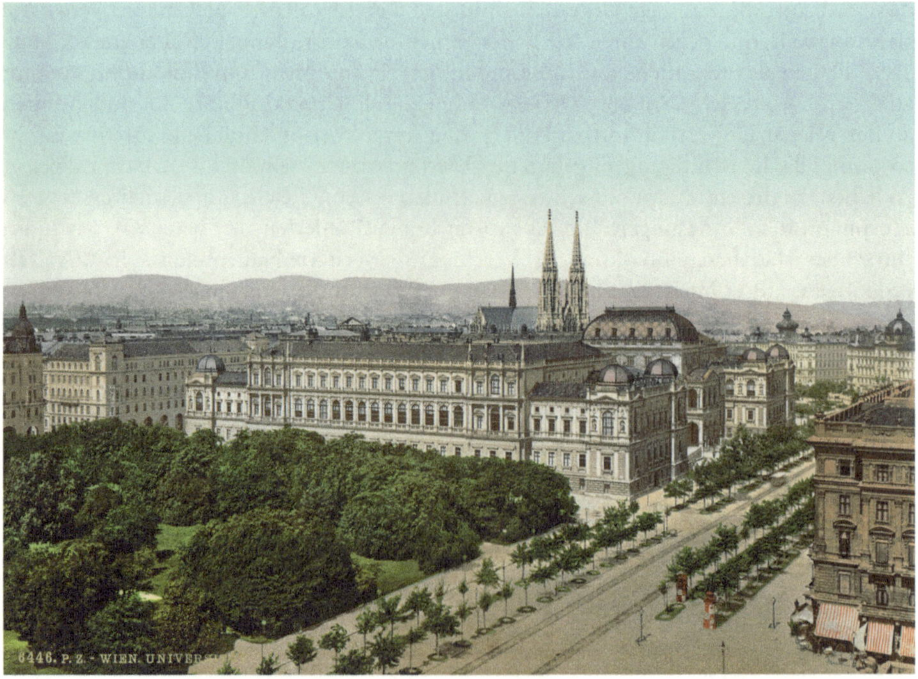

Abb. 14: Universität Wien; Postkarte, um 1900.

[174] UAW, Nationale 1900/1901, Liste der Promotionen; Stadler, Ärztinnen LXXI; *Neues Wiener Tagblatt* 38, Nr. 138 (18. Mai 1904) 10; Sablik, Frauenstudium 817f.

[175] *Neue Freie Presse* Nr. 12953 (15. September 1900) 5.

spreche und auch die Mehrzahl der Dozenten *für ein Medizinstudium der Frauen geneigt sei*[176].

Schon im August 1900 vermeldeten mehrere Zeitungen, die Öffnung der medizinischen und pharmazeutischen Studien für Frauen stünde bevor und werde vom Innen- und Unterrichtsministerium vorbereitet. Fast alle Medizinischen Fakultäten der Monarchie und auch der Oberste Sanitätsrat, die im Vorfeld um Gutachten zum Thema Frauenstudium aufgefordert worden waren, sprachen sich positiv dafür aus[177]. Auch die zahlreichen Einzelansuchen von Frauen um Zutritt zu Lehrveranstaltungen an den Medizinischen Fakultäten zeigten ihre Wirkung und veranlassten den liberalen Minister für Kultus und Unterricht, Wilhelm von Hartel[178], zum Handeln. Einige Zeitungen erkannten darin auch einen Erfolg der *modernen Frauenbewegung*[179]: *Den unermüdlichen Vorkämpferinnen der Frauensache winkt endlich der lange vergeblich ersehnte Erfolg.* Einen *neuen Geist* repräsentierend[180] und im Einvernehmen mit dem Innenministerium erließ Wilhelm von Hartel am 3. September 1900 die *Verordnung betreffend die Zulassung von Frauen zu den medizinischen Studien und Doktorate der gesamten Heilkunde*[181].

Grundvoraussetzung für die Immatrikulation war die österreichische Staatsbürgerschaft und ein Reifeprüfungszeugnis[182]. Die Verordnung enthielt allerdings gleich im ersten Paragraphen eine Art „Notbremse“ für Professoren, die Frauen nicht zulassen wollten. *Den Dekanen der Medizinischen Fakultäten wird es vorbehaltlich der Zustimmung des Professorenkollegs gestattet, Frauen, welche die … Bedingungen erfüllen, über ihr schriftliches und ordnungsgemäßes belegtes Ansuchen zur Immatrikulation als ordentliche Hörerinnen der Medizinischen Fakultät zuzulassen. Im Fall der Nichtzulassung steht der Aufnahmswerberin der Rekurs an den Minister für Kultus und Unterricht offen*[183].

Dieser Passus war wohl Ausdruck eines Kompromisses des Ministers, um auch jene Professoren, die das Frauenmedizinstudium noch immer ablehnten, ins Boot zu holen. Anna Pölzl, eine der ersten Wiener Medizinstudentinnen, schrieb in ihren Memoiren,

---

176 Ebd.

177 *Neues Wiener Tagblatt* 34, Nr. 215 (7. August 1900) 5; *Prager Tagblatt* 24, Nr. 216 (7. August 1900) 3; *Arbeiter-Zeitung* 12, Nr. 215 (7. August 1900) 4: So in der Sitzung vom 21. Juli 1900 auch der Oberste Sanitätsrat, der vom Unterrichtsminister mit einem entsprechenden Gutachten beauftragt worden war.

178 Wilhelm August Ritter von Hartel (1839–1907): ab 1869 außerordentlicher und ab 1872 ordentlicher Professor für Philologie an der Universität Wien, 1890/1891 Rektor der Universität Wien, ab 1891 Direktor der Hofbibliothek Wien, 1900–1905 Minister für Kultus und Unterricht. Vgl. auch *Neues Wiener Tagblatt* 34, Nr. 215 (7. August 1900) 5: Verweis auf mannigfache Förderung, die das Frauenstudium in Österreich unter Wilhelm von Hartel erhielt.

179 *Neues Wiener Tagblatt* 34, Nr. 215 (7. August 1900) 5.

180 Ebd. 4.

181 RGBl. 1900, Nr. 149 (3. September 1900), Verordnung des Ministers für Cultus und Unterricht im Einvernehmen mit dem Ministerium des Innern, betreffend die Zulassung von Frauen zu den medicinischen Studien und zum Doctorate der gesammten Heilkunde, https://alex.onb.ac.at/cgi-content/alex?aid=rgb&datum=19000004&seite=00000379 [12. 5. 2024]; Beck-Managetta–Kelle, Universitätsgesetze 570f.; Lind, Frauenstudium 64f.; Frauenstudium 15.

182 RGBl. 1900, Nr. 149 (3. September 1900), Verordnung des Ministers für Cultus und Unterricht im Einvernehmen mit dem Ministerium des Innern, betreffend die Zulassung von Frauen zu den medicinischen Studien und zum Doctorate der gesammten Heilkunde, § 2 Für die Reifeprüfung galt gemäß Ministerialverordnung vom 9. März 1896 die Ablegung an einem inländischen oder vom Unterrichtsministerium für gleichwertig anerkanntem Gymnasium. https://alex.onb.ac.at/cgi-content/alex?aid=rgb&datum=19000004&seite=00000379 [14. 10. 2024].

183 Ebd. § 1.

der Paragraph sei aus Rücksicht auf Professor Eduard Albert verfasst worden[184], der, wie dargestellt, 1895 eine viel diskutierte Broschüre gegen das Studium und die Berufsausübung von Ärztinnen verfasst hatte.

Die Verordnung trat mit 24. September 1900 in Kraft. Eine Durchführungsverordnung, die der Unterrichtsminister den Dekanen der Medizinischen Fakultäten übermittelte, ging detaillierter auf die mögliche Situation ein, dass Professoren oder Dozenten eine Aufnahme verweigerten und regelte die Vorgangsweise, wie betroffene Frauen trotzdem ihr Medizinstudium fortsetzen könnten. Der Minister war offensichtlich um eine diplomatische Lösung bemüht, indem er auch den Studentinnen ein „Schlupfloch" anbot: Sollte sich der *nicht undenkbare Fall* ergeben, dass ordentlichen *Hörerinnen der Besuch einzelner, für das Studium obligater Kollegien unmöglich gemacht werde, da sich die Dozenten mit der Inskription der Hörerinnen in ihre Vorlesungen nicht einverstanden erklären, werden diese vom Dekanat anzuweisen sein, die fehlenden Kollegien je nach Lage der Verhältnisse zu ersetzen*[185]. Zudem sollten Hospitantinnen einzelne Kollegien des medizinischen Studiengangs angerechnet werden, sofern sie *sich hierüber entsprechend auszuweisen vermögen*[186]. Diese Bestimmung entbehrt nicht einer gewissen Ironie, denn laut geltender Verordnung von 1878 durften Frauen zwar Lehrveranstaltungen mit dem Einverständnis des jeweiligen Professors besuchen, aber kein Zeugnis dafür erhalten. In der Realität war diese Regelung allerdings teilweise umgangen worden, wie auch einige Bestätigungen von besuchten Vorlesungen der „Schweizer Ärztinnen" belegen.

Schlussendlich konnten jedoch ab dem Wintersemester 1900/1901 Frauen an zehn Medizinischen Fakultäten der Monarchie – in Wien, Graz, Innsbruck, an der deutschen Universität Prag, an der böhmischen Universität Prag, in Lemberg, Krakau, Budapest, Klausenburg und Debrezen – Medizin studieren. Die Zulassung von Frauen zum Medizinstudium wurde in der Presse je nach weltanschaulicher Ausrichtung positiv bis kritisch kommentiert und gab auch Gelegenheit, erneut eine Grundsatzdiskussion über das Frauenstudium anzufachen[187]. Einige Zeitungen brachten Auszüge aus den Reden, welche die Medizinprofessoren Hermann Nothnagel, Friedrich Schauta und Rudolf Chrobak bei ihren ersten Vorlesungen nach der Öffnung für Frauen hielten. Sie zeigen, welche Atmosphäre Medizinstudentinnen in Wien erwartete. Der Vorstand der II. Gynäkologischen Klinik Rudolf Chrobak hielt am dualistischen Geschlechterbild fest und betonte, der Beruf der Frau sei es, Mutter zu sein und ihrem Mann *die Verhältnisse so zu gestalten, daß er arbeitsfreudig und für seine Familie die größten Opfer zu bringen imstande sei*. Er schließe sich aber den Bestrebungen an, Frauen neue Erwerbszweige zugänglich zu machen, wenn es die ökonomischen Umstände erforderten. Er glaube allerdings nicht, dass sich Frauen besonders für das Medizinstudium eigneten und nehme aufgrund der Beobachtungen aus anderen Ländern nicht an, dass Frauen den ärztlichen Beruf *übermäßig* ergreifen

184 Pölzl, Ärztin 5.

185 RGBl. 1900, Nr. 149 (3. September 1900), Verordnung des Ministers für Cultus und Unterricht im Einvernehmen mit dem Ministerium des Innern, betreffend die Zulassung von Frauen zu den medicinischen Studien und zum Doctorate der gesammten Heilkunde, https://alex.onb.ac.at/cgi-content/alex?aid=rgb&datum=19000004&seite=00000379 [25. 4. 2024].

186 Ebd.

187 Die *Arbeiter-Zeitung* begrüßte beispielsweise das Medizinstudium für Frauen und verwies darauf, dass sie mit einem Studium zuerst im Ausland und anschließender Nostrifikation in Österreich *eine große amtlich normierte Chikane über sich ergehen lassen* mussten, die den Männern ganz erspart blieb, vgl. *Arbeiter-Zeitung* 12, Nr. 253 (15. September 1900) 5.

werden[188]. Auch Friedrich Schauta stieß in seiner Eröffnungsvorlesung vorerst in dasselbe Horn, schloss aber mit den programmatischen Worten: *Wir wollen die Frau so weit als möglich als gleichberechtigt in Betracht ziehen*[189].

Hermann Nothnagel, Professor und Direktor der I. Medizinischen Klinik der Universität Wien[190], ging jedoch mit seiner Ablehnung des Frauenstudiums in die Offensive und „exekutierte" den „Ablehnungs-Passus" der Verordnung des Unterrichtsministeriums. Er ließ eine *junge Dame, die sein Kolleg über innere Medizin inskribiert hatte*, bei der Eröffnungsvorlesung aus dem Hörsaal *entfernen*. Ein Diener rief sie auf und brachte sie in das Assistentenzimmer, wo ihr die Mitteilung gemacht wurde, *Hofrat Nothnagel gestatte Frauen nicht den Zutritt zu seinen Vorlesungen*[191]. Nothnagel begründete sein Vorgehen mit seiner prinzipiellen Ablehnung jedes *Brot- und Fachstudiums von Frauen*. Die *Grenzen des Anstands und der Decenz* sollten es Frauen untersagen, sich dem Medizinstudium zu widmen. Er würde es nicht zulassen, dass seine Töchter als Zuhörerinnen in einem Lehrsaal säßen[192]. Nothnagel sah die Grundlagen des *staatlichen Lebens* in Gefahr, *wenn die Frau sich wie der Mann der Öffentlichkeit und dem Erwerb widmen würde*. Ob das Studium der Medizin für die Frau geeignet sei, wolle er nicht einmal erörtern. *Hält der Staat die Ausbildung weiblicher Aerzte für nothwendig, so möge man ausschließlich weibliche Hochschulen errichten*[193].

Den ersten Medizinstudentinnen in Wien wehte ein scharfer Wind entgegen. An der Budapester Universität, wo einzelne Frauen schon seit 1896 immatrikulieren konnten, demonstrierten im Oktober 1900 männliche Studenten gegen ihre weiblichen Kollegen. Presseberichten zufolge verspotteten und verhöhnten sie die Studentinnen auf den Korridoren und in den Hörsälen. Ihre lauten Rufe sollen *Worte, die einen Grenadier erröthen ließen*, enthalten haben. Nachdem sich die Studentinnen mit der Bitte um Abhilfe an den Senat gewandt hatten und *an der schwarzen Tafel die Bitte an die Studenten affichierten, sich den weiblichen Studiengenossen gegenüber anständig zu benehmen*, soll deren Verhalten *noch böser* geworden sein[194]. An der Philosophischen Fakultät in Budapest sollen sogar einige Professoren, *sobald sie im Auditorium eine Dame bemerken, in ihren Vortrag Worte einflechten, die von der männlichen Zuhörerschaft wiehernd belacht werden, vor denen aber die jungen Damen schleunigst die Flucht ergreifen mussten*. Als Reaktion darauf, würden sich einige Mütter der Studentinnen als außerordentliche Hörerinnen an der Universität inskribieren lassen, um ihre Töchter zu begleiten und beschützen zu können, berichteten die *Neue Freie Presse* und *Das Vaterland*[195].

---

188 *Neues Wiener Journal* 8, Nr. 2509 (18. Oktober 1900) 6: Bericht über die Vorlesung von Rudolf Chrobak am 16. Oktober 1900.

189 *Neues Wiener Journal* 8, Nr. 2515 (24. Oktober 1900) 4; vgl. auch *Neues Wiener Tagblatt* 34, Nr. 291 (23. Oktober 1900) 7: Eröffnungsvortrag vom 22. Oktober 1900.

190 Hermann Nothnagel (1841–1905) wechselte 1882 von Jena nach Wien, wo er bis zu seinem Tod blieb.

191 *Grazer Volksblatt* 33, Nr. 243 (24. Oktober 1900) 2.

192 *Arbeiterwille* 11, Nr. 49 (24. Oktober 1900) 2; vgl. auch Pölzl, Ärztin 5.

193 *Neues Wiener Journal* 8, Nr. 2514 (23. Oktober 1900) 6; vgl. auch *Neues Wiener Tagblatt* 34, Nr. 291 (23. Oktober 1900) 6f.

194 *Das Vaterland* 41, Nr. 295 (27. Oktober 1900) 3.

195 Ebd.; vgl. auch *Neue Freie Presse* Nr. 12988 (20. Oktober 1900) 6; *Wiener Caricaturen* 20/45 (1900) 2: *Das bringt Ihr also nicht zuwege, Ihr tapferen Magyarinnen? … Das soll unsere akademische Selbständigkeit sein? … Laßt Euch rechtzeitig warnen und darauf verweisen, wie unbequem Euch eines Tages diese Schutzwache werden kann, die Ihr Euch da selbst aufhalsen wollt.*

Über die Situation an den österreichischen Universitäten gibt es von den Frauen der Untersuchungsgruppe, die in Wien ihr Studium fortsetzten, keine Quellen. Berichten der ersten Studentinnen in der Schweiz zufolge war die Atmosphäre in der Eidgenossenschaft aber auf jeden Fall offener als 30 Jahre später in Wien und in Budapest.

4.2.6.4 Die ersten Medizinstudentinnen

Mit Beginn des Wintersemesters 1900/1901 begannen die ersten elf Frauen (darunter acht Jüdinnen)[196] ein Medizinstudium an der Universität Wien. Alle hatten schon zuvor entweder an der Philosophischen Fakultät oder, wie im Fall von zwei Protagonistinnen der vorliegenden Kollektivbiografie, in der Schweiz mit dem Medizinstudium begonnen. Nun bemühten sie sich um die Anerkennung der schon abgelegten Semester, welche ihnen weitgehend gewährt wurde[197]. Während Regina Vera Walter-Marković ihr Studium am 21. Mai 1904 mit dem Doktorat abschloss, brach Irma Schneider-Schönfeld ihr Medizinstudium in Wien ab. Sie wechselte zu einem Kunstgeschichtestudium an der Universität Leipzig[198] und heiratete 1903 den akademischen Maler und Schriftsteller Joseph Anton Schneider-Franken (1875–1943) aus München[199].

Im Wintersemester 1901/1902 setzten noch zwei weitere Frauen der Untersuchungsgruppe, Erna Friedmann-Storfer, die 1897 in Bern exmatrikuliert und geheiratet hatte, und Flora Ogórek-Pankowa ihr in der Schweiz begonnenes Studium in Wien fort. Ogórek-Pankowa promovierte am 22. Juli 1903 – nach den „Schweizer Ärztinnen" Gabriele Possanner, Friederike Lubinger und Lucia Morawitz (alle drei durch Nostrifikation) – als vierte Frau an der Wiener Medizinischen Fakultät[200] und Friedmann-Storfer am 20. Februar 1906.

Zu den ersten Frauen an der Universität Graz zählte mit Maria Schuhmeister ebenfalls eine Angehörige der Untersuchungsgruppe. Nachdem sie nur ein paar Tage in Zürich verbracht hatte, begann sie gleich im Wintersemester 1900/1901 an der Universität Graz ihr Medizinstudium als ordentliche Hörerin und schloss dieses am 25. Juli 1905 mit dem Doktorat ab. Sie war die erste Dr. med. der Universität Graz. Im Jahr 1905 promovierte mit Marie Mathilde Kalmus-Schneider die erste Medizinerin an der Universität Lemberg. Sie hatte 1899 in Zürich ihr Medizinstudium begonnen und war im Herbst 1900 an die Universität Lemberg gewechselt.

Das heutige Österreich im Blick, sei der Vollständigkeit halber erwähnt, dass in Innsbruck erst im Sommersemester 1911 die erste Frau ein Medizinstudium begann[201]. Begründet wird diese Verzögerung mit den mangelnden Einrichtungen zur Mädchenbildung in Tirol, wo es bis 1904 weder ein Mädchengymnasium noch ein Lyzeum gab[202].

---

196 List, Margarethe Hilferding-Hönigsberg 98; Heindl–Tichy, Erkenntnis 153; vgl. auch Sablik, Frauenstudium 817.

197 Sablik, Frauenstudium 817f.; vgl. Stipsits, Margarete Hönigsberg 47f.

198 *Neue Freie Presse* Nr. 18390 (2. November 1915) 9.

199 *Kaufmännische Zeitschrift* 29/23 (1903) 4.

200 Sablik, Frauenstudium 817.

201 Paulitsch, Anfänge 54.

202 Steibl, Frauenstudium 86: 1904 wurde das Lyzeum der Ursulinen eröffnet, 1913 fand die erste realgymnasiale Matura statt. Das städtische Mädchenrealgymnasium in Innsbruck wurde 1912 eröffnet, die erste Matura fand 1918 statt. Bis 1918 promovierten nur vier Frauen in Innsbruck, alle hatten ihr Medizinstu-

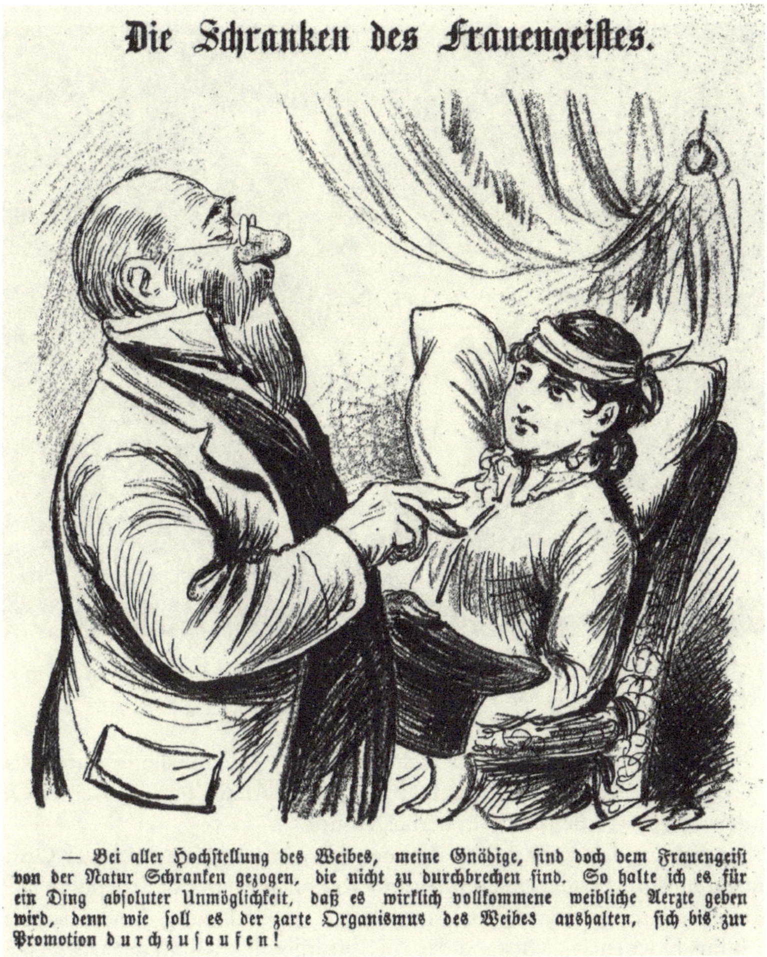
Die Schranken des Frauengeistes.
— Bei aller Hochstellung des Weibes, meine Gnädige, sind doch dem Frauengeist von der Natur Schranken gezogen, die nicht zu durchbrechen sind. So halte ich es für ein Ding absoluter Unmöglichkeit, daß es wirklich vollkommene weibliche Aerzte geben wird, denn wie soll es der zarte Organismus des Weibes aushalten, sich bis zur Promotion durchzusaufen!

Abb. 15: Karikatur mit dem Titel „Die Schranken des Frauengeistes“, die einen älteren Mann zeigt, der zu einer kranken Frau mit Kopfverband spricht, und darunter befindlichem satirischen Kommentar dazu.

Obwohl die Presse anerkennend von den „Pionierinnen“ und „Ersten“ berichtete, die an verschiedenen Universitäten ihr Studium abschlossen, rissen auch nach der Öffnung des Medizinstudiums für Frauen misogyne Berichte über das Frauenstudium nicht ab. Diese kamen vor allem aus den Reihen der männlichen Ärzte. So schrieb etwa 1907 der Wiener Arzt Fritz Wittels, ein Schüler Sigmund Freuds, unter seinem Pseudonym Avicenna in der von Karl Kraus herausgegebenen Zeitschrift *Die Fackel*, die Frau schädige

dium aber im Ausland absolviert. Die erste dieser Promotionen war 1915 die Nostrifikation des holländischen Doktordiploms von Wilhelmina Schönthaler aus Nijmegen, die zuvor in Amsterdam als Ärztin und in Berlin als Assistentin tätig gewesen war. Ehrentraut Lahner absolvierte als erste ihr gesamtes Medizinstudium in Innsbruck. Vgl. auch Erhart, Frauen 56; Bösche, Kampf 146–153.

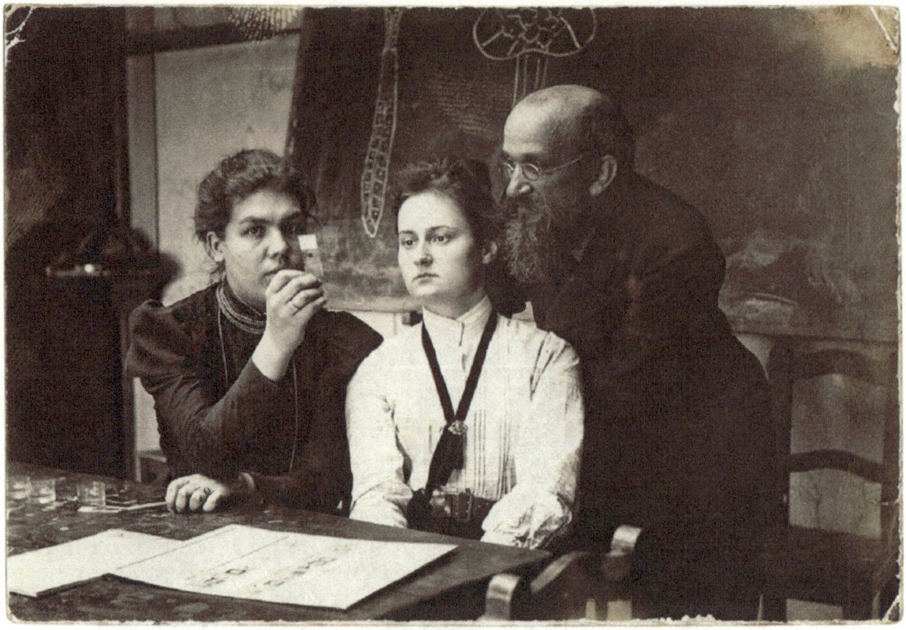

Abb. 16: Maria Schuhmeister und Octavia Aigner-Rollett mit einem Lehrenden in einem Raum an der Universität Graz; Foto, zwischen 1901 und 1905.

sich als Medizinstudentin selbst und stelle als Ärztin ein unkalkulierbares Risiko dar. Seine Hetze kulminierte in der Anschuldigung, eine Ärztin hätte bei einer Operation bewusst den Tod der Nebenbuhlerin herbeigeführt[203].

Ein Beispiel aus dem Jahr 1913, also mehr als ein Jahrzehnt nach der Öffnung des Medizinstudiums für Frauen, zeugt nicht nur von noch immer bestehendem Misstrauen gegen Ärztinnen, sondern auch von mangelnder Unterstützung durch die Standesvertretung: Julius Hochenegg, Vorstand der II. Chirurgischen Klinik der Universität Wien, äußerte sich bei einer Frauenversammlung über das Frauenmedizinstudium *weder notwendig noch taktvoll*, wie die Wiener Ärztin Dora Teleky berichtete[204]. Ein anwesender Journalist verzerrte die Aussage des Medizinprofessors und schrieb, dem Publikum sei von höchster Stelle mitgeteilt worden, Frauen würden sich für den ärztlichen Beruf nicht eignen. Wie Teleky kritisierte, wurde den Ärztinnen weder die Möglichkeit einer Stellungnahme geboten, noch trat die Wiener Ärztekammer als Standesvertretung für sie ein und unterließ damit bei ihren weiblichen Mitgliedern eine ihrer Grundaufgaben, nämlich bei Fragen der *Würde und des Ansehens des ärztlichen Berufes* Stellung zu nehmen und auch einzuschreiten[205]. Dies beweise auch, so Teleky, wie recht- und schutzlos berufstätige Frauen seien.

---

203 Avicenna [Fritz Wittels], Ärzte 19.

204 Teleky, Zeitungsdebatte 187.

205 Mayrhofer's Handbuch 1 453.

4.2.7 Ärztinnen in Institutionen

4.2.7.1 Aspirantinnen und Sekundarärztinnen

Fast alle Frauen, die ihr Medizinstudium mit einem Doktorat in Wien beendet hatten, das ihnen – wie ihren männlichen Kollegen – de jure die Ausübung der medizinischen Praxis ermöglichte, suchten eine Stelle in einem Krankenhaus, um praktische medizinische Kenntnisse und Erfahrungen zu erwerben. Im Unterschied zu anderen Ländern wie Deutschland oder der Schweiz, wo ein Klinikpraktikum Teil des zweiten Studienabschnittes war, begann ein solches in Österreich erst nach der Promotion[206].

Bis 1900 war es Frauen nur möglich, auf der untersten Stufe der akademischen medizinischen Hierarchie, nämlich als Hospitantinnen in einem öffentlichen Spital, Praxis zu erwerben[207]. An der Spitze rangierten die Abteilungsvorstände oder Primarärzte, gefolgt von der großen Gruppe der Hilfsärzte, die in drei Gruppen unterteilt waren[208] (und für deren Bezeichnung hier, den realen Verhältnissen entsprechend, die männliche Form beibehalten wird): An oberster Stelle standen die Assistenten, die zur Unterstützung und Vertretung des Abteilungsvorstands eingesetzt waren. Gemeinsam mit den ihnen unterstellten Sekundarärzten und Aspiranten hatten sie für die Durchführung der ärztlichen Arbeit zu sorgen. Die Sekundarärzte mussten die ihnen zugewiesene Tätigkeit in der Krankenbehandlung verrichten und dokumentieren. Sie erhielten ein Gehalt und freie Unterkunft und Verpflegung. Die Dauer dieser Ausbildungszeit, die der Reihe nach an allen Spezialabteilungen verbracht werden sollte, betrug vier Jahre und konnte fallweise um ein Jahr verlängert werden. Bei besonderer Qualifikation bestand die Chance, Assistent an einer Abteilung zu werden[209]. Die in der Hierarchie unterste Gruppe, die Aspiranten, mussten wiederum die Sekundarärzte bei ihrer Arbeit unterstützen und erhielten keine Bezahlung. Der Spitaldienst sah die ständige Anwesenheit des ärztlichen Hilfspersonals vor, das auch im Krankenhaus wohnte. Bis 1920 mussten Aspirant:innen und Sekundarärzt:innen unverheiratet sein[210]. Sie waren in einem geschützten Bereich tätig, konnten bei ihrer Tätigkeit Rückversicherung von erfahrenen Ärzten einholen und mussten noch nicht die volle Verantwortung für die Behandlung von Patient:innen übernehmen.

Die ersten Absolventinnen der Medizinischen Fakultäten in der österreichischen Reichshälfte konnten vorerst nur als unbezahlte Aspirantinnen Beschäftigung finden[211]. So bewarb sich 1902 Gabriele Possanner, die seit ihrer Promotion 1897 eine eigene Ordination in Wien hatte, zusätzlich um die Stelle einer Aspirantin am Kronprinzessin-Stephanie-Spital der Stadt Wien, die sie von 1903 bis 1905 ausübte[212].

---

206 Teleky, Amt 4.

207 Arias, Ärztinnen 61.

208 Ebd. 60.

209 Teleky, Amt 4.

210 Archiv der Republik, BM f. Soz. Verw., 1920, Karton 1652, Fondskrankenanstalten 16501, Z. 27718/20, zit. nach Arias, Ärztinnen 61: Sekundarärzte und Assistenten bedurften einer besonderen Bewilligung der k. k. Statthalterei zur Fortsetzung ihres Dienstes im Fall einer Verehelichung. Die Genehmigungspflicht wurde vom Ministerium für Soziale Verwaltung im Jahr 1920 aufgehoben; vgl. auch *Das Blatt der Hausfrau* 15/1 (1904) 4.

211 Arias, Ärztinnen 62.

212 *Arbeiter-Zeitung* 17, Nr. 104 (14. April 1905) 5; *Wiener Hausfrauen-Zeitung* 30, Nr. 1 (3. Jänner 1904) 66; *Hebammen-Zeitung* 18, Nr. 3 (15. Februar 1904) 5.

Mit 3. September 1904 bewilligte das Innenministerium die *probeweise Zulassung von weiblichen Ärzten in den Wiener k. k. Krankenanstalten als Aspirantinnen zum Zwecke ihrer praktischen Fortbildung*. Das *Jahrbuch der Wiener Krankenanstalten* bezeichnete diese Regelung *als einen weiteren Schritt zur Einführung der Frauen in gelehrte Berufszweige*. Zu diesem Zeitpunkt waren im Wiener Allgemeinen Krankenhaus drei Aspirantinnen tätig[213], am 4. Juli 1907 kam mit Erna Friedmann-Storfer (aus der Untersuchungsgruppe) eine weitere hinzu[214]. Mehr als die unbezahlte Stelle einer Aspirantin an einem öffentlichen Krankenhaus zu bekommen, war zu diesem Zeitpunkt für Frauen nicht möglich. Die Wiener Ärztin Dora Teleky beklagte 1912 die ungerechte, Frauen diskriminierende Lage, in der sie sich nach einem erfolgreich abgeschlossenen Studium nach wie vor befand: *Nun gehörte man wieder verschiedenen Welten an. Ihnen* [den männlichen Absolventen] *stand alles offen – sie mussten nur ein bisschen arbeitsam, ziemlich weltklug und nicht gar zu unbegabt sein. Wir aber waren auf einmal zu Parias geworden …, wir Medizinerinnen mussten wieder anfangen zu petitionieren, antichambrieren, auf günstige Gelegenheiten zu lauern, bis wir das herrliche Ziel erreichen konnten „Sekundararzt" an einer k. k. Wiener Krankenanstalt zu werden, eine Stelle, die jeder männliche junge Arzt – ohne Berücksichtigung seiner persönlichen Qualifikation – ganz automatisch erhält, wenn er nur entsprechend lange vorgemerkt ist*[215].

1907 musste das Innenministerium eine definitive Stellungnahme zur Frage der Sekundarärztinnen abgeben, nachdem eine Reihe von Anfragen zu diesem Thema eingelangt war[216]. Kritisiert wurde, dass in den Wiener Spitälern Aspirantinnen zwar zur Supplierung beurlaubter Sekundarärzte herangezogen, ihre Gesuche um Sekundararztstellen aus *prinzipiellen Gründen* jedoch abgewiesen wurden. Zwei Aspirantinnen fragten daraufhin den Innenminister in einer Audienz nach den Hintergründen dieser Restriktion. Dieser soll erklärt haben, *daß es nicht gut angehe, wenn männliche Aerzte zu weiblichen im Verhältnis dienstlicher Unterordnung stünden*, empörte sich die *Arbeiter-Zeitung*. Daraus ergäbe sich die *merkwürdige Tatsache, daß Frauen zwar als Aspiranten aufgenommen werden, das heißt als solche, die auf ein Sekundariat „aspirieren", daß sie aber nie zu Sekundarärzten ernannt werden, wenn man ihnen auch zumutet, provisorisch die Dienste der Sekundarärzte zu leisten*. Dadurch werde den weiblichen Ärzten die Möglichkeit einer ebenso gründlichen Ausbildung, wie sie den männlichen möglich sei, genommen, und es entstünde ein Schaden, *den schließlich und endlich nur das Publikum zu tragen* habe[217]. Eine anonyme *Medizinerin* beanstandete im *Neuen Wiener Tagblatt*: *Es ist kaum möglich, daß sich die ärztliche Leistungsfähigkeit der Frau verdoppelt oder die „prinzipiellen" Gründe wegfallen, weil die männlichen Kollegen auf Urlaub gehen*[218].

Auch *Dr. Baronin Possanner, gewesene provisorische Sekundarärztin*, meldete sich in der Debatte zu Wort und forderte, den weiblichen Ärzten nicht nur den Doktortitel, sondern auch die Möglichkeiten der Spitalspraxis und der wissenschaftlichen Fortbildung zu geben[219].

---

213 *Jahrbuch der Wiener k. k. Krankenanstalten* 1903, 1904, zit. nach Arias, Ärztinnen 62: Die drei Aspirantinnen waren Bianca Bienenfeld, Dora Teleky und Anna Pölzl.

214 Arias, Erste 104.

215 Teleky, Kritik 257f.

216 Arias, Ärztinnen 63.

217 *Arbeiter-Zeitung* 19, Nr. 200 (24. Juli 1907) 5.

218 *Neues Wiener Tagblatt* 41, Nr. 201 (25. Juli 1907) 9.

219 *Neue Freie Presse* Nr. 15418 (26. Juli 1907) 8.

Die Wiener Statthalterei genehmigte Frauen schließlich im November 1907, die Stelle einer Sekundarärztin einzunehmen, der entsprechende Erlass enthielt aber eine weitere diskriminierende Bestimmung: ... *Bewerberinnen* sollten *nur dann aufgenommen werden, wenn sie ihre Mitbewerber ... überragen*[220]. Frauen mussten also besser qualifiziert sein als Männer, um die gleiche Stelle zu bekommen. Das Ministerium behielt sich bis 1909 noch die letzte Entscheidung bei der Ernennung einer Sekundarärztin vor[221].

Welchen behördlichen Hürdenlauf Frauen nehmen mussten, beschrieb die Ärztin Anna Pölzl in ihren Erinnerungen. „Sie hatte sowohl mit den Vertretern einer verknöcherten Bürokratie als auch mit männlicher Ignoranz und Überheblichkeit in Person des Spitalsreferenten im Ministerium des Innern zu kämpfen. Ohne männliche Mentoren und wohlwollende Vorgesetzte, die sich für ihre Mitarbeiterin einsetzten, wären die institutionellen Barrieren noch schwerer überwindbar gewesen."[222] Schließlich bestätigten zwei Abteilungschefs Pölzls Überlegenheit gegenüber ihren männlichen Mitbewerbern, und sie bekam 1908 eine Stelle als Sekundarärztin am Allgemeinen Krankenhaus[223].

Von den Protagonistinnen dieser Kollektivbiografie wurden Gabriele Possanner am Kronprinzessin-Stephanie-Spital (1905)[224] und Erna Friedmann-Storfer am Allgemeinen Krankenhaus in Wien (von März 1909 bis April 1911) als Sekundarärztinnen angestellt. Bereits zwei Jahre zuvor hatte die Presse berichtet, der Landesausschuss von Galizien habe Sophie Moraczewska-Okunewska als erster Frau den Titel Sekundarärztin am Allgemeinen Krankenhaus in Lemberger verliehen[225]. Maria Schuhmeister, Absolventin der Universität Graz, bewarb sich auf eine *Offertausschreibung betreffend die Besetzung einer Sekundararztstelle* des städtischen Krankenhauses (Rath'sches Krankenhaus) in Baden bei Wien, die sie nach positivem Beschluss des örtlichen Gemeindeausschusses[226] von März 1906 bis März 1907 ausübte[227]. Ein Jahr zuvor hatte sie sich am St.-Johanns-Spital in Salzburg um die Stelle eines Sekundararztes II. Klasse beworben und war abgelehnt worden, weil in einem öffentlichen Krankenhaus, in dem nahezu zwei Drittel der *Pfleglinge* männlichen Geschlechts seien, weibliche Hilfskräfte nur dann *in Verwendung* genommen werden sollten, *wenn sich keine geeigneten Bewerber fänden*[228].

Sekundarärztinnen blieben im Schnitt drei bis vier Jahre im Spitaldienst und nutzten die gesamte ihnen zur Verfügung stehende Ausbildungszeit, nur in Ausnahmefällen

---

220 Arias, Ärztinnen 63. Zu den ersten Wiener Sekundarärztinnen Bianca Bienenfeld, Dora Teleky, Else Volk-Friedland und Stephanie Weiß-Eder vgl. *Jahresbericht des Vereines für erweiterte Frauenbildung in Wien* 20 (1907/1908) 3f.

221 Arias, Ärztinnen 63.

222 Ebd.; Pölzl, Ärztin 7.

223 Arias, Erste 104.

224 *Arbeiter-Zeitung* 17, Nr. 104 (14. April 1905) 5; vgl. *Neue Freie Presse* Nr. 15418 (26. Juli 1907) 8: Zeitungsartikel mit dem Titel: Die Sekundarärztin. Von Frau Dr. Baronin Possanner, gewesene provisorische Sekundarärztin.

225 *Bregenzer/Vorarlberger Tagblatt* 18, Nr. 5134 (14. März 1903) 5; *Neues Wiener Tagblatt* 37, Nr. 151 (3. Juni 1903) 20.

226 *Badener Zeitung* 26, Nr. 100 (16. Dezember 1905) 3.

227 AVA, MdI, Sanitätsakten 1911/1912, Karton 2930; vgl. auch *Deutsches Volksblatt* 17, Nr. 6091 (15. Dezember 1905) 7; *Mödlinger Zeitung* 9, Nr. 51 (17. Dezember 1905) 5; *Neues Wiener Tagblatt* 40, Nr. 62 (4. März 1906) 30.

228 SLA, Landesausschussakten II 59/16, Schreiben der Direktion der Landesheil- und Versorgungsanstalten an den Landesausschuss vom 17. November 1905.

verließen sie das Krankenhaus früher[229]. War im ersten Jahrzehnt nach der Zulassung von Frauen zum Medizinstudium schon die Erlangung einer Stelle als Sekundarärztin mit großen Hindernissen verbunden, so gelang es bis nach dem Ersten Weltkrieg noch keiner Ärztin, eine klinische Assistentenstelle zu erlangen[230].

4.2.7.2 Schulärztinnen und Lehrerinnen

Ein weiteres, sich allerdings erst im Zuge einer Medikalisierung des öffentlichen Bereichs entwickelndes Berufsfeld für akademisch ausgebildete Medizinerinnen war die Tätigkeit als Schulärztin, die ebenso mit hegemonialen Rollenzuschreibungen konform ging[231]. Dabei wurde einerseits auf eine vermeintlich „mütterliche Veranlagung" der Ärztinnen und andererseits auf die Rücksichtnahme auf das *weibliche Schamgefühl* der Schülerinnen rekurriert[232].

1895 wurde am staatlich geführten Offizierstöchter-Erziehungsinstitut in Hernals, wie bereits dargestellt, Georgine von Roth als „Schulärztin", wenn auch mit beschnittenen Handlungsfeldern ausgestattet, bestellt. Im Kriegsarchiv in Wien hat sich die sogenannte Qualifikationsliste erhalten, die Auskunft über Roths Tätigkeit und die Beurteilung ihrer Arbeit gibt. So wurden ihr *reiche Geistesgaben* und Sprachkenntnisse in Deutsch, Ungarisch, Französisch und Englisch in Wort und Schrift sowie ein *ehrenwerter gemüthvoller, ruhiger, besonnener* Charakter attestiert. Sie sei *diensteifrig* und zeige besonderes *Interesse für ihren eigentlichen (ärztlichen) Beruf, in welchem sie nach höherer Ausbildung* strebe. Während sie gute Bewertungen als (Hilfs-)Ärztin erhielt, fiel ihre Beurteilung als Lehrerin aufgrund ihrer *wenig anregenden Lehrweise* schlechter aus. Mehrmals krankheitshalber beurlaubt, ging Georgine von Roth 1908 mit 47 Jahren nach einer Gesamtdienstzeit von 13 Jahren in den Ruhestand[233].

Im selben Jahr unternahm der „Verein für erweiterte Frauenbildung in Wien" einen ersten, allerdings erfolglosen, Versuch, die Stelle einer Schulärztin[234] für die vom Verein betriebene Gymnasiale Mädchenschule zu schaffen. Vorgeschlagen wurde Gabriele Possanner, die damals noch um Anerkennung ihres Schweizer Doktorats und die Möglichkeit einer Nostrifizierung kämpfte. Es gäbe bereits mit Georgine von Roth in Hernals und auch in Budapest[235] eine Schulärztin, argumentierte der Verein[236]. Erst 1907 konnte eine Schulärztin am Mädchengymnasium angestellt werden[237].

---

229 Arias, Ärztinnen 60.

230 Teleky, Amt 4.

231 Der Einsatz von Schulärztinnen und schulhygienischen Einrichtungen war eine Entwicklung, die sich in ganz Europa Ende des 19. Jahrhunderts vollzog. So wurden in den 1890er Jahren Schulärztinnen an Pariser Mädchen-Lyzeen und auch an Schulen in Russland beschäftigt. Deutsche Frauenvereine verwiesen auf ihre Bedeutung für Mädchen. Vgl. Ziegeler, Ärzte 28.

232 Vgl. dazu Gamper, Entwicklung 67.

233 KA, Qualifikationslisten, Karton 2882, Georgine von Roth.

234 *Neues Wiener Tagblatt* 29, Nr. 149 (1. Juni 1895) 5.

235 Vgl. Gamper, Ärztinnen 11: Im Bereich der Schulhygiene war Ungarn führend, wo schon 1887 Schulärzte für die Gymnasien bestellt wurden.

236 *Jahresbericht des Vereines für erweiterte Frauenbildung in Wien* 7 (1894/1895) 4; vgl. auch *Neues Wiener Tagblatt* 29, Nr. 149 (1. Juni 1895) 5: Possanner wäre bestimmt eine geeignete Kandidatin – *nur, über den Kopf des Unterrichtsministers kann nicht entschieden werden.*

237 *Jahresbericht des Vereines für erweiterte Frauenbildung in Wien* 20 (1907/1908) 6.

Die Bestellung von Schulärzten und -ärztinnen an öffentlichen Schulen hing vor allem von der Initiative einzelner Gemeinden und Länder ab, in deren Kompetenzbereich auch die Schulgesundheit fiel. Nach Bekanntwerden der geplanten Einführung eines schulärztlichen Dienstes in staatlichen Lehrerbildungsanstalten verfasste der „Bund Österreichischer Frauenvereine“ 1908 eine Petition zur Bestellung von Ärztinnen in Lehrerinnenbildungsanstalten. Dem *natürlichen Empfinden* der Mädchen entsprechend sollten Untersuchungen durch *Geschlechtsgenossinnen* vorgenommen werden[238]. Zwei Jahre später wurde Dora Teleky als Ärztin für vier gewerbliche Fortbildungsschulen in Wien, die Lehrmädchen als Kleidermacherinnen und Weißnäherinnen ausbildeten, bestellt. Zu ihren Aufgaben gehörte die *gesundheitliche Überwachung* der Schülerinnen und Vorträge über allgemeine Hygiene und Körperpflege[239]. Nicht unerwähnt bleiben sollen die antisemitischen Reaktionen, welche die Bestellung einer Jüdin als Schulärztin vor allem von Seiten verschiedener Ortsgruppen der katholischen Frauenbewegung auslöste. Dora Teleky zählt zwar nicht zur Untersuchungsgruppe der vorliegenden Studie, ihr Beispiel veranschaulicht aber, mit welchen Ressentiments jüdische Ärztinnen zu diesem Zeitpunkt konfrontiert waren: *Die Katholische Frauenorganisation erhebt energischen Protest gegen die beklagenswerte Tatsache, daß der Posten einer Schulärztin, der jetzt zum erstenmale in Österreich vergeben worden ist, an eine Jüdin verliehen wurde. Die christliche Frauenwelt Wiens betrachtet diese beispiellose Rücksichtslosigkeit gegen christliche Intelligenz und Frauenarbeit umsomehr als eine direkte Schädigung ihrer Interessen, als sich in Wien mehrere christliche Aerztinnen befinden, die sich als ehemalige Lehrerinnen ganz besonders für den Posten der Schulärztin eignen und deren sittlicher Einfluß auf die jugendlichen Patientinnen entschieden bessere Folgen haben würde*[240]. Auch die *Reichs- und Welt-Post* polemisierte, die *christliche Intelligenz und Arbeitskraft* müsse wieder einmal der jüdischen weichen, obwohl es nicht an *tüchtigen* christlichen Ärztinnen fehle. *Frau Dr. Teleky* habe nun über den Gesundheitszustand von 800 Mädchen zu wachen. *Wie viel Christinnen mag es in dieser Zahl geben, die sich freiwillig niemals von einer Jüdin behandeln ließen und die es nun gezwungen tun sollen*[241].

Ab 1911/1912[242] wurden, wie schon länger vom „Bund Österreichischer Frauenvereine“ gefordert, Ärztinnen in Lehrerinnenbildungsanstalten in Wien, Graz, Prag und Brünn eingesetzt[243].

4.2.8 Praxis als niedergelassene Ärztin

Einige Frauen der Untersuchungsgruppe eröffneten nach ihrem – teilweise zweiten – Doktorat in den Hauptstädten ihrer Herkunftskronländer eine private Ordination. Bei der Gründung und Führung einer Ordination waren sie, wie schon zuvor bei ihrem Studium und ihren ersten Berufspraktika, wieder mit unterschiedlichen Schwierigkeiten

---

238 *Der Bund* 3/4 (1908) 1.

239 Gamper, Entwicklung 271.

240 *Das Vaterland* 51, Nr. 190 (27. April 1910) 3; vgl. auch *Das Vaterland* 51, Nr. 232 (24. Mai 1910) 3, 51, Nr. 234 (25. Mai 1910) 4.

241 *Reichs-und Welt-Post* 50, Nr. 18 (28. April 1910) 18.

242 Schon 1910 erhielt Anna Pölzl, Ärztin der Tabakfabriken, welche einen sehr hohen Frauenanteil hatten, eine Stelle als Schulärztin in den Schulen des „Wiener Frauenerwerbsvereins“, vgl. Pölzl, Ärztin 8.

243 Gamper, Ärztinnen 96f.

konfrontiert. Sie mussten sich einen Platz in der niedergelassenen Ärzteschaft „erkämpfen“ und immer wieder einen „Legitimationsnachweis“ antreten. Dabei setzten sie, wie die Befürworter:innen des Medizinstudiums für Frauen (vgl. Kapitel 2.1), bei vorherrschenden Geschlechterrollenbildern an. Sie argumentierten mit ihrer weiblichen „natürlichen“ Eignung und zugleich mit der Notwendigkeit einer medizinischen Behandlung von Frauen und (Klein-)Kindern durch Frauen. So betonte beispielsweise Anna Fischer-Dückelmann in ihrem im Jahr 1900 erschienenen Bestseller „Die Frau als Hausärztin“, ihr weibliches Geschlecht ermögliche ihr wie auch anderen Berufskolleginnen einen besonderen Zugang zur Medizin, welcher ihren männlichen Kollegen verwehrt bliebe. Charaktereigenschaften wie Empathie, Mütterlichkeit und *Zartgefühl* würden Frauen ihrer Meinung nach besonders für den ärztlichen Beruf befähigen[244]. Rosa Kerschbaumer sah die Ärztin für die Behandlung kranker Kinder prädestiniert, da *die Frau von Natur aus dem Kind mehr zugethan* sei und es deshalb besser zu behandeln wisse als *der Mann*[245].

Die Frage, ob sich Frauen auf ein Fachgebiet spezialisieren oder als praktische Ärztin arbeiten sollten, beschäftigte auch Vilma Hugonnai 1897, als sie ihre Ordination eröffnete. Sie dachte angesichts der eingeschränkten Möglichkeiten pragmatisch: *Nach der Lage der Dinge von heute sollten die Frauen sich nicht speciellen Fächern widmen, denn diese Studien erfordern ein reicheres Material, als den Ärztinnen zugänglich ist; vielmehr ist das Wirken auf dem Gebiete der allgemeinen Praxis für sie angezeigt*[246]. Als niedergelassene Ärztinnen beanspruchten Frauen nun einen Status, der gesellschaftliche Anerkennung, Respekt und – im besten Fall – gutes finanzielles Einkommen umfasste und bislang dem männlichen Geschlecht vorbehalten war.

4.2.8.1 Praxiseröffnungen

Nachdem Rosa Kerschbaumer schon seit 1890 aufgrund einer kaiserlichen Genehmigung als erste Frau in der Habsburgermonarchie in Salzburg praktiziert hatte, eröffnete 1897 Gabriele Possanner als erste Frau in Wien eine ärztliche Ordination (Günthergasse 2, Wien IX)[247]. Mit ihrem Engagement in der Ärztekammer setzte sie ein wichtiges Zeichen im Prozess der Professionalisierung des Berufs der Ärztin. Als 1900 Wahlen für die Wiener Ärztekammer stattfanden, strich sie der Magistrat von der Liste der Wahlberechtigten mit der Begründung, es könnten nur Personen wählen, die das Gemeindewahlrecht besäßen[248]. Daraufhin legte Possanner Berufung bei der Statthalterei ein. Nach deren Abweisung appellierte sie an das Ministerium des Innern, das ihre Eingabe ebenfalls abschlägig beschied. Erst die Anrufung des Verwaltungsgerichtshofs[249] gab ihrer Beschwerde Folge, mit dem Resultat, dass Frauen nun zur Wahl in die Wiener

244 Fischer-Dückelmann, Geschlechtsleben, Vorwort; Ziegeler, Ärzte 117.

245 Kerschbaumer, Berufsbildung 10: *Der weibliche Arzt ist ferner auch als Kinderarzt höchst unentbehrlich.*

246 Vorkämpferinnen (1896/1897) 51.

247 *Frauenleben* 9/2 (1897) 1f.; vgl. auch Stadler, Ärztinnen LIII: Ihre Ordinationsadressen: 1897: Günthergasse 2, Wien IX, ab 6. März 1907: Alserstraße 26, Wien IX; vgl. auch *Wiener Hausfrauen-Zeitung* 30, Nr. 1 (3. Jänner 1904) 66: Verweis, dass Possanner auf Gynäkologie spezialisiert sei.

248 Stern, Medizinerinnen 210; Lind, Frauenstudium 62.

249 *Neues Wiener Journal* 8, Nr. 2472 (11. September 1900) 6; vgl. auch *Innsbrucker Nachrichten* 47, Nr. 211 (15. September 1900) 6; *Neues Frauenleben* 16/2 (1904) 17.

Ärztekammer zugelassen wurden[250]. Damit setzte Possanner einen weiteren wichtigen Schritt im Prozess der Anerkennung von Frauen in ihrem Berufsstand. 1904 wurde sie als erste Ärztin als Ersatzmitglied (stellvertretendes Kammermitglied) in die Ärztekammer gewählt, kandidierte jedoch bei den nächsten Wahlen 1907 nicht mehr[251]. Nachdem das Präsidium des Wiener Medizinischen Doktoren-Kollegiums 1919 die Aufnahme weiblicher Ärzte beschlossen hatte, trat sie diesem 1923 bei[252].

In Budapest wurde Vilma Hugonnai kurz nach ihrer Promotion (durch Nostrifizierung an der Universität Budapest) am 13. Juni 1897 als erste Frau in die Liste der praktizierenden Ärzte aufgenommen[253]. Auch bei ihr dauerte es jedoch, bis sie die männlichen Kollegen akzeptierten. Der „Königlich-ungarische Ärzteverein" verweigerte ihr vorerst die Aufnahme[254], erst im März 1899 wurde sie als gleichberechtigtes Mitglied akzeptiert[255]. *Seit dem 15. Mai bis heute, dem 29. September, exclusive einer dreiwöchigen Ferienreise, habe ich 174 Kranke behandelt*, berichtete sie 1897 im *Jahresbericht des Vereines für erweiterte Frauenbildung in Wien*[256].

Bis 1903 blieb *Fräulein Dr. med. Freiin von Possanner*[257] die einzige praktizierende Ärztin in Wien. In diesem Jahr eröffnete dann mit Friederike Lubinger eine zweite Medizinerin (aus der Untersuchungsgruppe) eine Praxis für *Frauen und Kinder* in der Mariahilferstraße 88a[258]. Im Jahrbuch für Sanitätspersonen von 1929/1930 wird Friederike Lubinger als Frauenärztin geführt, einige Jahrgänge später als praktische Ärztin[259].

Im Jahr 1907 praktizierte für einige Zeit mit Lucia Morawitz eine weitere „Schweizer Ärztin" als Ärztin für Frauen- und Nervenkrankheiten in Wien[260]. Bereits 1903 hatte sie im radikal-liberalen „Allgemeinen Österreichischen Frauenverein" zwei Vorträge über die Bekämpfung oder Reglementierung der Prostitution gehalten. Sie versuchte anhand von statistischen Daten nachzuweisen, dass das eigentliche Motiv der Prostitution die materielle Not der Arbeiterinnen und Dienstmädchen sei, die *argen Wohnverhältnisse* und die *Gewalt, die durch den Mädchenhandel repräsentiert* werde. Morawitz kritisierte, dass bei Männern *ein physiologischer Zwang* nach Sexualität als *Existenz-Berechtigung* der Prostitution angegeben werde, der aus medizinischer Sicht nicht bestätigt werden könne. Auch auf Geschlechtskrankheiten als Folge der Prostitution ging sie ein[261]. Als sich 1907

---

250 Stern, Medizinerinnen 210; Memmer, Institutionalisierung 233; vgl. auch *Neues Wiener Journal* 8, Nr. 2374 (3. Juni 1900) 3.

251 Stern, Medizinerinnen 211; *Neues Frauenleben* 16/2 (1904) 17.

252 Stern, Medizinerinnen 211.

253 Vorkämpferinnen (1896/1897) 50; Stadler, Ärztinnen XXXI.

254 *Neue Freie Presse* Nr. 11965 (14. Dezember 1897) 6; *Innsbrucker Nachrichten* 44, Nr. 287 (16. Dezember 1897) 3.

255 *Dokumente der Frauen* 1/1 (1899) 18.

256 Vorkämpferinnen (1896/1897) 51.

257 *Innsbrucker Nachrichten* 42, Nr. 273 (27. November 1895) 3; vgl. auch Gamper, Ärztinnen 74.

258 *Buchdrucker-Zeitung* 31, Nr. 35 (27. August 1903) 5; *Kurjer Lwowski* 21, Nr. 245 (4. September 1903) 4; *Neues Wiener Journal* 11, Nr. 3590 (25. Oktober 1903) 20; *Arbeiter-Zeitung* 15, Nr. 301 (2. November 1903) 4; *Badener Zeitung* 24, Nr. 89 (7. November 1903) 4; *Neues Frauenleben* 17/12 (1905) 35; vgl. auch WStLA, Meldeauskunft vom 28. April 2017: Von 1911 bis 1. Dezember 1938 war Lubinger in der Mariahilferstraße 47 gemeldet.

259 Stadler, Ärztinnen XLII; Arias, Ärztinnen 71.

260 *Neue Freie Presse* Nr. 15555 (10. Dezember 1907) 11.

261 *Illustrirtes Wiener Extrablatt* 32, Nr. 319 (20. November 1903) 5; vgl. auch *Neues Frauenleben* 15/12 (1903) 24; *Neues Frauenleben* 16/4 (1904) 4–9.

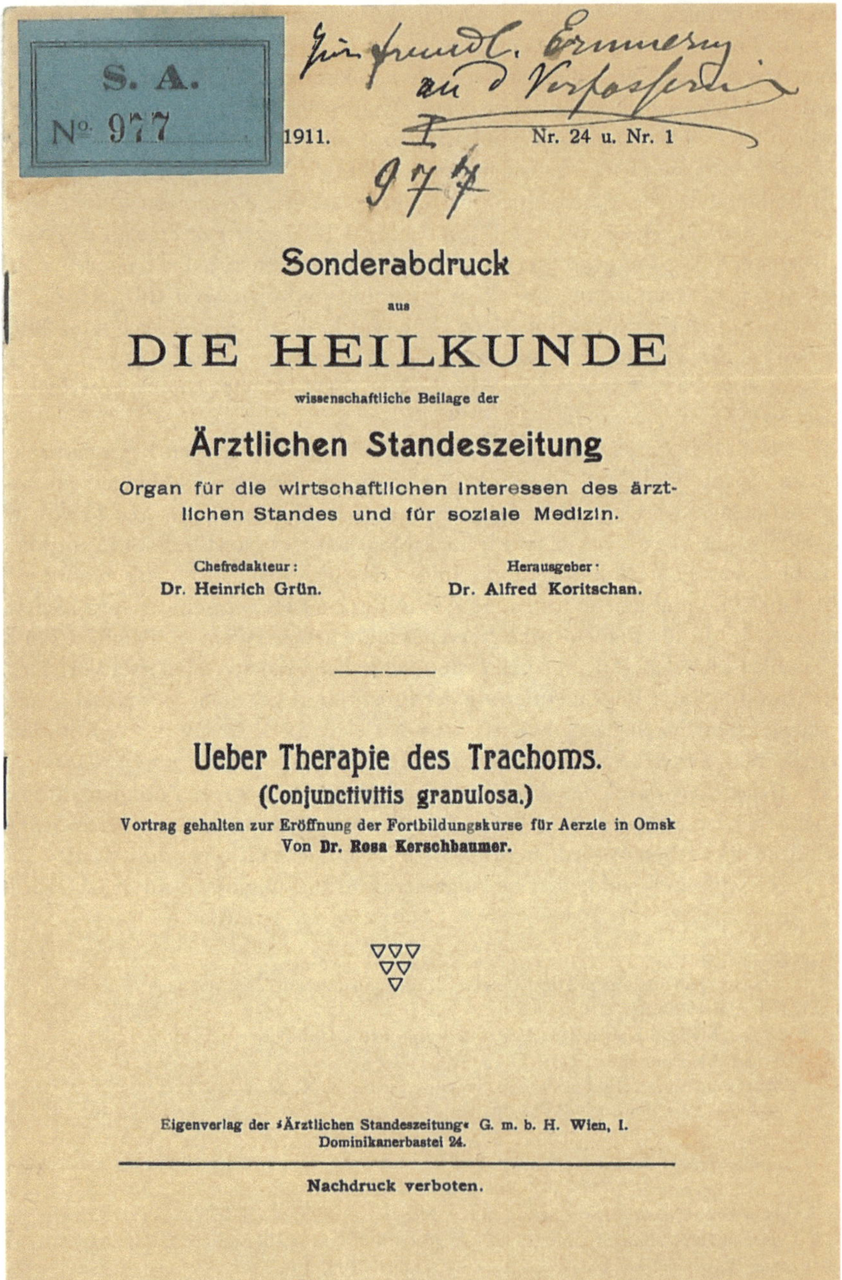

Zur freundl. Erinnerung an d. Verfasserin

1911. I. Nr. 24 u. Nr. 1

977

Sonderabdruck

aus

DIE HEILKUNDE

wissenschaftliche Beilage der

Ärztlichen Standeszeitung

Organ für die wirtschaftlichen Interessen des ärztlichen Standes und für soziale Medizin.

Chefredakteur: Dr. Heinrich Grün.

Herausgeber: Dr. Alfred Koritschan.

Ueber Therapie des Trachoms.

(Conjunctivitis granulosa.)

Vortrag gehalten zur Eröffnung der Fortbildungskurse für Aerzte in Omsk

Von Dr. Rosa Kerschbaumer.

Eigenverlag der »Ärztlichen Standeszeitung« G. m. b. H. Wien, I. Dominikanerbastei 24.

Nachdruck verboten.

Abb. 17: Titelbild des Sonderabdrucks des Aufsatzes „Ueber Therapie des Trachoms" von Rosa Kerschbaumer aus der Zeitschrift *Die Heilkunde* mit Widmung der Verfasserin, 1911.

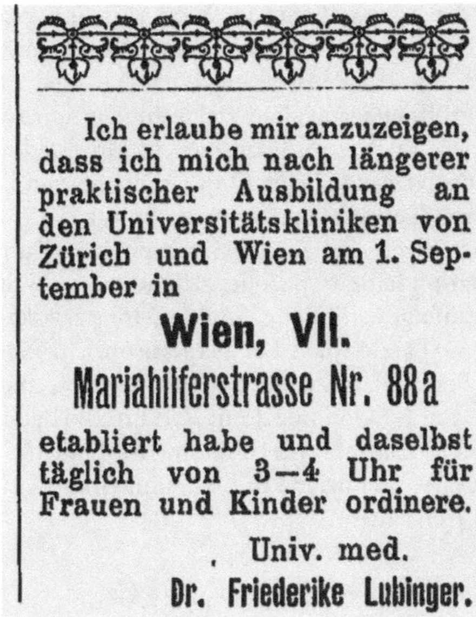
Ich erlaube mir anzuzeigen, dass ich mich nach längerer praktischer Ausbildung an den Universitätskliniken von Zürich und Wien am 1. September in
Wien, VII.
Mariahilferstrasse Nr. 88a
etabliert habe und daselbst täglich von 3–4 Uhr für Frauen und Kinder ordinere.
Univ. med.
Dr. Friederike Lubinger.

Abb. 18: Ankündigung der Eröffnung einer Ordination von Dr. Friederike Lubinger in der Mariahilferstr. 88a in Wien, 1903.

die „Oesterreichische Gesellschaft zur Bekämpfung der Geschlechtskrankheiten" konstituierte, war Lucia Morawitz neben Friederike Lubinger und Gabriele Possanner im Vorstand vertreten[262]. Morawitz hielt bis 1911 mehrere Vorträge über Geschlechtskrankheiten[263]. Nach ihrer Eheschließung mit Hans Sommerhoff 1913 lebte sie für kurze Zeit in Turin und danach – ab 1919 getrennt von ihrem Mann – in der Schweiz. Von 1908 bis 1911 führte auch Rosa Kerschbaumer eine Praxis als Augenärztin in den Tuchlauben im 1. Bezirk in Wien.

Im ganzen Gebiet der Monarchie gab es 1910 80 Ärztinnen (0,6% aller Ärzt:innen), davon 39 in Wien[264]. Unter den 1914 genannten 50 Ärztinnen in Wien finden sich mit Friederike Lubinger, Gabriele Possanner sowie Erna Friedmann-Storfer und Georgine von Roth vier „Schweizer Ärztinnen"[265]. Erna Friedmann-Storfer führte eine Ordination

262 *Deutsches Volksblatt* 19, Nr. 6521 (26. Februar 1907) 8.

263 Z. B. am 14. Dezember 1907: Vortrag über „Geschlechtskrankheiten und Familie", veranstaltet von der Wiener Bezirkskrankenkasse und der „Österreichischen Gesellschaft zur Bekämpfung der Geschlechtskrankheiten", vgl. *Arbeiter-Zeitung* 19, Nr. 343 (14. Dezember 1907) 6; *Wiener Zeitung* Nr. 268 (21. November 1907) 10. Am 21. Dezember 1907 hielt Morawitz den Vortrag „Familienglück und Geschlechtskrankheiten" im „Verein Volksheim", vgl. *Neues Wiener Tagblatt* 41, Nr. 350 (21. Dezember 1907) 13. Am 19. März 1908 fand die „Enquete zur Bekämpfung der Geschlechtskrankheiten" statt, bei der Morawitz den Standpunkt des wissenschaftlichen Abolitionismus vertrat und die Schaffung weitgreifender Maßregeln und Institutionen forderte, welche die Ausbreitung der Geschlechtskrankheiten mit *systematischer Aufklärungsarbeit, Schaffung allseitiger Gelegenheit zur unentgeltlichen Behandlung der venerischen Krankheiten, Anzeigepflicht mit Zwangsbehandlung, schwere*[n] *Strafen gegen wissentliche oder fahrlässige Infektion* eindämmen sollten, vgl. *Neues Wiener Journal* 16, Nr. 5177 (20. März 1908) 7.

264 Oskar Klauber, Zahl und Verteilung der Ärzte in Österreich. *Wiener Klinische Wochenschrift* 24/9 (1911), Separatabdruck, zit. nach Arias, Ärztinnen 70.

265 *Jahrbuch des Bundes österreichischer Frauenvereine mit Kalender* 2 (1914) 186f.

als praktische Ärztin in der Alserstraße 43 in Wien VIII und Georgine von Roth nach ihrer Pensionierung als Hilfsärztin und Lehrerin am Offizierstöchter-Erziehungsinstitut in Hernals 1908 eine Praxis in der Bernbrunngasse 5[266].

Wie in Deutschland eröffneten auch in der Habsburgermonarchie Ärztinnen vor dem Ersten Weltkrieg überwiegend Privatordinationen in Großstädten[267]. Soweit bekannt, hatte keine einzige „Schweizer Ärztin" eine Ordination auf dem Land. Grund dafür war wohl die hier noch größere Skepsis gegenüber einer Ärztin.

Drei von ihnen praktizierten aber zusätzlich temporär in Kurorten, wo sie entweder eine fachärztliche Ordination hatten und/oder sich gezielt an weibliche Kurgäste wandten. Zeitungsberichten zufolge ordinierte Sophie Moraczewska-Okunewska ab 1900 neben ihrer Anstellung im Landesspital Lemberg saisonal in Franzensbad (Františkovy Lázně, Tschechien) als Frauenärztin. Dort behandelte sie Gebärmutterhalskrebs nach der Methode von Marie Curie-Skłodowska mit Radium. In Baden bei Wien war Maria Schuhmeister 1907 als Kurärztin mit Spezialisierung für Frauenleiden und innere Medizin tätig. Rosa Kerschbaumer praktizierte in der Sommersaison 1908 als Augenärztin in Karlsbad (Karlovy Vary, Tschechien).

4.2.8.2 Berufsalltag als Ärztin

Die ersten Jahre nach der Praxisgründung waren für Ärztinnen nicht nur eine fachlich herausfordernde, sondern auch eine ökonomisch schwierige Zeit, in der viele mit finanziellen Zuschüssen der Familie oder bezahlten Nebentätigkeiten über die Runden kommen mussten[268]. Der Berufsalltag und die Arbeits- und Tätigkeitsfelder der niedergelassenen Ärztinnen lassen sich aufgrund fehlender Quellen nur ansatzweise rekonstruieren. Anzeigen und Ärzteverzeichnissen zufolge hielten sie, wie ihre männlichen Kollegen, meist sechs bis sieben Mal in der Woche Sprechstunden für die Dauer von ein bis zwei Stunden ab. Dafür wurden häufig Hausbesuche gemacht. Dazu kam die Dokumentation der Krankengeschichten, Verwaltungstätigkeit, Rechnungsführung und Korrespondenz.

Einen kleinen Einblick in den Berufsalltag einer Ärztin aus dem Umfeld der Frauen der Untersuchungsgruppe gibt ein Bericht Reinhold Aigners, Sohn von Oktavia Aigner-Rollet, die 1907 als erste Ärztin in Graz eine Ordination eröffnete und mit der „Schweizer Ärztin" Maria Schuhmeister befreundet war[269]. Er konnte sich dabei auf Verzeichnisse von Ordinationen und Hausbesuchen, ärztliche Zeugnisse oder Dokumentationen von Untersuchungen stützen, die seine Mutter aufbewahrt hatte. Darin scheinen *vollzahlende*, *ermäßigt zahlende* und *nichts zahlende* Patient:innen auf. Ab 1925 erhielt sie auch Verträge von einigen Krankenkassen. Sie hatte nie eine Ordinationshilfe und führte die Patient:innen-Kartei und Krankengeschichten-Bücher immer selbst [270]. Weibliche Patienten,

266 Ebd.: Die Bernbrunngasse ist heute die Münichreitergasse in Wien XIII.

267 Schleiermacher, Berufsnormalität 98.

268 Ebd.

269 Oktavia (Aigner-)Rollett, geboren 1877 in Graz, deren Vater Universitätsprofessor für Physiologie und Histologie an der Universität Graz war, studierte 1900/1901 zunächst an der Philosophischen, ab 1901/1902 an der Medizinischen Fakultät in Graz, eröffnete 1907 als erste Frau in Graz und in der Steiermark eine eigene Praxis. Vgl. Aigner, Oktavia Aigner-Rollett 141–158; ders., Ärztinnen 45–70; ders., Patientenfrequenz 79–82.

270 Ders., Patientenfrequenz 79–82.

darunter viele auswärtige, hätten immer überwogen, im Laufe der Zeit nahm aber der Anteil an Männern zu, erinnerte sich ihr Sohn[271]. Margarethe Hilferding-Hönigsbergs Sohn, der als Kind viel Zeit in der Ordination seiner Mutter verbracht hatte, erzählte hingegen in einem Interview, er habe keinen einzigen Mann je die Praxis betreten sehen. Hilferding-Hönigsberg praktizierte ab 1910 als praktische Kassenärztin in Wien X[272].

Diesen und auch anderen Berichten zufolge scheint es, dass niedergelassene Ärztinnen bis zum Ersten Weltkrieg fast ausschließlich Frauen und auch Kinder behandelten. Ein in der satirischen Zeitschrift *Die Bombe* abgedrucktes Gedicht thematisierte bereits im Februar 1900 die Frage, ob sich Männer von Frauen behandeln ließen, und kam zu einem eindeutigen Schluss:

Wia da Sepp zan Doctor gang'n is[273]

An Doctor sucht der Sepp
In der Weanastadt,
Bis er „Doctor Possaner"
Herausbuchstabirt hat.

Vor an Frau'nzimmer steht er
Und brummt in sein Zurn
„Na, wo steckt denn der Doctor,
Hob' eh' Zeit verlur'n."

„I' bin ja der Doctor",
So sagt's halt zan Sepp.
Da lacht er und moant,
„I bin ja koa Täpp,

Na pfiad Ihna God
I' fahr' wieda ham,
Sö wird'n ihna irren –
I' brauch' koa Madam'."

Für „Sepp" war das Faktum, dass *Doctor Possaner* eine Frau war, Grund genug, auf eine medizinische Behandlung zu verzichten und seine Gesundheit aufs Spiel zu setzen.

4.2.8.3 Friederike Lubinger – erste Kassenärztin

Ein neuer beruflicher Fokus eröffnete sich Ärztinnen, wenn sie einen Vertrag mit einer Krankenkasse erhielten. Am 1. September 1903 stellte der „Verband der Genossenschaftskrankenkassen Wiens und Niederösterreichs" Friederike Lubinger als erste Kassenärztin Österreichs für die Behandlung weiblicher Mitglieder (und Kinder) der Allgemeinen Arbeiterkrankenkasse ein[274]. Mit dem Krankenversicherungsgesetz von 1888 war in Österreich die obligatorische Krankenversicherung der Arbeiter:innen eingeführt worden[275]. Etliche etablierte Ärzte standen den Krankenkassen, welche die Höhe ihres Honorars

---

271 Ders., Oktavia Aigner-Rollett 150.

272 Stipsits, Margarete Hönigsberg 50: Hönigsberg-Hilferdings Praxis befand sich in der Favoritenstraße 67, Ecke Reisingerstraße 9.

273 *Die Bombe* 30, Nr. 6 (11. Februar 1900) 3.

274 Gamper, Ärztinnen 75; Stadler, Ärztinnen XLII; *Neues Frauenleben* 15/9 (1903) 16.

275 Vgl. dazu Tálos, Sozialpolitik 42–69.

festlegten, kritisch gegenüber und fürchteten eine ökonomische Abhängigkeit und Einschränkung ihrer freiberuflichen Tätigkeit[276]. Die *Wiener medizinische Presse* bezeichnete die Krankenkassen sogar als den *erbittertsten Feind der Ärzteschaft*, der die Ärzte als Sklaven erniedrige[277]. Nach deren Einführung soll sich die wirtschaftliche Lage einiger Ärzte tatsächlich verschlechtert haben, da die Pauschalsätze der Krankenkassen mit der allgemeinen Teuerung nicht Schritt hielten[278]. Für Arbeiterinnen bedeutete hingegen die Krankenversicherung eine eindeutige Verbesserung. Ab der Jahrhundertwende hatte die österreichische Arbeiter:innenbewegung weibliche Kassenärzte wie in Berlin und in anderen deutschen Städten gefordert. Denn die Masse der Frauen müsse zu jenem Kassenarzt gehen, der ihnen durch die Rayonseinteilung der Krankenkasse zugewiesen werde, egal wie er Arbeiterinnen behandle, lautete eine Kritik in der *Arbeiterinnen-Zeitung* 1902: *Wie oft ist nicht der Arzt, der der „Dame" gegenüber von ausgesuchtem Zartgefühl ist, gegen die Arbeiterin verletzend, taktlos, sogar roh.* In zahlungskräftigen Kreisen habe man gewöhnlich einen Hausarzt, den die Frauen und Mädchen kennen und der ein Vertrauter der Familie sei. *Er leistet Beistand und Frauen können mit ihm über jedes Leiden reden.* Die Arbeiterinnen seien aber *widerstandslos* gegen *Unzukömmlichkeit* männlicher Ärzte. *Was tun, wenn der Arzt von „Renitenz", „dummer Ziererei" redet, man wird dem Arzt recht geben und die Frau lächerlich machen.* Weibliche Ärzte hätten einen *wahrhaft segensreichen Wirkungskreis, gerade bei unbemittelten, besitzlosen Frauen*, natürlich auch bei *besitzenden Frauen*, jedoch sei das Bedürfnis hier nicht so begründet wie bei den Arbeiterinnen[279].

Nachdem Friederike Lubinger ihre Praxis für Kassenpatientinnen geöffnet hatte, blieb der erwartete Zulauf zunächst aus. Von September bis Dezember 1903 behandelte sie 180 *erwerbsfähige Kranke*, im Jahr 1904 waren es 703 und 1905 1.009 Patientinnen[280]. *Das Bedürfnis einer besonderen Fürsorge für unsere weiblichen Mitglieder scheint uns damit bestätigt*, hielt ein Bericht des „Verbandes der Genossenschaftskrankenkassen Wiens und Niederösterreichs" fest[281]. Die Anfangsschwierigkeiten wurden mit dem weiten Weg der Arbeiterinnen in die Ordination im 7. Wiener Gemeindebezirk, der für viele Frauen mit Lohnverlust und Kosten für die Tramway verbunden war, erklärt. Darüber hinaus waren nicht alle Arbeiterinnen von der Kompetenz weiblicher Ärzte überzeugt. Schon kurz nach der Öffnung des Medizinstudiums für Frauen meinte die *Arbeiterinnen-Zeitung*: *Wenn es wohl auch im Anfange manche Frau geben wird, die zu einem Weibe weniger Vertrauen haben als zu dem Manne. Aber – haben wir nur Ausdauer, und die Frauen werden beweisen, daß sie in diesem edlen Berufe, wie in so manchem anderen, dem Manne nicht inferior sind*[282].

Mit diesem Beispiel kommt eine weitere Facette der Reproduktion hegemonialer Geschlechterbilder ins Spiel: Manche Frauen hatten die Ansicht, nur Männer wären

---

276 Langthaler, Stellungnahmen 72f.

277 *Wiener medizinische Presse* 37/1 (1896) Sp. 36.

278 Öhler, Ärztegesellschaft 40.

279 *Arbeiterinnen-Zeitung* 11, Nr. 17 (14. August 1902) 4f., vgl. auch Nr. 16 (31. Juli 1902) 5f.

280 Bericht des Verbandes der Genossenschafts-Krankenkassen Wiens und Niederösterreichs samt der Statistik der Verbandskassen für das Jahr 1905 (Wien 1906) 57, zit. nach Gamper, Ärztinnen 76. Leider sind keine Vergleichszahlen vorhanden, die eine Einschätzung, ob es sich um eine große Anzahl handelte, ermöglichen.

281 Ebd.

282 *Arbeiterinnen-Zeitung* 9, Nr. 19 (4. Oktober 1900) 3f.

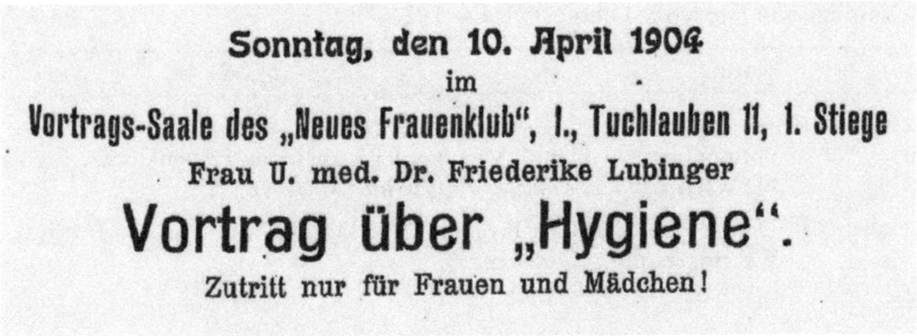

Sonntag, den 10. April 1904
im
Vortrags-Saale des „Neues Frauenklub", I., Tuchlauben 11, 1. Stiege
Frau U. med. Dr. Friederike Lubinger
Vortrag über „Hygiene".
Zutritt nur für Frauen und Mädchen!

Abb. 19: Ankündigung eines Vortrags über Hygiene von Dr. Friederike Lubinger am 10. April 1904 im Vortragssaal des „Neuen Frauenklubs".

als Ärzte geeignet, so verinnerlicht, dass sie an der Qualifikation und am Können von Ärztinnen zweifelten.

Im Jahr 1908 erhielten drei weitere Medizinerinnen Kassenverträge und fanden breite Akzeptanz[283]. Die ersten Kassenärztinnen behandelten ausschließlich Frauen und Kinder. Für Sozialdemokratinnen waren Ärztinnen auch prädestiniert, Frauen Kenntnisse über den weiblichen Körper zu vermitteln. Die Sozialdemokratin Therese Schlesinger empfahl in diesem Sinne das Gesundheitsbuch der „Schweizer Ärztin" Anna Fischer-Dückelmann „Das Geschlechtsleben des Weibes", da es sich besonders an Frauen wende. Es beweise, wie viel die wissenschaftlich und besonders die medizinisch gebildete Frau der Frau zu sagen habe, weil *vieles, das von unendlicher Wichtigkeit für das körperliche und geistige Leben des Weibes ist, die männlichen Ärzte bisher unausgesprochen, wenn nicht gar unerkannt gelassen haben*[284].

Unterschiedliche Frauengruppen und -vereine organisierten ab ca. 1900 eigene Vorträge für Frauen. Friederike Lubinger und ihre Kollegin Margarethe Hilferding-Hönigsberg zählten zu den gefragtesten Referentinnen in Wien. Mit Hinweisen wie *Zutritt nur für Frauen und erwachsene Mädchen* setzten sie auf einen „geschützten Raum", in dem die Zuhörerinnen unter sich waren. Wahrscheinlich auch deswegen, um ihnen bei Themen wie *Frauenkrankheiten* oder Sexualität die Möglichkeit zu geben, „heikle" Fragen zu stellen, ohne mit unangemessenen Kommentaren von männlichen Anwesenden konfrontiert zu werden. Die folgende, nicht repräsentative Liste von Vorträgen, die basierend auf einer systematischen online-Recherche in Zeitungen und Zeitschriften (ANNO-Recherche) zusammengestellt wurde, soll Einblicke in die konkreten Themen von Lubingers Vorträgen sowie die breite Palette von Veranstalter:innen und Veranstaltungsorten geben:

283 Margarethe Hilferding-Hönigsberg, Klara Scherer-Hönigsberg und Amalia Friedmann wurden 1908 als weitere Kassenärztinnen angestellt, vgl. Gamper, Ärztinnen 76f.

284 *Arbeiterinnen-Zeitung* 9, Nr. 15 (2. August 1900) 8; vgl. auch Gamper, Ärztinnen 91.

Tabelle 8: Vorträge von Friederike Lubinger (1904–1926)[285].

Datum	Vortrag
1904	
10. April	Vortrag über „Hygiene", Vortragssaal des „Neuen Frauenklubs", Tuchlauben 11, Wien 1 (*Zutritt nur für Frauen und Mädchen*)[286]
13. November	„Einige Kapitel aus der Hygiene", Hörsaal des Anatomischen Institutes, Währingerstraße 13, Wien 9[287]
1906	
16. Jänner	Frauenkrankheiten", „Verein der Heimarbeiterinnen und aller im Hause beschäftigten Frauen und Mädchen", Ortsgruppe XVII Wien, Wilds Gasthaus, Rötzergasse 40, Wien 17 (*Zutritt nur für Frauen und erwachsene Mädchen*)[288]
18. Jänner	„Frauenhygiene", „Verein der Industrielehrerinnen und Lehrerinnen der französischen Sprache", Zieglergasse 49, Wien 7[289]
10. Februar	„Ueber Hygiene", „Neuer Frauenklub", Wien[290]
12. April	„Frauenkrankheiten", „Allgemeiner Verein sozialdemokratischer Frauen und Mädchen", Grubmüllers Gasthaus, Hauptstraße 100, Wien 11[291]
1907	
25. Oktober	„Hygiene des Frauenlebens", „Frauenverein Diskutierklub", im Saal des Frauenklubs, Tuchlauben 11, Wien 1[292]
12. November	„Hygiene des Frauenlebens", „Frauenverein Diskutierklub", Saal des Frauenklubs, Tuchlauben 11, Wien 1[293]
26. November	Vortrag ohne Titel, „Verein der Heimarbeiterinnen und aller im Hause beschäftigten Frauen und Mädchen", Vereinsabend und Vortrag für die Ortsgruppe XV, Kisels Gasthaus, Benedikt-Schelingergasse 19, Wien 14 (*Wir ersuchen diesmal, Kinder nicht mitzunehmen*)[294]
30. November	„Wesen und Verhütung der Geschlechtskrankheiten", Wiener Bezirkskrankenkassen und „Oesterreichische Gesellschaft zur Bekämpfung der Geschlechtskrankheiten", Vortragssaal der Wiener Bezirkskrankenkasse, Albertgasse 35, Wien 8 (*für Frauen*)[295]
11. Dezember	„Die Bedeutung und Verhütung von Geschlechtskrankheiten", Hygienische Vorträge der „Oesterreichischen Gesellschaft zur Bekämpfung der Geschlechtskrankheiten", Saal des Vereinsheims, Königseggasse 10, Wien 6[296]

285 Zusammengestellt nach einer ANNO-Recherche vom September 2020, ohne Anspruch auf Vollständigkeit.

286 *Mitteilungen der Vereinigung der arbeitenden Frauen* 2/12 (1904) 1.

287 *Mitteilungen der Vereinigung der arbeitenden Frauen* 2/18 (1904) 6.

288 *Arbeiter-Zeitung* 18, Nr. 13 (14. Jänner 1906) 4.

289 *Neue Freie Presse* Nr. 14871 (17. Jänner 1906) 9; *Deutsches Volksblatt* 18, Nr. 6145 (11. Februar 1906) 22.

290 *Neue Freie Presse* Nr. 14894 (9. Februar 1906) 10.

291 *Arbeiter-Zeitung* 18, Nr. 91 (2. April 1906) 4.

292 *Arbeiter-Zeitung* 19, Nr. 293 (25. Oktober 1907) 6.

293 *Arbeiter-Zeitung* 19, Nr. 311 (12. November 1907) 7.

294 *Arbeiter-Zeitung* 19, Nr. 323 (24. November 1907) 11.

295 *Wiener Zeitung* Nr. 268 (21. November 1907) 10.

296 *Arbeiter-Zeitung* 19, Nr. 337 (8. Dezember 1907) 7.

1908	
21. Jänner	„Sexuelle Hygiene", „Oesterreichische Gesellschaft zur Bekämpfung der Geschlechtskrankheiten", Hainburgerstraße 60, Wien 3 (*für Frauen*)[297]
26. Jänner	„Hygiene im Frauenleben", „Hebammenverein", Festsaal der Kronprinz-Rudolf-Schule in Brünn (*und werden zu demselben Frauen aller Stände eingeladen, Herren sind ausgeschlossen*)[298]
15. Mai	„Berufskrankheiten der Frauen im Handelsgewerbe", „Frauensektion des Zentralvereines kaufmännischer Angestellter Oesterreichs", Saal des neuen Frauenklubs, Tuchlauben 11, Wien 1 (*Gäste willkommen*)[299]
1910	
12. September	„Frauenleben", Bezirksorganisation der „Heimarbeiterinnen", Liesing (*allgemein zugänglich*)[300]
1911	
3. April	„Die Hygiene des täglichen Lebens", Verein „Tuberkulosenschutz"[301]
1913	
19. Jänner	„Exkursion nur für Frauen und Mädchen in die anatomische Wachspräparatensammlung im Josefinum", *Führung Frau Dr. Lubinger*[302]
1915	
23. Oktober	„Schutzvorkehrungen gegen Kriegsseuchen", Verbandsheim, Königseggasse 10, Wien 6[303]
3. November	„Krieg und Geschlechtskrankheiten", Verband der Genossenschaftskrankenkassen Wiens und Niederösterreichs, Lichtbildervortrag, Lesesaal des Buchdruckerheims, Seidengasse 17, Wien 7[304]
5. November	„Krieg und Geschlechtskrankheiten", Verband der Genossenschaftskrankenkassen Wiens und Niederösterreichs, Lichtbildervortrag, großer Saal des Verbandsheims, Königseggasse 10, Wien 6[305]
9. November	„Krieg und Geschlechtskrankheiten", Verband der Genossenschaftskrankenkassen Wiens und Niederösterreichs, Lichtbildervortrag, Hotel Arco, Rotensterngasse 7, Wien 2[306]
2. Dezember	„Krieg und Geschlechtskrankheiten", Verband der Genossenschaftskrankenkassen Wiens und Niederösterreichs, Lichtbildervortrag, Volksbildungshaus, Stöbergasse 13/15, Wien 5[307]

297 *Arbeiter-Zeitung* 20, Nr. 20 (21. Jänner 1908) 6.
298 *Hebammenzeitschrift* 2/2 (1908) 9.
299 *Arbeiter-Zeitung* 20, Nr. 129 (10. Mai 1908) 16.
300 *Arbeiter-Zeitung* 22, Nr. 249 (11. September 1910) 13.
301 *Neues Wiener Journal* 19, Nr. 6267 (3. April 1911) 5f.
302 *Arbeiter-Zeitung* 25, Nr. 18 (19. Jänner 1913) 13.
303 *Arbeiter-Zeitung* 27, Nr. 289 (18. Oktober 1915) 10.
304 *Arbeiter-Zeitung* 27, Nr. 292 (21. Oktober 1915) 8.
305 Ebd.
306 Ebd.
307 *Arbeiter-Zeitung* 27, Nr. 328 (28. November 1915) 12.

1916	
24. Jänner	„Krieg und Geschlechtskrankheiten“, Verband der Genossenschaftskrankenkassen Wiens und Niederösterreichs, Lichtbildervortrag im Privatlokal, Missindorfstraße 9, Wien 13[308]
17. Februar	„Krieg und Geschlechtskrankheiten“, Verband der Genossenschaftskrankenkassen Wiens und Niederösterreichs, Lichtbildervortrag in Schreiners Gasthaus, Neubaugürtel 15, Wien 15[309]
19. Februar	„Geschlechtskrankheiten und ihre Folgen“, Allgemeine Arbeiter-Kranken- und Unterstützungskasse, Arbeiterhilfskorps, Ortsgruppe der Heimarbeiterinnen und Freie politische Frauenorganisation, Lichtbildervortrag, Rittersaal, Graz[310]
20. Februar	„Geschlechtskrankheiten und ihre Folgen“, „Freie politische Frauenorganisation, Lichtbildervortrag“, Graz[311]
30. März	„Krieg und Geschlechtskrankheiten“, Verband der Genossenschaftskrankenkassen Wiens und Niederösterreichs, Lichtbildervortrag, Biograph, Gustav Dietrichstraße 2, Neunkirchen[312]
4. März	„Krieg und Geschlechtskrankheiten“, Verband der Genossenschaftskrankenkassen Wiens und Niederösterreichs, Lichtbildervortrag, Vortragssaal des Gasthauses Fugger, Wienerstraße, St. Pölten (*nur Frauen und Mädchen hatten Zutritt*)[313]
9. April	„Krieg und Geschlechtskrankheiten“, Verband der Genossenschaftskrankenkassen Wiens und Niederösterreichs, Lichtbildervortrag, Marie Straules Fabriksrestauration, Neuda bei Pöchlarn[314]
10. April	„Krieg und Geschlechtskrankheiten“, Verband der Genossenschaftskrankenkassen Wiens und Niederösterreichs, Lichtbildervortrag, Vortragssaal des Arbeiterheims, Wilhelmsburg[315]
22. April	„Krieg und Geschlechtskrankheiten“, Verband der Genossenschaftskrankenkassen Wiens und Niederösterreichs, Lichtbildervortrag im Turnsaal der Volksschule, Harland[316]
8. Mai	Vortrag für Frauen über 18 Jahre, „Oesterreichische Gesellschaft zur Bekämpfung der Geschlechtskrankheiten“, Saal des Gewerbevereines, Eichenbachgasse, Wien 1[317]
14. Mai	„Krieg und Geschlechtskrankheiten“, Verband der Genossenschaftskrankenkassen Wiens und Niederösterreichs, Lichtbildervortrag, Restauration Trauner, Hirtenbergerstraße, Leobersdorf[318]

---

308 *Arbeiter-Zeitung* 28, Nr. 9 (9. Jänner 1916) 10.

309 *Arbeiter-Zeitung* 28, Nr. 44 (13. Februar 1916) 10.

310 *Arbeiterwille* 27, Nr. 42 (13. Februar 1916) 12, 27, Nr. 46 (17. Februar 1916) 7; *Grazer Tagblatt* 26, Nr. 46 (15. Februar 1916) 14.

311 *Arbeiterwille* 27, Nr. 42 (13. Februar 1916) 12.

312 *Arbeiter-Zeitung* 28, Nr. 85 (25. März 1916) 11.

313 *Österreichische Land-Zeitung* 37, Nr. 11 (11. März 1916) 18; *Arbeiter-Zeitung* 28, Nr. 44 (13. Februar 1916) 10, Nr. 58 (27. Februar 1916) 10.

314 *Arbeiter-Zeitung* 28, Nr. 85 (25. März 1916) 11.

315 Ebd.

316 *Arbeiter-Zeitung* 28, Nr. 99 (9. April 1916) 11.

317 *Der Morgen. Wiener Montagblatt* 7, Nr. 19 (8. Mai 1916) 7.

318 *Arbeiter-Zeitung* 28, Nr. 119 (30. April 1916) 10.

16. Mai	„Krieg und Geschlechtskrankheiten", Verband der Genossenschaftskrankenkassen Wiens und Niederösterreichs, Lichtbildervortrag, Restauration Trauner, Leobersdorf[319]
17. Mai	„Krieg und Geschlechtskrankheiten", Verband der Genossenschaftskrankenkassen Wiens und Niederösterreichs, Lichtbildervortrag im Gasthaus (Saal) Franz Putré, Traisen[320]
18. Mai	„Krieg und Geschlechtskrankheiten", Verband der Genossenschaftskrankenkassen Wiens und Niederösterreichs, Lichtbildervortrag, Restauration Anton Zechmayer, Hainfeld[321]
1923	
24. Jänner	„Bau und Funktion des weiblichen Körpers (Beginn der Frauenschule)", Frauenaktionskomitee, Kleeblattgasse 4, Wien 1[322]
31. Jänner	„Frauenkrankheiten und ihre Verhütung (Frauenschule)", „Frauenaktionskomitee", Kleeblattgasse 4, Wien 1[323]
1924	
28. Jänner	„Hygiene im Alltag", Gewerkschaftsversammlung der Advokaturangestellten, Berggasse 39, Wien 9[324]
1925	
7. Februar	„Die sexuelle Frage (Mädchen)", „Verband der sozialistischen Arbeiterjugend", Mariahilf, Amerlingstraße 11, Wien 6[325]
5. März	„Mutterschaftszwang und Kinderversicherung", Unterrichtsorganisation Währing, Frauenschule, Martinstraße 100, Wien 18[326]
1926	
17. Februar	„Die sexuelle Frage", „Verband der sozialistischen Arbeiterjugend", Kreisorganisation Margareten, Margaretengürtel 94b, Wien 5[327]
5. März	„Das Geschlechtsleben (Mädchen)", „Verband der sozialistischen Arbeiterjugend", Kreisorganisation Meidling, Arndstraße 36, Wien 12[328]
9. April	„Körperkultur (Mädchen)", „Verband der sozialistischen Arbeiterjugend, Kreisorganisation Ottakring", Neulerchenfelderstraße 52, Wien 16[329]
20. April	„Frauenhygiene", Unterrichtsorganisation Hietzing. 4. Sektion, Diesterweggasse 28, Wien 16[330]

319 *Arbeiter-Zeitung* 28, Nr. 135 (16. Mai 1916) 10.
320 Ebd.
321 Ebd.
322 *Arbeiter-Zeitung* 35, Nr. 21 (23. Jänner 1923) 9.
323 *Arbeiter-Zeitung* 35, Nr. 29 (31. Jänner 1923) 9.
324 *Arbeiter-Zeitung* 36, Nr. 27 (27. Jänner 1924) 14.
325 *Arbeiter-Zeitung* 37, Nr. 37 (7. Februar 1925) 15.
326 *Arbeiter-Zeitung* 37, Nr. 63 (5. März 1925) 10.
327 *Arbeiter-Zeitung* 39, Nr. 48 (17. Februar 1926) 11.
328 *Arbeiter-Zeitung* 39, Nr. 64 (5. März 1926) 11.
329 *Arbeiter-Zeitung* 39, Nr. 98 (9. April 1926) 11.
330 *Arbeiter-Zeitung* 39, Nr. 107 (18. April 1926) 15.

Nach dieser Liste hielt Friederike Lubinger zwischen 1904 und dem Beginn des Ersten Weltkriegs 17 Vorträge, davon 13 über Frauenkrankheiten und Hygiene, die durchwegs von sozialdemokratisch-orientierten und liberalen Frauenvereinen veranstaltet wurden. Nach der Gründung der „Oesterreichischen Gesellschaft zur Bekämpfung der Geschlechtskrankheiten" 1907 referierte Lubinger bei drei von dieser organisierten Veranstaltungen über die Bedeutung und Verhütung von Geschlechtskrankheiten bzw. über sexuelle Hygiene. Im Mai 1908 sprach sie auch bei der „Frauensektion des Zentralvereines kaufmännischer Angestellter Oesterreichs" über Berufskrankheiten von Frauen im Handelsgewerbe und über Hygiene beim Hebammenverein in Brünn. Während des Ersten Weltkriegs stand Lubingers Vortragstätigkeit ganz im Zeichen des Themas *Krieg und Geschlechtskrankheiten*. Von den 19 erfassten Vorträgen hielt sie 15 Lichtbildervorträge für den „Verband der Genossenschaftskrankenkassen Wiens und Niederösterreichs", bei dem sie als Kassenärztin angestellt war. Acht fanden in Wien und neun weitere in Neunkirchen, St. Pölten, Neuda bei Pöchlarn, Wilhelmsburg, Harland (heute ein Stadtteil von St. Pölten), Leobersdorf, Traisen und Hainfeld statt. Darüber hinaus sprach sie zur selben Thematik zweimal in Graz, einmal auf Einladung eines Kollektivs sozialdemokratischer Vereine und ein weiteres Mal für die „Freie politische Frauenorganisation". Nach dem Ersten Weltkrieg erschienen erst im Zeitraum von 1923 bis 1929 wieder Ankündigungen von Vorträgen Lubingers. Sie sprach bei primär von sozialdemokratischen Vereinen organisierten Veranstaltungen zum Beispiel über den Bau des weiblichen Körpers, Frauenkrankheiten, Hygiene, weibliche Sexualität, aber auch über *Mutterschaftszwang und Kinderversicherung*.

Darüber hinaus zeigte Friederike Lubinger großes soziales Engagement. 1903 wurde sie förderndes Mitglied der „Vereinigung der arbeitenden Frauen" und behandelte mittellose Mitglieder, die keiner Krankenkasse angehörten, unentgeltlich[331]. In der „Oesterreichischen Gesellschaft zur Bekämpfung der Geschlechtskrankheiten" wurde Lubinger neben ihren Kolleginnen Lucia Morawitz und Gabriele Possanner als Ausschussmitglied gewählt, womit die drei darin vertretenen Ärztinnen alle aus der Untersuchungsgruppe dieser Kollektivbiografie stammten[332]. Darüber hinaus unterstützte Lubinger den „Hilfsverein für Lehrmädchen und jugendliche Arbeiterinnen in Wien", indem sie Heimpatientinnen behandelte und diese in einigen Fällen auch mit *Stärkungsmitteln* und Medikamenten versorgte[333]. Beim „Ersten Frauen-Industrie-Verein für das Königreich Böhmen" behandelte und impfte Lubinger Mädchen unentgeltlich und stellte ihnen im Bedarfsfall kostenlos Medikamente zur Verfügung[334]. Dem „Jüdischen Frauenwohltätigkeitsverein" spendete sie 1917 Geld für ein krankes Kind[335].

Wie auch das Tätigkeitsfeld Friederike Lubingers zeigt, prägte das Bedürfnis von Frauen (und Kindern) nach weiblichen Ärzten[336], das als Argument für das Medizinstudium von Frauen eine zentrale Rolle gespielt und in der Zwischenzeit breite Akzeptanz gefunden hatte, das Berufsbild der Ärztin vor dem Ersten Weltkrieg entscheidend.

331 Suchmiel, Friederike Sara Lubinger 229.
332 *Deutsches Volksblatt* 19, Nr. 6578 (26. April 1907) 8.
333 *Jahresbericht des Hilfsvereines für Lehrmädchen und jugendliche Arbeiterinnen in Wien* 21 (1914) 8.
334 *Jahresbericht des Ersten Frauen-Industrie-Vereines für das Königreiche Böhmen* (1916) 7.
335 *Arbeiter-Zeitung* 29, Nr. 182 (5. Juli 1917) 9.
336 Gamper, Ärztinnen 86.

4.2.8.4 Niedergelassene Ärztinnen vor dem Ersten Weltkrieg in Wien

Den ersten Ärztinnen des Wilhelminischen Kaiserreichs sei es nach der Zulassung zum Medizinstudium innerhalb weniger Jahre gelungen, stellte Johanna Bleker für Deutschland fest, eine „gut gepolsterte berufliche Nische zu besetzen, die ihnen von den männlichen Kollegen kaum geneidet wurde“[337]. Sie bildeten jedoch eine „verschwindende Minderheit innerhalb des Ärztestandes“ und deckten nur die Bedürfnisse einer kleinen Bevölkerungsgruppe. Dazu zählten nach Blekers Forschungen zahlende Privatpatientinnen, die sich überwiegend aus berufstätigen Frauen aus gehobenen Gesellschaftsschichten oder Ehefrauen aus Künstler- und Offizierskreisen zusammensetzten. Als Grund gibt Bleker an, dass diese Frauen einerseits von Ärztinnen mehr Einfühlsamkeit erwarteten bzw. dass Untersuchungen der Ehefrauen von Offizieren durch einen männlichen Arzt nicht im Einklang mit dem Ehrenkodex ranghoher Repräsentanten des Militärs standen. Daher wurden Ärztinnen vor dem Ersten Weltkrieg von ihren männlichen Kollegen auch nicht als Konkurrenz empfunden[338].

Dieser Befund kann für die sechs – zumindest temporär – vor dem Ersten Weltkrieg in Wien niedergelassenen „Schweizer Ärztinnen“ nur teilweise bestätigt werden. Es kann angenommen werden, dass die Patientinnen der Ordination Gabriele Possanners durchwegs aus ihrem sozialen Umfeld bzw. jenem des „Vereines für erweiterte Frauenbildung in Wien“, der sie stets unterstützte, kamen. Blekers Begründung, warum Frauen aus Künstler- oder Militärkreisen Ärztinnen bevorzugten, lässt sich aufgrund mangelnder Quellen nicht verifizieren. Georgine von Roth und die *Frauen- und Nervenärztin* Lucia Morawitz behandelten vermutlich überwiegend Privatpatientinnen. Rosa Kerschbaumer hatte bereits in Salzburg männliche und weibliche Augenkranke gleichermaßen behandelt, es ist daher davon auszugehen, dass dies während ihrer Ordination in Wien (1908 bis 1911) nicht anders war. Über Erna Friedmann-Storfer, die ab 1913 in der Alserstraße praktizierte, liegen keine näheren Informationen vor, sodass eine Einschätzung ihrer Klientel und ihrer Arbeit nicht möglich ist. Als Kassenärztin und Sozialdemokratin etablierte sich Friederike Lubinger als „Arbeiterinnen-Ärztin“ mit einem hohen sozialen Engagement. Auch bei ihr bestand für männliche Ärzte kein Grund für Konkurrenzängste.

4.3 Sonderfall: Amtsärztinnen in Bosnien und Herzegowina

Die meisten „Schweizer Ärztinnen“ wollten nach dem Ende ihres Studiums in der Schweiz wieder an ihren Herkunftsort zurückkehren und dort ihren Beruf als Ärztin auszuüben. Dies war jedoch, wie im vorherigen Kapitel dargestellt, aufgrund rechtlicher Restriktionen und Diskriminierungen nur mit großen Hürden möglich. Fünf Frauen der Untersuchungsgruppe – Anna Bayer, Bohuslava Keck, Theodora Krajewska, Rosa Einhorn-Bloch und Gisela Kuhn-Januszewska – nutzten aber eine in Europa einzigartige Möglichkeit, schon in den 1890er Jahren in der österreichisch-ungarischen Monarchie als staatliche Ärztinnen angestellt zu werden: Sie arbeiteten als Amtsärztinnen in Bosnien

337 Bleker, Kriegsgewinnlerinnen 76.
338 Ebd.

und Herzegowina, wobei ihre Positionen ein Ergebnis der europäischen Politik auf dem Balkan darstellten[339].

4.3.1 Amtsärztinnen für Bosnien und Herzegowina: Hintergründe und Rahmenbedingungen

In den späten 1870er Jahren wurde Österreich zu einer innereuropäischen Kolonialmacht. Im Jahr 1875 brach in den osmanischen Provinzen Bosnien und Herzegowina ein Aufstand gegen die türkische Herrschaft aus, der sich zu einem Konflikt der Serben, Bulgaren, Rumänen, Griechen und Montenegriner gegen die Türken ausweitete. 1877 trat Russland an die Seite der „Balkanchristen", wodurch eine militärische Auseinandersetzung zwischen Russland und dem Osmanischen Reich ausgelöst wurde. Der Russisch-Türkische Krieg endete mit einem Sieg Russlands. Da die europäischen Mächte das Gleichgewicht Europas durch einen Machtzuwachs Russlands gefährdet sahen, wurden die Ergebnisse des zuvor geschlossenen Friedens auf dem Berliner Kongress 1878 modifiziert. Österreich-Ungarn erhielt die Zustimmung zur militärischen Okkupation von Bosnien und Herzegowina, die schließlich 1908 in eine Annexion mündete. Lokale Machthaber reagierten mit einem Partisanenkampf auf die militärische Besetzung. Nach drei Monaten hatte Österreich-Ungarn die Machtübernahme vollzogen[340].

Der gemeinsame Finanzminister für Österreich-Ungarn, Benjámin von Kállay[341], übte als „de-facto-Gouverneur" für die nächsten dreißig Jahre die Oberaufsicht über die Verwaltung in den okkupierten Gebieten aus[342]. Beide Provinzen waren von einer in verschiedenen Varianten „serbo-kroatisch" sprechenden, konfessionell uneinheitlichen Bevölkerung bewohnt. Die orthodoxen Serben bildeten mit 40 % die größte Bevölkerungsgruppe, die politische und wirtschaftliche Macht lag jedoch in den Händen der muslimischen Bevölkerungsgruppe (30 %), besonders der Begs, der Großgrundbesitzer. Die katholischen Kroaten stellten einen Bevölkerungsanteil von rund 25 % und begrüßten die Okkupation, während die muslimische Bevölkerungsgruppe die Fortdauer der türkischen Herrschaft und die orthodoxe einen Anschluss an Serbien vorgezogen hätte[343]. Österreich-Ungarn fürchtete, der aufkeimende Nationalismus könnte die eigene Macht untergraben und versuchte deshalb bei der Bevölkerung ein nationales Bewusstsein, unabhängig von Ethnie und Religion, zu schaffen[344]. Mit der Metapher von der „Völkerfamilie" mit Kaiser Franz Joseph „als gütigem Übervater" versuchte man zu signalisieren, eine habsburgisch-imperiale Kultur könnte kulturelle Differenzen miteinander versöhnen[345]. Die Regierung war bestrebt, mit dem neuen Kolonialisierungsprojekt „die einheimische Gesellschaft zu stabilisieren und verändern, indem man sie in den Genuss innovativer Errungenschaften kommen ließ, aber gleichzeitig traditionelle Strukturen

339 Vgl. dazu auch den auf den Forschungsergebnissen dieser Studie beruhenden Beitrag von Veits-Falk, Amtsärztinnen in Bosnien und Herzegowina.

340 Bruckmüller, Geschichte 45.

341 Benjámin Kállay von Nagy-Kálló (1839–1903) war von 1882 bis 1903 Finanzminister der österreichisch-ungarischen Monarchie und übte als solcher die Funktion eines Gouverneurs von Bosnien und Herzegowina aus.

342 Vgl. Judson, Habsburg 420f.; vgl. auch Kasumović–Radušić, Austro-Hungarian rule 197–205.

343 Zöllner, Geschichte 421.

344 Plesnik, Bosnien 46.

345 Calic, Südosteuropa 401.

soweit bestehen ließ, dass keine Unruhe und kein Widerstand aufkamen“[346]. Diese Bestrebungen waren eng mit der Einführung eines Schulsystems, der Errichtung von Infrastruktur und eines Systems öffentlicher medizinischer Versorgung sowie Förderung von Gesundheit und Hygiene nach dem Vorbild der Kronländer der Monarchie verknüpft[347].

4.3.1.1 Medizinische Versorgung

Zahlreiche, wohl auch in der Absicht einer Rechtfertigung von vorzunehmenden Maßnahmen verfasste Berichte beschrieben die medizinische Versorgung und hygienischen Praktiken in Bosnien und Herzegowina vor 1878 als völlig unzureichend. Es herrschten *die desolatesten sanitären Verhältnisse,* so der von der Landesregierung für Bosnien und Herzegowina herausgegebene Sanitätsbericht über die Jahre 1878 bis 1901. Berichtet wurde etwa von Muslim:innen, die in schmutzigen Häusern und Hütten wohnten, selten ihre Kleidung und Wäsche wechselten, kaum Körperhygiene betrieben, sich mit fetter, einseitiger Kost ernährten, Ess- und Trinkgeschirr gemeinsam benutzen und unmäßige Mengen an Kaffee und Tabak konsumierten[348].

Die bosnisch-herzegowinische Militärverwaltung begann 1878 sogleich mit dem Aufbau eines Systems moderner Medizin und Hygiene. Zu diesem Zeitpunkt gab es bloß ein einziges Krankenhaus in Bosnien und Herzegowina, das Vakufspital in Sarajewo, und nur sieben Ärzte in der gesamten rund 1,1 Millionen Einwohner:innen zählenden Provinz[349]. Den neu installierten Kreis- und Bezirksbehörden wurde die Aufgabe einer Sanitätspolizei übertragen[350], wie sie das österreichische Reichssanitätsgesetz von 1870 vorsah[351]. Die Ausübung der ärztlichen Praxis war nunmehr nur den an einer österreichisch-ungarischen Universität approbierten Ärzten gestattet, die Angehörige von Bosnien und Herzegowina oder der Monarchie sein mussten[352].

Die Sanitätserhebungen der 1880er Jahre ergaben einen prinzipiell guten Allgemeinzustand der Bevölkerung, nur in Sarajewo und im Kreis Banjaluka, wo der Anteil der muslimischen Bevölkerung hoch war, häuften sich Syphilisfälle. Wie die Sanitätskommissäre feststellten, handelte es sich dabei nicht um eine sexuell übertragbare Variante, sondern um die *hereditäre,* auch *ländliche* (endemische, nicht venerische) Syphilis[353], die in erster Linie durch mangelnde Hygiene verbreitet wurde[354]. Da ihrer Bekämpfung

---

346 Judson, Habsburg 421.

347 Fuchs, Ärztinnen 98.

348 Sanitätswesen in Bosnien/Hercegovina 3, 33–43.

349 Ebd. 4.

350 Ebd. 3.

351 Dazu zählten die Einrichtung von Gesundheitsbehörden auf Länder- und Bezirksebene, die Bestellung von Bezirksärzten, der Zusammenschluss von kleineren Gemeinden zu Sanitätsgemeinden, die Führung einer Sanitätsstatistik und 1896 die Schaffung eines Landes-Sanitätsrates. Vgl. Sanitätswesen in Bosnien/Hercegovina 4–9; vgl. auch Fuchs, Weiche Knochen 74–76.

352 Verordnung der bosnisch-herzegowinischen Landesregierung vom 24. August 1879, vgl. Sanitätswesen in Bosnien/Hercegovina 14: Alle Hebammen, Dentisten, Wundärzte und Veterinäre wurden zu einer Registrierung bei den lokalen Gesundheitsbehörden verpflichtet. Nur mit einer in Österreich anerkannten Ausbildung war das Praktizieren erlaubt.

353 Vgl. dazu Fuchs, Disease 69–76.

354 Auszüge aus den Sanitätsberichten wurden von Sanitätsrat J. Unterlugauer veröffentlicht in: *Das österreichische Sanitätswesen* 1, Nr. 9 (28. Februar 1889) 70f.

hohe Bedeutung zugemessen wurde, beauftragte das gemeinsame Finanzministerium die Universität Wien mit einem Gutachten über ihre Verbreitung und die Erstellung von Lösungsvorschlägen unter Federführung des Ordinarius für Dermatologie und Venerologie an der Universität Wien Isidor Neumann[355]. Der Syphilisspezialist, unterstützt von Antun Vuković von Vučjidol[356], Kreisvorsteher von Dolnja Tuzla, schlug neben der Errichtung von Bezirksspitälern weitere Untersuchungen der sanitären und hygienischen Verhältnisse sowie eine Kampagne für Hygiene vor[357]. Um diese Maßnahmen umsetzen zu können, mussten allerdings religiös-kulturelle Vorbehalte überwunden werden: Die Vorstellung, dass männliche Ärzte muslimische Frauen untersuchten, stieß bei beiden Geschlechtern auf Ablehnung. Dies sollten nun weibliche Ärzte aus der Monarchie übernehmen.

4.3.1.2 Die *Creirung* des Postens Amtsärztin

Die bosnisch-herzegowinische Landesverwaltung sah vorerst zwei Ärztinnenstellen für das Spital in Sarajewo vor, die mit österreichisch-ungarischen Absolventinnen der Universität Zürich besetzt werden sollten, da es keine an landeseigenen Universitäten ausgebildete Ärztinnen gab. Minister Kállay befürwortete *diese Creirung*[358] prinzipiell, zog jedoch zur fachlichen Expertise Isidor Neumann bei, welcher mit der zu diesem Zeitpunkt in Salzburg „versteckt" hinter dem Namen ihres Mannes praktizierenden „Schweizer Ärztin" Rosa Kerschbaumer darüber im Austausch war[359]. Letztlich entschied man sich allerdings für die Einführung einer neuen Einrichtung, der Bestellung von Amtsärztinnen. Im Sanitätsbericht über Bosnien und Herzegowina wurden die Gründe dafür folgenermaßen erläutert: *Die Muhamedanerinnen besitzen eine fast unüberwindliche Scheu vor männlichen Aerzten; dieses Uebel, das in religiösen Anschauungen wurzelt, erbt sich von Geschlecht zu Geschlecht fort. Kein fremder Mann darf die Schwelle des Harems überschreiten, folglich auch kein Arzt. Daher liessen sich Muhamedanerinnen ausschliesslich von abergläubischen Kurpfuscherinnen, welche viel Unheil anrichteten, behandeln*[360]. Als Folge davon würden Krankheiten bei muslimischen Frauen häufiger tödlich verlaufen[361].

Dieses ungewöhnliche Modell, Ärztinnen zur medizinischen Betreuung von Frauen anderer religiös-kultureller Religionszugehörigkeit einzusetzen, war im internationalen Vergleich nicht völlig neu und bereits in den 1870er Jahren von britischen Frauenvereinen aufgegriffen worden. Britische Ärztinnen betreuten in Indien Frauen hinduistischen

---

355 Isidor Neumann (1832–1906) übernahm 1881 die Leitung der ersten klinischen Abteilung für Syphilis sowie den Lehrstuhl für Syphilidologie an der Universität Wien; vgl. auch Isidor Neumann, [4. 2. 2024].

356 Vgl. Vuković, Antun Ritter von Vučjidol, https://www.parlament.gv.at/recherchieren/personen/parlamentarierinnen-ab-1848/parlamentarier-1848-1918/Vukovic [4. 2. 2024].

357 Nečas, Muslimkami 10.

358 Sanitätswesen in Bosnien/Hercegovina 17.

359 Vgl. Nečas, Muslimkami 11; Fuchs, Ärztinnen 100: Wie aus den Briefen der ersten bosnischen Amtsärztin Anna Bayer hervorgeht, soll Neumanns Empfehlung, in Bosnien Amtsärztinnen anzustellen, auf die Überzeugungskraft von Rosa Kerschbaumer zurückzuführen gewesen sein, mit der er zu einem früheren Zeitpunkt zusammengearbeitet hatte.

360 Sanitätswesen in Bosnien/Hercegovina 17.

361 Vgl. auch Renner, Bosnien 469f.; Tahirović–Fuchs, Bogusławą Keckova 233.

Glaubens, die sich ebenfalls von einem männlichen Arzt nicht behandeln ließen[362]. Organisiert und finanziert wurde das Projekt vom „Dufferin Fund", einer 1884 von Hariot Hamilton-Temple-Blackwood, Marchioness of Dufferin and Ava, gegründeten Stiftung, die sich für eine Verbesserung der Gesundheit von Frauen in Britisch-Indien einsetzte[363]. Vielleicht gab dieses Projekt der medizinischen Betreuung von Frauen durch Frauen auch einen Impuls für die Einrichtung der staatlichen Amtsärztinnenstellen? Rosa Kerschbaumer, deren fachliche Meinung bei der Errichtung von Amtsärztinnenstellen in Bosnien und Herzegowina eingeholt wurde, hatte davon Kenntnis, wie aus der Publikation eines Vortrags und einem Brief hervorgeht[364]. In Russland wurden von den *Semstwos* (Selbstverwaltungsorganen)[365] ebenfalls eigene Ärztinnen für Musliminnen im Ural und in den Gebieten Zentralasiens angestellt[366], worüber Kerschbaumer ebenfalls Bescheid wusste[367].

1891 kam erstmalig in der Habsburgermonarchie die Stelle einer vom Staat beamteten Ärztin mit fixem Gehalt zur Ausschreibung. Da dies zu einem Zeitpunkt geschah, als in Österreich-Ungarn Frauen der Zugang zum Medizinstudium verwehrt und über eine Zulassung von Frauen zum Universitätsstudium noch heftig debattiert wurde, wandte sich Minister Kállay direkt an österreichisch-ungarische Absolventinnen der Universität Zürich und ließ in Schweizer Zeitungen eine *Concurrenz … zur Besetzung einiger Regierungsposten mit weiblichen Aerzten* ausschreiben[368]. Zunächst wurde für die im Nordosten von Bosnien und Herzegowina gelegene, rund 11.000 Einwohner:innen zählende Kreisstadt Dolnja Tuzla (auch Donja Tuzla), die einen hohen Anteil an muslimischer Bevölkerung hatte[369], der *Posten eines weiblichen Amtsarztes creirt*[370]. Dass ausgerechnet

---

362 Gamper, Ärztinnen 24f.; vgl. auch Fuchs, Disease 76: Die Ärztinnen für Indien wurden an der 1874 gegründeten „London School of Medicine for Women" ausgebildet.

363 Vgl. Dufferin Fund, https://de.wikipedia.org/wiki/Dufferin_Fund [23. 6. 2024]: Hariot Hamilton-Temple-Blackwood gründete diesen Fund, nachdem sie ihrem Mann, Frederick Hamilton-Temple-Blackwood, 1. Marquess of Dufferin and Ava, auf seinen Posten als Generalgouverneur und Vizekönig nach Indien folgte. Die Stiftung verfolgte im Wesentlichen drei Ziele: Die medizinische Versorgung von Frauen und Kindern, die Ausbildung von Frauen in medizinischen Berufen und die Bereitstellung von ausgebildeten Krankenpflegerinnen und Hebammen für Krankenhäuser. Die Stiftung arbeitete zeitweilig mit Florence Nightingale zusammen, die sich seit 1857 mit Fragen der Gesundheitsfürsorge in Indien beschäftigt hatte.

364 Kerschbaumer, Berufsbildung 7; Josephinum – Sammlungen der Medizinischen Universität Wien, HS 1265/1, Brief vom 27. November 1893: Rosa Kerschbaumer berichtet, dass einige Ärztinnen in Bosnien und Herzegowina als Amtsärztinnen angestellt worden seien. Sie hoffe im Interesse der Bevölkerung und dem natürlichen Bedürfnis der Frauen nachgebend, dass in den okkupierten Provinzen – so wie in Indien – Frauenhospitäler errichtet werden. Auch in österreichischen Zeitungen wurde in den 1890er Jahren über Ärztinnen in Indien berichtet, vgl. *Arbeiterinnen-Zeitung* 4, Nr. 22 (21. November 1895) 2: *Indien weist derzeit schon 57 Frauenhospitäler auf, in denen 334 Aerztinnen praktizieren. In diesen Spitälern haben, laut amtlichen Ausweisen, im Jahre 1892 z. B. 515.536 Frauen Hilfe gefunden*; vgl. auch Crepaz, Gefahren 14.

365 Semstwo bedeutet Landstand oder Landschaftsvertretung und bezeichnet lokale Selbstverwaltungseinheiten auf Kreis- und Gouvernementsebene im Russischen Kaiserreich, die 1864 im Zuge liberaler Reformen unter Zar Alexander II. eingeführt wurden, vgl. Semstwo, https://www.dasbestelexikon.de/de/wiki/Semstwo [12. 3. 2024].

366 Nečas, Muslimkami 123.

367 Kerschbaumer, Berufsbildung 6.

368 Hainisch, Frauenfrage 30.

369 Vgl. Tuzla, https://de.wikipedia.org/wiki/Tuzla [12. 3. 2024]: 1895 betrug die Bevölkerung Tuzlas 11.034 Personen.

370 Sanitätswesen in Bosnien/Hercegovina 17.

dort die erste Stelle entstand, hing auch mit dem Leiter der Kreisbehörde, Antun Vuković, zusammen, der den Einsatz von weiblichen Ärzten befürwortete[371].

Die zweite Stellenausschreibung, ein Jahr später, wurde in der österreichisch-ungarischen Presse publiziert. Sie war eng an jene von mehreren – männlichen – *Districtsarzt-Stellen für Bosnien und Herzegowina* angelehnt[372], jedoch auf Frauen zugeschnitten, da die für männliche Ärzte wesentliche Vorgabe einer Promotion zum Doktor der gesamten Heilkunde an einer österreichisch-ungarischen Universität nicht erfüllbar war.

Der *Konkurs für weibliche Amtsärzte in Bosnien und der Herzegovina* vom 14. Juli 1892[373] enthielt zunächst die Information, dass die bosnische Landesregierung in den Kreisstädten *im Interesse der weiblichen Bevölkerung* je eine Amtsärztin anstelle, zunächst provisorisch auf ein Jahr, danach auch definitiv mit einem jährlichen Urlaubsanspruch von sechs Wochen. Erwünscht war die Kenntnis einer slawischen Sprache, im Laufe des Probejahres musste die *bosnische Landessprache für den Konversationsgebrauch* erlernt werden. Besondere Berücksichtigung fänden entsprechend qualifizierte Bewerberinnen aus Österreich-Ungarn, Deutschland, aus der Schweiz und – überraschender Weise – aus Holland oder Norwegen, so die Vorgabe[374]. Trotz sprachlicher Nähe wurden Kandidatinnen aus Russland nicht angesprochen. Sie galten offenbar als politisch „gefährlich".

4.3.2 Anna Bayer – erste Amtsärztin in Dolnja Tuzla und Sarajewo

Am 10. Oktober 1891 bewarb sich Anna Bayer um die erste Amtsärztinstelle[375] und wurde mit Dekret vom 18. November 1891 in Dolnja Tuzla provisorisch angestellt[376]. Minister Kállay soll Anna Bayer bei einer Audienz in Wien, die er ihr auf ihrer Reise nach Bosnien gewährte, persönlich über ihre Aufgaben instruiert haben[377].

Der Dienstantritt der *ersten Staatsärztin* in der Habsburgermonarchie in Dolnja Tuzla im Jänner 1892 fand breite Beachtung in der Presse: In Anwesenheit sämtlicher Beamter wurde Anna Bayer, *deren ruhiges edles weibliches Wesen* als *sympathisch* beschrieben wurde, von Statthaltereirat Vuković beeidet. In seiner Rede, *in der er sich zu ganz modernen Anschauungen in Bezug auf die Frage der weiblichen Ärzte bekannte*, hob er *die Wichtigkeit hervor, welche die Frau als Arzt für das allgemeine Wohl habe, und die Bedeutung des Augenblicks, indem der Staat zum erstenmale einer Frau, die sich dem ärztlichen Berufe gewidmet hat, einen Wirkungskreis eröffnet und sie in denselben einführt*. Minister Kállay habe erkannt, *daß ärztliche Frauenhilfe zuerst den Frauen jener Länder zu gewähren sei, denen Sitte und Religion verbieten, einen männlichen Arzt zu consultiren*. Der beim Empfang wegen einer ihm zuteilwerdenden Ehrung anwesende Mufti sprach von einer *Wohlthat, die den mohamedanischen Frauen* mit der Anstellung einer Ärztin nun erwiesen

371 Fuchs–Tahirović, Teodora Krajewska 318.

372 Vgl. *Wiener medizinische Presse* 31/14 (1891) Sp. 557, Ausschreibung vom 21. März 1891.

373 Abgedruckt in: *Internationale klinische Rundschau* 6/30 (1892) Sp. 1248.

374 Vgl. *Internationale klinische Rundschau* 6/30 (1892) Sp. 1248: Als Bewerbungsunterlagen waren vorzulegen: Tauf- oder Geburtsschein, Doktordiplom, eventuell auch ein Staatsexamen, ein vom Amtsarzt ausgestelltes Gesundheitszeugnis und Zeugnisse über etwaige bisherige Verwendungen. Vorgesehen war ein fixes Gehalt von 1.000 fl. und eine Aktivitätszulage von 400 fl. *nebst einer Naturalwohnung oder Quartiergelde von 200–300 fl. je nach den Ortsverhältnissen*.

375 Stern, Medizinerinnen 216.

376 Ebd.

377 Nečas, Muslimkami 30.

werde[378]. Vertreterinnen der österreichischen Frauenbewegung und Befürworterinnen des Frauenstudiums wie Marianne Hainisch interpretierten die Einstellung Anna Bayers als Signal. Die Nachfrage nach Ärztinnen im Okkupationsgebiet sei von einem österreichischen Minister ausgegangen, zeigte sich Marianne Hainisch hoffnungsvoll[379]. Anna Bayers Anstellung gab Anlass zur Hoffnung, dass in Österreich ein Medizinstudium bald möglich sein werde.

Für Anna Bayer selbst gestaltete sich hingegen die Realität weniger erfreulich, als es die Schilderungen ihres vielversprechenden Empfangs annehmen ließen: Entgegen den Vereinbarungen war für sie nichts – weder eine Unterkunft noch eine Ordination – vorbereitet. Erst nach einigen Anfangsschwierigkeiten konnte sie ihre Praxis aufnehmen[380]. Sie begann mit der Betreuung muslimischer Frauen und Kinder in Dolnja Tuzla und einzelnen Distrikten des eigenen und der benachbarten Kreise und konnte deren Sympathien und Vertrauen erwerben. Die Probleme mit den Behörden setzten sich jedoch weiter fort. Sie musste sich etwa um Dienstabläufe selbst kümmern, erhielt Instruktionen nur mit großer zeitlicher Verzögerung und war in ihrem Berufsalltag überdies mit Mobilitätsproblemen konfrontiert[381]. So wurde beispielsweise von ihr erwartet, dass sie zur Behandlung der Patientinnen mit einem Pferd in die Dörfer ihres Bezirkes ritt, obwohl sie nicht reiten konnte[382]. Darüber hinaus wollte Anna Bayer ihre Vorstellung von den Aufgaben einer Amtsärztin umsetzen, nämlich alle Frauen, unabhängig von deren konfessioneller Zugehörigkeit, zu behandeln, während ihre Vorgesetzten nur muslimische Frauen als Patientinnen für sie vorsahen[383]. Bayer hatte den – nicht unbegründeten – Eindruck, die Landesregierung boykottiere ihre Arbeit und bat Kállay um Intervention, der ihre Ideen und Vorstellungen unterstützte[384]. Unklar waren auch ihr Dienstrang und ihre offizielle Bezeichnung. Laut Ernennungsurkunde war sie *Landesärztin*, während sie in Bosnien als *Kreisärztin* galt und als solche auch in den Schematismen figurierte. Erst nach ihrer Intervention (und nachdem sie Bosnien bereits verlassen hatte) wurde auf Anweisung Kállays die korrekte Bezeichnung *Amtsärztin* verwendet, die mit der Berechtigung verbunden war, Patient:innen aller Religionen, Nationalitäten und unabhängig vom Geschlecht zu behandeln[385].

Nach Erkrankungen an Diphterie und Grippe suchte Anna Bayer im Juli 1892 um einen sechswöchigen Urlaub in Bern an. Da sie das Tuzlaer Klima nicht vertrug und fürchtete, an Tuberkulose zu erkranken, bat sie gleichzeitig um Versetzung nach Sarajewo[386]. Im August 1892 trat sie dort eine Stelle an. Der ihr vorgesetzte Kreisarzt ließ

---

378 *Die Presse* 45, Nr. 68 (8. März 1892) 4; vgl. auch *Wiener Zeitung* Nr. 280 (4. Dezember 1891) 17; *Innsbrucker Nachrichten* 39, Nr. 11 (15. Jänner 1892) 7; *Neuigkeits-Welt-Blatt* Nr. 56 (9. März 1892) 4; *Pester Lloyd* 39, Nr. 59 (9. März 1892) 7; *(Linzer) Tages-Post* 28, Nr. 57 (10. März 1892) 3; *Bukowinaer Rundschau* 11, Nr. 1110 (13. März 1892) 5.

379 Hainisch, Mutterwort 32.

380 Vgl. *Innsbrucker Nachrichten* 39, Nr. 11 (15. Jänner 1892) 7; *Die Presse* 45, Nr. 68 (8. März 1892) 4; *Neuigkeits-Welt-Blatt* Nr. 56 (9. März 1892) 4; *Pester Lloyd* 39, Nr. 59 (9. März 1892) 7; *(Linzer) Tages-Post* 28, Nr. 57 (10. März 1892) 3; Fuchs–Tahirović, Anna Bayerová 123.

381 Nečas, Muslimkami 31.

382 Fuchs–Tahirović, Anna Bayerová 123; Nečas, Muslimkami 91–110.

383 Nečas, Muslimkami 33.

384 Fuchs–Tahirović, Anna Bayerová 123.

385 Nečas, Muslimkami 31; Fuchs–Tahirović, Anna Bayerová 123.

386 Nečas, Muslimkami 34.

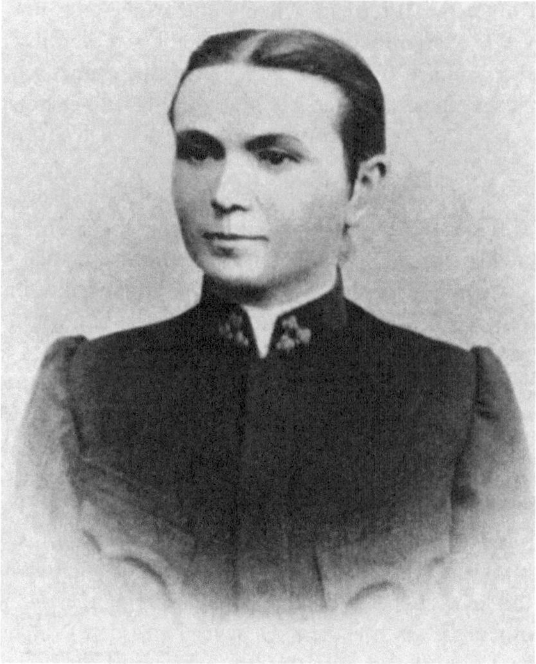

Abb. 20: Porträt der Amtsärztin Anna Bayer in Militärjacke; Foto, vor 1899.

sie allerdings nur administrative Tätigkeiten wie die Bearbeitung von Statistiken und die Ausfertigung von Rezepten verrichten. Anna Bayer sah aber ihre Aufgabe als Ärztin in der Arbeit an und mit Patientinnen. Dazu gehörte ihrer Meinung nach nicht nur die medizinische Behandlung, sondern auch Aufklärungsarbeit und Wissensvermittlung in Hygiene, Ernährung, Kinder- und Krankenpflege[387]. Das Misstrauen der Vorgesetzten gegen sie könnte zusätzlich auch einen politisch motivierten Hintergrund gehabt haben: Bayer wohnte in Sarajewo bei Adeline Paulina Irby[388] und Priscilla Johnston, die dort eine Höhere Mädchenschule betrieben und serbisch-nationale Bestrebungen unterstützten[389].

Als der Kreisarzt einen zweimonatigen Studienurlaub nahm, übertrug die Landesregierung Bayer und einem Kollegen dessen Urlaubsvertretung, was wiederum eine Vernachlässigung ihrer ärztlichen Aufgabe bedeutet hätte. Nachdem Anna Bayer dagegen Stellung bezogen hatte, wofür sie der Kreisvorsteher wegen „unbotmäßiger Einwände" rügte, reichte sie bei der Landesregierung ein Gesuch um Entlassung aus dem Dienst ein[390] und teilte Minister Kállay ihre Beweggründe dafür mit.

Am 30. Jänner 1893 endete Anna Bayers ärztliche Tätigkeit in Bosnien und Herzegowina. Der „Fall Bayer" zeitigte jedoch Konsequenzen: Auf Kállays Weisung mussten alle

387 Ebd. 42.

388 Vgl. Adelina Paulina Irby, https://sarajevo.travel/en/text/adeline-paulina-irby/477 [8. 4. 2024].

389 Vgl. Fuchs, Ärztinnen 105; Fuchs–Tahirović, Anna Bayerová 124.

390 Nečas, Muslimkami 46.

höheren Beamten der Landesregierung und die Referenten der Abteilung Sanitätswesen von den Umständen, die zur Kündigung Bayers geführt hatten, Kenntnis nehmen. In jene Kreise, in die das Finanzministerium hinkünftig Amtsärztinnen zu entsenden plante, erging die Order, die Boykottierung der medizinischen Tätigkeit durch Überhäufung mit administrativer Arbeit, wie dies die Kreisverwaltungen in Tuzla und Sarajewo bei Anna Bayer praktiziert hatten, zu unterlassen[391]. Bayers Absicht, ihre Stelle aufzugeben und abzureisen, wurde zusätzlich durch den Tod ihres Vaters beschleunigt. Am 15. Februar 1893 verließ sie Sarajewo und reiste nach Böhmen, um familiären Verpflichtungen nachzukommen, nachdem ihr Vater am 6. Februar 1893 gestorben war[392].

Anna Bayer war nur knapp ein Jahr in Bosnien tätig. Die Erklärungen, warum sie ihre „Mission" nicht fortführte, sind vielfältig. Diese reichen von Bayers Angst um ihre Gesundheit, dem politischen Antagonismus zwischen ihrer Haltung als „radikale tschechische Feministin" und den österreichisch-ungarischen Behörden oder dass sie trotz ihrer politischen Haltung ein ruhiges „middle-class-life" ihrer „historischen Mission" vorgezogen hätte[393]. Fuchs und Tahirović sind der Ansicht, Bayer scheiterte, weil sie nicht bereit war, Restriktionen, wie die Beschränkung der medizinischen Behandlung auf muslimische Frauen, zu akzeptieren. Obwohl es ihr letztlich gelang, ihre Aufgaben umzugestalten, habe sie das Land nach einem Jahr verlassen, da sie ihr Geschlecht und ihre liberale Haltung zu einer Außenseiterin gemacht hätten[394].

Dieser Einschätzung ist großteils zuzustimmen. Bemerkenswert ist, dass sich Anna Bayer – selbstbewusst – dagegen auflehnte, untergeordnete administrative Tätigkeiten, die ihr wohl auch aufgrund ihres weiblichen Geschlechts aufgetragen wurden, und solche, die nicht ihren Vorstellungen vom Aufgabengebiet einer Amtsärztin entsprachen, zu verrichten, und dass sie letztlich keine Kompromisse einging. Mit ihrem „Scheitern" verhinderte sie, dass das Berufsbild einer Ärztin „verwässert" wurde. Sie trug gemeinsam mit der – in der Person des Finanzministers gesetzten – Reaktion von oberster Stelle dazu bei, dass das Aufgabengebiet einer Amtsärztin konkrete Konturen erhielt. Kállay wollte sich „sein Projekt" offenbar nicht von untergeordneten Beamten vereiteln lassen und stand auf der Seite von Bayer, allerdings zu spät. Mit entsprechenden Anordnungen wollte er eine eventuelle hinkünftige Boykottierung von Amtsärztinnen unterbinden. Somit ist der zeitgenössischen Einschätzung im *Jahresbericht des Vereines für erweiterte Frauenbildung in Wien* zuzustimmen: *und wenn sie* [Anna Bayer] *auch nach Verlauf eines Jahres, durch Vorurtheile in der Ausübung ihrer Praxis gehemmt, dieses Land verliess, so war doch ihr Wirken von Bedeutung für ihre Nachfolgerinnen*[395].

---

391 Ebd. 46f.

392 Fuchs, Ärztinnen 105; Nečas, Muslimkami 34; Stern, Medizinerinnen 216.

393 Fuchs–Tahirović, Anna Bayerová 124.

394 Ebd.

395 Vorkämpferinnen (1895/1896) 39.

4.3.3 Aufgaben der Amtsärztinnen

Im Jahr 1892 – nach dem Amtsantritt von Anna Bayer – wurden in einer *Instruktion für die Amtsärztinnen in Bosnien und Herzegowina* die Pflichten geregelt, die auch in den nachfolgenden Jahren galten[396]: Das Aufgabengebiet einer dem jeweiligen Kreisvorsteher unterstellten Amtsärztin, die den militärischen Rang eines Hauptmanns erhielt[397], umfasste die medizinische Betreuung aller Frauen des betreffenden Amtskreises, ungeachtet deren ethnischer oder konfessioneller Zugehörigkeit. Besondere Fürsorge sollte allerdings Musliminnen zuteilwerden, die auf Verlangen auch in den Kreisspitälern zu behandeln waren. Eine Amtsärztin musste bei ihrer Wohnung ein Ambulatorium betreiben, um dessen Einrichtung und Erhaltung sie sich selbst zu kümmern hatte. Sie musste Hausbesuche bei Frauen in der jeweiligen Kreisstadt und in der näheren Umgebung machen und im Bedarfsfall auch in entfernt gelegenen Gegenden medizinisch tätig werden. Mittellose Patientinnen hatten ein Recht auf unentgeltliche Behandlung und Medikamente auf Kosten der Gemeinde- bzw. Kreiskasse. Jährlich waren ausführliche Rechenschaftsberichte zu verfassen, die der Kreisverwaltung und von dieser der Landesregierung in Sarajewo respektive dem k. u. k. Reichsfinanzministerium vorgelegt werden mussten. Eine Amtsärztin durfte auch männliche Patienten medizinisch betreuen, *wenn es sich um Kinder oder um solche Männer handelt, deren Frauen in ihrer Behandlung stehen, und welche bei diesem Anlasse auch ihre ärztliche Hilfe für sich anrufen*[398]. Der abzulegende Amtseid verpflichtete die Ärztinnen zu gewissenhafter Diensterfüllung, Gehorsam gegenüber den Vorgesetzten, Wahrung des Berufsgeheimnisses, strikter Einhaltung der Landesgesetze und zur Enthaltung von jeglicher politischen Tätigkeit[399].

4.3.4 Praxis – Forschung – „kulturelle Mission": Bohuslava Keck und Theodora Krajewska

Auf die zweite Ausschreibung 1892[400] bewarben sich sechs Ärztinnen[401]. Theodora Krajewska aus Russisch-Polen erhielt die Stelle in Dolnja Tuzla (in der Nachfolge von Anna Bayer) und die aus Böhmen stammende Ärztin Bohuslava Keck den neu geschaffenen Posten in Mostar, der Hauptstadt der Herzegowina.

4.3.4.1 Bohuslava Keck

Bohuslava Keck gab eine gut gehende Hebammenpraxis in Prag auf und ließ sich auf eine neue Herausforderung ein. Als *Landesärztin für Herzegowina* (damals der Kreis Mostar) war sie für die Frauen und Kinder einer Bevölkerung von ca. 22.000 Personen[402] verantwortlich.

---

396 Nečas, Muslimkami 18. Die Instruktion bildete noch viele Jahre die verbindliche Grundlage für die Tätigkeit der Amtsärztinnen.

397 Fuchs, Weiche Knochen 76.

398 Weibliche Aerzte in Bosnien. *Wiener Medizinische Wochenschrift* 46/30 (1896) Sp. 1349–1351, hier Sp. 1350; vgl. auch Nečas, Muslimkami 18; Martin, Rosa Bloch-Einhorn.

399 ABH, ZVS, 102018/I/99, Eides-Urkunde, zit. nach Nečas, Muslimkami 16.

400 *Internationale klinische Rundschau* 6/30 (1892) Sp. 1248.

401 Nečas, Muslimkami 19.

402 Vgl. Herzegowina, https://de.wikipedia.org/wiki/Herzegowina [11. 3. 2024].

Den Beginn ihrer ärztlichen Tätigkeit Mitte Jänner 1893[403] verkündeten sowohl muslimische, orthodoxe und katholische Geistliche in ihren Gotteshäusern als auch die lokale Zeitung *Glas Hercegovca* [Stimme des Herzegowiners][404]. Im Zuge der Ablegung ihres Amtseids und einer feierlichen Amtseinsetzung erhielt sie das Recht, *die Militärjacke mit den drei Rosetten* zu tragen[405], was den offiziellen Charakter ihrer Tätigkeit auch sichtbar unterstrich.

Bohuslava Keck konnte ihre Arbeit mit einem guten Einstieg beginnen, den sie einem günstigen Umstand verdankte. Der bekannte Mufti Džabić Ali Fehmi, späterer Führer der muslimischen autonomistischen Bewegung der Herzegowina und bedeutender Hochschullehrer in Konstantinopel[406], vertraute ihr die Behandlung seiner Ehefrau an. Nach der Genesung der *muftinica* und weiteren Heilerfolgen wurde sie auch von anderen wohlhabenden muslimischen Frauen zur Behandlung in ihre Häuser gerufen. In der Folge suchten immer mehr Frauen mittlerer und unterer sozialer Schichten ihre Ambulanz auf[407]. Dabei kamen Bohuslava Keck, die auch „ein soziales und erzieherisches Konzept von Hygiene" zu vermitteln versuchte[408], ihre Erfahrungen als Hebamme „für Frauen aller Klassen" (siehe Kapitel 4.2.2) in Prag zugute.

Als *Landesärztin* beschränkte sich ihre medizinische Betreuung nicht nur auf Patientinnen in Mostar und Umgebung. Einmal im Jahr praktizierte sie eine Zeit lang in kleineren Städten (wie Stolac, Ljubuški oder Konjic)[409] und musste auch entferntere Distrikte visitieren, wo die Patientinnen an einen Sammelort gebracht wurden. Dienstreisen außerhalb des engeren Gebietes wurden meist zweimal jährlich angeordnet[410]. Diese Orte erreichte sie mit einem einfachen Bauernwagen oder der Eisenbahn. Für Krankenvisiten in der näheren Umgebung benutzte sie ein Fahrrad, das sie sich mit einer eigens dafür erbetenen Gehaltserhöhung angeschafft hatte[411]. Nach 1895 unternahm Keck jährlich eine sechswöchige Reise, auf der sie ihrer Verpflichtung zur Bekämpfung von regional verbreiteten Krankheiten, besonders der endemischen Syphilis, und zur Vornahme von Impfungen nachkam[412]. Dabei wurde sie von zwei Gendarmen und einem lokalen muslimischen „Führer" begleitet, der die Ankunft der *doktorica* in den Dörfern ankündigte.

Eine dem Bericht über das Sanitätswesen in Bosnien und Herzegowina beigefügte Statistik schlüsselt die von Bohuslava Keck in den Jahren 1893 bis 1901 behandelten Patient:innen nach Geschlecht, Religion und Berufsgruppen auf und gibt Auskunft über die Krankheiten und den jeweiligen Behandlungsort (*ambulatorisch, in der Wohnung am*

---

403 Vgl. auch *Pester Lloyd* 39, Nr. 295 (10. Dezember 1892) 5; *Bukowinaer Rundschau* 11, Nr. 1226 (13. Dezember 1892) 3; Sanitätswesen in Bosnien/Hercegovina, Tabelle 400; Weibliche Aerzte in Bosnien. *Wiener Medizinische Wochenschrift* 46/30 (1896) Sp. 1349–1351; *Neuigkeits-Welt-Blatt* Nr. 139 (20. Juni 1893) 6. Vgl. auch Nečas, Muslimkami 57: Keck begann am 11. Jänner 1893 in Mostar, eine feste Anstellung erhielt sie erst am 15. Jänner 1896.

404 Nečas, Muslimkami 59.

405 Ebd. 71: Sie legte den Amtseid am 13. Jänner 1893 ab.

406 Vgl. Džabić, Ali Fehmi, https://www.biolex.ios-regensburg.de/BioLexViewview.phVgl.p?ID=771 [23. 2. 2025].

407 Nečas, Muslimkami 60; Tahirović–Fuchs, Bogusławą Keckova 235.

408 Tahirović–Fuchs, Bogusławą Keckova 235.

409 Weibliche Aerzte in Bosnien. *Wiener Medizinische Wochenschrift* 46/30 (1896) Sp. 1349–1351, hier Sp. 1351; Vorkämpferinnen (1895/1896) 40.

410 Nečas, Muslimkami 61.

411 Ebd. 59.

412 Tahirović–Fuchs, Bogusławą Keckova 236.

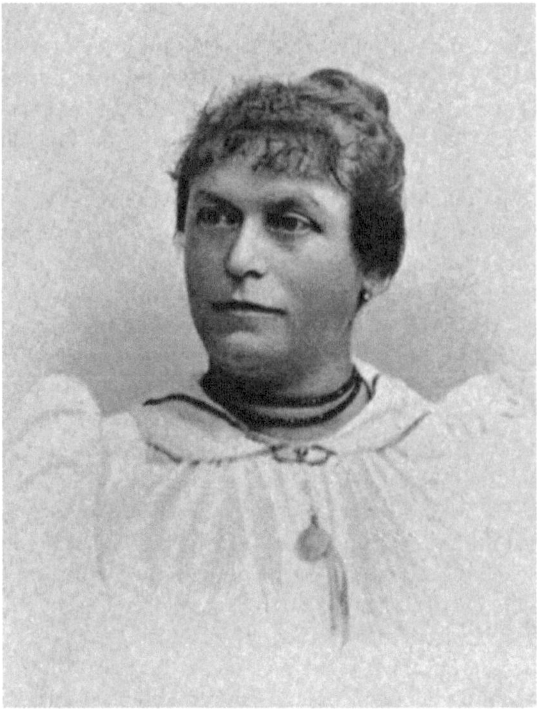

Abb. 21: Porträt von Bohuslava Keck; Foto, vor 1899.

Sitze der Amtsärztin und außerhalb des Sitzes der Amtsärztin[413]). In diesen neun Jahren betreute Keck ausschließlich Frauen und Kinder. Im ersten Jahr waren es 710 und in den Jahren 1898 und 1901 über 1.000 Personen. Nach Religionszugehörigkeit überwogen die *Mohamedaner* mit rund 50 %, gefolgt von den *Orientalisch-Orthodoxen* mit rund 30 %, den Römisch-Katholischen mit 15 %, den *Israeliten* mit 3 bis 5 % und knapp 1 % Evangelischen[414]. Bei den Berufsklassen (Bauern, Handwerker und Kaufleute, Gutsbesitzer und Beamte) machten Frauen und Kinder aus der Gruppe der Handwerker und Kaufleute in allen Jahren rund die Hälfte aus. In den meisten Jahren behandelte Keck die Patientinnen in ihren Wohnungen in Mostar, nur 1897 zu je einem Drittel ambulatorisch, in den Wohnungen der Kranken und außerhalb des Amtssitzes. Es überwogen Erkrankungen der Verdauungsorgane und der Geschlechtsorgane gegenüber ungefähr gleich viel jener, die das Harn-, Nerven- oder Blutsystem, den Stoffwechsel oder die Haut betrafen. Die geringere Anzahl der Behandlungen von Infektionskrankheiten, Tuberkulose, Skrophulose, Syphilis, Parasiten und Rachitis, variierte im Zeitraum der Aufzeichnungen minimal. Auch chirurgische Eingriffe führte Bohuslava Keck zwischen neun und 32 Mal pro Jahr durch. Auffällig ist der stetige Anstieg von Geburtshilfe und Krankheiten im Wochenbett von 38 Fällen im Jahr 1893 auf 270 im Jahr 1901[415]. Im

413 Sanitätswesen in Bosnien/Hercegovina 401.
414 Ebd. 400f.
415 Ebd. 400–403.

Juni 1902 nahm Keck in einigen Landgemeinden Pockenimpfungen bei Frauen und Mädchen vor, von September bis Oktober 1909 traf sie in 28 Gemeinden des Gebiets Konjic vorbeugende Maßnahmen gegen die Syphilis[416].

Wie in Bohuslava Kecks Dienstakte vermerkt ist, wurde ihrer Arbeit Vertrauen entgegengebracht, und sie genoss Ansehen bei der weiblichen muslimischen Bevölkerung[417]. Auch Minister Kállay würdigte mehrfach ihre Tätigkeit. In ihren Jahresberichten schilderte Keck ihre Erfahrungen, Erfolge und Schwierigkeiten und betonte, in Mostar habe sich ihr Traum und Ideal, als „Ärztin der Frauen und Kinder" tätig zu sein, erfüllt[418].

Wie von staatlicher Seite vorgesehen, betrachtete Bohuslava Keck *ihre Mission auch als eine culturelle*[419]. 1893 erhielt sie von zwei Begs die Erlaubnis, deren Frauen und Töchter in einigen elementaren Schulfächern zu unterrichten. Da in Bosnien und Herzegowina der Besuch der Volksschule nicht obligatorisch war, betrug der Analphabetismus 1910 bei Männern 82,9 %, bei Frauen 93,4 %[420] und bei muslimischen Frauen sogar 99,6 %[421]. Mit der Möglichkeit, einigen wenigen Frauen Privatunterricht zu geben, gelang es Bohuslava Keck, der vom Koran vermeintlich vorgegebenen Verurteilung der Frauen zu Unwissenheit zumindest in einem bescheidenen Ausmaß entgegenzuwirken und ein Signal zu setzen[422].

Kecks diesbezügliche Ambitionen zitierte die *Agramer Zeitung* 1898: *Ich trachtete in einigen besseren muhammedanischen Familien auf intelligentere Frauen in civilisatorischem Sinn einzuwirken, indem ich mit ihnen in langen Gesprächen über verschiedene Abzweigungen unserer Cultur unterhaltungsweise zu führen und ihrem Fassungsvermögen zugängliche lehrreiche Werke vorzulesen pflegte, wozu ich mir im Vorhinein Erlaubniß der betreffenden Ehemänner eingeholt habe.* Oft staunte sie über die *naiv-verständnisvollen Bemerkungen und Aeußerungen* der Frauen, so Keck. Mit der Erlaubnis ihrer Väter unterrichtete sie drei Mädchen, ehemalige Patientinnen, im Lesen, Rechnen und Handarbeiten, wie diese Fächer *in der Volksschule vorgenommen werden.* Der Artikel schloss mit Kecks Bemerkung: *Ich finde muhammedanische Mädchen intelligent, begabt, wißbegierig*[423]. Während des ersten Jahrzehnts ihrer Tätigkeit in Mostar brachte sie sieben Frauen und 30 Mädchen das Lesen und Rechnen bei[424].

Im Schuljahr 1900/1901 erhielt Keck überdies von der Landesregierung den Auftrag, an der Höheren Mädchenschule in Mostar Hygiene, Anthropologie und häusliche Krankenpflege zu unterrichten und wurde dort zugleich zur Schulärztin ernannt[425]. In der Folge veranstaltete sie jeden Winter Abendkurse. Da sie selbst gerne Handarbeiten anfertigte, gab Keck auch darin Kurse und konnte so – über als „typisch weiblich" bewertete, rollenkonforme Tätigkeiten – den Schulbesuch von Frauen popularisieren[426]. Von

416 Nečas, Muslimkami 62.
417 Ebd. 60.
418 Fuchs, Ärztinnen 107.
419 Vorkämpferinnen (1895/1896) 40.
420 Schlaeppi, Oesterreich-Ungarn 26f.
421 Ebd. 29.
422 Fuchs, Ärztinnen 107.
423 *Agramer Zeitung* 73, Nr. 245 (25. Oktober 1898) 5.
424 Nečas, Muslimkami 68.
425 Fuchs, Ärztinnen 108.
426 Ebd.

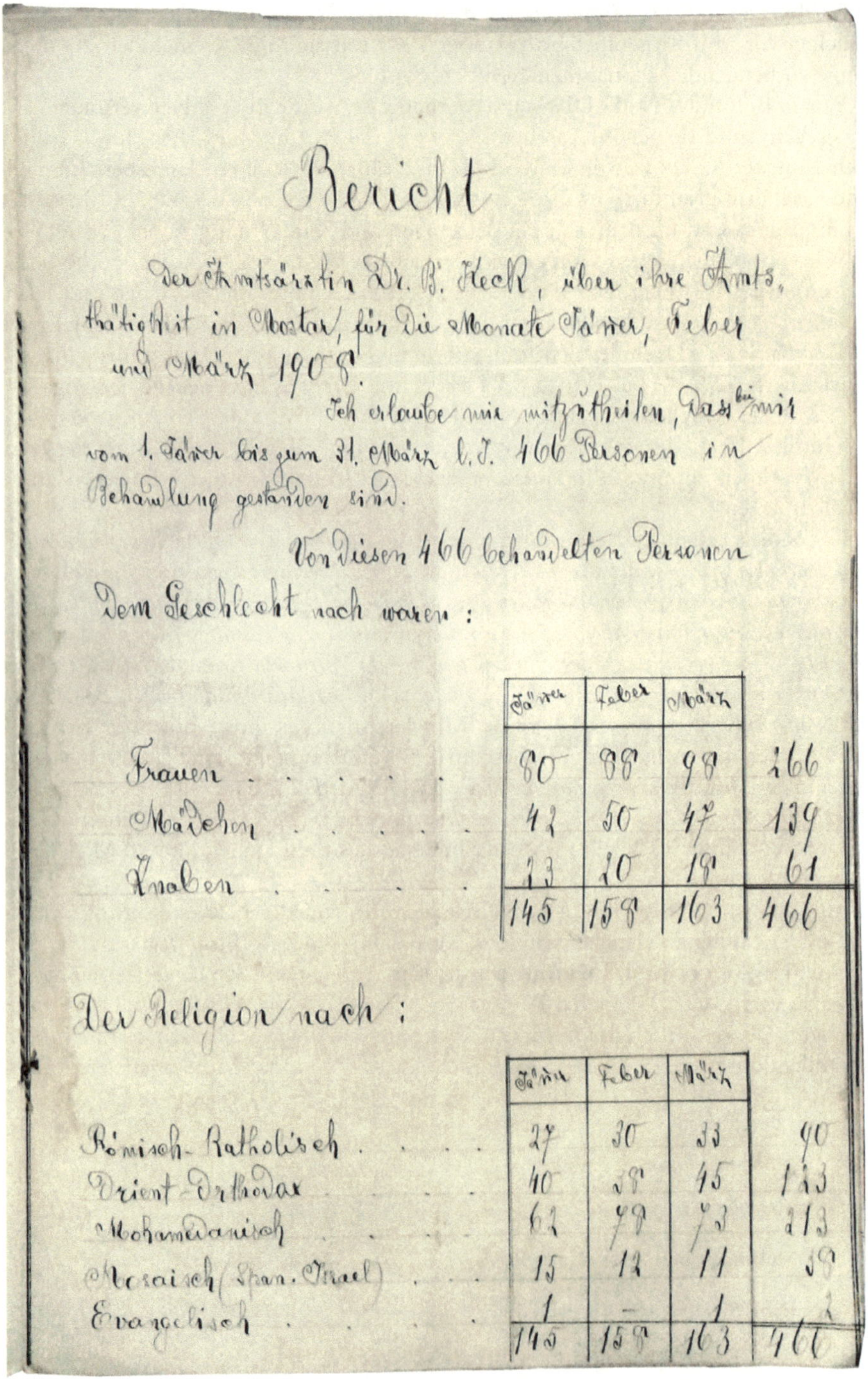

Bericht

der Amtsärztin Dr. B. Keck, über ihre Amts-thätigkeit in Mostar, für die Monate Jänner, Feber und März 1908.

Ich erlaube mir mitzutheilen, dass bei mir vom 1. Jänner bis zum 31. März l. J. 466 Personen in Behandlung gestanden sind.

Von diesen 466 behandelten Personen dem Geschlecht nach waren:

	Jänner	Feber	März	
Frauen	80	88	98	266
Mädchen	42	50	47	139
Knaben	23	20	18	61
	145	158	163	466

Der Religion nach:

	Jänner	Feber	März	
Römisch-Katholisch	27	30	33	90
Orient-Orthodox	40	38	45	123
Mohamedanisch	62	78	73	213
Mosaisch (Span. Israel) . . .	15	12	11	38
Evangelisch	1	–	1	2
	145	158	163	466

Abb. 22: Abbildung der ersten Seite eines handschriftlichen Berichts der Amtsärztin Bohuslava Keck über ihre Tätigkeit in Mostar im Jänner, Februar und März 1908.

einheimischen Frauen erhielt sie auch zahlreiche selbst angefertigte Werkstücke als Geschenk, die sie später dem Nationalmuseum in Prag übergab, wo sich diese ethnologisch wertvolle Sammlung noch heute in den Museumsbeständen befindet[427].

Bereits in den 1880er Jahren hatte Bohuslava Keck populärwissenschaftliche Artikel in der tschechischen feministischen Presse veröffentlicht[428]. In Mostar setzte sie ihre Publikationstätigkeit fort und verfasste vier umfangreiche Artikelserien zur präventiven Gesundheitsfürsorge, die 1904 und 1905 in der Zeitschrift *Osvit* [Aufklärung] erschienen[429], und später noch weitere Beiträge[430]. Für deutsche und tschechische Zeitungen schrieb sie Artikel über ihre Arbeit in Mostar[431]. Kecks Tätigkeit wurde auch in den Organen der böhmischen Frauenbewegung – *Ženské listy* und *Lada* – gewürdigt und als Beweis für die Fähigkeit von Frauen, den Beruf der Ärztin in der Praxis auszuüben, angeführt. Die Rivalität zwischen den beiden Zeitschriften führte jedoch dazu, dass die Verdienste Kecks und Anna Bayers oftmals gegeneinander ausgespielt wurden[432].

Gegen Ende ihres Lebens machte der Amtsärztin ihre Diabeteserkrankung zunehmend zu schaffen, und sie fuhr jedes Jahr nach Karlsbad (Karlovy Vary, Tschechien) zur Kur. Ihren letzten Aufenthalt dort brach sie früher ab, um zu ihrer älteren Schwester nach Kostomlat an der Elbe (Kostomlaty nad Labem, Tschechien) zu fahren, wo sie am 17. Oktober 1911 im Alter von 57 Jahren starb[433].

4.3.4.2 Theodora Krajewska

Die zweite im Juli 1892 ausgeschriebene Stelle einer Amtsärztin erhielt Theodora Krajewska in Dolnja Tuzla. Sie hatte die letzten eineinhalb Jahre ihres Studiums im Labor ihres „Doktorvaters", des bekannten Physiologen Moritz Schiff, in Genf gearbeitet[434] und war nach ihrer Promotion seine wissenschaftliche Assistentin. Da sie deswegen Anfeindungen der männlichen Kollegen ausgesetzt war[435] und es offenbar auch zu Konflikten mit Schiff kam, bewarb sie sich nach Ermutigung durch polnische Bekannte auf die von der bosnisch-herzegowinischen Landesregierung ausgeschriebene Stelle[436]. Der „breite und humanitäre Geist dieser völlig neuen Institution" sei dabei eine Motivation für sie gewesen, erklärte Krajewska später[437]. Unmittelbar nach ihrer Ernennung reiste

427 Vgl. Tahirović–Fuchs, Bogusławą Keckova 237 mit vier Abbildungen; Nečas, Muslimkami 60.

428 Tahirović–Fuchs, Bogusławą Keckova 233.

429 Nečas, Muslimkami 67f.: Die erste Folge, „Der Mensch und seine Gesundheit", umfasste 20 Beiträge über Wohnung, Kleidung, seelische Entwicklung des Kindes, Berufswahl, Lebensweise, Bäder und Reinigungsmittel. Die zweite „Die Krankenpflege zuhause" zählte 25 Beiträge über Krankenzimmer und -bett, Pflege, Ernährung und Erfrischung, Bäder, Umschläge und Desinfektionsmittel. 1906 folgten Artikel über Lungentuberkulose und über „Vorbeugung", bis die Zeitschrift ihre Gesellschafts- und Wissenschaftsrubrik strich und einen zunehmend antiösterreichischen Kurs einnahm.

430 ABH, ZVS 1908, 96–174, 22. Mai 1907.

431 ABH, ZVS 1908, 96–174: Ansuchen um Publikationsgenehmigung bei der Landesregierung in Sarajewo, 24. 1. 1908.

432 Nečas, Muslimkami 69.

433 Ebd.; Fuchs, Ärztinnen 108.

434 Nečas, Muslimkami 72.

435 Fuchs, Ärztinnen 109, mit Hinweis auf polnische Literatur.

436 Nečas, Muslimkami 73; Krajewska, Pamiętnik 57.

437 Krajewska, Expériences 186: *L'esprit large et humanitaire de cette institution toute nouvelle m'a charmée de prime abord.*

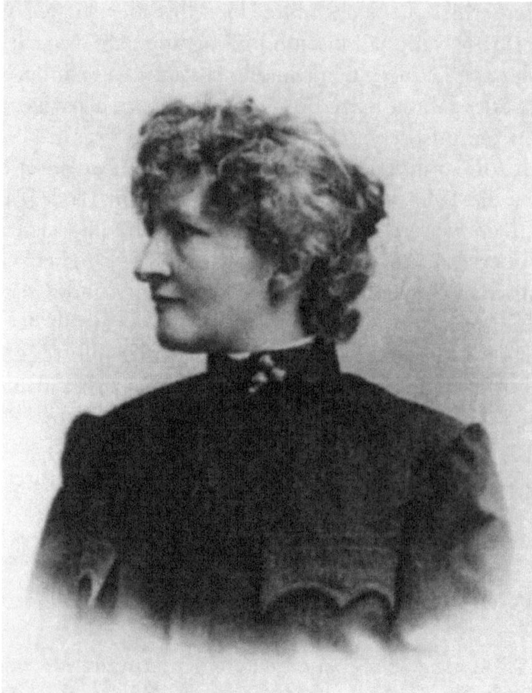

Abb. 23: Porträt der Amtsärztin Theodora Krajewska in Militärjacke; Foto, 1896.

sie nach Wien, um dort die österreichische Staatsbürgerschaft zu erwerben, die – oder die ungarische – Anstellungsvoraussetzung war. Die Wartezeit nützte sie zum Besuch gynäkologischer Kurse an der I. Universitätsfrauenklinik bei Friedrich Schauta und als Hospitantin bei anderen Professoren an der Universität Wien[438] sowie zum Erlernen der serbo-kroatischen Sprache[439].

In der Nachfolge von Anna Bayer arbeitete Theodora Krajewska von 20. März 1893 bis 30. Juni 1899 in Dolnja Tuzla[440]. Auch sie musste eine große Wohnung finanzieren, in der das vorgeschriebene Ambulatorium unterzubringen war, und hatte ein umfangreiches Aufgabengebiet zu bewältigen[441]. Schon in ihrem ersten Dienstjahr erwarb sie sich besondere Verdienste bei der Bekämpfung der Cholera im Kreisspital in Tuzla, wofür sie eine Remuneration von 200 Gulden erhielt[442].

Während ihrer Amtszeit behandelte sie 4.739 Patient:innen. Die Statistik von Krajewskas ärztlicher Tätigkeit in Dolnja Tuzla aus den Jahren 1893 bis 1899 weist große

[438] Vorkämpferinnen (1895/1896) 46.

[439] Fuchs, Ärztinnen 109; Krzysztoforska-Weisswasser, Bildungs- und Emanzipationsbestrebungen 152; Krajewska, Expériences 186.

[440] Nečas, Muslimkami 77; vgl. auch Hof- und Staatshandbuch 1894, 988; Krajewska, Expériences 186: *Après un séjour de six moins à Vienne je fus nommée médecin officiel de Dolnja Tula au mois de mars 1893.*

[441] Krajewska, Pamiętnik 89–92.

[442] Stern, Medizinerinnen 216; Vorkämpferinnen (1895/1896) 46; Weibliche Aerzte in Bosnien. *Wiener Medizinische Wochenschrift* 46/30 (1896) Sp. 1349–1351, hier Sp. 1350; Nečas, Muslimkami 74.

Ähnlichkeit mit den Daten von Bohuslava Keck auf. Im Unterschied zu Keck behandelte Krajewska auch Männer – 4 % ihrer Patient:innen –, wenn dazu bei Hausbesuchen Anlass bestand. Auch sie führte chirurgische Eingriffe durch und leistete Geburtshilfe, jedoch in weit geringerem Ausmaß als Keck, die ausgebildete Hebamme war[443].

Trotz großer Erfolge und Anerkennung ihrer Arbeit seitens der Landesverwaltung[444] beschrieb Theodora Krajeweska in ihrem Erinnerungsbuch (Pamiętnik) die Zeit in Dolnja Tuzla als geprägt von nicht enden wollender Arbeit, oft auch begleitet von Selbstzweifel und Gefühlen der Einsamkeit[445]. Als sie das Angebot erhielt, eine Stelle als Amtsärztin in Sarajewo zu bekleiden, nahm sie diese an. An der Hauptstadt mit ihren rund 45.000 Einwohner:innen schätzte sie den urbanen Charakter, das neue Spital und den Kontakt mit ihrem polnischen Landsmann Leopold Glück[446], Landessanitätsrat und Primar der dermatologischen Abteilung des Landesspitals, und dessen Ehefrau Paulina Glück sowie die Möglichkeit, mit polnischen Ärzten zusammenarbeiten zu können[447].

Mit 1. Oktober 1899 trat sie ihre Stelle als Amtsärztin in Sarajewo an[448]. Der Patient:innenkreis setzte sich durchwegs aus sozial besser gestellten, oft auch weniger konservativen Bevölkerungsgruppen zusammen. Die schwer zugänglichen Dörfer in der bergigen Umgebung erreichte sie in den warmen Jahreszeiten mit dem Pferd und im Winter mit der Kutsche oder zu Fuß[449].

Zur Bekämpfung einer Pockenepidemie reiste Krajewska 1900 bis 1902 mehrmals nach Tuzla. Impfungen gegen verschiedene Infektionskrankheiten nahm sie auch im Kreis Travnik vor[450]. Im Jahr 1902 führte Krajewska eine größere Impfaktion in Sarajewo und Umgebung durch, bei der sie in der ersten Jahreshälfte auf dem Land 1.473 muslimische Frauen und Mädchen gegen Pocken und 1.439 in Sarajewo impfte, insgesamt 2.912 Personen[451]. Große Verdienste erwarb sich die Amtsärztin in der Bekämpfung der in Sarajewo und Umgebung grassierenden Syphilis[452].

Als eine der Ersten beschrieb sie die Knochenerweichung, Osteomalazie[453], die vor allem bei Musliminnen auftrat, und vor ihrer Amtstätigkeit von männlichen Ärzten, die keine Frauen untersucht hatten, weder festgestellt noch beschrieben worden war[454]. Im

---

443 Nečas, Muslimkami 77; Sanitätswesen in Bosnien/Hercegovina 400–404.

444 Nečas, Muslimkami 82.

445 Fuchs–Tahirović, Teodora Krajewska 322.

446 Vgl. Nečas, Muslimkami 82: Leopold Glück (1854–1907) war Verfasser zahlreicher medizinischer Publikationen und gehörte zu den führenden Spezialärzten in Bosnien und der Herzegowina.

447 Krajewska, Pamiętnik 105.

448 Ebd. 74; vgl. auch Hof- und Staatshandbuch 1900, 1044; Fuchs, Ärztinnen 109; vgl. auch *Neue Freie Presse* Nr. 12491 (3. Juni 1899) 5.

449 Fuchs–Tahirović, Teodora Krajewska 323.

450 Nečas, Muslimkami 75.

451 Jahresbericht der Amtsärztin Dr. Teodora Krajewska in Sarajevo für das Jahr 1902. *Wiener Medizinische Wochenschrift* 53/41 (1903) 1927.

452 Nečas, Muslimkami 94.

453 Osteomalazie bezeichnet eine schmerzhafte Störung des Knochenstoffwechsels, die zu einer Demineralisation und damit Erweichung der Knochen führt.

454 Vgl. Fuchs, Weiche Knochen 70–72, 78f.; Nečas, Muslimkami 90; Krzysztoforska-Weisswasser, Bildungs- und Emanzipationsbestrebungen 152.

Jahr 1900 veröffentlichte sie in der *Wiener Medizinischen Wochenschrift* einen ausführlichen Beitrag über „Osteomalacie in Bosnien (Kreis Dolnja Tuzla)“[455].

Wie schon in Tuzla beklagte Krajewska auch in Sarajewo die schlechten hygienischen Verhältnisse, Fehl- und Mangelernährung und den exzessiven Konsum von Kaffee wie Tabak und widmete sich der aufklärerisch-prophylaktischen Arbeit[456]. 1895 schrieb sie, sie habe ihre Aufmerksamkeit besonders auf das mehrjährige Stillen der Kinder, das für das *physiologische Leben des Organismus der Mutter und der Kinder schädlich* sei, auf diätetische Fehler, welche die Mortalität der Kinder erhöhen würden, und auf die *ungenügende Ventilation der Wohnungen, welche die Hauptursache der häufigen Anämie der Mohamedanerinnen* seien, gelegt[457]. Ihren autobiografischen Aufzeichnungen zufolge stand sie in guter Beziehung zur Bevölkerung. So zeugen zum Beispiel Einladungen zu muslimischen Hochzeiten oder auch zu „Krsna slava“, dem serbisch-orthodoxen Familienfest zu Ehren der Familienschutzheiligen, von Vertrauen und Wertschätzung, die ihr Einheimische unterschiedlicher religiöser Zugehörigkeit entgegenbrachten[458].

Ähnlich wie Bohuslava Keck in Mostar, gab Krajewska Unterricht. Im Jahr 1900 unterrichtete sie das von der österreichisch-ungarischen Schulbehörde neu eingeführte Fach Hygiene am Lehrerinnenseminar in Sarajewo, an der privaten St.-Joseph-Mädchenschule sowie an der islamischen Mädchenschule und fungierte auch als Schulärztin[459]. Wie sie in ihren Erinnerungen schrieb, kam sie der Lehrtätigkeit sehr gerne nach und konnte auf ihre Erfahrungen, die sie vor ihrem Medizinstudium als Lehrerin am deutschen Gymnasium in Warschau gesammelt hatte, zurückgreifen[460]. Privat war sie im „Polnischen Klub“ in Sarajewo aktiv, unterrichtete auch Kinder in der polnischen Sprache und organisierte Spenden für Warschau während der Revolution 1905[461].

Theodora Krajewskas praktizierte nicht nur als Ärztin, sondern publizierte auch in Fachzeitschriften und nahm an (medizinischen) Kongressen teil, wo sie über ihre Erfahrungen als Amtsärztin berichtete und somit auch die Institution selbst und die Bestrebungen der österreichischen Regierung bekannt machte[462]. Bezeichnenderweise hielt sie 1896 am „Internationalen Kongress für Frauenwerke und Frauenbestrebungen“ in Berlin ein Referat über ihre Arbeit als *femme-médecin* in Dolnja Tuzla[463]. Sie beschrieb Bosnien als im Vergleich zum modernen Europa in seiner Entwicklung zurückgebliebenes Land, in dem die Frauen Sklavinnen ihrer Religion und ihrer Ehemänner seien[464]. Ein

---

455 Krajewska, Osteomalecie 50 (1900), Nr. 38, Sp. 1786f., Nr. 39, Sp. 1824–1827, Nr. 40, Sp. 1893–1895, Nr. 41, Sp. 1930–1935, Nr. 42, Sp. 1982–1986, Nr. 43, Sp. 2022–2024, Nr. 44, Sp. 2074–2078, Nr. 45, Sp. 2134–2138; zu Details und Einschätzung vgl. Fuchs, Weiche Knochen 78f.; vgl. auch Nečas, Muslimkami 91–93.

456 Weibliche Aerzte in Bosnien. *Wiener Medizinische Wochenschrift* 46/30 (1896) Sp. 1349–1351, hier Sp. 1351.

457 Ebd.

458 Krajewska, Pamiętnik 74–76, 85–88, 110–113.

459 Fuchs, Ärztinnen 109; Nečas, Muslimkami 87; Krajewska, Pamiętnik 116–119.

460 Krajewska, Pamiętnik 117; vgl. auch ABH, ZVS 1908, 96–172, Ruralbericht der Direktion der Höheren Mädchenschule in Sarajevo, 1908.

461 Krajewska Pamiętnik 141; Fuchs, Ärztinnen 109; Krzysztoforska-Weisswasser, Bildungs- und Emanzipationsbestrebungen 152.

462 Krajewska, Pamiętnik 100–103; Fuchs–Tahirović, Teodora Krajewska 324.

463 Krajewska, Expériences; vgl. auch *Die Presse* 49, Nr. 262 (23. September 1896) 24.

464 Krajewska, Expériences 185. *Il y a des femmes mahométantes qui sont esclaves de leurs maris et de leur religion.*

konservativer Ehemann würde seine Frau eher sterben lassen als einen Arzt zu rufen, stellte sie fest[465]. Die österreichische Regierung habe jedoch Reformen auf verschiedenen Gebieten eingeleitet, zu denen auch die Entsendung von Ärztinnen für die medizinische Versorgung der Frauen aus der besonders armen islamischen Bevölkerung zähle. Sie beschrieb die Lebensweise und Gewohnheiten der muslimischen Frauen großteils kritisch oder zumindest mit Befremden, hob aber positiv hervor, dass sie kein Korsett trugen und ihre Körper daher *normales et esthétiques*[466] blieben. Neben der Krankenbehandlung gehörte, wie Krajewska erklärte, Aufklärung über gesundheitliche und hygienische Fragen zu ihren Aufgaben. In den meisten Fällen waren es die Ehemänner, die sie zu ihren kranken Frauen riefen, die Frauen selbst kamen seltener zu ihr[467].

Im selben Jahr referierte Krajewska am „2. Internationalen Kongress für Gynäkologie und Geburtshilfe" in Genf und war neben einem Kollegen aus Krakau und einem Arzt aus Wien die einzige Vertreterin aus Österreich-Ungarn[468].

Im Jahr 1897 hielt sie in Krakau einen *socialärztlichen Vortrag* über Frauen in Bosnien. Ihr Bestreben sei es, neben der Behandlung von Kranken die *Vorurteile gegen ihre Standesgenossen* zu beseitigen und *richtige Ansichten zur Gesundheitspflege* zu verbreiten. Die

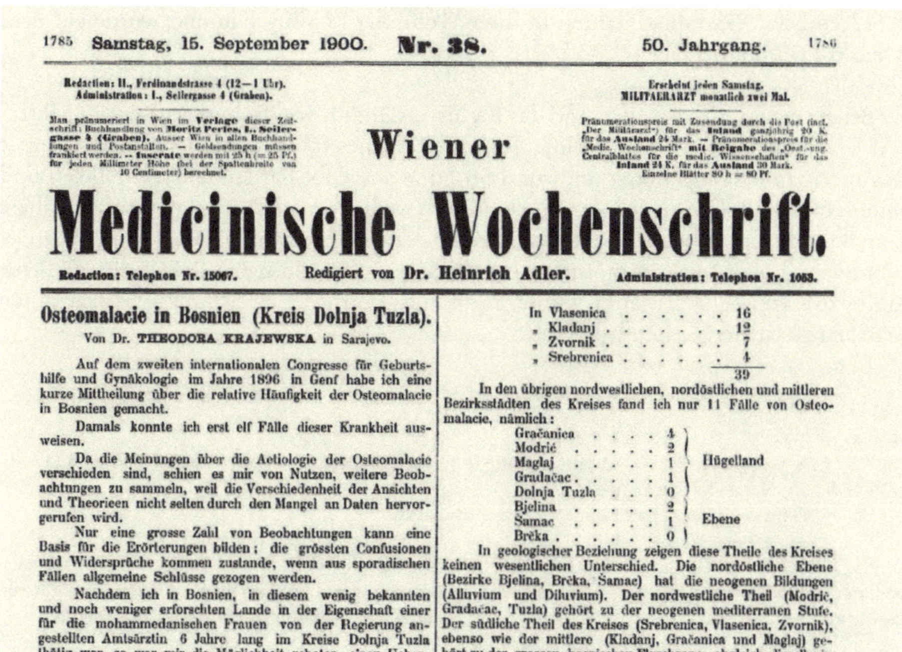

1785 Samstag, 15. September 1900. Nr. 38. 50. Jahrgang. 1786

Redaction: II., Ferdinandstrasse 4 (12—1 Uhr).
Administration: I., Seilergasse 4 (Graben).

Man pränumeriert in Wien im **Verlage** dieser Zeitschrift: Buchhandlung von **Moritz Perles, I., Seilergasse 4 (Graben).** Ausser Wien in allen Buchhandlungen und Postanstalten. — Geldsendungen müssen frankiert werden. — **Inserate** werden mit 25 h (= 25 Pf.) für jeden Millimeter Höhe (bei der Spaltenbreite von 10 Centimeter) berechnet.

Erscheint jeden Samstag.
MILITAERARZT monatlich zwei Mal.

Pränumerationspreis mit Zusendung durch die Post (incl. „Der Militärarzt") für das **Inland** ganzjährig 20 K, für das **Ausland** 24 Mark. — Pränumerationspreis für die „Medic. Wochenschrift" **mit Beigabe** des „Oest.-ung. Centralblattes für die medic. Wissenschaften" für das **Inland** 24 K, für das **Ausland** 30 Mark. Einzelne Blätter 80 h = 80 Pf.

Wiener Medicinische Wochenschrift.

Redaction: Telephon Nr. 15067. Redigiert von Dr. Heinrich Adler. Administration: Telephon Nr. 1053.

Osteomalacie in Bosnien (Kreis Dolnja Tuzla).

Von Dr. THEODORA KRAJEWSKA in Sarajevo.

Auf dem zweiten internationalen Congresse für Geburtshilfe und Gynäkologie im Jahre 1896 in Genf habe ich eine kurze Mittheilung über die relative Häufigkeit der Osteomalacie in Bosnien gemacht.

Damals konnte ich erst elf Fälle dieser Krankheit ausweisen.

Da die Meinungen über die Aetiologie der Osteomalacie verschieden sind, schien es mir von Nutzen, weitere Beobachtungen zu sammeln, weil die Verschiedenheit der Ansichten und Theorieen nicht selten durch den Mangel an Daten hervorgerufen wird.

Nur eine grosse Zahl von Beobachtungen kann eine Basis für die Erörterungen bilden; die grössten Confusionen und Widersprüche kommen zustande, wenn aus sporadischen Fällen allgemeine Schlüsse gezogen werden.

Nachdem ich in Bosnien, in diesem wenig bekannten und noch weniger erforschten Lande in der Eigenschaft einer für die mohammedanischen Frauen von der Regierung angestellten Amtsärztin 6 Jahre lang im Kreise Dolnja Tuzla thätig war, so war mir die Möglichkeit geboten, einen Ueber-

In Vlasenica	16
„ Kladanj	12
„ Zvornik	7
„ Srebrenica	4
	39

In den übrigen nordwestlichen, nordöstlichen und mittleren Bezirksstädten des Kreises fand ich nur 11 Fälle von Osteomalacie, nämlich:

Gračanica	4	Hügelland
Modrić	2	
Maglaj	1	
Gradačac	1	
Dolnja Tuzla	0	
Bjelina	2	Ebene
Šamac	1	
Brčka	0	

In geologischer Beziehung zeigen diese Theile des Kreises keinen wesentlichen Unterschied. Die nordöstliche Ebene (Bezirke Bjelina, Brčka, Šamac) hat die neogenen Bildungen (Alluvium und Diluvium). Der nordwestliche Theil (Modrić, Gradačac, Tuzla) gehört zu der neogenen mediterranen Stufe. Der südliche Theil des Kreises (Srebrenica, Vlasenica, Zvornik), ebenso wie der mittlere (Kladanj, Gračanica und Maglaj) gehört zu der grossen bosnischen Flyschzone, obgleich dieselbe in

Abb. 24: Titelblatt der *Wiener Medicinischen Wochenschrift* mit einem Beitrag von Theodora Krajewska, über „Osteomalacie in Bosnien (Kreis Dolnja Tuzla)", 1900.

---

465 Ebd. 187.
466 Ebd. 188.
467 Ebd. 189.
468 *Österreichische Lehrerinnen-Zeitung* 4, Nr. 18 (1. Oktober 1896) 15; Congrès périodique international de gynécologie et d'obstétrique.

bisher erzielten Resultate bezeichnete sie als *recht erfreulich*[469]. Im September 1909 sprach Krajewska am Ärztekongress in Budapest über „Tétanie des femmes ostéomalaciques“[470]. Die ungarische Frauenrechtlerin Rosika Schwimmer, die über den Kongress berichtete, bezeichnete sie aufgrund ihres Lebenslaufes und ihrer Tätigkeit als *eine der interessantesten Gestalten unter den hier versammelten Aerztinnen*[471].

Theodora Krajewskas intensives Arbeitspensum blieb nicht ohne Folgen für ihre eigene Gesundheit: Aufgrund von Erschöpfung und Überarbeitung wurde sie einige Male krank und musste Erholungsurlaub nehmen[472]. Nach dem Ende des Ersten Weltkriegs und dem Ende der Habsburgermonarchie trat sie in den Dienst des neuen Königreichs der Serben, Kroaten und Slowenen. Ihren Beruf konnte sie wegen einer Augenerkrankung und drohender Erblindung nur bis 1922 ausüben. Nach ihrer Pensionierung arbeitete sie in der Beratungsstelle für Tuberkuloseprophylaxe in Sarajewo, bevor sie 1927 in ihre Herkunftsstadt Warschau zurückkehrte[473]. Krajewska hatte 35 Jahre in Bosnien und Herzegowina gearbeitet und gelebt und vermisste nun das Land und ihre sozialen Kontakte[474]. Sie begann, serbokroatische Literatur ins Polnische zu übersetzen und in einer polnischen Wochenzeitung für Frauen zu publizieren. In den letzten Lebensjahren schrieb sie an ihren – unvollendeten – Memoiren[475]. Theodora Krajewska starb am 5. September 1935 mit 81 Jahren in ihrer Wohnung in Warschau und wurde auf dem Powązki-Friedhof begraben[476].

Vergleicht man die Tätigkeiten und das Berufsverständnis von Bohuslava Keck in Mostar und Theodora Krajewska in Dolnja Tuzla und Sarajewo, die beide 1893 ihren Dienst als Amtsärztinnen angetreten und rund 30 Jahre ausgeübt hatten, fallen Parallelen und Unterschiede auf. Die beiden Ärztinnen dürften weder dienstlich noch persönlich nähere Kontakte gepflegt haben[477]. Dafür stand Krajewska mit Hedwig Olszewska, ihrer Landsmännin und Nachfolgerin in Tuzla, und mit der Serbin Kornelija Rakić, die 1908 zur Amtsärztin von Bihać ernannt wurde, in freundschaftlicher Beziehung und war ihnen bei Anfangsschwierigkeiten behilflich[478].

---

469 *Prager Tagblatt* 21, Nr. 63 (4. März 1897) 9; *Österreichische Lehrerinnen-Zeitung* 4, Nr. 18 (1. Oktober 1896) 15; Nečas, Muslimkami 81.

470 XVIe Congrès international de médecine, Budapest.

471 Schwimmer, Frauen 5.

472 Krajewska, Pamiętnik 126–130; Nečas, Muslimkami 85: 1902 erkrankte sie an einem Darmkatarrh mit Komplikationen und darauf an Gelbfieber, 1903 an schwerer Grippe. Ihr Vorgesetzter warf ihr vor, dass sie mit ihren Erkrankungen der Landesregierung organisatorische und finanzielle Probleme bereite.

473 Nečas, Muslimkami 88; Fuchs, Ärztinnen 109.

474 Fuchs–Tahirović, Teodora Krajewska 321, verweist auf einen Brief von 1930, den sie an eine Freundin in Sarajewo schrieb.

475 Krajewska, Pamiętnik, Einleitung 20f; Krajewska hatte in den Jahren 1893–1932 Tagebuchnotizen (16 Hefte) geschrieben, die nach ihrem Tod zerstört wurden. 1930 begann sie, ihre Erinnerungen in Form eines Pamiętniks (Beschreibungen von Ereignissen aus der Vergangenheit mit Kommentaren) zu verfassen, das Lebensabschnitte und Ausschnitte aus den Tagebüchern enthält.

476 Krzysztoforska-Weisswasser, Bildungs- und Emanzipationsbestrebungen 152; Nečas, Muslimkami 88.

477 Krajewska, Pamiętnik 104: Krajewska erwähnt in ihren Erinnerungen Kecks Namen nur ein einziges Mal.

478 Nečas, Muslimkami 89.

Sowohl Keck als auch Krajweska, deren Tätigkeiten in den verpflichtenden Jahresberichten gut dokumentiert und teilweise auch publiziert sind, kritisierten Lebensgewohnheiten, Ernährung und Hygiene von muslimischen Frauen und erfüllten die ihnen von der Regierung zugedachte Aufgabe einer „kulturellen Mission“ mit Engagement und aus persönlicher Überzeugung. Dabei nahm nach den Einschätzungen von Brigitte Fuchs die Art und Weise der „Einflussnahme“ besonders bei Krajewska „kolonialistische Züge“ an. Im Gegensatz zu Keck habe Krajewska ihrer Klientel keine so große Sympathie entgegengebracht. Wie viele Menschen aus Österreich-Ungarn hätte sie slawische Muslime abgelehnt und deren Lebensweise in ihren Memoiren wiederholt mit Formulierungen wie „unter jeder Beschreibung“ charakterisiert[479]. Beate Ziegler relativiert hingegen diese Einschätzung von Krajewskas Haltung. Wenngleich sich bei ihr ein ungebrochener Glaube an die Überlegenheit des modernen Europa gegenüber der von ihr als kulturell unterentwickelt angesehenen islamischen Bevölkerung gezeigt habe, so käme doch auch ihre Sympathie für ihre Patientinnen zum Ausdruck[480]. Nečas bezeichnet Krajewska als eine führende Persönlichkeit unter den Amtsärztinnen, die bei ihren Patientinnen hohes Ansehen genossen habe und in Fachkreisen und bei Kolleg:innen beliebt gewesen sei[481].

4.3.5 Amtsärztinnen und „Privatärztinnen“: Gisela Kuhn-Januszewska und Rosa Einhorn-Bloch

Nicht zuletzt aufgrund der Erfolge und positiven Resonanz auf die Tätigkeit von Bohuslava Keck und Theodora Krajewska wurden 1899 zwei weitere Amtsärztinnen berufen: Hedwig (Jadwiga) Olszewska als Nachfolgerin von Theodora Krajewska in Dolnja Tuzla, die zu diesem Zeitpunkt nach Sarajewo wechselte, und die „Schweizer Ärztin“ Gisela Kuhn-Januszewska auf die neu geschaffene Stelle in Banjaluka (Banja Luka), einer Stadt im Norden Bosniens mit fast 15.000 Einwohner:innen[482].

4.3.5.1 Gisela Kuhn-Januszewska

Als die aus Mähren stammende Gisela Kuhn-Januszewska nach Bosnien kam, hatte sie bereits einige Monate als Ärztin in Deutschland gearbeitet. Nach Abschluss ihres Studiums nahm sie im Juni 1898 gemeinsam mit der aus Preußen stammenden Medizinerin Anna Moesta, die ebenfalls in Zürich promoviert hatte[483], ein Angebot der Ortskrankenkassen von Remscheid und Barmen (heute ein Stadtteil von Wuppertal) in Nordrhein-Westfalen an, die Betreuung von über 600 weiblichen Kassenmitgliedern und

479 Fuchs–Tahirović, Teodora Krajewska 322: Sie betonen, Krajewskas Abneigung werde besonders ausgedrückt in der Art und Weise, wie sie von der „orientalischen“ Kleidung der lokalen Bevölkerung angewidert war, die sie als ungesund und hässlich bezeichnete. Darüber hinaus beschwerte sie sich über die Unfähigkeit und/oder Unwilligkeit der meist armen, ungebildeten Klient:innen, ihre Anweisungen zu befolgen, und hielt sie für eine Klasse von Menschen mit mangelnder Intelligenz. Andererseits hielt sie fest, dass sie Gespräche mit der muslimischen Elite sehr genoss, da diese fortschrittlich und rational sei.

480 Ziegeler, Ärzte 80, mit Verweis auf Krajewska, Expériences.

481 Nečas, Muslimkami 94.

482 Banjaluka, https://de.wikipedia.org/wiki/Banja_Luka [27. 2. 2024]: 1895: 14.812 Einwohner:innen.

483 Vgl. Maria Anna Ottilie Moesta, https://geschichte.charite.de/aeik/biografie.php?ID=AEIK00205 [23. 2. 2023].

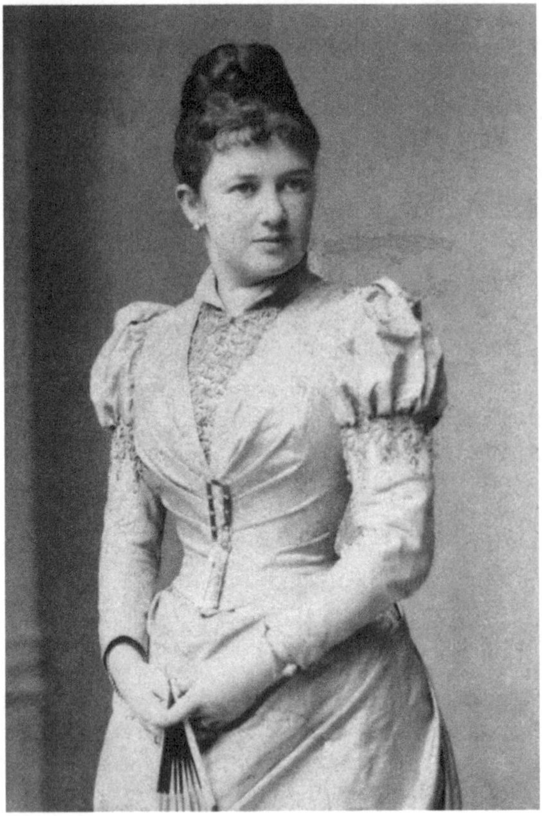

Abb. 25: Porträt von Gisela Kuhn-Januszewska; Foto, um 1906.

deren Kinder zu übernehmen. Aufgrund einer lokalen Ärztekontroverse hatten die beiden Ortskrankenkassen gezielt junge Ärztinnen angeworben und angestellt, um die örtlichen Ärzte unter Druck zu setzen. Die Aufsichtsbehörde untersagte jedoch Gisela Kuhn-Januszewska die Kassenpraxis, da sie über keine deutsche Approbation verfügte. Der Konflikt zwischen Ortskrankenkasse und Ärzteschaft gipfelte in einem Ärztestreik, die Bemühungen, Kuhn-Januszewska weiter als Kassenärztin zu beschäftigen, scheiterten[484]. Daraufhin bewarb sich Gisela Kuhn-Januszewska, die Deutsch und Tschechisch in Wort und Schrift beherrschte, fließend Französisch sprach sowie Englisch und Serbokroatisch verstand, um die im Frühjahr 1899 ausgeschriebene Stelle einer Amtsärztin in Bosnien und Herzegowina.

Während ihrer einjährigen Tätigkeit in Banjaluka von Juli 1899 bis Juli 1900[485] behandelte sie der amtlichen Statistik zufolge 1.431 Personen, 936 Frauen, 479 Kinder und

[484] Bleker, Frauenpraxis 244; Nečas, Muslimkami 102; Stadler, Ärztinnen 12.

[485] Gisela Kuhn-Januszewska wurde am 24. Mai 1899 zur provisorischen Amtsärztin in Banjaluka ernannt, sie war von 10. Juli 1899 bis 20. Juli 1900 als Amtsärztin tätig, vgl. Nečas, Muslimkami 103, Hof- und Staatshandbuch 1900, 1044.

16 Männer[486]. Im November 1899 führte sie in Bosnisch-Dubica (Kozarska Dubica) aufgrund der dort grassierenden Pockenepidemie Impfungen durch[487]. Kuhn-Januszewskas Bruder, der österreichische Schriftsteller Roda Roda, widmete der Impfaktion seiner Schwester sogar einen Absatz in seinem Familienroman: *Meine tapfre kleine Schwester ritt im ersten Winter ihres bosnischen Wirkens zwei Kreise ab, die Hälfte Bosniens, von Dorf zu Dorf, oft im Schnee bis an die Bügel, ließ sich von Gendarmen die Kinder in den Sattel reichen und impfte zwanzigtausend Kinder. Doch ja nicht Kinder der Moslime und der Christen mit demselben Besteck …*[488].

Zwischen 1899 und 1900 ließ sich Gisela Kuhn-Januszewska nach einer schon länger zerrütteten Ehe von Heinrich Kuhn, einem Privatier (*unser verhaßter Schwager*[489], wie Roda Roda schrieb), der vom Erlös einer früheren Teilhaberschaft an einem Textilunternehmen lebte, scheiden[490] und nahm wieder ihren Mädchennamen an. Aus einer jüdischen Familie stammend, konvertierte sie nun zum Katholizismus und heiratete als Gisela-Ludmila Rosenfeld ihren direkten Vorgesetzten, den um mehr als 20 Jahre älteren bosnisch-herzegowinischen Sanitätsrat und Distriktarzt Ladislaus Januszewski[491]. Roda Roda beschrieb ihn als *einen Polen, dicken, bejahrten Herrn von derbgemütlicher Art*, der *mit aller Welt sein Wesen* trieb und *besonders bei den Moslimen sehr angesehen* war[492]. Er stand aber auch *auf bestem Fuß* mit der katholischen Geistlichkeit und war Arzt der Trappisten und Franziskaner[493].

Aufgrund der Eheschließung mit ihrem Vorgesetzten musste Gisela Kuhn-Januszewska zwar ihren Posten als Amtsärztin aufgeben, konnte aber als Privatärztin weiter praktizieren. Im März 1903 eröffnete sie in Gornji Seher, dem muslimischen Viertel von Banjaluka, ein Ambulatorium, welches die Landesregierung mit einer Remuneration und die Stadt mit einer Jahressumme von 800 Kronen unterstützte[494]. Die Kreisverwaltung sah keinen Grund, den freigewordenen Amtsärztinposten neu zu besetzen, denn mit Kuhn-Januszewskas Praxis waren die Kranken des Kreises versorgt. Immer wieder wurde sie mit Impfungen sowie der Bekämpfung der Syphilis und anderer Krankheiten der weiblichen Bevölkerung beauftragt.

Im Jahr 1905 behandelte Kuhn-Januszewska 1.605 Patientinnen in ihrem Ambulatorium und bei Hausbesuchen in Banjaluka und Umgebung 920 Patient:innen. Diese Tätigkeit, die in vielem jener einer Amtsärztin glich, versah sie bis Mitte 1912[495]. Wie Theodora Krajewska setzte sich auch Gisela Kuhn-Januszewska mit Osteomalazie (Knochenerweichung) auseinander und publizierte 1910 einen wissenschaftlichen Beitrag in

[486] Sanitätswesen in Bosnien/Hercegovina 400f.

[487] *Agramer Zeitung* 74, Nr. 265 (18. November 1899) 4.

[488] Roda, Roman 519.

[489] Ebd. 155.

[490] Martin, Rosalie Sattler-Feuerstein und Rachel Weissberg 2, Anm. 11.

[491] Zu Ladislaus Januszewski (1847–1916) vgl. AVA, MdI, Sanitätsakten Akten 1911/1912, Karton 2930; Nečas, Muslimkami 104.

[492] Roda, Roman 521.

[493] Ebd. 528, 530: *Der Abt der Trappisten war gewohnter Gast bei Schwager und Schwester.*

[494] Nečas, Muslimkami 104: Von der Jahressumme waren 200 Kronen an Fiakerkosten gebunden; vgl. auch Aigner, Ärztinnen 61f.

[495] Nečas, Muslimkami 104.

der *Wiener klinisch-therapeutischen Wochenschrift*[496], in dem sie aber einen etwas anderen Standpunkt als Krajewska[497] vertrat. Krajewska erklärte die große Anzahl an Osteomalazie-Fällen unter muslimischen Frauen vor allem als eine Folge der Lebensweise. Sie heirateten früh, ihr Organismus werde durch sexuelle Ausbeutung in der Ehe[498], häufige Geburten und lange Stillzeit geschwächt, danach würden die Frauen oft an Knochenerweichung erkranken, so Krajewska. Zusätzlich würden die Frauen die meiste Zeit in der Hocke oder Kauerstellung auf dem Boden in feuchten Räumen verbringen und hätten einen eklatanten Sonnen- und Bewegungsmangel. Januszewska war hingegen überzeugt, dass die Knochenerweichung hauptsächlich durch Mangelernährung und Mangel an Sonnenlicht verursacht, durch Schwangerschaften und langes Stillen allerdings verschärft werde[499]. Zudem war Gisela Kuhn-Januszewska wie ihre Kolleginnen Bohuslava Keck und Theodora Krajewska als Lehrerin für Hygiene – in ihrem Fall an der staatlichen Mädchenschule in Banjaluka – angestellt[500].

Im August 1912, nach der Pensionierung ihres Ehemanns, verließ sie nach 13 Jahren Bosnien und übersiedelte mit ihm nach Graz[501]. Bei ihrem Weggang aus Banjaluka erklärte sie, es sei gelungen, die *zwei Geißeln der muselmanischen Frauen* zurückzudrängen: die Osteomalazie trete nicht mehr so häufig und in der hochgradigen Form auf, da sich die ärztliche Versorgung verbessert hätte, und Frauen würden schon in einem früheren Stadium einer Erkrankung ärztliche Hilfe suchen[502]. Für ihre Tätigkeit erhielt Kuhn-Januszewska von der bosnisch-herzegowinischen Landesregierung wiederholt Anerkennung und wurde mit der Okkupationsmedaille (1903) und der Jubiläumsmedaille 1848–1908 ausgezeichnet[503]. Bei der Bevölkerung schien sie als erste „Frauenärztin für Frauen (und Kinder)" sehr beliebt gewesen zu sein[504]. Auch in Wiener Kreisen war *Gisel Kuhn-Rosenfeld* als Ärztin in Bosnien bekannt[505], was wohl auch dem Umstand geschuldet sein dürfte, dass sie die Schwester des damals populären Schriftstellers Roda Roda war.

In Graz stellte Gisela Kuhn-Januszewska an das Innenministerium einen Antrag zur Praxisausübung, der jedoch, wie auch die Führung ihres Doktortitels, abgelehnt wurde[506]. Daraufhin suchte sie im März 1914 – nach mehr als 16 Jahren ärztlicher Praxis und wissenschaftlicher Publikationstätigkeit – bei der Medizinischen Fakultät der Universität Graz um Nostrifizierung ihres 1898 in Zürich erworbenen Doktordiploms an. Nachdem die Achtundvierzigjährige alle Rigorosen neuerlich abgelegt hatte, wurde sie am 24. Februar 1915 zum Doktor der gesamten Heilkunde an der Universität Graz promoviert[507]. Während des Ersten Weltkriegs war sie in einem Reservespital in Graz im

496 Januszewska, Osteomalazie 503–510.

497 Krajewska, Osteomalacie.

498 Vgl. Krajewska, Osteomalacie 1786: Krajewska verweist auf das geltende Eherecht: *Der Gatte ist zum geschlechtlichen Verkehre mit der Gattin verpflichtet, und die Frau muss sich der ehelichen Pflicht unterziehen.*

499 Vgl. dazu ausführlich: Fuchs–Tahirović, Gisela Januszewska 81.

500 AVA, MdI, Sanitätsakten 1911/1912, Karton 2931.

501 Vgl. Stadtarchiv Graz, Meldeauskunft 28. April 2017.

502 Martin, Kornelija Rakić 15.

503 Aigner, Ärztinnen 60.

504 Fuchs–Tahirović, Gisela Januszewska 81.

505 Leitner, Fürstin 166.

506 AVA, MdI, Sanitätsakten 1911/1912, Karton 2930.

507 UAG, Album Doctorum medicinae in C. R. Universitat Graecensi promotorum.

Einsatz und eröffnete 1919 eine eigene Ordination. Als „rassische Jüdin" während der NS-Zeit verfolgt, wurde sie ins KZ Theresienstadt deportiert und 1942 ermordet.

4.3.5.2 Rosa Einhorn-Bloch

Als 1902 in der etwa 6.600 Einwohner:innen zählenden, rund 100 Kilometer von Sarajewo entfernt gelegenen Kreisstadt Travnik[508] eine zusätzliche Amtsärztinnenstelle geschaffen wurde, erhielt diese mit Rosa Einhorn-Bloch eine weitere Frau der Untersuchungsgruppe der vorliegenden Studie.

Rosa Einhorn-Bloch stammte aus dem damals zum Gouvernement Grodno (Russisches Reich) gehörenden Ort Suchowolja (heute Suchowola, Polen) und hatte in Lausanne Medizin studiert. Nach ihrer Promotion war sie Assistentin an der *gynäkologischen Klinik von Dr. Vogel* in Berlin[509] und von August 1901 bis Ende Jänner 1902 am Spital der israelitischen Kultusgemeinde in Wien beschäftigt[510]. Einhorn-Bloch war als Hospitantin an der dermatologischen Klinik des Syphilisspezialisten Isidor Neumann tätig, vermutlich machte er ihr den Vorschlag, sich um die ausgeschriebene Amtsärztinstelle in Travnik zu bewerben, welche sie annahm[511]. Zuvor musste sie allerdings noch, so wie vor ihr auch Theodora Krajewska, die österreichische (oder ungarische) Staatsangehörigkeit erwerben, die ihr die niederösterreichische Statthalterschaft in Wien mit Zuständigkeit nach Götzendorf erteilte.

Am 25. November 1902 zur Amtsärztin von Travnik berufen[512], versah sie ihren Dienst nur sehr kurz. Deshalb scheint ihr Name im amtlichen Schematismus von 1903 nicht auf[513]. Das *Neuigkeits-Welt-Blatt* berichtete allerdings über Einhorn-Blochs Tätigkeit in einem Artikel mit einer Illustration. In herabwürdigendem Ton gegenüber den *Türkinnen* wurde betont, dass sich das *Fräulein Doktor* von simulierenden Patientinnen, wie jener, die – wie auf der Abbildung dargestellt – am Boden liegend, *herzzerbrechend* jammerte und einen *Krampfanfall* vortäuschte, nicht beeindrucken ließ[514].

Als am 3. September 1903 in Travnik ein verheerender Brand ausbrach, der große Teile der Stadt zerstörte und über 3.000 Bewohner:innen obdachlos machte, wurde auch Einhorn-Blochs Ambulatorium vernichtet. Die Brandkatastrophe bot aber auch eine Chance, viele Frauen medizinisch zu betreuen, was in der hohen Anzahl von 2.450 Patientinnen zum Ausdruck kam. Im selben Jahr impfte sie auch 3.260 Personen[515]. Im Dezember 1903 informierten die Behörden die noch immer nicht definitiv angestellte Amtsärztin über ihre bevorstehende Entlassung im Juli 1904. Die Bevölkerung lehne sie

---

508 Travnik, https://de.wikipedia.org/wiki/Travnik [8. 2. 2024], 1895: 6.626 Einwohner:innen.

509 AVA, MdI, Sanitätsakten 1911/1912, Karton 2930, Rosa Einhorn Bloch, Curriculum Vitae; vgl. auch Martin, Rosa Bloch-Einhorn 43, Anm. 52: Nachforschungen der Verfasserin ergaben, dass im Juli 1897 in Berlin die Klinik Dr. Vogel als eine Privatheilanstalt für Frauenkrankheiten eröffnet wurde.

510 AVA, MdI, Sanitätsakten 1911/1912, Karton 2930, Rosa Einhorn Bloch.

511 Fuchs–Tahirović, Rosa Einhorn 285: Sie konnte sich gegen eine weitere Bewerberin, Carola Milobar, durchsetzen.

512 AVA, MdI, Sanitätsakten 1911/1912, Karton 2930, Rosa Einhorn Bloch, Curriculum Vitae; vgl. auch *Mährisches Tagblatt* 23, Nr. 281 (6. Dezember 1902) 7; *Neues Wiener Tagblatt* 36, Nr. 334 (6. Dezember 1902) 7; *The British Medical Journal* (3. Jänner 1903) 58; *Neues Frauenleben* 15/2 (1903) 20.

513 Nečas, Muslimkami 107.

514 *Neuigkeits-Welt-Blatt* 30/64 (19. März 1903) 32.

515 Fuchs–Tahirović, Rosa Einhorn 285.

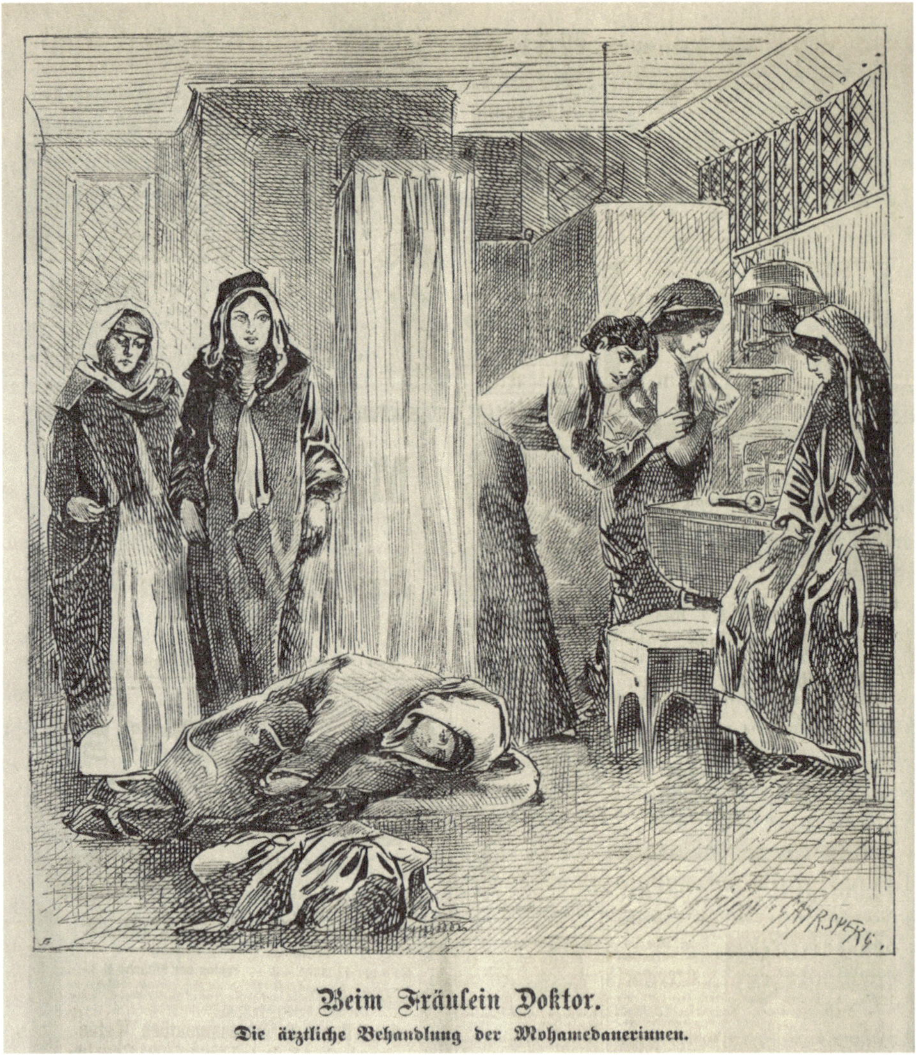

Abb. 26: Illustration des Artikels „Beim Fräulein Doktor. Die ärztliche Behandlung der Mohamedanerinnen“, die Rosa Einhorn bei der Untersuchung einer muslimischen Patientin in einem Behandlungsraum mit vier weiteren Frauen zeigt; Graphik, 1903.

ab, sie sei unhöflich und überschreite ihre Kompetenzen, wurde als Begründung genannt. Außerdem hätte sie die Brandkatastrophe dazu genutzt, um muslimische Frauen zu medizinischen Untersuchungen zu nötigen. Einhorn-Bloch scheint aufgrund ihres Übereifers gemobbt worden zu sein, obwohl sie ihre Aufgaben genau nach der Dienstbeschreibung für Amtsärztinnen erfüllte[516].

516 Ebd. 286.

Rosa Einhorn-Bloch ersuchte in der Folge um einen *in Familienangelegenheiten erbetenen zweimonatigen Urlaub in die Monarchie*, den ihr der Kreisvorstand von Travnik im Juli 1904 bewilligte[517]. Nachdem sie ihre Schwester in Wien besucht hatte, reiste sie zu einem medizinischen Kongress nach St. Louis, Missouri, USA, wo sie einen Vortrag hielt.

In einem Schreiben teilte sie der bosnischen Landesregierung mit, sie könne aufgrund einer Erkrankung *schwerlich vor einem Jahr zurückkommen*[518]. In dieser Zeit soll sie, ihren eigenen Angaben zufolge, an der Columbia-Universität die Staatsprüfung abgelegt und circa ein Jahr in St. Louis und in New York als *Assistentin von Prof. Carl Beek* praktiziert haben[519]. Schon im Dezember 1904 wurde Rosa Einhorn-Bloch, die nur provisorisch als Amtsärztin in Travnik angestellt war, wegen *eigenmächtiger längerer Absentierung des Dienstes enthoben*[520].

Im Jahr 1905 kehrte sie nach Travnik zurück und heiratete Sigismund Bloch[521], einen rund 20 Jahre älteren Gerichtsrat des dortigen Kreisgerichts[522]. Am 20. Dezember 1905 erhielt sie nach einem entsprechenden Ansuchen die Genehmigung für eine Privatpraxis in Travnik[523], die sie nach den Forschungen von Barbara Martin erst 1908 eröffnete[524]. Eine mögliche Erklärung dafür wäre die Geburt ihres Sohnes Hermann am 30. Oktober 1906[525]. Anders als Gisela Kuhn-Januszewska gelang es ihr aber nicht, eine breite, dem Aufgabengebiet einer Amtsärztin ähnliche Tätigkeit zu entfalten[526].

Im Jahr 1909 suchte Rosa Einhorn-Bloch um Nostrifizierung ihres Schweizer Doktordiploms an der Universität Wien an, die mangels eines inländischen Maturazeugnisses abgelehnt wurde[527]. Im April 1910 bemühte sie sich erneut um die Stelle einer Amtsärztin und berief sich dabei auf die Erfüllung vieler Aufgaben, die ihr die Sarajewoer Landesregierung zugewiesen hatte. Sie habe die Syphilis-Untersuchung bei Frauen und Mädchen des Kreises Travnik im Jahr 1909 durchgeführt und allein in Travnik 977 erkrankte Musliminnen behandelt[528]. Das Finanzministerium betonte jedoch, dass sie

517 AVA, MdI, Sanitätsakten 1911/1912, Karton 2930, Rosa Einhorn Bloch; Martin, Rosa Bloch-Einhorn 22.

518 AVA, MdI, Sanitätsakten 1911/1912, Karton 2930, Rosa Einhorn Bloch.

519 Ebd., Curriculum Vitae; vgl. auch Martin, Rosa Bloch-Einhorn 35.

520 AVA, MdI, Sanitätsakten 1911/1912, Karton 2930, Bericht des Finanzministeriums über Rosa Einhorn-Blochs Tätigkeit, 29. November 1912; vgl. auch Martin, Rosa Bloch-Einhorn 24.

521 AVA, MdI, Sanitätsakten 1911/1912, Karton 2930, Rosa Einhorn Bloch; vgl. auch Martin, Rosa Bloch-Einhorn 52, Anm. 150 und 152: Sigismund Bloch, geboren 1850, absolvierte in Wien eine Ausbildung als Jurist und war seit 1880 in bosnisch-herzegowinischem Landesdienst tätig, bis 1914 war er als Reichsgerichtsrat in Travnik tätig.

522 Martin, Rosa Bloch-Einhorn 24.

523 AVA, MdI, Sanitätsakten 1911/1912, Karton 2930, Rosa Einhorn Bloch, Ansuchen an Ministerium des Inneren vom 29. Jänner 1912; Nečas, Muslimkami 108.

524 Martin, Rosa Bloch-Einhorn 29. Darauf lassen Angaben über die Zahl von Privatärztinnen in einem amtlichen Bericht über die Verwaltung von Bosnien und Herzegowina schließen.

525 Vgl. Ellis Island, Passenger Record, https://www.ellisisland.org [26. 10. 2024]; AVA, MdI, Sanitätsakten, 1911/1912, Karton 2930, Rosa Einhorn Bloch, Brief von Rosa Einhorn an den Sektionschef aus Travnik vom 10. Juni 1912.

526 Martin, Rosa Bloch-Einhorn 38.

527 AVA, MdI, Sanitätsakten 1911/1912, Karton 2930, Rosa Einhorn Bloch, Curriculum Vitae; Fuchs, Ärztinnen 112; Gamper, Ärztinnen 36.

528 Vgl. Martin, Rosa Bloch-Einhorn 15.

als Amtsärztin nicht am selben Ort wirken könne, wo ihr Ehemann Gerichtsbeamter sei[529].

Um 1911 ging Rosa Einhorn-Bloch ihrem Lebenslauf zufolge nach Graz und Wien, wo sie als Hospitantin an Kliniken praktizierte und im *Frauen-Hospiz (Wien) vom Verband der Genossenschafts-Krankenkassen*[530] einen Assistenten vertrat. Da eine Nostrifizierung ihres Diploms nicht gelang, konnte sie in Wien weder definitiv angestellt werden noch eine private Ordination eröffnen[531]. Am 29. Jänner 1912 stellte sie (Adresse: Poliklinik in Wien) – wiederum vergeblich – das Ansuchen, ihr *im Gnadenweg … mit Nachsicht der Nostrifikation ihres schweizerischen Diploms* die ärztliche Praxis in Wien zu gestatten, damit sie bei ihrem *armen Kinde* und bei dessen *Vater (meinem Manne)*, der dort im Kreis seiner Familie die Pension verbringen wolle, leben könne. Darin verwies Einhorn-Bloch auf eine unfreiwillige Einreichung um Pensionierung ihres Mannes. Um *halbwegs standesgemäß existieren zu können*, sei er auf ihren Erwerb angewiesen[532]. Im Spital der israelitischen Kultusgemeinde (Rothschild-Spital) sei ihr eine Stelle in Aussicht gestellt worden[533]. Das Stadtphysikat und die Wiener Ärztekammer sprachen sich jedoch gegen die Annahme ihrer Petition aus und verwiesen unter anderem darauf, dass eine Genehmigung nur durch eine allerhöchste Entschließung, wie dies bei Rosa Kerschbaumer und Georgine von Roth der Fall gewesen sei, möglich wäre[534].

Im Jahr 1912 richtete sie, den Angaben von Barbara Martin zufolge, ein Gesuch an das Finanzministerium, um abermals eine Stelle als Amtsärztin in Travnik zu erhalten[535]. Im selben Jahr wurde in einem Bericht des Finanzministeriums die privatärztliche Tätigkeit der *Schweizer Aerztin Rosa Einhorn-Bloch* beurteilt: Anfänglich habe man *keine erfreuliche Wahrnehmung gemacht, in letzter Zeit jedoch eine Wandlung zum Besseren* festgestellt[536]. Vor einiger Zeit wäre sie um *Reaktivierung als Amtsärztin eingeschritten*. Dies sei jedoch nicht möglich, da ihr Lausanner Diplom nicht nostrifiziert sei und *angesichts des Vorhandenseins von in der Monarchie diplomierten Aerztinnen mit dem früher praktizierten Usus gebrochen wurde, Aerztinnen auf Grund ausländischer Diplome anzustellen*[537].

Aber offenbar hatte Rosa Einhorn ohnehin nicht vor, in Travnik zu bleiben. Da sie ihren Sohn *im deutschen Geist erziehen* wollte[538] und, wie sie schrieb, ohne ihren

---

529 Nečas, Muslimkami 108.

530 Das Frauenhospiz der Genossenschaftskrankenkassen wurde zwischen 1908 und 1910 als Entbindungsanstalt in der Peter-Jordan-Straße 70, Wien XIX., errichtet; vgl. Adolf Cislar Haus, https://alumnimagApril07.qxd(boku.ac.at) [27. 2. 2024].

531 AVA, MdI, Sanitätsakten 1911/1912, Karton 2930, Rosa Einhorn Bloch, Ministerium des Inneren vom März 1912.

532 Ebd., Rosa Einhorn Bloch, Brief von Rosa Einhorn an den Sektionschef aus Travnik vom 10. Juni 1912.

533 Ebd., Ansuchen an Ministerium des Inneren vom 29. Jänner 1912.

534 Ebd., Schreiben des Ministeriums des Inneren vom März 1912.

535 Martin, Rosa Bloch-Einhorn 31.

536 AVA, MdI, Sanitätsakten, 1911/1912, Karton 2930, Rosa Einhorn Bloch, Bericht des k. u. k. Finanzministeriums, 29. November 1912: *Die genannte Aerztin wird nunmehr eifrig mit der Praxis beschäftigt geschildert, wobei sie sich nicht nur um die arme Bevölkerung grosse Verdienste erwirbt, sondern auch in die Häuser der angesehensten Moslims zur Krankenbehandlung gerufen wird. Sie tritt dabei bescheiden auf, ist von ihrem Berufe ganz eingenommen, stets hilfsbereit, erfreut sich des Vertrauens ihrer Patienten und soll sonach ihre ärztliche Tätigkeit von Erfolg begleitet sein!*

537 Ebd.

538 Ebd., Curriculum Vitae.

Beruf *wie ein Fisch ohne Wasser nicht existieren* könne, reiste sie wieder in die USA zu ihrem Bruder Max Einhorn, der seit 1896 eine Professur für Innere Medizin an der New Yorker Postgraduate School innehatte[539]. Am 7. April 1913 ist ihre Ankunft als Rosa Einhorn-Bloch, *Austrian-Hebrew*, mit ihrem sechsjährigen Sohn im Einreiseverzeichnis von Ellis Island belegt[540]. Am 27. Oktober 1913 richtete sie aus New York ein in untertänigem Duktus formuliertes Gnadengesuch an Kaiser Franz Joseph, den Beruf als Ärztin in Österreich ausüben zu dürfen[541]. Knapp drei Wochen nach Ausbruch des Ersten Weltkriegs wandte sich Einhorn-Bloch von New Milford (Connecticut) aus in einem emotionalen Brief an den Innenminister. Sie bat, sie *als Ärztin, eventuell als Krankenpflegerin in's Schlachtfeld zu schicken. Ich wünsche innigst unserem Vaterlande zu dienen.* Da sie in Wien kein Recht zu praktizieren erhielt, habe sie sich gezwungen gesehen, mit ihrem *einzigen Kind* nach Amerika zu gehen, um dort ihren Beruf als Ärztin ausüben zu können. *Zu meinem grössten Bedauern hatten wir das namenlose Unglück unser ideales, einziges Kind (7½ Jahre alter Knabe) zu verlieren. Unser Sohn, der unser einziges Glück war, unsere ganze Hoffnung, unser einziger Trost, unser Herz, unsere Seele, unser ganzes Leben etc. etc. Dieses furchtbare Unglück hätte in Europa sicherlich nicht passieren können.* Ihr pensionierter *armer, unglücklicher Gemahl* befinde sich in Wien *elend wie ein Stein und noch dazu krank.* Sie könne allerdings nicht nach Wien zurückkehren, wenn sie dort *kein Recht bekomme der leidenden Menschheit zu dienen.* Daher bat sie den Innenminister *um Erbarmen* und darum, ihr die Bewilligung der ärztlichen Berufsausübung zu erteilen. *Mein armer, unglücklicher Mann findet auch, dass der ärztliche Beruf für mich eine absolute Notwendigkeit etc. sei. Die Trennung von meinem Berufe ist für mich der Tod*[542].

Abgesehen von dem schweren Verlust, den Rosa Einhorn-Bloch durch den Tod ihres Sohnes im März 1914 erlitten hatte, zog sie in dem Brief an den Innenminister alle Register: Einerseits rekurrierte sie auf vorherrschende Geschlechterrollenbilder, indem sie auf ihre Aufgaben als Mutter und Ehefrau verwies, zugleich erhob sie aber den Anspruch auf Berufsausübung, deren Verweigerung sie quasi gezwungen hätte, in die USA zu gehen, wo ihr Kind starb, was in Europa nicht geschehen wäre. Damit schob sie indirekt dem Innenministerium bzw. der Regierung – und der Ablehnung der bisherigen Ansuchen – die Schuld für ihr familiäres Unglück zu und stilisierte sich als Opfer. Sie drohte zwar damit, dass eine *Trennung von ihrem Beruf* ihr Tod sei, erbat zugleich aber untertänig – und wohl auch verzweifelt –, sie als Ärztin *ins Schlachtfeld* zu schicken. Wie ein Soldat, könnte man interpretieren, wäre sie bereit, auch für das Vaterland zu sterben.

Der Brief brachte Rosa Einhorn-Bloch nicht den gewünschten Erfolg. In den Akten findet sich als letztes Schriftstück eine vom Jänner 1915 datierte Beilage, in der ihr Aufenthalt in *Nordamerika, woselbst ihr Bruder als Professor der Medizin tätig ist*, bestätigt wurde. *Trotz des derzeitigen Mangels an Aerzten*, heißt es weiter, *kann in der Zulassung der*

539 Biographisches Lexikon der hervorragenden Ärzte 518.

540 Ellis Island, Passenger Record, https://www.ellisisland.org [26. 10. 2024].

541 AVA, MdI, Sanitätsakten 1911/1912, Karton 2930, Rosa Einhorn Bloch, Schreiben von Einhorn-Bloch vom 27. Oktober 1913: *Ich hoffe und bin überzeugt, dass Eure Majestät unser heissgeliebter Vater und allergnädigster treuer Beschützer mich gewiss begnadigen werde und vom Todesurteil befreie. Eure Majestät Ihre Hände und Füsse im Geiste küssend zeichnet in Abgöttischer Verehrung, innigste Liebe und Treue Ihre untertänigste Dienerin stets treue Tochter Dr. Rosa Einhorn-Bloch, Gerichtsratsgattin und emer. Amtsärztin.*

542 Ebd., Schreiben von Rosa Einhorn-Bloch an den Innenminister aus New Milford Connecticut vom 18. August 1914.

Genannten zur ärztlichen Praxis ein Gewinn nicht erblickt werden. Uebrigens dürften auch Schwierigkeiten hinsichtlich der Rückreise von Nordamerika nach Oesterreich bestehen[543].

Von April bis November 1917 nahm Rosa Einhorn-Bloch eine Tätigkeit an der *Irrenanstalt Münsterlingen* im Kanton Thurgau in der Schweiz auf, die sie selbst 1917 wieder kündigte, während sich ihr Mann dort einige Wochen als „Pensionsgast" aufhielt[544]. Möglicherweise ließ sich das Paar danach scheiden[545].

1923 reiste sie wieder in die USA, wo sie bis Anfang der 1930er Jahre lebte. Danach folgte ein Aufenthalt in Tel Aviv, der durch mehrere Reisen nach Europa unterbrochen wurde, bis sie 1938 in die Vereinigten Staaten zurückkehrte, wo sie 1950 in New York starb (siehe Kapitel 5.2).

4.3.6 Nachfolgerinnen der „Schweizer Ärztinnen" als Amtsärztinnen

Neben den fünf „Schweizer Ärztinnen" waren bis zum Ende der Monarchie noch vier weitere Amtsärztinnen in Bosnien und Herzegowina angestellt, deren Ausgangslage, Anforderungsprofil und Aufgaben sich nach der Jahrhundertwende änderten, da Frauen inzwischen in Österreich-Ungarn Medizin studieren und auch praktizieren konnten.

Nachdem Theodora Krajewska 1899 als Amtsärztin nach Sarajewo gewechselt war, folgte ihr Hedwig Olszewska in Dolnja Tuzla nach[546]. Sie stammte aus dem russischen Teilungsgebiet Polens und hatte an der Sorbonne in Paris Medizin studiert. Auch sie erhielt die für ihre Anstellung notwendige österreichische Staatsbürgerschaft. Sie war zum Zeitpunkt ihres Dienstantritts mit 44 Jahren die älteste Ärztin, während Anna Bayer, Bohuslava Keck und Theodora Krajewska jeweils 39 Jahre alt waren und Rosa Einhorn-Bloch mit 30 als Amtsärztin eingesetzt wurde.

1908 wurde die neunundzwanzigjährige Kornelija Rakić, die serbischer Herkunft war und ein Medizinstudium in Budapest abgeschlossen hatte[547], zur Amtsärztin von Bihać ernannt. Sie musste sich einem auf Wunsch der Landesregierung geänderten Auswahlverfahren stellen. Neben sehr guter Kenntnis des Serbokroatischen war nun eine medizinische Ausbildung an einer der österreichisch-ungarischen Universitäten Voraussetzung[548]. Im Jahr 1912 wurde sie nach Banjaluka und 1917 nach Mostar versetzt[549].

---

543 Ebd., Rosa Einhorn Bloch.

544 Martin, Rosa Bloch-Einhorn 35; Meldeauskunft der Gemeinde Münsterlingen vom 10. April 2017: Zwischen 1917 und 1930 wurde kein Eintrag über Rosa Einhorn-Bloch gefunden.

545 Fuchs–Tahirović, Rosa Einhorn 288.

546 Hedwig Olszewska (1855–1932) war sehr gebildet und sprach neben ihrer Muttersprache Polnisch noch Russisch, Französisch, Serbokroatisch, Deutsch und Italienisch. Nach 1918 blieb Olszewska in Tuzla, ging dort 1923 in Pension und starb 1932; vgl. Tahirović–Fuchs, Jadwiga Olszewska 207–216; Nečas, Muslimkami 95–101; Fuchs, Ärztinnen 110f.; Krzysztoforska-Weisswasser, Bildungs- und Emanzipationsbestrebungen 153f.

547 Kornelija Rakić (1879–1952) wurde 1879 im serbischen Ruma, im östlichen des damals zu Ungarn gehörenden Syrmien, heute Teilgebiet der Vojvodina (Serbien), geboren, ihr Vater war Gastwirt. Sie besuchte die serbische Höhere Mädchenschule in Novi Sad, legte die Matura am Serbischen Orthodoxen Großen Gymnasium ab, studierte Medizin in Budapest, schloss das Studium am 5. Dezember 1905 ab, danach arbeitete sie drei Monate als Volontärin an der Gebär- und Gynäkologischen Klinik in Budapest und danach zwei Jahre als Privatärztin in Novi Sad. Sie wurde am 11. April 1908 zur provisorischen Amtsärztin in Bihać ernannt. Vgl. Martin, Kornelija Rakić 2; Nečas, Muslimkami 109f.

548 Martin, Kornelija Rakić 5.

549 Ebd. 12f.

Nach dem Ersten Weltkrieg arbeitete sie in der Gesundheitsabteilung des Kreises Mostar und in einer öffentlichen Einrichtung für den Gesundheitsschutz von Müttern und Kindern[550].

Mit September 1914 erhielt Rosalie Sattler-Feuerstein neben ihrer dort seit 1899 tätigen Kollegin Theodora Krajewska die Stelle einer Amtsärztin in Sarajewo[551]. Sie kam aus Czernowitz und hatte 1909 in Wien promoviert. Dass die einunddreißigjährige Ärztin mit einem in verschiedenen Funktionen in Bosnien und Herzegowina tätigen Arzt verheiratet war, stellte nun kein Hindernis mehr dar. 1919 wurde sie vom neuen Staat, dem Königreich der Serben, Kroaten und Slowenen, als Amtsärztin übernommen[552].

Rachel Weissberg nahm im Mai 1918 die Stelle einer Amtsärztin in Travnik an. Sie stammte aus einer jüdischen Familie und wurde 1884 in Krakau geboren, wo sie auch Medizin studierte[553]. Auch sie wurde nach Ende des Krieges vom neuen Staat als Amtsärztin übernommen und wechselte 1920 nach Bihać[554].

Der Ausbruch des Ersten Weltkriegs hatte massive Folgen für die Bevölkerung von Bosnien und Herzegowina. Nach der Kriegserklärung Österreich-Ungarns an Serbien wurden das südliche Kroatien und Ostbosnien Kriegsschauplatz. Da in den Kriegsjahren ein erheblicher Mangel an zivilen Ärzten bestand, wurden die Amtsärztinnen auch zu sonst nur männlichen Ärzten vorbehaltenen Tätigkeiten herangezogen, etwa zur Leitung eines Krankenhauses[555]. Mit dem Ende der Monarchie fand die Institution der Amtsärztinnen ihr Ende. Wie aus den dargestellten Lebensläufen hervorgeht, wurden alle noch Ende 1918 in Bosnien und Herzegowina amtierenden Ärztinnen – Theodora Krajewska, Kornelija Rakić, Rosalie Sattler-Feuerstein, Hedwig Olszewska und Rachel Weissberg – vom neuen Staat, dem Königreich der Serben, Kroaten und Slowenen, übernommen. Dies lässt wohl auf die Wertschätzung der Amtsärztinnen sowie den Umstand schließen, dass auch unter den neuen politischen Bedingungen „Ärztinnen für die Versorgung von

---

550 Ebd. 20. Sie starb in Mostar am 11. Juli 1952 im Alter von 73 Jahren.

551 Rosalie Sattler-Feuerstein (1883–?) wurde 1883 in Czernowitz geboren, studierte in Wien Medizin und promovierte 1909. Nach ihrer Tätigkeit als Aspirantin und Sekundarärztin am Kaiser Franz Joseph-Spital in Wien von 1909 bis 1910 verließ sie die Stadt und arbeitete 1912 zuerst als Praktikantin, dann als Aspirantin am Landesspital in Sarajewo. Während dieser Zeit heiratete sie Moric (Moritz) Sattler, einen aus Böhmen stammenden Arzt in verschiedenen Funktionen in Bosnien-Herzegowina und 1912/1913 Polizeiarzt in Sarajewo. Vgl. Martin, Rosalie Sattler-Feuerstein und Rachel Weissberg 2; Fuchs, Ärztinnen 113.

552 Martin, Rosalie Sattler-Feuerstein und Rachel Weissberg 4. Kurz darauf (1919) scheint Sattler-Feuerstein als Privatärztin in Sarajewo auf und übte diese Tätigkeit dort bis 1938 aus. Barbara Martin konnte danach keine Spuren mehr von ihr finden.

553 Rachel Weissberg (1884–1943) wurde 1884 als polnische Jüdin in Krakau geboren, studierte Medizin an der Universität Krakau, Dr. med. 1912. Danach arbeitete sie bis 1917 an Wiener Krankenhäusern, die meiste Zeit am Wilhelminenspital, aber auch im k. u. k. Kriegsspital Nr. 1 in Wien IX. Unbekannt ist, wann sie nach Bosnien-Herzegowina ging. Zuerst nahm sie im September 1917 eine Stelle am Landesspital Sarajewo als Sekundarärztin an, am 29. Jänner 1918 wurde sie provisorische Amtsärztin in Travnik, im Mai nahm sie dort ihre Tätigkeit auf – nach einem zweimonatigen Studienurlaub in Wien zur Fortbildung in Gynäkologie und Geburtshilfe. 1921 auf eigenen Wunsch entlassen, kehrte sie nach Polen zurück, wo sie in Tschenstochau (Częstochowa) im Krankenhaus der Wohltätigkeitsgesellschaft für Juden arbeitete. Am 20. März 1943 wurde sie von den Nationalsozialisten auf dem jüdischen Friedhof von Tschenstochau erschossen. Vgl. Martin, Rosalie Sattler-Feuerstein und Rachel Weissberg 5f.; Stadler, Ärztinnen LXXII: verzeichnet ihre letzte Kriegstätigkeit am Kriegsspital Nr. 2 mit 12. November 1915.

554 Martin, Rosalie Sattler-Feuerstein und Rachel Weissberg 7, 13, Anm. 32, 33.

555 Martin, Kornelija Rakić 17.

Frauen dringend benötigt wurden"[556] und – wäre zu ergänzen – weibliche Ärzte für die Versorgung von Frauen als prädestiniert galten.

Tabelle 9: Amtsärztinnen in Bosnien und Herzegowina[557].

von	bis	Ort	Amtsärztin
1892	1893	Dolnja Tuzla	Anna Bayer
1893	1899	Dolnja Tula	Theodora Krajewskja
1893	1911	Mostar	Bohuslava Keck
1899	1922	Sarajewo	Theodora Krajewska
1899	1923	Dolnja Tuzla	Hedwig Olszewska
1899	1900	Banja Luka	Gisela Kuhn-Januszewska
1902	1904	Travnik	Rosa Einhorn-Bloch
1908	1912	Bihać	Kornelia Rakić
1912	1917	Banja Luka	Kornelia Rakić
1914	1918	Sarajewo	Rosalie Sattler-Feuerstein
1918	1920	Travnik	Rachel Weissberg
1918	1952	Mostar	Kornelia Rakić

Zusammengestellt nach Martin, Liste.

4.3.7 Resümierende Betrachtungen

4.3.7.1 Medizinische Erfolge und „österreichische Kulturmission"

Österreich-Ungarn setzte in der Zeit als Kolonialmacht als einziges Land im damaligen Europa in den okkupierten und dann annektierten Provinzen Bosnien und Herzegowina – nicht zuletzt aus imperialistisch-politischem Kalkül – das Konzept staatlich angestellter Amtsärztinnen um[558]. Religiöse Vorbehalte und das viel zitierte „weibliche Schamgefühl" der Musliminnen, die selbst keineswegs den Wunsch nach weiblichen Ärzten aussprachen[559], hatten die österreichischen Behörden veranlasst, Absolventinnen der Schweizer Universitäten mit österreichisch-ungarischer Staatsangehörigkeit als Staatsbeamtinnen einzustellen. Die Kategorie Geschlecht, die für österreichische Frauen im eigenen Land ein Ausschlusskriterium von der akademischen Medizin bedeutete, wirkte hier als Faktor von gezielter Anwerbung und Arbeitsmigration. Primäres Ziel war die Bekämpfung von Krankheiten, die Verbesserung der medizinischen Versorgung und die Förderung der Gesundheit der weiblichen, vor allem muslimischen Bevölkerung.

---

556 Ebd. 19.

557 Vgl. Martin, Liste.

558 Fuchs, Ärztinnen 102; Nečas, Muslimkami 123.

559 Fuchs, Ärztinnen 96.

Die Amtsärztinnen ergänzten das Organisationsnetz des ärztlichen Personals, in welchem bisher in allen Bereichen und Funktionen ausschließlich Männer vertreten waren. Nicht außer Acht gelassen werden darf dabei das Faktum, dass die Ärztinnen Zutritt zu den privaten weiblichen Räumen muslimischer Familien hatten und über den klischeebehafteten Harem auch berichten sollten. Explizit wurde auch auf ihre Rolle als Vermittlerin „westlicher" Werte direkt vor Ort gesetzt.

Der mehrfach zitierte Bericht über das Sanitätswesen in den Jahren 1893 bis 1901, der insgesamt einen deutlichen Ausbau der medizinischen Infrastruktur belegt[560], dokumentiert die Arbeit der vier Amtsärztinnen, die in diesen acht Jahren wirkten. Sie behandelten gemeinsam 19.148 Patient:innen, davon 67 % Erwachsene und 33 % Kinder. Unter den Erwachsenen machte der Anteil an Männern, als *Gelegenheitspatienten anlässlich der Behandlung ihrer Frauen und Kinder* bezeichnet, 2 % aus. 54 % ihrer Patient:innen wurden in der Statistik als muslimisch, 23 % als orientalisch-orthodox, 21 % als römisch-katholisch, 3 % als *israelitisch* und 0,5 % als evangelisch geführt[561]. Unter den behandelten Krankheiten rangierten Erkrankungen der Geschlechtsorgane (13 %), des Stoffwechsels und Blutes (13 %) sowie der Verdauungsorgane (13 %) an erster Stelle, gefolgt von Entbindungen und Krankheiten im Wochenbett (11 %). Infektionskrankheiten machten 8 % und die Behandlung von Syphilis 6 % aus[562]. Den Amtsärztinnen gelang es weitgehend, ihre Zielgruppen von der Notwendigkeit medizinischer Untersuchungen zu überzeugen. Aufgrund der statistischen Tabellen sei ersichtlich, dass sich die *Mohammedanerinnen an ärztliche Hilfe gewöhnen*, kommentierte 1898 das *Neue Wiener Journal*[563]. Mit präventiven Maßnahmen wie Impfungen und Instruktionen über Hygiene im Alltag konnten die Amtsärztinnen eine Verminderung von Krankheiten und eine Verbesserung der Gesundheit ihrer Klientel erreichen.

Wie die Ethnologin Brigitte Fuchs kritisch kommentiert, rekurrierten die Errichtung des Systems der öffentlichen Gesundheitsfürsorge und besonders die von den Amtsärztinnen durchgeführten Kampagnen zur Bekämpfung der Osteomalazie wie auch die Eindämmung der Syphilis stark auf einen „Orientalismus" und „einen spezifisch feministischen, kolonialistischen Diskurs", der international geführt wurde[564]. Die damit verbundenen Praxisformen bildeten eine „modernisierende Bio-Politik mit dem Ziel, die Population Bosniens und der Herzegowina zu einer modernen Nation („Nationalität") zu formen und die Geschlechterrollen dem ‚westlichen Modell' von Geschlechterdifferenz anzunähern"[565].

An die medizinische Behandlung und Aufklärungsarbeit anknüpfend, sah der Staat mit einer „österreichischen Kulturmission" ein weiteres Handlungsfeld für die Amtsärztinnen vor. Als *ebenso wertvoll wie die Heilerfolge* bezeichnete der Sanitätsbericht 1878–1901 ihr *erzieherisches Wirken*[566]. Dabei wurde vor allem auf die soziale Kompe-

---

560 Sanitätswesen in Bosnien/Hercegovina 201, 212: Bis 1901 wurden 24 *moderne Spitäler* errichtet, darunter das Landeskrankenhaus in Sarajewo mit 325 Betten, neun Bezirksspitäler mit je 24 Betten sowie 13 Gemeindespitäler unterschiedlicher Größe, vgl. auch Fuchs, Weiche Knochen 73.

561 Sanitätswesen in Bosnien/Hercegovina 398.

562 Ebd. 399.

563 *Neues Wiener Journal* 6, Nr. 1792 (19. Oktober 1898) 5.

564 Fuchs, Weiche Knochen 78.

565 Ebd. 80.

566 Sanitätswesen in Bosnien/Hercegovina 399.

tenz der Amtsärztinnen und ihr Geschick zu einer geschlechtsspezifischen Kommunikation „von Frau zu Frau" gesetzt, wie auch ein in Berlin 1896 erschienenes Reisebuch über Bosnien und Herzegowina unterstrich: *Sie* [die Amtsärztinnen] *können auch in anderen Fragen des Frauenlebens leicht Rath ertheilen, sie erwerben sich das Vertrauen und wirken aufklärend und civilisirend auf jene Kreise, die bisher hinter den Muscharabiehs* [Gitterschranken] *des Harems ein einförmiges und abgeschlossenes Dasein führten*[567].

„Moderne", gebildete, „westliche" christliche Frauen sollten „orientalischen", „rückständigen" muslimischen Frauen Bildung und westliche Normen vermitteln. Diesem Credo war auch der 1899 in der Zeitschrift *Frauen-Werke* erschienene, von Vilma von Kállay verfasste Artikel „Aerztinnen in Bosnien" verpflichtet. Eine *interessante Skizze der geistvollen Gattin* des Finanzministers Benjamin von Kállay, die ihren Ehemann als *Reorganisator der occupirten Provinzen ... in seinem segensreichen Wirken auf dem Gebiete der Civilisierung und Humanität hilfreich zur Seite* stand, und *namentlich der dortigen Frauen- und Kinderwelt liebevoll zugethan war*, schrieb die Redaktion als Einleitung[568]. Vilma von Kállay hatte bereits 1894 einen Vortrag über Frauen in Bosnien und die Institution der Amtsärztinnen auf der Generalversammlung des „Maria Dorothea Vereins"[569] in Budapest gehalten. Sie attestierte Frauen prinzipiell eine besondere Befähigung für Krankenpflege und Heilkunde und vertrat die Ansicht, dass sich für Ärztinnen *ein dankbareres Feld als im Orient ... schwerlich irgendwo finden* ließe. Das *mohamedanische Element, namentlich das weibliche*, sei von jeder äußeren Einwirkung streng abgeschlossen. Der Grund liege in der *eigenartigen, beschränkten und schwer zugänglichen Lebensweise der Mohamedanerinnen*. Bosnien und Herzegowina, die *beiden Zwillingsschwestern, die gegenwärtig die Kinderjahre ihrer Civilisation verleben, schreiten bahnbrechend auf der Balkan-Halbinsel auf diesem Gebiet voran*[570].

Wenn auch wohlwollend formulierend, charakterisierte von Kállay muslimische Frauen als unmündige Kinder: *Die Mohamedanerin gleicht einem gutmüthigen, unschuldigen Kinde; sie schreckt vor Unbekannten zurück, und ihr Vertrauen, ihre Zuneigung vermag man nur durch consequente Beschäftigung mit ihr und den sie interessierenden Kleinigkeiten zu gewinnen. Sie ist aber auch gleich dem Kinde dankbarer und unverdorbener Natur. Ueber jede Kleinigkeit freut sie sich vom Herzen; ein Blumensträusschen oder ein Schächtelchen mit Süssigkeiten wird im Harem unbeschreibliche Freude erwecken*[571]. Sie hätte aber auch oft Gelegenheit gehabt, sich vom *Scharfsinn* der Frauen zu überzeugen, relativierte Kállay[572].

Weiters berichtete Vilma von Kállay über die Aufgaben und medizinischen Erfolge der Ärztinnen, konkret über jene von Bohuslava Keck und Theodora Krajewska, und verwies auf deren Schwierigkeiten, wie das *Misstrauen der mohamedanischen Weiber, die sanitätswidrige Einrichtung ihrer Wohnhäuser, die Ernährung und körperliche Pflege ihrer Kinder im zartesten Alter*, welche die beiden Ärztinnen *nur allmälig durch mühevolle Arbeit und ausserordentlichen Fleiss im aufopferungsvollen Berufe* bewältigen konnten[573].

---

567 Renner, Bosnien 469.

568 Kállay, Aerztinnen 4, vgl. auch *Agramer Zeitung* 70, Nr. 118 (22. Mai 1895) 5: Vilma von Kállay hatte bereits 1895 in einer vom „Frauen-Wohltätigkeits-Verein" in Budapest herausgegebenen *Gelegenheitsschrift* über die weiblichen Ärzte in Bosnien berichtet.

569 Vgl. Zimmermann, Hälfte 403.

570 Kállay, Aerztinnen 4.

571 Ebd. 5.

572 Ebd. 5f.

573 Ebd. 4.

Den bestehenden Wunsch nach mehr Ärztinnen unterstützte sie, denn ein *erfolgreicher, zum Ziel führender Einfluss kann beim weiblichen Theile des mohamedanischen Elements nur mit Hilfe dieser Missionärinnen westlicher Civilisation erwartet werden*[574].

Der Artikel ist in mehrfacher Hinsicht eine bemerkenswerte Quelle: Als Ehefrau des „de-facto-Gouverneurs" von Bosnien und Herzegowina, die mit den Lebensbedingungen vor Ort vertraut war, fungierte sie als qua Geschlecht prädestinierte Beobachterin und Kommentatorin der Lebensverhältnisse muslimischer Frauen. Dabei kam ihre kolonialistische Haltung deutlich zutage, die sie mit der Weltsicht einer aus gutbürgerlichen Verhältnissen stammenden Europäerin[575] schilderte. Sie bezeichnete die Amtsärztinnen als *Missionärinnen*, als Frauen, die sich für ein „höheres Ziel", die Verbreitung der *westlichen Civilisation*, einsetzten.

Indem sie Wissen über die Institution und die Tätigkeit der Amtsärztinnen und deren Erfolge pries, übernahm sie eine Art von „PR-Funktion". Damit entgegnete sie dem Vorurteil, Frauen seien für den ärztlichen Beruf nicht geeignet, wobei sie vor allem die Notwendigkeit von Ärztinnen für die „rückständigen" okkupierten Provinzen betonte.

Die bosnischen Amtsärztinnen stießen generell bei der in- und ausländischen Öffentlichkeit auf großes Interesse, was in vielen Artikeln und Berichten zum Ausdruck kam[576]. Dies entsprach auch dem Streben der Regierung, der Welt die „Wohltaten der k. u. k. Monarchie" mitzuteilen und Bosnien und Herzegowina als „ehemals wildes Land, das die Monarchie gezähmt, erforscht, entwickelt und zivilisiert" hatte, zu präsentierten[577].

Dies zeigten bereits die zahlreichen Berichte über Anna Bayer als erste Amtsärztin (siehe oben) und danach jene über die jahrzehntelange Tätigkeit von Bohuslava Keck und Theodora Krajewska[578]. Im Jahr 1896 erschien sogar ein Artikel über die beiden Ärztinnen mit dem Titel „Women Physicians in Germany [sic]" in der angesehenen amerikanischen Zeitschrift *Medical Woman's Journal*, welcher die *hygienic reforms and sanitary regulations introduced in Bosnia and Herzegovina by two female physicians* und ihre medizinischen Erfolge lobte. Es sei ihnen gelungen, *by their tact and professional skill*, das Vertrauen der muslimischen Frauen zu gewinnen[579]. Oder, um ein späteres Beispiel für die internationale Rezeption zu nennen: *The British Medical Journal* 1903 berichtete, dass fünf *female medical officers* im Einsatz seien[580].

---

574 Ebd. 5.

575 Habinger, Frauen 250.

576 *Prager Tagblatt* 18, Nr. 246 (6. September 1894) 6; *Innsbrucker Nachrichten* 42, Nr. 226 (2. Oktober 1895) 10; *Neuigkeits-Welt-Blatt* 23, Nr. 170 (26. Juli 1896) 13; *Das Vaterland* 37, Nr. 207 (29. Juli 1896) 4; *Bukowinaer Rundschau* 15, Nr. 2309 (13. Dezember 1896) 3; *Hausherren Zeitung* 10, Nr. 232 (1. Juni 1897) 20; *Agramer Zeitung* 72, Nr. 258 (11. November 1897) 5; *Neues Wiener Tagblatt* 37, Nr. 55 (25. Februar 1903) 6; *Agramer Zeitung* 70, Nr. 118 (22. Mai 1895) 5.

577 Calic, Südosteuropa 401.

578 Bereits 1894 informierte ein Bericht der bosnisch-herzegowinischen Landesregierung auf dem „8. Internationalen Kongress über Hygiene und Demographie" in Budapest über die bosnischen Amtsärztinnen; vgl. *Prager Tagblatt* 18, Nr. 246 (6. September 1894) 7.

579 Women Physicians 302.

580 *The British Medical Journal* (Jan. 3 1903) 58: Namentlich genannt wurden Rosa Einhorn in Travnik, Gisela Kuhn[-Januszewska] in Banjaluka, Bohuslava Keck in Mostar, Theodora Krajewska in Sarajewo und Hedwig Olszewska in Dolnja Tuzla.

4.3.7.2 Vorreiterinnen für das Frauenstudium und den Beruf der Ärztin

Mit der Berufung von Amtsärztinnen 1892 hatte sich die Habsburgermonarchie in eine skurrile Lage manövriert. Die *Arbeiterinnen-Zeitung* schrieb von einem *Kuriosum, dass in Österreich weibliche Ärzte angestellt werden, in Bosnien und Herzegowina nämlich, wo sich mohamedanische Frauen nicht von einem Mann untersuchen lassen. Bei uns sind die Frauen weder zum Studium noch zur Praxis als Ärzte zugelassen*[581].

Der Staat war demnach bereit, wenn es politische, „höhere" Ziele erforderten, bestehende Geschlechtergrenzen über den Weg von Sonderregelungen aufzumachen. Dies geschah in einem vom Zentrum der Macht räumlich und kulturell weit entfernten Gebiet und beruhte auf einem Konzept, das eine gleichgeschlechtliche, „weibliche" medizinische Versorgung vorsah und vielleicht deswegen von männlichen Ärzten als weniger „gefährlich" oder „bedrohlich" eingeschätzt wurde. Seine Realisierung zeigt aber auch, wie rasch Diskriminierungen von Frauen mit einer männlichen „Top-down"-Anordnung fallen konnten, wenn (männliche) Protagonisten von einem Vorhaben überzeugt waren und konstruktiv handelten.

Von Anfang an hegten Befürworter:innen des Frauenstudiums und vor allem die Frauenbewegung große Hoffnungen, die Anstellung von Amtsärztinnen würde einen ersten Schritt in Richtung Öffnung des Frauenmedizinstudiums signalisieren. So erhoben sich etwa bereits 1891 bei einer Versammlung des „Vereins für erweiterte Frauenbildung in Wien", bei der die deutsche Frauenrechtlerin Mathilde Weber über die Notwendigkeit von weiblichen Ärzten sprach, die Anwesenden *zu Ehren des Ministers Kállay, der nach einem zur Verlesung gebrachten Berichte des „Neuen Wiener Tagblatt" den ersten weiblichen Arzt in Bosnien anzustellen bereit ist*, von den Sitzen[582]. Mit großer Aufmerksamkeit verfolgten die Vereinsmitglieder in der Folge auch die Tätigkeit von Anna Bayer sowie Bohuslava Keck und Theodora Krajewska[583].

Auch (männliche) Mediziner argumentierten mit den bosnischen Amtsärztinnen für oder gegen den Beruf der Ärztin: In der *Wiener klinischen Wochenschrift* erschien 1894 ein Artikel des zu den Initiatoren der Institution der Amtsärztinnen zählenden Arztes Isidor Neumann mit dem programmatischen Titel „Sollen Frauen zum Studium der Medicin zugelassen werden?": Darin betonte er, dass *sich in den Okkupationsgebieten den weiblichen Aerzten ein segensreiches Feld für ihre Tätigkeit eröffnet hätte*. Ihre *positiven Leistungen am Krankenbett* könnten die *beredtesten Beweise ihrer Leistungsfähigkeit* geben[584]. Widerspruch kam hingegen 1895 von dem angesehenen österreichischen Chirurgen Eduard Albert. Er schrieb in seiner, an anderer Stelle schon erwähnten, Broschüre über das Frauenmedizinstudium, Ärzte, die in Bosnien praktizierten, hätten ihm berichtet, dass die *mohammedanischen Frauen mit Vorliebe die österreichischen Aerzte beriefen und nicht die mindeste Scheu vor ihnen hätten*[585]. Moriz Kronfeld, Botaniker und Journalist, widersprach: *Österreich, das gegen Medicinerinnen und Ärztinnen so engherzig wie nur möglich ist, sah sich aus politischen Rücksichten genöthigt, Doctorinnen mit dem Titel „Amtsärztinnen" in Bosnien und Herzegowina anzustellen.* Musliminnen würden *bekanntlich schon*

581 *Arbeiterinnen-Zeitung* 3, Nr. 15 (3. August 1894) 5.
582 *Neuzeit* 3/3 (1891) 125.
583 *Neue Freie Presse* Nr. 10846 (2. November 1894) 6.
584 Neumann, Frauen 238.
585 Albert, Frauen 34.

aus religiösen Gründen eine schier unbezwingliche Antipathie gegen die Behandlung durch männliche Ärzte hegen[586].

Pointiert und scharfsinnig formulierte der ebenso an anderer Stelle schon zitierte Beitrag „Die Wissenschaft im Exil", der 1895 in der *Österreichischen Lehrerinnen-Zeitung* erschien: Frauen gingen in die Schweiz ins Exil, um zu studieren. *Und auch wir in Österreich besitzen ein solches Exil für die „weibliche Wissenschaft", man könnte es fast als Strafcolonie bezeichnen. In Bosnien ist die Wissenschaft frei auch für Frauen, dort in jenem Lande, welches wir für die Cultur zu gewinnen haben, hat diese Siebenmeilenstiefel an. … Die Versteinerungen der Cultur, an denen wir hier so vielen Gefallen finden, um die zu sprengen uns der Muth fehlt, werden dort aus dem Wege geräumt, wenn es die praktischen Bedürfnisse der Gegenwart erforderlich machen. Wir wissen, dass die Zulassung weiblicher Ärzte in Bosnien vorwiegend dem Vorurtheile der Haremsdamen gegen männliche Ärzte zuzuschreiben ist, allein wenn dort die Wissenschaft und die Sitte über die Gleichberechtigung weiblicher und männlicher Wissenschaft nicht in Trümmer ging, vielleicht würde dann auch bei uns … der unaufhaltsame Fortschritt der Cultur nicht unnöthigerweise* aufgehalten werden[587].

Bis zum Nostrifizierungserlass 1896 konnten nur zwei Frauen in Österreich-Ungarn – Rosa Kerschbaumer in Salzburg (1890) und Georgine von Roth im Offizierstöchter-Erziehungsinstitut in Wien-Hernals (1895) – aufgrund einer Sondergenehmigung des Kaisers den Beruf der Ärztin ausüben. Mit der „Institution Amtsärztinnen" gab es nun weitere „lebende Beweise", dass Frauen für den Beruf der Ärztin, noch dazu unter schwierigsten Bedingungen, geeignet waren.

Welches Bild von einer Amtsärztin über die Presse der Öffentlichkeit präsentiert wurde und wie dabei auf hegemoniale Geschlechterzuschreibungen direkt oder indirekt Bezug genommen wurde, zeigen exemplarisch zwei Artikel über Theodora Krajewska.

1901 veröffentlichten die *Dokumente der Frauen*, eine von Vertreterinnen der radikalliberalen bürgerlichen Frauenbewegung in Wien herausgegebene Zeitschrift, einen längeren Artikel von Betty Brod mit dem Titel „Ein Besuch bei Frau Dr. Theodora Krajevska in Sarajevo"[588]. *Von der Persönlichkeit Frau Dr. Krajevskas war ich auf das Angenehmste berührt. Sie ist eine schlanke Blondine, elastisch und anmuthig in ihren Bewegungen und hat von der „Weiblichkeit", für die manch ganzgescheite Herren so sehr fürchten, trotzdem sie neun Jahre den schweren Beruf eines Arztes ausübt, nichts eingebüsst*[589]. Krajewska, die anstelle des *Hofrathskittels* eine *weiße Meisterschürze, die sie nicht nur schützt, sondern auch vorzüglich kleidet*[590], sprach deutsch mit russischem Akzent und bosnisch fließend wie ihre Muttersprache, so Brod weiter. *Bei aller Energie und Entschiedenheit, die in ihrem ganzen Wesen zum Ausdruck kommt, sind ihre Gesichtszüge weich und zart; … und als Gesammteindruck bleibt der einer willensstarken, hochintelligenten und anmuthigen Frau zurück*[591].

Krajewskas äußere, sichtbare Weiblichkeit wird mit Adjektiven wie *anmuthig, weich und zart* beschrieben, die offenbar mit (männlichen) Eigenschaften wie *willensstark* und

586 Kronfeld, Frauen 25f.
587 *Österreichische Lehrerinnen-Zeitung* 3, Nr. 14/15 (15. Juli 1895) 236.
588 Brod, Besuch 260–264.
589 Ebd. 261.
590 Ebd. 264.
591 Ebd. 261.

hochintelligent und Nomina wie *Energie* und *Entschiedenheit* kompatibel waren. Eine häufig kolportierte „Vermännlichung" von Frauen setze, so der Tenor, nicht unweigerlich ein, wenn sie einen männlich konnotierten Beruf ausübten. Besonderen Eindruck hinterließen Krajewskas Hausbesuche, die sie zu *touristischen Leistungen* zwängen. *Die Anforderungen an die physische Leistung steigern sich ins Unermessliche*, wenn sie diese in karstiges, steiles Gelände, z. B. nach Foča-Goražde, führen, die *eine Wagenfahrt in ununterbrochener Dauer von 13 Stunden bedeutete*[592]. Schließlich resümierte Brod: *Frau Dr. Krajevska geht ganz in ihrem Berufe auf. Ich war erstaunt, wie diese immerhin zarte Frau, ohne zu klagen, von den Strapazen spricht, die ihr Beruf mit sich bringt*[593]. Die Schilderungen der beschwerlichen Wege zu den Patientinnen sollten den oft geäußerten Zweifeln, ob Frauen den physischen Belastungen des Ärzt:innenberufs gewachsen seien, entgegenwirken. Eine sehr ähnliche Charakterisierung der Persönlichkeit Krajewskas und bewundernde Schilderung ihres Aufgabengebiets enthielt auch ein Beitrag, der ein Jahr später in der Zeitschrift *Daheim* erschien[594]. Beide Artikel hoben ferner hervor, dass die bosnische Bevölkerung von Krajewska nur von der *Gospoja*, der „Frau", *im Tone der höchsten Verehrung* sprach[595]. Demnach, könnte man schlussfolgern, wurde Krajewskas ärztliche Tätigkeit als eine weibliche akzeptiert.

4.4 Karrieren in Österreich zwischen 1914 und 1945

Nach der Schilderung der Karrieren jener „Schweizer Ärztinnen", die als Amtsärztinnen in Bosnien und Herzegowina tätig waren, stehen im folgenden Kapitel die beruflichen Möglichkeiten und Veränderungen der Medizinerinnen der Untersuchungsgruppe in jenen Zeitabschnitten im Fokus, die die österreichische Geschichte des 20. Jahrhunderts nachhaltig prägten: Der Erste Weltkrieg, die Erste Republik, der autoritäre „Christliche Ständestaat" sowie der Nationalsozialismus und der Zweite Weltkrieg. Dabei werden nicht nur die konkreten Berufswege der Akteurinnen der vorliegenden Studie aufgezeigt, sondern auch die allgemeine Entwicklung und Situation des „jungen" Berufs der Ärztin.

4.4.1 Zäsur Erster Weltkrieg

Der Erste Weltkrieg versetzte wie so viele andere Bereiche des täglichen Lebens das Gesundheitswesen der Habsburgermonarchie in einen Ausnahmezustand und brachte einige Veränderungen der Rahmenbedingungen für Frauen in der Medizin, die auch die „Schweizer Ärztinnen" betrafen. Wurde die Zulassung von Ärztinnen im Krankenhaus oder im niedergelassenen Bereich bislang primär als ein Zugeständnis an vermeintlich männliche Berufsprivilegien gehandhabt, änderte sich mit Kriegsbeginn die Situation schlagartig. Nun bestand großer Bedarf an medizinischem Personal aller hierarchischer

---

592 Ebd. 262.

593 Ebd. 261.

594 *Daheim. Ein deutsches Familienblatt* 38 (18. Jänner 1902) 7.

595 Brod, Besuch 262; vgl. auch *Daheim. Ein deutsches Familienblatt* 38 (18. Jänner 1902) 7: *Man nennt sie einfach „die Frau", man begegnet ihr mit Achtung.*

Stufen. Durch die Einberufung männlicher Ärzte zum Kriegsdienst mussten deren Stellen in den Spitälern und Arztpraxen zumindest teilweise nachbesetzt werden, um eine medizinische Grundversorgung zu gewährleisten. Dies barg für Ärztinnen die Chance, Posten zu bekommen und Tätigkeiten durchführen zu können bzw. zu müssen, die ihnen bislang aufgrund ihres Geschlechts verwehrt geblieben waren. Ärztinnen wurden aber nicht nur im zivilen „Hinterland", sondern auch im Heeressanitätsdienst benötigt, besonders, als mit fortschreitendem Krieg immer mehr, auch bislang als kriegsuntauglich eingestufte Ärzte und Medizinstudenten eingezogen wurden. Die Armeeführung war gewissermaßen gezwungen, weibliche Ärzte in Dienst zu stellen. „Ein erfolgreicher Krieg, nach dessen Ende die Frauen ohnehin wieder in die Schranken verwiesen werden konnten, war wichtiger als antiemanzipatorische Überlegungen."[596]

Dass der Erste Weltkrieg einen wichtigen Impuls für die Entwicklung der professionalisierten Krankenpflege brachte, ist bekannt[597]. Die Geschichte der Kriegskrankenschwestern ist bislang jedoch noch unzureichend erforscht, wie Christa Hämmerle, die erste, grundlegende geschlechterkritische Beiträge zu dieser Thematik verfasst hat, betont und für deren weitere Erforschung plädiert[598]. Noch weniger Literatur ist bisher zu den Kriegsärztinnen erschienen. Abgesehen von der Dissertation Angelika Stadlers (2003) „Ärztinnen im Krieg" mit wichtigen Forschungsergebnissen und einer biografischen Dokumentation der Ärztinnen[599], fehlen weitere differenzierte Forschungen, die einen besseren Vergleich und eine genauere Kontextualisierung der Tätigkeitsbereiche und Leistungen der Ärztinnen der Untersuchungsgruppe ermöglichen würden.

4.4.1.1 Einsatz an der „Heimatfront": Krankenhäuser und Arztpraxen

Um den durch den vermehrten Einsatz von Ärzten beim Heer verursachten Engpässen bei der Versorgung der Zivilbevölkerung einigermaßen zu entgegnen, verpflichteten nun Kliniken, die bislang ausschließlich männliche Ärzte eingestellt hatten, auch Ärztinnen[600]. Dafür wurden befristete Stellen, wie jene einer *Vertragsärztin auf Kriegsdauer*, geschaffen. Spitalsärztinnen erhielten auch supplierende Assistentenstellen, offiziell wurden ihnen diese jedoch nicht verliehen[601]. Auch wenn sie nur temporär und als „Lückenbüßerinnen" in jenen medizinischen Bereichen eingesetzt wurden, die als Männerdomänen galten, wie zum Beispiel in der Chirurgie, konnten einige dennoch Spezialkenntnisse erwerben, zu denen sie sonst keinen Zugang gehabt hätten[602].

Von den „Schweizer Ärztinnen" versah nach Kriegsbeginn Gabriele Possanner neben ihrer eigenen Ordination zusätzlich Dienste im vom Wiener Krankenanstaltenfonds be-

596 Stadler, Ärztinnen 129.

597 Hammer-Luza, Schmerzenslager 174. Wenige Wochen vor Ausbruch des Ersten Weltkriegs, am 25. Juni 1914, wurde die Ausbildung der Krankenpflegerinnen zum ersten Mal gesetzlich für ganz Österreich geregelt. Als Abschluss war nach zwei Jahren ein allgemein gültiges Berufszertifikat, das Diplom, vorgesehen.

598 Vgl. Hämmerle, Gewalterfahrungen 25–54; dies., Schwestern 39–52; dies., Expression 309–331.

599 Stadler, Ärztinnen.

600 Bleker, Kriegsgewinnlerinnen 80.

601 Arias, Ärztinnen 64f.: An der 1. Chirurgischen Universitätsklinik war seit August 1914 die Ärztin Flora Barolin in dieser Position. Ihr Ansuchen um offizielle Verleihung der Assistentenstelle, da sie den Posten seit zwei Jahren ohne dienstliche Schwierigkeiten versehen hatte, wurde ihr abschlägig beschieden mit dem Hinweis, dass Frauen bei der bestehenden Gesetzeslage in Fondsspitälern keine Assistentenstelle bekämen.

602 Schleiermacher, Berufsnormalität 103.

triebenen Sophienspital[603]. Georgine von Roth, die im Ruhestand ebenfalls eine Praxis in Wien führte, wurde zu einer – nicht näher ausgeführten – *hilfsärztlichen Tätigkeit* zugelassen[604].

In den Jahren 1914 bis 1918 ordinierten zwischen 57 und 80 Ärztinnen in Wien[605]. Viele niedergelassene Ärztinnen vertraten männliche Kollegen und übernahmen deren Patient:innenkarteien[606]. Männliche Patienten mussten nun zwangsläufig weibliche Ärzte konsultieren. Bei den wenigen Ärzteehepaaren übernahmen die Ehefrauen oftmals auch Funktionen ihrer Ehemänner. So ersetzte etwa Maria Vučetić-Prita ihren Ehemann, der vom Königreich Serbien an die Kriegsfront einberufen wurde, als Gemeindearzt in Belgrad[607].

Einige Ärztinnen engagierten sich in einer „bedarfsorientierten" medizinischen Wissensvermittlung, indem sie Kurse und Vorträge hielten. Ihr Zielpublikum war dabei weiterhin primär weiblich. Anna Fischer-Dückelmann hielt im Winter 1914/1915 *vor großer Zuhörerschaft* Kurse über häusliche Krankenpflege ab. Das große Interesse daran und die mangelnden Kenntnisse der *Grundlagen einer naturgemäßen Krankenpflege* motivierten sie, eine rund hundert Seiten umfassende Schrift mit dem Titel „Was lehrt uns der Krieg? Häusliche Krankenpflege in Kriegszeiten" zu verfassen, die 1916 in Stuttgart und Wien erschien. Darin erklärte Fischer-Dückelmann neben Grundlagen der Pflege von Angehörigen die häufigsten Kriegskrankheiten und -seuchen. Der Ratgeber sollte als Ergänzung zur Spitalsbehandlung dienen und war *allen zur Krankenpflege berufenen Frauen gewidmet*, weil *das weibliche Geschlecht … zur Krankenpflege berufen* sei[608].

Da sich während des Krieges Geschlechtskrankheiten rasant ausbreiteten und die Infektionsrate nicht nur bei Angehörigen des Heeres, sondern auch im „Hinterland" stetig anstieg[609], waren viele Ärztinnen und Ärzte um Aufklärung bemüht. Es wird angenommen, dass 20 % der Ansteckungen in den kontrollierten Bordellen an der Front und 80 % im Hinterland erfolgten. Während eine höhere sexuelle Aktivität der Männer als „natürliche Folge eines gesteigerten Triebes im Kriegsfall" galt, wurde weibliche Sexualität als potentielle Ansteckungsgefahr diskreditiert[610]. Ab 1916 herrschte eine Anzeigepflicht der Geschlechtskrankheiten, und Zwangskontrollen wurden bei den „militärisch definierten Risikogruppen", zu denen hauptsächlich weibliche Bedienstete im Gastgewerbe zählten, durchgeführt[611].

Friederike Lubinger hielt, wie aus der in Kapitel 4.2.8 angeführten Liste hervorgeht, während des Kriegs in Wien und Niederösterreich zahlreiche Vorträge zum Thema

---

603 NÖLA, 1925, Gr. VII 86 m1, Karton 3501, Z. 1164, zit. nach Arias, Ärztinnen 64; vgl. Sozialmedizinisches Zentrum Sophienspital, https://www.geschichtewiki.wien.gv.at/Sozialmedizinisches_Zentrum_Sophienspital [1. 7. 2024].

604 Stadler, Ärztinnen 65.

605 Biwald, Helden 90.

606 Zum Beispiel Octavia Aigner-Rollett in Graz. Die Anzahl der Ordinationen von Aigner-Rollet stieg in den Jahren 1914–1918 eindeutig an, ging jedoch 1919 wieder stark zurück vgl. Aigner, Patientenfrequenz 79f.

607 Spasović–Jakšić, Pančevačke 15, vgl. auch Stadler, Ärztinnen 134: Stephanie Friedjung übernahm ab Kriegsbeginn die Aufgaben ihres Ehemanns als Forst-, Kassen- und Distriktsarzt in Wildalpen und führte die Ordination.

608 Fischer-Dückelmann, Krieg 9.

609 Vgl. Sauerteig, Militär 197–226.

610 Unsichtbare Heldinnen 36f.

611 Ebd.

„Krieg und Geschlechtskrankheiten“. Sie trug neben den Ärztinnen Alice Lehndorff, Amalie Friedmann und Margarethe Hilferding-Hönigsberg zur Aufklärungsarbeit von Frauen bei, während der Arzt Max Ellmann als Referent für Männer im Einsatz war[612].

4.4.1.2 Ärztinnen im Heeressanitätswesen

Bereits im August 1914 meldeten sich einige Ärztinnen umgehend zum Heeressanitätsdienst. Dass sie ausschließlich Männer behandeln würden, war kein Thema mehr. Die meisten arbeiteten in Kriegs- oder Reservespitälern, die in den größeren Städten eingerichtet worden waren[613], einige wenige waren auch „im Feld“, an der Front oder in der „Etappe“, dem Gebiet hinter der Front, im Einsatz. Über die vom Krieg aufgeweichten, bislang geschlechtsspezifisch festgelegten Aufgabenbereiche reflektierte die Wiener Ärztin Dora Teleky 1919 rückblickend: *Die Aerztin im Militärspital – eine Vorstellung, die noch vor wenigen Jahren auch in den fortschrittlich gesinnten Köpfen kaum Platz gefunden hätte – wurde durch die Not der Zeit eine gewohnte Erscheinung, ja es hat sogar einige besonders mutige Aerztinnen gegeben, die in Epidemiespitälern an der Front Dienst machten und sie zum Teil selbständig leiteten. Die Mitarbeit der Frauen in der militärärztlichen Tätigkeit wurde im Laufe des Krieges so selbstverständlich und notwendig, daß zu wiederholten Malen von den zuständigen Behörden die Einführung einer militärischen Dienstpflicht – die bisherige Kriegstätigkeit der Aerztinnen erfolgte auf Grund freiwilliger Meldung – für weibliche Aerzte erwogen wurde*[614].

Auch wenn Teleky die Arbeit von Frauen beim Heeressanitätsdienst idealisiert schildert, war die „militärische Verwendung von Frauen“ in der österreichischen Armee nicht unproblematisch, da es der „gesamtgesellschaftliche Konsens über die Hierarchie der Geschlechter“ undenkbar machte, einer Frau militärische Befehlsgewalt über Männer zuzugestehen. Diese war aber von der militärischen Logik her notwendig: Einer im Heeresdienst beschäftigten Ärztin musste ein Offiziersrang und damit eine Befehlsgewalt über Feldunterärzte und die Sanitätsmannschaften verliehen werden, damit es nicht zu einem Auseinanderbrechen von ärztlichen Weisungs- und militärischen Befehlshierarchien kam, da sich diese weigern konnten, die Anordnungen einer ärztlichen Zivilperson zu befolgen[615].

Für das deutsche Heer stellte der Konflikt zwischen Geschlechterhierarchie und militärischer Rangordnung eine unlösbare Hürde dar. Im Frühjahr 1915 kündigte das deutsche Kriegsministerium alle mit Ärztinnen abgeschlossenen Verträge mit dem Argument, Frauen könnten nicht Dienstvorgesetzte von Männern sein[616]. Die österreichische Armee maß diesem „Subordinationsgedanken“[617] offenbar keine so große Bedeutung bei. Daher wichen einige deutsche Ärztinnen nach Österreich aus, wie das Beispiel von Käte Frankenthal zeigt[618]. Sie wurde zur Karpatenarmee entsandt und *diente* mit dem Status

---

612 Vgl. z. B. *Arbeiter-Zeitung* 27, Nr. 292 (21. Oktober 1915) 8.

613 Biwald, Helden 90.

614 Teleky, Amt 4.

615 Bleker, Kriegsgewinnlerinnen 79.

616 Dies., Frauenpraxis 250.

617 Dies., Kriegsgewinnlerinnen 81.

618 Zu Käte Frankenthal (1889–1976) vgl. Stadler, Ärztinnen 19–23; Frankenthal, Fluch. Nachdem das deutsche Militär ihre Bewerbung zum Lazarettdienst „aus Gründen der Disziplin“ abgelehnt, und

einer Zivilärztin (Epidemieärztin) von 1915 bis 1917 beim österreichischen Heer. Frankenthal erhielt den Assistentenposten eines eingerückten Arztes und war einige Monate in Spitälern in Ostgalizien tätig. Wie sie rückblickend schrieb, hatte sie während ihrer Militärjahre *sehr viele Schwierigkeiten*, aber keine mit der Disziplin[619]. Als norddeutsche Frau im österreichischen Heerdienst, Jüdin und Sozialistin war die *Preußin* allerdings mit dem Spott der ausschließlich männlichen Ärztekollegen, unter deren Spielsucht und Alkoholkonsum sie litt, ausgesetzt. Erschwerend kam das Faktum hinzu, dass sie im Spitaldienst der Armee wie auch andere Berufskolleginnen zu den Spitzenverdiener:innen zählte, was zusätzlich den Neid der Männer schürte[620].

In der k. u. k. Armee wurde der Konflikt zwischen Militär- und Geschlechterhierarchie während des gesamten Krieges nie eindeutig geklärt. Ärztinnen, welche die Uniform eines Regimentsarztes trugen[621], waren keine Offizierinnen, sondern „Ärztinnen mit Offizierscharakter"[622]. Im Gegensatz dazu war die Frage des Entgelts genau und „geschlechtsneutral" geregelt. Lohnlisten dokumentieren, dass die ersten Militärärztinnen bereits zu Kriegsbeginn gleich wie ihre männlichen Kollegen entlohnt wurden[623]. Während Hilfsärzt:innen in einem Spital etwa 200 bis 300 Kronen Monatslohn erhielten, verdienten Ärztinnen wie Ärzte rund 600 bis 900 Kronen[624].

Auch einige Frauen der Untersuchungsgruppe waren beim Heeressanitätsdienst in unterschiedlichen Funktionen und an verschiedenen Orten im Einsatz. Erna Friedmann-Storfer arbeitete beispielsweise im k. u. k. Reservespital Nr. 12, Wien XIV, Feberstraße 42, und in Wien XV, Sperrgasse 8, als *Hilfsärztin gegen Entgelt* im Hauptspital[625]. Gleich im August 1914 war die damals siebenundsechzigjährige ungarische Ärztin Vilma Hugonnai an der Organisation eines Kriegsspitals in der Technischen Universität Budapest beteiligt und absolvierte selber einen Kurs für Kriegschirurgie[626]. In einem 1915 verfassten Aufruf forderte sie das Einbinden von Ärztinnen in den militärärztlichen Dienst und organisierte den Einsatz von Ärztinnen und Krankenschwestern in 14 städtischen Vereinen und Beobachtungsstationen[627]. Beobachtungs- und Quarantänestationen sollten die Ausbreitung von Seuchen in das „Hinterland" verhindern.

Betty Farbstein-Ostersetzer, die in Zürich lebte und praktizierte, war in Böhmen im Kriegseinsatz. Im Oktober 1915 verließ sie mit *Knall und Fall Familie und Patienten*[628], um in einem österreichischen Kriegsspital in Brünn Dienst zu leisten[629]. Die

---

Frankenthal das ihr unterbreitete Angebot, als Krankenschwester zu arbeiten, nicht angenommen hatte, bewarb sie sich in Wien und wurde vom österreichischen Heer eingestellt.

619 Frankenthal, Fluch 58.

620 Stadler, Ärztinnen 22; Frankenthal, Fluch 67.

621 *Deutsche Zeitung* 1, Nr. 47 (22. November 1914) 5: *Frau Dr. Friederike Gräfin Marschall, die Leiterin der ersten Kolonne des Roten Kreuzes, trägt die Uniform eines Regimentsarztes. Sie leistet auch die Ehrenbezeigungen durch Salutieren und erstattet Meldungen streng militärisch.*

622 Stadler, Ärztinnen 146.

623 Ebd. 159.

624 Arias, Ärztinnen 65; Stadler, Ärztinnen 161.

625 Stadler, Ärztinnen XX.

626 Kiss-Deák–Frei, Hugonnai 57.

627 Stadler, Ärztinnen 120.

628 Stoboy-Ostersetzer, Kriegsspital 1.

629 Zweig-Strauss, Betty Ostersetzer; Stoboy-Ostersetzer, Kriegsspital; Matrikeledition der Universität Zürich, Ostersetzer (∞ Farbstein, Stoboy) (Frl.) Betty (Beila Chaje), https://www.matrikel.uzh.ch/active//static/27191.htm [17. 2. 2025]; Stadler, Ärztinnen.

Ärztin, Frauenrechtlerin und Sozialdemokratin erklärte ihr Engagement, mit dem sie ihre *Stiefheimat*, die Schweiz, verließ und der *eigenen*, Österreich, *zueilte, … mit demselben überwallenden Gefühl, man mag es Vaterlandsliebe oder sonstwie nennen, aus dem heraus auch unsere standfesten Genossen ihre Stellungen und was das Schrecklichste für uns war, auch die rote Fahne verliessen*[630]. Sie wollte nichts anderes als kranken und verwundeten Soldaten helfen, schrieb sie. Da in Österreich Ärztenot herrschte, wurde sie vom Innenministerium sofort angestellt, berichtete sie in der Schweizer sozialistischen Zeitung *Volksrecht*. Das Kriegsspital in Brünn, in dem sieben Ärzte und zehn Ärztinnen arbeiteten, war für ca. 2.000 Patienten eingerichtet und umfasste rund 40 Baracken. Jede Krankenbaracke bestand aus zwei Sälen für je 50 Soldaten[631]. Farbstein-Ostersetzer zeigte sich von der guten Ausstattung überrascht. Die Operationszimmer waren mit allem Nötigen versehen, *Röntgenzimmer, elektrische und orthopädische Apparte* waren vorhanden. Die Patienten kamen direkt vom weit entfernten Kriegsschauplatz, was für die Verwundeten und Kranken fünf bis sechs Tage anstrengende Eisenbahnfahrt bedeutete. Nach ihrer Ankunft wurden sie gewaschen und entlaust, die Verwundeten verbunden und die Kranken behandelt. Aufgrund der großen Erschöpfung fielen die meisten in *einen tiefen Schlaf und* waren *kaum zum Essen wachzukriegen*. Betty Farbstein-Ostersetzer beklagte, dass keine Zeit zur Betreuung der Verwundeten und Kranken war. Die Verständigung stellte ebenfalls ein großes Problem dar, denn die wenigsten Soldaten sprachen deutsch. *Die Sprachkenntnisse langten gerade dazu, um sich über körperliche Beschwerden zu orientieren; über das Fühlen und Denken konnte man weder Auskunft verlangen noch sie erhalten, umso mehr, als der ärztliche Dienst nicht viel freie Zeit übrig ließ*. Nach drei Monaten beendete sie ihre Tätigkeit, da ihren Angaben zufolge, abgesehen von ausgebildeten Chirurgen, *dank der Tätigkeit der österreichischen Kolleginnen … keine Ärztenot* mehr herrschte[632]. Am 17. Februar 1916 zeigte sie in einem Inserat im *Tagblatt der Stadt Zürich* ihre Rückkehr aus dem Kriegsspital und die Wiederaufnahme ihrer Praxis in Zürich an[633].

1916 trat eine weitere „Schweizer Ärztin", Gisela Kuhn-Januszewska, nach ihrer Nostrifizierungspromotion 1915 und dem Tod ihres Mannes im Jahr 1916 in den Militärsanitätsdienst in Graz ein. Gemäß ihrem Ansuchen um *Verwendung zu einer militärischen Sanitätsanstalt* war sie als freiwillige Ärztin in den Militärreservespitälern Nr. 1 und Nr. 2 in Graz tätig[634]. Im Oktober 1917 erhielt sie als *einzige dem Militärkommando Graz zur Verfügung stehende Ärztin* von einer militärbehördlichen Stelle die Anfrage zu einer *Verwendung als Venerologin in Triest*, die sie aber ablehnte[635]. Noch nach Kriegsende, am 1. Dezember 1918, wurde vom Reservespital Nr. 1 in Graz Eggenberg an das Volkswehrkommando gemeldet, *Dr. Gisela Januszewska* verbleibe als *vorläufig unentbehrlich* in aktiver Dienststellung[636]. Kuhn-Januszewska war auch mit der Untersuchung von *weiblichen Hilfskräften bei der Armee im Feld*[637] vor deren Einsatz betraut. Da mit zunehmender Kriegsdauer immer mehr Männer und Frauen mit Geschlechtskrankheiten

630 Stoboy-Ostersetzer, Kriegsspital 1.

631 Ebd. 1f.

632 Stoboy-Ostersetzer, Kriegsspital 3f.

633 *Tagblatt der Stadt Zürich* (17. Februar 1916) 6.

634 Hammer-Luza, Schmerzenslager 174.

635 Stadler, Ärztinnen 13f.

636 Ebd. 14.

637 Vgl. Veits-Falk, Frauen 413: Zu den weiblichen Hilfskräften für die *Armee im Felde* zählten etwa Schreiberinnen, Telefonistinnen, Krankenpflegerinnen, Köchinnen, Wäscherinnen, Wirtschafterinnen, Schnei-

infiziert waren, sah ein Erlass des Innenministeriums vom Jänner 1916 vor, dass *erforderlichen Falls* eine Hilfskrankenschwester vor der Aufnahme in den Heeresdienst von *einer in Verwendung stehenden Aerztin* auf übertragbare Krankheiten zu untersuchen sei[638].

Der Eindämmung von Seuchen widmete auch Flora Ogórek-Pankowa ihre Arbeit während des Krieges. 1916 wurde die Spezialistin für Frauenkrankheiten und Innere Medizin, die auch eine eigene Praxis in Lemberg besaß[639], zur Leiterin des Labors im Rot-Kreuz-Spital in Lemberg ernannt[640], wo sie bis Ende 1916 600 bakteriologische Untersuchungen durchführte. 1917 berichtete der *Kurjer Lwowski* (*Lemberger Courier*) über den erfolgreichen Kampf des Krankenhauses gegen Seuchen, in dem die Sterblichkeit von 8,5 % auf 3 % reduziert werden konnte[641].

In einem anderen kriegsbedingten Einsatzbereich arbeitete Sophie Moraczewska-Okunewska, die im Landesspital Lemberg angestellt war. Sie praktizierte in einem Flüchtlingslager in Gmünd[642] und im mährischen Auffanglager Svatobořice für ruthenische Flüchtlinge. Sie selbst stammte aus einer ruthenischen Familie, die ihr Nationalgefühl stets pflegte.

Auch von Vereinen geführte Spitäler beschäftigten Ärztinnen während des Krieges. Irma Schneider-Schönfeld, die als einzige Frau der Untersuchungsgruppe ihr Medizinstudium abgebrochen hatte (soweit bekannt) und seit ihrer Heirat 1913 in München als Schriftstellerin lebte, meldete sich trotz angegriffener Gesundheit sofort nach Kriegsausbruch als Hilfsschwester und arbeitete in einem – nicht näher genannten – Vereinslazarett in München. Nach einigen Monaten musste sie jedoch aus Krankheitsgründen den Dienst beenden. Sie starb im Oktober 1915 im Alter von 39 Jahren an Diabetes.

Der aus Böhmen stammenden einundsechzigjährigen „Schweizer Ärztin" Anna Bayer, die seit ihrer Promotion 1881 in weiten Teilen Mitteleuropas in verschiedenen Institutionen und Positionen temporär als Ärztin gearbeitet hatte, gelang es gleich zu Beginn des Krieges, nach langjährigen erfolglosen Ansuchen, eine Sondergenehmigung zu erhalten, ohne vorherige Nostrifizierung ausnahmsweise im Prager Gebiet die ärztliche Praxis auszuüben. Im Jahr 1915 war sie einige Monate lang im *Sokol-Spital* der tschechischen Turnbewegung von Žižkov, heute ein Stadtteil von Prag[643], im Kriegseinsatz. Zusätzlich arbeitete sie in der psychiatrischen Krankenanstalt in Bochnitz bei Prag (Praha-Bohnice) und unterrichtete ab November 1915 Gesundheitslehre an Prager industriellen Schulen.

Für den gesamten Zeitraum des Ersten Weltkriegs dokumentierte Angelika Stadler für die k. u. k. Monarchie 586 (Hilfs-)Ärztinnen, die an der Front, in der Etappe und im Hinterland im Einsatz waren. Außer den aus Österreich-Ungarn stammenden Frauen versahen mehrere Ärztinnen aus der Schweiz und dem Deutschen Reich sowie eine schwedische Ärztin für die Habsburgermonarchie Dienst[644]. In Anerkennung besonde-

---

derinnen, Kellnerinnen, landwirtschaftliche Arbeiterinnen, deren zugeteilte Aufgaben mit dem vermeintlichen *Wesen der Frau* in Einklang standen.

638 Erlass des k. k. Ministeriums des Innern vom 5. Jänner 1916, zit. nach Stadler, Ärztinnen 120.

639 *Kurjer Lwowski* 33, Nr. 397 (31. Oktober 1915) 9.

640 *Kurjer Lwowski* 34, Nr. 195 (17. April 1916) 5.

641 *Kurjer Lwowski* 35, Nr. 221 (11. Mai 1917) 2f.

642 Das Lager in Gmünd wurde im Jänner 1915 errichtet und umfasste ein Lagerspital mit 2.400 Betten, vgl. dazu Dacho–Drach–Winkler, Anfang; Hermann, Barackenlager Gmünd.

643 Der Sokol war eine 1862 gegründete patriotische und nationale Turnbewegung in Prag. Während des Krieges dienten die meisten Sokolturnhallen als Lazarette. Vgl. Handschuh, Geschichte.

644 Stadler, Ärztinnen.

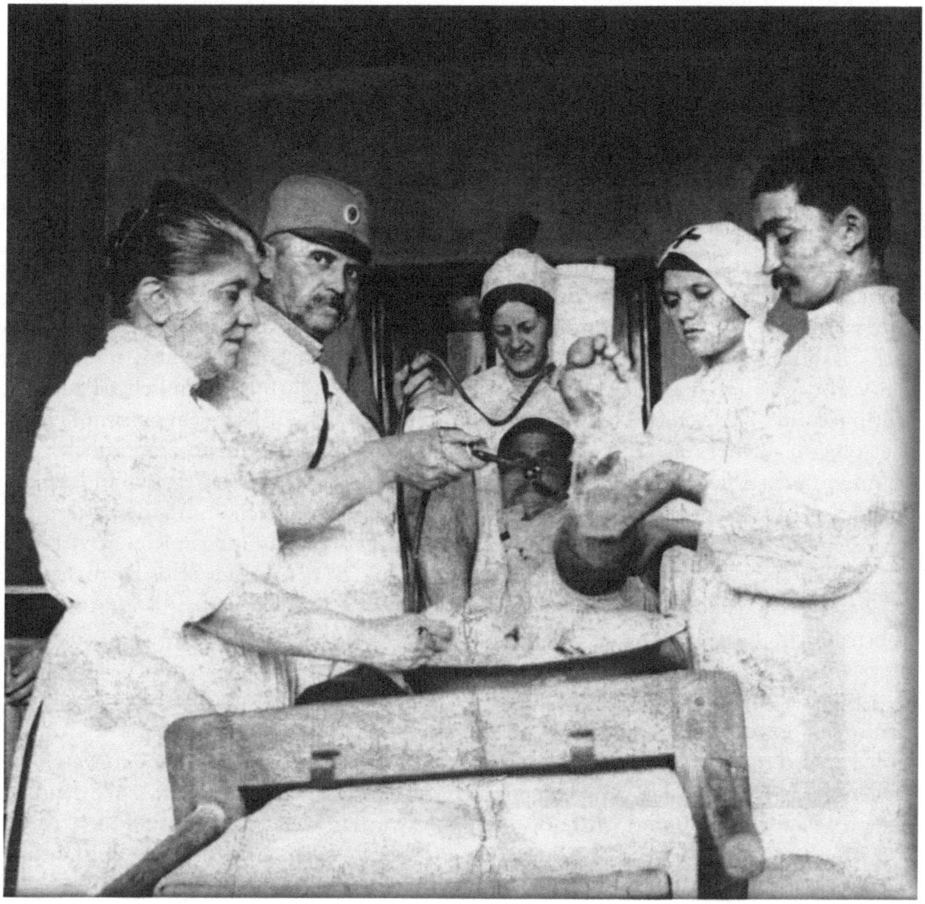

Abb. 27: Maria Vučetić-Prita, Nikolaus Vučetić, zwei Krankenschwestern und ein Arzt um einen auf einer Trage liegenden Verwundeten stehend; Foto, 1914.

rer Verdienste um die militärische Sanitätspflege wurden einige Ärztinnen geehrt und ausgezeichnet. So erhielt etwa *Frau Vinzenz Wartha geb. Gräfin Dr. Hugonnay* das „Ehrenzeichen [Ehrenkreuz?] II. Klasse mit Kriegsdekoration" für ihre Verdienste um das Rote Kreuz. Gisela Kuhn-Januszewska wurde mit der Kriegsmedaille, dem Ehrenzeichen vom Roten Kreuz mit Kriegsdekoration und dem Goldenen Verdienstkreuz mit der Krone ausgezeichnet, die *Abteilungsärztin Dr. Erna Friedmann-Storfer* mit dem Ehrenzeichen 2. Klasse vom Roten Kreuze mit der Kriegsdekoration[645]. Das Königreich Serbien verlieh Maria Vučetić-Prita einen Orden des Roten Kreuzes und den St.-Sava-Verdienstorden.

645 *Wiener Medizinische Wochenschrift* 68/15 (1918) Sp. 678.

4.4.1.3 Kriegsende – Bedeutung des Ersten Weltkriegs für Ärztinnen

Betty Farbstein-Ostersetzer stellte in ihrem Bericht über ihre Tätigkeit im Kriegsspital in Brünn – allerdings noch während des Krieges – fest, *der Krieg habe in Bezug auf die Frauenfrage unstreitig fortschrittlich* gewirkt. Während Ärztinnen zuvor um ihre Existenz sowie gegen Vorurteile des Publikums und die Gegnerschaft der Kollegen schwer kämpfen mussten, seien sie im Krieg gesucht[646]. Die deutsche Ärztin und Absolventin der Universität Zürich Franziska Tiburtius beurteilte rückblickend den Krieg als große Qualifizierungschance für Ärztinnen. Nie zuvor hätten sie so viele *schätzbare Gelegenheiten* bekommen, praktische Erfahrungen zu sammeln. Selbst Gegner des Frauenmedizinstudiums räumten ein, bei der unfreiwilligen Zusammenarbeit mit Ärztinnen durchwegs gute Erfahrungen gemacht zu haben[647]. Auch das „Sittlichkeitsargument", mit dem in den Vorkriegsjahren der Bedarf an Ärztinnen durch die Bedürfnisse weiblicher Patienten legitimiert und zugleich beschränkt worden war, zeigte sich im Krieg „anpassungsfähig", wie Johanna Bleker analysiert: Denn Ärztinnen behandelten verwundete und kranke Männer, deren Pflege durch Kriegskrankenschwestern ohnehin fester Bestandteil der (militär-)medizinischen Versorgung war, in großer Zahl erfolgreich[648]. All diese Faktoren, die hegemoniale Geschlechterrollen aufgebrochen und den Handlungsspielraum der Ärztinnen während des Krieges erweitert hatten, stärkten ihr berufliches Selbstbewusstsein.

Unerforscht ist bislang, wie Soldaten den Einsatz und die Arbeit von Ärztinnen wahrnahmen. Die Bilder von Kriegskrankenschwestern rangierten zwischen aufopferungsvollen „Engeln in Weiß" und sexualisierten Abenteuerinnen[649]. Doch lassen sich diese Vorstellungen auch auf Ärztinnen übertragen? Von den und über die „Schweizer Ärztinnen" liegen keine Quellen vor, die diese Frage beantworten könnten. Im Unterschied zu den relativ jungen Absolventinnen der österreichischen Universitäten waren die Frauen der Untersuchungsgruppe, deren Geburtsjahre zwischen 1847 und 1878 rangierten, zwischen Mitte 30 und Mitte 60 Jahre und wurden vielleicht aufgrund ihres Alters von Männern besser akzeptiert. Sie hatten großteils eine mehrjährige Berufserfahrung in unterschiedlichen medizinischen Teildisziplinen, die ihnen Respekt von Kollegen, Patienten und (Militär-)Behörden verschaffte. Darüber hinaus verfügten sie, zur ersten Ärztinnengeneration zählend, über Lebenserfahrungen und soziale Kompetenzen, die sie im Bewältigen von Zugangsbeschränkungen zu Ausbildung und Beruf, administrativen Hürden und sozialen, familiären Konflikten erworben hatten, die ihnen nun in Ausnahme- bzw. Krisensituationen zugutekamen. Vor allem diejenigen Ärztinnen, die im „männlichen" Heeressanitätsdienst standen, hatten einmal mehr vorherrschende Vorstellungen nicht nur von Weiblichkeiten, sondern auch von Männlichkeiten[650] relativiert.

Mit Kriegsende änderte sich jedoch die Situation der Medizinerinnen schlagartig. Als im Winter 1918/1919 die Demobilisierung begann, wurde die Reintegration der männlichen Kriegsteilnehmer in den zivilen Alltag zum vorrangigen Ziel erklärt und mit der Rückkehr der Militärärzte in die Spitäler der größte Teil der Vertragsärztinnen gekündigt. Der Erlass des Staatsamtes für Volksgesundheit der neuen Republik Deutsch-

646 Stoboy-Ostersetzer, Kriegsspital 1f.
647 Tiburtius, Erinnerungen 128.
648 Bleker, Kriegsgewinnlerinnen 86.
649 Rolinek–Veits-Falk, Frauen 8f.
650 Zur Männlichkeit im Krieg vgl. Hanisch, Männlichkeiten 17–47.

österreich vom 15. Dezember 1918 sah vor, dass freie Hilfsärztestellen *grundsätzlich mit heimkehrenden Kriegsärzten zu besetzen* seien. Darüber hinaus erweise es sich *im Hinblick auf die unverhältnismäßig große Anzahl an Bewerbern* als notwendig, *das Dienstverhältnis der deutschösterreichischen weiblichen Sekundarärzte … ehetunlichst zu lösen*[651].

Männliche Ärzte erhielten nun ihre Arbeitsplätze wieder zurück. Hinzu kamen viele junge Ärzte, die noch während ihres Studiums, oft kaum ausgebildet, an die Front geschickt worden waren. Da Ärztinnen während des Krieges „bewiesen" hatten, beide Geschlechter und alle Verwundungen und Krankheiten behandeln und auch leitende Funktionen bekleiden zu können, befürchteten ihre männlichen Kollegen nun generell ihre Konkurrenz[652].

Die Empörung über dieser Diskriminierung war groß. Die *Arbeiterinnen-Zeitung* zitierte entrüstete Ärztinnen: *Wir können es nicht glauben, daß die demokratische Republik uns Aerztinnen, nachdem wir in vier Dienstjahren bewiesen haben, daß wir doch auch etwas leisten können, nur darum, weil wir Frauen sind, jede Existenzmöglichkeit absprechen will*[653].

Diese Ärztinnen benachteiligende Bestimmung musste sodann in einer Zeit, in der Frauen mit dem allgemeinen, gleichen Wahlrecht ohne Unterschied des Geschlechts ein wesentliches demokratisches Grundrecht eingeräumt wurde, nach den ersten Wahlen 1920 wieder zurückgenommen werden. So war etwa, um ein Beispiel zu nennen, Klothilde Zeller, die als erste Ärztin am St.-Johanns-Spital in Salzburg seit Juli 1915 eine Stelle als Sekundarärztin hatte, gleich nach Kriegsende entlassen worden. Nach ihrer Rückkehr nach Graz erhielt sie am dortigen Landeskrankenhaus nur mehr eine Stelle als unbezahlte Aspirantin und wurde erst ab Dezember 1920 wieder als Sekundarärztin eingesetzt[654]. Ab 1920 galt an den Wiener Krankenanstalten die Regelung, dass weibliche Ärzte *zu Sekundarärzten und Assistenten* ernannt werden konnten und den männlichen Ärzten nun gleichgestellt waren. Auch eine Ehe sollte nicht mehr als Hindernis für eine Anstellung gelten[655]. Es dauerte jedoch noch bis 1931, bis die ersten Frauen als Assistentinnen in den Wiener Fondskrankenanstalten eingestellt wurden[656], während Privatspitäler oft eine frauenfreundlichere Politik verfolgten[657].

Demnach gelten für die Berufsgeschichte der Ärztinnen genauso die Erkenntnisse der neueren historischen Frauen- und Geschlechterforschung, dass der Erste Weltkrieg nur geringe nachhaltige Veränderungen des Geschlechterverhältnisses und somit keinen echten Emanzipationsfortschritt brachte[658].

---

651 Erlass des Staatsamtes für Volksgesundheit, 15. Dezember 1918, Z. 1374, Kriegsärzte, Verwendung und praktische Fortbildung, Notstandvorkehrung, zit. nach Arias, Ärztinnen 68; vgl. auch Stadler, Ärztinnen 208–214.

652 Bleker, Frauenpraxis 251; Stadler, Ärztinnen 209.

653 *Arbeiterinnen-Zeitung* 27, Nr. 24 (3. Dezember 1918) 4.

654 StLA, A. Aigner Reinhold, Nachlass, K. 7, H. 85, Kopie SLA Landesausschuss 13/44; Veits-Falk, Frauen 413; Stadler, Ärztinnen 214.

655 Archiv der Republik, BM f. Soz. Verw., 1920, Karton 1652, Fondskrankenanstalten 16501, Z. 27718/20, zit. nach Arias, Ärztinnen 69.

656 Ebd.: 1937 waren von 65 Assistentenstellen in den Fondskrankenanstalten fünf mit Frauen besetzt.

657 Ebd. 70: Mathilde Gstettner war von 1919 bis 1920 als Assistentin in der Poliklinik tätig, Mathilde Lateiner-Mayerhofer von 1912 bis 1917, Gertrud Bien war von 1913 bis 1918 Assistentin im Carolinen-Kinderspital.

658 Vgl. Hämmerle, Heimat/Front 106; Bauer, Frauenarbeit 60; Meiners, Stunde 14.

4.4.2 Erste Republik

Die politischen Umwälzungen nach dem Ersten Weltkrieg und dem Ende der Monarchie ermöglichten 1918 die Einführung des allgemeinen, gleichen, geheimen Wahlrechts ohne Unterschied des Geschlechts. Ungeachtet bestehender wirtschaftlicher und gesellschaftlicher Ungleichheiten vergrößerten sich zwar die Handlungsmöglichkeiten von Frauen in der Politik und Öffentlichkeit, die erweiterten Berufszugänge und -felder von Ärztinnen jedoch, welche die Ausnahmesituation des Ersten Weltkriegs mit sich gebracht hatte, erwiesen sich dagegen als nur vorübergehend. In den Verteilungskämpfen der Nachkriegszeit wurden die alten geschlechtsspezifischen Rollenmuster weitgehend wiederbelebt. Die Ärztinnen mussten erfahren, dass es ihnen nicht gelungen war, über den Nachweis ihrer gleichwertigen beruflichen Befähigung während des Kriegs eine gleichberechtigte Stellung innerhalb des Ärztestandes zu erreichen[659]. Dies betraf auch einige Frauen der Untersuchungsgruppe der vorliegenden Studie, die neben einer wachsenden Anzahl an Berufskolleginnen häufig wieder in „weiblichen" Bereichen in Wien praktizierten.

4.4.2.1 Das „Rote Wien" als Arbeitgeber für Ärztinnen

Nach den ersten demokratischen Wahlen 1919 löste die Sozialdemokratie die christlich-soziale Stadtregierung in Wien ab. Das „Rote Wien" baute nicht nur kommunale Versorgungsleistungen weiter aus, sondern setzte gezielte Akzente, die im Gegensatz zur „bürgerlichen Welt" standen. Neben sozialdemokratischen Wertvorstellungen bewirkte überdies die soziale und gesundheitliche Notlage nach dem Krieg ein Umdenken. Fürsorge wurde nun nicht mehr vorrangig als Armenfürsorge gesehen, sondern um ein Gesundheitsprogramm erweitert, in dem Prävention und „soziale Hygiene" eine wichtige Rolle spielten[660]. Neue Einrichtungen wurden geschaffen, die auch Ärztinnen neue Arbeitsfelder und die Möglichkeiten einer Beschäftigung bei der Stadt Wien eröffneten, wie zum Beispiel die Kinder- und Jugendfürsorge, die Mutterberatung, der Schulärztliche Dienst (ab 1921), Schulzahnkliniken (1921), die Tuberkulosefürsorgestelle (ab 1919) oder die gesundheitsamtliche Beratung Geschlechtskranker (1923)[661].

Im Jahr 1919 gab es in Wien rund hundert praxisberechtigte Ärztinnen zusätzlich zu jenen, die in Krankenhäusern beschäftigt waren[662]. Ab 1922 wurden Ärztinnen bei der Gemeinde Wien angestellt[663]. 1925 schrieb die *Wiener Sonn- und Montags-Zeitung*, das *anfängliche Mißtrauen des Publikums* sei *vollends geschwunden*. Am raschesten hätten sich die praktischen Ärztinnen in Wien ihre Existenz gesichert und als Hausärztinnen ausgezeichnet bewährt. Einen weit schwereren Stand hätten hingegen die Spezialistinnen, da es in Wien so viele hervorragende *männliche Kapazitäten* gäbe[664].

---

659 Bleker, Kriegsgewinnlerinnen 86.

660 Gamper, Ärztinnen 80. Eine 1920 durchgeführte Verwaltungsreform bildete eine wichtige Voraussetzung für das geänderte Konzept von Fürsorge unter Stadtrat Julius Tandler, der ab 1920 für das Wohlfahrtswesen verantwortlich zeichnete. Zu Julius Tandler (1869–1936), Anatom und „Architekt" der Gesundheits- und Sozialpolitik des Roten Wien, vgl. Julius Tandler, https://www.geschichtewiki.wien.gv.at/Julius_Tandler [21. 11. 2024]; Tandler, Julius, https://dasrotewien.at [21. 11. 2024].

661 Gamper, Ärztinnen 80.

662 Teleky, Amt 4.

663 Gamper, Ärztinnen 80.

664 *Wiener Sonn- und Montags-Zeitung* 63, Nr. 48 (30. November 1925) 7.

Ein Jahr später betrug die Anzahl aller Ärztinnen in Österreich 411, davon 355 in Wien. Sie arbeiteten in überwiegend weiblich konnotierten Tätigkeitsbereichen, die im Einklang mit hegemonialen Geschlechterrollenbildern standen und auf weibliche Patienten und Kinder fokussiert waren[665]. Von 1926 bis 1927 erhöhte sich die Anzahl der Wiener Ärztinnen um fast 20 % von 326 auf 383, während der Anteil an männlichen nur um 2 % anstieg[666]. Dessen ungeachtet klagte die Ärztin Betty Span[667], dass es junge Kolleginnen nach dem Spitalsdienst viel schwerer hätten, einen genügend großen *Patientenkreis* zu bekommen, da die Vorurteile gegen die weiblichen Ärzte noch lange nicht überwunden seien. *Immer heißt es, daß sich Frauen zu praktischen Aerzten deshalb nicht eignen, weil sich Männer ihrer Behandlung ungern anvertrauen.* Sie selbst könne diese Erfahrung als Spitalsärztin jedoch nicht bestätigen[668]. Die beiden Zeitungsartikel von 1925 und 1926 spiegeln das Spektrum zwischen Akzeptanz und Skepsis, mit dem Ärztinnen konfrontiert waren.

1929 betrug die Zahl der Ärztinnen mit 475 ungefähr 10 % der Wiener Ärzteschaft. Davon waren *71 Frauen als Jugendamts-, Schul-, Schulzahn- und Amtsärztinnen, manche sogar in leitender Stellung* angestellt[669]. Während die Gemeinde Wien Ärztinnen in größerer Anzahl beschäftigte, besetzten der Bund und private Fürsorgeeinrichtung deutlich weniger Stellen mit Ärztinnen.

Tabelle 10: Ärztinnen und Ärzte in Wien (1925–1932).

1925	rund 100 Ärztinnen (?)[670]
1926	326 Ärztinnen[671]
1927	383 Ärztinnen[672]
1931	532 Ärztinnen und 4.231 Ärzte[673]
1932	563 Ärztinnen und 4.321 Ärzte[674]

665 *Ärztliches Jahrbuch* 1926. Von den 355 genannten Ärztinnen fehlt bei 191 eine genauere Zuordnung: *Davon* [von 411] *entfallen auf die Hauptstadt Wien 355, auf das Burgenland 1, auf Kärnten 1, auf Niederösterreich 18, Oberösterreich 8, Salzburg 2, Steiermark 21 und Tirol 5 Ärztinnen. Die geographische Verteilung ist also eine sehr ungleichmäßige, was nicht nur mit den Ausbildungsmöglichkeiten, sondern auch mit beruflichen Schwierigkeiten in der Landpraxis zusammenhängen dürfte. Von den 355 Wiener Ärztinnen üben 81 Privatpraxis aus und zwar 39 als praktische Ärzte, 28 als Fachärzte und 14 als Zahnärzte. Von den 28 Spezialärztinnen ordinieren 5 für Augenkrankheiten, 11 für Kinderkrankheiten, 3 für Hautkrankheiten, 6 für Frauenkrankheiten und Geburtshilfe, je eine Ärztin hat sich zum Spezialgebiet Erkrankungen der Atmungsorgane, Nervenkrankheiten und medizinische Laboratoriumsuntersuchungen erwählt. In staatlichen Stellungen sind 7 Ärztinnen und zwar 1 als Gewerbeinspektorin, 1 als Ärztin der Tabakregie, 1 ärztlicher Adjunkt der Krankenanstalt Rudolfsstiftung, 1 Schwesternärztin und 3 Schulärztinnen an Bundeslehranstalten. 48 Ärztinnen sind bei der Gemeinde Wien in folgenden Stellungen beschäftigt: 1 Oberbezirksärztin, 1 Oberstadtärztin, 2 Primarärztinnen an der Kinderübernahmsstelle und an der Abteilung für geschlechtskranke Kinder im Zentralkinderheim, 2 Oberärztinnen, 10 Anstaltsärztinnen, 16 Schulärztinnen, 10 Schulzahnärztinnen, 4 Jugendfürsorgeärztinnen, 1 Tuberkulosenfürsorgeärztin und 1 Ärztin der städtischen Berufsberatung,* zit. nach *Die Österreicherin* 1/3 (1928) 2.

666 Amtlicher Standesausweis des Wiener Sanitätspersonals, zit. nach *Neues Wiener Journal* 35/11.966 (16. März 1927) 5.

667 Vermutlich handelte es sich um die Ärztin Betty Grünspan, vgl. *Wiener Sonn- und Montags-Zeitung* 69, Nr. 36 (7. September 1931) 6: Sie war zuerst als Krankenpflegerin Oberschwester, studierte dann Medizin und wurde Assistentin am Lainzer Spital.

668 *Das Kleine Blatt* 1, Nr. 186 (7. September 1927) 12.

669 *Arbeiter-Zeitung* 44, Nr. 61 (2. März 1931) 3.

Im September 1931 fand der „Internationale Ärztinnen-Kongress“ in Wien[675] statt. Mit dem Veranstaltungsort Wien sollte nicht nur der berühmten Wiener medizinischen Schule Reverenz erwiesen werden, sondern auch den Wiener Ärztinnen, von denen eine ganze Reihe durch Verleihung besonderer Titel, Ämter und Würden öffentliche Anerkennung für außerordentliche Leistungen erhielt. Ein im Vorfeld erschienener Zeitungsartikel schrieb von rund 500 Ärztinnen, die zu diesem Zeitpunkt ihre Praxis in Wien ausübten und hob die mit dem Titel *Medizinalrat* ausgezeichnete *Seniorin unter den Wiener Medizinerinnen, Dr. Baronin Posanner*, und die ersten Dozentinnen der Medizinischen Fakultät in Wien, Helene Wastl und Carmen Coronini, besonders hervor[676]. Seit Stadtrat Julius Tandler an der Spitze des Wiener Sanitätswesens stehe, fänden *hochwertige Frauenleistungen* auf medizinischem Gebiet nicht nur entsprechende Schätzung, sondern auch das wünschenswerte Betätigungsfeld, wurden die Errungenschaften für Frauen in der Medizin gelobt[677]. Das „Rote Wien“ erweiterte durch neu geschaffene Aufgabengebiete und Posten in der offenen städtischen Fürsorge das Angebot für Ärztinnen und setzte sie auch in leitenden Positionen im städtischen Gesundheitswesen ein. Sie waren allerdings „nur“ in für Frauen und Kinder gedachten Bereichen tätig, kaum in jenen für Männer, während männliche Ärzte wie eh und je für beide Geschlechter zuständig waren[678]. Die Behandlung von männlichen Patienten durch Ärztinnen wie während des Ersten Weltkriegs war noch immer keine Selbstverständlichkeit geworden, sondern, im Gegenteil, seit dem Kriegsende wieder rückläufig. Es gab zwar kaum noch männliche Kollegen, welche die Eignung von Frauen zum Arztberuf grundsätzlich bestritten[679], die ihnen zugewiesene und auch praktizierte Zuständigkeit für eine weibliche Klientel und weiblich konnotierte Aufgabengebiete bedeutete aber zugleich eine Festlegung auf bestimmte Teilbereiche der Medizin[680]. Damit wurden die vorherrschenden, der vermeintlich „weiblichen Natur“ entsprechenden Geschlechterzuschreibungen zementiert.

So traf auch eine eindeutige geschlechtsspezifische Ausrichtung von Beruf und Aufgabengebiet weiterhin auf die „Schweizer Ärztin“ Friederike Lubinger in der Ersten

---

674 *Wiener Sonn- und Montags-Zeitung* 63, Nr. 48 (30. November 1925) 7.

674 *Neues Wiener Journal* 35, Nr. 11.966 (16. März 1927) 5: Stand 1. 1. 1926.

674 Ebd., Stand 1. 1. 1927.

674 *Der Tag* 12, Nr. 3544 (31. März 1933) 7.

674 Ebd.

675 *Das Wort der Frau* Nr. 28 (13. September 1931) 1; *Illustrierte Kronen Zeitung* 32, Nr. 11369 (16. September 1931) 9f.; *Die Stunde* 9, Nr. 2553 (17. September 1931) 3; *Neue Freie Presse* Nr. 24072 (20. September 1931) 13. Der Kongress fand vom 15. bis 19. September 1931 in den Räumen der Gesellschaft der Ärzte statt.

676 *Wiener Sonn- und Montags-Zeitung* 69, Nr. 36 (7. September 1931) 6: Als erste Dozentin der medizinischen Fakultät erwarb Helene Wastl im Fach der Physiologie 1930 die Venia legendi, ihr folgte Carmen Coronini für pathologische Anatomie auch 1930.

677 *Wiener Sonn- und Montags-Zeitung* 69, Nr. 36 (7. September 1931) 6: So waren etwa Marianne Stein als Oberstadtärztin und Leiterin der Pflegerinnenschule, die Kinderärztin Gertrud Bien als Primaria der städtischen Kinderübernahmsstelle und Hilda Riedler als Primaria der dermatologischen Abteilung im Zentralkinderheim der Gemeinde Wien angestellt.

678 Gamper, Ärztinnen 91–96.

679 Bleker, Anerkennung 126.

680 Gamper, Ärztinnen 89f.

Republik zu. Als Kassenärztin war sie neben fünf anderen Kolleginnen[681] für weibliche Mitglieder der Arbeiterkrankenkasse in einer Beratungs- und Behandlungsstelle für Arbeiterinnen aus fünf Ärztesprengeln tätig. Die *sorgfältig geschulten und erfahrenen Ärztinnen* …, die über *alle Erfordernisse und Behelfe der modernen Wissenschaft* verfügten, so eine Annonce, waren auf alle Erkrankungsfälle, insbesondere Frauenleiden, auf Aufklärung *in allen Fragen des Geschlechtslebens sowie Vorbeugung von Schwangerschaften, wenn sie aus gesundheitlichen und sozialen Gründen vermieden werden sollten*, und auf Beratung und Anleitung zu *gesundheitsmäßigem Verhalten* während der Schwangerschaft sowie vor und nach der Geburt spezialisiert[682].

Die am längsten praktizierende Wiener Ärztin, Gabriele Possanner, war bis 1934, bis zum 74. Lebensjahr, in ihrer Praxis als Ärztin tätig. Am 15. März 1928 verlieh ihr Bundespräsident Michael Hainisch anlässlich ihres 70. Geburtstags als erster Frau den Titel Medizinalrätin[683].

Auch die anderen Frauen der Untersuchungsgruppe, die in weiteren Großstädten der ehemaligen Habsburgermonarchie lebten, arbeiteten alle durchwegs bis ins hohe Alter bzw. fast bis an ihr Lebensende. Die ungarische Ärztin Vilma Hugonnai starb am 25. März 1922 im Alter von 75 Jahren an Herzschlag in Budapest. Anna Bayer wurde nach dem Ende des Ersten Weltkriegs von der neuen Regierung der Tschechoslowakei zur Professorin für Gesundheitspflege und Hygiene an der Industrieschule in Prag ernannt.

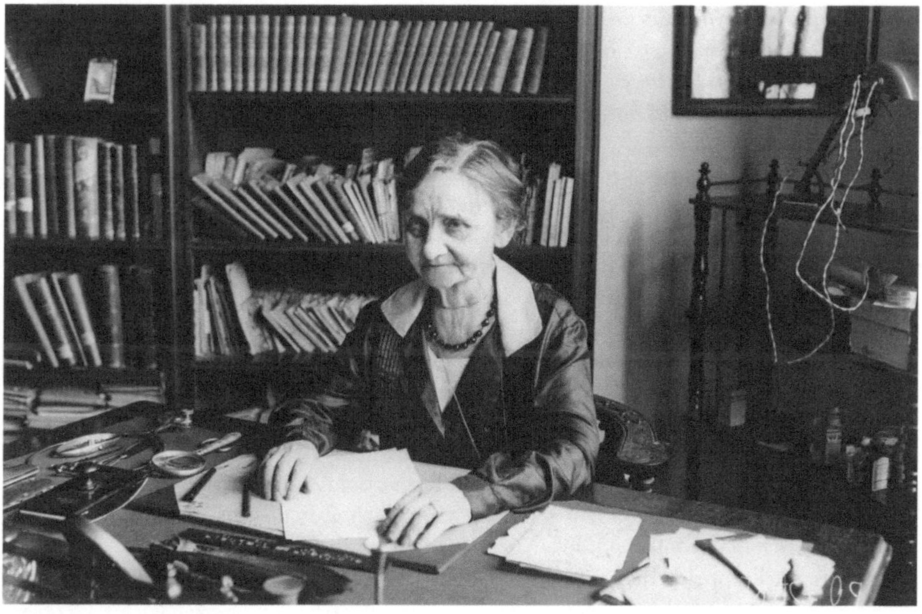

Abb. 28: Medizinalrätin Gabriele Possanner am Schreibtisch in ihrer Ordination; Foto, 1928.

681 *Arbeiterinnen-Zeitung* 40, Nr. 6 (Juni 1931) 17; *Die Hausgehilfin* 13/4 (1931) 7: Neben Friederike Lubinger waren hier auch die Kassenärztinnen Alice Lehndorf, Amalia Friedmann, Margarethe Hilferding, Margarete Löffler-Rhoden und Klara Scherer tätig.

682 *Arbeiterinnen-Zeitung* 40, Nr. 6 (Juni 1931) 17; *Die Hausgehilfin* 13/4 (1931) 7.

683 Stern, Gabriele Possaner 211; *Reichspost* 35, Nr. 85 (25. März 1928) 4.

Sie setzte ihre Lehrtätigkeit bis 1923, ein Jahr vor ihrem Tod mit 71 Jahren, fort. Sophie Moraczewska-Okunewska starb ebenfalls in der Zwischenkriegszeit, sie erlag 1926 mit 62 Jahren einem Blinddarmdurchbruch in Lemberg.

4.4.3 Autoritärer „Ständestaat“

Nach dem Ende der parlamentarischen Demokratie in Österreich wurde im autoritären, selbsternannten „Christlichen Ständestaat“ nicht nur die Teilhabe von Frauen in zahlreichen Bereichen der Öffentlichkeit beschnitten, sondern es wurden auch Neuerungen eingeführt, die vielen Ärztinnen ihre bisherige Position kosteten und ihre Arbeitsgebiete einengten.

Im März 1933 war das Parlament nach einer Geschäftsordnungskrise ausgeschaltet worden. Nach dem Bürgerkrieg im Februar 1934 wurde die Sozialdemokratische Partei verboten und im Mai 1934 die sogenannte Maiverfassung erlassen. Die Vaterländische Front, ein berufsständisch gegliedertes Einparteisystem, beseitigte alle anderen Parteien.

Im Jahr 1935 beschrieb der im *Blatt der Hausfrau* erschienene Artikel „Heilkunst in weiblichen Händen“, der Rosa Kerschbaumer und Gabriele Possanner als die bekanntesten Pionierinnen Österreichs nannte, den status quo der fachlichen Ausrichtungen wie folgt: *Sie* [die Ärztin] *hat sich alle Zweige der Medizin erobert. Es ist nur natürlich, daß sie sich häufig für Frauenleiden und Kinderheilkunde spezialisiert. Aber wir finden sie auch an der Spitze von Kliniken und Spitälern … Sie leiten Mütterberatungsstellen und finden als Schulärztinnen und in der Fürsorge reiches Arbeitsfeld. Es gibt Zahnärztinnen und Augenärztinnen, Krebsforscherinnen und Tuberkuloseforscherinnen; der wissenschaftlichen Arbeit der Frau im Laboratorium hat die Medizin manche schöne Entdeckung zu verdanken. Die Frau stellt im Operationssaal ihr Können unter Beweis. Sie nimmt als Missionsärztin die ärgsten Gefahren und Strapazen in Kauf*[684]. Diese auf die Entwicklungen des Ärztinnenberufs in der Ersten Republik rekurrierenden Möglichkeiten erfuhren mit dem Beginn der Diktatur in Österreich nicht nur eine inhaltliche Beschneidung, sondern vor allem eine personelle. In den Krankenhäusern und als Kassenärzt:innen wurden nur mehr jene akzeptiert, die katholischen Glaubens oder zumindest Mitglied der Vaterländischen Front waren[685]. Eine Kündigungswelle von jüdischen Mediziner:innen nach dem Bürgerkrieg im Februar 1934 betraf besonders jene sozialistischer Gesinnung[686]. Bis zum Sommer 1934 wurden in Heil- und Fürsorgeinstitutionen der Gemeinde Wien 58 Ärzte (und Ärztinnen?) gekündigt, davon 56 jüdische[687]. Jüdische Aspirant:innen wurden bei der Ernennung zu Sekundarärzt:innen systematisch übergangen[688].

Krankenhausstellen besetzte man generell fast ausschließlich mit männlichen Ärzten, um damit die angestrebte, einem strengen Geschlechterdualismus verpflichtete katholische Gesellschaftsordnung schneller umsetzen zu können[689]. Einige wenige Ärztinnen traf zudem die Doppelverdienerverordnung von 1933, nach der verheiratete Frauen keine

---

684 *Das Blatt der Hausfrau* 50/5 (1935) 136f., hier 137: Heilkunst in weiblichen Händen. Die Frau als Aerztin und ihre Vorkämpferinnen. Bildbericht von Bohl-Rheydt.

685 Walzel, Ärztinnen 113.

686 Angetter–Kanzler, Jude 47.

687 *Arbeiter-Zeitung* 1, Nr. 39 (18. November 1934) 4.

688 Ebd.

689 Walzel, Ärztinnen 113.

Anstellung im öffentlichen Dienst mehr erhalten durften und auf diese zugunsten ihrer Ehemänner verzichten mussten[690].

1935 erschien in der Presse ein Artikel über die *schlechten Aussichten für unverheiratete Ärztinnen*, aus dem das Bestreben des „Ständestaats", die Anzahl von Ärztinnen keinesfalls größer werden zu lassen, deutlich hervorgeht. Da die Zahl der weiblichen Medizinstudentinnen ständig wachse, müssten die Aussichten für promovierte Ärztinnen, die nicht heirateten – und denen damit nach zeitgenössischer und rechtlicher Logik kein Lebensunterhalt gesichert war –, als geradezu *katastrophal schlecht* bezeichnet werden. *Sei schon wegen der Überfüllung des Ärztestandes das Ärzte-Elend ständig im Wachsen begriffen, so bestehe für promovierte Frauen nahezu keine Aussicht auf eigenen Erwerb*[691].

Um trotz dieser vielfältigen Einschränkungen weiterhin berufstätig sein zu können, konnten Frauen nur als niedergelassene Ärztinnen Ordinationen eröffnen. Die Berechtigung erhielten sie durch den Eintrag in die Ärzteliste der Ärztekammer in Wien, die auf Qualifikation und nicht auf Glaubensbekenntnisse zielte. Von 1929 bis 1935 stieg die Gesamtzahl der männlichen und weiblichen Ärzte in Wien von 4.651 auf 5.283, 1937 waren es insgesamt 5.700. Davon waren 1929 477 Ärztinnen (10 %) und 1937 sogar 814 (14 %). Im „Ständestaat" waren demnach Ärztinnen, wenn schon nicht in Krankenhäusern, so doch als niedergelassene Ärztinnen in steigender Zahl in Wien tätig[692].

Tabelle 11: Ärztinnen und Ärzte in Wien (1935–1937).

1935	686 Ärztinnen und 4.597 Ärzte, gesamt 5.283[693]
1936	731 Ärztinnen und 4.742 Ärzte, gesamt 5.473[694]
1937	814 Ärztinnen und 4.886 Ärzte, gesamt 5.700[695]

Ein anderes, vordergründig rechtliches Problem tat sich Ende 1934 bei verheirateten Ärztinnen auf, die, wie etliche ihrer Berufskolleginnen (vor allem in der Schweiz), einen Doppelnamen führten, was die Ärztekammer nun beanstandete: *Bisher* – während der Ersten Republik – sei es üblich gewesen, so verschiedene Pressemeldungen, dass Ärztinnen, *die sich während der Zeit ihres ledigen Standes einen größeren Patientenkreis erworben hatten, aus Gründen der Erhaltung dieses Patientenstockes nach ihrer Verheiratung dem Namen ihres Gatten ihren Mädchennamen* voransetzten. Nach den geltenden Bestimmungen des Allgemeinen Bürgerlichen Gesetzbuches mussten Ehefrauen aber den Namen des Mannes führen. Die Ärztekammer wies nun darauf hin, dass verheiratete Ärztinnen davon keine Ausnahme machen durften und *ausschließlich den Familiennamen des Gatten* führen mussten, da die Führung des Doppelnamens an eine behördliche Bewilligung gebunden sei[696].

690 Brank, Doktorat 25f.; Schöffmann, Frauenpolitik 317–343.

691 *Salzburger Volksblatt* 65, Nr. 41 (18. Februar 1935) 4.

692 Walzel, Ärztinnen 113f.

695 *Salzburger Chronik* 73, Nr. 191 (21. August 1937) 15; *Kärntner Tagblatt* 44, Nr. 192 (22. August 1937) 5.

695 Ebd.

695 Walzel, Ärztinnen 113f.

696 *Innsbrucker Nachrichten* 81, Nr. 260 (12. November 1934) 5.

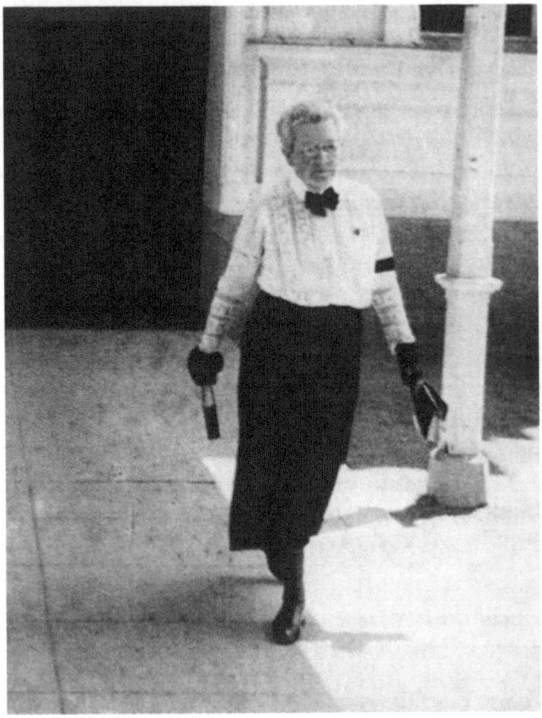

Abb. 29: Die achtundsechzigjährige Grazer Ärztin Gisela Kuhn-Januszewska einen Raum verlassend; Foto, 1935.

Auf Ansuchen der „Organisation der Ärztinnen" richtete die Wiener Ärztekammer an die Wiener Magistratsabteilung, der die Evidenzhaltung der Ärzt:innen oblag, eine Eingabe mit der Bitte, bis zu einer Regelung den bestehenden Usus der Führung des Doppelnamens weiterhin zu gestatten. Bisher seien diese stillschweigend geduldet worden[697]. Unter Verweis auf Entscheidungen des Bundesgerichtshofs beschied der Wiener Magistrat im Mai 1935 das Ansuchen jedoch abschlägig, wobei er sich auf die *zwingende Rechtsnorm des § 92 allgemeines bürgerliches Gesetzbuch* berief, nach der die Ehefrau den Namen des Mannes zu führen hatte[698]. Dies entspreche den Bestimmungen der ehelichen Gemeinschaft und des Grundsatzes, dass der Mann das Haupt der Familie sei. Demnach wäre eine Namensänderung für die Frau nur über eine Namensänderung des Mannes möglich. Deshalb könne das Hinzufügen des Mädchennamens zum Namen des Gatten nicht mehr geduldet werden. Es sei nur möglich, dem ehelichen Namen den Zusatz *geborene N.N. (Mädchenname)* beizufügen. Denn: *Die Gattin ist an den Namen des Mannes gebunden*[699].

Damit stellte das Gericht die Geschlechterverhältnisse klar und unterband den sich eingebürgerten Usus, den österreichische Ärztinnen vermutlich von ihren Schweizer Kol-

697 *Tiroler Anzeiger* 28, Nr. 8 (10. Jänner 1935) 4.
698 *Der Tag* 14, Nr. 4272 (7. Mai 1935) 4.
699 *Innsbrucker Nachrichten* 82, Nr. 105 (7. Mai 1935) 7.

leginnen übernommen hatten[700], weibliches Selbstbewusstsein und Individualität über einen Doppelnamen sichtbar zu machen. Von den in Wien praktizierenden Frauen der Untersuchungsgruppe führte bis 1939 nur Erna Friedmann-Storfer[701] einen Doppelnamen, der sich aus ihrem Mädchennamen und im zweiten Teil aus dem Familiennamen ihres ersten Ehemannes, von dem sie 1907 geschieden wurde, zusammensetzte. Diesen Nachnamen behielt sie offenbar auch nach der Scheidung von ihrem zweiten Mann, Robert Schletter, von dem sie sich drei Monate nach ihrer Heirat 1920 wieder scheiden ließ. Als andere Beispiele für österreichische Ärztinnen mit Doppelnamen (außer jenen der Untersuchungsgruppe) wären neben den bereits erwähnten Medizinerinnen Margarethe Hilferding-Hönigsberg, Oktavia Aigner-Rollett und Dora Brücke-Teleky[702] etwa Gisela Lion-Meitner[703], Stephanie Weiss-Eder[704], Else Volk-Friedland[705], Mathilde Mayerhofer-Lateiner[706], Klara Scherer-Hönigsberg[707], Marianne Bauer-Jokl[708] oder Wilhelmine Löwenstein-Brill[709] als Beispiele zu nennen.

4.4.4 Zäsur Nationalsozialismus

Eine noch tiefgreifendere Zäsur als der Austrofaschismus setzte der Nationalsozialismus für die Medizin und damit für österreichische Ärztinnen. Mit der Machtergreifung der Nationalsozialisten und dem Einmarsch deutscher Truppen in Österreich am 12. März 1938 endete die österreichische Eigenstaatlichkeit. Einen Tag später beschloss die NS-Regierung in Berlin das „Gesetz über die Wiedervereinigung Österreichs mit dem Deutschen Reich“. Um den Schein einer demokratischen Legitimation zu bewahren, fand am 10. April eine von einer Propagandawelle und Einschüchterungen begleitete Volksabstimmung statt, bei der über 99 % der Österreicher:innen für den „Anschluss“ stimmten. Jüdinnen und Juden sowie Gegner:innen der NSDAP, die schon unmittelbar nach der Machtübernahme verfolgt wurden, waren von der Wahl ausgeschlossen.

Während in Wien zum einen die Mehrheit der Ärzt:innen als jüdisch galt und Verfolgung ausgesetzt war, fand sich zum anderen in diesem Beruf der höchste Anteil an Mitgliedschaften in der NSDAP und deren Gliederungen[710].

---

700 In der Schweiz war das Namensrecht bis zur Einführung des Zivilgesetzbuches 1907 kantonal geregelt. Sogenannte Allianznamen waren im privaten und teils auch im behördlichen Verkehr durchaus üblich, obwohl nicht amtlich fixiert, und bis zur Regelung des Eherechts 1984 verbreitet. Sie dienten auch als Mittel zur Differenzierung bei verbreiteten Familiennamen.

701 Arias, Erste 104.

702 Dora Teleky heiratete 1930 den Neurophysiologen Ernst Theodor von Brücke. Vgl. Dora Brücke-Teleky, https://www.geschichtewiki.wien.gv.at/Dora_Brücke-Teleky [20. 5. 2025]; Teleky, Dora, https://fraueninbewegung.onb.ac.at/node/2159 [18. 10. 2024].

703 Wiener Ärztinnen. *Der Bund* 5/3 (1910) 11.

704 Ebd.

705 Ebd.; *Jahrbuch des Bundes österreichischer Frauenvereine mit Kalender* 2 (1914) 186: Adressen Wiener Ärztinnen. Else Friedland heiratete 1908 den Dermatologen Richard Volk, vgl. Volk-Friedland Else, https://fraueninbewegung.onb.ac.at/node/2721 [6. 11. 2024].

706 *Jahrbuch des Bundes österreichischer Frauenvereine mit Kalender* 2 (1914) 186: Adressen Wiener Ärztinnen

707 Ebd.

708 *Die Stunde* 9, Nr. 2553 (17. September 1931) 3: Bericht über den Internationalen Ärztinnenkongress in Wien: Marianne Bauer-Jokl war Präsidentin der österreichischen Ärzteorganisation.

709 Ebd.

710 Vgl. Czech–Weindling, Einleitung 7–21.

4.4.4.1 Ärztinnen im Nationalsozialismus

Johanna Bleker analysierte das Berufsbild der Ärztin im Nationalsozialismus in Deutschland und stellte fest, dass dieses an „das Elitedenken und Sendungsbewusstsein des Ärztestandes“ angeglichen und „mit der Beschwörung spezifisch weiblicher Aufgaben und Wesensmerkmalen verwoben“ war[711]. Als Ärztin zu arbeiten, wurde als höchste Form des weiblichen „Volksdienstes“ dargestellt. Vor allem die verheiratete Frau, die „Ärztin-Mutter“, werde gebraucht, denn sie besitze in besonderem Maße die „natürlichen Führereigenschaften“ für die „Mitschwestern“[712]. Als Vorbild, Erzieherin und Kameradin sollte sie den Frauen und der weiblichen Jugend ihre gesundheits- und bevölkerungspolitischen Pflichten nahebringen, so die NS-Logik.

Zahlreiche Medizinerinnen waren als Fürsorgeärztinnen in staatlichen oder städtischen Gesundheitsämtern angestellt[713], aber auch Parteiorganisationen setzten sie für ärztliche Untersuchungen und die medizinische Betreuung von Frauen und Kinder ein. So führten Ärztinnen beim „Bund deutscher Mädel“ und im „weiblichen Arbeitsdienst“[714] Untersuchungen durch und wurden für verschiedene medizinische Aufgaben beim „Reichsmütterdienst“ im Rahmen der „Nationalsozialistischen Volkswohlfahrt“, zum Beispiel in den NSV-Kindergärten, herangezogen[715]: Im Jahr 1939 waren zum Beispiel 120 HJ-Ärzte und BDM-Ärztinnen[716] für die Betreuung der Wiener Hitlerjugend im Einsatz, die bei der Aufnahme der Jungen und Mädchen deren Diensttauglichkeit feststellten[717]. Im Juni 1940 veranstaltete die NS-Frauenschaft gemeinsam mit dem BDM Vorträge von Ärztinnen in Wien, um *einerseits den Müttern die große Verantwortung bei der Erziehung ihrer Töchter zu guten Frauen und Müttern, andererseits den Töchtern die Notwendigkeit guter sittlicher Haltung* vor Augen zu führen[718].

Dies verdeutlicht, dass für Ärztinnen zusätzlich eine erzieherische und propagandistische Funktion bei der Verbreitung und Stabilisierung der NS-Ideologie vorgesehen war. „Die Ärztin“ sollte bei der weiblichen Bevölkerung für die Einhaltung der „erbbiologischen Gesichtspunkte“ sorgen und in den Bereichen Eugenik und Rassenlehre Aufklärungsarbeit „von Frau zu Frau“ leisten[719]. Formen und Formulierungen waren neu, vor allem die Konsequenzen ihrer medizinischen Befunde, nicht aber die Inhalte[720]. Das NS-Frauenbild und die Auffassungen von weiblicher medizinischer Betreuung konnten an von Befürworter:innen des Frauenmedizinstudiums bereits seit den 1870er Jahren vertretenen Vorstellungen anknüpfen. Diese hatten ja eine besondere Berufung des weiblichen Arztes für sogenannte weibliche Betätigungsfelder wie Versorgung, Erziehung und soziale

711 Bleker, Anerkennung 128.

712 Ebd.

713 Vgl. z. B. *Salzburger Volksblatt* 69, Nr. 56 (8. März 1939) 4.

714 *Kleine Volks-Zeitung* 85, Nr. 179 (22. Juli 1939) 4.

715 Vgl. dazu allgemein: Kravetz, Women Doctors.

716 Im Juni 1940 fand eine BDM-Ärztinnentagung in Wien statt, bei der *Fragen der Gesundheitsführung* besprochen wurden, *Völkischer Beobachter* 53, Nr. 156 (4. Juni 1940) 6.

717 Vgl. auch *Das kleine Volksblatt* Nr. 169 (19. Juni 1940) 8: Eine eigene *Obergauärztin* war für die im BDM zuständigen Ärztinnen verantwortlich.

718 *Illustrierte Kronen Zeitung* 41, Nr. 14503 (4. Juni 1940) 5.

719 Reiter-Zatloukal–Sauer, NS-Entrechtung 23.

720 Bleker, Anerkennung 129.

Betreuung von Frauen betont. Bei vielen NS-Ärztinnen trat anstelle eines Emanzipationsstrebens ein „ärztliches Elitebewusstsein" gegenüber der „Frauenmasse". Gleichzeitig ordneten sie sich aber „dem Führungsanspruch der männlichen Vorgesetzten in Staat und Stand" unter[721]. Dabei war die Frauenfeindlichkeit des Nationalsozialismus weit weniger konsequent und kompromisslos als dessen Rassismus und Antisemitismus[722]. Während die Mitwirkung „arischer" Ärztinnen am Gesundheitssystem durchaus erwünscht war, wurden politisch nicht konforme Ärztinnen ihrer Position enthoben und „nicht-arische" Ärztinnen entlassen, dann rücksichtslos vertrieben oder ermordet.

Innerhalb weniger Monate nach dem „Anschluss" wurde in Österreich eine völlige Umstrukturierung des Ärztestandes und des Gesundheitswesens vorgenommen[723]. Zunächst wurden alle Ärztevereine aufgelöst, später auch die Ärztekammer. Ab Juni 1939 galt die deutsche Reichsärzteordnung von 1935, und die Berufsausübung war durch die deutsche Bestellungsordnung geregelt. Alle Ärzt:innen mussten für die Sozialversicherung tätig sein, die meisten behandelten zwischen 100 und 150 Patient:innen pro Tag[724]. Um die Fähigkeiten eines Arztes oder einer Ärztin dem „Volkswohl" zu unterstellen, mussten alle Arztpraxen von der NSV bewilligt werden – Gleichschaltung und Kontrolle waren das Ziel.

In Wien sank die Gesamtzahl der Ärzte und Ärztinnen von 1937 (5.700) bis Oktober 1938 auf ein Drittel (1.596). 85 % der 1937 tätigen Ärztinnen durften 1938 ihre Tätigkeit nicht mehr ausüben. Ihre Anzahl verringerte sich im selben Zeitraum von 816 auf 122[725]. Der Ärztinnenschwund betraf einerseits alle Medizinerinnen der (ehemals sozialdemokratischen) Wiener Stadtregierung, die als Schul- oder Amtsärztinnen im Einsatz waren oder denen Kassenverträge entzogen wurden[726], und vor allem jene, die (oft zugleich) jüdischer Herkunft waren. Nach dem Beginn des Zweiten Weltkriegs wurden nicht-jüdische Ärztinnen auch zur Aufrechterhaltung der (zivilen) medizinischen Versorgung herangezogen, Zeitungsrecherchen zufolge – Forschungsliteratur über Ärztinnen im Zweiten Weltkrieg fehlt weitgehend – aber in einem weit geringeren Ausmaß als im Ersten Weltkrieg[727].

Mit der Machtübernahme der Nationalsozialisten und der Anwendung der Nürnberger Rassengesetze wurde jüdischen Ärzt:innen im Deutschen Reich die Existenzgrundlage entzogen. Erste Übergriffe fanden gleich nach dem „Anschluss" statt[728], öffentliche Spitäler wurden „gesäubert". Am 25. Juli 1938 erging eine Verordnung, nach der im gesamten Gebiet des Deutschen Reiches die *Bestallungen* (in Österreich Approbationen) jüdischer Ärzt:innen erloschen. Der Approbationsentzug bedeutete, dass die jeweiligen Universitäten, an denen Juden und Jüdinnen ihren Doktortitel erworben hatten, diesen aberkennen

---

721 Ebd.

722 Huerkamp, Akademikerinnen 329.

723 Angetter–Kanzler, Jude 48.

724 100 Jahre Ärztekammer 39f.

725 *Statistisches Jahrbuch der Stadt Wien* (1938) 41, zit. nach Arias, Ärztinnen 77.

726 Reiter-Zatloukal–Sauer, NS-Entrechtung 34–38.

727 Im September 1939 zog die Reichsärztekammer *nach der Einziehung von zahlreichen Ärzten zur Sicherung des ärztlichen Gesundheitsdienstes männliche Ärzte heran, die sonst keine Praxis mehr ausübten und insbesondere Aerztinnen, die ihren Beruf in letzter Zeit aufgegeben* hatten, vgl. *Das kleine Volksblatt* Nr. 257 (17. September 1939) 3.

728 Reiter-Zatloukal–Sauer, NS-Entrechtung 24f. Dazu zählten Demütigungen wie „Reibepartien", bei denen jüdische Ärzte Gehsteige reinigen mussten.

mussten, womit diese auch ihre Zulassung verloren[729]. Die Punzierung als *Jude* richtete sich nach den in Österreich mit Mai 1938 in Kraft getretenen Nürnberger Gesetzen[730]. Jüdische Ärzt:innen durften in weiterer Folge keine *deutschblütigen Volksgenossen* mehr behandeln und mussten ihre Ordinationsschilder und Schriftstücke mit dem Davidstern kennzeichnen[731]. Ab 1. Oktober 1938 war ihnen jegliche Praxisausübung untersagt. Nur in Wien war es 367 jüdischen *Krankenbehandlern*, die sich ab diesem Zeitpunkt nicht mehr Arzt bzw. Ärztin nennen durften, gestattet, ihre ärztliche Tätigkeit, beschränkt auf die jüdische Bevölkerung, auszuüben[732]. Auf der im *Ärzteblatt der Ostmark* veröffentlichten Liste der jüdischen *Krankenbehandler* standen nur mehr 13 Ärztinnen[733]. Sie konnten zunächst noch in Privatspitälern arbeiten, besonders den Einrichtungen der Israelitischen Kultusgemeinde wie dem Rothschildspital mit seinen zahlreichen Ambulanzen und Abteilungen[734], und in verschiedenen Alters-, Versorgungs- und Behindertenheimen[735]. In diesen sozialen Einrichtungen war je eine Hilfsärztin im Altersheim und eine im Kinderambulatorium angestellt[736].

4.4.4.2 Die „Schweizer Ärztinnen" zur Zeit des Nationalsozialismus

Zur Zeit des „Anschlusses" an NS-Deutschland lebten in Österreich noch fünf „Schweizer Ärztinnen", darunter drei Jüdinnen, die alle über 60 Jahre alt und nur mehr selten beziehungsweise gar nicht mehr beruflich aktiv waren. 1940 starb Gabriele Possanner nach dreiundvierzigjähriger Tätigkeit als praktische Ärztin mit 80 Jahren in ihrer Wohnung, die sie mit ihrer Schwester, der Malerin Camilla Possanner[737], geteilt hatte. Beim Bombenangriff auf Wien am 10. September 1944 wurde ihr Wohnhaus in der Alserstraße zerstört und ihre Schwester getötet[738]. Georgine von Roth, über deren Leben seit dem Ersten Weltkrieg keine Informationen mehr gefunden werden konnten, starb mit 79 Jahren ebenfalls 1940 in Wien.

Die Schicksale der drei auf dem Gebiet des heutigen Österreich lebenden jüdischen Ärztinnen aus der Untersuchungsgruppe verliefen zwischen Verfolgung, Flucht, Ermordung und verlorenen Spuren.

4.4.4.3 Friederike Lubinger: Haft und Exil

Bereits zwei Tage nach dem „Anschluss" Österreichs an NS-Deutschland wurde Friederike Lubinger von der Gestapo wegen *kommunistischer Betätigung* inhaftiert[739]. Zieht man ihr soziales Engagement und die Themen ihrer Vorträge vor dem Ersten Weltkrieg

729 Verordnung zum Reichsbürgergesetz, RGBl. I 1938, 969f; zit. nach WALZEL, Ärztinnen 114.
730 REITER-ZATLOUKAL–SAUER, NS-Entrechtung 32.
731 Ebd.; ANGETTER–KANZLER, Jude 51–53.
732 ARIAS, Ärztinnen 77.
733 Ebd.: Verweis auf Ärztekammer, Mitgliederkarteien bis 1938.
734 RAGGAM-BLESCH, Rettung 67–73; ANGETTER–KANZLER, Jude 55.
735 REITER-ZATLOUKAL–SAUER, NS-Entrechtung 42.
736 *Deutsch-Österreichische Ärztezeitung*, Nr. 13 (10. Jänner 1938) 225; zit. nach ARIAS, Ärztinnen 77.
737 Vgl. Possanner von Ehrenthal, Kamilla, https://haueninbewegung.onb.ac.at/node/2914 [2. 10. 2024].
738 KRATCHOWILL, Possanner von Ehrenthal 9–12.
739 UAW, Senat S 127.4 Friederike Lubinger, Aberkennung des akademischen Grades.

und während ihrer Tätigkeit als Kassenärztin im „Roten Wien“ in Betracht, so verwundert es wenig, dass sie seit 1902 „Mitglied“[740] in der Wiener Sozialdemokratie bis zu deren Verbot 1934 war.

Ohne jemals eine Funktion in der Partei ausgeübt zu haben, war sie sehr gut in die „roten Netzwerke“ Wiens integriert[741]. Zu ihrem Freundes- und Bekanntenkreis zählten zum Beispiel der im Austromarxismus engagierte Nationalökonom, Arbeiter- und Volksbildner Otto Neurath[742] und seine Frau Maria oder der Architekt und spätere Stadtplaner Hans Blumenfeld. Dieser berichtete in seiner Autobiografie über die Jahre 1928 bis 1930, als er in einem Wiener Architekturbüro arbeitete: *Leonie P. … lebte bei ihrer Tante, Dr. Friederike Lubinger, einer Ärztin. Lubinger war eine bemerkenswerte Frau, eine militante Sozialistin; vor dem Krieg war Trotzki ein häufiger Besucher in ihrem Haus. Dort verbrachte ich viel Zeit*[743]. Blumenfeld schrieb auch von kommunistischen Flüchtlingen aus Jugoslawien, die in Lubingers Wohnung Zuflucht fanden, ohne nähere Angaben dazu zu machen[744].

1934 wurde die Anstellung der damals Vierundsechzigjährigen als Kassenärztin beendet. Es ist anzunehmen, dass Lubinger wie andere nicht-katholische Ärztinnen von der klerikalen Regierung gekündigt wurde und als Jüdin und Sozialdemokratin Repressalien ausgesetzt war. Während des Bürgerkriegs im Februar 1934, als sie bereits im Ruhestand war, soll sie humanitäre Hilfe und Reisen von Kindern aus dem Umfeld der Sozialdemokratie in die Schweiz mitorganisiert haben[745].

Den Nationalsozialisten war Friederike Lubinger ein noch größerer Dorn im Auge. Dass die ihr am 14. März 1938 von den Nationalsozialisten vorgeworfene *kommunistische Betätigung* auch eine Mitgliedschaft bei der illegalen kommunistischen Partei umfasste, ist allerdings unwahrscheinlich, da – soweit bekannt – keine Indizien dafürsprechen. Am 16. Juni wurde Lubinger aus der Haft entlassen und aufgefordert, das Land zu verlassen. Einen Tag später wurde sie wegen vier durchgeführter Schwangerschaftsabbrüche in Verwahrungs- und Untersuchungshaft genommen[746]. Das Landgericht Wien verurteilte sie am 20. Juli 1939 in einem Schöffenprozess zu 15 Monaten strenger Haft, verschärft durch ein hartes Lager vierteljährlich[747].

Wofür wurde Friederike Lubinger verurteilt? Der Sachverhalt kann nur aufgrund des vorliegenden Urteils geschildert werden. Eine quellenkritische Bewertung der Straftat ist allerdings schwierig, zumal als ergänzende Quellen nur Zeitungsartikel der NS-Presse zur Verfügung stehen. *Dr. Friederike Sara Lubinger* – aufgrund ihrer jüdischen Abstam-

740 Bis 1918 war eine offizielle Mitgliedschaft von Frauen in politischen Parteien nicht möglich.

741 SNA, SUK, Passbyrån F2BA Vol 59 Nr. 478927; SUK, Kanslibyrån F1b Vol 1511 Lubinger Friederike, Rapport der Stockholmer Polizei, 25. September 1940.

742 Vgl. ONB, Autogr. 1221/21-1 Han, Briefwechsel von Friederike Lubinger (Stockholm, 18. Oktober 1943) mit Maria und Otto Neurath (Oxford, 11. November 1943); zu Otto Neurath vgl. Sandner, Otto Neurath.

743 Blumenfeld, Stadtplaner 106.

744 Ebd.

745 SNA, SUK, Passbyrån F2BA Vol 59 Nr. 478927; SUK, Kanslibyrån F1b Vol 1511 Lubinger Friederike.

746 UAW, Senat S 127.4, Friederike Lubinger, Aberkennung des akademischen Grades; Suchmiel, Friederike Sara Lubinger 232.

747 Abschrift des Urteils in: UAW, Senat S 127.4, Friederike Lubinger, Aberkennung des akademischen Grades; *Das kleine Volksblatt* Nr. 198 (21. Juli 1939) 11; *Der Landbote* 5, Nr. 229 (29. Juli 1939) 30.

mung musste sie den Zwangsnamen *Sara* tragen – hatte bei drei Frauen *die Abtreibung der Leibesfrucht* in den Jahren 1933 und 1936 aufgrund medizinischer und unzulässiger sozialer Indikationen durchgeführt. *Dr. Otto Israel Frankfurter* – auch bei ihm wurde der männliche Zwangsname *Israel* hinzugefügt – hatte medizinische Atteste ausgestellt, dass die Abbrüche der Schwangerschaft *aus Rücksicht auf den Gesundheitszustand* der Frauen notwendig waren. Beide wurden aufgrund des Paragraphen 146 des Strafgesetzbuches, der den Tatbestand der Mitschuld am *Verbrechen der Abtreibung* regelte, schuldig gesprochen.

Die nationalsozialistische Presse berichtete über die Verurteilung der jüdischen Ärztin und des jüdischen Arztes. Der *Völkische Beobachter* unterstellte ihnen *gewerbsmäßige Fruchtabtreibungen*[748]. Im *Kleinen Volksblatt* war zu lesen, Lubinger hätte schon lange in Verdacht gestanden, Abtreibungen in großem Stil durchzuführen. Eine Untersuchung ihrer Tätigkeit hätte zur Aufdeckung von zehn Fällen geführt, vier Fälle seien nun in einem Prozess verhandelt worden[749]. Von *volksverderbender Tätigkeit des Judentums* und den *gewerbsmäßigen Schädlingen Lubinger und Frankfurter*, die *von den armen Teufeln* Honorare zwischen 200 und 400 Schilling verlangt hätten, schrieb *Der Landbote*[750]. Ohne hier auf das Thema Abtreibungen eingehen zu können, sei darauf verwiesen, dass Sozialdemokratinnen bereits in den 1920er Jahren die Abschaffung des seit 1803 geltenden Paragraphen 144 des Strafgesetzbuches und eine Straffreiheit für Schwangerschaftsabbrüche innerhalb eines bestimmten Zeitraumes in zahlreichen Veranstaltungen, Artikeln und Demonstrationen, unterstützt von der „Vereinigung sozialdemokratischer Ärzte", gefordert hatten[751]. Im Jahr 1926 publizierte Margarethe Hilferding-Hönigsberg, eine Freundin Friederike Lubingers, die Schrift „Geburtenregelung"[752]. Aufgrund ihrer rechtskräftigen Verurteilungen wurden Lubinger und Frankfurter ihre an der Wiener Universität erworbenen Doktorate aberkannt[753].

Friederike Lubinger gilt in der spärlich vorhandenen Literatur als Holocaustopfer. Die polnische Historikerin Jadwiga Suchmiel nahm an, Friederike Lubinger sei nach ihrer Haft in ein Konzentrationslager deportiert worden.[754] Ihr Name befindet sich auch ohne Angabe eines Sterbedatums in der „Holocaust Survivor und Victims Database"[755].

Friederike Lubinger gelang es aber zu fliehen und als politisch Verfolgte in Schweden, wo ihre Nichte lebte, Aufnahme zu finden. Bereits während ihrer ersten Inhaftierung im Juni 1938 hatten sich Vertreter der schwedischen Sozialdemokratie und der Kommunist Fredrik Ström, zu diesem Zeitpunkt Mitglied des Schwedischen Reichsrats, für ihre Einreise nach Schweden eingesetzt. Selbst der schwedische Konsul in Wien bemühte sich –

---

748 *Völkischer Beobachter* 52, Nr. 202 (21. Juli 1939) 11.

749 *Das kleine Volksblatt* Nr. 198 (21. Juli 1939) 11.

750 *Völkischer Beobachter* 52, Nr. 202 (21. Juli 1939) 11.

751 List, Margarethe Hilferding-Hönigsberg 175–190; Stipsits, Margarete Hönigsberg 50.

752 Hilferding, Geburtenregelung.

753 UAW, Senat S 127.4 Friederike Lubinger, Aberkennung des akademischen Grades: Die Aberkennung erfolgte am 25. August 1939.

754 Suchmiel, Friederike Sara Lubinger 234. Keine Angaben über ihr Lebensende bzw. ein Todesjahr enthält z. B. auch Lubinger, Friederike, https://fraueninbewegung.onb.ac.at/ode/3565 [13. 8. 2024].

755 Dr. Friederike Lubinger, https://www.ushmm.org/online/hsv/person_view.php?PersonId=3960839 [28. 11. 2024].

allerdings erfolglos – um Lubingers Haftentlassung[756]. Nach dem Ende ihrer zweiten Haft im Oktober 1939 erhielt sie sogleich ein befristetes Aufenthaltsvisum für Schweden.

Am 15. März 1940 flog Friederike Lubinger von Berlin nach Malmö und reiste danach mit dem Zug nach Stockholm zu ihrer Nichte Leonie Karlsson, geborene Pilewski, bei der sie wohnen konnte[757]. Die Architektin und Malerin war im selben Jahr durch Heirat schwedische Staatsbürgerin geworden[758]. In Schweden erhielt Lubinger finanzielle Unterstützung vom internationalen Rettungshilfekomitee und der Flüchtlingshilfe der Arbeiterbewegung (Arbetarrörelsens flyktinghjälp)[759], der größten und bedeutendsten Hilfsorganisation der schwedischen Sozialdemokratischen Arbeiterpartei und des Gewerkschaftsbundes[760]. Nachdem ihr 1942 die deutsche Staatsbürgerschaft aberkannt worden war, erhielt die seither Staatenlose 1951 die schwedische Staatsbürgerschaft[761]. Sie starb am 14. November 1954 im Alter von 84 Jahren und wurde auf dem Skogskyrkogården-Friedhof in Stockholm begraben[762].

Friederike Lubinger hatte es dem Einsatz ihrer Nichte und Vertretern der Sozialdemokratie in Schweden zu verdanken, dass eine Emigration nach Schweden 1940 gelang. Die Mehrheit der nach den Nürnberger Gesetzen als Juden oder Jüdinnen geltenden Ärzt:innen entschloss sich wegen des geltenden Berufsverbots, Verfolgung und Aussichtslosigkeit 1938 zur Flucht. Der Medizinhistoriker Michael Hubensdorf nimmt an, dass sich von den gefährdeten Ärzt:innen wahrscheinlich ca. 3.000 in die Emigration retten konnten[763]. Die Hauptemigrationsländer österreichischer Mediziner:innen waren die USA und Großbritannien[764].

Auch einige Wiener Kolleginnen Friederike Lubingers verließen die „Ostmark" und gingen ins Exil[765]. Die in dieser Studie mehrfach erwähnte Urologin Dora (Brücke-)Teleky, die Gründerin der „Organisation der Ärztinnen in Wien" (1919), emigrierte zum Beispiel 1938 mit ihrem Ehemann, dem Physiologen Ernst Theodor von Brücke, nach Boston[766]. Nach einer gelungenen Flucht in ein sicheres Land waren aber dessen ungeachtet noch viele andere Schwierigkeiten zu überwinden. Für diejenigen, die

---

756 SNA, SUK, Passbyrån F2BA Vol 59 Nr. 478927; NAS; Anfragebeantwortung von Lars Hallberg, 12. September 2017.

757 SNA, SUK, Kanslibyrån F1b Vol 1511 Lubinger Friederike, Rapport der Stockholmer Polizei, 25. September 1940; Stadtarchiv Stockholm Anfragebeantwortung vom 30. Juni 2017: Adresse Rindögatan 15, 3. Stock.

758 Dipl.-Ing. Leonie Pilewski-Karlsson (1897–1992) studierte als erste Frau 1915–1917 an der Fakultät für Maschinenbau an der Technischen Hochschule Wien und 1917–1922 an der Technischen Hochschule Darmstadt (ab 1918) Architektur. Anschließend war sie in Wien, Moskau, Arosa, Haifa und seit 1938 in Stockholm tätig. Vgl. Krasny, Stadt 62; Frauen in der Architektur, http://www.kmkbuecholdt.de/historisches/sonstiges/Architektinnen1.htm [26. 1. 2024]; Leonie Pilewski-Karlsson, https://sv.wikipedia.org/wiki/Leonie_Pilewski-Karlsson [26. 1. 2024].

759 SNA, Justitiedep Konseljakter 1951-03-09 Nr. 47, Polizei-Rapport [Ansuchen um die schwedische Staatsbürgerschaft], 28. Jänner 1950.

760 Vgl. dazu Müssener, Exil 77–80.

761 SNA, SUK, Kanslibyrån F1b Vol 1511, Lubinger Friederike.

762 Stadtarchiv Stockholm, Anfragebeantwortung vom 30. Juni 2017.

763 Hubensdorf, Ärzte-Emigration 359–415.

764 Feikes, Diskriminierung 95.

765 Gertrude Bien wanderte, nachdem auch sie 1934 pensioniert worden war, in die USA aus, Else Friedland-Volk emigrierte nach Mexiko, vgl. Gamper, Ärztinnen 95.

766 Hubensdorf, Ärzte-Emigration 386.

ihren Beruf weiter ausüben wollten, waren die Beherrschung der Landessprache und meist auch Nostrifizierungsprüfungen notwendig. Fast überall waren jüdische Flüchtlinge mit Ressentiments konfrontiert, und Standesorganisationen versuchten vielfach, aus Angst vor Konkurrenz den Zuzug ausländischer Ärzt:innen zu unterbinden. Darüber hinaus beschränkte sich Antisemitismus nicht auf die NS-Herrschaft, sondern war auch in vielen Aufnahmeländern präsent[767].

4.4.4.4 Gisela Kuhn-Januszewska: Tod im Konzentrationslager

Die Grazer Ärztin Gisela Kuhn-Januszewska war beim „Anschluss" 71 Jahre alt. Obwohl sie vor ihrer zweiten Eheschließung zum katholischen Glauben konvertiert war, galt sie nach den Nürnberger Gesetzen als „rassische Jüdin". Sie wurde gezwungen, ihre Wohnung in Graz aufzugeben und im Jänner 1940 zwangsweise nach Wien zu übersiedeln[768], wo sie für vier Wochen in der Pension Sonnenschein in der Skodagasse 9 und danach in der Breitenseer Straße 84 wohnte[769]. In ihrer Notlage wandte sie sich an die „Erzbischöfliche Hilfsstelle für nichtarische Katholiken", welche Kardinal Innitzer im Dezember 1940 in seinem Palais errichtet hatte[770] und deren Unterstützung von verbalem Zuspruch bis zu Lebensmittelspenden und der Hilfe bei der Organisation einer Flucht reichte[771]. Am 18. September 1941 zog sie in das Kranken- und Altenheim für Juden und Christen jüdischer Abstammung in der Seegasse 16[772]. Im Jahr 1942 empfing Gisela (Kuhn-)Januszewska von Kardinal Innitzer das Sakrament der Firmung[773], vielleicht um ihre Konversion zum katholischen Glauben hervorzuheben, vielleicht aus religiöser Überzeugung. Am 28. Juni 1942 wurde sie in das Konzentrationslager Theresienstadt deportiert[774], wo sie sich *engelhaft* um ihre Leidensgenossinnen gekümmert haben soll[775]. In Theresienstadt soll Gisela Januszewska am 2. März 1943 eines „natürlichen Todes" gestorben sein[776].

Zu den vielen anderen jüdischen Ärztinnen, die ermordet wurden, zählte auch Friederike Lubingers Freundin Margarethe Hilferding-Hönigsberg: Auch ihr war schon 1934 der Kassenvertrag gekündigt worden. 1938 wurde sie aus ihrer Wohnung verwiesen und in eine Armenwohnung übersiedelt, bis 1941 war sie noch im Spital der Israelitischen Kultusgemeinde tätig[777]. Am selben Tag wie Gisela Kuhn-Januszewska, dem 28. Juni

---

767 Reiter-Zatloukal–Sauer, NS-Entrechtung 44.

768 Vgl. Stadler, Ärztinnen 14.

769 Stadler, Ärztinnen 14: Angabe laut Recherche von Marcella Stern, Wien.

770 Vgl. „Hilfsstelle für nichtarische Katholiken", https://www.doew.at/erkennen/ausstellung/1938/kirche-und-nationalsozialismus/hilfsstelle-fuer-nichtarische-katholiken [25. 1. 2024].

771 Vgl. Gedenktafel Erzbischöfliche Hilfsstelle für nichtarische Katholiken, https://www.geschichtewiki.wien.gv.at/Gedenktafel_Erzbisch%C3%B6fliche_Hilfsstelle_f%C3%BCr_nichtarische_Katholiken [25. 1. 2024].

772 Stadler, Ärztinnen 14; vgl. auch Gisela Januszewksa, https://www.doew.at/personensuche [19. 10. 2024]; Schwedische Israelmission in Wien, https://de.wikipedia.org/wiki/Schwedische_Israelmission_in_Wien [25. 1. 2024]: Hier war bis 1941 die Schwedische Israelmission untergebracht.

773 Stadler, Ärztinnen 14.

774 Gisela Januszewksa, https://www.doew.at/personensuche [19. 10. 2024].

775 Stadler, Ärztinnen 14; Aigner, Ärztinnen 62.

776 Arias, Erste 15; Aigner, Ärztinnen 61f.; Stern, Medizinerinnen 216; Gisela Januszewski, https://www.doew.at/personensuche [19. 10. 2024].

777 List, Margarethe Hilferding-Hönigsberg 221–229; Stipsits, Margarete Hönigsberg 51f.

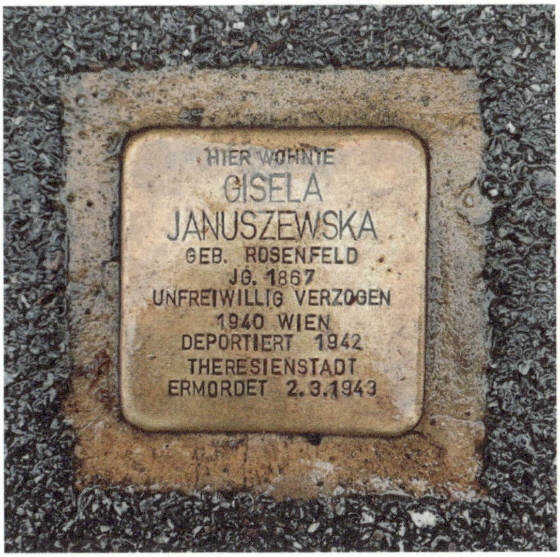
HIER WOHNTE
GISELA
JANUSZEWSKA
GEB. ROSENFELD
JG. 1867
UNFREIWILLIG VERZOGEN
1940 WIEN
DEPORTIERT 1942
THERESIENSTADT
ERMORDET 2.3.1943

Abb. 30: Stolperstein für Gisela Januszewska vor dem Haus Naglergasse 18 in Graz; Foto, 2025.

1942, wurde Margarethe Hilferding-Hönigsberg nach Theresienstadt deportiert. Am 23. September 1942 wurde sie mit 1.980 Personen nach Treblinka verbracht, wo Menschen industriell getötet wurden. Das Datum der Ankunft, der 24. September 1942, ist gleichzeitig ihr offizielles Todesdatum[778].

4.4.4.5 Erna Friedmann Storfer, Marie Kalmus-Schneider, Regina Vera Walter-Markovič: Verlorene und spärliche Spuren

Wie das Leben der dritten jüdischen Ärztin aus der Untersuchungsgruppe, Erna Friedmann-Storfer, während der NS-Zeit verlief, konnte im Rahmen der Recherchen für diese Studie nicht rekonstruiert werden. Bis zum 12. April 1940 war sie in der Alserstraße 43 gemeldet, dann nach „unbekannt" abgemeldet[779]. Eine Suche in den Opferdatenbanken des Dokumentationsarchivs der Österreichischen Widerstandes, der Arolsen Archives und von Yad Vashem verlief negativ. Vielleicht konnte sie Wien noch rechtzeitig verlassen und den NS-Terror überleben. In Datenbanken über Auswanderungen und des Genealogie-Dienstleisters Ancestry scheint sie nicht auf.

Höchstwahrscheinlich ist unter den „Schweizer Ärztinnen" noch ein weiteres NS-Opfer jüdischer Herkunft zu beklagen. Marie Kalmus-Schneider führte mit ihrem Mann eine Praxis in Lemberg und starb vermutlich bei den Massenmorden der jüdischen Bevölkerung im Sommer 1941. Die in Belgrad tätige Ärztin Regina Vera Walter-Marković wurde 1942 im Lager Sajmište (Zemun) in der Nähe von Belgrad interniert und 1942 ermordet[780].

---

778 List, Margarethe Hilferding-Hönigsberg 229; Gamper, Ärztinnen 96.

779 WStLA, Meldeauskunft vom 4. Mai 2017.

780 Vgl. Krętowski, Straty osobowe lekarzy. Vgl. auch Kapitel 2.7.26.

5. Migration und Karrieren im Ausland

5.1 Karrieren in der Schweiz und anderen europäischen Ländern

Wie oft bei Bildungsmigrant:innen zu beobachten, blieben einige österreichisch-ungarische Medizinstudentinnen nach Abschluss ihres Studiums am Studienort beziehungsweise im Ausbildungsland. In der Schweiz war das Doktorat keine zwingende Voraussetzung für die Eröffnung einer medizinischen Praxis, jedoch allein nicht ausreichend für eine selbständige ärztliche Tätigkeit. Dafür musste das eidgenössische medizinische Staatsexamen – auch als Konkordatsprüfung oder eidgenössisches Ärztediplom bezeichnet – abgelegt werden. Seit den 1850er Jahren waren die Kantone bzw. Standesvertretungen bestrebt, die Zulassungsbestimmungen für selbständiges Praktizieren zu verschärfen und zu zentralisieren, um die medizinischen Standards zu verbessern und zu vereinheitlichen[1]. Mit diesem Diplom konnten Ärzt:innen überall in der Schweiz praktizieren, mussten sich aber zuvor beim jeweiligen Kanton melden, um ein Patent als Ausübende eines Gewerbes zu bekommen.

Mit dem Gedanken, nach dem Studium in der Schweiz zu bleiben, trugen sich offenbar acht Frauen der Untersuchungsgruppe, da sie alle das Staatsexamen ablegten, manchmal vor ihrer Promotion, manchmal danach, je nachdem, wie dieser Lebensabschnitt für sie verlief. Zu diesen zählten Anna Bayer[2], Leonore Welt-Gourfein[3], Georgine von Roth[4], Maria Vučetić-Prita[5], Gabriele Possanner[6], Lucia Morawitz[7], Gisela Lucci-Purtscher[8], Regina Kahane-Axer[9] und Betty Farbstein-Ostersetzer[10]. Drei von ihnen

1 Rogger–Bankowski, Europa 152.

2 Anna Bayer promovierte 1881 in Bern und legte 1887 die Staatsprüfung ab.

3 Leonore Welt-Gourfein promovierte am 27. Februar 1888 in Zürich und absolvierte danach das Staatsexamen.

4 Georgine von Roth legte das Staatsexamen in Genf ab und erhielt die Berechtigung zur Ausübung der ärztlichen Praxis in der Schweiz am 23. Mai 1892.

5 Maria Vučetić-Prita absolvierte am 26. Juli 1893 die eidgenössische Medizinalprüfung und promovierte am 27. November 1893 in Zürich.

6 Gabriele Possanner erhielt am 9. Dezember 1893 das eidgenössische Diplom, verließ mit einem Zeugnis vom 13. Dezember 1893 Zürich und promovierte nach Abschluss ihrer Dissertation im Juli 1894 in Zürich.

7 Lucia Morawitz legte am 3. März 1900 das Staatsexamen ab, promovierte im September 1900 in Zürich und 1903 durch Nostrifizierung in Wien.

8 Gisela Lucci-Purtscher legte zuerst ihr Staatsexamen am 17. Juli 1900 ab und promovierte im Juni 1902 in Zürich.

9 Regina Kahane-Axer promovierte 1904 in Zürich und 1905 durch Nostrifizierung in Wien, 1913 absolvierte sie das Staatsexamen.

10 Betty Farbstein-Ostersetzer promovierte 1900 in Zürich und legte 1903 das Staatsexamen ab.

(Roth, Vučetić-Prita und Possanner) machten von dieser Berechtigung allerdings nie Gebrauch.

5.1.1 Eröffnung einer Privatpraxis in der Schweiz: Anna Bayer

Die in der Schweiz ausgeübte Berufsarbeit von Frauen der Untersuchungsgruppe kann aufgrund fehlender Quellen genauso wenig konkret rekonstruiert werden wie bei jenen Ärztinnen, die in der Habsburgermonarchie eine private Ordination führten. Eine Ausnahme bildeten die bosnischen Amtsärztinnen, die regelmäßig Rechenschaftsberichte verfassen mussten. Auch hier bietet der Vergleich mit anderen Ärztinnen, die zeitgleich unter ähnlichen Bedingungen eine private Praxis führten, zumindest einen atmosphärischen Einblick. So ist zum Beispiel das (Arbeits-)Leben von Marie Heim-Vögtlin gut erforscht. Sie eröffnete im Juli 1874 als erste Ärztin in der Schweiz eine Ordination im unweit von Universität und Kantonsspital gelegenen Züricher Vorort Hottingen (1893 eingemeindet), wo auch zahlreiche Studentinnen wohnten. Heim-Vögtlins Biografin Verena E. Müller betont das „Wagnis", das diese mit der Errichtung eines „Betriebes" einging. Drei Wochen nach der Eröffnung schrieb Heim-Vögtlin, sie habe täglich *neue Patienten*, aus allen Klassen, *doch viel mehr Wohlhabende als Arme, hauptsächlich gynäkologische Praxis*[11]. Ihr Arbeitstag war lang, und zu seiner Bewältigung beschäftigte sie von Anfang an eine Dienstbotin. Am frühen Nachmittag begann die Sprechstunde, morgens und abends erledigte Marie Heim-Vögtlin Hausbesuche. Anschließend besorgte sie ihre Korrespondenz, die sie als Belastung empfand. Nachdem ihre Kinder geboren waren, musste Heim-Vögtlin zusätzlich Zeit für „Mutterpflichten" unterbringen[12]. Die zweite niedergelassene Ärztin (1877) in Zürich, Caroline Farner, klagte über das Misstrauen, mit dem sie als *weiblicher Allgemeinpraktiker* anfänglich konfrontiert war[13]. Auch wenn an der Universität eine relativ „frauenfreundliche Stimmung" herrschte, war die Züricher Bevölkerung nicht automatisch ebenso weltoffen und aufgeschlossen.

Von den Ärztinnen der Untersuchungsgruppe eröffnete Anna Bayer 1887 als erste Frau, als *Dr. med. Ärztin f. Frauen- und Mädchenkrankheiten*, eine Ordination in Bern[14]. Sie war nach ihrer Promotion in Bern 1882 und nach vergeblichen Versuchen, in ihrer Heimat Böhmen und danach in Leipzig zu praktizieren, 1887 wieder in die Schweiz zurückgekehrt und hatte im selben Jahr das eidgenössische Staatsexamen abgelegt[15]. Wie in Kapitel 4.3 ausführlich dargestellt, verließ sie vier Jahre später Bern und arbeitete als erste bosnische Amtsärztin bis 1893 in Dolnja Tuzla und Sarajewo. Die Vertretung ihrer Praxis übernahm in der Zwischenzeit Josephine Zürcher aus Zürich[16]. Im April 1894 kehrte Bayer nach Bern zurück und engagierte sich in verschiedenen medizinischen,

---

11 Medizinhistorisches Institut der Universität Zürich, Briefe und Dokumente betreffend Marie Vögtlin, Brief von Marie Vögtlin vom 6. August 1874, zit. nach MÜLLER, Marie Heim-Vögtlin 186.

12 MÜLLER, Marie Heim-Vögtlin 187.

13 Zu Caroline Farner vgl. BÄCHLER PASZKOWSKI, Johanna Kuhn 53f., ROHNER, Frauenstudium 46–48; vgl. auch den Roman KELLER, Caroline Farner.

14 Berner Adressbuch von 1888/89: Die Ordination befand sich in der Kramgasse 7, zit. nach ROGGER, Doktorhut 48.

15 BAR, Sanitätsprotokolle Bern, 31. Oktober 1887; *Prager Tagblatt* 11, Nr. 328 (28. November 1887) 2.

16 ROGGER, Doktorhut 49; ROHNER, Frauenstudium 62f.; vgl. auch FRUTIGER, Josephine Th. Züricher.

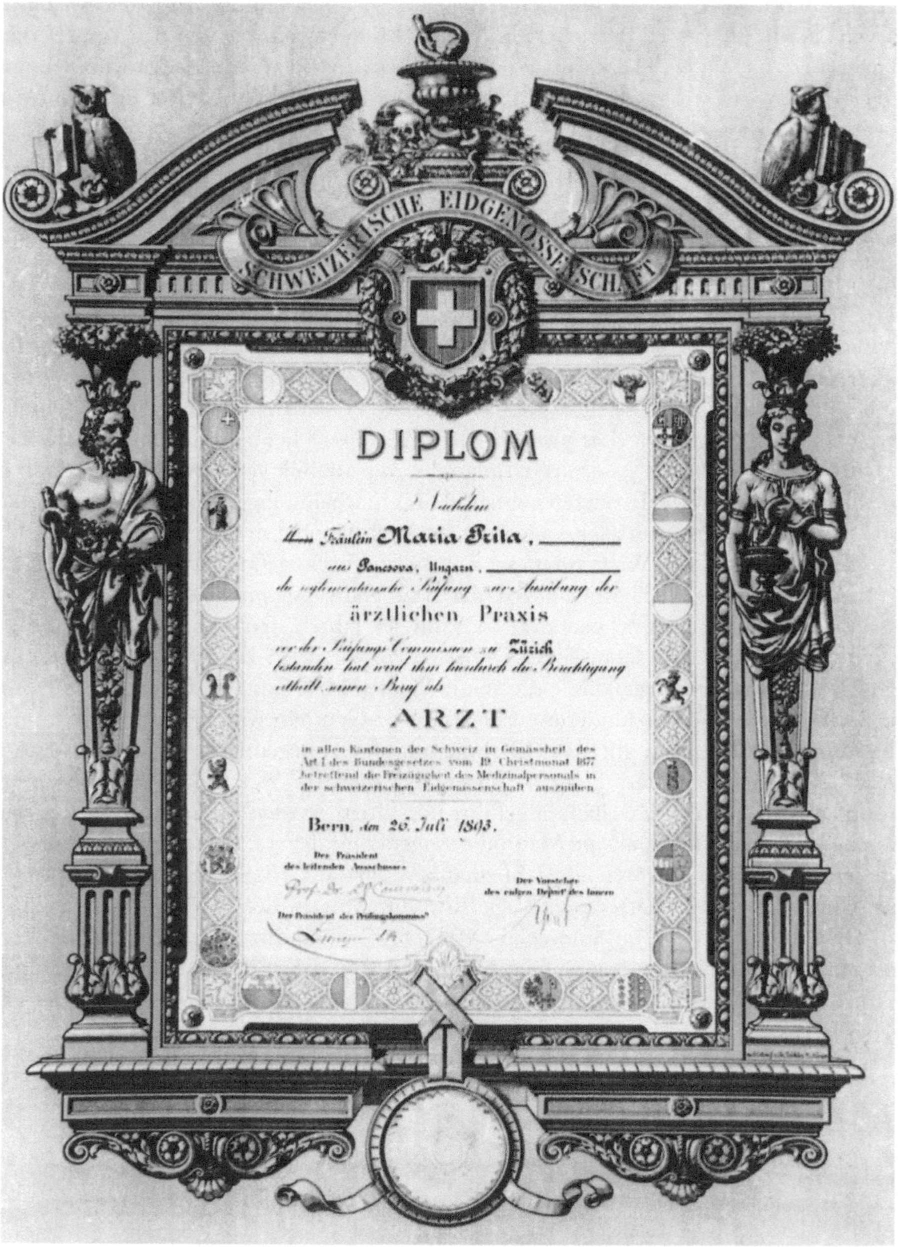

Abb. 31: Eidgenössisches Diplom von Maria Vučetić-Prita, ausgestellt am 26. Juli 1893 in Bern, Foto.

pädagogischen und frauenpolitischen Bereichen, besonders in der Anti-Alkohol-Bewegung[17]. Nach fünf Jahren übergab sie ihre Ordination an Martha Sommer[18] und verließ die Schweiz. Es folgten 20 „unruhige Jahre", in denen sie in verschiedenen Kliniken und Heilanstalten kurzzeitig arbeitete. 1909, im Alter von 56 Jahren, kehrte sie definitiv in ihre Heimat Böhmen zurück[19].

5.1.2 Wissenschafterin, Privatdozentin, Ehe- und Berufspartnerin: Leonore Welt-Gourfein

In den 1890er Jahren verschrieb sich neben Rosa Kerschbaumer in Salzburg Leonore Welt-Gourfein in der Schweiz ganz der Augenheilkunde. Als einzige Ärztin der Untersuchungsgruppe der vorliegenden Arbeit habilitierte sie sich an einer Universität. Leonore Welt-Gourfein hatte 1888 in Zürich an der Medizinischen Fakultät promoviert und wollte danach offenbar auch den Weg einer „Frauenärztin" einschlagen, denn sie wechselte nach Wien, um dort *gynäkologische Anstalten*[20] kennenzulernen. 1895 erhielt sie jedoch die Stelle einer Assistenzärztin an der Augenklinik von Georges Haltenhoff in Genf, der dort seit 1891 den ersten Lehrstuhl für Ophthalmologie innehatte[21]. Zusätzlich praktizierte Welt-Gourfein als Privatärztin, im Kantonsspital und im Hospital der Rothschild-Stiftung in Genf. Während dieser Zeit führte sie einige klinische Forschungen auf dem Gebiet der Augenheilkunde durch, deren Ergebnisse sie publizierte[22].

Im Jahr 1903 heiratete Leonore Welt mit 44 Jahren den sechsundvierzigjährigen Ophthalmologen David Gourfein[23]. Dieser leitete von 1915 bis 1933 die von Adolph Rothschild errichtete Augenklinik, die an die Medizinische Fakultät der Universität Genf angeschlossen war[24]. Das kinderlose Ehepaar Welt-Gourfein widmete sich vollkommen der Augenheilkunde und gilt als ein Beispiel für eine „Ehegemeinschaft aus Berufspartnern", die zu einer „derart innigen Wissenschaftskarriere" verschmolzen, „daß sie bis heute ausschließlich als Zweiheit angeführt und zitiert werden"[25]. Leonore Welt-Gourfein betreute in der Zeit, als ihr Mann die Augenklinik leitete, nicht nur Patient:innen, sondern auch die Studenten ihres Ehemannes. Im Jahr 1919 habilitierte sie sich an der Universität Genf, lehrte danach als Privatdozentin an der Medizinischen Fakultät bis 1934 und übernahm im Studienjahr 1931/1932 eine Vertretungsprofessur für ihren Mann. Von 1919 bis 1924 leitete David Gourfein „mit der Hilfe seiner treuen Mitarbeiterin" – *avec l'aide de sa fidèle collaboratrice – Madame Gourfein-Welt*, wie es der bekannte

[17] Bayer hielt mehrere Vorträge und regte 1899 die Gründung der „Gesellschaft abstinenter Lehrerinnen" an. Vgl. Rogger, Doktorhut 49.

[18] Rohner, Frauenstudium 50–54.

[19] Rogger, Doktorhut 50.

[20] *Neue Freie Presse* Nr. 8901 (5. Juni 1889) 5.

[21] Vgl. Haltenhoff, Georg, http://www.zeno.org/Pagel-1901/A/Haltenhoff,+Georg [25. 10. 2024].

[22] Siehe Publikationsliste im biografischen Porträt von Leonore Welt-Gourfein.

[23] David Gourfein stammte aus der Ukraine und hatte in Genf Medizin studiert. Franceschetti, Prof. Dr. D. Gourfein 377–379; David Gourfein, https://www.bge-geneve.ch/iconographie/personne/david-gourfein [23. 2. 2025].

[24] Crees, Ladies 174.

[25] Voswinckel, Frauen-Kontingente 232.

Schweizer Ophthalmologe Adolphe Franceschetti 1941 formulierte, die Redaktion der renommierten *Revue générale d'Ophtalmologie*[26].

Ohne nähere Details zu kennen, hat es den Anschein, als ob die Arbeitsgemeinschaft des Wissenschafts-Ehepaars Welt-Gourfein einerseits von einer „klassischen" geschlechtsspezifischen Arbeitsteilung geprägt war, in der die Ehefrau die Rolle der Zu-Arbeiterin und Stellvertreterin übernahm, andererseits konnte sich Leonore Welt-Gourfein habilitieren, was zu dieser Zeit sicherlich eine außerordentliche Herausforderung für eine Wissenschafterin war.

Neben ihrer beruflichen Tätigkeit publizierte Leonore Welt-Gourfein in den 1920er Jahren einige Artikel über den Zugang von Frauen zur höheren Bildung und zur Berufsausübung in der von ihrer Freundin und Präsidentin des „Schweizerischen Verbandes für Frauenstimmrecht" Emilie Gourd[27] in Genf gegründeten Zeitschrift *Le Mouvement féministe*[28]. Ihr Credo fasste sie 1928 wie folgt zusammen: Wir verlangen nicht, dass eine Frau einen Posten bekommt, weil sie eine Frau ist, sondern wir wollen nicht, dass sie ausgeschlossen wird, weil sie eine Frau ist[29]. Darüber hinaus engagierte sich Welt-Gourfein in Schweizer Zweigen internationaler Frauenvereinigungen wie der „Union des Femmes" und der „Association pour le suffrage féminin". Im Jahr 1924 gründete sie gemeinsam mit der Juristin Nelly Schreiber-Favre[30] die „Association Suisse des femmes universitaires" (Schweizerischer Verband der Akademikerinnen)[31], zu deren Ehrenpräsidentin sie 1934 ernannt wurde[32].

Ihre langjährige Erfahrung an der Universität und in der Frauenbewegung bestärkten Welt-Gourfein in ihrer Überzeugung, dass Frauen eine fundierte Ausbildung benötigten, um Zugang zu qualifizierten Berufen zu bekommen, deren Ausübung ihnen ökonomische Unabhängigkeit sichern sollte. Dazu wollte sie als Mitbegründerin einer Schule für Laborantinnen („École de laborantines"), die an die Schule für soziale Arbeit („École d'Études Sociales") in Genf angegliedert war, einen Beitrag leisten. Dem Konzept einer Krankenpflegeschule folgend, stand diese Mädchen unabhängig von ihrer Herkunft oder Konfession offen und vermittelte ihnen eine theoretische und praktische Ausbildung in Blut-, Urin- und Pathologieanalysen, bakteriologischen Untersuchungen, Präparieren, mikroskopischen Anfärbungen, Röntgenaufnahmen usw.[33].

Nach dem Tod ihres Ehemannes 1940 stiftete Leonore Welt-Gourfein einen Preis für experimentelle Tierbiologie, den „Prix David Gourfein-Welt" und das Stipendium „Bourse David Gourfein-Welt"[34]. Darüber hinaus rief sie eine Stiftung – *pour le bien*

---

26 Franceschetti, Prof. Dr. D. Gourfein 378.

27 Vgl. Emilie Gourd, https://www.fembio.org/biographie.php/frau/biographie/emilie-gourd/ [25. 8. 2024].

28 Dreifuss–Tikhonov, Léonore Gourfein-Welt 139.

29 Gourfein-Welt, Genève 166: *Nous ne demandons pas qu'une femme obtienne un poste parce qu'elle est femme, mais nous voulons qu'elle n'en soit pas exclue parce qu'elle est femme.*

30 Vgl. Nelly Schreiber-Favre, https://hls-dhs-dss.ch/de/articles/009386/2012-11-21/ [5. 6. 2024].

31 Dreifuss–Tikhonov, Léonore Gourfein-Welt 139.

32 Stern, Medizinerinnen 218f.; Crees, Ladies 174.

33 Dreifuss–Tikhonov, Léonore Gourfein-Welt 139; Stern, Medizinerinnen 218f.; Crees, Ladies 174; Matrikeledition der Universität Zürich, Welt (∞ Gourfein) (Frl.) Leonore, https://www.matrikel.uzh.ch/active//static/28207.htm [17. 2. 2025].

34 Vgl. z. B. Rapport de gestion, https://www.unige.ch/files/3014/9261/3910/19-04-2017_1658_705.pdf [23. 9. 2024]; Dreifuss–Tikhonov, Léonore Gourfein-Welt 139: Crees, Ladies 174.

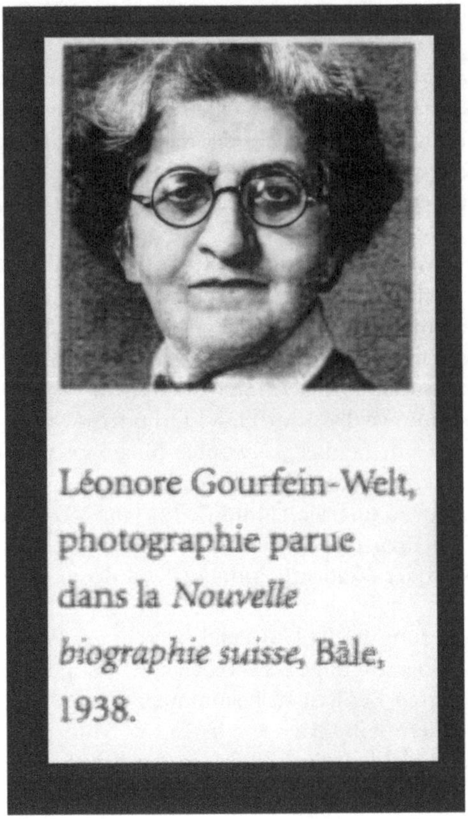
Léonore Gourfein-Welt,
photographie parue
dans la *Nouvelle
biographie suisse*, Bâle,
1938.

Abb. 32: Porträt von Leonore Welt-Gourfein; Foto, 1938.

des aveugles – „zum Wohl der Blinden" und zur Förderung der ophthalmologischen Forschung ins Leben, die sie in Verbundenheit mit ihren Schwestern „Concours Soeurs Welt" nannte[35].

Leonore Welt-Gourfein starb am 5. Jänner 1955 im Alter von 85 Jahren in Genf, wo auch eine ihrer Schwestern, die Chemikerin Ida Welt, lebte, und wurde am jüdischen Friedhof von Veyrier bei Genf begraben. Jean-Jacques Dreifuss und Natalia Tikhonov charakterisierten Leonore Gourfein-Welt als eine Persönlichkeit, die sich in der wissenschaftlichen Forschung, der augenärztlichen Praxis, der Philanthropie und der feministischen Bewegung engagierte und Strenge, Großzügigkeit, Disziplin und Fleiß sowie den Glauben an den sozialen und medizinischen Fortschritt miteinander verband[36].

---

35 Crees, Ladies 174.

36 Dreifuss–Tikhonov, Léonore Gourfein-Welt 139.

5.1.3 Ärztinnen für Arbeiterinnen: Betty Farbstein-Ostersetzer und Regina Kahane-Axer

Zwei Ärztinnen der Untersuchungsgruppe, die in der Schweiz blieben, praktizierten längere Zeit in Arbeitervierteln in Zürich. Während über Betty Farbstein-Ostersetzer ein fundierter Beitrag der Schweizer Historikerin und Ärztin Hanna Zweig-Strauss[37] vorliegt, ist die Lebensgeschichte von Regina Kahane-Axer weitgehend unbekannt.

5.1.3.1 Betty Farbstein-Ostersetzer

Von 1905 bis 1932 führte Betty Farbstein-Ostersetzer eine Ordination in Zürich – mit Unterbrechungen infolge zweier Eheschließungen und dadurch bedingten Namens- und Adresswechsels. Sie hatte während ihres Studiums in Zürich mit David Farbstein[38], der wie sie jüdischer Herkunft war, in „wilder Ehe" gelebt und geheiratet, nachdem sie schwanger geworden war. Nach Abschluss ihres Studiums (1900) wohnte sie zeitweise bei ihren Eltern in Österreich, 1903 absolvierte sie das eidgenössische Diplom, ab 1905 wohnte sie mit ihrem Ehemann im Arbeiterviertel in Zürich, wo sie auch eine Ordination für *Allgemeinmedizin und Frauenkrankheiten* führte[39]. Die Bezeichnung ihrer Praxistätigkeit bezog sich wie bei anderen „Schweizer Ärztinnen" weniger auf eine berufliche Spezialisierung als Gynäkologin, sondern auf die weiblichen Patienten, an die sie sich damit ausdrücklich wandte. Obwohl ihre Ehe mit dem Juristen und späteren sozialdemokratischen Politiker David Farbstein, aus welcher zwei Söhne entstammten, schon 1908 geschieden wurde, hatten beide bis 1910 dieselbe Wohnadresse, an der sich auch Betty Farbstein-Ostersetzers Ordination befand[40]. Ab 1913 praktizierte sie als *Dr. med., praktische Ärztin* bzw. *Spezialärztin für physikalische Therapie*[41] oder mit der Angabe *Nervenmassage u. physikalisch-diätetische Therapie*[42]. Damit vertrat sie einen damals modernen, wohl an alternativen Methoden orientierten Therapieansatz (nähere Ausführungen dazu folgen in diesem Kapitel weiter unten). Im selben Jahr heiratete Betty Farbstein-Ostersetzer den aus Hannover stammenden Sekretär der Arbeiterbewegung und Journalisten Erich Karl Stoboy, um ihm ein Jus-Studium zu ermöglichen, wie sie

---

37 Zweig-Strauss, Betty Ostersetzer; Pionierinnen im Kampf für Abtreibung in der Schweiz, https://www.vorwaerts.ch/feminismus/pionierinnen-im-kampf-fuer-die-abtreibung-in-der-schweiz/ [23. 2. 2025]; Zweig-Strauss, Farbstein-Ostersetzer 105–111.

38 Vgl. Zweig-Strauss, David Farbstein; vgl. auch David Farbstein, https://de.wikipedia.org/wiki/David_Farbstein [3. 5. 2024]: „Farbstein war das zweite jüdische Mitglied des schweizerischen Nationalrats und Vertrauter von Theodor Herzl. Er war Jurist, Mitglied der Sozialdemokratischen Partei der Schweiz, Züricher Kantonsrat und Nationalrat. Zu seinen Erfolgen wird die Förderung der Gleichberechtigung des Judentums in der Schweiz gezählt."

39 Zweig-Strauss, Betty Ostersetzer; Adressbuch der Stadt Zürich 1905, https://www.zop.zb.uzh.ch/ [4. 5. 2024]: Langstraße 85; vgl. auch StAZH, BEZ ZCH 6341.97, Spruchbuch Ehesachen 1907, Scheidung Farbstein, 4. Juli 1907.

40 Adressbücher der Stadt Zürich 1910–1913, https://www.zop.zb.uzh.ch/ [4. 10. 2024]: Zuerst wohnte sie in einem bürgerlichen Viertel (Turnerstraße 22), dann in einem Geschäftsviertel (Usteristraße 14) von Zürich.

41 Adressbuch der Stadt Zürich 1913, https://www.zop.zb.uzh.ch/ [4. 5. 2024].

42 Vgl. z. B. Adressbuch der Stadt Zürich 1913, https://www.zop.zb.uzh.ch/ [6. 8. 2024]: Stauffacherstraße 21.

vier Jahre später bei der Scheidung angab. Ihre zweite Ehe wurde wegen *Unzumutbarkeit* geschieden, da Erich Stoboy dem Dienstmädchen *unsittliche Anträge* gemacht haben soll[43].

Im Jahr 1914 wohnte und praktizierte Betty Farbstein-Ostersetzer im Arbeiterviertel von Zürich. Im Oktober 1915 verließ sie für fünf Monate die Schweiz, um in einem österreichischen Kriegsspital in Brünn Dienst zu leisten, worüber sie in der sozialdemokratischen Zeitung *Volksrecht* berichtete (siehe Kapitel 5.1.3). Danach führte sie eine Ordination im Zentrum von Zürich. Nach ihrer zweiten Scheidung nahm sie wieder ihren Geburtsnamen an und praktizierte als Dr. Betty Ostersetzer bis 1932 weiterhin als *Spezialärztin für Nervenmassage und Physikalisch-diätetische Therapie* in Zürich[44].

Schon während ihres Studiums hatte sie, wie viele ihrer Mitstudent:innen in Zürich, mit dem Sozialismus sympathisiert und in diesen Kreisen ihren aus Warschau stammenden ersten Ehemann David Farbstein kennen gelernt. In dieser Zeit beschäftigte sie sich auch mit der „Frauenfrage", über die sie 1894 im „Verein der jüdischen Studirenden" einen Vortrag mit dem Titel „Ein Ueberblick über die sociale Stellung der Frau in der Geschichte" hielt[45]. Zudem bezog sie auch Stellung zu aktuellen medizinischen und sozialen „Frauenthemen", die in der Sozialdemokratie diskutiert wurden. Beim Thema Prostitution vertrat sie beispielsweise einen „frühen, sozialmedizinischen Denkansatz"[46], nach dem sie zwischen *Prostituierten aus Not* und *charakterdevianten, geborenen Prostituierten* unterschied. Letztere betrachtete sie, den biologistischen Einstellungen ihrer Zeit entsprechend, als psychopathisch, in der zeitgenössischen Begrifflichkeit als *erbkrank und unheilbar*[47]. Um Frauen ungewollte Schwangerschaften zu ersparen und eine Familienplanung zu ermöglichen, setzte sich Farbstein-Ostersetzer für eine freie Zugänglichkeit von Verhütungsmitteln ein. Nach ihrer Ansicht sollte eine Frau erst nach einer gesicherten ökonomischen Existenz durch eigene Erwerbstätigkeit Kinder bekommen[48].

Im Jahr 1913 trat Betty Farbstein-Ostersetzer gemeinsam mit der Sozialdemokratin Agnes Robmann[49] und dem Bezirksrichter Johannes Heusser[50] für einen straffreien Schwangerschaftsabbruch bei fünf Indikationen (*verbrecherische Notzucht, Blutschande, Blödsinn, Epilepsie der Schwangeren, voraussehbare Unmöglichkeit das erwartete Kind zu ernähren, übergroße schon vorhandene Kinderzahl*) ein[51]. Im Mai 1914 hielten die drei Sozialdemokrat:innen vor 500 Zuhörer:innen, darunter vier Fünftel Frauen, einen Vortrag „Ueber das Verbrechen gegen das keimende Leben". Anlass war die Regelung des Schwangerschaftsabbruchs im Entwurf eines neuen eidgenössischen Strafrechts. Einem Bericht in der sozialdemokratischen Zeitschrift *Volksrecht* zufolge, sprach Betty Farbstein-Ostersetzer sowohl als Ärztin und Sozialistin als auch *als einfach menschlich fühlendes Wesen*. In ihrer Rede warb sie um Unterstützung einer Frauenpetition an die eidgenössischen Räte, nach der *dem Arzt* das Recht eingeräumt werden sollte, in gewissen,

---

43 StAZH, BEZ ZCH 6341.121, Spruchbuch Ehesachen 1917, 2510, Scheidung Stoboy, 20. Dezember 1917.

44 Vgl. Adressbücher der Stadt Zürich 1915–1932, https://www.zop.zb.uzh.ch/ [4. 5. 2024].

45 *Die Neuzeit* 34/34 (1894) 344: Die Thematik wurde als *sehr sinnreich behandelt* bezeichnet.

46 Zweig-Strauss, Farbstein-Ostersetzer 107.

47 Ebd. 107f.

48 Ebd. 108.

49 Vgl. Agnes Robmann, https://hls-dhs-dss.ch/de/articles/009372/2011-12-02/ [23. 9. 2024].

50 *Volksrecht* (26. Mai 1914).

51 Ostersetzer, Tiefer schürfen 1.

genau umschriebenen Ausnahmefällen eine Abtreibung bis zum dritten Monat straffrei durchführen zu dürfen[52].

Betty Farbstein-Ostersetzer betätigte sich auch politisch in der Sozialdemokratie. Sie war Mitglied im Züricher Arbeiterinnen- und Frauenstimmrechtsverein[53] und beteiligte sich an Mädchen- und Frauenbildungskursen[54]. Im Jahr 1910 verfasste sie die Schrift „Die Ziele der Frauenbewegung" und forderte darin *die Berufsbildung und -ausübung für alle Frauen … und zugleich die Trennung der Erwerbs- von der Hausfrauenarbeit und Kinderpflege*[55]. Dafür müssten sich Familien zu größeren ökonomischen Gemeinschaften, sogenannten *Hausgenossenschaften*, zusammenschließen. Das Hauptproblem der Frauen war nach Farbstein-Ostersetzer die Doppelbelastung aus Erwerbs- und Hausarbeit. Da das Erwerbsleben ohne Frauen nicht mehr denkbar sei, müsse Frauen die Sorge für den Haushalt und die Kinder abgenommen werden; Familien sollten sich zu Hausgenossenschaften zusammenschließen, so ein Lösungsvorschlag Farbstein-Ostersetzers. Die Hausgenossenschaft sollte wiederum *kollektiv geschulte Arbeitskräfte* anstellen und die Aufgaben auf die einzelnen Familien verteilen[56]. Damit vertrat sie die bei Zeitgenoss:innen wohl als „radikal" empfundene Position, dass ausschließlich weiblich konnotierte Familien- und Hausarbeit weiblicher Erwerbstätigkeit untergeordnet werden sollte. 1911 hielt sie am ersten Internationalen Frauentag einen Vortrag zu dieser Thematik. Ein Jahr zuvor hatte sie in der Arbeiterinnenbewegung eine heftige Kontroverse um die Zusammenarbeit von sozialistischen und bürgerlichen Frauenvereinen ausgelöst, nachdem sie die Arbeiterinnenvereine aufgefordert hatte, gemeinsam mit der bürgerlichen Frauenbewegung für das Stimmrecht zu kämpfen. Ab 1914 fungierte sie eine Zeit lang als Zentralpräsidentin des Arbeiterinnenverbandes[57].

Im Jahr 1932, mit 59 Jahren, gab Betty Farbstein-Ostersetzer ihre Berufstätigkeit auf und zog zu ihrem älteren Sohn nach Tel Aviv. An Depressionen leidend, kehrte sie am 2. Mai 1937 in die Schweiz zurück – zu einem Kuraufenthalt im Sanatorium Kilchberg, einer 1867 gegründeten Einrichtung für psychisch kranke Menschen im Kanton Zürich[58]. Laut Einwohnerkontrollkarte war Farbstein-Ostersetzer, die ursprünglich die österreichische, durch ihre erste Ehe die Schweizer und nach der zweiten Ehe dann die deutsche Staatsbürgerschaft besaß, nun *staatenlos*[59]. Sie starb mit 65 Jahren in Kilchberg.

Hanna Zweig-Strauss schreibt in ihrer Charakteristik von Betty Farbstein-Ostersetzer treffend: „Als roter Faden durch das Leben zieht sich ihr Nonkonformismus. Als junge

---

52 Ebd., vgl. auch Ostersetzer, Vernichtung.

53 Vgl. Fünfzig Heldinnen, https://interaktiv.tagesanzeiger.ch/2021/50-heldinnen-des-frauenstimmrechts/ [3. 6. 2024].

54 Zweig-Strauss, Farbstein-Ostersetzer 105f.; Frei, Rote Patriarchen 173.

55 Farbstein, Ziele 12.

56 Frei, Rote Patriarchen 163f.: Es gibt keine Informationen dazu, ob ihre Thesen einen Widerhall in der Arbeiterinnenbewegung fanden.

57 Vgl. Betty Farbstein-Ostersetzer, https://hls-dhs-dss.ch/de/articles/009295/2005-12-01/ [7. 6. 2024]; Schweizerischer Arbeiterinnenverband, https://hls-dhs-dss.ch/de/articles/030557/2021-01-25/ [8. 11. 2024]: Der Arbeiterinnenverband war 1890 als Zusammenschluss von fünf Schweizer Arbeiterinnenvereinen gegründet worden. Zentrale Postulate waren der Versicherungs- und der Wöchnerinnenschutz (Mutterschaft, Arbeiterschutz), ab 1893 auch das Frauenstimmrecht. Die Mitglieder waren vor allem nichtgewerkschaftlich organisierte Dienstmädchen, Heimarbeiterinnen, Hausfrauen und Lehrerinnen.

58 Ballweg–Hösly–Bridler, Sanatorium Kilchberg.

59 Meldeauskunft von der Gemeindeverwaltung Kilchberg, 19. Juli 2017, Einwohnerkontrollkarte.

Frau brach sie aus der (klein-)bürgerlichen ostjüdischen Welt aus und begab sich … in die Welt der Akademikerinnen. Moralvorstellungen der Züricher Gesellschaft kümmerten sie nicht. … Ihre politischen und speziell frauenrechtlichen Postulate waren höchst eigenständig und zogen Kritik und Ausgrenzung nach sich.“ Es war ihr möglich, „auch beruflich in ein Gebiet vorzustossen, in welchem sozial engagierte Fachfrauen dringend benötigt, jedoch höchst selten tätig waren. Sie übte ihre erworbene berufliche Fähigkeit aus, so lange es ihr Gesundheitszustand zuliess. Es gelang ihr allerdings nicht, ihre kompromisslosen sozialpolitischen Vorstellungen einer Realisierung nahe zu bringen. … Sie zahlte den Preis vieler PionierInnen, am Rande jeder Gemeinschaft zu stehen oder gar aus ihr herauszufallen.“[60]

5.1.3.2 Regina Kahane-Axer

Mit Ähnlichkeiten zu Betty Farbstein-Ostersetzer, aber quellenmäßig kaum fassbar, verlief die Karriere der praktischen Ärztin Regina Kahane-Axer in Zürich. Wie Betty Farbstein-Ostersetzer war auch sie Jüdin und Sozialistin. Sie promovierte 1904 in Zürich und ein Jahr später durch Nostrifizierung in Wien. Während dieser Zeit war sie als Ärztin in der Pflegerinnenschule in Zürich tätig. Diese war 1901 vom „Schweizerischen Gemeinnützigen Frauenverein“ gegründet worden und stand inklusive des angeschlossenen Spitals ganz unter weiblicher Leitung. Hier wurden gezielt Patientinnen behandelt, Krankenschwestern ausgebildet und Ärztinnen beschäftigt[61]. Um 1911 arbeitete Kahane-Axer kurzzeitig an der Abteilung für Frauenkrankheiten des Kaiser Franz-Joseph-Ambulatoriums in Wien[62].

1901, als sie zwischen den Universitäten Zürich und Wien pendelte, hatte sie den später bekannten Mathematiker Alexander Axer kennen gelernt. *In der Folge traten sie dann in nähere Beziehungen, aus denen sich seit 1905 eine sogenannte „freie Ehe“ bildete*[63], ist dem Scheidungsakt zu entnehmen. Interessant ist die Angabe des unmittelbaren Anlasses für eine Eheschließung. Da Regina Kahane-Axer beabsichtigte, das Staatsexamen abzulegen und *um eventuellen staatlichen Schwierigkeiten aus dem Wege zu gehen*[64], heiratete das Paar am 24. Dezember 1912, lebte jedoch auch nach der Hochzeit getrennt. Am 12. Dezember 1913 absolvierte sie die Prüfung, im selben Jahr vertrat sie einen Assistenzarzt im Solothurner Kantonsspital Olten[65]. Im Jahr 1920 wurde die Ehe geschieden.

Kahane-Axer hatte Kontakte zu sozialistischen Kreisen, besuchte deren Versammlungen und war auch in einen Prozess anlässlich eines versuchten Bombenattentats verwickelt[66]. Von 1915 bis 1933 wohnte und arbeitete sie als praktische Ärztin im Ar-

---

60 Zweig-Strauss, Farbstein-Ostersetzer o. S.

61 Rogger–Bankowski, Europa 247.

62 Vgl. Kahane, Beitrag 27: Vorangestellt ist die Information: *Aus der Abteilung für Frauenkrankheiten des Kaiser Franz-Joseph-Ambulatoriums in Wien (Abteilungsvorstand: Professor Dr. Mandl).*

63 StAZH, BEZ ZCH 6341.130, Spruchbuch Ehesachen, 2149, Scheidung Axer, 3. September 1920.

64 Ebd. 2150.

65 Menschen machen ein Spital, http://www.evaschumacher.ch/pdf/kso.pdf [12. 8. 2024].

66 Andrzejewski, Aleksander Axer 101–106: Eine nähere Erläuterung des versuchten Attentats wird hier nicht gegeben.

beiterviertel von Zürich[67]. Regina Kahane-Axer starb 1940 im Alter von 69 Jahren in Ascona in der südlichen Schweiz.

5.1.4 Ärztinnen in der Naturheilkunde

Eine ganz andere Berufslaufbahn als Betty Farbstein-Ostersetzer und Regina Kahane-Axer schlug die zur gleichen Altersgruppe zählende Ärztin Gisela Lucci-Purtscher in der Schweiz ein. Diese verlief ähnlich wie jene der um 15 Jahre älteren Anna Fischer-Dückelmann, die in der um 1900 boomenden Naturheilkunde Karriere machte und als eine der wenigen Ärztinnen der Untersuchungsgruppe heute noch zumindest namentlich bekannt ist. Während Anna Fischer-Dückelmanns Leben und Wirken gut erforscht ist[68] und daher in der vorliegenden Arbeit nur kurz und im Vergleich behandelt wird, gibt es über Gisela Lucci-Purtscher bislang keine umfassende wissenschaftliche Untersuchung[69]. Die Kleinstadt Wädenswil am Zürichsee, wo Lucci-Purtscher über 13 Jahre lebte, pflegt allerdings die Erinnerung an sie[70]. Daher wird auf Lucci-Purtschers Leben und ihren Beitrag zur Naturheilbewegung etwas ausführlicher eingegangen. Der vorangestellte kurze Abriss über die Entwicklung der Naturheilkunde und die Begriffserklärungen von Schulmedizin und Naturheilkunde sollen der besseren Kontextualisierung des Wirkens der beiden Ärztinnen dienen.

5.1.4.1 Hintergrund: Naturheilkunde und Naturheilbewegung

Der Begriff Schulmedizin (siehe dazu Kapitel 1.2.2) setzte sich im ausgehenden 19. Jahrhundert im Streit mit der Homöopathie und anderen alternativen Heilmethoden gegenüber den bis dahin gängigen Bezeichnungen wie *Allopathie, Staatsmedizin* oder *medizinische Wissenschaft* durch[71]. Als exakt nachvollziehbare Medizin, die an Universitäten gelehrt wird, basiert sie – vereinfacht gesprochen – auf wissenschaftlich-experimentellen Beweisen, dem Denkansatz von Ursache und Wirkung folgend, die mit wissenschaftlichen Methoden objektiv nachweisbar sind. Sie erachtet „Krankheit als Gefahr für das

---

67 Vgl. Adressbücher der Stadt Zürich 1915–1913, https://www.zop.zb.uzh.ch/ [4. 5. 2024]: 1915 wohnte sie in der Langstraße 211, von 1917–1924 in der Langstraße 193, von 1925–1928 in der Kasernenstraße 3, 1928 in der Konradstraße 9, von 1929–1930 in der Limmatstraße 73, von 1931–1933 in der Josefstraße 45 und hatte ihre Praxis in der Limmatstraße 109.

68 Vgl. die Dissertation von Bochmann, Naturheilbewegung; zu weiteren Literaturangaben siehe biografisches Porträt in Kapitel 7.

69 Veits-Falk, Gisela Lucci-Purtscher 23–32.

70 1994 erschien ein Beitrag im Jahrbuch des historischen Vereins, 2015 wurden ihr im Rahmen des Projekts „Wädenswil 1916 – Eine Inszenierung" eine Ausstellungstafel und das Theaterstück „Nacktbaden am Wädenswiler Berg" gewidmet. Vgl. Beck-Ciprian, Gisela Lucci-Purtscher 36–42. Das Projekt „Wädenswil 1916 – Eine Inszenierung" der Historischen Gesellschaft Wädenswil fand von Jänner bis April 2016 in der neu errichteten Kulturgarage von Wädenswil statt, dort wurde auch die Theaterszene über Gisela Lucci-Purtscher am 8. Februar 2016 aufgeführt, vgl. https://www.historische.ch/ausstellungen/2016-w%C3%A4denswil-1916/ [18. 7. 2024].

71 Eckart–Jütte, Medizingeschichte 338: Der Begriff „Schulmedizin" wurde um 1870 vom homöopathisch tätigen Arzt Franz Fischer aus Weingarten geprägt; Bochmann, Naturheilbewegung 17. Der Begriff „Allopathie" wurde von Samuel Hahnemann, dem Begründer der Homöopathie, geprägt, 1816 erstmals publiziert und bezeichnet bestimmte nicht-homöopathische Behandlungsmethoden.

Überleben des Organismus, die es schnellst möglich mit allen zur Verfügung stehenden Mitteln zu bekämpfen gilt“[72].

Im Gegensatz dazu betrachtet die Naturheilkunde die Symptome als Zeichen der Krankheitsabwehr durch den Körper selbst, die es zu fördern gilt[73]. Die sogenannten Selbstheilungskräfte können dieser Ansicht zufolge durch äußere Reize wie Luft, Licht, Wasser, Wärme und Kälte angeregt sowie von den Kranken mit selbst aktivierbaren Faktoren wie Bewegung oder Ernährungs- und Fastentherapie angeregt und unterstützt werden[74]. Ein wichtiges Merkmal dieses ganzheitlichen und individuellen Diagnose- und Therapieansatzes ist, dass dieser auf einem leicht verständlichen Konzept von Gesundheit und Krankheit beruht und dass Naturheilverfahren fast überall von jeder und jedem selbständig, preiswert oder kostenlos durchgeführt werden können[75].

Die Naturheilbewegung begann in der ersten Hälfte des 19. Jahrhunderts, wurde bis circa 1860 überwiegend von regionalen Vereinen getragen und verbreitete sich anschließend von den Industriezentren Sachsens ausgehend – insbesondere von Dresden – zunehmend überregional[76]. Dabei hatten Diskussionen um die gesundheitlichen Folgen der Industrialisierung und Urbanisierung zu einem verstärkten Interesse an naturheilkundlichen Ideen und Methoden geführt[77]. Der Boom der Naturheilkunde in Deutschland wurde auch durch rechtliche Voraussetzungen begünstigt. Seit der Gewerbeordnung von 1869, die bis 1873 von allen Bundesstaaten des Deutschen Reichs übernommen wurde, war die Kurierfreiheit, die fast uneingeschränkte Ausübung der Heilkunde, gesetzlich verankert. Sich als „Arzt“ bezeichnen oder einen ähnlichen Titel führen, durften aber nur jene Personen, die über eine staatliche Approbation verfügten[78]. Die Unterstellung der Heilberufe unter die Gewerbeordnung bedeutete somit die Legalisierung der Laientherapie, wodurch die Position der Naturheilkunde deutlich verbessert wurde[79], jedoch für die Schulmedizin zunehmend Konkurrenz bedeutete. Trotzdem kam es in einigen Fällen zu Synergien, denn um 1900 übernahmen immer öfter akademisch ausgebildete Ärzte die medizinische Beratung in den Naturheilvereinen und vertraten auch selbst die Ansätze und Ziele der Naturheilkunde[80]. In der Folge entstanden in Deutschland zahlreiche Heilanstalten mit unterschiedlichen Therapiemethoden.

Von dort ausgehend kam die Naturheilbewegung in die Schweiz, „eroberte“ um 1900 die Berge und stilisierte die Eidgenossenschaft zum „Gesundheitsparadies“[81]. Die ersten regionalen Vereine waren bereits in den 1860er Jahren entstanden, 1906 wurde der „Schweizerische Verband der Naturheilvereine“ gegründet, der 35 Sektionen und 5.045 Mitglieder zählte[82]. Eine Ärztin, die sowohl in Deutschland als auch zeitweise in der Schweiz zur Verbreitung der Naturheilkunde beitrug, war Anna Fischer-Dückelmann.

---

72 Bochmann, Naturheilbewegung 16f.; Jütte, Geschichte 13.

73 Bochmann, Naturheilbewegung 16; Eckart–Jütte, Medizingeschichte 296f.

74 Lienert, Naturheilkundliches Dresden 7; Bochmann, Naturheilbewegung 16.

75 Bochmann, Naturheilbewegung 19.

76 Ebd. 22.

77 Jütte, Geschichte 127f.

78 Ebd. 36f.

79 Vgl. Heyll, Wasser 130.

80 Ebd. 171.

81 Wolff, Zauber-Berge 10.

82 100 Jahre – bewegte Geschichte. Vitawiss Volksgesundheit 1907–2007, https://17-Verband---100-Jahre-bewegte-Geschichte.pdf 5 [19. 10. 2024].

5.1.4.2 Anna Fischer-Dückelmann

Als „erste Naturärztin Deutschlands"[83] bezeichnet, gab Anna Fischer-Dückelmann bereits vor ihrem Studium, das sie mit 35 Jahren als dreifache Mutter in Zürich begann, gemeinsam mit ihrem Mann das *Volkswohl – Wochenschrift für bildende Unterhaltung, Gesundheitspflege und soziale Fragen* heraus[84]. Um 1890 veröffentlichte sie ebenso Broschüren über Themen des „weiblichen" Alltags, wie über die *Reform der weiblichen Kleidung* oder die *moderne Küche*[85], über die sie in deutschen Städten wie Berlin, Leipzig oder Wiesbaden referierte[86]. Im Jahr 1898 hielt sie Vorträge für den „Gemeinnützigen Verein"[87], den „Verein der Erzieherinnen und Lehrerinnen in Österreich"[88] und den „Verein für naturgemäße Lebensweise (Vegetarismus)" in Wien[89]. Wie sie retrospektiv resümierte, legte sie in diesen Jahren den Grundstein für ihre *spätere ärztliche Thätigkeit* und wurde angeblich damals schon als *Naturärztin* bezeichnet[90]. Nach Abschluss ihres Studiums 1896 erhielt sie eine Stelle als Assistenzärztin in der Bilz'schen Naturheilanstalt in Radebeul. Friedrich Eduard Bilz, medizinischer Laie und Vertreter einer volkstümlichen Naturheilkunde, führte nicht nur das „Bilz-Sanatorium" in Radebeul, sondern verfasste auch den als „Bilz-Buch" berühmt gewordenen medizinischen Ratgeber „Das neue Naturheilverfahren", der mit einer Auflage von mehr als drei Millionen Exemplaren zum Bestseller der Naturheilbewegung schlechthin avancierte[91]. Fischer-Dückelmann war dort nur ein paar Monate tätig und meldete danach als *Hydropathin* beim Dresdner Gewerbeamt eine Praxis an, in der sie de facto als Ärztin ordinierte[92]. Damit stand sie allerdings genauso wie die beiden bekannten deutschen Absolventinnen der Universität Zürich Emilie Lehmus und Franziska Tiburtius, die über 20 Jahre die „Poliklinik weiblicher Ärzte für Frauen und Kinder" in Berlin leiteten[93], auf einer Stufe mit Kurpfuscher:innen. Auch in Deutschland bemühten sich zu dieser Zeit Ärztinnen mit einem Schweizer Doktorat vergeblich, zumindest ausnahmsweise zu den deutschen medizinischen Staatsexamina zugelassen und dann approbiert zu werden.

Gleich in der Nachbarschaft von Fischer-Dückelmanns Praxis befand sich Dr. Lahmann's Sanatorium Weißer Hirsch (Dresden-Loschwitz). Heinrich Lahmann war damals der führende ärztliche Vertreter der Naturheilkunde. Er setzte sich für Ernährungs- und

---

83 KERCKHOFF, Wichtige Frauen 87.

84 Vgl. BOCHMANN, Naturheilbewegung 35: Es erschienen nur 52 Ausgaben in zwei Jahrgängen, der wirtschaftliche Erfolg der Zeitung blieb aus.

85 Vorkämpferinnen (1896/1897) 52; vgl. FISCHER-DÜCKELMANN, Küchenlehre; DIES., Küche; DIES., Reform; vgl. auch *Neuigkeits-Welt-Blatt* Nr. 101 (3. Mai 1890) 11.

86 BOCHMANN, Naturheilbewegung 38.

87 *Neue Freie Presse* Nr. 12070 (31. März 1898) 7: Ankündigung eines Vortrags *über die moderne Küche.*

88 *Neue Freie Presse* Nr. 12066 (27. März 1898) 7: Ankündigung eines Vortrags über *die Reform der weiblichen Kleidung.*

89 *Neue Freie Presse* Nr. 12074 (4. April 1898) 11: Ankündigung eines Vortrags über *naturgemäße Küche, Vereinfachung und Verbesserung der heutigen Küche.*

90 Vorkämpferinnen (1896/1897) 52.

91 LIENERT, Naturheilkundliches Dresden 93–115; HEYLL, Wasser 157; VANJA, Gesunde Kochbücher 127.

92 BOCHMANN, Naturheilbewegung 47: Sie eröffnete die erste Praxis in der Rietschelgasse 171 in Dresden.

93 Vgl. BORNEMANN, weibliche Ärzte 24–33; HOESCH, Kliniken 44–55; VEITS-FALK, Heilanstalten 272–274.

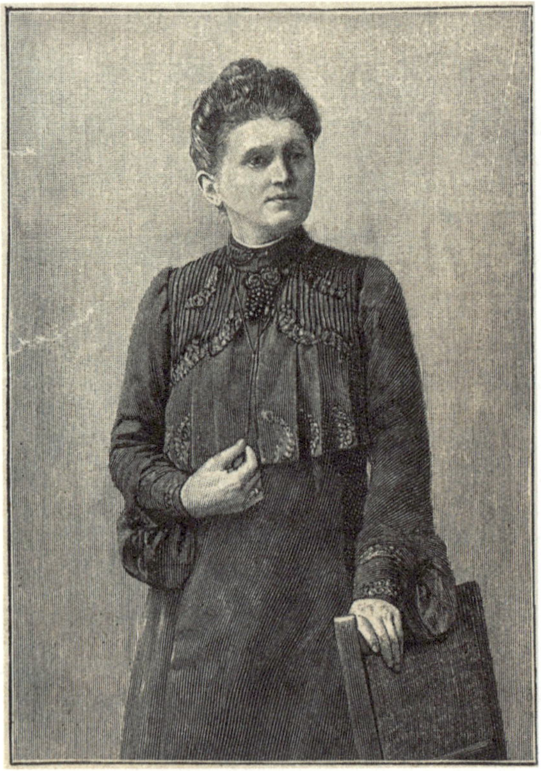

Abb. 33: Porträt von Anna Fischer-Dückelmann; Xylografie, um 1900.

Kleiderreform ein und behandelte seine Patient:innen in sogenannten Lufthütten, in denen sie ihre nackten Körper Luft und Sonne aussetzten. Lahmann trug wesentlich dazu bei, Naturheilverfahren in akademischen Ärztekreisen salonfähig zu machen[94]. Ob und in welcher Form Fischer-Dückelmann mit Lahmann in Kontakt war, ist nicht bekannt[95]. Bereits 1894 hatte er unter Ausnutzung der erwähnten Kurierfreiheit Milica Schwiglin-Tschawoff, eine der Ärztinnen dieser Kollektivbiografie, angestellt. Die aus Agram (Zagreb) stammende Medizinerin hatte in Bern und Zürich Medizin studiert und sich schon während ihrer Studienzeit für *Hydrotherapie, Massage und andere diätetische Heilverfahren*[96] interessiert, wie sie in einem Artikel angab. Im „Verzeichnis approbierter Ärzte, die nach den Grundsätzen der Naturheilkunde behandeln, und ausübender Vertreter der Naturheilkunde" ist *Frl. Dr. Schwiglin, in der Schweiz appr*[obierte] *Ärztin, Weißer Hirsch bei Dresden*, als einzige Ärztin angeführt[97]. Im Jahr 1895 heiratete sie den bulgarischen Arzt Bogdan Tschawoff und zog nach Sofia. 1896 arbeitete auch die armenische Prinzessin Margarit Melik Beglarian, die ebenfalls in Zürich studiert hatte, als Assistentin in

94 Vgl. Milde, Weißer Hirsch; Lienert, Naturheilkundliches Dresden 33–64; Heyll, Wasser 193–196; Rothschuh, Naturheilbewegung 125; Vanja, Gesunde Kochbücher 125f.

95 Bleker, Gesundheitsbücher 77.

96 Vorkämpferinnen (1895/1896) 43.

97 *Naturarzt* 22/3 (1894) 90. Ich danke Marina Lienert für diesen Hinweis.

Lahmanns Sanatorium[98]. Ein Jahr zuvor war sie noch Assistentin bei Rosa Kerschbaumer in Salzburg gewesen und ist damit ein weiteres Beispiel für die Vernetzung der frühen Ärztinnen. Von 1920 bis 1923 arbeitete auch die später bekannte Psychoanalytikerin Frieda Fromm-Reichmann als Oberärztin in der Abteilung „Psychotherapie" bei Lahmann[99].

Während ihrer frühen Zeit in Dresden schrieb Anna Fischer-Dückelmann zwei medizinische Bücher, die sich explizit an Frauen richteten: 1900 erschien in hoher Auflage „Das Geschlechtsleben des Weibes"[100], das als Publikation einer Ärztin über ein damaliges Tabuthema große Aufmerksamkeit erregte. Ein Jahr später veröffentlichte sie „Die Frau als Hausärztin"[101]. Bereits 1914 in einer Auflagenhöhe von über einer Million Exemplaren verbreitet, war das mehr als 1.000 Seiten umfassende Werk bis 1928 in 13 Sprachen übersetzt worden – unter anderem schon 1907 ins Tschechische von der „Schweizer Ärztin" Anna Bayer, von Vilma Hugonnai ins Ungarische und von Gisela Lucci-Purtscher ins Italienische. Noch 1985 erschien eine neubearbeitete Auflage[102].

Ihre publizistischen Erfolge brachten Anna Fischer-Dückelmann einträgliche finanzielle Gewinne. Im Jahr 1906 erwarb sie den *Artushof*, ein Anwesen mit einem großen Grundstück in Dresden-Loschwitz, das großzügige Wohnräumlichkeiten und zugleich gute Voraussetzungen für ihre naturheilkundlichen Behandlungen bot[103]. Mit 58 Jahren beendete Anna Fischer-Dückelmann 1913 ihre selbständige Tätigkeit in Dresden und trat in ein Dienstverhältnis an der Goßmannschen Naturheilanstalt in Kassel[104]. Die großzügig angelegte, 1894 eröffnete Kuranstalt nahe dem kaiserlichen Schloss auf der Wilhelmshöhe wandte sich an ein betuchtes Publikum und verfügte nicht nur über eine große Bandbreite von naturheilkundlichen Anwendungen, sondern auch über Lese-, Musik- und Gesellschaftszimmer sowie Freizeiteinrichtungen. Die Anstalt warb explizit mit einer Sonderbehandlung von Frauenleiden durch Anna Fischer-Dückelmann[105].

Bereits seit 1911 hielt sie sich immer wieder auf dem Monte Verità bei Ascona im schweizerischen Tessin auf. Im Jahr 1902 hatten hier der belgische Fabrikantensohn Henri Oedenkoven und seine Lebensgefährtin, die Münchner Pianistin Ida Hofmann, gemeinsam mit dem ehemaligen Offizier Karl Gräser die „Naturheilanstalt auf freigenossenschaftlicher Grundlage" gegründet, die zum Inbegriff der Lebensreformbewegung wurde. Sie zogen eine Reihe von sogenannten Siedlern und Gästen an, die durch ein einfaches, „natürliches" Leben entweder vorübergehend Erholung oder durch ständigen Aufenthalt Genesung finden wollten[106] – darunter berühmte Persönlichkeiten wie Hermann Hesse, Richard Strauss, C. G. Jung oder Paul Klee. Fischer-Dückelmanns Zeit

98 Vgl. auch Pataky, Lexikon 47: *Beglarian, Dr. med. (Margarit Melik) ist gegenwärtig Assistentin in der Naturheilanstalt von Dr. Lahmann, Weißer Hirsch, Dresden*; vgl. auch Veits-Falk, Heilanstalten 268.

99 Shorter, Heilanstalten 328; Frieda Fromm-Reichmann, https://www.psychoanalytikerinnen.de/deutschland_biografien.html#Fromm [18. 8. 2024]; Veits-Falk, Heilanstalten 268.

100 Fischer-Dückelmann, Geschlechtsleben.

101 Dies., Hausärztin.

102 Stern, Medizinerinnen 216; Bochmann, Naturheilbewegung 193.

103 Bochmann, Naturheilbewegung 49: Das Anwesen befand sich in der Malerstraße18 in Loschwitz.

104 Ebd. 52f. Der Grund dafür lässt sich, so Bochmann, aufgrund fehlender Quellen nicht nachvollziehen. Auffallend ist allerdings, dass sie offenbar schon während der Zeit auf dem Artushof und dann auch später von ihrem Ehemann getrennt lebte.

105 Ebd. 54; Vanja, Krankenhäuser 255: Die Anlage wurde in den 1970er Jahren von der Stadt Kassel abgerissen.

106 Bollmann, Monte Verità; Schwab, Monte Verità; Landmann, Ascona – Monte Verità; Schwab, Salat 19–24; Rothschuh, Naturheilbewegung 128.

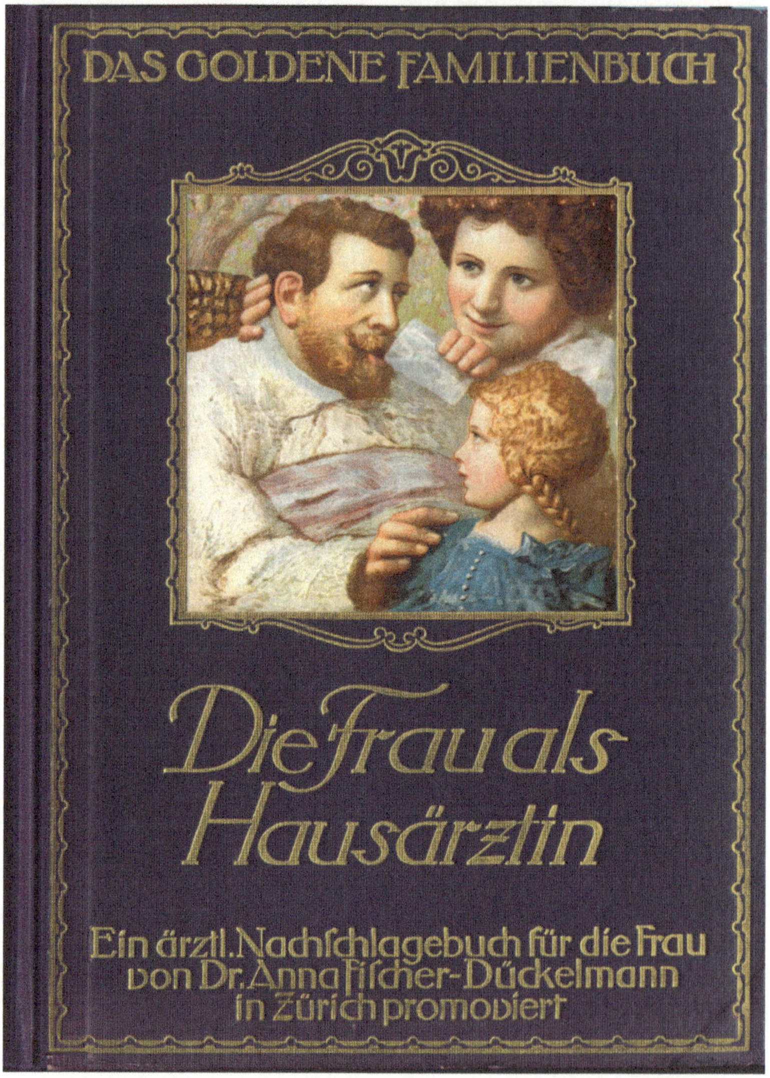

Abb. 34: Cover des medizinischen Ratgebers „Die Frau als Hausärztin" von Anna Fischer-Dückelmann, 1907.

in Ascona lässt sich schwer rekonstruieren. Sie soll, als es Schwierigkeiten in der Organisation gab, die wirtschaftliche Leitung des Sanatoriums übernommen haben. Als sich herausstellte, dass nicht einmal die „energische Ärztin"[107] den gewünschten Aufschwung brachte, nahm sie zusätzlich die erwähnte Tätigkeit in Kassel auf. Fischer-Dückelmann arbeitete offenbar im Winter in Ascona und im Sommer in Kassel. Im Jahr 1913 kaufte sie am Monte Verità ein Anwesen, wo sie ein „Studio zur Förderung der Gesundheit der

107 Körner-Peth, Anna Fischer-Dückelmann 344f.

Frau mit Nahrungsvorschlägen und Bewegungstherapien" betrieben haben soll[108] und eine eigene Naturheilanstalt errichten wollte. Ihr Vorhaben konnte sie allerdings nicht mehr umsetzen. Zuerst verhinderte der Beginn des Ersten Weltkriegs die Realisierung, dann ihr eigener Tod. Anna Fischer-Dückelmann starb 1917 mit 65 Jahren an den Folgen eines Schlaganfalls in Ascona.

5.1.4.3 Gisela Lucci-Purtscher

Zur selben Zeit, als sich Anna Fischer-Dückelmann am Monte Verità engagierte, begann Gisela Lucci-Purtscher ein vielseitiges Naturheilprogramm in der nördlichen Schweiz zu offerieren. Die aus Osttirol stammende Ärztin hatte eine umfassende medizinische Ausbildung absolviert: Ihrem Abschluss in Zürich und dem Schweizer Staatsexamen schloss sie 1907 noch ein Doktorat aus Medizin und Chirurgie der Universität Padua an[109]. 1910, mit 39 Jahren, heiratete sie Rinaldo Lucci, einen dreiundreißigjährigen italienischen Gutsbesitzer und ehemaligen Offizier aus Rom, Witwer und Vater einer Tochter, und wurde dadurch italienische Staatsbürgerin. Die beiden lebten in Summe höchstens ein Jahr unter einem Dach, 1920 wurde die Ehe geschieden (nach Schweizer Scheidungsrecht) bzw. dauerhaft getrennt (nach italienischem Recht). Von Anfang an sei klar gewesen, ist dem Scheidungsprotokoll zu entnehmen, dass das Ehepaar nicht in Italien bleiben konnte, da Gisela Lucci-Purtscher *schweizerisch-diplomierte Aerztin und Anhängerin der physikalisch-diätetischen Therapie* sei. *Da diese Richtung in Italien kaum auf Erfolge rechnen könne, habe sie davon absehen müssen, dort eine Praxis zu eröffnen*[110]. Bemerkenswert ist, dass die Möglichkeit der Berufsausübung der Ehefrau und der daran gebundene Wohnort – zuerst 1910 in Basel, ein Jahr später in Zürich – vorerst Priorität hatten. Da Rinaldo Lucci keine adäquate Beschäftigung fand, kehrte er wieder nach Italien zurück. Während dieser Zeit war Gisela Lucci-Purtscher auf Vortragsreise zu den *Naturheilvereinen Deutschlands* unterwegs. Im Jahr 1913 hielt die *patentierte Naturärztin*[111], wie sie sich selbst bezeichnete, im „Naturheilverein von Wädenswil" nahe Zürich einen Vortrag über den Unterschied zwischen Schulmedizin und Naturheillehre. Auch sie war an einem Wissenstransfer über Naturheilkunde zwischen Deutschland und der Schweiz beteiligt.

1915 ließ Gisela Lucci-Purtscher in Wädenswil, einem Ort ohne Kurtradition, auf einer Anhöhe von 200 Metern über dem Zürichsee eine Villa mit Terrasse bauen[112]. Hier errichtete sie das „Frauenkurbad Frauenheil", das sie in den folgenden Jahren durch Zubauten einer Sonnenterrasse und *Schwitzkabine* erweitern ließ, und bot naturheilkundliche Behandlungen wie Wasseranwendungen, Massagen, Gymnastik, Sonnenbäder und gesunde Ernährung an. In einem Inserat beschrieb sie ihr Programm:

---

108 Bochmann, Naturheilbewegung 57.

109 In Italien war Frauen ein Medizinstudium ab 1875 möglich; Perfahl, Geschlechterpolitik 169.

110 StAZH, Z 435.208 (Protokoll Horgen 1920), 287–298, Nr. 82, Scheidungsprotokoll vom 24. August 1920, 288.

111 Inserat in: *Allgemeiner Anzeiger vom Zürichsee* Nr. 66 (2. Mai 1914). Unklar ist, worauf sich das „patentiert" bezieht.

112 Vgl. dazu Veits-Falk, Gisela Lucci-Purtscher.

Kurbad Frauenheil. Von Frau Dr. med. Lucci-Purtscher.
Von April bis Oktober geöffnet.
Massagen werden von Frau Dr. Lucci-Purtscher ausgeführt. Wasseranwendungen, Gymnastik, Tiefatmung unter Leitung von Frau Dr. Lucci-Purtscher.
Angenehme u. billige Unterkunft u. Verpflegung. Das Bad liegt eine Stunde oberhalb des Bahnhofes Wädenswiller Berg mit Fernsicht über den ganzen Zürichsee und Obersee; mildes Klima, ohne Schwüle im Sommer, keine Schnaken. Vom Bahnhof angenehmer trockener Gehweg, zweimal täglich Fahrgelegenheit mit der Post. Von weither kommende Frauen, die einmal übernachten wollen, wenden sich an das Hotel Engel beim Bahnhof Wädenswil.
Vom 13. Juli bis 4. August werden von Frau Dr. Lucci-Purtscher Kurse in Massage, Wasseranwendungen und Tiefatmungsgymnastik gegeben. Anmeldungen müssen bis 1. Juli erfolgt sein.
Allen Anfragen ist ein frankirter Briefumschlag mit genauer Adresse beschrieben beizulegen.
Briefliche Ratschläge erfolgen nur in dazu geeigneten Fällen u. gegen Nachnahme. Es ist selten möglich, Personen, deren Körperzustand man nicht durch Untersuchung kennen gelernt hat, brieflich zu raten. Abgabe und Versand ungiftiger Heilkräuter[113].

Wie allein schon aus dem Namen ihres Kurbades hervorgeht, richtete sie ihr vielseitiges Angebot explizit an eine weibliche Klientel. Implizit wandte sie sich an von auswärts kommende Frauen, da sie neben der Lage und dem Klima ihres Standorts mit der Verkehrsanbindung an die Eisenbahn und – vermutlich aufgrund fehlender Gästezimmer – mit der Übernachtungsmöglichkeit in einem direkt beim Bahnhof gelegenen Hotel warb. Erinnerungen in Wädenswil zufolge besuchten hauptsächlich „vornehme Damen aus der Stadt“ das Frauenkurbad[114]. Im Jahr 1918 bot Lucci-Purtscher in ihrer Kuranstalt *erholungsbedürftigen und kranken Frauen* nicht nur *Erdbeer- und Gaismilchkuren* an, sondern auch die *Thure-Brandt-Behandlung, wie sie sein soll und wirklich Heilung bringt.* Mit diesem Nachsatz wollte sie offenbar darauf hinweisen, dass sie die seit 1891 populäre Massage, bei der bei Frauen die Bauchdecke massiert und zur Stabilisierung des Uterus ein Finger in die Vagina eingeführt wurde, „richtig“ anwandte und keine – wie von einigen Ärzten und Naturheilkundigen kolportiert – Genitalmassage durchführte[115]. Das heißt, Lucci-Purtscher beherrschte die damals modernen Methoden und setzte sie bei ihren Patientinnen ein.

Im Jahr 1930 verkaufte Gisela Lucci-Purtscher aus nicht näher bekannten Gründen das Frauenbad und eröffnete auf der anderen Seite des Zürichsees, in Feldmeilen, die „Kuranstalt Dr. Lucci“. Beim Namen ihrer neuen Kureinrichtung, die für ca. 30 Frauen und Männer ausgerichtet war, verzichtete sie auf ihren Doppelnamen und suggerierte damit eine „geschlechtsneutrale“ Ausrichtung unter männlicher Leitung: *Sonnig und windgeschützt, mit großer ebener Spielwiese und einem bewaldeten Tobel* [Schlucht] *am Bach, Damensonnenbad, Herrensonnenbad, Zentralheizung, heizbarer Spielsaal für den Winter, Liegeterrasse, ausgezeichnete Küche. Naturheilverfahren*[116]. Besonders das *Lufthüttli* provozierte sowohl Argwohn als auch Belustigung in der Nachbarschaft. Manche Männer aus dem Dorf hätten heimlich durch die Spalten der Hütte geschaut, um die nackten Kurgäste zu beobachten, berichtete die Tochter des nachmaligen Besitzers der Kuranstalt[117]. Mit Kneipp-, Luft- und Sonnenbädern praktizierte Lucci-Purtscher auch

113 Lucci-Purtscher, Ernährung [letzte Seite].
114 Beck-Ciprian, Gisela Lucci-Purtscher 37.
115 Vgl. Mildenberg, Heilweisen 137.
116 Inserat in: Lucci, Heilwert.
117 Telefonische Auskunft von Nelly Bosshard-Kündig, Pfäffikon, 28. März 2013.

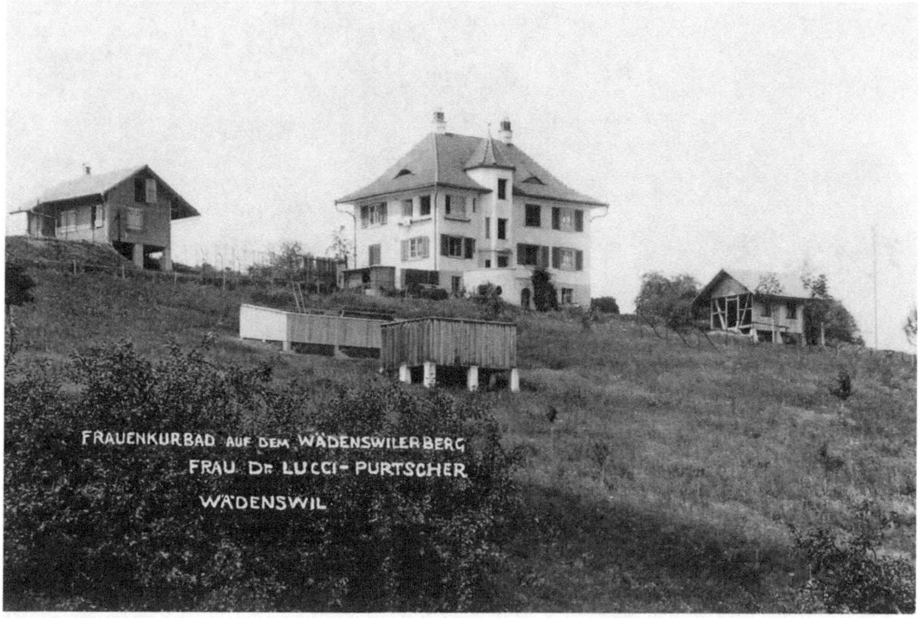

Abb. 35: Abbildung des *Frauenkurbads auf dem Wädenswilerberg Frau Dr. Lucci-Purtscher Wädenswil*; Foto, um 1916.

hier die gängigen Methoden der Naturheilkunde und war bekannt für ihre Erfolge bei der Behandlung von Ekzemen und Allergien. Darüber hinaus betrieb sie ökologischen Landbau[118], einen Bereich der Landwirtschaft, in dem einige Frauen zu dieser Zeit als Pionierinnen wirkten[119]. Nach nur acht Jahren musste Gisela Lucci-Purtscher auch diese Kuranstalt aufgrund finanzieller Schwierigkeiten wieder veräußern[120].

Heilstätten, auch von geringer Kapazität wie jene Lucci-Purtschers, entstanden insbesondere im Zeitraum vom letzten Drittel des 19. Jahrhunderts bis zum Beginn des Ersten Weltkrieges. Sie wurden vor allem von Menschen mit langwierigen Erkrankungen besucht. Die zahlreichen „Sanatorien", die bislang nur in Ansätzen erforscht sind, waren recht unterschiedlich strukturiert. Gemeinsam war ihnen „die Lage in einer attraktiven Landschaft abseits städtischen Getriebes"[121]. Neben zahlreichen Privatsanatorien für bemittelte, zum Teil sehr wohlhabende, Patient:innen gab es eine kleinere Zahl öffentlicher Heilanstalten[122] in staatlicher und kommunaler Trägerschaft, hinzu kamen mit den neuen Sozialversicherungsgesetzen Einrichtungen zur Rehabilitation von Erwerbstätigen.

118 Rund um die Stöckenweid 18.

119 Vgl. dazu Inhetveen–Schmitt–Spieker, Passion.

120 Rund um die Stöckenweid 18.

121 Vanja, Plädoyer 104; dies., Gesunde Kochbücher 116.

122 Eine begriffliche Präzisierung von medizinischen Einrichtungen, die zeitgenössisch als Heilanstalten bezeichnet wurden, erweist sich als schwierig. Sie umfassten sowohl Krankenanstalten, die auf Diagnose und Therapie von heilbaren Kranken ausgerichtet waren, als auch Pflege-, Kur- und Erholungsanstalten, die längerfristige Kuren für schwerkranke oder unheilbare Patient:innen anboten. Vgl. Veits-Falk, Heilanstalten 261; Vanja, Plädoyer 95; dies., Heilanstalten 243–270.

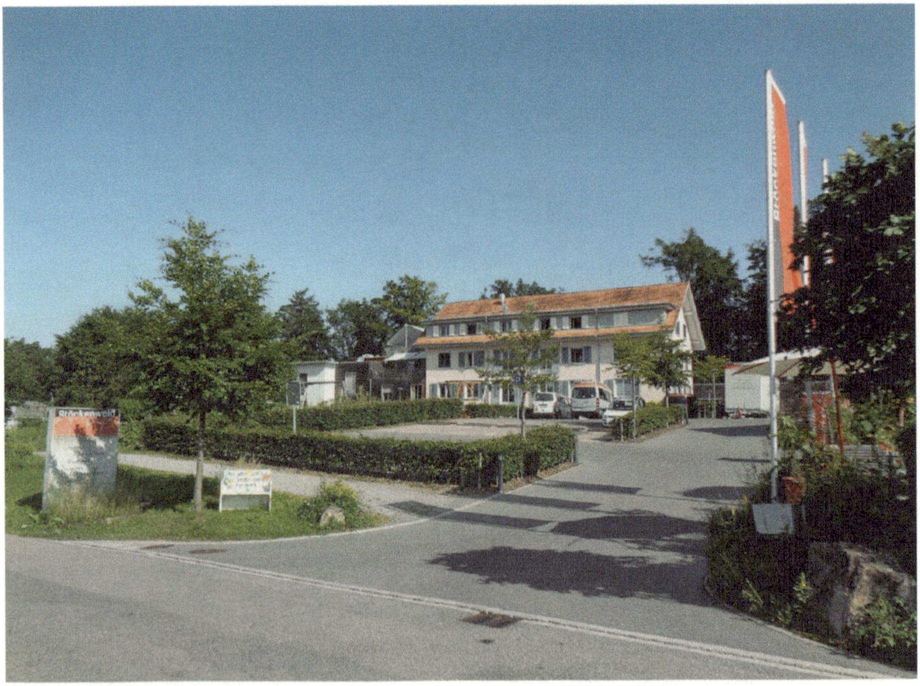

Abb. 36: Abbildung des heutigen Hauses „Stöckenweid", einer Einrichtung für Menschen mit Behinderung in Feldmeilen, das 1929 von Gisela Lucci-Purtscher als *Kurhaus Dr. Lucci* erbaut wurde; Foto, 2018.

Zu den typischen Formen um 1900 zählten Lungenheilstätten, Nervenheilanstalten, psychiatrische Heil- und Pflegeanstalten, orthopädische Anstalten sowie Einrichtungen mit Angeboten in Heilgymnastik, Balneologie, Massagen und aus der Naturheilkunde[123]. Die Leitung hatten vielfach heilkundige Laien inne, zunehmend Ärzte, seltener Ärztinnen[124]. So nennt Paul Bergers 1890 erschienener „Führer durch die Privat Heilanstalten Deutschlands, Oesterreichs u. der Schweiz" nur fünf Frauen, jedoch in ganz unterschiedlichen Funktionen: In Berlin betrieben zwei Frauen jeweils eine *Irrenpflegeanstalt* für weibliche Kranke[125], eine Ärztin, der ein männlicher Arzt zur Seite stand beziehungsweise stehen musste, arbeitete in einer Gynäkologischen Klinik[126], und eine Ärztin bot Massagen in einer „physikalisch-mechanischen Heilstätte" an[127]. Weiters nennt das Verzeichnis die Augenheilanstalt von *DDr. Rosa und Friedrich Kerschbaumer* in Salzburg – und damit eine Ärztin dieser Kollektivbiografie[128]. Im „Almanach für Bäder, Luftkurorte

123 Veits-Falk, Heilanstalten 262.

124 Vanja, Gesunde Kochbücher 117.

125 Berger, Privat Heilanstalten 79: *Irrenpflege-Anstalten in Charlottenburg bei Berlin: Anstalt von Frl. Aschtenuloff, Spandauer Berg 2, 36 weibliche Kranke; Anstalt von Frl. Schulz, Lützow 12a, 18 weibliche Kranke, dirigierender Arzt: Geh. Sanitätsrath Dr. Lieber.*

126 Ebd. 148: Frau Dr. Stockmann, Gitschinerstraße 106. Arzt: San.-R. Dr. R. Jaquet.

127 Ebd. 35: Fr. Dr. Lorenz, Massage etc., Berlin, Leipzigerstraße 22.

128 Ebd. 142.

und Heilanstalten" von 1895 scheint unter den *leitenden Ärzten* keine einzige Frau auf, lediglich in Dr. med. Lahmann's Sanatorium Weißer Hirsch bei Dresden ist beim medizinischen Personal eine nicht namentlich genannte Ärztin neben fünf Ärzten angeführt[129], bei der es sich höchstwahrscheinlich um die bereits genannte „Schweizer Ärztin" Milica Schwiglin-Tschawoff handelte. Den Schritt in die Selbständigkeit und die Gründung einer eigenen privaten Heilanstalt unternahmen in der Schweiz nur wenige Ärztinnen. Eine von ihnen war 1889 Caroline Farner mit einem Erholungsheim für Arbeiterinnen, Hausfrauen, Dienstmädchen und – explizit auch für – Prostituierte in Urnäsch, Kanton Appenzell[130].

Gisela Lucci-Purtscher hatte die beiden Standorte für ihre Heilanstalten hoch über dem Zürichsee nicht zufällig gewählt. Heilanstalten sollten auf Anhöhen errichtet werden, um den Patient:innen weite und harmonische Ausblicke zu ermöglichen. Licht, Luft, Sonne und ein Garten wurden als Bestandteil einer ganzheitlichen Therapie gesehen. Neben einem ansprechenden ruhigen Ambiente musste jedoch auf eine Verkehrsanbindung geachtet werden, am besten zur nächsten Eisenbahnstation. Die Stadt sollte zwar gemieden, der Erholungsort aber von dort problemlos erreicht werden können[131]. Darüber hinaus versuchte Lucci-Purtscher wohl in der Nähe von Bircher-Benners Publikumsmagnet „Lebendige Kraft" am zeittypischen Hype um das „Gesundheitsparadies Schweiz" zu partizipieren[132]. Das Sanatorium des approbierten Schweizer Arztes, dessen als Krankendiät gedachte „Apfeldiätspeise" als Bircher-Müesli Berühmtheit erlangte, bot kurz vor dem Ersten Weltkrieg Platz für über hundert zahlungskräftige Patient:innen, vor allem für sogenannte „Zivilisationsgeschädigte". Unter ihnen kurte 1909 Thomas Mann, der sich dort zu seinem Roman „Der Zauberberg" inspirieren ließ[133].

Neben der Naturheilkunde vertrat und lehrte Gisela Lucci-Purtscher noch eine weitere damals neu entwickelte alternative Heilmethode, die sogenannte bewusste Autosuggestion, auch als Coué-Methode bezeichnet. Diese geht auf Émile Coué (1857–1926), einen Apotheker in Nancy, zurück, der beobachtete, dass sich das Wohlbefinden eines Menschen steigern könne, indem sich dieser selbst Suggestionsformeln vorsagte. Basierend auf dieser „Entdeckung" formulierte er Gesetze, welche die Autosuggestion leicht lehr- und erlernbar machten und so eine große Verbreitung seiner Lehre ermöglichten[134]. Zwischen 1912 und 1920 hielt Coué Vorträge in europäischen und US-amerikanischen Metropolen vor großem Publikum. Weltweit wurden Coué-Vereine gegründet, die zum Teil bis heute noch bestehen. Gisela Lucci-Purtscher war seine persönliche Schülerin und eignete sich seine Methode in längeren Aufenthalten in Nancy an, die sie bei ihren medizinischen Behandlungen anwandte und durch Vorträge und Bücher vermittelte[135]. Obwohl sie Sitzungen bei Coué detailliert schilderte, lässt sich kein Hinweis darauf finden, wie sie

---

129 Bäder-Almanach 516; vgl. auch Veits-Falk, Heilanstalten 263.

130 Paulitsch, Anfänge 43; Rohner, Frauenstudium 48f.

131 Vgl. Vanja, Psychiatrische Landschaft 70; dies., Nervenheilstätten 347.

132 Vgl. Wolff, Sanatorium 27–32; Vanja, Kur 353–365.

133 Vgl. Wolff, Lebendige Kraft; ders., Sanatorium; Heyll, Wasser 196; Rothschuh, Naturheilbewegung 99; Jütte, Geschichte 149f.; Vanja, Gesunde Kochbücher 121f.

134 Zu Coué vgl. Brauchle, Naturheilkunde 446–452. Bekannt wurde Coué mit einem Satz, mit dem große Erfolge erzielt werden sollten, wenn man ihn sich täglich nach dem Aufwachen und vor dem Einschlafen halblaut vorspricht: *Es geht mir mit jedem Tag in jeder Hinsicht immer besser und besser!*

135 Vgl. Lucci, Verwirklichung; dies., Praxis.

selbst auf seine Methode gestoßen war. Sie galt als die beste Coué-Lehrerin deutscher Sprache[136].

Darüber hinaus wirkte Lucci-Purtscher in der Redaktion von zwei naturheilkundlichen Zeitschriften mit, publizierte zahlreiche Schriften und Vorträge über die Themen, mit denen sie sich in der Praxis befasste. Nach einem Jahr in Locarno-Monti im Tessin, ganz in der Nähe des Monte Verità, dessen Einrichtungen zu diesem Zeitpunkt aber nicht mehr aktiv genutzt wurden, zog sie 1940 mit ihrer Haushälterin auf den Möschberg im Bezirk Konolfingen im Kanton Bern, wo sie in einem kleinen Holzhaus mit Garten in bescheidenen Verhältnissen lebte. Laut Ärzteverzeichnis praktizierte sie noch 1957 im Alter von 86 Jahren. Gisela Lucci-Purtscher starb am 10. Juli 1959 in einem Pflegeheim in Münsingen (Kanton Bern). Mangels Erben wurden ihre wenigen Habseligkeiten versteigert[137].

5.1.4.4 Vermittlung von medizinischem und naturheilkundlichem Wissen für Frauen

Sowohl Anna Fischer-Dückelmann als auch Gisela Lucci-Purtscher waren promovierte Ärztinnen, die sich basierend auf ihrer schulmedizinischen Ausbildung mit Naturheilkunde auseinandersetzen, diese praktizierten und durch Vorträge und Publikationen verbreiteten.

Fischer-Dückelmann, die als nicht-approbierte Ärztin ihren Doktortitel in Deutschland offiziell nicht führen durfte, nannte sich in ihren bekannten Publikationen *Dr. Anna Fischer-Dückelmann, in Zürich promoviert*[138], und war auch Mitglied im „Deutschen Ärztinnenbund“, der ausschließlich Frauen mit einem medizinischen Universitätsstudium vorbehalten war[139]. Sie wurde in der Naturheilbewegung vor allem aufgrund ihres naturwissenschaftlich fundierten Wissens geschätzt[140]. Sie konnte mit Schulmedizinern auf Augenhöhe debattieren und scheute auch die Auseinandersetzungen mit ihren Kritikern nicht. Diese empfanden ihre Publikationen zumindest einer Diskussion „würdig“ und betrachteten sie zunehmend vorurteilsfreier[141]. Fischer-Dückelmann bezeichnete es als ihr Ziel, die beiden getrennten Lager, *hier Schulmedizin ohne natürliche Hygiene, dort Naturheilkunde mit zu viel Schablone*, zusammenzuführen und *das Beste aus beiden Lagern* in einer *neuen Heilkunde der Zukunft* zu vereinen[142]. Auch die sich als Naturärztin bezeichnende Gisela Lucci-Purtscher gab in ihren Publikationen immer ihren „Dr. med.“ an und betonte, dass die Schulmedizin die Basis ihres medizinischen Wissens sei. Die Ausübung der ärztlichen Kunst, betonte sie, *verlange ein so gründliches Fachwissen, dass sie nur dem Berufsfachmann vorbehalten sein kann, der sein ganzes Leben in ihren Dienst stellt*[143].

---

136 Wenger, Dr. med. Lucci 164.

137 Vgl. Veits-Falk, Heilanstalten 28. Im Beitrag ist ein Foto abgebildet, das die Versteigerung der Habseligkeiten Gisela Lucci-Purtschers zeigt.

138 Vgl. z. B. Fischer-Dückelmann, Hausärztin.

139 Bochmann, Naturheilbewegung 85.

140 Ebd. 91.

141 Ebd. 91, 192.

142 Bleker, Gesundheitsbücher 77.

143 Lucci, Praxis 113.

Wie auch die meisten ihrer Kolleginnen dieser Zeit wandten sich die beiden Ärztinnen zuerst an eine weibliche Klientel, Anna Fischer-Dückelmann mit ihrer ersten Praxis in Dresden an Frauen und Kinder, erst später auch an männliche Patienten. Mit den Themen und Ansätzen der Naturheilkunde sprachen sie Alltags- und Lebensbereiche wie Ernährung, Gesundheit, Pflege und Betreuung im Krankheitsfall an, die nach vorherrschenden Geschlechterzuschreibungen eindeutig „weiblich" besetzt waren. Beide waren auch zumindest eine Zeit lang Herausgeberinnen bzw. Schriftleiterinnen von populären medizinischen Zeitschriften und verfassten medizinische Ratgeberbücher.

Damit knüpften sie an einen Trend an, der um 1900 Hochkonjunktur hatte. Gerade für die Verbreitung der Naturheilkunde spielten Gesundheitsratgeber, die ihre medizinischen Ansätze mit allgemeinen Anleitungen für eine gesundheitsorientierte Lebensweise verbanden, eine große Rolle. Sie richteten sich vorrangig an jene Person in der Familie, die als besonders gesundheitskompetent erachtet wurde – also an die Hausfrau und Mutter[144].

All die unterschiedlichen Herangehensweisen trugen zur Popularisierung von medizinischem Grundwissen bei, das im Bemühen um Aufklärung, Medikalisierung, aber auch im Versuch einer sozialen Disziplinierung der breiten Bevölkerung zum Ausdruck kam[145]. Johanna Bleker untersuchte für Deutschland den Anteil an Autorinnen, die medizinische Ratgeber verfassten, und stellte fest, dass die Beiträge der ersten Ärztinnen, gemessen am Gesamtvolumen der Ratgeberliteratur, kaum ins Gewicht fielen. Unter Berücksichtigung der Tatsache, dass nur knapp 30 Ärztinnen um 1900 in Deutschland praktizierten und drei von ihnen medizinische Bestseller verfassten, steht dieser Befund allerdings in einem anderen Licht[146]. 1896 verfasste Hope Bridges Adams Lehmann „Das Frauenbuch. Ein ärztlicher Ratgeber für die Frau in der Familie und bei Frauenkrankheiten"[147]. Es war das erste umfangreiche Aufklärungsbuch für Frauen, das auf der Vermittlung von medizinischen Grundlagen basierte. Vier Jahre später erschien Anna Fischer-Dückelmanns „Das Geschlechtsleben des Weibes", ein Jahr darauf „Die Frau als Hausärztin". 1910 veröffentlichte Jenny Springer „Die Ärztin im Hause"[148]. Die Sprach- und Kommunikationsbarrieren zwischen männlichen Ärzten und Patientinnen wurden nun auch mit medizinischen Büchern „von Frau zu Frau" überwunden. Als fortschrittliches Novum kam hinzu, dass alle diese Publikationen bisher unausgesprochene Themen wie Geschlechtsorgane oder Sexualität erklärten[149].

So schrieb Anna Fischer-Dückelmann in „Das Geschlechtsleben des Weibes" mit dem Untertitel „Eine physiologisch-soziale Studie mit ärztlichen Ratschlägen" über den weiblichen Körper und behandelte Themen wie Empfängnisverhütung, Schwangerschaft und Onanie. Die Publikation verbuchte mit 19 Auflagen im Zeitraum von 1900 bis 1919 einen durchschlagenden Erfolg und brachte ihr große Popularität[150]. Die österrei-

144 Dinges, Paradigmen 21.

145 Bleker, Gesundheitsbücher 65.

146 Ebd.

147 Krauss, Hope Bridges Adams Lehmann 77–100; vgl. auch Bleker, Gesundheitsbücher 70–75.

148 Springer, Ärztin; Jenny Springer (1860–1917), in Berlin geboren, promovierte 1897 in Zürich, war danach an verschiedenen Kliniken in Wien und Berlin tätig, 1903 oder 1904 legte sie die deutsche Staatsprüfung ab. Vgl. dazu. Bleker, Gesundheitsbücher 79–81; Jenny Springer, https://geschichte.charite.de/aeik/biografie.php?ID=AEIK00137 [24. 7. 2024].

149 Bleker, Gesundheitsbücher 65.

150 Vgl. dazu ausführlich: Lehner, Gefühlsleben 149–168.

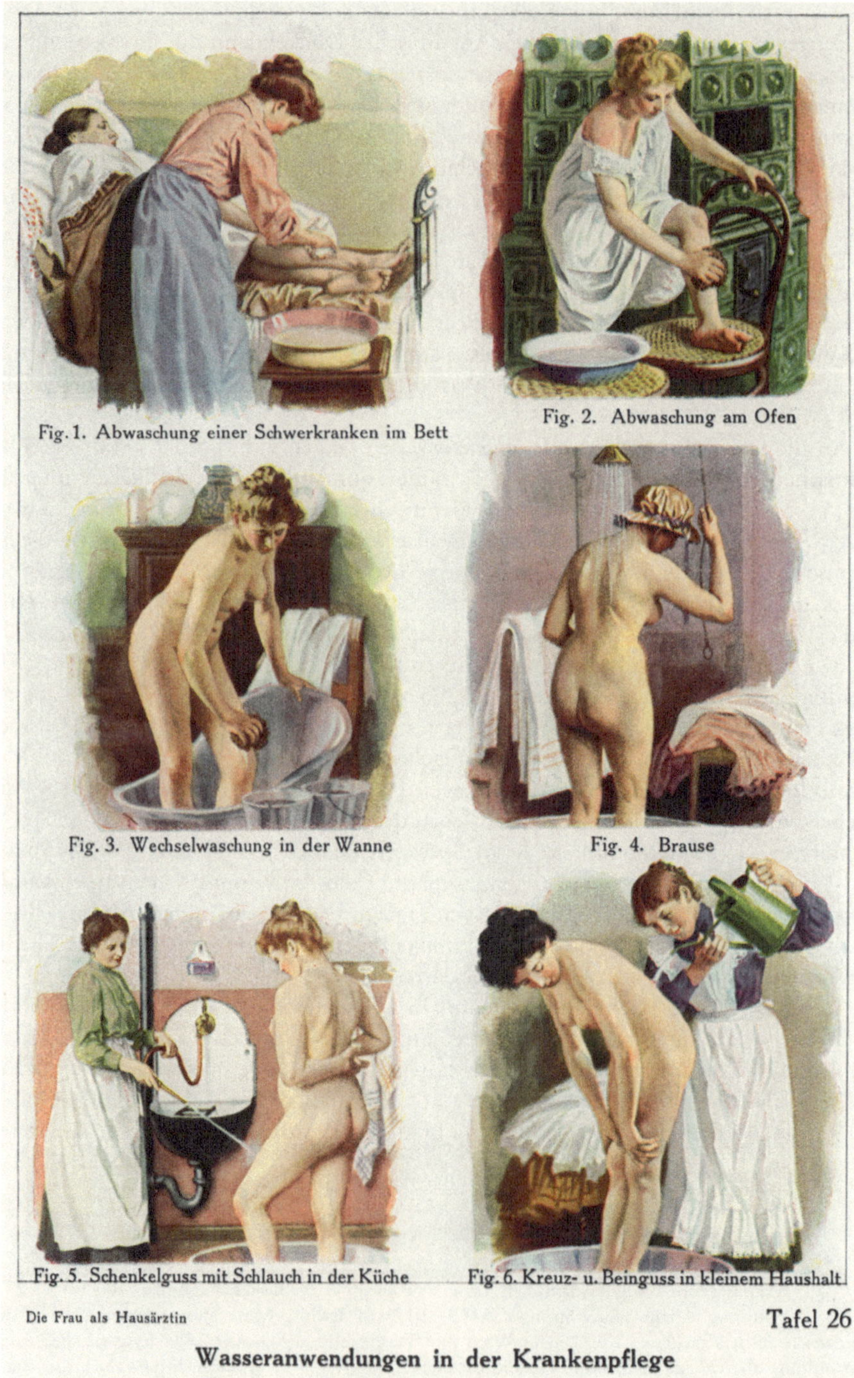

Abb. 37: Illustration von Wasseranwendungen in „Die Frau als Hausärztin" von Anna Fischer-Dückelmann.

chische Historikerin Nora Lehner fasst die inhaltlichen und neuen Besonderheiten des „Geschlechtslebens des Weibes“ reflektiert zusammen: „Entgegen zeitgenössischen Auffassungen legt Fischer-Dückelmann das Konzept einer eigenständigen, aktiven Sexualität der Frau – von ihr als ‚sexuelles Gefühlsleben‘ bezeichnet – vor. Die weibliche, gesunde Normsexualität beschreibt sie als prokreativ, monogam, ehelich und heterosexuell, wobei ein davon abweichendes sexuelles Verhalten pathologisiert wird.“[151] Fischer-Dückelmann setzte die diskursive Strategie der moralischen Be- und Verurteilung ein, um tabuisierte, als „unsittlich“ geltende Themen wie „Verhütungsmittel oder weibliche Homosexualität sagbar zu machen“[152].

Der Erfolg von Fischer-Dückelmanns populärstem Buch, „Die Frau als Hausärztin“, war wiederum darauf zurückzuführen, dass sie sich einerseits ausdrücklich an Frauen wandte und andererseits Anleitungen zur Selbsthilfe gab sowie die ganze Palette von Naturheilverfahren aufbereitete. Letztere empfahl sie sowohl als Vorbeugemittel wie auch als wirksame und unschädliche Behandlungsalternativen zu den „Arzneigiften“ und unnötigen Operationen der organzentrierten Schulmedizin[153]. Der offene Aufruf zur Selbstmedikation und andere Einzelaspekte brachten Fischer-Dückelmann breite Kritik der Ärzteschaft und der katholischen Kirche ein. Vertreterinnen der radikalen bürgerlichen Frauenbewegung wie Anita Augspurg in Deutschland begrüßten hingegen das Buch ausdrücklich[154]. Seitens der österreichischen Frauenbewegung empfahl Therese Schlesinger „Die Frau als Hausärztin“ in der *Arbeiterinnen-Zeitung* und betonte in diesem Zusammenhang einmal mehr die Dringlichkeit von weiblichen Ärzten[155].

Beachtlich war auch der publizistische Output Gisela Lucci-Purtschers. Sie wandte sich besonders in ihren frühen Publikationen vorrangig an Frauen, wie zum Beispiel in ihrem 233 Seiten umfassenden Erstling „Wie heilen wir unsere Frauenleiden? Praktisches Frauenbuch“, das sie 1914 im Selbstverlag veröffentlichte[156]. Im selben Jahr erschien „Unsere Ernährung. Ein Kochbuch“[157], das nur auf wenigen Seiten Kochrezepte enthielt, sich dafür ausführlich dem Vegetarismus, einem Kernthema der Naturheilbewegung, aus verschiedenen Blickwinkeln widmete. Als historischen Beweis für die gesundheitsfördernde Wirkung vegetarischer Kost führte Lucci-Purtscher den Trappistenorden an, dessen Angehörige auf Fleisch, Eier und Milch verzichteten – nach heutiger Begrifflichkeit vegan lebten – und ein entsagungsreiches Leben führten. Sie erreichten meistens ein hohes Alter und waren selten krank. Lucci-Purtscher stellte aber auch neueste naturwissenschaftliche Erkenntnisse von Justus von Liebig oder Jakob Moleschotts Veröffentlichungen über Stoffwechsel und Diätetik vor[158]. Selbst Vegetarierin, empfahl sie ihren Patient:innen einen geringen Fleischkonsum: *Für den Klugen und vernünftig Lebenden geht aus alle dem hervor, daß er Fleisch nur in vorsichtiger Auswahl und äußert mäßig genießen darf. … Wer völlige Fleischentsagung aus ethischen Gründen anstrebt, weiß, dass die Vereinfachung und Veredlung der Lebensbedürfnisse ganz von selber und ungezwungen*

151 Ebd. 167.
152 Ebd.
153 Bleker, Gesundheitsbücher 78; Bochmann, Naturheilbewegung 189f.; Bleker, Vorspiel 25.
154 Bochmann, Naturheilbewegung 188.
155 *Arbeiterinnen-Zeitung* 9, Nr. 15 (2. August 1900) 8.
156 Lucci-Purtscher, Frauenleiden 1914.
157 Dies., Ernährung.
158 Ebd. 28.

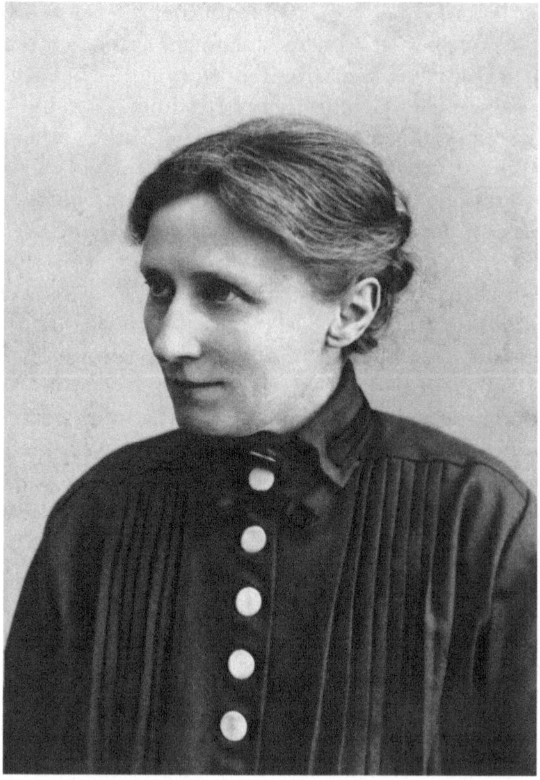

Abb. 38: Porträt von Gisela Lucci-Purtscher; Foto um 1920.

sich einstellt – darum gebieten wir sie niemanden, verschreiben wir sie den Patienten nie auf Dauer und wollen besonders für niemanden einen Zwang daraus machen[159].

Von ihren weiteren Publikationen seien hier noch einige Titel exemplarisch angeführt, um deren inhaltliche Bandbreite aufzuzeigen[160]: Zu „Frauenthemen" veröffentlichte sie etwa das „Das Buch der Mutter", das aus den Teilbänden „Erziehung zur Mutterschaft", „Die Geburt" und „Krankheiten nach Geburt und Wochenbett"[161] bestand, Schriften über „Frauenleiden" im „jüngeren und mittleren Lebensalter" und in den Wechseljahren[162] oder das „Praktische Frauenbuch". Inhaltlich breiter gestreut war „Der kleine Hausdoktor"[163]. „Der Heilwert der Gymnastik" enthielt konkrete Anleitungen für Turnübungen mit zahlreichen Illustrationen, die allerdings nur Männer zeigten[164]. Diese Broschüre veröffentlichte sie genauso wie die in den 1920er Jahren verfassten zwei Bücher

159 Ebd. 34.

160 Vgl. dazu das Literaturverzeichnis im biografischen Porträt von Gisela Lucci-Purtscher in Kapitel 7.

161 Lucci-Purtscher, Mutter.

162 Dies., Frauenleiden 1923; dies., Wechseljahre; dies., Frauenleiden 1925; dies., Frauenleiden 1930; dies., Wechseljahre 1932.

163 Dies., Hausdoktor.

164 Lucci, Heilwert.

über die bewusste Autosuggestion mit abgekürztem Vornamen und ohne Doppelnamen als „G. Lucci". Wie andere Autorinnen ihrer Zeit wollte sie damit offenbar ihr Geschlecht verschleiern und rechnete sich so bessere Verkaufschancen aus. „Die Verwirklichung der Wünsche durch die Coué-Methode" und „Die Praxis der bewussten Autosuggestion" erschienen noch 1999 im Verlag Vita Nova in Thalwil (Kanton Zürich)[165]. Etliche Bücher und Schriften enthalten auch Werbung für ihre Heilanstalt, Kurse und Vorträge.

Gisela Lucci-Purtscher war während dieser Zeit auch Schriftführerin der Zeitschrift *Der Hausdoktor. Schweizerische Blätter für Gesundheitspflege*, eine Beilage zum *Schweizerischen Familien-Wochenblatt*, die zweimal monatlich gratis erschien. Sie wirkte als Autorin, Rezensentin und beantwortete Leser:innenanfragen. Sie schrieb über fast alle Erkrankungen, von Durchfall, Krankheiten wie Ruhr oder Krätze, über Nervosität, Verstauchungen, Atemwegserkrankungen bis hin zu Herz- und Lungenkrankheiten. Von 1917 bis 1922 war sie auch Redakteurin der Zeitschrift *Volksgesundheit*, dem Organ des „Schweizerischen Verbandes für naturgemässe Lebens- und Heilweise"[166], gemeinsam mit dem Arzt Adolf Keller-Hoerschelmann, der in Cademario bei Lugano (Tessin) ein Kurhaus führte, in dem neben Naturheilmethoden auch Kurse in Autosuggestion angeboten wurden[167]. In diesen Zeitschriften wurden auch Lucci-Purtschers Vorträge angezeigt, die hier – ohne Anspruch auf Vollständigkeit – aufgelistet werden, um ihr Themenspektrum zu veranschaulichen[168].

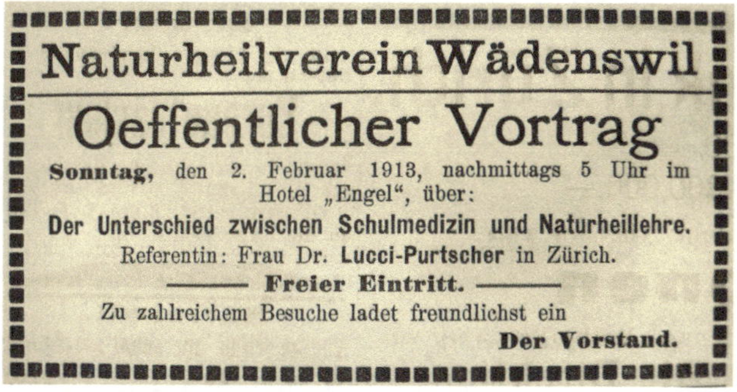
Naturheilverein Wädenswil
Oeffentlicher Vortrag
Sonntag, den 2. Februar 1913, nachmittags 5 Uhr im Hotel „Engel", über:
Der Unterschied zwischen Schulmedizin und Naturheillehre.
Referentin: Frau Dr. Lucci-Purtscher in Zürich.
Freier Eintritt.
Zu zahlreichem Besuche ladet freundlichst ein
Der Vorstand.

Abb. 39: Ankündigung eines Vortrags von Dr. Lucci-Purtscher über den Unterschied zwischen Schulmedizin und Naturheillehre in Wädenswil am 2. Februar 1913.

165 Dies., Verwirklichung; dies., Praxis.

166 *Volksgesundheit* Nr. 1 (1. Jänner 1923) 1, 11. Im Dezember 1922 suchte sie in der Sitzung des Gesamt-Zentralvorstands um Entlassung aus der Redaktion der „Volksgesundheit" an. Die Redaktion dankte der *treuen Vorkämpferin, die während langer Jahre gediegene geistige Kost geboten und Wege zu Gesundheit und Frohmut gezeigt habe.*

167 Vgl. Aegert, Pionier. In der Dissertation über Adolf Keller-Hoerschelmann wird Gisela Lucci-Purtscher mit keinem Wort erwähnt.

168 Ich danke Monika Bankowski für die Unterstützung bei der Recherche der Bestände in der Zentralbibliothek Zürich sehr herzlich.

Tabelle 12: In den Zeitschriften *Volksgesundheit* und *Der Hausdoktor* angezeigte bzw. besprochene Vorträge von Gisela Lucci-Purtscher.

Datum	Vortrag
1913	
2. Februar	Vortrag über den Unterschied zwischen Schulmedizin und Naturheillehre, veranstaltet vom „Naturheilverein Wädenswil" im Hotel „Engel" in Wädenswil, freier Eintritt[169]
1918	
28. Jänner	„Die Wechseljahre der Frau", Aula des Hirschengrabenschulhauses Zürich, veranstaltet vom „Naturheilverein Zürich", zum 4. Mal wiederholt[170]
19. Februar	Vortrag über Frauenleiden und deren Verhütung, veranstaltet vom „Verein für Gesundheitspflege Landquart und Umgebung" (Kanton Graubünden)[171]
18., 19. und 20. März	Vortrag über Nieren- und Blasenleiden, Grossratssaal Bern, veranstaltet vom „Verein für Volksgesundheit Bern", öffentlicher Vortrag für Damen und Herren[172]
25. März	„Frauenvortrag" über „Mutter und Kind", Aula der Hirschengrabenschule in Zürich, veranstaltet vom „Naturheilverein Sektion Zürich"[173]
14. April	„Frauenkrankheiten und Wechseljahre", Gemeindesaal von Lenzburg (Kanton Aargau), veranstaltet vom „Verein zur Hebung der Volksgesundheit"[174]
April	„Frauensünden und ihre Bekämpfung", Vorträge in Meilen, Uerikon und Stäfa, veranstaltet vom „Naturheilverein Sektion Bezirk Meilen"[175]
2. Juni	„Natürliche Heilfaktoren, Schädlichkeit der Genussmittel, Vorzüge der Abstinenz und des Vegetarismus", Luftbad von Frau Dr. Lucci-Purtscher in Wädenswil, veranstaltet vom „Naturheilverein Zürich"[176]
Herbst	Vortrag über Frauenleiden, Kinderkrankheiten mit Vorführung eines neuen Wickelsystems, veranstaltet vom „Naturheilverein Zürich", nur für Frauen[177]
1919	
9. Jänner	„Frauenleiden, Kinderkrankheiten". Mit Vorführung eines neuen Wickelsystems. Wädenswil, Eintritt nur für Damen [ursprünglich für den 24. Oktober 1918 angekündigt, wegen der Spanischen Grippe verschoben!]

169 *Allgemeiner Anzeiger vom Zürichsee* Nr. 14 (31. Jänner 1913); Nr. 16 (5. Februar 1913).
170 *Volksgesundheit* Nr. 5 (1. März 1918) 78.
171 *Volksgesundheit* Nr. 6 (16. März 1918) 91.
172 Ebd. 89.
173 Ebd.
174 *Volksgesundheit* Nr. 8 (1. Mai 1918) 141, Ankündigung vgl. ebd. Nr. 7, 1. April 1918, 109.
175 *Volksgesundheit* Nr. 12 (16. Juni 1918) 189.
176 *Volksgesundheit* Nr. 11 (1. Juni 1918) 172.
177 *Volksgesundheit* Nr. 19 (1. September 1918) 284; Nr. 22 (16. November 1918) 333.

1920	
Juli	Viertägiger Kurs über Wasser- und Schwitzanwendungen, Massage und Gymnastik, Selbstmassage, Dr. Naegelische Handgriffe [Knetgriffe zur Behandlung von Nervenleiden] in der Kuranstalt von Dr. Gisela Lucci-Purtscher, nur für Frauen und Töchter in Wädenswil[178]
29. Oktober	„Die hauptsächlichsten Frauenkrankheiten", Schwurgerichtssaal Zürich, veranstaltet vom „Verein für Körperkultur und Naturheilverein, Sektion Zürich" für Frauen und erwachsene Töchter[179]
23. und 24. November	Vortrag über Frauenkrankheiten in Brugg bzw. Baden (beide Kanton Aargau)[180]
1921	
Juli	Dreitägiger Kurs über Massage, Turnsystem und Wasseranwendungen in der Kuranstalt von Dr. Gisela Lucci-Purtscher in Wädenswil[181]
1921/1922	
Winter	„Operationslose Behandlung von Frauenleiden", Bern, veranstaltet vom „Naturheilverein und Körperkultur"[182]
1922	
19. April	„Das kritische Frauenalter", Grossratssaal Bern, veranstaltet vom „Verein für Volksgesundheit Bern (Naturheilverein)"[183]
1923	
22. Jänner	„Frauenleiden und unerkannte Zusammenhänge mit Krankheiten anderer Organe", Aula (Hirschgrabenschulhaus) Zürich, Frauenvortrag[184]
20. Februar	„Frauenleiden und unerkannte Zusammenhänge mit Krankheiten anderer Organe", Schwurgerichtssaal des städtischen Ratshauses in Aarau, Frauenvortrag[185]
23. Februar	Vortrag über Frauenleiden in der Volksküche B.B.C. [Brown, Boveri & Cie, Elektrotechnik-Konzern in Baden] in Baden[186]
April	„Vom Katarrh bis zum Krebs", Volkshaus Windegg in Horgen[187]
1924	
Oktober/November	Zwei „Coué"-Vorträge in Winterthur, anschließend ein Doppelkurs in der Coué-Technik an je sechs Nachmittagen bzw. Abenden[188]

178 *Der Hausdoktor. Schweizerische Blätter für Gesundheitspflege* 11 (1920) 85, 13 (1920) 102.
179 *Volksgesundheit* Nr. 22 (16. November 1920) 345.
180 Ebd. 191.
181 *Der Hausdoktor. Schweizerische Blätter für Gesundheitspflege* 4 (1921) 32.
182 *Volksgesundheit* Nr. 21 (1. November 1921) 327f.
183 *Volksgesundheit* Nr. 8 (16. April 1922) 147.
184 *Volksgesundheit* Nr. 4 (16. Februar 1923) 64.
185 *Volksgesundheit* Nr. 6 (16. März 1923) 96.
186 Ebd.
187 *Volksgesundheit* Nr. 9 (1. Mai 1923) 153.
188 *Volksgesundheit* Nr. 3 (1. Februar 1925) 45.

1925	
6. Oktober	„Die Heilkraft in uns“, Safranzunft in Basel, veranstaltet vom „Kneipp-verein“, mit nachfolgendem, zwei Abende umfassenden Einführungskurs in die Methoden Coués[189]
1927	
24. April	„Glücklich, gesund und gut wird man nur zugleich“, Amriswil (Kanton Thurgau)[190]

Kommentaren zufolge waren viele Vorträge Lucci-Purtschers ausgezeichnet besucht und wurden vom Publikum begeistert aufgenommen. Zum Vortrag über die Wechseljahre der Frau in der Aula des Hirschengrabenschulhauses Zürich kamen über 500 Personen[191]. Der *Frauenvortrag* der *Frauenärztin* Gisela Lucci-Purtscher über Frauenleiden im Jänner 1923 wurde wegen seiner *diskreten und lehrreichen* Darstellung gelobt. Die Zuhörerinnen hätten sich *reich und belehrt und doch befriedigt* … an *der Veranstaltung freuen* können[192]. In der Volksküche in Baden *lauschten* 280 Zuhörerinnen *mit gespannter Aufmerksamkeit dem gediegenen Referate. Die tüchtige Frauenärztin erklärte im Hauptinhalte, dass mit einfachen, naturgemässen Mitteln, Licht, Luft, Sonne, Schwitzbädern und Reinlichkeit, sowie nicht zu verkünstelter Nahrung, die meisten Krankheiten verhütet werden können*[193]. Die beiden Coué-Vorträge, die Lucci-Purtscher 1924 in Winterthur hielt, waren von je 1.200 Personen besucht. Anschließend veranstaltete sie für rund 550 Teilnehmer:innen einen Doppelkurs an sechs Nachmittagen beziehungsweise Abenden in der Coué-Technik. *Als Schülerin Coués verstand es Frau Dr. Lucci, diese Methode den Teilnehmern in ausgezeichneter und leichtfasslicher Weise beizubringen und durch praktische Beispiele zu beleben,* kommentierte die *Volksgesundheit*[194].

Sowohl Anna Fischer-Dückelmann als auch Gisela Lucci-Purtscher überzeugten als Naturärztinnen durch ihre Authentizität und lebten nach den von ihnen vertretenen Prinzipien. Anna Fischer-Dückelmann war zum Beispiel selbst strenge Vegetarierin, auch ihre Kinder durften bis zum 17. Lebensjahr kein Fleisch essen[195]. Sie war strikte Abstinenzlerin, geißelte Genusssucht und Alkohol, trug Reformkleidung und war eine Verfechterin der Nacktkultur[196]. Sie setzte sich beharrlich für ihre Grundsätze ein, scheute auch die Auseinandersetzung mit den Ärzten des „Establishments“ nicht. Sie wurde von ihrer Umgebung als unangepasste Frau wahrgenommen.

Genauso hielt sich Gisela Lucci-Purtscher eisern an ihre Grundsätze, die letztlich auch einer der Gründe für das Scheitern ihrer Ehe waren. So war ihrem Mann ihr Lebensstil zu „einfach“. Besonders empörte ihn, um ein anschauliches Detail zu nennen, dass ihn seine

189 *Volksgesundheit* Nr. 19 (1. September 1925) 303.

190 *Volksgesundheit* Nr. 9 (1. Mai 1927) 144.

191 *Volksgesundheit* Nr. 5 (1. März 1918) 78.

192 *Volksgesundheit* Nr. 4 (16. Februar 1923) 64.

193 *Volksgesundheit* Nr. 6 (16. März 1923) 96.

194 *Volksgesundheit* Nr. 3 (1. Februar 1925) 45.

195 Körner-Peth, Anna Fischer-Dückelmann 245; Bochmann, Naturheilbewegung 87: Fischer-Dückelmann war auch Mitglied im Deutschen Vegetarier-Bund.

196 Bleker, Gesundheitsbücher 75.

Frau aufforderte, Sandalen anzuziehen, die er wohl als unstandesgemäßes Schuhwerk armer Leute empfand und für deren Gesundheitswert er kein Verständnis aufbrachte[197].

Beide Medizinerinnen definierten sich besonders in der Anfangsphase ihrer Karriere als Ärztinnen für Frauen und knüpften dabei an vorherrschende Geschlechterzuschreibungen an. Mit ihren Publikationen wollten sie Frauen einen Leitfaden geben, die als weiblich geltenden Aufgaben der häuslichen Krankenpflege und Gesundheitsförderung bestmöglich zu erfüllen[198]. Keine der beiden Ärztinnen trat öffentlich für eine Änderung der gängigen Rollenbilder ein. Fischer-Dückelmanns Privatleben gestaltete sich „relativ bürgerlich-konservativ", obwohl sie – wie auch Lucci-Purtscher während ihrer Ehe – den Familienunterhalt sicherte und immer wieder längere Zeiten getrennt von ihrem Mann lebte[199]. Eine ähnliche Diskrepanz zeigt sich bei der katholischen, geschiedenen Naturärztin Gisela Lucci-Purtscher, die in Hosen ausritt und Hunde dressierte und sich nicht davor scheute, von den Menschen ihrer Umgebung als unangepasste Frau wahrgenommen zu werden[200]. Trotzdem dürften ihre im Einklang mit hegemonialen Geschlechterzuschreibungen stehenden Frauenbilder, wie sie diese in ihren Schriften vertrat, neben der Kombination von Schulmedizin und Naturheilkunde ein wesentlicher Grund für ihren beruflichen Erfolg gewesen sein. Bei beiden Ärztinnen sind Widersprüchlichkeiten zwischen propagiertem Rollenbild und tatsächlich gelebtem Leben als Frau zu beobachten. Obwohl sie aus wertkonservativen, bürgerlichen Kontexten kamen, überschritten sie immer wieder die Grenzen der vorgesehenen Frauenrollen.

Bislang wurde in der medizinhistorischen Forschung davon ausgegangen, dass die Naturheilbewegung des 19. Jahrhunderts vor allem eine „Männerbewegung" war, obwohl die Gesundheitspflege in der Familie traditionell als weibliche Aufgabe galt. Dieser Befund beruht auf der Untersuchung von Mitgliedschaften in Naturheilvereinen, die mit einem Verweis darauf, dass Frauen wohl auch in die Vereinsaktivitäten ihrer Ehemänner miteingebunden waren, relativiert werden muss[201]. Als Akteurinnen, sei es als akademische Ärztinnen oder Laientherapeutinnen, waren Frauen in der Naturheilkunde sicher unterrepräsentiert, doch – wie so oft – häufiger vertreten als bisher erforscht.

In den älteren biografisch ausgerichteten Werken über Naturheilkunde finden sich keine Ärztinnen, auch nicht Anna Fischer-Dückelmann[202]. Die Medizinhistorikerin Johanna Bleker unterstrich die Bedeutung und den Erfolg Anna Fischer-Dückelmanns in der Naturheilkunde, war aber im Jahr 2000 der Ansicht, dass es in der Folgezeit keine der anderen Ärztinnen „wagte, ihr auf das Gebiet der Außenseitermedizin zu folgen"[203]. Für

197 StAZH, Z 435.208 (Protokoll Horgen 1920), 287–298, Nr. 82, Scheidungsprotokoll vom 24. August 1920, 288.

198 Vgl. auch Wolff, Anleitungen 141–143.

199 Bochmann, Naturheilbewegung 89.

200 Vgl. Beck-Ciprian, Gisela Lucci-Purtscher 36. Telefonische Auskunft von Nelly Bosshard-Kündig, Pfäffikon, 28. März 2013. Wie die 1923 geborene Tochter der Familie, die Lucci-Purtschers Kurbad 1938 kaufte, erzählte, hätten sie die Bewohner:innen von Meilen als *sehr bestimmte Persönlichkeit* wahrgenommen. Als Ärztin hatte Lucci-Purtscher einen guten Ruf. Ihr Vater, so Nelly Bosshard, hätte mit *ihr* [mit einer Frau wie sie] *aber nicht verheiratet* sein können.

201 Eckart–Jütte, Medizingeschichte 195.

202 Vgl. Rothschuh, Naturheilbewegung; Brauchle, Naturheilkunde: Hier wird keine Naturärztin erwähnt.

203 Bleker, Vorspiel 25.

Deutschland ist auch auf die Tätigkeit der Laienheilkundigen Klara Muche zu verweisen, die heute nahezu vergessen ist. Sie eignete sich autodidaktisch Wissen an, hielt populäre Vorträge, vor allem über frauenspezifische Krankheits- und Gesundheitsthemen, die sie publizierte, und betrieb, allerdings nur kurzlebige, Naturheilbäder im Raum Dresden[204]. Im Jahr 2020 leistete die deutsche Fachjournalistin Annette Kerckhoff mit ihrem Sachbuch „Wichtige Frauen in der Naturheilkunde" einen wertvollen Beitrag zur Sichtbarmachung von 27 überwiegend nicht akademisch ausgebildeten Frauen, darunter auch der Ärztin Anna Fischer-Dückelmann. Allen gemeinsam ist, dass sie in Europa im 19. und 20. Jahrhundert Naturheilkunde praktizierten, meistens im Stillen wirkten und ihr Wissen mündlich weitergaben[205]. Sowohl diesen als auch den „bedeutenden Vertretern" der Naturheilkunde ist auf jeden Fall Gisela Lucci-Purtscher hinzuzufügen. Offenbleiben muss einstweilen, wie das Leben und die berufliche Ausrichtung von Milicia Schwiglin-Tschawoff weiterging, die sich ebenfalls nach ihrem Studium auf Naturheilkunde fokussierte und bei Lahmann in Dresden als Assistentin tätig war. Wie erwähnt, ging sie nach ihrer Eheschließung nach Bulgarien.

Daneben gibt es noch weitere Hinweise, dass Ärztinnen der Untersuchungsgruppe Methoden der alternativen Medizin anwandten bzw. praktizierten: So bezeichnete sich Betty Farbstein-Ostersetzer in Zürich als *Spezialärztin für Nervenmassage und Physikalisch-diätetische Therapie*. In den Jahren 1922 und 1926 publizierte sie in der Zeitschrift *Volksgesundheit* zwei einschlägige Beiträge[206]. Und Sophie Moraczewska-Okunewska, die in den 1920er Jahren als Ärztin in einer „Volksheilanstalt" in Lemberg arbeitete und Kurse für Krankenschwestern und Hebammen hielt, stellte Heilkräutermischungen her, beschäftigte sich mit Pflanzenheilkunde und setzte sich für die Anwendung der zwar unter ihren Landsleuten seit langem bekannten, jedoch vernachlässigten Heilmethode ein.

5.1.5 Nervenärztin und „Weltbürgerin": Lucia Morawitz

Die großen ökonomischen und sozio-kulturellen Veränderungen des ausgehenden 19. Jahrhunderts wie Urbanisierung und Technisierung gaben nicht nur wichtige Impulse für die Entwicklung der Naturheilkunde, sondern auch für medizinische Forschungen über das Nervensystem der Menschen. Dieses schien im übertragenen Sinn dem Netz der Eisenbahn- und Telegrafenlinien ähnlich und wurde in einem Zusammenhang mit der Elektrizität gesehen. Die Nerven waren im Laufe des 19. Jahrhunderts in ihrer ganzen Komplexität wissenschaftlich untersucht und in Verbindung mit der „Lebenskraft" des Menschen gesetzt worden. Deren permanente „Überreizung", so ein Ansatzpunkt, konnte eine Nervenschwäche, eine sogenannte Neurasthenie, auslösen[207]. Mit diesen Krankheitsbildern befasste sich auch die Nervenheilkunde, die sich aus der Inneren Medizin entwickelte. Immer mehr Ärzte und Ärztinnen spezialisierten sich in diesem Fach, so auch zwei Medizinerinnen der Untersuchungsgruppe. Wie erwähnt, praktizierte

---

204 Zu Klara Muche vgl. Bochmann, Naturheilbewegung 61–95; Lienert, Naturheilkundliches Dresden 116f.

205 Kerckhoff, Wichtige Frauen.

206 Ostersetzer, Luftbad 122f.; dies., Wahrheiten 350–352.

207 Vanja, Nervenheilstätten 346: Den Begriff *Neurasthenia* prägte der New Yorker Nervenarzt George M. Beard 1880, dessen Schrift 1881 ins Deutsche übersetzt wurde.

Betty Farbstein-Ostersetzer in Zürich *Nervenmassage*. Aufgrund mangelnder Quellen ist es allerdings schwierig aufzuschlüsseln, welche Therapien sie genau anbot.

Dezidiert als *Nervenärztin* beziehungsweise als *Ärztin für Nerven- und Frauenkrankheiten* bezeichnete sich hingegen Lucia Morawitz, deren Biografie unerforscht ist. Sie versuchte an verschiedenen Orten Fuß zu fassen und wirkte die längste Zeit ihres Lebens in der Schweiz. Auch in ihrem Fall ist es aufgrund der bisher erfassten Quellen nicht möglich, ihre genaue ärztliche Tätigkeit zu beschreiben. Dafür ist sie eine der wenigen Ärztinnen der Untersuchungsgruppe, von der Briefe vorhanden sind: Ein sieben Schachteln umfassendes Konvolut im Nachlass ihres Studienkollegen Heinrich Zangger in der Handschriftensammlung der Zentralbibliothek Zürich enthält Briefe aus dem Zeitraum von 1897 bis 1953 mit teilweise mehrjährigen Unterbrechungen[208]. Heinrich Zangger (1874–1957) war ein Schweizer Toxikologe und Forensiker, der von 1912 bis 1941 das Institut für Gerichtsmedizin der Universität Zürich leitete[209].

Zusätzlich sind auch noch Einzelbriefe von Morawitz in den Nachlässen der Verlegerin, Gartenbaupionierin und Frauenrechtlerin Yella Hertzka[210] und der Schriftstellerinnen Ricarda Huch[211] und Marie Eugenie delle Grazie[212] erhalten. Auch wenn diese Ego-Dokumente für die vorliegende Studie nur exemplarisch und primär auf die Frage nach Karriere und Berufsbild hin ausgewertet wurden, geben sie aufschlussreiche Einblicke in Morawitz' Selbstwahrnehmung als Ärztin, ihre Schwierigkeiten, adäquate Beschäftigungen zu finden, sowie ihre Reflexionen über ihren sozialen Status, über Geschlechterrollenbilder und persönliche Ansprüche.

Lucia Morawitz, die aus einer vermögenden Advokatenfamilie in Wien stammte, hatte im Jahr 1900 zuerst das eidgenössische Diplom abgelegt, anschließend ihr Medizinstudium in Zürich beendet und drei Jahre später in Wien durch Nostrifizierung promoviert. 1904 erhielt sie für einige Monate eine Stelle als Assistenzärztin an der privaten neurologischen Poliklinik Constantin von Monakows in Zürich[213]. Von 1907 bis 1910 lebte sie in Wien und praktizierte als Ärztin für Nerven- und Frauenkrankheiten (siehe Kapitel 4.2.8). Im Jahr 1913 heiratete sie den um sieben Jahre jüngeren Chemiker und Züricher Bürger Hans Otto Erich Sommerhoff in Berlin, mit dem sie zu Beginn ihrer Ehe eine Zeit lang in Turin wohnte. Ab etwa 1919 lebte das Paar getrennt[214].

---

208 ZBZ, Handschriften-Abteilung, Nachlass Heinrich Zangger, 1–406 & A.1–A.44, Schachteln 23, 33, 130, 139, 258, 271, 285.

209 Vgl. Seelenverwandte.

210 Archiv der Universal Edition Wien, Persönlicher Briefnachlass Yella Hertzka: Darin befinden sich fünf Briefe von Lucia Morawitz an Yella Hertzka. Ich danke Corinna Oesch für das Zur-Verfügung-Stellen der Briefe.

211 Deutsches Literaturarchiv Marbach, Handschriftenabteilung, Sign. A: Huch, 3 Briefe von Lucia Morawitz an Ricarda Huch.

212 WBR, Handschriften Aut – Autograph(en), Nachlass Marie Eugenie delle Grazie (Briefe von Lucia Morawitz, https://www.digital.wienbibliothek.at).

213 *Neues Wiener Tagblatt* 38, Nr. 189 (9. Juli 1904) 8; vgl. auch: Constantin von Monakow, https://hls-dhs-dss.ch/de/articles/014556/2009-12-08/ [24. 4. 2024]. Monakow hatte 1885 in Zürich eine Praxis eröffnet und sich als erster Fachneurologe der Schweiz habilitiert. Ab 1886 betrieb er eine private neurologische Poliklinik und ein hirnanatomisches Labor, die beide internationale Bedeutung gewannen, 1910 durch Schenkung an den Kanton Zürich übergingen und bis 1927 von Monakow unter Mitarbeit zahlreicher Schüler geleitet wurden.

214 StAZH, BEZ ZCH 6341.160, Spruchbuch Ehesachen 1930, 2195f., Scheidung Sommerhoff, 2. Mai 1930.

Nach dem Ende des Ersten Weltkriegs verlor Lucia Morawitz einen großen Teil ihres offenbar beträchtlichen Vermögens, das von ihrer Familie stammte. Von 1922 bis 1923 führte Morawitz, die durch die Eheschließung Schweizer Staatsbürgerin geworden war, eine Privatordination als *Ärztin für Nerven- und Gemütskrankheiten* in Zürich[215]. Parallel dazu war sie auch temporär an Nervenheilanstalten tätig.

Vor dem Hintergrund der Etablierung der Nervenheilkunde und des Neurasthenie-Diskurses waren seit den 1880er Jahren eine Reihe von Nervenheilanstalten oder -sanatorien gegründet worden. Um 1900 boten rund 500 Nervenheilstätten allein im deutschsprachigen Raum ihre Dienste an. Neben der großen Mehrzahl privater Heilstätten, die sich primär an gutsituierte Patient:innen richteten, gab es eine überschaubare Zahl öffentlicher. In deutlicher Abgrenzung zu psychiatrischen Einrichtungen mit geschlossenen Häusern gehörten freiwilliger Eintritt, Bewegungsfreiheit und Entlassung auf Wunsch zu den Gemeinsamkeiten von Nervenheilanstalten. Die Ausrichtungen und Strukturen waren aufgrund der Unschärfe der Diagnose ganz unterschiedlich. Der Ausbruch des Ersten Weltkriegs bereitete den prosperierenden Nervenheilanstalten meist ein vorläufiges Ende, da zahlende Gäste ausblieben, danach stieg die Zahl der Patient:innen wieder an[216].

Im Jahr 1922 war Lucia Morawitz zumindest zeitweise wieder in der Klinik Monakow in Zürich beschäftigt. In ihren Briefen aus den 1920er Jahren berichtete sie immer wieder über finanzielle Schwierigkeiten: Sie habe ab 1. Juli wenig und ab 1. August gar nichts mehr verdient, müsse aber weiter Miete bezahlen und verliere ihre *paar Pat*[ient:innen ?] und *Lectionen*[217]. Im September 1922 übernahm die zweiundfünfzigjährige Nervenärztin eine sechswöchige, nicht näher beschriebene Vertretung in der privaten Nervenheilanstalt Hohenegg in Meilen[218], einer der größeren Kliniken in der „psychiatrischen Landschaft“[219] am Zürichsee. Die 1912 eröffnete *Anstalt für Gemütskranke* war ursprünglich für 100 Frauen und zehn Männer geplant, wurde aber bald als reine Frauenheilanstalt betrieben. Gegen Ende dieses kurzen Dienstverhältnisses erklärte Morawitz in einem Brief: *Hier klagen die Pat.* [Patientinnen] *allgemein, dass ich weggehe u. dass ein männlicher Arzt komme! Sagen rundweg, überall sollte doch auch eine Ärztin sein!*[220] Eine Ärztin mit psychiatrischen Fachkenntnissen war demnach noch in den 1920er Jahren in dieser Privatklinik für weibliche Patienten die Ausnahme.

Nach der kurzen Vertretung in der Klinik Hohenegg, die sie offenbar während ihrer Anstellung in Zürich übernommen hatte, wurde Morawitz im November 1922 von Klinikchef Monakow entlassen, worüber sie sich bei Heinrich Zangger alterierte. Sie hatte *gesundheitsbedingt* um drei Wochen Urlaub in Wiesbaden und zusätzlich um einen

---

215 Adressbücher der Stadt Zürich 1922–1923, https://www.zop.zb.uzh.ch/ [23. 4. 2024]: 1922: *Morawitz, Frau Dr. med., Nerven- und Gemütskrankheiten*, Sihlstraße 30, Sprechstunden 2–3 Uhr; 1923: *Sommerhoff, Lucia (Morawitz) Dr. med. Ärztin*, Hottingerstraße 2.

216 Vanja, Nervenheilstätten 347–349.

217 ZBZ, Handschriften-Abteilung, Nachlass Heinrich Zangger 1–406 & A.1–A.44, Brief [undatiert] von August/September 1922.

218 Vanja, psychiatrische Landschaft 76f.: Hohenegg ist heute eine Privatklinik, vgl. Hohenegg, https://www.hohenegg.ch [18. 8. 2024].

219 Damit ist eine Region mit einem vielfältigen Angebot staatlicher und kommunaler Institutionen, aber auch privaten Gesundheits- und Pflegeinstitutionen gemeint, vgl. Vanja, Psychiatrische Landschaft 76f.

220 ZBZ, Handschriften-Abteilung, Nachlass Heinrich Zangger 1–406 & A.1–A.44, Brief von Morawitz an Zangger aus Hohenegg vom 1. Oktober 1922.

einmonatigen Urlaub angesucht, um einen *Ferien-Kurs in der Kl. Chirurgie* zu belegen. Morawitz, die sich damit wohl über bestehende Vorschriften hinwegsetzen wollte, empörte sich, dass ihr der Klinikchef anbot, *nicht offiziell*, also ohne Vertrag, zu arbeiten, während er vier Männer legal beschäftigte[221].

Im Dezember 1922 begleitete Lucia Morawitz eine vermögende Patientin für vier Monate nach Rom. Dort bewarb sie sich – vergeblich[222] – um eine Beschäftigung beim Psychiater und Psychologen Camillo Sante de Sanctis, Professor für experimentelle Psychologie an der Universität Rom und Direktor der psychiatrischen Klinik[223]. Dieser wollte sie einer Senatorstochter zu *Abendhypnosen wegen Schlaflosigkeit bei Phobie gegen Narcotica* empfehlen, deren Familie jedoch *refüsierte*, weil sie – wie Morawitz schrieb – *Ärztin* war, und *Ärztinnen hier perhorrescirt* werden würden[224]. Aus dieser Briefstelle über die Ablehnung ihrer Behandlung aufgrund ihres weiblichen Geschlechts geht auch hervor, dass Morawitz bei Patient:innen die Hypnose durchführte. Neben Elektrotherapie, Bettruhe, manchmal Mastkuren und vor allem Gesprächen wurde diese als gängige Therapie von Nervenärzt:innen angewandt[225].

Morawitz' Briefe geben auch Einblick, wie sehr sie auf dieser Reise unter dem ihr zugewiesenen Status litt, der jenem einer Angestellten oder Gesellschafterin glich und in krassem Widerspruch zu ihrem Selbstwertgefühl als Ärztin und Akademikerin stand:

... denn diese Lebensweise ohne Zimmer, ohne Schrank, Schreibtisch, Wassertisch macht mich rasend ... nie lesen zu können! Kaum 3 Briefe per Woche schreiben können! Das nie still allein sein! Beständig unter Menschen, die mir Negativa sind! ... diese strapaziöse, unintellectuelle Lebensweise, in der ich alles verlerne u. für die Zukunft nicht säen kann, möchte ich nur unter der Bedingung eines eigenen Zimmers u. eines Gehaltes von 500 Frs. monatlich acceptiren[226].

Erschwerend kam hinzu, dass ihre weitere Existenz in Zürich völlig unklar war. Von Rom aus versuchte Lucia Morawitz brieflich Kontakte zu knüpfen und Netzwerke zu aktivieren, um nach ihrer Rückkehr eine Wohnung und eine Anstellung zu bekommen. Da sie ja ohnehin arbeitslos nach Zürich zurückkehren würde, könnte sie an der dortigen Pflegerinnenschule unterrichten, war eine weitere Option, die sie nannte. Sie war überzeugt, sie würde „ihre" Fächer besser unterrichten *als jede andere in Zürich*[227]. Morawitz überlegte sogar, ob sie in einer Schweizer Zeitung ein Stellengesuch aufgeben sollte[228]. In einem Brief malte sie sich ideale Arbeitsbedingungen aus: Mit einer *fixen, gut tragenden Sommerstelle wollte sie den Sommer in der Schweiz* und den Winter in Rom verbringen – *Einnahmen klein, Klima gut*[229]. Die Realität sah aber anders aus. Heinrich Zanggers Ehefrau offenbarte sie ihre Verzweiflung und Existenzängste: *Ich flüchte mich geradezu zu Ihnen! Denn ich vergehe vor Aufregung u*[nd] *Angst! – Wenn diese letzte Gelegenheit unausgenützt vorbei gelassen würde (ich bin 53 J*[ahre] *und verbrauche hier schonungslos*

221 Ebd., Brief von Morawitz an Zangger, zwischen 15. und 20. Dezember 1922.
222 Ebd., Brief von Morawitz an Zangger, 15. Dezember 1922.
223 Vgl. Sante De Sanctis, Camillo, https://www.spektrum.de/lexikon/psychologie/sante-de-sanctis-camillo/133 [22. 8. 2024].
224 Ebd., Brief von Morawitz an Zangger, 8. Jänner 1923.
225 Vanja, Nervenheilstätten 348.
226 Ebd., Brief von Morawitz an Zangger, 15. Dezember 1922.
227 Ebd., Brief von Morawitz an Zangger, 12. Februar 1923.
228 Ebd.
229 Ebd.

meine letzten Kräfte in schmählich abhängiger Stellung!) – … dann ist's um mich geschehen! Und der weitere Verlauf meines „Lebens" ist gar nicht auszudenken[230]*!*

Auf ihrer Suche nach angemessener ärztlicher Tätigkeit war Lucia Morawitz offen für andere medizinische Richtungen. Im März 1923 fragte sie Zangger nach Kontakten zu Auguste Rollier, der im Schweizer Bergdorf Leysin (Kanton Waadt) eine Klinik führte, die auf die Behandlung von Knochentuberkulose mit der von ihm entwickelten Heliotherapie spezialisiert war[231]. *Ich plane nämlich in nächster Zeit zu ihm zu gehen, um ihn zu überreden, mich anzustellen! Dafür wäre eine gute Einführung notwendig*, schrieb sie[232].

Nach ihrer Rückkehr nach Zürich erhielt Morawitz weder die erhoffte Stelle in der Universitätsklinik Burghölzli[233] noch jene in der privaten psychiatrischen Anstalt Hohenegg in Meilen. Im August 1923 erklärte sie, welche Bedeutung eine Anstellung für sie gehabt hätte: *1 Jahr regelmässige Facharbeit, regelmässiges gesundes Essen! Ein anständiges Zimmer – die Möglichkeit einer Arztstelle in einer Cant*[onale] *Anstalt … . Meine Gesundheit wäre mir erhalten geblieben! Mein Mann wäre nicht dahin gelangt, wohin er gelangt ist, ich hätte ihn bei mir haben können. Hätte auch Freundinnen einladen können! Unter Strapazen, Entbehrungen, körperlichen Anstrengungen habe ich 1¾ Jahre Raubbau an meinem Körper getrieben u. Idioten Lectionen gegeben!! … Schulden gemacht, einsam, allein, verlassen, voll Heimweh & Sehnsucht – u. krank!! … Heute ist meine Gesundheit zugrunde gerichtet. Meine Ehe ist zerstört, meine Sachen habe ich zum grossen Teil verschleudert! Dadurch wurde vieles erschwert*[234].

Im Oktober 1928 zog Lucia Morawitz nach Davos, wo 1868 das erste Kurhaus für Lungenkranke eröffnet worden war. Die Schweizer Berge und die reine Bergluft waren nicht nur eine Touristenattraktion, sondern auch „Hoffnungsanker für Lungenkranke". Wie in anderen Höhenkurorten wurden in Davos neben Sanatorien luxuriöse Hotels mit umfangreichem Freizeitangebot für kranke Gäste gebaut[235]. Jakob Biland, Chefarzt am Sanatorium Davos-Dorf, und Rudolf Wolfer, Asthmaspezialist, der 1911 bis 1941 eine eigene Klinik führte, hatten Lucia Morawitz geraten, sich hier als Ärztin niederzulassen, da für Patient:innen außerhalb der Sanatorien ein Mangel an *Psychotherapeuten* bestehe[236].

In Davos war sie 1930 zuerst unter dem Namen *Lucia Sommerhoff-Morawitz, Nervenärztin Dr. med.*, gemeldet, danach als *Morawitz, geschiedene Sommerhoff*[237]. Wie aus diesem Eintrag hervorgeht, endete in diesem Jahr ihre Ehe mit Hans Otto Sommerhoff. Laut Scheidungsprotokoll waren die beiden eine *sogenannte Vernunftehe* eingegangen, doch schon bald habe sich gezeigt, dass zwischen dem Ehepaar *kein innerliches Band* bestand. Hans Otto Sommerhoff, der die Scheidung einreichte, schilderte seine Frau

---

230 Ebd., Brief von Morawitz an Zangger, 18. Februar 1923.

231 Vgl. Geiges, Licht 111–115.

232 ZBZ, Handschriften-Abteilung, Nachlass Heinrich Zangger 1–406 & A.1–A.44, Brief von Morawitz an Zangger, 25. März 1923.

233 Vgl. Vanja, Psychiatrische Landschaft 71–73. Das „Burghölzli" in Riesbach, heute ein Stadtteil von Zürich, wurde 1870 eröffnet.

234 ZBZ, Handschriften-Abteilung, Nachlass Heinrich Zangger 1–406 & A.1–A.44, Brief von Lucia Morawitz an Heinrich Zangger vom 5. August 1923.

235 Ritzmann, Höhenluft 61–64.

236 ZBZ, Handschriften-Abteilung, Nachlass Heinrich Zangger 1–406 & A.1–A.44, Brief von Morawitz an Zangger, 2. Dezember 1926.

237 Anfragebeantwortung Gemeinde Davos, 7. August 2017.

als *nervös und energisch und von einer schroffen Unverträglichkeit. Ihre Natur sei durchaus ungeeignet zur Ehe gewesen, sie habe auch die äusseren Formen der Ehe abgelehnt, die Hochzeitsreise sei getrennt durchgeführt worden, sie habe sich stets geweigert, den Namen des Mannes zu führen, und einen Ehering zu tragen. Sie habe den Kläger durch ihre Ueberheblichkeit andern Leuten gegenüber oft in Verlegenheit gebracht, und seinen Bekanntenkreis dadurch abgestossen.* Sie sei selten zu Hause, sondern immer auf Reisen gewesen, seit elf Jahren *hätten alle Beziehungen aufgehört*, da beide ein Zusammenleben als unerträglich empfanden. Lucia Morawitz entgegnete, sie sei lediglich *infolge der Apathie* ihres Mannes nervös geworden, der nie fähig gewesen sei, etwas Nennenswertes zu verdienen, und meist von ihrem Vermögen gelebt habe. Das habe ihn jedoch nicht abgehalten, *mit andern Damen Flirts zu unterhalten*[238]. Beide entsprachen wohl weder den jeweiligen persönlichen Erwartungen an das eheliche Gegenüber noch den vorherrschenden geschlechtsspezifischen Rollenbildern.

In den 1930er Jahren klagte Morawitz über ein *ereignisloses*[239], *steilsinkendes*[240], *eintöniges*[241] Leben in Davos und darüber, dass ihr interessante medizinische Fälle fehlten: *Was habe ich den Göttern blos angethan, dass ich im barbarischen Exil der Berge eines deutschsprechenden, uncultivierten Kleinbürgerhaufens leben muss*[242]*!* Im Jahr 1932 verlor sie *durch betrügerische Machenschaften der Creditbank in Österreich und Ungarn* abermals Vermögen[243]. Das Reisen behielt sie jedoch bei. 1933 war sie zum Beispiel mit drei Patientinnen in Viterbo Stabilimento termale in Mittelitalien[244], 1934 zur Kur in Baden bei Wien[245] oder 1936 in Aix-en-Provence[246].

Im Jahr 1937 zog Lucia Morawitz nach Agra-Bigogno, einem Dorf in der Nähe des Luganer Sees im Tessin, wo sie, wie sie lamentierte, in einem *Häuschen* wohnte und *keine Bedienung* hatte. *Dazu kochen, reinigen! Einkaufen! Wäsche waschen! Niemand, niemand weit und breit, der hülfe! Böse Sache! Und man vertrottelt dabei*[247]. Der letzte Brief aus dem Nachlass von Heinrich Zangger, in dem sie schrieb, sie könne *keinerlei Schritte* mehr machen, datiert vom September 1953. Lucia Morawitz starb 1958 mit 88 Jahren in Lugaggia (Tessin, Gemeinde Capriasca)[248]. Zwölf Jahre vor ihrem Tod, 1946, hatte sie geschrieben: *Auf meinem Grab wird stehen: „Addio le stelle / Addio'l mare / Addio sembianze*

---

238 StAZH, BEZ ZCH 6341.160, Spruchbuch Ehesachen 1930, 2195f., Scheidung Sommerhoff, 2. Mai 1930.

239 ZBZ, Handschriften-Abteilung, Nachlass Heinrich Zangger 1–406 & A.1–A.44, Brief von Morawitz an Zangger, 15. Juni 1931.

240 Ebd., Brief von Morawitz an Zangger, 22. März 1932.

241 Ebd., Brief von Morawitz an Zangger, 6. Jänner 1933.

242 Ebd.

243 Ebd., Brief von Morawitz an Zangger, 22. März 1932, vgl. Brief 15. September 1932: Sie musste eine *wunderschöne* Brosche verkaufen, *die ihr früher viel Bewunderung eingetragen hatte.*

244 Ebd., Brief von Morawitz an Zangger, 14. Mai 1933.

245 *Badener Zeitung* 55, Nr. 42 (26. Mai 1934) 1: Kurliste: Hotel Frauenhof, *Dr. Lucie Morawitz, Nervenärztin, Davos.*

246 ZBZ, Handschriften-Abteilung, Nachlass Heinrich Zangger 1–406 & A.1–A.44, Brief von Morawitz an Zangger, 5. Mai 1936.

247 Ebd., Brief von Morawitz an Zangger, 7. Oktober 1941.

248 Garbisch, Briefe an Ricarda Huch 856, Kommentiertes Register.

care ...". Aber dass ich inmitten dieses gottverfluchten Bauernpackes werde liegen müssen, in einem drittklassigen Grab das ... geht mir gegen den Strich[249].

Im Alter empfand Lucia Morawitz ihr Leben als sozialen Abstieg, und sie litt unter Einsamkeit, hatte sie doch in jüngeren Jahren über viele Freund- und Bekanntschaften verfügt, die sich – soweit ansatzweise bekannt – wie ein zeitgenössisches „Who is who" von Vertreter:innen intellektueller und frauenbewegter Kreise lesen: Dazu zählten langjährige Kontakte mit den österreichischen Frauenrechtlerinnen Yella Herzka[250] und Auguste Fickert[251] und den bekannten Protagonistinnen der deutschen Frauenbewegung Helene Stöcker[252] und Gertrud Bäumer[253], wie auch mit den Schriftstellerinnen Ricarda Huch[254], Marie Baum[255], Annette Kolb[256] und Marie Eugenie delle Grazie[257]. Unter den prominenten Personen, mit denen sie zusammentraf und über die sie in ihren Briefen schrieb, befanden sich weiters Marianne und Max Weber[258], Lou Andreas Salomé[259], Rainer Maria Rilke[260], Hugo von Hofmannsthal[261] und Albert Einstein[262]. Aus ihrem beruflichen Umfeld sind intensivere Beziehungen mit Regina Kahane-Axer und Heinrich Zangger belegt. Sonst, so hat es den Anschein, pflegte sie keine engen freundschaftlichen Kontakte mit Mediziner:innen.

---

249 ZBZ, Handschriften-Abteilung, Nachlass Heinrich Zangger 1–406 & A.1–A.44, Brief von Morawitz an Zangger, 8. Juli 1946.

250 Oesch, Yella Hertzka 199, Anm. 91: Lucia Morawitz war mit Helene Stöcker bekannt und vermittelte die von Geldsorgen geplagte spätere Ärztin Regina Kahane an Yella Hertzka.

251 WBR, Handschriften Aut – Autograph(en), Nachlass Auguste Fickert H.I.N.-70977 (Brief von Friederike Lubinger 1904); H.I.N.-70914 (Briefe von Lucia Morawitz an Auguste Fickert, 1903, 1907).

252 Stöcker, Lebenserinnerungen 58, Anm. 143: *Dr. Lucia Morawitz war im Neuen (Wiener) Frauenklub aktiv und Förderin des Bundes Österreichischer Frauenvereine. Sie verkehrte mit dem Ehepaar Marianne und Max Weber*; vgl. auch Archiv der Universal Edition Wien, Persönlicher Briefnachlass Yella Hertzka, Brief von Helene Stöcker an Yella Hertzka, Berlin-Wilmersdorf, 6. Mai 1904: Sie berichtet über eine Begegnung mit Morawitz in Berlin.

253 ZBZ, Handschriften-Abteilung, Nachlass Heinrich Zangger 1–406 & A.1–A.44, Brief von Morawitz an Zangger, 3. Oktober 1922.

254 Ihren 70. Geburtstag feierte Morawitz mit Marie Baum und Ricarda Huch, vgl. ZBZ, Handschriften-Abteilung, Nachlass Heinrich Zangger, Brief von Morawitz an Zangger, 18. Jänner 1941; vgl. auch Brief von Morawitz an Zangger, 6. November 1943: *Lesen Sie „Weisse Nächte"* [Zürich 1943] *– jeder Satz ein Juwel!*

255 Ebd., Brief von Morawitz an Zangger, 20. Februar 1934: 1934 sammelte Morawitz zu Marie Baums 60. Geburtstag Unterschriften von Schweizer Bekannten und Freunden. Vgl. Brief von Morawitz an Zangger, 17. Jänner 1947. 1947 verbrachte Baum 14 Tage zur Erholung bei Morawitz in Lugaggia.

256 München, Stadtbibliothek, Monacensia, Nachlass Annette Kolb, Sign. AK B 323, Brief von Morawitz an Annette Kolb aus Lugaggia, 21. Jänner 1946.

257 WBR, Handschriften Aut – Autograph(en), Nachlass Marie Eugenie delle Grazie (Briefe von Lucia Morawitz https://www.digital.wienbibliothek.at).

258 Max Weber-Gesamtausgabe, 543, Anm. 12: Lucia Morawitz war von ihrer Freundin Marie Baum bei Max und Marianne Weber eingeführt worden. Vgl. auch Stöcker, Lebenserinnerungen 58, Anm. 143: Marianne Weber besuchte die bettlägrige Lucia Morawitz regelmäßig im Sanatorium Lahmann.

259 ZBZ, Handschriften-Abteilung, Nachlass Heinrich Zangger 1–406 & A.1–A.44, Brief Morawitz an Zangger, 20. April 1952.

260 Ebd., Brief von Morawitz an Zangger, 20. April 1952.

261 Ebd.: *Hoffmansthal* [sic] *u. Rilke waren für mein Empfinden „Poseurs"! Überaus eitel!*

262 Ebd., Brief von Morawitz an Zangger, undat. [um 1928]. Vgl. auch Seelenverwandte 462f.: Brief von Zangger an Einstein vom 26. März 1928, in dem sich Zangger um Einstein wegen dessen Herzproblemen sorgt: *Montag Abend bekomme ich von Davos einen Brief, dass Sie schlecht aussehen und offenbar krank geworden sind, also auch Herz- und Peripherie-Symptome zeigen.* Laut Anmerkung war die Verfasserin des Briefes Lucia Morawitz.

Im Gegensatz zu etlichen Ärztinnen der Untersuchungsgruppe trat sie in der Schweiz – soweit bekannt – weder mit Vorträgen noch mit Publikationen über ihre medizinische Tätigkeit an die Öffentlichkeit. In ihren Briefen erscheint sie als eine hochgebildete, intellektuelle Schreiberin, die mit spitzer Feder ihren Alltag, Politik, aktuelle Publikationen und Handlungen bekannter Personen kommentierte und mit Heinrich Zangger auch medizinische Fälle diskutierte. Marianne Weber kritisierte ihre *respektlose Art*, die für die Leute *in ihrer herrischen Art aufreizend* sei. Im Jahr 1916 habe sich Morawitz etwa über *die demokratischen Manieren der kleinen Leute* beklagt[263]. Dem Anschein nach fühlte sich Lucia Morawitz vor allem als Akademikerin und weniger als andere Ärztinnen der Untersuchungsgruppe als Medizinerin, die mit ihrer Arbeit einen Beitrag zu einer Verbesserung bestehender Verhältnisse beitragen wollten – sei es auf dem Gebiet des Gesundheits- oder Medizinalwesens oder der Ausbildungs- und Berufssituation von Frauen.

5.1.6 Ärztin für Frauen in Serbien: Maria Vučetić-Prita

Zum Abschluss dieses Kapitels über Ärztinnen der Untersuchungsgruppe, die nach ihrem Studium in anderen Ländern als in Österreich-Ungarn bzw. danach in Österreich tätig waren, sollen noch einige kursorische Schlaglichter auf das Berufsleben von Maria Vučetić-Prita geworfen werden. Über ihr Leben und Wirken forschte die serbische Historikerin Ivana B. Spasović[264]. Das Stadtarchiv Pančevo (Serbien) widmete Vučetić-Prita 2014 eine Ausstellung, zu der auch ein Begleitheft[265] erschien. Aufgrund sprachlicher Barrieren standen für die vorliegende Studie nur zusammenfassende Übersetzungen dieser Publikationen[266] aus dem Serbischen zur Verfügung. Trotzdem sollen Eckpunkte der Karriere von Vučetić-Prita in Serbien angeführt werden, um diese zumindest ansatzweise in Relation zu anderen „Schweizer Ärztinnen" zu setzen.

Maria Vučetić-Prita stammte aus der zur ungarischen Reichshälfte gehörenden Vojvodina, hatte 1893 den in Schabatz (Šabac, Serbien) praktizierenden Arzt Nikolaus Vučetić geheiratet und drei Monate später ihr Medizinstudium in Zürich abgeschlossen. Nach der Hochzeit zog das Paar nach Schabatz und arbeitete am dortigen Krankenhaus. Maria Vučetić-Prita führte auch eine private Ordination und gilt nach Draga Ljočić Milošević[267], die ebenfalls in Zürich den Doktortitel erworben hatte und Vučetić-Prita ein Vorbild war, als zweite Ärztin Serbiens[268]. Ihr soziales Engagement und ihre medizinischen Erfolge sprachen sich rasch herum, sodass sich immer mehr Frauen, vor allem in „vertraulichen Angelegenheiten", lieber von ihr als von einem männlichen Arzt behandeln ließen[269]. Somit positionierte sich Maria Vučetić-Prita wie fast alle ihrer Kolleginnen aus der Untersuchungsgruppe schon zu Beginn ihrer Berufslaufbahn in erster Linie als Ärztin für Frauen.

---

263 Max Weber-Gesamtausgabe 543, Anm. 12.

264 Spasović, Dr. Marija Vučetić-Prita 91–106.

265 Spasović–Jakšić, Pančevačke.

266 Ich danke Maja Djordjevic, Luka Milovac und Sophie Soyoye für zusammenfassende Übersetzungen herzlich.

267 Vgl. Draga Ljočić, https://en.wikipedia.org/wiki/Draga_Ljo%C4%8Di%C4%87 [15. 9. 2024].

268 Spasović, Dr. Marija Vučetić-Prita 99.

269 Spasović–Jakšić, Pančevačke 13.

Im Jahr 1895 unternahm sie mit ihrem Mann eine größere Studienreise, die sie auch nach Wien führte. Dort war sie kurze Zeit an einer Gynäkologischen Klinik tätig und spezialisierte sich auf Frauenheilkunde[270]. Während dieser Zeit kam ihre erste Tochter zur Welt, ihre zweite Tochter wurde fünf Jahre später geboren. 1896 zog die Familie nach Belgrad, wo Maria Vučetić-Prita bis zum Ersten Weltkrieg in ihrer privaten Ordination arbeitete[271]. Ab diesem Zeitpunkt veröffentlichte sie einige medizinische Schriften über ähnliche Themen, wie sie Anna Fischer-Dückelmann und Gisela Lucci-Purtscher aufgriffen, zum Beispiel „Die Hausfrau als Helferin des Arztes" (1896)[272] oder „Mutter oder Amme?" (1897)[273] und schrieb auch für Volkskalender und Frauenzeitschriften. Über Frauenkleidung, Frauenkrankheiten, aber auch Verhütung publizierte sie in der Zeitschrift *Domaćica* [Hausfrau], dem Organ des 1875 gegründeten serbischen Frauenvereins[274].

Während des Ersten Weltkriegs ersetzte Maria Vučetić-Prita ihren Ehemann, der vom Königreich Serbien an die Kriegsfront einberufen wurde, als Gemeindearzt in Belgrad[275]. Nach dem Krieg arbeitete sie zuerst in einem Militärkrankenhaus in Belgrad und eröffnete danach eine private Klinik, in der sie vor allem Patientinnen mit Fertilitätsproblemen behandelte. Sie engagierte sich auch in einigen medizinischen Vereinen. So fungierte sie als Präsidentin der „Gesellschaft der Ärztinnen Belgrads"[276], war Mitglied einer „Müttervereinigung" sowie Mitarbeiterin einer Fachzeitschrift für die gesamte Heilkunde[277].

Von persönlich großer Bedeutung war für Maria Vučetić-Prita ihre Mitwirkung bei der Errichtung des „Elsie Inglis Memorial Hospitals" in Belgrad. Elsie Inglis war eine Medizinerin und Frauenrechtlerin aus Schottland, die „Scottish Women's Hospitals for Foreign Service" (SWH) gründet hatte, welche im Ersten Weltkrieg an den Fronten verschiedener europäischer Länder, darunter auch in Serbien, errichtet wurden[278]. Nach ihrem Tod 1917 sammelte das *commitee* der SWH Geld, um mit verschiedenen Projekten die Erhaltung ihres Andenkens aufrecht zu erhalten. 1928 wurden finanzielle Mittel für die Errichtung eines „Hospitals for Women in Belgrade" zur Verfügung gestellt. Die Realisierung wurde durch die Zusammenarbeit des SWH unter Vorsitz von Lady Annie Cowdray und eines Ausschusses der 1918 gegründeten „Vereinigung Belgrader Ärztinnen" ermöglicht. 1930 wurde das Krankenhaus eröffnet[279]. Für die medizinische Leitung des von Frauen geführten Krankenhauses war Maria Vučetić-Prita mitverantwortlich. Aufgrund von Korruption verschuldet, ging das Hospital beinahe in Konkurs, konnte

---

270 Vorkämpferinnen (1895/1896) 43, Spasović–Jakšić, Pančevačke 13.

271 Spasović–Jakšić, Pančevačke 13.

272 Spasović, Dr. Marija Vučetić-Prita 99.

273 Ebd.

274 Spasović–Jakšić, Pančevačke 17.

275 Ebd. 15.

276 Spasović, Dr. Marija Vučetić-Prita 99.

277 Spasović–Jakšić, Pančevačke 15. Sie war Mitarbeiterin bei der Zeitschrift *Arhiv za celokupno lekarstvo* [Archiv für die gesamte Heilkunde].

278 Vgl. Elsie Inglis, the suffragette physician, https://www.thelancet.com/journals/lancet/article/PIIS0140-6736(14)62022-5/fulltext [20. 3. 2024]; Elsie Inglis, https://de.wikipedia.org/wiki/Elsie_Inglis [27. 3. 2024].

279 Spasović, Dr. Marija Vučetić-Prita 99; vgl. auch The Scottish Women's Hospital at Royaumont, https://www.rcpe.ac.uk/heritage/heritage-blog/scottish-womens-hospital-royaumont [3. 2. 2025].

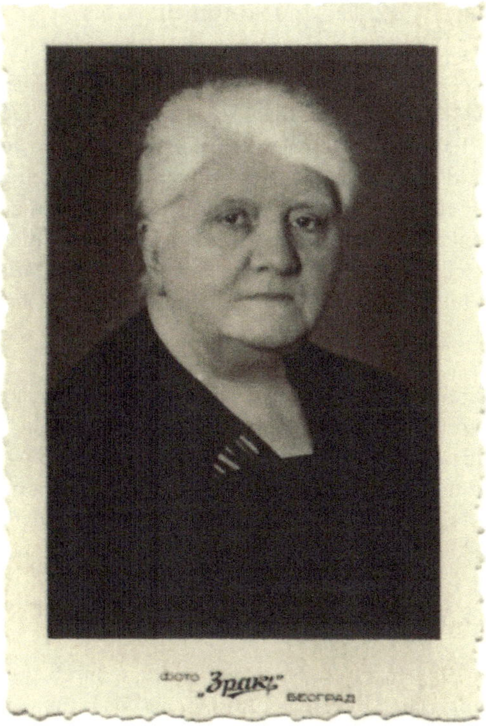

Abb. 40: Porträt von Maria Vučetić-Prita; Foto, 1937.

aber nach der Intervention und Übernahme einer Hypothek durch die serbische Königin gerettet werden[280].

Maria Vučetić-Prita engagierte sich auch politisch und soll eine eigene Frauenpartei gegründet haben[281]. Sie starb 1954 mit 88 Jahren. Wie Ivana B. Spasović betont, setzte sie sich ihr ganzes Leben für Frauen ein[282] – eine pauschale Einschätzung, die für andere „Schweizer Ärztinnen“ auch zutrifft. Ein besonderes Merkmal der Karriere von Vučetić-Prita ist jedoch, dass sie zu Beginn ihres Berufslebens mit ihrem Ehemann als „Ärzte-Ehepaar“ tätig war und seine Aufgaben während des Ersten Weltkrieges übernahm sowie ihr Engagement für die Errichtung und Erhaltung eines Krankenhauses für Frauen.

280 Spasović, Dr. Marija Vučetić-Prita 99.

281 Ebd., leider ist das Gründungsjahr nicht angegeben.

282 Spasović–Jakšić, Pančevačke 15.

5.2 Emigration in die USA

Da mir die praktische Ausübung meines Berufes in meiner Heimat auf's bestimmteste verweigert wurde, gieng [sic] *ich nach New York*, schrieb Rosa Welt-Straus 1880, zwei Jahre nachdem sie in Bern promoviert hatte[283]. Sie war die erste von vier Ärztinnen der Untersuchungsgruppe, die in die „Neue Welt" emigrierten, beziehungsweise eine Ärztin, die sich mehrmals über einen unterschiedlich langen Zeitraum in den USA aufhielt. Ihre Schwester Sara Welt-Kakels folgte ihr nach Beendigung ihres Medizinstudiums fünf Jahre später. Im Jahr 1911 schifften sich Rosa Kerschbaumer und Maria Schuhmeister ohne Rückfahrkarte nach Philadelphia ein und blieben bis an ihr Lebensende in den USA. Rosa Einhorn-Bloch reiste 1904 das erste Mal für gut ein Jahr in die Vereinigten Staaten, es folgten weitere Aufenthalte.

Das folgende Kapitel widmet sich den Lebens- und Karriereabschnitten dieser Ärztinnen in den USA und fragt nach den Hintergründen, Möglichkeiten und Motiven ihrer Emigration sowie nach Spuren ihrer Berufstätigkeit. Ihre Biografien zeigen zugleich unterschiedliche Migrationsmuster – etwa Auswanderung mit Familiennachzug oder nur temporäre Migration – in unterschiedlichen Zeitabschnitten sowie die Bedeutung von Netzwerken und transkulturellen Kontakten auf.

5.2.1 Hintergründe: Emigration in die USA

Ab der Mitte des 19. Jahrhunderts stiegen bedingt durch politische, ökonomische und soziale Veränderungen und durch den Ausbau der Verkehrswege und Transportmöglichkeiten sowohl innereuropäische als auch transatlantische Wanderungsbewegungen an[284]. In Österreich-Ungarn wurde die Emigration nach der Gewährung der Auswanderungsfreiheit durch das Staatsgrundgesetz von 1867 – im Gegensatz zu früheren Zeiten – zu einem „Massenphänomen"[285]. Um die Jahrhundertwende avancierte Migration zu einem allgemein akzeptierten Weg, die individuelle Lebenssituation zu verbessern[286].

Zwischen 1876 und 1910 wanderten mindestens fünf Millionen Menschen – rund 10 % der Bevölkerung – aus der Monarchie ab. 70 % emigrierten nach Übersee, davon gingen 83 % in die USA[287]. Zwei Drittel der Auswander:innen waren Männer, mehr als die Hälfte war zwischen 14 und 40 Jahre alt, weniger als 10 % über 40 Jahre. Über 50 % der Migrant:innen kamen aus der Landwirtschaft, rund 25 % waren Arbeiter:innen, nur 0,5 % gehörten den freien Berufen an[288]. Diese Auswanderungswelle betraf insgesamt eher verarmte ländliche Unterschichten, gesellschaftliche „Verlierer" von Industrialisierungsprozessen, ethnische Minderheiten und die Bevölkerung peripherer und entwicklungsschwacher Regionen der Monarchie. Fast ein Viertel aller Migrant:innen waren

---

283 Vorkämpferinnen (1895/1896) 47.

284 Hahn, Migrationsforschung 152.

285 Neyer, Auswanderung 15. Der Staat gewährte Staatsbürgern nach Ableistung ihrer Wehrpflicht und Staatsbürgerinnen eine grenzüberschreitende Auswanderung, wenn sie einen ordnungsgemäßen Reisepass und Geldmittel in Höhe der Fahrtkosten vorweisen konnten. Vgl. dazu Hahn, Österreich 180.

286 Fassmann, Auswanderung 49; vgl. zuletzt Steidl, Routes.

287 Neyer, Auswanderung 15; vgl. auch Zahra, Departure 35–37.

288 Fassmann, Auswanderung 37f.

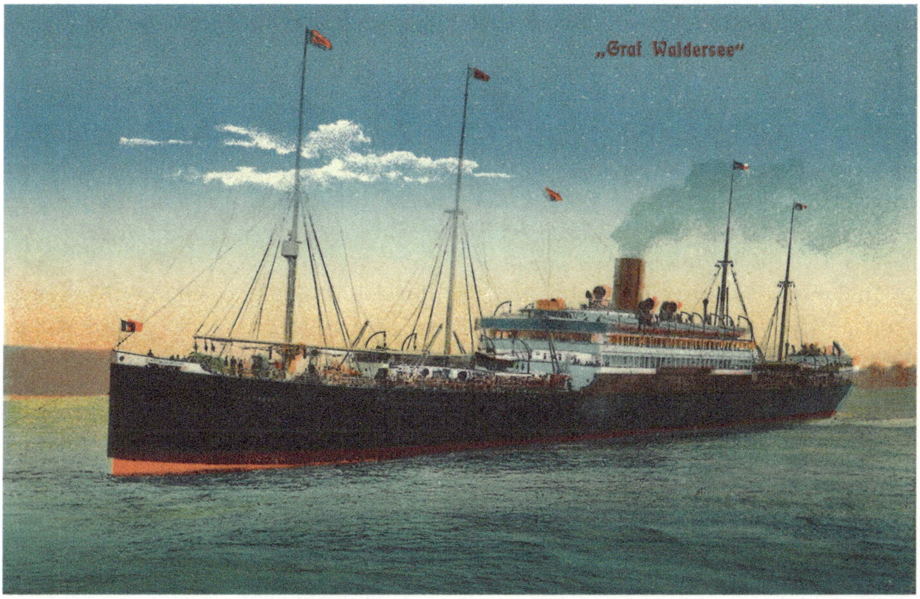

Abb. 41: Abbildung der SS Graf Waldersee, mit der Rosa Kerschbaumer und Maria Schuhmacher 1911 von Hamburg nach Philadelphia fuhren; Postkarte, um 1900.

Analphabet:innen[289]. In dieser Phase gehörten Rosa Welt-Strauss und ihre Schwester Sara Welt-Kakels als Ärztinnen zu den unterrepräsentierten freien Berufen.

Von 1911 bis 1913 wanderten rund 305.000 Österreicher:innen in die USA aus[290], darunter auch Rosa Kerschbaumer und Maria Schuhmeister. Der Erste Weltkrieg brachte dann einen fast vollständigen Stillstand der transatlantischen Auswanderungen mit sich[291].

Nicht alle Überseemigrant:innen ließen sich permanent nieder, aus den Einwanderungsstatistiken der USA geht hervor, dass sich viele Migrant:innen aus der Habsburgermonarchie nur vorübergehend in den USA aufhielten. In den Jahren 1907/1908 bis 1912/1913 betrug der Anteil der Rückkehrer:innen aus den USA nach Cisleithanien fast 40 % (nach Ungarn 38 %), nicht zuletzt aufgrund der erleichterten Transportbedingungen durch die Dampfschifffahrt[292]. Auch die Ärztin Rosa Einhorn-Bloch hielt sich 1904 und 1913 zu Studienzwecken und auf der Suche nach Arbeit für einen längeren Zeitraum in den USA auf.

---

289 Ebd. 40.

290 Neyer, Auswanderung 15.

291 Hahn, Migrationsforschung 178.

292 Ebd. 174; zur Rückwanderung aus Nordamerika vgl. auch Hoerder, Migration 77f.

5.2.2 Rahmenbedingungen: Ärztinnen in den Vereinigten Staaten

Im Umfeld der österreichischen Frauenbewegung, in ärztlichen Kreisen und in der Presse kursierten ab den späten 1880er Jahren immer wieder Nachrichten von einer beträchtlichen Anzahl an Ärztinnen, die in den USA erfolgreich praktizierten[293]. So erklärte etwa Rosa Kerschbaumer in einem Vortrag in Wien 1888: *Im Ganzen üben in den Vereinigten Staaten allein nicht weniger als 3.000 Frauen die ärztliche Praxis aus; alle in einer sehr geachteten und ehrenvollen Stellung und viele darunter auch mit ganz ausgezeichneten Erfolgen und einem Einkommen von je über 5 bis 20.000 Dollars und darüber*[294].

In der Realität waren die Voraussetzungen für die Ausübung einer ärztlichen Praxis „im Land der unbegrenzten Möglichkeiten“ zwar im Allgemeinen günstiger, jedoch nur teilweise mit jenen in den meisten europäischen Staaten vergleichbar. Dies hing vor allem mit einer viel geringeren staatlichen Regulierung des medizinischen Sektors in den USA zusammen und begann schon mit dem Medizinstudium, das etwa im Gegensatz zu Österreich-Ungarn nicht einheitlich geregelt war. Auch das Bildungswesen lag generell in privater Hand und war von der Einheitlichkeit europäischer Bildungssysteme weit entfernt[295]. Es fehlte ein festgelegter Kanon von medizinischem Expertenwissen, und der Zugang zur Berufsausbildung und -ausübung wurde nicht von der medizinischen Profession bestimmt oder gesteuert, sondern mehr oder weniger dem Markt überlassen. Die Standards der medizinischen Lehre in Theorie und Praxis waren von geringer Qualität und schlugen sich auch in einer geringen sozialen Wertschätzung der medizinischen Berufe nieder[296]. Generell gab es – im Gegensatz zu Deutschland und auch Österreich – weder eine Verbindung zwischen Universitätsausbildung und der Besetzung von hohen Ämtern, noch waren Universitätsexamina Voraussetzung für die Ausübung freier Berufe. Die Lehre bei einem Arzt und/oder der Besuch einer der zahlreichen, oft als „reines Geschäft“ betriebenen „Medical Schools“ waren die Grundpfeiler der medizinischen Ausbildung[297].

Der amerikanische Medizinhistoriker Thomas Neville Bonner verweist darüber hinaus auf die schlechte Reputation des akademischen Medizinstudiums in den USA „being the coarsest and most degrading of academic studies“[298], was er unter anderem mit der Respektlosigkeit der Studenten gegenüber dem menschlichen Körper und deren oft aggressivem Verhalten, das von den Behörden und der Öffentlichkeit gleichermaßen angeprangert wurde, begründete. Dieses Umfeld wäre für junge Frauen undenkbar gewesen, kaum eine Frau hätte einen solch schamlosen und entmenschlichenden Beruf – „so shameless and dehumanizing a profession” – ergriffen, so Bonner[299].

Ein Professionalisierungsprozess wie in Europa, der eine qualitätsgesicherte Etablierung des ärztlichen Berufs mit dem Ziel eines hohen Sozialprestiges, hohen Einkommens sowie Macht und Einfluss anstrebte, setzte in den USA erst in den 1880er Jahren

---

293 Weber, Ärztinnen 29.

294 Kerschbaumer, Berufsbildung 8.

295 Perfahl, Geschlechterpolitik 74.

296 Costas, Professionalisierungsprozesse 18.

297 Dies., Zugang 21.

298 Bonner, Physician 210.

299 Ebd.

ein[300]. Die Monopolisierungsbemühungen scheiterten vorerst, die 1847 als Reaktion auf die Liberalisierung und den Konkurrenzdruck auf dem Gesundheitsmarkt gegründete American Medical Association (AMA) musste bei der Lizenzierung von Ärzten ohne staatliche Unterstützung auskommen. Da in den USA weder die Regierung in Washington noch die Bundesstaaten das Medizinalwesen zu regulieren versuchten, kam der AMA als der wichtigsten überregionalen Standesvertretung der Ärzte, die zur Ausbildung einer Standesethik wesentlich beitrug, eine bedeutendere Rolle zu als vergleichbaren Ärztevereinigungen in anderen Ländern[301]. Obwohl sich die AMA für staatliche Prüfungen und ein festgelegtes Lizenzsystem für die Medical Schools einsetzte, existierten bis in die 1870er Jahre hinein keine einheitlichen Zugangskriterien zum ärztlichen Beruf. Erst 1912 konnten allgemeine Richtlinien für die Zulassung zum Studium und zu den staatlichen Prüfungen in den einzelnen Staaten festgelegt werden[302].

Einige Frauen machten sich diese vagen Bedingungen trotz Widerständen ihrer Familien zu Nutze[303]. Elizabeth Blackwell[304], aus England stammend, fand 1842 im „Medical College" von Geneva im Bundesstaat New York einen Studienplatz und erhielt 1847 als erste Frau in Nordamerika ein ärztliches Diplom, das die Presse als „Farce" bezeichnete[305]. Sie erzielte nicht nur für sich persönlich einen Durchbruch, sondern gründete 1868 gemeinsam mit ihrer Schwester Emily Blackwell und Marie Zakrzewska eine Ausbildungsstätte für Ärztinnen, das „Women's Medical College of the New York Infirmary for Women and Children"[306]. Dass Frauen überhaupt eine institutionalisierte medizinische Ausbildung erhalten konnten, lag am offenen politischen Klima Mitte des 19. Jahrhunderts und an zwei typischen Institutionen, die im Umfeld eines wirtschaftlichen Laissez-faire entstehen konnten: der „Sectarian School of Medicine" und den „Women's Medical Colleges"[307].

„Sectarian School of Medicine" bedeutet wörtlich übersetzt „sektiererische Schule der Medizin", meint aber eine Schule für alternative Medizin. Diese vermittelte Wissen über Homöopathie, eklektische Medizin[308], Hydropathie[309] und Naturheilkunde, das in den USA besonders bei Frauen großen Zuspruch fand[310]. Die Schule bot eine praktische Ausbildung und war berechtigt, einen medizinischen Grad zu verleihen, stand jedoch in keinem hohen Ansehen. Frauen gegenüber war sie offener als viele andere Bildungseinrichtungen, die in den USA lange eine koedukative Ausbildung ablehnten. Darüber hinaus ermöglichten die „Colleges for Women Doctors" Frauen Mitte des 19. Jahrhunderts einen Zugang zu einer sie qualifizierenden medizinischen Ausbildung, die Frauen

300 Costas, Professionalisierungsprozesse 17.

301 Eckart–Jütte, Medizingeschichte 321–323.

302 Costas, Zugang 21.

303 Dies., Professionalisierungsprozesse 18.

304 Vgl. Nimura, Blackwell Schwestern; Kerckhoff, Heilende Frauen 24–29; vgl. auch Skinner, Women Physicians 3; Bickel, Ärztinnen 91–101.

305 Rogger–Bankowski, Europa 28; vgl. auch Bonner, Physician 209.

306 Kerckhoff, Heilende Frauen 28; zu Marie Zakrzewska vgl. Bickel, Ärztinnen 105–110.

307 Vgl. auch Perfahl, Geschlechterpolitik 74.

308 Ein Zweig der amerikanischen Medizin, der von pflanzlichen Heilmitteln und Physiotherapiepraktiken Gebrauch machte.

309 Vgl. Eckart–Jütte, Medizingeschichte 196: Die beiden Autoren betonen, dass in den USA Wasserkuren besonders von Frauen in Anspruch genommen wurden.

310 Ebd.

in Europa zu dieser Zeit nicht möglich war[311]. Zwischen 1850 und 1870 wurden in den großen Städten vier bekannte „Colleges for Women" gegründet: Die „Women's School" in Boston (1848), das „Woman's Medical College of Pennsylvania" (1850), welches von den Quäkern und einer starken Frauenbewegung unterstützt wurde, das erwähnte „Women's Medical College of the New York Infirmary" (1868) und das „New Woman's Hospital Medical College of Chicago" (1870)[312]. Elizabeth Blackwell meinte 1859, dass es rund 300 Frauen geschafft hatten, *to graduate somewhere in medicine*[313]. Die meisten Medizinerinnen kamen aus der wohlhabenden Mittelschicht, viele waren religiös und in der Anti-Sklaverei- und/oder in der Frauenbewegung aktiv. Sie fanden oft Unterstützung durch einflussreiche Männer, die sich dabei auf das Argument der Notwendigkeit von weiblichen Ärzten für Frauen stützten, konkurrierten jedoch mit männlichen Ärzten um Patientinnen und kämpften für die Aufnahme in medizinische Gesellschaften und öffentliche Krankenhäuser. Da es den Amerikanerinnen aber nicht möglich war, an den bedeutenden medizinischen Universitäten zu studieren und in den größeren Krankenhäusern klinische Erfahrung zu sammeln, deuteten viele Absolventinnen von Frauenschulen die „Frauenmedizin" als Vorteil um[314].

Ärztinnen in den Vereinigten Staaten widersetzten sich nur selten dem Konzept der getrennten Sphären und argumentierten stattdessen mit weiblichen Qualitäten und der besonderen Rolle von Frauen in der Medizin, welche die Leistungen der Männer sowohl kompensieren als auch ergänzen würden. „Woman-doctors wanted to bring an important feminine perspective to medical research and practice."[315] Diese Beobachtung ist großteils auch für europäische Ärztinnen zutreffend.

Aufgrund des Ausschlusses von der – männlichen – universitären Medizin gingen einige US-Medizinerinnen für ein angesehenes Doktorat oder ein fachliches „Finish" nach Europa. Susan Dimock promovierte 1871 als erste Amerikanerin in Zürich mit einem jenem der Männer ebenbürtigen Abschluss[316].

In den USA bemühten sich zeitgleich einige Frauen um einen Zugang zu den Medizinischen Fakultäten der renommierten Universitäten, manchmal mit skurrilen Vorgangsweisen. Im Jahr 1878 bot zum Beispiel Marian Hovey der „Harvard Medical School" – erfolglos – 10.000 Dollar an, *if its advantages can be offered to women on equal terms with men*[317]. Die Ablehnung wurde damit begründet, dass die Beweise für einen Erfolg des „koedukativen Experiments" in Europa und an manchen Bildungseinrichtungen in Amerika nicht überzeugend seien[318]. 1882 forderte auch Mary Putnam Jacobi[319], die 1864 den *MD* [medical doctor] am „Female Medical College of Pennsylvania" absolviert und vier Jahre später als erste Frau an der „École de Médecine" der Universität von Paris ein Medizinstudium begonnen und 1871 abgeschlossen hatte, in ihrer Schrift „Shall women practice medicine"[320] einen gleichberechtigten Zugang zu medizinischer Wissen-

311 Bonner, Physician 211.
312 Ders., Earth 150.
313 Ders., Physician 210.
314 Ebd. 211.
315 Skinner, Women Physicians 1.
316 Rogger–Bankowski, Europa 28; vgl. auch Bickel, Ärztinnen 135–138.
317 Bonner, Earth 143.
318 Ebd. 149.
319 Crees, Ladies 162; vgl. auch Bickel, Ärztinnen 119–122.
320 Putnam Jacobi, Women.

schaft und Ausbildung wie Männer. Im ausgehenden 19. Jahrhundert studierten in den USA die meisten Ärztinnen in Women's Medical Colleges, wurden in Frauenhospitälern ausgebildet, behandelten fast ausschließlich weibliche Patienten und schlossen sich selten medizinischen Gesellschaften an. Es gab kaum Ärztinnen schwarzer Hautfarbe. Wenn, dann kamen sie aus Mittelschichtfamilien und hatten noch weniger qualifizierte Berufsmöglichkeiten als weiße Frauen. Die erste schwarze Ärztin war Rebecca Lee Crumpler[321]. Als sie 1860 ihre Ausbildung am „New England Female Medical College" in Boston begonnen hatte, waren nur 300 der rund 55.000 Ärzte in den Vereinigten Staaten weiblich, und keine von ihnen war schwarzer Hautfarbe[322].

Die Vorgangsweise, mit der sich Frauen in den USA den Weg in die wissenschaftliche Medizin bahnten, kann als „Ambivalenz der Strategie und Verhaltensweisen" charakterisiert werden. Einerseits wurde ihnen eine qualifizierende Ausbildung um den Preis eines geringeren Status ermöglicht, anderseits war es für Frauen der folgenden Generationen schwer, in den „mainstream of scientific work" hineinzukommen[323]. 1893 ließ die berühmte Johns Hopkins Universität in Baltimore erstmals Frauen zu. Als Frauen im kontinentalen Europa an den Universitäten studieren durften, erhöhte sich hier die Anzahl an Medizinstudentinnen zu Beginn des 20. Jahrhunderts kontinuierlich, während in Amerika und Großbritannien deren Präsenz nach der Öffnung nur langsam anstieg. Der Erste Weltkrieg brachte auch in den USA einen Zuwachs an Medizinstudentinnen, und Frauen errangen mehr Akzeptanz in der Medizin[324]. Die meisten Ärztinnen waren in der Gynäkologie und Kinderheilkunde und in Gesundheitseinrichtungen tätig[325].

5.2.3 Motive und Spuren ärztlicher Tätigkeit in der „Neuen Welt"

Zu Rosa Welt-Strauss' Entschluss, für die Ausübung ihres Berufs nach New York zu gehen, hatten höchstwahrscheinlich Berichte und Nachrichten über amerikanische Ärztinnen beigetragen. Aufgrund ihrer jüdischen Herkunft aus Czernowitz und ihrer Erfahrungen als Bildungsmigrantin könnte aber auch eine „andere", offenere Einstellung zu Migration von Bedeutung gewesen sein. Migration spielte in der jüdischen „transterritorialen Diaspora-Bevölkerung"[326] seit je her eine besondere Rolle.

Ab der Mitte des 19. Jahrhunderts verließen Millionen von Juden und Jüdinnen ihre Heimat und zogen in wachsende Zentren, Metropolen oder in andere Kontinente. Auslöser waren neben wirtschaftlicher Not und Gewalt sowie dem Bedürfnis, die kulturelle und religiöse Enge der traditionellen Gemeinden zu verlassen, vor allem auch der Wunsch nach sozialem Aufstieg. Hoffnung auf individuelle Freiheit war ebenfalls ein zentrales Migrationsmotiv, wie zahlreiche Berichte dokumentieren[327]. Und hier standen besonders die Vereinigten Staaten im Fokus. In diesem Zusammenhang sei auf den jüdischen Schriftsteller Leopold Kompert verwiesen, der 1848 die programmatische Schrift

321 Bonner, Earth 149.

322 Rebecca Lee Crumper, https://de.wikipedia.org/wiki/Rebecca_Lee_CrumplerRebeccaLeeCrumpler --Wikipedia [8. 11. 2024]; Kerckhoff, Heilende Frauen 29.

323 Costas, Kampf 132.

324 Bonner, Physician 314.

325 Crees, Ladies 161.

326 Lamprecht–Kriebernegg, Amerika 13; vgl. auch Zahra, Departure 48–51.

327 Lamprecht–Kriebernegg, Amerika 13; vgl. auch Lichtblau, Lebensgeschichten 56.

„Auf, nach Amerika!“[328] verfasste, in der die „Neue Welt“ als ein Ort gepriesen wurde, wo für Jüdinnen und Juden aus Österreich und Europa die Chance bestand, Freiheit und bürgerliche Gleichheit zu erlangen. Obwohl Komperts Aufruf heftigen Widerspruch hervorrief, wollten in den folgenden Jahrzehnten unzählige Jüdinnen und Juden den „amerikanischen Traum“, „vom Tellerwäscher zum Millionär“, realisieren[329]. In den USA entwickelten sich infolge der massiven jüdischen Zuwanderung neue jüdische Zentren, allen voran in New York, dessen jüdische Bevölkerung von 60.000 um 1880 auf fast eine Million im Jahr 1925 anstieg[330].

5.2.3.1 Rosa Welt-Strauss

Bevor Rosa Welt-Strauss in die Vereinigten Staaten auswanderte, hatte sie in Österreich-Ungarn und Deutschland etliche Versuche unternommen, beruflich Fuß zu fassen, worüber auch der jüdische Schriftsteller Karl Emil Franzos, der den Welt-Schwestern in den 1860er Jahren in Czernowitz Privatunterricht erteilt hatte, in seiner Erzählung „Die Lateinischen Mädchen“ berichtete (vgl. Kapitel 2.4). Im November 1878 hatte Rosa Welt als erste Österreicherin an der Medizinischen Fakultät in Bern promoviert. Wie Franzos ausführte, hatten sie ihre Universitätsprofessoren entlassen, *mit der Überzeugung in ihr einen wirklichen Arzt ausgebildet zu haben, der an Wissen und sittlichem Ernst, an Energie und praktischer Befähigung hinter keinem seiner männlichen Kollegen zurückstehe*[331]. Diese Einschätzung und Beurteilung hätten auch einige Professoren der Medizinischen Fakultät der Universität Wien, an die sie sich nach ihrer Promotion wandte, bestätigt. *Es fehlte ihr nicht an mächtigen Empfehlungen und die beste Förderung lag ja in ihrem eigenen Wesen. Rechnet man dazu, dass es sich hier um eine Dame von makellosem Ruf, von gewinnendem Benehmen handelte*, so Franzos weiter, sei es *geradezu beschämend, ... dass sie sich in Wien auch nicht die bescheidenste Existenz zu gründen vermochte. Und ihre Ansprüche waren wahrlich gering genug*[332]. Welt-Strauss bewarb sich erfolglos als Sekundarärztin an einem Frauenhospital in Wien und suchte nach einer Stelle in der Schweiz und Deutschland. *Sie fand überall den freundschaftlichen Empfang, aber auch nicht mehr. Jede Dame setzte ihren Stolz darein, das interessante „Fräulein Doktor“ mindestens einmal in ihrem Salon zu sehen; behandeln wollte sich keine von ihr lassen*, kritisierte Franzos[333]. In Wien ermöglichte ihr der bekannte Ophthalmologe Ludwig Mauthner eine Weiterbildung in der Augenheilkunde. Wie schon Rosa Kerschbaumer drei Jahre vor ihr, wählte sie damit ein junges akademisches Fach, in dem Frauen eine besondere Eignung aufgrund ihrer „weiblichen“ Feinmotorik zugeschrieben wurde. Vergeblich waren danach auch ihre Bemühungen um eine Assistentinnenstelle an der Augenklinik in Bern. Ende 1879 erhielt sie eine unbezahlte Hospitantinnenstelle am Rothschildspital in Wien, danach arbeitete sie kurze Zeit an der von Franz von Winckel geleiteten Entbindungsanstalt in Dresden, der als einer der wenigen Mediziner Ärztinnen, die in der Schweiz promoviert hatten, als Assistentinnen beschäftigte. In Dresden sah sie aufgrund der *starken Kolonie aus dem Osten*, gemeint war

328 Kompert, Amerika 77f. und 89.
329 Lamprecht–Kriebernegg, Amerika 7–9.
330 Ebd. 11.
331 Franzos, Lateinische Mädchen 178.
332 Ebd. 177.
333 Ebd. 178.

die Konkurrenz von Medizinerinnen osteuropäischer Herkunft, keine Möglichkeit, sich zu etablieren. Ihr Ansuchen um Genehmigung einer ärztlichen Praxis für muslimische Frauen in Sarajewo wurde ebenso abgelehnt. Schließlich *ging* [sie] *kurz darauf nach New York*, schrieb Franzos[334]. Am 27. Juli 1880 verließ sie von Liverpool aus Europa. Am 12. August 1880 traf sie, wie sie an den Schriftsteller schrieb, nach einer *glücklichen Überfahrt – abgerechnet die ersten „seekranken" Tage*, in New York ein[335].

Dieser ist der erste von insgesamt sechs Briefen von Rosa Welt-Strauss an Karl Emil Franzos im Zeitraum von 1880 bis 1886, die sich in dessen Nachlass in der Wienbibliothek erhalten haben[336]. Gemeinsam mit zwei weiteren (von insgesamt fünf) Briefen an den Wiener Arzt und Schriftsteller Ludwig August Frankl[337] zeigen sie, wie Rosa Welt-Strauss ihren beiden „väterlichen Freunden" ihr „neues Leben" in New York schilderte und in der Folge auch von weiteren Ereignissen berichtete. Sie sind für die vorliegende Studie deshalb von großem Quellenwert, da insgesamt nur wenige Briefe von Frauen der Untersuchungsgruppe erhalten sind. Als sie in New York ankam, schrieb Rosa Welt-Strauss am 24. September 1880 mit einer Absenderadresse vom Broadway, hatte ihre *Freundin Dr. Davis* schon *unsere Wohnung* [wohl eine gemeinsame der beiden Ärztinnen] eingerichtet, *und den Haushalt geordnet, so daß ich gleich ein Heim und dazu ein sehr comfortables, ja luxuriöses Heim hatte*[338]. Demnach war Welt-Strauss nicht „ins Blaue" nach New York gegangen, sondern hatte eine Freundin vor Ort, die schon Vorbereitungen für ihre Ankunft getroffen hatte. *Dr. Davis* war vermutlich Caroline Davis, eine jener zuvor geschilderten Ärztinnen, die nach ihrer medizinischen Ausbildung in den USA noch in der Schweiz studiert hatten. Im Jahr 1850 in New York geboren, immatrikulierte sie mit einem Zeugnis der „Universität Michigan" (Ann Arbor?)[339] zuerst 1874 in Zürich[340] und anschließend 1876 in Bern[341], wo sie Rosa Welt-Strauss vermutlich kennengelernt hatte.

Sechs Wochen nach ihrer Ankunft berichtete sie Karl Emil Franzos, sie habe sich New York *fremdartiger* vorgestellt, New York sei *äußerlich* eine *europäische Stadt*. Allmählich fange sie aber an, sich fremd zu fühlen, sie hätte zu wenig *deutsche* – wohl deutschsprachige – Bekannte hier. Im Brief sprach sie auch die große Bedeutung von Empfehlungsschreiben von prominenten Medizinern für ihr berufliches Fortkommen an, zum Beispiel von Ludwig Mauthner, bei dem sie sich in Wien auf Augenheilkunde spezialisiert hatte. *Diese Empfehlung könnte mir sehr nützen, wenn sie sehr warm ist und bald kommt. Überhaupt kann ich nicht mit genug Leuten bekannt werden. Es ist der einzige*

334 Ebd.

335 WBR, Handschriften Aut – Autograph(en), Nachlass Karl Emil Franzos (Briefe von Rosa Welt), H.I.N.-64258, Brief vom 24. September 1880.

336 Ebd., H.I.N.-64259, H.I.N.-64260, H.I.N.-64261, H.I.N.-111668, H.I.N.-111823.

337 WBR, Handschriften Aut – Autograph(en), Nachlass Ludwig August Frankl (Briefe von Rosa Welt), H.I.N.-103095, 103094, 103093.

338 WBR, Handschriften Aut – Autograph(en), Nachlass Karl Emil Franzos (Briefe von Rosa Welt), H.I.N.-64258, Brief vom 24. September 1880.

339 Die Universität wurde 1817 in Detroit gegründet, 1841 nach Ann Arbor verlegt und hatte im Unterschied zur staatlichen Universität Michigan (East Lansing, gegründet 1855) eine medizinische Fakultät.

340 Matrikeledition der Universität Zürich, Davis (Frl.) Caroline, https://www.matrikel.uzh.ch/active//static/25585.htm [17. 2. 2025].

341 StAB, BB IIIb 1158, Matrikel Davis, Caroline, http://www.archivwissenschaft.ch/uab/matrikel/00040221.pdf [17. 2. 2025]; vgl. auch Bonner, Earth 65.

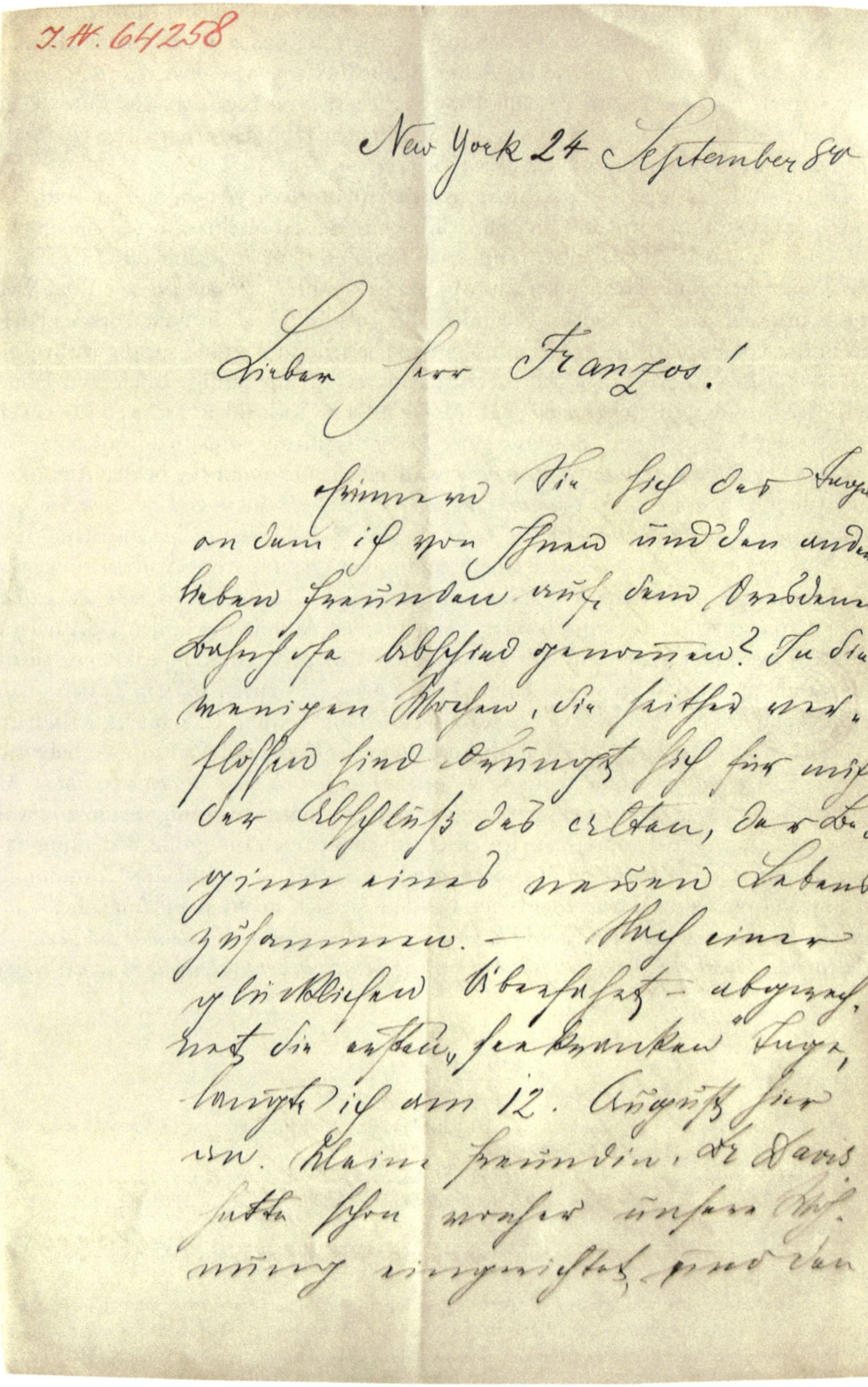

I.N. 64258

New York 24 September 80

Lieber Herr Franzos!

Erinnern Sie sich des Tages an dem ich von Ihnen und den andern lieben Freunden auf dem [illegible] Bahnhofe Abschied genommen? In den wenigen Wochen, die seither verflossen sind drängt sich für mich der Abschluß des alten, der Beginn eines neuen Lebens zusammen. – Nach einer glücklichen Überfahrt – abgerechnet die ersten, sehr kranken Tage, langte ich am 12. August hier an. Meine Freundin, Dr Davis hatte schon vorher unsere Wohnung eingerichtet, und den

Abb. 42: Brief von Rosa Welt-Strauss an Karl Emil Franzos aus New York vom 24. September 1880.

Weg, auf dem man fortkommen kann. Je mehr Empfehlungen Sie mir schicken, desto dankbarer will ich Ihnen sein[342].

Sehr persönlich teilte sie Franzos auch ihre Gefühle mit, die zwischen Hoffnungen, Selbstanforderungen, Ängsten und Einsamkeit in der neuen, noch fremden Umgebung changierten: *Ich hoffe, dass es mir gut gehen wird. Ich habe es wirklich nöthig, denn nur so kann ich allen Verpflichtungen gerecht werden, nur so der Stimme meines Herzens und meiner Pflicht folgen. Ich kann Ihnen nur sagen, dass ich oft nicht weiß was recht und gut ist, wenn sie so von verschiedenen Seiten auf mich einströmen, wenn Sehnsucht und das Gefühl einer unendlichen Einsamkeit mich unglücklich und elend machen*[343].

Im Oktober 1880 begann Rosa Welt-Strauss mit ihrer ärztlichen Praxis, musste jedoch zuvor noch ausreichende Sprachkompetenz erwerben und sich Orientierung verschaffen: *Ich hatte bis jetzt genug zu thun, um Englisch fließend sprechen zu lernen, daß ich mit meinen Patienten verkehren kann, und musste mir auch genügende Localkenntnisse verschaffen, um mich nicht zu verirren, wenn ich allein ausgehe*[344].

In einem Brief vom November 1880 schrieb sie über antisemitische Stimmungen in New York: Franzos wollte ihr mit einem Artikel über ihren Werdegang im Sinne der „Lateinischen Mädchen", in dem er die intellektuellen Leistungen der jüdischen Welt-Schwestern gepriesen hatte (vgl. Kapitel 2.4), in der *New York Staatszeitung* behilflich sein. Welt-Strauss bat ihn jedoch, davon Abstand zu nehmen: *Jetzt, wo ich die Verhältnisse hier ziemlich kenne, weiß ich jedoch, dass ein solcher Artikel mir hier unendlich mehr schaden als nutzen würde. Nur mit vollständiger und absoluter Übergehung alles Judenthums, an dessen Stelle etwa das Deutschthum treten könnte, würde er von irgend einer Wirkung sein. Es gereicht Einem hier, selbst unter den Juden, um wie viel mehr erst bei den „Anderen" sehr zum Schaden, einer von „Jenen" zu sein. Außerdem wäre es mir persönlich sehr unangenehm, da alle, die mir hier am nächsten stehen, wie Sie wissen, protestantisch sind*[345].

Sie schloss diesen Brief mit dem positiven und wohl auch die Ambitionen Franzos' beschwichtigenden Satz, dass sie *mit freudigem Herzen einer schönen und beglückenden Zukunft* entgegensehe[346].

Über Rosa Welt-Strauss' berufliche Karriere konnten nur vage Angaben eruiert werden. Franzos schrieb, sie hätte mit ihrer Freundin – Dr. Davis? – eine Privatklink für Augenkrankheiten eröffnet[347]. Daneben war sie einige Monate Assistentin von Hermann Knapp[348], der 1869 das „New York Ophthalmic and Aural Institute" gegründet hatte[349] und/oder arbeitete viele Jahre lang als *eye surgeon* an der Augenklinik des „Women's Hospital" in New York[350]. Bis 1919/1920 führte sie eine Ordination als Augenärztin in Manhattan[351].

342 WBR, Handschriften Aut – Autograph(en), Nachlass Karl Emil Franzos (Briefe von Rosa Welt), H.I.N.-64258, Brief vom 24. September 1880.

343 Ebd.

344 Ebd.

345 WBR, Handschriften Aut – Autograph(en), Nachlass Karl Emil Franzos (Briefe von Rosa Welt), H.I.N.-64259, Brief vom 25. November 1880.

346 Ebd.

347 Ebd., H.I.N.-64258, Brief vom 24. September 1880.

348 Vorkämpferinnen (1895/1896) 47.

349 Vgl. Jacob Hermann Knapp, https://en.wikipedia.org/wiki/Jacob_Hermann_Knapp [16. 9. 2024].

350 Safran–Shilo, Rosa Welt-Strauss.

351 Stern, Medizinerinnen 219; Crees, Ladies 174.

1882 heiratete Rosa Welt den *businessman* Louis Strauss aus New York Brooklyn, 1883 wurde sie amerikanische Staatsbürgerin. 1885/1886 zog ihre Schwester Sara Welt-Kakels nach New York, ein Jahr später ihre Mutter, nachdem ihr Vater bereits 1882 gestorben war. Auch die jüngste der vier Welt-Schwestern, Ida, folgte der Mutter nach New York und wurde eine *kleine Amerikanerin*[352]. Sie besuchte das bekannte „Vassar College"[353] im Bundesstaat New York, schloss dieses 1891 ab, ging danach zu ihrer Schwester nach Genf, absolvierte dort 1896 ein Chemiestudium, habilitierte sich zur Privatdozentin und machte Karriere als Chemikerin[354]. Der Nachzug von mehreren Mitgliedern der Familie Welt ist ein anschauliches Beispiel für die große Bedeutung von verwandtschaftlichen Verflechtungen und ethnischen Netzwerken bei Auswanderungen, von welcher auch zahlreiche Briefe von USA-Migrant:innen zeugen[355].

Ausgedehnte Reisen nach Europa unternahm auch Rosa Welt-Strauss bis zur Geburt ihrer Tochter im Jahr 1892. Fraglich ist, wie intensiv sie ihrer Arbeit als Ärztin nachging, denn 1895/1896 hielt sie sich aufgrund von Geschäften ihres Mannes in Paris auf. In der Volkszählungsliste von 1905 ist *housework* als ihre Beschäftigung angegeben[356].

Darüber hinaus engagierte sich Welt-Strauss im Kampf um das Frauenwahlrecht in New York. 1904 nahm sie als Mitglied der amerikanischen Delegation am ersten Kongress der „International Woman Suffrage Alliance" in Berlin teil.

Nach dem Tod ihres Mannes 1907 folgten noch zwei von hoher Mobilität geprägte Lebensabschnitte: Die Jahre 1909 bis 1910 verbrachte sie in Genf, wo ihre Schwester Leonore Welt-Gourfein lebte, danach kehrte sie wieder nach New York zurück. Im Jahr 1912 verließ sie abermals die amerikanische Metropole und reiste nach Genf, von 1913 bis Dezember 1914 hielt sie sich wieder dort auf.

Die dreiundsechzigjährige Ärztin verließ 1919 mit ihrer Tochter die USA und migrierte nach Jerusalem, um, wie dem Passantrag zu entnehmen ist, im Auftrag der „American Zionist Medical Unity" *medical work* auszuüben[357]. Von Palästina aus nahm sie weiterhin an den Kongressen der „Women's Suffrage Alliance" teil und repräsentierte dort die „Union of Hebrew Women for Equal Rights in Eretz Israel". Schon kurz nachdem sie nach Palästina gekommen war, wurde sie zur Vorsitzenden der „Union of Hebrew Women" gewählt, die sie bis zu ihrem Tod 1938 blieb[358]. Dies zeigt, so die israelische Feministin und Forscherin Hannah Safran, dass den Mitgliedern ihre Aktivitäten in New York bekannt waren. In der Folge repräsentierte sie jedoch die Union nur selten in der

---

352 WBR, Handschriften Aut – Autograph(en), Nachlass Karl Emil Franzos (Briefe von Rosa Welt), H.I.N.-64261, Brief vom 31. August 1887, New York.

353 Das „Vassar College" wurde 1861 ursprünglich für Frauen gegründet, und ist heute eine Elitehochschule.

354 Vgl. das biografische Porträt von Rosa Welt-Strauss in Kapitel 7 der Studie mit einem Verweis auf Ida Welt; Vgl. auch *Bukowinaer Rundschau* 16, Nr. 2427 (9. Mai 1897) 2: *Vor einem Jahre hat sie hier das Staats- und Doctorexamen bestanden und vor einigen Wochen sich an der Universität als Privatdocent habilitirt. Lezten Samstag hat sie ihre Vorlesung über „Geschichte der Chemie" gelesen.* Vgl. auch *Innsbrucker Nachrichten* 46, Nr. 272 (27. November 1899) 3.

355 Hahn, Migrationsforschung 64; Fassmann, Auswanderung 50.

356 USA Census 1905, Louis Straus, New York, https://www.ancestry.com [Abfrage zwischen 2015 und 2022].

357 US Passport Application, 1795–1925, https://www.ancestry.com [Abfrage zwischen 2015 und 2022].

358 Safran–Shilo, Rosa Welt-Straus; vgl. auch Safran, International Struggle.

Öffentlichkeit, da sie nur schlecht Hebräisch sprach, sie war aber deren „life and soul“[359]. Im Jahr 1920 reiste Rosa Welt-Strauss nach London, um an der Gründungsversammlung der „Women's International Zionist Organization“ (WIZO)[360] teilzunehmen. Sie soll Frauen „a feeling of international connectedness“ gegeben haben[361].

Als Rosa Welt-Strauss erkrankte, übersiedelte sie nach Genf, wo ihre Schwestern Leonore und Ida sowie ihre Enkelin lebten. Dort starb sie am 16. Dezember 1938 an chronischer Myocarditis und wurde am jüdischen Friedhof Veyrier bei Genf begraben. In diesem Grab liegen ihre Mutter Golda Welt (gestorben 1921), ihre Schwester Leonore Welt-Gourfein (gestorben 1944) und deren Ehemann David Gourfein (gestorben 1940). Ein „In memoriam“ erinnert an ihre Schwester Sara Welt-Kakels, gestorben 1943 und begraben in New York, sowie ihre Tochter Nellie Welt Straus, die in Palästina starb[362]. Der Grabstein ist somit ein sichtbares Zeugnis der großen Verbundenheit der Mitglieder der Familie Welt trotz interkontinentaler Migration.

5.2.3.2 Sara Welt-Kakels

Wie erwähnt, emigrierte Sara Welt-Kakels zwischen 1885 und 1886 nach New York, nachdem sie ihr Medizinstudium in Zürich abgeschlossen hatte. Obwohl keine näheren Angaben über ihre Arbeit als Ärztin recherchiert werden konnten, wird aufgrund ihrer Berufsstationen deutlich, dass sie viel intensiver als ihre Schwester Rosa in der medizinischen Praxis und in der wissenschaftlichen Forschung und Lehre tätig war.

Zwei Jahre nach ihrer Ankunft in New York erhielt sie eine Stelle als eine von vier *heads* der „Pediatric Clinic“ im Mount Sinai Hospital und folgte damit der bekannten Ärztin Mary Putnam Jacobi nach. Neben ihrer Arbeit im Krankenhaus eröffnete Sara Welt-Kakels auch eine private Klinik in New York. Im Jahr 1894 erhielt sie als eine der ersten Ärztinnen ein Stipendium an der „New York Academy of Medicine“[363]. Im selben Jahr, kurz nachdem sie die amerikanische Staatsangehörigkeit erhalten hatte, heiratete sie Moses Seligman Kakels, Allopath, also Schulmediziner und praktischen Arzt, in Manhattan. Ihr Ehemann war als Chirurg am Mount Sinai Hospital, aber hauptsächlich am Lebanon Hospital in Bronx und am Rockaway Beach Hospital tätig[364]. Sara Welt-Kakels war 1922 die erste Frau, die zur *Adjunct Pediatrician*, also zur außerplanmäßigen Kinderärztin, am Mount Sinai Hospital ernannt wurde[365].

Zudem übte Sara Welt-Kakels auch eine umfassende Lehrtätigkeit aus. Im „Women's Medical College" des „New York Infirmary for Women and Children“[366] war sie als *Instructor in the Practice of Medicine* tätig. Darüber hinaus lehrte sie an der „Mount Sinai

[359] Sarah Azaryahu, The Union of Hebrew Women for Equal Rights in Eretz Israel (Haifa 1977) 94, zit. nach Safran–Shilo, Rosa Welt-Straus.

[360] Vgl. dazu auch: Herzls Töchter.

[361] Vgl. Safran–Shilo, Rosa Welt-Straus.

[362] Find A Grave-Index: Jüdischer Friedhof Veyrier, Grab Nr. 297, https://www.ancestry.com [Abfrage zwischen 2015 und 2022].

[363] Crees, Ladies 174.

[364] Directory of Deceased American Physicians 850.

[365] Celebrating Sara Welt Kakels, https://archives.icahn.mssm.edu/?s=Welt&submit=Search [23. 2. 2025].

[366] Gegründet 1868 von Elizabeth und Emily Blackwell und Marie Zakrzewska; Crees, Ladies 162.

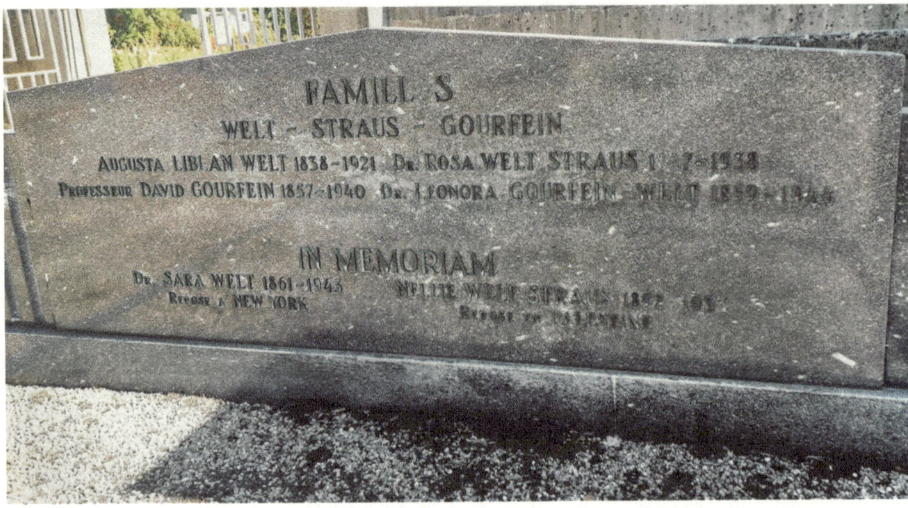

Abb. 43: Grabstein der Familien Welt, Straus und Gourfein auf dem Jüdischen Friedhof Veyrier bei Genf, Grab Nr. 297; Foto, 2019.

Training School for Nurses on Anatomy and Physiology"[367]. Welt-Kakels war zudem aktives Mitglied an der „New York Academy of Medicine" und der „New York Pathological Society" und ab 1931 Mitglied der „American Medical Association"[368]. Sie publizierte mehr als 20 wissenschaftliche Beiträge zu verschiedenen medizinischen Themen. Ihr besonderes Forschungsinteresse galt der Kindergynäkologie. So diagnostizierte sie etwa zwischen 1894 und 1904 rund 190 Fälle von Gonorrhoe bei Mädchen zwischen zwei und fünf Jahren. Bei der Erklärung der Ursachen von Geschlechtskrankheiten war Welt-Kakels sehr vorsichtig und schien die Möglichkeit des Inzests auszublenden. „Perhaps Welt-Kakels wanted to avoid judging her patient's families, mostly poor Russian Jews, too harshly."[369]

Nachdem sie sich 1926 aus dem aktiven Berufsleben im Mount Sinai Hospital zurückgezogen hatte, blieb sie aber dem Krankenhaus weiterhin eng verbunden und behielt ihre Privatpraxis an ihrem Wohnort in New York. Am 26. Dezember 1943 starb Sara Welt-Kakels im Alter von 83 Jahren im Mount Sinai Hospital an Lungenentzündung[370].

Wie eng die austro-amerikanische Ärztin, die sich während ihres ganzen Berufslebens der Kinderheilkunde gewidmet hatte, mit dem Mount Sinai Hospital und anderen amerikanischen medizinischen Institutionen verbunden war und an deren Ausbau und Förderung mitwirken wollte, zeigt die mit großen finanziellen Mitteln ausgestattete Stiftung, die nach ihrem Tod in Kraft trat: Sie hatte dem Spital mehr als eine Million Dollar vererbt, um den „Sara Welt Memorial Fund" zu schaffen, mit dem unter anderem das

---

367 Celebrating Sara Welt Kakels, https://archives.icahn.mssm.edu/?s=Welt&submit=Search [23. 2. 2025].

368 Crees, Ladies 174.

369 Sacco, Unspeakable 104f.

370 Crees, Ladies 174.

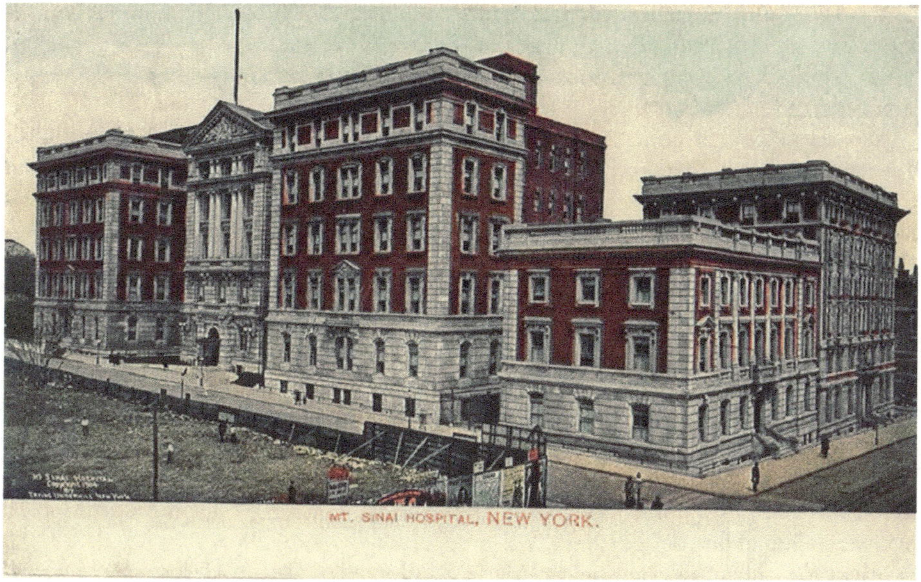

Abb. 44: Ansicht des Mount Sinai Hospitals in New York; Postkarte, um 1900.

„Welt Fellowship"-Programm für unterstützungsbedürftige junge Ärzte und Ärztinnen finanziert wurde[371].

5.2.3.3 Rosa Kerschbaumer und Maria Schuhmeister

Mehr als 30 Jahre nach Rosa Welt-Strauss emigrierten Rosa Kerschbaumer und Maria Schuhmeister in die USA. Die sechzigjährige und die vierunddreißigjährige Ärztin schifften sich 1911 in Hamburg gemeinsam nach Philadelphia ein. Was waren die Motive der beiden Frauen, die altersmäßig in einem Mutter-Tochter-Verhältnis standen?

Rosa Kerschbaumer hatte 1896 ihre private Augenklinik in Salzburg aufgegeben und war nach Russland zurückgekehrt. Zuerst arbeitete sie als Augenärztin an einer Klinik in St. Petersburg und hielt Fortbildungskurse für Ärztinnen und Ärzte ab. Von 1897 bis 1903 leitete sie eine sogenannte „mobile Augenheiltruppe" entlang der im Bau befindlichen Transsibirischen Eisenbahn, mit der sie in die Verwaltungsbezirke Nischni Gorod (1897), Pensa (1897/1898), Tschernigow (1899) und Sibirien (1900/1901) kam. Zu diesen „augenärztlichen Truppen" gehörten mehrere Augenärzte, Hilfspersonal, Feldscherinnen und Feldschere[372] sowie Schwestern vom Roten Kreuz, die für etwa zwei Monate in den Spitälern der jeweiligen Städte Augenkrankheiten behandelten. Mit solchen Kolonnen war Rosa Kerschbaumer auch in den Gouvernements Simbirsk (1902), Erewan

---

[371] Celebrating Sara Welt Kakels, https://archives.icahn.mssm.edu/?s=Welt&submit=Search [23. 2. 2025].

[372] Als Feldscher wurde ursprünglich ein Handwerksarzt beim Heer bezeichnet. Der Begriff wurde ab dem 19. Jahrhundert für Landärzte und -ärztinnen mit keiner oder nur semi-professioneller Ausbildung verwendet.

(1902–1903) und in der armenischen Stadt Alexandropol (1902, heute Gjumri) im Einsatz. Von 1903 bis 1906 übernahm sie die Leitung der von Zarin Maria Feodorowna in Tiflis (Tbilisi, Georgien) gegründeten Wohltätigen Augenheilanstalt (heute Nationales Zentrum für Ophthalmologie).

Nachdem Kerschbaumer zu einer Augenoperation an den persischen Königshof nach Teheran gerufen worden war[373], führte sie ihr Weg 1907 wieder nach Österreich, wo sie sich in Wien niederließ. Vormals als erste Ärztin Österreichs gepriesen, musste die langjährige Augenspezialistin abermals um eine kaiserliche Sondergenehmigung ansuchen, um ihren Beruf ausüben zu können[374]. Nach vier Jahren in Wien, in denen sie vermutlich nicht in gewünschtem Ausmaß beruflich Fuß fassen konnte, entschied sie sich nochmals zu einem Neustart, nunmehr in den USA. Auch Rosa Kerschbaumer ließ sich, ähnlich wie Rosa Welt vor ihr, nicht uninformiert und „unbedarft" auf ein Abenteuer ins Ungewisse ein. Sie hatte schon seit vielen Jahren die Situation von Ärztinnen weltweit beobachtet[375], und im Formular der Passagierliste des Dampfschiffes nach Philadelphia scheint in der Rubrik *relative or friend Dr. Sarah Kendall* in Seattle auf, bei Maria Schuhmeister noch mit dem Zusatz *well known physician* versehen[376]. Sarah Kendall engagierte sich in der Frauenstimmrechtsbewegung und wurde 1918 zur Präsidentin des „Medical Women's Club of Seattle" gewählt[377].

Rosa Kerschbaumers Begleiterin, Maria Schuhmeister, war im Herbst 1899 nur wenige Tage in Zürich immatrikuliert, danach zuerst an die Philosophische und ab Herbst 1900 an die Medizinische Fakultät der Universität Graz gewechselt, wo sie 1905 als erste Frau promovierte. Seit April 1907 übte sie eine Tätigkeit als Kurärztin mit Spezialisierung auf Frauenkrankheiten und Innere Medizin in einer Privatpraxis in Baden bei Wien aus. Vielleicht hatten sich die beiden Frauen schon mehr als zwanzig Jahre früher in Salzburg kennengelernt, wo Schuhmeisters Vater von 1886 bis 1901 an der Lehrerbildungsanstalt und an der Staats-Realschule unterrichtet hatte. Vor ihrer Abreise aus Österreich 1911 war Kerschbaumer zwei Monate lang in Baden bei Wien gemeldet. Rosa Kerschbaumer und Maria Schuhmeister hatten zuvor beim Innenministerium um Gewährung einer Studienreise nach Nordamerika angesucht. Mit Empfehlungsschreiben und Zeugnissen über ihre ärztliche Tätigkeit für die k. u. k. österreichisch-ungarischen Vertretungen in den USA ausgestattet, gingen sie am 7. Dezember an Bord des Dampfschiffes „Graf Waldersee" und kamen am 22. Dezember 1911 in Philadelphia an.

Auf ein mögliches Motiv Maria Schuhmeisters, die Donaumonarchie zu verlassen, kann man vielleicht aus einem Eintrag in der Passagierliste schließen: Außer Rosa Kerschbaumer und Maria Schuhmeister war noch Gernot Schuhmeister, rund 6 Monate alt und 1910 in Innsbruck geboren, an Bord. Fälschlicherweise – und wohl ihren eigenen Angaben zufolge – als verheiratete Frau geführt, war Maria Schuhmeister demnach Mutter eines unehelichen Sohns[378]. Wie aus ihrem Eintrag in der Taufmatrikel

373 *Salzburger Zeitung* (17. Jänner 1907) 2.

374 Veits-Falk, Rosa Kerschbaumer-Putjata 141–143.

375 *Jahresbericht des Vereines für erweiterte Frauenbildung in Wien* 1 (1888/1889) 8; ein ähnlicher Bericht in: *Arbeiterinnen-Zeitung* 4, Nr. 22 (21. November 1895) 2.

376 Philadelphia Passenger Lists, 1800–1945, https://ancestry.com [Abfrage zwischen 2015 und 2022].

377 Vgl. Biographical Sketch of Sarah Ann Kendall, https://documents.alexanderstreet.com/d/1009656363 [20. 9. 2024].

378 Philadelphia Passagierliste 1850–1934, https://www.ancestry.com [Abfrage zwischen 2015 und 2022].

St. Augustin in Wien hervorgeht, war sie 1909 in Innsbruck aus der katholischen Kirche ausgetreten[379]. Ob zwischen ihrem Kirchenaustritt und der Geburt ihres Kindes ein Zusammenhang bestand, bleibt offen. Vielleicht waren einerseits die durch ihre Situation als ledige Mutter entstandenen Nachteile und andererseits eine Erbschaft nach dem Tod ihres Vaters, die ihre finanziellen Mittel vermehrte[380], Anlass, Österreich-Ungarn zu verlassen und in der „Neuen Welt" einen neuen Lebensabschnitt zu beginnen.

Die weiteren Lebenswege der beiden Ärztinnen in den Vereinigten Staaten konnten bislang nur kursorisch rekonstruiert werden. Rosa Kerschbaumer lebte zuerst in Seattle, 1914 erhielt sie eine Lizenz, in Nevada und Kalifornien als Ärztin praktizieren zu können. Im Jahr 1915 übersiedelte sie nach Los Angeles und wurde auch Mitglied der „Medical Society of the State of California". In diesem Jahr berichtete die *Washington Post*, dass *Dr. Rose P. Kershbaumer, of Salzburg, Austria*[381] – obwohl sie zu diesem Zeitpunkt bereits amerikanische Staatsbürgerin geworden war – eine Augenoperation an einem achtjährigen Mädchen durchführen werde. Aufgrund fehlender finanzieller Mittel der Eltern *to pay for the services of a high-class specialist*, organisierte „The Humane Society for Children" eine Operation im Good Samaritan Hospital in Los Angeles[382]. Das bedeutet, dass Kerschbaumer, die in verschiedenen Verzeichnissen sowohl als *Allopath* (Allgemeinmedizinerin)[383] als auch als *Eye Surgeon*[384] geführt wurde, als Augenärztin bekannt war. Auch in den folgenden Jahren behandelte sie zahlreiche mittellose Patient:innen und verbrachte ihren letzten Lebensabschnitt selbst in Krankheit und finanzieller Not. Die *Los Angeles Post* widmete ihr um 1923 einen empathischen Artikel mit dem Titel „Surgeon to Royalty Ill and Destitute in City Faces Charity Ward After Serving Poor Free, for Years"[385]. Nach einer kurzen Schilderung ihres bisherigen Lebensweges wurden ihre Fähigkeiten als Augenchirurgin, die sie *before Europe's thrones of royalty* brachten, hervorgehoben: *A surgeon of keen observation of full knowledge of scientific methods, of critical judgement. And now the first woman doctor in Austria, the woman who thought more of the giving to others in distress than the saving for herself, faces, saddened, the ward for charity patients*[386]. Alle zwei Wochen hatte sie unentgeltliche Behandlung in der „Azusa free clinic"[387] angeboten, in ihre Ordination sollen viele *charity patients* gekommen sein, für die sie oft auch die Spitalsaufenthaltskosten beglich. Unter Erschöpfung und Schmerzen leidend, konnte sie ihre eigenen Krankenhauskosten, die über 500 Dollar betrugen, nun nicht bezahlen. Mit der Absicht, der verzweifelten Ärztin zu helfen, schloss der Artikel: *Surely there must be*

---

379 Erzdiözese Wien, Pfarre St. Augustin, Taufbuch 01/13, 132, https://data.matricula-online.eu/de/oesterreich/wien/01-st-augustin/01-13/?pg=138 [30. 3. 2024].

380 Stadtarchiv Salzburg, Salzburger Altstadt Informationssystem, Mönchsberg 1: Nach dem Tod ihres Vaters erbte sie das Haus Mönchsberg 1 in Salzburg.

381 *The Washington Post* (22. Dezember 1915) 6.

382 Ebd.

383 *Journal of the American Medical Association* 1923, www.ancestry.com [Abfrage zwischen 2015 und 2022].

384 Naturalization Records, 25. Juni 1915, https://www.ancestry.com [Abfrage zwischen 2015 und 2022].

385 Stadtarchiv Salzburg, PA Sammlung Dr. Huber, undatierter Zeitungsausschnitt aus der *Los Angeles Post*: frei übersetzt: Chirurgin von königlichen Patient:innen ist nun, nach jahrelanger kostenloser Versorgung der Armen, selbst ein Fall für die Wohlfahrt.

386 Ebd.

387 Das Azusa Health Service bietet heute *accessible and affordable health care services*, vgl. https://freeclinicdirectory.org/detail/el_proyecto_azusa_health_center1_azusa_ca.html [8. 11. 2024].

someone to afford HER gratitude now[388]. Rosa Kerschbaumer starb am 27. Juli 1923. Offenbar war es ihr nach ihrer Emigration gelungen, ihre Reputation als ausgezeichnete Augenärztin in die USA „mitzunehmen" und dort noch auszubauen. Den genannten Zeitungsberichten zufolge war ihre ärztliche Tätigkeit von hohem sozialem Engagement geprägt, das letztlich auch zu ihrer Verarmung beitrug.

Maria Schuhmeister hielt sich nach ihrer Ankunft in den USA, laut einem Artikel in der *Badener Zeitung*, im September 1914 in San Francisco auf[389]. Demnach soll sie sich *in einem amerikanischen Blatte ihres Aufenthaltsortes* bemüht haben, *zur Klärung der Verhältnisse beizutragen und den Ehrenschild des Vaterlandes auch jenseits des Meeres als echte Oesterreicherin hochzuhalten*. Sie fühlte sich also nach wie vor eng mit ihrer Heimat verbunden, denn sie nahm dem Bericht zufolge zum *fortwährenden Unsinn in den amerikanischen Zeitungen*, die wohl über Österreichs Rolle nach dem Ausbruch des Ersten Weltkriegs berichteten, Stellung. Wie weiter ausgeführt, brachte *Frau Dr. Kerschbaumer, die mit dem Herausgeber der „Los Angeles Times" bekannt ist*, den Artikel dort unter, *aber nur unter der Bedingung mir gegenüber – dass ich nicht mit meinem Namen zeichne, weil sie Angst hatte, dass mich ein radikaler Serbe ermorden könnte*[390].

Im Jahr 1916 schien Maria Schuhmeister in der Volkszählungsliste in Seattle, Bundesstaat Washington, als *State Bacteriologist* auf. Vielleicht war Seattle für sie wie auch für Rosa Kerschbaumer, mit der sie in den ersten Jahren nach wie vor in Kontakt stand, der erste Wohnort, und sie hatte sich nur vorübergehend in San Francisco aufgehalten. 1917 wurde sie mit der Familienstandsangabe „Witwe" eingebürgert.

Im September 1917 heiratete Maria Schuhmeister den um zwölf Jahre jüngeren Bakteriologen Arthur Heinemann in Kitsap, Bundesstaat Washington. Arthur Heinemann, von Beruf *Doctor, Pathologist*, stammte aus Hanau (Hessen, Deutschland) und war 1914 eingewandert und eingebürgert worden. Maria Schuhmeister hieß nun Heinemann. Dem Umstand, dass ihr Ehemann ihren Sohn Gernot Schuhmeister erst zwischen 1920 und 1930 adoptierte und dieser mit dem Familiennamen Schuhmeister im gemeinsamen Haushalt lebte, ist es zu verdanken, dass mittels Volkszählungsliste von 1920 festgestellt werden konnte, dass Maria Schuhmeister geheiratet und den Namen geändert hatte. Um 1922, im Alter von ca. 45 Jahren, wurde sie Mutter einer Tochter. In den 1940er Jahren führte das Ehepaar, offensichtlich bis zum Tod Arthur Heinemanns 1950, das *Heinemann Diagnostic Laboratory* in Bellingham[391], einer Stadt im Nordwesten des US-Bundesstaats Washington, in der Maria Schuhmeister am 6. Oktober 1951 starb. Nach ihrer Emigration war es ihr gelungen – ohne dass nähere Details bekannt sind – ihren Beruf in den USA auszuüben und gemeinsam mit ihrem Mann ein medizinisches Labor zu führen.

388 Stadtarchiv Salzburg, PA Sammlung Dr. Huber, undatierter Zeitungsausschnitt aus der Los Angeles Post.

389 *Badener Zeitung* 35, Nr. 76 (23. September 1914) 2f.

390 Ebd.

391 USA-Städteverzeichnisse, 1822–1995, Bellingham, Washington, City Directory, 1945; vgl. Directory Medicare/Medicaid providers and suppliers of service, hg. vom U.S. Department of Health, Education, and Welfare Social Security Administration (BHI Pub. No. 012 11–75), Washington 1976, https://www.ancestry.com [Abfrage zwischen 2015 und 2022]. Hier scheint das Heinemann Diagnostic Laboratory in Bellingham noch auf.

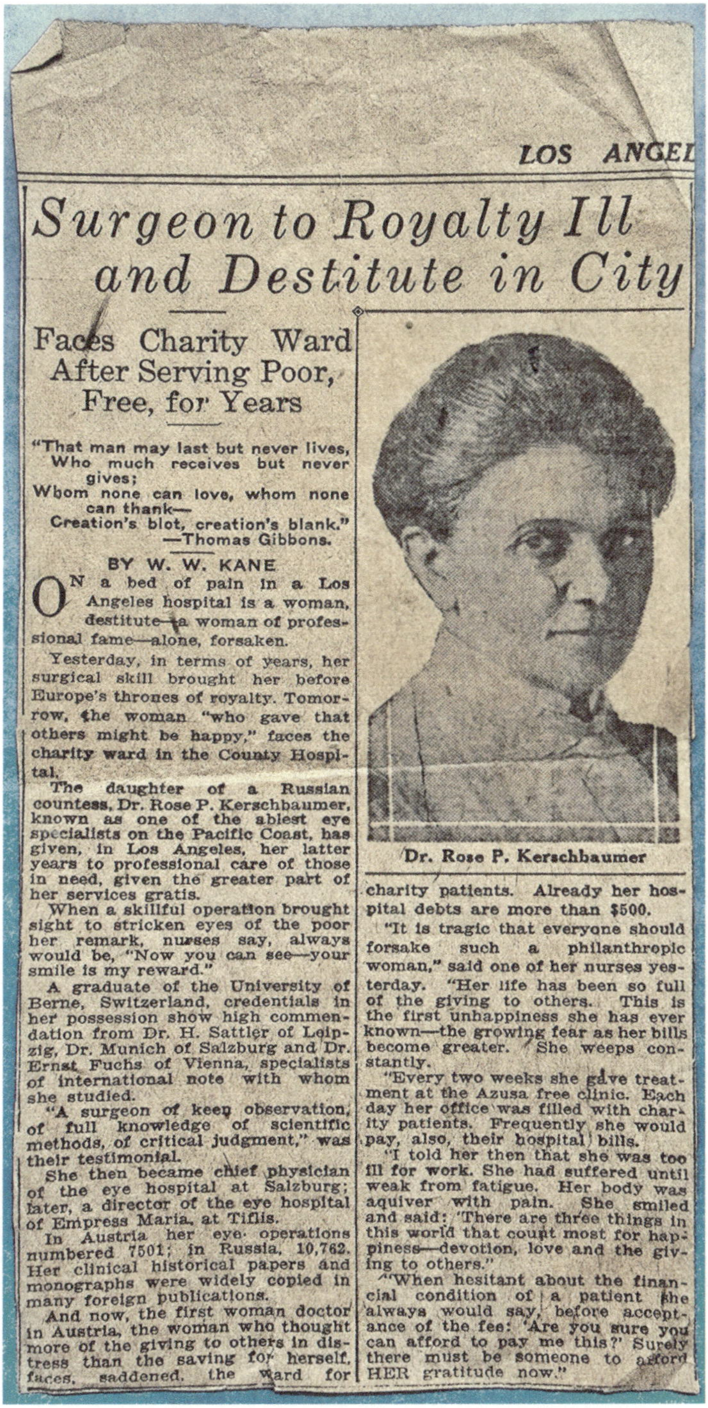

LOS ANGEL

Surgeon to Royalty Ill and Destitute in City

Faces Charity Ward After Serving Poor, Free, for Years

"That man may last but never lives,
Who much receives but never gives;
Whom none can love, whom none can thank—
Creation's blot, creation's blank."
—Thomas Gibbons.

BY W. W. KANE

ON a bed of pain in a Los Angeles hospital is a woman, destitute—a woman of professional fame—alone, forsaken.

Yesterday, in terms of years, her surgical skill brought her before Europe's thrones of royalty. Tomorrow, the woman "who gave that others might be happy," faces the charity ward in the County Hospital.

The daughter of a Russian countess, Dr. Rose P. Kerschbaumer, known as one of the ablest eye specialists on the Pacific Coast, has given, in Los Angeles, her latter years to professional care of those in need, given the greater part of her services gratis.

When a skillful operation brought sight to stricken eyes of the poor her remark, nurses say, always would be, "Now you can see—your smile is my reward."

A graduate of the University of Berne, Switzerland, credentials in her possession show high commendation from Dr. H. Sattler of Leipzig, Dr. Munich of Salzburg and Dr. Ernst Fuchs of Vienna, specialists of international note with whom she studied.

"A surgeon of keen observation, of full knowledge of scientific methods, of critical judgment," was their testimonial.

She then became chief physician of the eye hospital at Salzburg; later, a director of the eye hospital of Empress Maria, at Tiflis.

In Austria her eye operations numbered 7501; in Russia, 10,762. Her clinical historical papers and monographs were widely copied in many foreign publications.

And now, the first woman doctor in Austria, the woman who thought more of the giving to others in distress than the saving for herself, faces, saddened, the ward for charity patients. Already her hospital debts are more than $500.

Dr. Rose P. Kerschbaumer

"It is tragic that everyone should forsake such a philanthropic woman," said one of her nurses yesterday. "Her life has been so full of the giving to others. This is the first unhappiness she has ever known—the growing fear as her bills become greater. She weeps constantly.

"Every two weeks she gave treatment at the Azusa free clinic. Each day her office was filled with charity patients. Frequently she would pay, also, their hospital bills.

"I told her then that she was too ill for work. She had suffered until weak from fatigue. Her body was aquiver with pain. She smiled and said: 'There are three things in this world that count most for happiness—devotion, love and the giving to others.'

"When hesitant about the financial condition of a patient she always would say, before acceptance of the fee: 'Are you sure you can afford to pay me this?' Surely there must be someone to afford HER gratitude now."

Abb. 45: Zeitungsausschnitt aus der *Los Angeles Post* über Rosa Kerschbaumer, um 1923.

5.2.4 Transkulturelle Kontakte

Neben den „endgültigen Auswanderungen" der genannten Ärztinnen hielt sich eine weitere Ärztin der Untersuchungsgruppe, Rosa Einhorn-Bloch, einmal für mindestens ein Jahr und ein zweites Mal für mindestens zwei Jahre in den USA auf (siehe dazu ausführlich Kapitel 4.3.5). Im Jahr 1902 zur Amtsärztin von Travnik in Bosnien und Herzegowina bestellt, reiste sie 1904 zu einem medizinischen Kongress nach St. Louis, legte danach, wie sie in ihrem Lebenslauf angab, an der Columbia-Universität die Staatsprüfung ab und arbeitete in St. Louis und in New York als Assistentin an Hospitälern. Im Jahr 1905 kehrte sie bis 1910 nach Travnik zurück, anschließend lebte sie in Wien und Graz. Im April 1913 reiste sie wieder in die USA, suchte aber schon kurz nach ihrer Ankunft mehrmals vergeblich beim österreichischen Innenministerium um Berufsausübung in Wien an. Sie blieb bis mindestens Jänner 1915 in den USA, ab Jänner 1917 ist ihre berufliche Tätigkeit in der Schweiz belegt. Vielleicht gelang es ihr nicht, sich in den USA beruflich zu etablieren, vielleicht beabsichtigte sie zu diesem Zeitpunkt auch nicht, längerfristig zu bleiben, und sie wollte die Aufenthalte in den Vereinigten Staaten, wo ihr Bruder als erfolgreicher Medizinprofessor lebte, nur zur Fortbildung oder – wenig erfolgreich – als Karrieresprungbrett nutzen.

Von 1923 bis ca. 1930 hielt sie sich wieder in den USA auf. Sie praktizierte in Newark City in der Nähe von New York und erhielt 1929 auch die amerikanische Staatsbürgerschaft. Danach übersiedelte sie nach Tel Aviv, wo sie an der gleichen Adresse wie das Ärzteehepaar Simon und Esther Baskin Einhorn aus Russland lebte, das am 1932 gegründeten „Health House" in Tel Aviv praktizierte, einer kommunalen Einrichtung für Sexualberatung. Die Rolle, die Einhorn in dieser Einrichtung einnahm, ist unklar. 1934 und 1937 pendelte sie zwischen Tel Aviv, Europa und den USA, im Juni 1936 war sie zum Beispiel von Zürich kommend in Wien gemeldet und reiste kurz darauf nach Bad Gastein weiter. Ihren letzten Lebensabschnitt verbrachte Rosa Einhorn-Bloch ab 1938 in New York und hielt sich bei ihrem verwitweten Bruder Max Einhorn auf, bis sie am 27. Mai 1950 im Alter von 78 Jahren an einer Herzerkrankung starb und auf dem Mount Judah Cemetery in Queens, New York, begraben wurde.

Wie nicht nur dieses Beispiel zeigt, sondern auch aus den Migrationsforschungen der letzten Jahre deutlich wurde, muss die weitverbreitete Vorstellung von der Endgültigkeit der Migration relativiert werden. Transatlantische Migration bedeutete sowohl Bruch als auch Kontinuität. Bruch aufgrund des Migrationsaktes, des Weggehens und Verlassens der Heimat, und Kontinuität durch das Weitertragen und Bewahren von mit der Heimat verbundenen Identitäten[392]. Diese Ambivalenzen sahen in jedem Einzelfall anders aus.

Erstaunlich intensive Kontakte trotz großer räumlicher Distanz zum Herkunftsland pflegte auch Rosa Welt-Strauss. Obwohl ihr ein Teil ihrer Familie nach New York gefolgt war, reiste sie 1886 – sechs Jahre nach ihrer Emigration und drei Jahre nach ihrer Heirat – in ihre Heimat und nahm Kontakt mit dem schon erwähnten Arzt und Schriftsteller Ludwig August Frankl auf: Im Sommer 1886 teilt sie ihm mit: *Ja, ich lebe noch, lebe in Glück und Wolstand, mit meinem guten Mann*[393]. Sie blieb bis August 1886 und hielt sich

---

[392] Lamprecht–Kriebernegg, Amerika 18.

[393] WBR, Handschriften Aut – Autograph(en), Nachlass Ludwig August Frankl (Briefe von Rosa Welt), H.I.N.-103095, Brief vom 9. März 1886.

in Franzensbad, Wien und Aussee auf. Ein Jahr später informierte sie Karl Emil Franzos von Gastein aus über ihre Ankunft in Wien. Im August schrieb sie ihm aus Franzensbad: *Daß Sie meiner noch immer freundlich gedenken – freut mich. Ich schicke Ihnen mein Bild, das Ihnen eine americanisierte – aber trotzdem gleich gebliebene alte Freundin wieder vor Augen führen soll*[394]. Im September 1887 reiste sie über London wieder nach New York zurück[395]. Im Juni 1888 legte Rosa Welt-Strauss Karl Emil Franzos über die Pläne ihrer Europareise dar: *Ich reise morgen per Steamer Wieland* [von New York] *ab, hoffe am 18ten in Hamburg und 3–4 Tage später in Franzensbad zu sein; dort bleibe ich etwa 5 Wochen. Zur Nachkur gehe ich dann gerne nach Aussee, oder wo immer Sie und die Familie Frankl sich zur Zeit aufhalten werden; denn ich will nicht auch in diesem Jahre an allen Freunden vorbei reisen ohne sie zu sehen. Ich bin in diesem Jahr leider allein, da mein lieber Mann hier an's Geschäft gebunden ist. Ich hoffe wir feiern ein fröhliches Wiedersehen nach all den langen Jahren*[396]. Wie einem weiteren Brief zu entnehmen ist, wollte sie von Wien über Salzburg, Tirol und Norditalien nach Genf reisen, um ihre Schwester Leonore zu besuchen. Auch ihr Mann wollte nach Europa kommen, um sie abzuholen[397]. 1896 berichtete Welt-Strauss, sie lebe mit ihrer Familie *derzeit in Paris, wo Geschäfte meinen Mann zeitweilig festhalten*[398]. Sie reiste demnach in den 1880er und 1890er Jahren mehrmals allein und manchmal begleitet von ihrem Ehemann für einen längeren Zeitraum nach Europa. Diese Reisen waren nicht nur mit hohen Kosten, sondern auch mit viel Vorbereitung und Zeit verbunden, aber für Rosa Welt-Strauss offenbar so wichtig, dass sie diese Ressourcen investierte, um Orte ihrer alten Heimat zu besuchen. Ihre Reisen relativieren erneut die Vorstellung von einer eingeschränkten weiblichen Mobilität über große Distanzen[399].

Ein weiteres Beispiel soll die langjährige Verbundenheit von Emigrant:innen mit vertrauten Personen aufzeigen: Rosa Kerschbaumer hatte in ihrer Salzburger Zeit in den 1880er bis 1890er Jahre engen Kontakt mit der bürgerlich-intellektuellen Familie Huber gepflegt[400], die auch nach Kerschbaumers Emigration 1911 aufrecht blieben. Im Jahr 1923 besuchte die damals einundzwanzigjährige Tochter Elisabeth (Elsa) Huber Rosa Kerschbaumer in Los Angeles. Ihr Vater, Oberfinanzrat Josef Huber, berichtete im Familienreisetagebuch, *Frau Dr. Kerschbaumer* habe Elsa nach Ende des Ersten Weltkriegs *immer dringender zu einem längeren Besuch in Los Angeles* eingeladen. Der *Familienrat* gab schließlich dem Drängen und Wünschen Elsas nach und erlaubte ihr die Reise nach Kalifornien. Josef Huber begleitete sie bis Bremen, Rosa Kerschbaumer bereitete alles Weitere vor: von der Reservierung einer Kajüte bis zum Empfang Elsas von *Damen der dortigen Bahnhofs-Mission* bei ihrer Ankunft in New York und ihrer weiteren *Ein-*

394 WBR, Handschriften Aut – Autograph(en), Nachlass Karl Emil Franzos (Briefe von Rosa Welt), H.I.N. 64261, Brief vom 31. September 1887.

395 Ebd.

396 WBR, Handschriften Aut – Autograph(en), Nachlass Karl Emil Franzos (Briefe von Rosa Welt), H.I.N.-111668, Brief vom 6. Juni 1888; vgl. Handschriften Aut – Autograph(en), Nachlass Ludwig August Frankl (Briefe von Rosa Welt), H.I.N.-103093, Brief vom 19. Juni 1888.

397 WBR, Handschriften Aut – Autograph(en), Nachlass Karl Emil Franzos (Briefe von Rosa Welt), H.I.N.-111823, Brief vom 25. Juli 1888; vgl. Handschriften Aut – Autograph(en), Nachlass Ludwig August Frankl (Briefe von Rosa Welt), H.I.N.-103093, Brief vom 19. Juni 1888.

398 *Jahresbericht des Vereines für erweiterte Frauenbildung in Wien* 8 (1995/1896) 47.

399 Vgl. dazu auch Hahn, Migrationsforschung 146.

400 Veits-Falk, Rosa Kerschbaumer 23: Abgebildet ist hier auch ein Foto der Familie Huber mit Rosa Kerschbaumer zu Weihnachten 1908.

waggonierung in den Eisenbahnzug nach Los Angeles. Schon bei ihrer Ankunft musste Elsa feststellen, dass Rosa Kerschbaumer *leidend* war und sich ihr Gesundheitszustand drastisch verschlechterte[401]. Kurz nach ihrer Abreise starb Rosa Kerschbaumer.

Die ausgewanderten Ärztinnen waren in Österreich-Ungarn nicht gänzlich aus der öffentlichen Wahrnehmung verschwunden, gelegentlich berichtete die Presse über sie: Zum Beispiel, dass Rosa Welt-Strauss nach New York übersiedelte, *da man ihr in Österreich die Praxis verwehrte*[402]. Und einige Monate nach dem Tod Rosa Kerschbaumers erschien in *Neues Werden, Sonntags-Beilage für unsere Frauen*, der ausführliche Artikel über „Frau Dr. Rosa Kerschbaumer – die erste österreichische Aerztin", allerdings ohne Informationen über ihr Leben in den USA, jedoch mit dem Bedauern, dass sie – zwölf Jahre zuvor (!) – Österreich verlassen hatte: *Schade, ewig schade um das große Talent und um ihre geschickte Hand*[403]*!*

Ärztinnen, die in die USA emigrierten, sahen sich sowohl im beruflichen Leben als auch im Alltag mit neuen rechtlichen Voraussetzungen, kulturellen Unterschieden und einer fremden Sprache konfrontiert. Für die „Schweizer Ärztinnen" war es aber nicht die erste Migrationserfahrung, alle hatten schon andere „lebenszyklische Migrationsetappen"[404] durchlaufen: Als Bildungs-, Arbeits- beziehungsweise Karrieremigrantinnen. Für Rosa Welt-Strauss war die Auswanderung in die USA auch nicht die letzte in ihrem Leben. Nach dem Tod ihres Ehemannes lässt sich bei ihr noch der Typus der Alters- beziehungsweise Witwenmigration ausmachen, die ein Forschungsdesiderat darstellt, wie Sylvia Hahn konstatiert[405].

Allen vier Ärztinnen, dreien von ihnen in jungen und einer in fortgeschrittenem Alter, gelang es, sich in unterschiedlichen Bereichen der Medizin mit unterschiedlicher Spezialisierung zu etablieren: In der Augen- und Kinderheilkunde und in der Bakteriologie, mit einer privaten Ordination, in Krankenhäusern oder medizinischen Einrichtungen, in Praxis, Forschung und Lehre. In der Retrospektive erscheinen ihre Karrieren umso beachtlicher, da, wie aus der Exilforschung der letzten Jahre hervorgeht, die Berufsmöglichkeiten von ab 1938 emigrierenden österreichischen Ärztinnen beschränkt und viele von ihnen mit großen Schwierigkeiten konfrontiert waren. Die bekannte Psychoanalytikerin Else Pappenheim sprach zum Beispiel in einem Interview von einem „Kulturschock", als sie im „fortschrittlichen" Amerika ankam und erfuhr, dass etwa an den Universitäten die Frauenquote begrenzt war. Ihr gelang die Integration ins Berufsleben relativ rasch, da sie durch einen amerikanischen Kollegen ihres Vaters eine Assistenzstelle am Johns Hopkins Hospital in Baltimore bekam. Das schien aber die Ausnahme gewesen zu sein, denn etliche ihrer Kolleginnen und Kollegen mussten sich in der Emigration zuerst eine Zeitlang als „dishwashers und nannies" durchschlagen[406].

---

401 Stadtarchiv Salzburg, PA Sammlung Dr. Huber, Unsere schönsten Fahrten, 1866–1934, zusammengestellt von Josef Huber, Weihnachten 1934, 141–143.

402 *Innsbrucker Nachrichten* 46, Nr. 272 (27. November 1899) 3.

403 Hödur, Dr. Rosa Kerschbaumer 4.

404 Hahn, Migrationsforschung 147f.

405 Ebd. 151.

406 Raggam, Studentinnen 154; vgl. auch Prost, Emigration 444–470.

5.3 Karrieren der „Schweizer Ärztinnen" im Überblick

Im vierten und fünften Kapitel der vorliegenden Studie wurden die Berufswege und Karrieremuster der Frauen der Untersuchungsgruppe, gegliedert nach Ländern ihrer Berufsausübung und den dort bestehenden rechtlichen Möglichkeiten, dargestellt und in den jeweiligen (gesellschafts-)politischen und medizinhistorischen Kontext gestellt. Das vierte Kapitel setzte sich mit den Akteurinnen auseinander, die nach Abschluss ihres Studiums in das Gebiet der österreichisch-ungarischen Monarchie beziehungsweise deren Nachfolgestaaten zurückkehrten, das fünfte Kapitel mit jenen, die in der Schweiz blieben, in anderen europäischen Ländern lebten oder in die Vereinigten Staaten auswanderten. Im Folgenden werden die Ergebnisse der beiden Kapitel zuerst nach Ländern ihrer Berufsausübung und anschließend nach den Fachrichtungen und Funktionen der Medizinerinnen sowie nach ihrem Beitrag zum Wissenstransfer zusammengefasst. Als Ausblick wird auf ihr zivilgesellschaftliches Engagement und ihre familiäre Situation verwiesen, zwei Themenbereiche, die ein weiterführendes Forschungsdesiderat darstellen.

5.3.1 Zusammenfassung: Karrieren nach Ländern der Berufsausübung

Das vierte Kapitel widmete sich zunächst den Berufslaufbahnen der „Schweizer Ärztinnen" im Herkunftsland. Dabei ließen sich unterschiedliche Zeitabschnitte ausmachen, in denen sie abhängig von den jeweiligen rechtlichen Bedingungen auf verschiedene Art und Weise ihren Beruf zumindest einige Jahre hindurch ausübten (ausgenommen sind Aus- und Weiterbildungsaufenthalte an Krankenhäusern, die nur ein paar Monate umfassten).

Von den frühen Jahrgängen der „Schweizer Ärztinnen" arbeiteten Anfang der 1880er Jahre zwei Frauen – Vilma Hugonnai in Budapest und Bohuslava Keck in Prag – unter ihrem Ausbildungsniveau offiziell als Hebammen, führten de facto aber eine umfassende geburtshilfliche Praxis. Zwei Ärztinnen praktizierten aufgrund von kaiserlichen Sondergenehmigungen: Rosa Kerschbaumer konnte ab 1890 in Salzburg als Augenärztin, Georgine von Roth ab 1895 als Schulärztin des Offizierstöchter-Erziehungsinstituts in Wien-Hernals arbeiten. Im Jahr 1897 legte Gabriele Possanner aufgrund der – nicht zuletzt durch ihre hartnäckige Agitation erlassenen – Nostrifikationsverordnung als erste Frau das Doktorat an der Medizinischen Fakultät der Universität Wien ab. Von der Möglichkeit, alle Rigorosen noch einmal zu wiederholen, machten insgesamt acht Ärztinnen[407] in einem Zeitraum von 1897 bis 1915 an einer Universität Österreich-Ungarns Gebrauch und erwarben somit zusätzlich zu ihrem Schweizer noch ein österreichisches Doktorat.

In Folge der Öffnung der Medizinischen Fakultäten für Frauen im Jahr 1900 brachen fünf ursprünglich in der Schweiz Studierende ihr Studium dort ab und beendeten es in Wien (Irma Schneider-Schönfeld, Erna Friedmann-Storfer und Flora Ogórek-Pankowa), Graz (Maria Schuhmeister) oder Lemberg (Marie Kalmus-Schneider). Nach ihrer Promotion versuchten die Absolventinnen, in verschiedenen Spitälern nicht nur eine

407 In Wien: Gabriele Possanner, Friederike Lubinger, Lucia Morawitz, Flora Ogórek, Regina Kahane-Axer; in Budapest: Vilma Hugonnai; in Krakau: Sophie Moraczewska; in Graz: Gisela Kuhn-Januszewska.

Anstellung als unbezahlte Aspirantin, sondern auch als Sekundarärztin zu bekommen. Dies gelang Gabriele Possanner (1903) und Erna Friedmann-Storfer (1909) in Wien sowie Maria Schuhmeister in Baden bei Wien (1906). Die meisten Ärztinnen führten – oft parallel zu ihrer Beschäftigung in einem Krankenhaus – eine Privatpraxis: Neben Gabriele Possanner und Vilma Hugonnai, die 1897 als erste Ärztinnen in Wien beziehungsweise in Budapest eine Ordination eröffneten, führten vor 1914 vier Frauen der Untersuchungsgruppe in Wien[408] eine private Ordination.

Im Zeitraum von 1891 bis zum Ende des Ersten Weltkriegs nutzten fünf Ärztinnen[409] die Chance einer Anstellung als staatliche Amtsärztin in Bosnien und Herzegowina, die sich – in Europa einzigartig – durch die speziellen Konstellationen der österreichisch-ungarischen Politik auf dem Balkan ergeben hatte.

Der Erste Weltkrieg brachte für das gesamte Gesundheits- und Medizinalsystem große situationsbedingte Veränderungen und damit neue berufliche Möglichkeiten für Ärztinnen. Von zwölf Ärztinnen der Untersuchungsgruppe sind unterschiedliche kriegsbedingte Tätigkeiten belegt. Zwei von ihnen[410] übernahmen etwa Dienste in Wiener Krankenhäusern. Im Heeressanitätsdienst waren Erna Friedmann-Storfer in Wien, Gisela Kuhn-Januszewska in Graz, Vilma Hugonnai in Budapest, Anna Bayer in Prag, Betty Farbstein-Ostersetzer in Brünn und Flora Ogórek-Pankowa in Lemberg tätig. Sophie Moraczewska-Okunewska war in den Flüchtlingslagern Gmünd und Svatobořice (Mähren) im Einsatz. Maria Vučetić-Prita, eine außerhalb der Monarchie wirkende Ärztin, ersetzte während der Balkankriege ihren Ehemann als Gemeindearzt in Belgrad und versah zur Zeit des Weltkriegs Dienst an verwundeten Soldaten in den Lazaretten von Kragujevac und Niš. Irma Schneider-Schönfeld, die ihr Medizinstudium nicht beendet hatte, arbeitete als Hilfsschwester in einem Vereinslazarett in München, und Anna Fischer-Dückelmann hielt in Sachsen Kurse über häusliche Krankenpflege in Kriegszeiten.

Nach 1918 nahm in Österreich und in anderen Nachfolgestaaten der Monarchie der Anteil an Ärztinnen zu, vor allem im „Roten Wien". Von den im Rahmen der städtischen Fürsorge Wiens sich neu eröffnenden Arbeitsbereichen profitierte aber nur Friederike Lubinger als Kassenärztin.

Die Entwicklungen im autoritären Ständestaat und im NS-Regime betrafen aufgrund ihres Alters nur mehr wenige der Ärztinnen in ihrer Berufsausübung. Fünf Ärztinnen, darunter drei als rassische Jüdinnen definierte Medizinerinnen, lebten während der NS-Zeit in Österreich: Friederike Lubinger wurde gleich nach dem „Anschluss" inhaftiert, konnte jedoch 1940 in Schweden Exil finden. Gisela Kuhn-Januszewka, zum Katholizismus konvertierte Jüdin, wurde 1943 im Konzentrationslager Theresienstadt ermordet, und bei Erna Friedmann-Storfer verliert sich die Spur. Marie Kalmus-Schneider wurde vermutlich 1941 in Lemberg und Regina Vera Walter-Marković nachweislich 1942 in einem Lager bei Belgrad ermordet.

Das fünfte Kapitel setzte sich zuerst mit den Berufswegen jener Ärztinnen auseinander, die nicht in ihre ursprüngliche Heimat Österreich-Ungarn zurückkehrten, sondern vorrangig in der Schweiz blieben oder auch in Deutschland arbeiteten. Im Jahr 1887 eröffnete Anna Bayer als erste Frau in Bern eine Ordination und führte diese bis 1891.

408 Friederike Lubinger (ab 1903), Lucia Morawitz (1908–ca. 1913), Rosa Kerschbaumer (1908–1911), ab 1913 Erna Friedmann-Storfer.

409 Anna Bayer, Bohuslava Keck, Theodora Krajewska, Gisela Kuhn-Januszeska, Rosa Einhorn-Bloch.

410 Gabriele Possanner, Georgine von Roth.

Leonore Welt-Gourfein widmete sich ab 1895 in Genf der Augenheilkunde in Praxis und Wissenschaft. Als einzige Frau der Untersuchungsgruppe habilitierte sie sich an der Universität Genf. Betty Farbstein-Ostersetzer und Regina Kahane-Axer praktizierten zu Beginn des 20. Jahrhunderts längere Zeit in Arbeitervierteln von Zürich. Zwei Ärztinnen wirkten vielseitig in der Naturheilkunde: Anna Fischer-Dückelmann ab 1896 in Dresden, ab 1913 auch in Kassel und am Monte Verità in der Schweiz. Gisela Lucci-Purtscher betrieb ab 1915 Kurheilstätten am Zürichsee, danach praktizierte und lebte sie im Kanton Bern. Lucia Morawitz arbeitete in unregelmäßigen Zeitabschnitten als Ärztin für Nerven- und Gemütskrankheiten in Zürich, Davos und am Luganer See. Außerhalb der Schweiz, in Serbien, praktizierte Maria Vučetić-Prita und war auch an der Errichtung und Führung eines Krankenhauses für Frauen in Belgrad beteiligt.

Als letzte Gruppe wurden die Karrieren jener vier Ärztinnen untersucht, die langfristig in die Vereinigten Staaten auswanderten, und einer Ärztin, die sich zwei Mal über einen Zeitraum von ein bis zwei Jahren in den USA aufhielt. Rosa Welt-Strauss verließ Europa 1880 und praktizierte in New York als Augenärztin, ihre Schwester Sara Welt-Kakels folgte ihr fünf Jahre später und widmete sich der Kinderheilkunde in Praxis, Forschung und Lehre. Im Jahr 1911 emigrierten Rosa Kerschbaumer und Maria Schuhmeister. Während Kerschbaumer weiterhin als Augenärztin praktizierte, spezialisierte sich Maria Schuhmeister auf Bakteriologie.

5.3.2 Fachrichtungen, Funktionen, Wissenstransfer

Unter Einbeziehung der rekonstruierten Lebensläufe der „Schweizer Ärztinnen“ (Kapitel 7) wurde weiters auch der Versuch unternommen, die Karrieren der Ärztinnen nach ihrer fachlichen Ausrichtung, nach ihren Berufspositionen und ihrem Beitrag zum medizinischen Wissenstransfer aufzuzeigen. Bei der dabei vorgenommenen „Quantifizierung“ muss ausdrücklich darauf hingewiesen werden, dass es sich nur um eine ungefähre, nicht-repräsentative Annäherung handeln kann, da diese nicht auf einer einheitlichen Datenbasis beruht, sondern auf äußert heterogenen und teilweise auch lückenhaften Quellen. Die Ergebnisse (siehe auch Kapitel 7.3 Übersichtstabelle) geben aber trotzdem eine Orientierung für das „Typische“ und „Besondere“ der Berufswege der „Schweizer Ärztinnen“, worauf im Schlusskapitel dieser Studie Bezug genommen wird.

Bei zwei bzw. drei der 29 Frauen der Untersuchungsgruppe lassen sich nur wenige oder gar keine Aussagen über ihre Berufsausübung treffen: Mathilde Schorr wurde in einem Zeitungsartikel 1897 als eine von vier Studentinnen der Medizinischen Fakultät der Universität Budapest genannt[411], danach konnten keine weiteren Informationen über sie gefunden werden. Irma Schneider-Schönfeld brach ihr Medizinstudium ab und wechselte zur Kunstgeschichte. Im Ersten Weltkrieg war sie kurz als Hilfskrankenschwester in München im Einsatz, bevor sie 1915 mit 39 Jahren starb. Victoria Markheim verließ 1901 die Universität Zürich mit einem Abgangszeugnis, danach fehlt jede Spur. Vielleicht heirateten manche von ihnen und führten danach den Namen ihrer Ehemänner. Ungewiss ist ebenso, ob sie ihren Beruf ausübten, oder vielleicht nur im privaten Umfeld „praktizierten“. Von zwei dieser Frauen konnten auch keine Sterbedaten eruiert

---

411 *Pester Lloyd* 44, Nr. 221 (15. September 1897) 6; vgl. auch *Neuigkeits-Welt-Blatt* 24, Nr. 213 (18. September 1897) 15.

werden[412]. Somit können nur bei 26 Ärztinnen mehr oder weniger genaue Aussagen über ihre Arbeitsfelder oder Fachrichtungen, die sich im Laufe ihres Lebens auch ändern konnten, getroffen werden.

Bei der Untersuchung der Fachrichtungen scheint häufig die Bezeichnung *Frauenärztin* auf. Wie mehrfach erläutert, bedeutete dieser von den Ärztinnen selbst oder von ihrem Umfeld verwendete Begriff nicht unbedingt, dass sie auf Frauenheilkunde spezialisiert waren, sondern dass ihre Zielgruppe Frauen waren und sie allgemeinmedizinische Behandlungen anboten. Dezidiert als *praktische Ärztinnen* wurden fünf Medizinerinnen – zumindest zeitweise – in verschiedenen Verzeichnissen oder Inseraten geführt[413]. Mindestes neun Ärztinnen hatten sich in verschiedenen Bereichen der Frauenheilkunde spezialisiert und boten im Laufe der Zeit entsprechende Behandlungen an. Bohuslava Keck und Vilma Hugonnai praktizierten Geburtshilfe, Gisela Kuhn-Januszewska arbeitete in späteren Jahren als Kassenärztin für Gynäkologie und Geburtshilfe. Flora Mira Ogórek-Pankowa war als Spezialistin für Frauenkrankheiten und innere Krankheiten in Lemberg tätig. Sophie Moraczewska-Okunewska spezialisierte sich auf die Behandlung von Gebärmutterhalskrebs in Franzensbad und Maria Vučetić-Prita auf Fertilitätsprobleme in Belgrad. Anna Fischer-Dückelmann und Gisela Lucci-Purtscher behandelten Frauenleiden mit Methoden der Naturheilkunde in der Schweiz. Mit Schwangerschaftsabbrüchen befassten sich Friederike Lubinger, die – wie aufgrund eines Gerichtsurteils bekannt wurde – auch Abtreibungen in Wien vornahm, und Betty Farbstein-Ostersetzer in der Schweiz. Darüber hinaus widmeten sich drei Ärztinnen der Bekämpfung und Prävention von Geschlechtskrankheiten in Wien[414].

In der Literatur wird darauf verwiesen, dass sich die ersten Ärztinnen häufig auch auf die Behandlung von Kindern konzentrierten. Dies war sicherlich bei den niedergelassenen Ärztinnen der Fall. Aus der Gruppe der in dieser Studie untersuchten Medizinerinnen fokussierte sich aber nur eine Ärztin, Sara Welt-Strauss in New York, in Praxis, Forschung und Lehre auf Pädiatrie.

Auf Augenheilkunde spezialisierten sich hingegen drei Ärztinnen: Rosa Kerschbaumer in Österreich, Russland, Armenien, Georgien und in den USA, Leonore Welt-Gourfein in Genf und Rosa Welt-Strauss in New York. Kerschbaumer und Welt-Gourfein fanden in der wissenschaftlichen Community große fachliche Anerkennung. Zwei Ärztinnen arbeiteten in dem ebenfalls jungen medizinischen Fachbereich der Nervenheilkunde: Lucia Morawitz praktizierte als Ärztin für Nerven- und Gemütskrankheiten, Betty Farbstein-Ostersetzer bot Nervenmassage an. Eine Ärztin, Anna Bayer, war kurze Zeit in den sich um 1900 etablierenden Lungenheilanstalten am Genfer See und in Prag tätig. Die Bakteriologie stellte für weitere zwei Medizinerinnen ein Arbeitsfeld dar: Flora Ogórek-Pankowa leitete ein Labor in einem Krankenhaus in Lemberg, Maria Schuhmeister führte mit ihrem Ehemann ein Diagnoselabor im amerikanischen Bundesstaat Washington. Regina Vera Walter-Marković war als Fachärztin für Radiologie in Belgrad tätig.

In der Naturheilkunde waren fünf Schulmedizinerinnen vertreten: Anna Fischer-Dückelmann und Gisela Lucci-Purtscher galten als ausgewiesene Expertinnen, von Mi-

---

412 Keine Sterbedaten konnten bislang von Viktoria Markheim und Mathilde Schorr eruiert werden.

413 Erna Friedmann-Storfer, Regina Kahane-Axer, Marie Kalmus, Betty Farbstein-Ostersetzer, Georgine von Roth.

414 Friederike Lubinger, Lucia Morawitz, Gabriele Possanner.

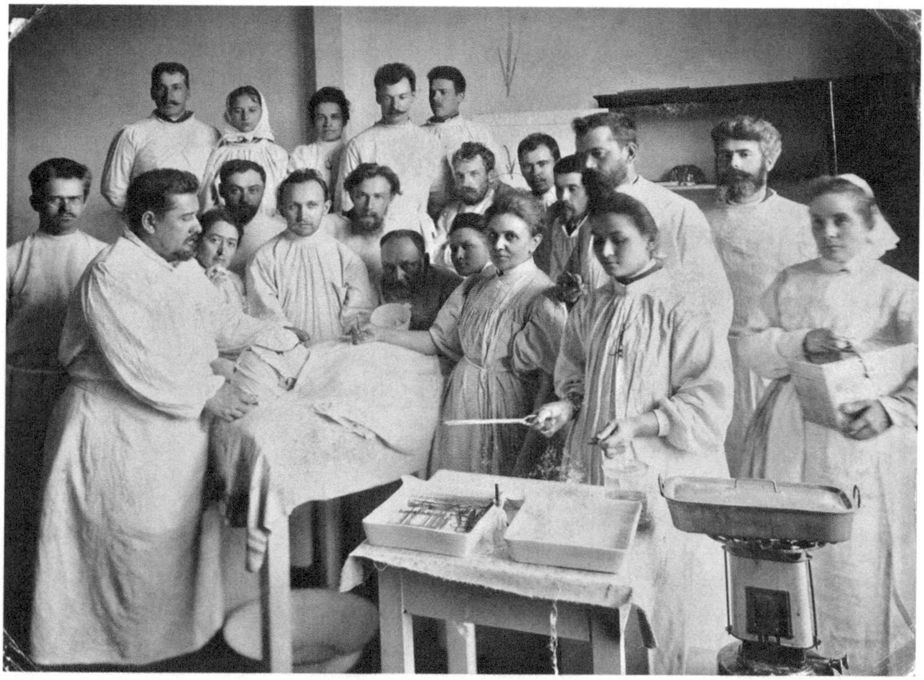

Abb. 46: Die Augenärztin Rosa Kerschbaumer als leitende Chirurgin in einem Operationssaal vor einem medizinischen Eingriff umringt von 20 Medizinalpersonen, vermutlich in Sibirien; Foto, um 1900.

lica Schwiglin-Tschawoff ist zumindest temporär eine Anstellung in einer Naturheilanstalt in Dresden belegt. Betty Farbstein-Ostersetzer und Sophie Moraczewska-Okunewska wandten einige naturheilkundliche Therapien an.

Die Analyse der fachlichen Ausrichtung bestätigt die in der Literatur vorherrschende Einschätzung, dass sich weibliche Ärzte häufig für Fächer entschieden, die am ehesten den Vorstellungen vom „weiblichen Wesen" entsprachen[415] und mit Frauen zugeordneten Lebensbereichen in Einklang standen. Darüber hinaus wählten sie – wie auch in anderen Berufssparten – junge, weniger prestigeträchtige (Nischen-)Fächer, für die sie nach den gängigen Weiblichkeitszuschreibungen besonders geeignet schienen.

Die meisten Ärztinnen führten wenigstens für einen bestimmten Zeitraum eine eigene Ordination, oft neben einer Anstellung in einem Krankenhaus oder einer Heilanstalt. Einige von ihnen bekleideten auch Stellen in öffentlichen oder privaten Institutionen. Hier stellten die fünf ab 1892 staatlich angestellten bosnisch-herzegowinischen Amtsärztinnen eine Besonderheit dar. Drei Ärztinnen wurden bereits in den 1890er Jahren als Schulärztinnen angestellt: Georgine von Roth im Offizierstöchter-Erziehungsinstitut in Hernals und Bohuslava Keck und Theodora Krajewska neben ihrer Tätigkeit als Amtsärztinnen in Mostar und Sarajewo. Als sich nach 1900 der medizinische Markt für Frauen erweiterte, waren zwei Ärztinnen über einen Krankenkassenvertrag beschäftigt.

415 Masseran, Grenzverschiebungen 126f.; vgl. auch Veits-Falk, Heilanstalten 267f.

Friederike Lubinger war 1903 die erste Kassenärztin in Wien, Gisela Kuhn-Januszewska arbeitete von 1919 bis 1933 für den „Verband der Krankenkassen für Steiermark und Kärnten". Vier Ärztinnen[416] ordinierten saisonweise in den Kurorten Baden bei Wien, Kassel-Wilhelmshöhe sowie Franzensbad und Karlsbad in Böhmen. Aufgrund fehlender Quellen ist allerdings unklar, ob sie in einem Angestelltenverhältnis standen oder selbständig arbeiteten.

Ein Merkmal, das auf mindestens die Hälfte der „Schweizer Ärztinnen" zutrifft, ist ihr Einsatz für die Verbreitung von medizinischem Alltagswissen, das hauptsächlich an Mädchen und Frauen gerichtet war: Sieben Ärztinnen lehrten Fächer wie Gesundheitslehre und Hygiene an Mädchenschulen, so etwa Vilma Hugonnai 1894 in Budapest. Georgine von Roths Anstellung als Schulärztin 1896 am Offizierstöchter-Erziehungsinstitut in Hernals war an ihre Tätigkeit als *Fachlehrerin für Naturgeschichte einschließlich der Somatologie*[417] gekoppelt. Um 1900 unterrichteten die bosnischen Amtsärztinnen Bohuslava Keck, Theodora Krajewska und Gisela Kuhn-Januszewska Gesundheitslehre und/oder Hygiene in Mostar, Sarajewo und Banjaluka, ebenso Maria Schuhmeister in Baden. Anna Bayer war bis 1923 als Lehrerin für Gesundheitspflege und Hygiene an einer Industrieschule in Prag tätig.

Bei zehn Medizinerinnen[418] ist eine Vortragstätigkeit bei verschiedenen Vereinen und Institutionen oder Schulen belegt. Diese reichte von Mädchen- und Frauenbildungskursen über Vortragsreihen für Arbeiterinnen bis zu Vortragszyklen für bürgerliche Frauenvereine. Besonders viele Vorträge hielten Friederike Lubinger und Gisela Lucci-Purtscher, welche oft mit der Anmerkung *nur für Frauen und Mädchen* angekündigt waren[419].

Drei Akteurinnen der vorliegenden Studie publizierten medizinische Ratgeber: Maria Vučetić-Prita verfasste bereits in den 1890er Jahren Publikationen wie „Die Frau als Helferin des Arztes" auf Serbisch. Am erfolgreichsten war Anna Fischer-Dückelmann mit ihren Bestsellern „Das Geschlechtsleben des Weibes" und die „Frau als Hausärztin". Letzteren übersetzten Anna Bayer ins Tschechische, Vilma Hugonnai ins Ungarische und Lucci-Purtscher (gemeinsam mit einem italienischen Arzt) ins Italienische und sorgten damit für weitere Bekanntheit. Gisela Lucci-Purtschers Frauenratgeberbücher fanden vor allem in der Schweiz Verbreitung. Ihre Bücher über die Methode der Autosuggestion richteten sich an beide Geschlechter. Alle drei Autorinnen verfassten wie die anderen Ärztinnen, die Vorträge hielten, populärwissenschaftliche Artikel, vorrangig für Frauenzeitschriften oder Publikationsorgane der Frauenbewegung. So finden sich in deutschen, tschechischen, polnischen, ungarischen und serbischen Zeitschriften etliche Beiträge der „Schweizer Ärztinnen". Zwei Ärztinnen waren auch in der Redaktion von populären, naturheilkundlich ausgerichteten Zeitschriften vertreten[420].

416 Anna Fischer-Dückelmann, Rosa Kerschbaumer, Sophie Moraczewska, Maria Schuhmeister.

417 KA, Qualifikationslisten; Karton 2882, Georgine von Roth, Qualifikationsbogen von 1898 bis 1907.

418 Anna Bayer, Anna Fischer-Dückelmann, Rosa Kerschbaumer, Vilma Hugonnai, Gisela Lucci-Purtscher, Friederike Lubinger, Lucia Morawitz, Flora Ogórek, Gabriele Possanner, Maria Schuhmeister.

419 Vgl. Kapitel 4.2 und 4.5.

420 Fischer-Dückelmann, Gisela Lucci-Purtscher.

Einige Protagonistinnen dieser Kollektivbiografie trugen mit ihren Praxiserfahrungen und Forschungen zu neuen wissenschaftlichen Erkenntnissen bei und vermittelten diese in Vorträgen, Lehre und Publikationen. An einer Universität beziehungsweise Hochschule waren zwei Ärztinnen tätig: Leonore Welt-Gourfein forschte und lehrte an der Universität Genf und habilitierte sich 1919 als einzige Frau der Untersuchungsgruppe. Ihre Schwester Sara Welt-Kakels unterrichtete an der Medical School in New York. Von mindestens sechs Frauen ist eine wissenschaftliche Vortragstätigkeit belegt[421]. Rosa Kerschbaumer und Theodora Krajewska hielten zahlreiche Fachvorträge bei internationalen Kongressen, oft als einzige weibliche Vortragende. Acht Medizinerinnen publizierten wissenschaftliche Beiträge in Fachzeitschriften[422], und zwei Ärztinnen waren auch in die Herausgabe von wissenschaftlichen Zeitschriften eingebunden[423].

Vier Ärztinnen gingen in ihrer Zielsetzung, Krankheiten zu behandeln, noch einen Schritt weiter und gründeten medizinische Einrichtungen (mit). Rosa Kerschbaumer rief gemeinsam mit ihrem Mann eine private Augenheilanstalt in Salzburg ins Leben, die sie ab 1890 allein führte. Gisela Lucci-Purtscher gründete und leitete im frühen 20. Jahrhundert zwei Naturheilanstalten am Zürichsee. Maria Vučetić-Prita war die Mitbegründerin eines Krankenhauses für Frauen in Belgrad. Maria Schuhmeister leitete gemeinsam mit ihrem Ehemann ein Diagnoselabor in den USA.

Zwei weitere Ärztinnen setzen sich für die Errichtung von Institutionen zur Frauen- und Mädchenbildung beziehungsweise zur Ausbildung in einem medizinischen Beruf ein: Anna Bayer war an der Gründung einer Schule für Kindermädchen und Mütter in Prag (1910/1912) und Leonore Welt-Gourfein an einer Laborantinnenschule in Genf beteiligt.

5.3.3 Ausblicke: Zivilgesellschaftliches Engagement und Familienkonstellationen

In engem Zusammenhang mit dem Berufsleben der Protagonistinnen der vorliegenden Kollektivbiografie stand ihr zivilgesellschaftliches Engagement. Hinweise darauf, wie zum Beispiel Mitgliedschaften in Vereinen, wurden bei der Rekonstruktion der Lebensläufe in Kapitel 7 dieser Studie in einer eigenen Rubrik erhoben, jedoch keiner expliziten Untersuchung und Auswertung unterzogen. Trotzdem lässt sich zumindest ein atmosphärisches Bild zeichnen, nach dem rund zwei Drittel der 24 Frauen, von denen Quellen vorhanden sind, in unterschiedlicher Weise in der Frauenbewegung in einem weit gefassten Sinn aktiv waren.

Die meisten engagierten sich mit Vorträgen und Publikationen für den Zugang zum Medizinstudium und zur Berufsausübung. Hier sind vor allem die erste in der Monarchie praktizierende Ärztin Rosa Kerschbaumer und die erste an der Universität Wien promovierte Medizinerin Gabriele Possanner zu nennen, die sich aus ihrer Position als Pionierinnen dafür einsetzten. Nach gleichem Muster agierten auch die bosnischen Amtsärztinnen Anna Bayer, Bohuslava Keck und Theodora Krajewska. Sieben Frauen waren Mitglieder

---

421 Rosa Einhorn, Rosa Kerschbaumer, Theodora Krajewska, Flora Ogórek-Pankowa, Leonore Welt-Gourfein, Sara Welt-Kakels.

422 Rosa Kerschbaumer, Theodora Krajewska, Gisela Kuhn-Januszewska, Sophie Moraczewska-Okunewska, Flora Ogórek-Pankowa, Leonore Welt-Gourfein, Sara Welt-Kakels, Rosa Welt-Strauss.

423 Flora Ogórek-Pankowa, Leonore Welt-Gourfein.

im „Verein für erweiterte Frauenbildung in Wien“[424], der in der Umsetzung von weiblichen Bildungsbestrebungen und Berufszugängen eine wichtige Rolle spielte. So nahm etwa Leonore Welt-Gourfein 1889 als dessen Vertreterin am „Congrès international des œuvre et institutions féminines“ in Paris teil und verfasste einen themenbezogenen Artikel in der Zeitschrift *Le Mouvement féministe.* Zum in der Frauenbewegung zögerlich und kontrovers diskutierten Thema Prostitution nahmen drei Ärztinnen[425] in schriftlichen Beiträgen Stellung.

Einige Ärztinnen waren auch eng in die nationalen Frauenbewegungen ihrer Herkunftsländer eingebunden: Anna Bayer engagierte sich in der tschechischen „Ärztinnen für Frauen“-Kampagne und besuchte 1896 den „Kongress für die Interessen der Frauen“ in Genf. Vilma Hugonnai war eine führende Protagonistin der ungarischen Frauenbewegung. Theodora Krajewska brachte sich während ihrer Zeit als Amtsärztin in Sarajewo im „Polnischen Klub“ ein, unterrichtete auch Kinder in der polnischen Sprache und organisierte Spenden für Warschau während der Revolution 1905. Sophie Moraczewska-Okunewska war mit den führenden Vertreterinnen der ruthenischen Frauenbewegung eng vernetzt. Flora Mira Ogórek-Pankowa engagierte sich in Lemberg in der „Polnisch-christlichen Gesellschaft der Frau“. Trotz ihrer fortschrittlichen medizinischen Ansichten vertrat sie ein sehr „traditionelles“, von einem Differenzansatz geprägtes Frauenbild. Die „angeborene Aufgabe“ der Frauen sei „der Bau eines der zwei Pfeiler der Welt, die aus der männlichen Kraft und der weiblichen Schönheit bestehen“, so eine Aussage Ogórek-Pankowas[426].

Von vier Ärztinnen ist bekannt, dass sie in der Frauenstimmrechtsbewegung aktiv waren: Anna Fischer-Dückelmann war Mitglied im „Verein der Frauenstimmrechtlerinnen“ in Deutschland. In der Schweiz vertrat Betty Farbstein-Ostersetzer beim Frauenwahlrecht den Standpunkt der Arbeiterinnenbewegung, Leonore Welt-Gourfein war Mitglied der „Association pour le suffrage féminin“. Ihre Schwester Rosa Welt-Strauss war an der Gründung der „International Suffrage Alliance“ in Berlin beteiligt.

Auch die weltanschaulichen und politischen Haltungen der Ärztinnen sind nicht das Thema der vorliegenden Untersuchung, aber eine spannende weiterführende Fragestellung. So lässt sich zum Beispiel bei einigen Frauen aufgrund ihrer Vereinsmitgliedschaften und Agitationen eine starke Verbundenheit mit ihrer „Herkunftsnationalität“ erkennen. Theodora Krajewska war beispielsweise Mitglied im „Polnischen Club“ in Sarajewo und unterrichtete dort Kinder in Polnisch. Rosa Welt-Strauss übernahm gleich nach ihrer Ankunft in Palästina den Vorsitz der „Union of Hebrew Women“ (1919) und war bei der Gründungsversammlung der „Women's International Zionist Organization“ 1920 in London vertreten. Welche Positionen Maria Vučetić-Prita als Vorsitzende der Frauenpartei des Königreichs der Serben, Kroaten und Slowenen vertrat, wäre ebenfalls ein interessantes Untersuchungsthema. Ein Engagement für die Arbeiter:innen und für die Sozialdemokratie lässt sich nur bei drei, ihrer Herkunft nach ausnahmslos jüdischen Ärztinnen feststellen[427].

---

424 Rosa Kerschbaumer war Ehrenmitglied, Mitglieder waren Georgine von Roth, Vilma Hugonnai, Bohuslava Keck, Gabriele Possanner, Leonore Welt-Gourfein und Rosa Welt-Strauss.

425 Rosa Kerschbaumer, Lucia Morawitz, Betty Farbstein-Ostersetzer.

426 *Przegląd Hygieniczny* 4 (1908) 86f.

427 Friederike Lubinger, Betty Farbstein-Ostersetzer, Regina Kahane-Axer.

Vom Berufsleben nicht zu trennen ist das „Privatleben" der Ärztinnen, auf das an verschiedenen Stellen der vorliegenden Arbeit immer wieder Bezug genommen wird, dessen eingehendere Untersuchung ein weiteres Forschungsdesiderat darstellt. Von den 29 Frauen der Untersuchungsgruppe ließ sich bei 26 der Familienstand feststellen: 21 Ärztinnen heirateten einmal in ihrem Leben. Bei zehn von ihnen kam es zu einer Trennung oder Scheidung von ihren Ehemännern. Fünf heirateten ein zweites Mal, von diesen trennten sich wiederum drei von ihrem zweiten Ehemann.

Auffällig, aber nicht untypisch ist, dass neun Frauen mit einem Arzt verheiratet waren und mehr oder weniger intensiv beruflich zusammenarbeiteten: Die Augenärztin Leonore Welt-Gourfein war mit David Gourfein, Professor für Augenheilkunde, verheiratet, den sie nach ihrer Habilitation auch in der Lehre an der Universität Genf vertrat. Die bosnisch-herzegowinische Amtsärztin Gisela Kuhn-Januszewska heiratete ihren Vorgesetzten, den Sanitätsrat und Distriktsarzt Ladislaus Januszewski, und eröffnete danach eine private Ordination; diese Arbeit unterschied sich nicht wesentlich von ihrer vorherigen staatlichen Tätigkeit. Maria Vučetić-Prita arbeitete zu Beginn ihres Berufslebens mit ihrem Ehemanns Nikolaus Vučetić zusammen und übernahm während des Ersten Weltkrieges seine Aufgaben als Gemeindearzt, widmete sich aber vor allem in späteren Jahren mit der Frauenheilkunde ihren eigenen fachlichen Schwerpunkten. Flora Ogórek-Pankowa war mit dem Bakteriologen Kazimierz Panek verheiratet, der auch Rektor der Akademie für Veterinärmedizin in Lemberg war. Sie schrieb und wirkte in einer von ihrem Ehemann herausgegebenen Zeitschrift mit, vermutlich waren ihre beruflichen Verbindungen vielfältiger. Das Ehepaar Marie Kalmus-Schneider und Nusin Schneider ordinierte in Lemberg an derselben Adresse, Maria und Arthur (Schuhmeister-)Heinemann führten gemeinsam ein Diagnoselabor in den Vereinigten Staaten. Regina Vera Walter-Marković heiratete den Radiologen Alexander Marković und arbeitete ebenfalls in dieser Fachrichtung.

Bis auf einen Fall schienen sich in den Arbeitskonstellationen und -beziehungen vorherrschende Geschlechterrollen widerzuspiegeln: Nur bei Rosa und Friedrich Kerschbaumer war die Ehefrau diejenige, welche die angesehenen und prestigeträchtigen medizinischen Behandlungen durchführte. Bislang unbekannt ist, ob und wie Milica Schwiglin-Tschawoff mit ihrem Ehemann Bogdan Tschawoff, der in Sofia eine Universitätsklinik leitete, zusammenarbeitete. Dies trifft auch auf Sara Welt-Kakels und Moses Seligman Kakels zu, die beide am Mount Sinai Hospital in New York tätig waren. Während sich die Ehefrau dort auf Kinderheilkunde konzentrierte, arbeitete der Ehemann auch an anderen Spitälern.

Als Nebenbefund fiel bei der Auswertung der familiären Verhältnisse auf, dass einige Frauen, wie etwa Gisela Kuhn-Januszewska in erster und zweiter Ehe, Vilma Hugonnai in erster Ehe und Rosa Einhorn-Bloch, mit um circa 20 Jahre älteren Männern verheiratet waren. Drei der Frauen, die wie Gisela Lucci-Purtscher, Betty Farbstein-Ostersetzer oder Regina Kahane-Axer mit bis zu sieben Jahre jüngeren Männern verheiratet waren, ließen sich scheiden.

Keine der Ärztinnen lebte – soweit die vorhandenen Quellen darüber überhaupt Auskunft geben – in einer gleichgeschlechtlichen Partnerinnenschaft, einige aber vermutlich in einer „Frauen-Wohn- und Lebensgemeinschaft". Gisela Lucci-Purtscher wohnte beispielsweise jahrzehntelang mit ihrer *Hausdame, Frl. Merz* (Christiane Louise „Martha" Merz) zusammen, die aus einer ursprünglich wohlhabenden und dann verarmten Familie in Thüringen stammte und wohl mehr Begleiterin und Freundin für sie war. Anna Bayer verbrachte nach ihrer endgültigen Rückkehr nach Böhmen ihren letzten Lebensabschnitt bei ihrer Freundin Libuše Bráfova in Prag, mit deren Familie sie auch befreundet war.

Von 23 Ärztinnen waren mindestens zwölf Mütter, nicht bei allen konnte festgestellt werden, ob sie Kinder hatten oder nicht. Obwohl die meisten Medizinerinnen zumindest eine Zeit lang verheiratet waren und auch nach der Eheschließung weiterhin ihren Beruf ausübten, hat es den Anschein, dass bei den meisten Mutterschaft nicht zu ihren vorrangigen Lebenszielen gehörte. Wie sie ihre Geschlechterrolle als „Frau“ und das Berufsbild der Ärztin prägten, wird im anschließenden Resümee der vorliegenden Arbeit reflektiert.

6. Resümee

Ausgangspunkt der vorliegenden Studie war das Wissen um einige Frauen aus der Habsburgermonarchie, die noch vor 1900 in der Schweiz Medizin studierten und trotz zahlreicher Hürden ihren Beruf als Ärztin ausübten. Eine systematische Suche nach weiteren diesem Schema entsprechenden Frauen ergab eine Untersuchungsgruppe von 29 „Schweizer Ärztinnen", deren Lebensläufe, geleitet von Forschungsfragen aus den Bereichen der Bildungs- und Professionalisierungsgeschichte, der Sozialgeschichte der Medizin und der Migrationsgeschichte, fundiert durch das Paradigma der Frauen- und Geschlechtergeschichte untersucht wurden. Ihre Lebenszeit und die Räume ihres Handelns bestimmten den zeitlichen und räumlichen Rahmen der Analyse. Im folgenden Fazit wird zuerst die methodische Herangehensweise der Studie reflektiert und resümiert. Anschließend folgt eine Zusammenfassung der wichtigsten auf den Forschungsfragen basierenden Ergebnissen der empirischen Untersuchung sowie ein Ausblick.

6.1 Frauen-Kollektivbiografik

Für die Auseinandersetzung mit der Thematik die Methodik der Kollektivbiografie zu wählen, erwies sich als geeignete Herangehensweise, um trotz der Heterogenität der Lebensläufe Befunde herauszufiltern, die sowohl das Typische als auch das Besondere der individuellen Berufskarrieren der Frauen der Untersuchungsgruppe in den jeweiligen rechtlichen, sozialen, kulturellen und wirtschaftlichen Kontexten aufzeigten.

Der kollektivbiografische Ansatz half besonders, die oft fehlende oder nur lückenhafte Quellenüberlieferung „abzufedern" und trotzdem die Forschungsfragen anhand von Einzelbeispielen und Schnittmengen diskutieren zu können. Schwierig gestaltete sich die Rekonstruktion der konkreten Tätigkeitsfelder der Ärztinnen, da kaum Dokumentationen ihrer Arbeit, wie etwa Krankenkarteien oder -akten, überliefert sind. Aus den wenigen erhaltenen Dokumenten, wie zum Beispiel den publizierten und teilweise auch archivalisch erhaltenen Berichten und Statistiken der bosnisch-herzegowinischen Amtsärztinnen, ließen sich jedoch exemplarische Informationen über ihre Patient:innen und die behandelten Krankheiten herausfiltern. Die Titel und die Veranstalter:innen der zahlreichen Vorträge, die Gisela Lucci-Purtscher und Friederike Lubinger hielten, ermöglichten Einblicke in ihre bevorzugten Themen und ihr Zielpublikum. Ähnliches gilt auch für die vielen von Ärztinnen verfassten Bücher, Schriften und Beiträge in unterschiedlichen Publikationsorganen und Verlagen. In der Zusammenschau entstand so ein zumindest schemenhaftes Bild tatsächlicher und möglicher Tätigkeitsfelder.

Die wenigen autobiografischen Quellen, wie etwa Briefe von Rosa Welt-Strauss oder Lucia Morawitz, erwiesen sich bei aller gebotenen Quellenkritik von besonderem Erkenntniswert, da daraus zum Beispiel die Sichtweisen der Ärztinnen auf den medizinischen Arbeitsmarkt oder die Einschätzung ihrer beruflichen Möglichkeiten herausgelesen werden konnten. Darüber hinaus zeigen sich die Ärztinnen in diesen Quellen von ihrer „privaten" Seite, indem sie ihren vertrauten Adressat:innen persönliche Erfolge und Misserfolge sowie Hoffnungen und Ängste mitteilten, wodurch auch Handlungsmotive und -strategien sichtbar werden. Lucia Morawitz' Briefe machten zum Beispiel deutlich, wie sie über ihre Netzwerke versuchte, eine Anstellung als Nervenärztin zu bekommen. Auch das von Theodora Krajewska retrospektiv und auf Polnisch verfasste „Tagebuch" gibt „private" Einblicke in ihre Lebenswelt wieder. Hier zeigte sich aber ein anderes Problem der Arbeit, nämlich jenes der Sprachbarrieren und des Angewiesenseins auf Übersetzungen. Die Auswertung selbst dieser spärlichen Selbstzeugnisse ließ aber die Schlussfolgerung zu, dass auch andere Frauen der Untersuchungsgruppe in vergleichbaren Situationen oder Lebensphasen ähnlich dachten und handelten. In Hinblick auf die biografischen Porträts, die in der Serie „Vorkämpferinnen des Frauenstudiums" der *Jahresberichte des Vereins für erweiterte Frauenbildung in Wien* publiziert wurden, konnte die vorliegende Studie von einer anderen, kollektiven Qualität profitieren. Die biografischen Porträts zeugen davon, wie sich die Ärztinnen nach außen präsentierten oder präsentiert wurden, mit der Absicht zu „beweisen", dass Frauen ebenso wie Männer fähig waren, zu studieren und den ärztlichen Beruf auszuüben; ihre „Weiblichkeit" sollten sie trotzdem nicht einbüßen.

Mit einer generellen Schwierigkeit von biografischen Arbeiten sah sich auch diese Studie konfrontiert: Eine ausgewogene Darstellung der einzelnen Lebensabschnitte und Tätigkeiten war nicht möglich, sondern die Proportionen und der jeweilige Umfang waren von den in den Quellen vorhandenen Informationen abhängig. Daher wurden gut dokumentierte Lebens- oder Karrierephasen ausführlicher dargestellt als andere. Ferner liegen über einige Ärztinnen bereits umfassende Forschungen und Publikationen vor – etwa über Anna Fischer-Dückelmann oder Rosa Kerschbaumer –, während über andere im Zuge dieser Arbeit bislang unbekannte Quellen recherchiert und neue Erkenntnisse gewonnen werden konnten – zum Beispiel über Gisela Lucci-Purtscher, Friederike Lubinger, Lucia Morawitz oder Georgine von Roth. Einem noch immer aktuellen Anliegen der Frauengeschichte, nämlich Frauen und ihre Lebensentwürfe in ihrer historisch-sozialen Vielfalt sichtbar zu machen, folgend, wurden auch jene „wiederentdeckten" Protagonistinnen ausführlicher dargestellt als die bereits bekannten.

Indem bestimmte Parameter, wie zum Beispiel Bildungsverläufe vor dem Universitätsstudium, Themen der Dissertationen oder die Frage nach einer Spezialisierung, Frau für Frau „durchdekliniert"[1] wurden, entstanden Schnittmengen, die zahlenmäßig fassbare Aussagen zuließen, aber auch eine Grundlage für die Diskussion der Forschungsfragen boten. Der Fokus auf die Gruppe erlaubte auch, gesellschaftliche Normen und Werte sowie ihre Wirkungsmacht auf die individuelle Lebensgestaltung in einem größeren Ausmaß zu beleuchten als bei Individualbiografien[2], etwa, wie die für diese Studie ausgewählten Ärztinnen auf rechtliche Diskriminierungen sowie gesellschaftliche Vorbehalte und Widerstände reagierten. Die Handlungsspielräume und das Gestaltungspotenzial von einzelnen Akteurinnen, aber auch deren Abhängigkeit von äußeren Rahmenbedingungen und vorherrschenden Strukturen konnten wiederum anhand von konkreten Beispielen aufgezeigt werden. In manchen Fällen ließen sich Analogien und Schlussfolgerungen auf

1 Febel, Frauenbiographik 129.
2 Schröder, Kollektivbiographie 28.

ähnliche Handlungen anderer Frauen herstellen, in manchen waren die Protagonistinnen zum richtigen Zeitpunkt am richtigen Ort. Georgine von Roth „nutzte“ beispielsweise den tragischen Suizid des Schularztes am Wiener Offizierstöchter-Erziehungsinstitut, um sich ein paar Tage später für dessen Stelle zu bewerben, die sie nicht zuletzt begünstigt durch ihren familiären Hintergrund erhielt. Somit konnte auch der in der Einleitung zitierten Aufforderung, einen „spotlight approach“ (Liz Stanley)[3] zu vermeiden und Menschen vielmehr eingebettet in soziale und kulturelle Zusammenhänge zu sehen, nachgekommen werden.

Trotzdem war es mir ein Anliegen, die Lebensläufe der einzelnen Frauen nicht als lediglich fragmentarisch eingebrachte Beispiele in der Diskussion von Forschungsfragen untergehen zu lassen, sondern diese auch in ihrer Gesamtheit und oft widersprüchlichen Vielfältigkeit in Kapitel 7 der Studie in Form von biografischen Porträts der „Schweizer Ärztinnen“ aufzuzeigen. Zum einen, um die Protagonistinnen als Individuen in Erscheinung treten zu lassen und zum anderen, um den Leser:innen auch einen Überblick über die einzelnen, mit konkreten Literatur- und Quellenangaben versehenen Lebensläufe zur Verfügung zu stellen.

Die Rekonstruktion der Lebensgeschichten der Frauen der Untersuchungsgruppe nach bestimmten, weitgehend einheitlichen Parametern hat zum einen die Möglichkeit des Vergleichs erleichtert – siehe auch die Übersichtstabelle am Ende von Kapitel 7 – und zum anderen auch der Gefahr entgegengewirkt, einzelne Akteurinnen „hagiografisch“ zu verklären.

Alles in allem war es zudem wichtig, die Dimension der Untersuchungsgruppe nicht aus dem Blick geraten zu lassen und nicht zu viele „allgemein gültige“ Schlüsse zu ziehen. Handelte es sich doch lediglich um 29 Akteurinnen, die nicht für Handlungen und Lebenseinstellungen *der* Frauen des Untersuchungszeitraums repräsentativ waren, aber zeigten, wie und unter welchen Bedingungen sie sich mehr und andere weibliche Handlungsspielräume aneignen konnten, als es die vorherrschenden Geschlechterzuschreibungen vorsahen.

6.2 Forschungsfragen und Diskussion

6.2.1 Sozialhistorische Analyse der Akteurinnen

Zu Beginn der Studie wurde eine sozialhistorische Auswertung vorgenommen, um die „Schweizer Ärztinnen“ in Hinblick auf ihre regionale und soziale Herkunft sowie ihre religiös-kulturellen Hintergründe möglichst konkret zu verorten (siehe dazu auch die Übersichtstabelle in Kapitel 7.3). Die Protagonistinnen kamen aus weit verstreuten Regionen der Habsburgermonarchie: Sechs Frauen stammten aus Galizien, fünf aus der Bukowina, fünf aus Wien, drei aus Ungarn, zwei aus Böhmen und jeweils eine aus Mähren, Krain, Tirol und Kroatien. Obwohl im Russischen Reich geboren, wurden drei Frauen zur Untersuchungsgruppe gerechnet, da sie nach ihrem Studium die österreichische Staatsbürgerschaft durch Heirat oder Einbürgerung erhielten. Bei einer

[3] Liz Stanley: The Auto/Biographical I: The Theory and Practice of Feminist Auto/Biography (Manchester 1992) 5, zit. nach Schweiger, Kollektivbiographik 324.

aus Österreich stammenden Studentin war aufgrund ihres letzten Wohnorts Hessen als Herkunft in den für die Auswertung herangezogenen Universitätsmatrikeln angegeben.

Die meisten Protagonistinnen lebten vor ihrem Studium in Städten, erstaunlicherweise nur fünf in der Metropole Wien. Fast alle Studentinnen stammten aus gut situierten großbürgerlichen Familien. Die Hälfte der Väter war dem Bildungsbürgertum zuzurechnen (nur drei von ihnen waren Ärzte), etwa ein Drittel der Familien gehörte dem Wirtschaftsbürgertum an. Das soziale Profil der Herkunftsfamilien der Mütter entsprach weitgehend jenem der Väter der „Schweizer Ärztinnen". Während der Befund der familiären Herkunft mit jenem der Untersuchung der ersten Studentinnen an der Universität Wien ab 1897 in Einklang steht, war die regionale Streuung der Studentinnen der Untersuchungsgruppe, die in der Schweiz studierten, viel größer[4].

Soweit sich die Konfession rekonstruieren ließ (bei drei Frauen konnten keine Angaben eruiert werden), stammten mindestens 13 Studentinnen aus jüdischen Familien. Zehn Frauen kamen aus römisch-katholischen Familien und je eine aus einem russisch-orthodoxen, rumänisch-orthodoxen und griechisch-katholischen (unierten) Elternhaus. Damit belegt auch diese Studie, wie etwa Untersuchungen der ersten Studentinnen in Wien, in Deutschland oder in der Schweiz, einen hohen Anteil an Jüdinnen unter jenen Frauen, die schon früh ein Universitätsstudium absolvierten. In den meisten Familien hatte Mädchenbildung einen hohen Stellenwert, und die „Töchter aus gutem Haus" erhielten diese in bestmöglicher Weise.

Die Frage, was die Frauen der Untersuchungsgruppe bewog, ein Medizinstudium in der Schweiz zu beginnen, kann aufgrund der Quellen nur vage beantwortet werden. Eher selten begründeten sie ihre Entscheidung, Medizin zu studieren, mit einer Art „Sendungsbewusstsein", kranke Menschen heilen zu wollen, wie dies in der Forschungsliteratur vertreten wird. Häufiger scheinen hingegen „neue geistige Ziele"[5], das Streben nach intellektueller Herausforderung und Unabhängigkeit sowie die Möglichkeit, einen „standesgemäßen" Beruf ausüben zu können, ein zentrales Motiv gewesen zu sein. Mit Medizin wählten sie ein Fach, das auf einer niederen hierarchischen Stufe weiblich konnotiert war, auf eine lange weibliche Tradition verweisen konnte, mit Frauen zugeschriebenen Eigenschaften wie „Mütterlichkeit" kompatibel war und als weniger „widerständig" angesehen wurde als etwa Rechtswissenschaften[6].

Die Haltung und der Einfluss von Vätern und Müttern konnten sowohl förderlich als auch hinderlich für die Entscheidung, studieren zu wollen, sein. So konnte Georgine von Roth zum Beispiel erst nach dem Tod des Vaters ihr Medizinstudium in der Schweiz beginnen, während der jüdische Kaufmann Sinai Welt aus Czernowitz seine Töchter schon früh durch Privatunterricht auf die Ablegung einer externen Matura vorbereiten ließ, damit sie später an die Universität gehen konnten. Bei einigen Frauen war ein „Knick in der Biografie", eine Sinnkrise, die oft in ursächlichem Zusammenhang mit ihrem bisherigen „weiblichen" Lebensentwurf stand, wie beispielsweise eine Trennung vom Ehemann, Anlass, mit der Aufnahme eines Studiums einen völlig neuen Lebensweg einzuschlagen. Obwohl zu diesem frühen Zeitpunkt noch kaum weibliche Vorbilder existierten, kam

4 Heindl–Tichy, Erkentnis.

5 Wild, Einleitung 12f.

6 Den von Vertreterinnen der radikal-liberalen bürgerlichen Frauenbewegung vereinzelt geforderten Zugang von Frauen zum Jusstudium empfanden auch die meisten „Schweizer Ärztinnen" als ein überzogenes, Geschlechtergrenzen sprengendes Ansinnen.

in einigen Fällen ein Anstoß für ihre Entscheidung aus einem frauenemanzipatorischen Umfeld[7].

In publizierten Berichten wird häufig auf besondere intellektuelle Fähigkeiten oder eine außerordentliche Begabung der ersten Studentinnen rekurriert. In manchen Fällen sollte damit legitimiert oder „entschuldigt" werden, warum sie von den für Frauen vorgesehenen Lebensmustern abgingen und dass sie die Ausnahme von der weiblichen Norm waren, in anderen wiederum der Beweis für die weibliche Fähigkeit zu einem Universitätsstudium erbracht werden.

Eine zusätzliche Grenze – im wörtlichen Sinn – überschritten die „Schweizer Ärztinnen", indem sie mit der Entscheidung, die Heimat zu verlassen, um Medizin studieren zu können, einen weiteren als „unweiblich" erachteten Schritt setzten. Die Aufnahme ihres Studiums bedeutete für sie die Möglichkeit, einen neuen, weitgehend selbstbestimmten Lebensabschnitt zu beginnen[8].

6.2.2 Studienverläufe

Bevor die angehenden Studentinnen an einer Schweizer Universität immatrikulieren konnten, mussten sie die dafür notwendigen Zugangsqualifikationen wie Matura oder Aufnahmeprüfung vorweisen. Diese zu erbringen, war für sie wesentlich schwieriger als für Männer, da ihnen vorbereitende Bildungseinrichtungen wie Gymnasien nicht zugänglich waren. Das dafür erforderliche Wissen mussten sie sich autodidaktisch, meist unterstützt durch Privatunterricht, aneignen und oft erst eine Institution finden, in der die Ablegung einer Maturaprüfung möglich war. Mit der Aufnahme an einer Schweizer Universität konnten die Protagonistinnen einen ersten Erfolg verbuchen. Über offene Diskriminierungen seitens der Professoren und Studenten in den Hörsälen berichten die Studentinnen der Untersuchungsgruppe wenig. Der Umgang der Geschlechter miteinander und die Vermittlung von „sittengefährdendem" Wissen, wie zum Beispiel über Geschlechtsorgane und Sexualität, standen unter besonderer Beobachtung. Berichten zufolge verlief die Lehre bis auf wenige Ausnahmen konfliktfrei.

Im zweiten Studienabschnitt machten die Studentinnen erstmals bei der „Face-to-Face-Behandlung" von Patient:innen Erfahrungen mit einer neuen Rolle, jene als ärztliche Autorität. Bisher waren Frauen immer nur diejenigen gewesen, die entweder von männlichen Ärzten behandelt wurden oder die in der Pflege tätig waren und deren Anweisungen ausführten. Nun stellten sie die Diagnosen, handelten, gaben Instruktionen und machten positive Erfahrungen mit ihren neuen Kompetenzen. Wie aus den Quellen hervorgeht, wurden sie von den Patient:innen weitgehend akzeptiert[9]. Darüber hinaus konnte auch aufgezeigt werden, dass mit der neuen Funktion als behandelnde Ärztin ein Wechsel von einem Objekt- zu einem Subjektstatus in der Medizin verbunden war.

---

7 Sophie Moraczewska-Okunewska wurde zum Beispiel in ihrem Studienentschluss durch ihre ältere Cousine Natalija Ozarkevyč-Kobrynska, Schriftstellerin und Protagonistin der ruthenischen Frauenbewegung, bestärkt.

8 Krauss, Seziersaal 13.

9 So berichtete etwa Rosa Kerschbaumer, am Ende ihres Praktikums in einem Spital in Bern hätten sie die Patientinnen gebeten, an ihrer Stelle ja keinen *Herrn Doctor*, sondern wieder *eine Jungfer Doctor* zu schicken, vgl. Kerschbaumer, Berufsbildung 3.

Nur neun von 29 Frauen schlossen an derselben Universität ihr Studium ab, an der sie es begonnen hatten. Die meisten wechselten zwischen Zürich und Bern, jeweils zwei Studentinnen nach Lausanne oder Genf, eine 1896 nach Budapest und sechs nach 1900 an eine Universität Cisleithaniens. Studienortswechsel waren in dieser Zeit nichts Ungewöhnliches, sie konterkarieren jedoch erneut die zeitgenössischen Vorstellungen von einer geringen weiblichen Mobilität.

Die Analyse der Themen der Dissertationen der Studentinnen der Untersuchungsgruppe brachte ein aufschlussreiches Ergebnis. Von den 19 bekannten Titeln entfallen zehn auf den Fachbereich der Inneren Medizin, sechs auf jenen der Chirurgie, zwei auf die Pädiatrie und nur einer auf die Gynäkologie. „Frauenthemen", wie vermutet werden kann und in anderen Studien betont wird, überwogen keineswegs.

Ein Fokus der vorliegenden Studie lag auch auf den zeitgenössischen Debatten über das Frauenmedizinstudium und dem sich vor allem seit den 1890er Jahren abzeichnenden Öffnungsprozess der Universitäten für Frauen in Österreich-Ungarn, der von etlichen Akteurinnen dieser Studie mitverfolgt und mitgestaltet wurde.

Die Untersuchung der Lebensläufe der Protagonistinnen konnte auch klar aufzeigen, welchen wichtigen Anteil die Akteurinnen durch ihr vielseitiges Handeln und ihren „Präzedenzfall" an der Zulassung von Frauen zu den Universitäten im österreichischen Teil der Monarchie hatten. Neben Gabriele Possanner, die mit zahlreichen Petitionen und Interventionen bei zuständigen Ministerien und Behörden letztlich einen Nostrifikationserlass für Frauen mitbewirkte, sind Rosa Kerschbaumer, Georgine von Roth und die bosnisch-herzegowinischen Amtsärztinnen Anna Bayer, Bohuslava Keck und Theodora Krajewska zu nennen, die durch ihre konkrete Tätigkeit und Praxis als Ärztinnen überzeugten. Sie sind gleichzeitig auch ein Beleg für die These von vereinzelten Durchlässigkeiten der „männlichen Universität" und dafür, dass diese Pionierinnen einen wesentlichen Beitrag zum Wandel der gesellschaftlich festgeschriebenen Geschlechterrollen leisteten.

6.2.3 Berufsausübung und Professionalisierung

Während die Analyse der Studienverläufe der „Schweizer Ärztinnen" in einem strukturierten Rahmen möglich war, gestaltete sich die Auswertung ihrer Berufskarrieren schwierig, da die Medizinerinnen in unterschiedlichen Fachbereichen und Positionen in verschiedenen Ländern unter ganz unterschiedlichen rechtlichen Voraussetzungen arbeiteten oder zu praktizieren versuchten. Kapitel 5.3 umfasst eine ausführliche Zusammenfassung der Karriereverläufe der „Schweizer Ärztinnen" nach Ländern der Berufsausübung – im Herkunftsland Österreich-Ungarn und seinen Nachfolgestaaten, in der Schweiz und anderen europäischen Ländern und in den Vereinigten Staaten –, außerdem wurden ihre fachlichen Ausrichtungen, beruflichen Funktionen sowie ihr Anteil am medizinischen Wissenstransfer aufgezeigt.

An dieser Stelle soll nun resümierend die Frage nach dem Beitrag der „Schweizer Ärztinnen" zum ärztlichen Professionalisierungsprozess und zu dessen Auswirkungen auf ihr Berufsleben in Anlehnung an das in der Einleitung vorgestellte Modell von Eckart und Jütte diskutiert werden. Generell ist zu konstatieren, dass die Professionalisierung der Ärzt:innenschaft gegenüber anderen Heilberufen eng mit einer Geschlechtersegregation verbunden war und sich parallel dazu ein geschlechtsspezifisches Muster von Arbeitsteilung zwischen „männlicher ärztlicher Profession und angrenzenden, subordinierten und kontrollierten (weiblichen) Berufen“ etablierte[10]. Das Streben nach einem universitär ausgebildeten ärztlichen „Einheitsstand“ mit dem Monopol der „medizinischen Deutungshoheit“ in Abgrenzung zu „Kurpfuschern“ trugen die in die vorliegende Studie einbezogenen Ärztinnen gänzlich mit[11]. Selbst jene, die sich wie Anna Fischer-Dückelmann und Gisela Lucci-Purtscher mit alternativen Heilmethoden befassten und diese anwendeten, fühlten sich von ihrem Selbstverständnis her als Schulmedizinerinnen und beriefen sich auf ihre Autorität als akademische Medizinerinnen. Auch die vom ärztlichen Stand in Anspruch genommene Kontrolle über die medizinische Ausbildung und den Berufszugang stellten die Ärztinnen in fachlicher, qualitätssichernder Hinsicht nicht in Frage und ordneten sich den etablierten Strukturen unter. Sie verwehrten sich jedoch dagegen, dass Wissenserwerb und Berufsausübung nur Männern offenstanden. Diese geschlechtsspezifische Diskriminierung war einer Entwicklung geschuldet, die sich bereits im 18. Jahrhundert abzuzeichnen begonnen hatte: Je strukturierter und restriktiver die medizinische Ausbildung organisiert worden war, desto mehr waren medizinische Tätigkeiten von Frauen auf Hilfsdienste in Hospitälern, auf die Pflege und den häuslichen Bereich verwiesen worden[12]. Diese Einstellung hielt sich auch noch nach der Zulassung von Frauen zum Medizinstudium an den österreichisch-ungarischen Universitäten, als Ärztinnen erstmals in öffentlichen Krankenhäusern praktizierten. Sie wurden vorerst nur als unbezahlte Aspirantinnen auf der untersten Stufe der Hierarchie angestellt und mussten sich die Position als entlohnte Sekundarärztinnen mit weitreichenderen Befugnissen erst erkämpfen.

Professionalisierung diente darüber hinaus auch dazu, das Verhalten der Ärzte (später auch der Ärztinnen) untereinander zu regulieren, das heißt „eine Konkurrenz in normierte Bahnen zu lenken“[13] und eine Standesethik durchzusetzen. Wie die Ergebnisse der Studie eindrücklich zeigen, waren die ersten Ärztinnen mit einem spezifischen und widersprüchlichen Rivalitätsdenken der männlichen Kollegen konfrontiert. Einerseits behaupteten viele männliche Mediziner eine weibliche intellektuelle Unterlegenheit, andererseits befürchteten sie den Verlust von Patient:innen. Daher waren die Ärzte bestrebt, den für Frauen geltenden Status quo mit einer schlechteren Vorbildung, Zugangsbeschränkungen zur Ausbildung und zur Berufsausübung sowie der Verweigerung der Anerkennung eines im Ausland erworbenen Doktorats aufrecht zu erhalten. Viele Ärzte befürworteten auch eine Geschlechtertrennung in der Ausbildung und beanspruchten die universitäre Medizin nur für sich. Die meisten „Schweizer Ärztinnen“ lehnten diese jedoch kategorisch ab, um eine „zweigeschlechtliche“, dualistische Medizin zu verhindern.

In engem Zusammenhang mit dem Konkurrenzdenken steht auch die Bedeutung des Sozialprestiges eines Berufs, so auch bei der Ärzt:innenschaft: Wie männliche Mitglieder anderer Professionen versuchten auch Ärzte, die in Berufsalltag und Gesellschaft nicht als ebenbürtig erachteten Frauen soweit wie möglich auszuschließen oder zu marginalisieren, da sie von deren Teilhabe eine Prestigeeinbuße für die Ärzteschaft befürchteten[14]. Mit diesen sich oft aus mehreren Motiven zusammensetzenden Vorbehalten und Abwehrmechanismen hatten auch zahlreiche Ärztinnen der Untersuchungsgruppe zu kämpfen.

---

10 Mixa, Karrieren 105.
11 Eckart–Jütte, Medizingeschichte 319f.
12 Kocher, Medizin 264.
13 Eckart–Jütte, Medizingeschichte 321.
14 Costas, Zugang 25.

Regelrecht boykottiert wurde beispielsweise Anna Bayer, als sie 1892 in Sarajewo die Stelle einer Amtsärztin antrat und der vorgesetzte Kreisarzt für sie nur administrative Tätigkeiten und die Ausfertigung von Rezepten vorsah. Nur jene Ärztinnen mit herausragenden Leistungen in medizinischen Fachgebieten, die nicht explizit „weiblich" besetzt waren, konnten ihnen entgegenwirken. So überzeugten zum Beispiel Rosa Kerschbaumer und Leonore Welt-Gourfein, die sich als einzige Frau der vorliegenden Kollektivbiografie 1919 an der Universität Genf habilitierte, auf dem Gebiet der Ophthalmologie.

Eine wichtige „Schrittmacherrolle"[15] im ärztlichen Professionalisierungsprozess spielten die Einrichtung einer Standesvertretung und der Zusammenschluss von Ärzten (und erst später auch Ärztinnen) in Vereinen. Wie am Beispiel von Gabriele Possanner ersichtlich ist, musste eine Zulassung zu den Ärztekammerwahlen 1897 noch durch ein Verfassungsgerichtsurteil eingeklagt werden. Ein ähnlicher Eindruck von einer anfänglichen Aufnahmeverweigerung entsteht auch bei Mitgliedschaften in ärztlichen (Fach-)Vereinen im frühen 20. Jahrhundert, die nur zögerlich Kolleginnen zuließen.

Allgemein lässt sich auf Basis der vorliegenden Studie feststellen, dass die ersten Ärztinnen nicht antraten, um die Struktur der institutionalisierten Medizin zu ändern, sondern um zu eben dieser zugelassen zu werden. Sie orientierten sich an einem männlichen Idealbild eines Arztes, das im Umgang mit Patient:innen auf der grundsätzlichen Überlegenheit des wissenschaftlichen Arztes beziehungsweise der Ärztin gegenüber hilfesuchenden Laien basierte[16], reklamierten jedoch eine besondere geschlechtsspezifische Eignung für Patientinnen für sich. Indem sie sich als „Frauenärztinnen" auf eine weibliche Klientel fokussierten und somit eine Geschlechtertrennung praktizierten, gestalteten sie den Ausdifferenzierungsprozess des ärztlichen Berufs hinsichtlich ihrer zukünftigen Klientel mit, den es vor dem Zugang von Frauen zum Medizinstudium nicht geben konnte, da nur männliche Ärzte zur Verfügung standen. Dies ging Hand in Hand mit einer fachlichen Präferenz für Frauenheilkunde im weitesten Sinn in der Praxis, obwohl die Frauen der Untersuchungsgruppe noch bei ihren Dissertationen eine breitere Themenpalette gewählt hatten. Ein Grund dafür war, dass Ärztinnen mit einer solchen Ausrichtung weniger Widerstand seitens der männlichen Ärzteschaft und größerer Akzeptanz seitens ihrer Klientel erwarten konnten und diese meist auch mit ihrem eigenen Selbstverständnis im Einklang stand.

6.2.4 Sozialgeschichte der Medizin

Einige Merkmale des Professionalisierungsprozesses der Ärzt:innenschaft treffen auch auf den im ausgehenden 18. Jahrhundert einsetzenden Prozess der Medikalisierung zu. Hier zeigte sich ebenso, dass der männliche Experte weiterhin derjenige blieb, der für „alle Menschen" und die medizinischen Systeme zuständig war, während der weiblichen Expertin in erster Linie die Expertise für „weibliche Menschen" zugesprochen wurde. Die gleichgeschlechtliche Verantwortlichkeit und Kompetenz beschränkten sich allerdings nur auf Frauen. Es kam nicht – wie man vielleicht schlussfolgern könnte – zu einer geschlechtergetrennten Zuständigkeit eines männlichen Arztes für männliche Patienten und einer weiblichen Ärztin für weibliche Patienten. Soweit aus den in dieser Studie

15 Eckart–Jütte, Medizingeschichte 322.

16 Vgl. Schleiermacher, Berufsnormalität 89.

analysierten Quellen hervorgeht, beanspruchten die „Schweizer Ärztinnen", basierend auf der gleichen universitären Ausbildung wie ihre männlichen Kollegen, auch die gleiche Deutungsmacht über Krankheit und Gesundheit. Wie ihre Aktivitäten zeigten, hatten auch sie an der Verbreitung von gesundheitsfördernden und krankheitsverhindernden Verhaltensregeln einen großen Anteil (vgl. Kapitel 5.3). Mit diesen wandten sie sich wiederum primär an Frauen, unabhängig davon, ob sie in Wien, Budapest, Zürich, Sarajewo oder New York praktizierten. Viele taten das im gleichen Milieu, aus dem sie selbst kamen, einige richteten sich explizit an Frauen aus unteren sozialen Schichten, wie etwa Friederike Lubinger, die 1903 als erste Ärztin einen Krankenkassenvertrag in Wien erhielt, oder die in Arbeitervierteln Zürichs praktizierenden Ärztinnen Betty Farbstein-Ostersetzer und Regina Kahane-Axer.

Mit der medizinischen Behandlung von Patient:innen waren auch die Protagonistinnen dieser Studie in die Mechanismen eingebunden, welche die akademische Heilkunde als öffentliche Kontroll- und Regulierungsinstanz positionierte und stabilisierte. Besonders deutlich wurde dies bei den aus politischen Motiven staatlich angestellten Amtsärztinnen in Bosnien und Herzegowina, deren Aufgabengebiet primär in der Bekämpfung von Krankheiten und der Förderung von Gesundheit, aber auch in der Erfüllung einer „kulturellen Mission" bestand.

Die Auseinandersetzung mit einem weiteren Paradigma der Sozialgeschichte der Medizin, die Patient:innengeschichte, zieht sich in unterschiedlichen Facetten durch die gesamte Studie. Dabei standen die Patient:innen in erster Linie als Betroffene des medizinischen Handelns der Ärztinnen und weniger als Handelnde im Fokus. Im langen Untersuchungszeitraum von der Mitte des 19. Jahrhunderts bis in die erste Hälfte des 20. Jahrhunderts erfolgte eine vermehrte Behandlung männlicher Patienten durch Ärztinnen nur kriegsbedingt, die während dieser Zeit auch nicht in Frage gestellt wurde. Nach dem Ersten Weltkrieg suchten zwar mehr Männer als vorher eine niedergelassene Ärztin auf, von einem ausgewogenen Patienten- und Patientinnenverhältnis kann jedoch keine Rede sein. In der Nachkriegszeit wurden einige öffentliche Krankenfürsorge- und Gesundheitsvorsorge-Einrichtungen geschaffen, in denen Ärztinnen wiederum in erster Linie für eine weibliche Klientel und „Frauenbereiche" vorgesehen waren. Bei den „Schweizer Ärztinnen" zeigte sich, dass das Geschlecht der Patient:innen nur im Bereich der Augenheilkunde irrelevant war, vermutlich großteils auch in der Nervenheilkunde und teilweise in der alternativen Medizin. In der Naturheilkunde ließ sich ferner beobachten, dass sich die Ärztinnen in den Anfangsjahren fast ausschließlich an Frauen wandten und erst mit fortgeschrittenem Alter und zunehmender Erfahrung auch vermehrt Männer behandelten.

6.2.5 Migrationsgeschichte

Bei den so unterschiedlichen Lebensläufen und Karrieren der Frauen der Untersuchungsgruppe traf ein Merkmal auf alle zu, welches auch im Fokus der Forschungsfragen stand – ein hoher Grad an Mobilität und Migration. Entgegen der zeitgenössischen, allerdings unrichtigen Annahme, die sich lange in der Forschung hielt und Frauen in erster Linie mit Sesshaftigkeit und selten mit eigenständiger Migration assoziierte, war das Leben der „Schweizer Ärztinnen" durch unterschiedliche Phasen von Wanderung geprägt. Diese begann bei manchen schon aufgrund der väterlichen Berufe in ihrer Kindheit und Jugend, manifestierte sich bei allen, als sie ihre Heimat verließen, um in der Schweiz zu studieren, und setzte sich bei einigen auf der Suche nach Möglichkeiten zur Berufsausübung über Jahrzehnte fort. Manche blieben nach Ende ihres Studiums an einem Ort sesshaft, bei anderen folgten Phasen von temporärer Migration über kürzere und mittlere Distanzen, andere entschlossen sich zu einer endgültigen transatlantischen Emigration.

Somit sind die „Schweizer Ärztinnen" ein Beleg dafür, dass im ausgehenden 19. Jahrhundert nicht nur Männer, sondern auch gebildete Frauen bürgerlicher Herkunft mit einem relativ gesicherten finanziellen Hintergrund zu den Elite- und Karrieremigrant:innen zählten. Fast alle waren zum Zeitpunkt, als sie sich zur Migration aus beruflichen Gründen entschieden, unverheiratet oder, wie beispielsweise Vilma Hugonnai, von ihrem Ehemann getrennt und mussten auf Ehemänner oder unversorgte Kinder keine Rücksicht (mehr) nehmen. Am Zielort wurden sie, wie das Beispiel der bosnisch-herzegowinischen Amtsärztinnen oder der USA-Emigrantinnen zeigt, als „ungewöhnliche" Frauen wahrgenommen. Aus den Quellen entstand der Eindruck, dass sie zuerst skeptisch aufgenommen wurden, da sie als Ärztinnen den vorherrschenden Weiblichkeitsmustern nicht entsprachen. Aufgrund ihrer fachlichen Expertise und meist auch ihres zivilgesellschaftlichen Engagements in ihrer neuen Umgebung – fanden sie zuerst Akzeptanz und dann auch Anerkennung. Dass sie keine einheimischen, sondern fremde Frauen waren, die außerhalb einer vorherrschenden Geschlechternorm agierten, schien dies erleichtert zu haben. Die in dieser Kollektivbiografie gewonnenen Erkenntnisse über die weibliche Karriere- und Elitenmigration der „Schweizer Ärztinnen" erweitern somit die bislang vor allem auf Lohnarbeiterinnen fokussierten Forschungen zur weiblichen Arbeitsmigration.

6.3 Perspektive der Frauen- und Geschlechtergeschichte

Die Kategorie Geschlecht bildete eine zentrale Analysekategorie in allen Kapiteln der vorliegenden Studie. Angelehnt an das Konzept Doing Gender soll abschließend noch ein resümierender Blick darauf gerichtet werden, wie die Frauen der Untersuchungsgruppe mit ihrem „Tun" Geschlecht produzierten gerade in einem Zeitraum, in dem mit Hilfe der zeitgenössischen Wissenschaft binäre Geschlechterstrukturen als „natürlich" festgeschrieben wurden[17]. Dabei war – in Einklang mit den entsprechenden theoretischen Diskursen – Geschlecht nicht als Eigenschaft oder Merkmal eines Menschen zu betrachten, sondern die Prozesse, in denen Geschlecht hervorgebracht wird, standen im Fokus.

Die Protagonistinnen kamen durchwegs aus Familien, die bürgerliche, dualistische Geschlechterkonzepte verinnerlicht hatten und in denen Töchter nach hegemonialen Weiblichkeitsentwürfen sozialisiert und erzogen worden waren. Von klein auf wurde ihnen vorgelebt und vermittelt, wie ein Mädchen oder eine Frau zu sein hätte. Die meisten von ihnen verhielten sich, wie die Quellen vermuten lassen, in Kindheit und Jugend auch rollenkonform. Mit dem Schritt, an die Universität zu gehen und Medizin zu studieren, verließen sie die für sie vorgesehenen oder bereits gelebten Bahnen. Sie taten etwas, das als männlich und mit ihrem Geschlecht nicht kompatibel definiert war, wofür sie Widerstände seitens ihrer Umgebung und bestehende institutionelle Strukturen überwinden mussten. Mit Medizin wählten die Studentinnen zwar ein Fach, das an sich

---

[17] Bühner–Möhring, Einleitung 2.

nicht als „unweiblich“ galt; mit der Art und Weise, wie sie Heilkunde ausüben wollten, nämlich als akademisch ausgebildete Expertinnen, überschritten sie jedoch die damals gültigen geschlechtsspezifischen Grenzziehungen. Sie eigneten sich Fachwissen an, das sie zu einer bislang Männern vorbehaltenen Berufsausübung qualifizierte.

Bereits im Alltag an der Universität zeigte sich, wie situationsabhängig die Studentinnen Doing Gender „betrieben“ und wie sie mit der Kategorie Geschlecht umgingen (siehe Kapitel 3.1). Sie passten sich den vorherrschenden „männlichen“ Spielregeln weitgehend an, kopierten aber nicht männliches Verhalten, sondern unternahmen einen „Balanceakt zwischen Bestätigung ihrer Weiblichkeit und ihrer Intellektualität“[18]. Am Beispiel der Kleidung der Frauen der Untersuchungsgruppe konnte aufgezeigt werden, wie sie ihre Weiblichkeit nach außen repräsentierten. An der Universität brachen die Medizinstudentinnen mit als weiblich bezeichneten Eigenschaften wie Passivität und erweiterten diese um männlich kategorisierte, wie Aktivität und Durchhaltevermögen.

Nach dem Abschluss ihres Studiums setzten die Absolventinnen – bewusst oder unbewusst – unterschiedliche Strategien ein, um sich als „Dr. med.“ zu legitimieren und etablieren. Wie mehrfach dargestellt, hielten die meisten Ärztinnen an hegemonialen Weiblichkeitszuschreibungen fest und beriefen sich auf eine spezifisch weibliche Eignung für den Beruf der Ärztin, die sie „vertieften und professionalisierten“[19]. In vielen Fällen nahmen sie einen besseren, spezifisch weiblichen Zugang zu Patientinnen, den sie als ein notwendiges gesellschaftliches Erfordernis deklarierten, für sich in Anspruch. Damit rekurrierten die Ärztinnen wie viele Vertreterinnen der bürgerlichen Frauenbewegung auf ein Differenzkonzept. So betonte beispielsweise Anna Fischer-Dückelmann, ihr weibliches Geschlecht ermögliche ihr wie auch anderen Berufskolleginnen einen besonderen Zugang zur Medizin, welcher ihren männlichen Kollegen verwehrt bliebe. Eigenschaften wie Empathie, Mütterlichkeit und *Zartgefühl* würden Frauen besonders als Ärztin befähigen[20].

Die ärztliche Berufsausübung und das Einklinken in Berufsstrukturen waren wiederum an Charakteristika geknüpft, die eindeutig männlich besetzt waren: Fachliche Autorität, Spezialwissen und Unabhängigkeit sollten einen erfolgreichen männlichen Arzt ausmachen. Auch diese Eigenschaften beanspruchten die Protagonistinnen für sich, um sich im Medizinalwesen durchsetzen zu können. Zusätzlich verwiesen viele wiederum auf eine vermeintlich „natürliche“ weibliche Gesundheits- und Pflegekompetenz, was sich besonders deutlich in ihrer Vermittler:innentätigkeit im Gesundheitswesen zeigte.

Über Zeitungsberichte konnte auch exemplarisch die Wahrnehmung des äußeren Erscheinungsbildes einiger Ärztinnen analysiert werden, die Rückschlüsse auf deren Selbstrepräsentation zuließ. Demnach hielten sich die beschriebenen Medizinerinnen weitgehend an jene vorherrschenden Codes, mit denen Weiblichkeit positiv besetzt war. Die bosnische Amtsärztin Theodora Krajweska wurde etwa als *schlanke Blondine, elastisch und anmuthig in ihren Bewegungen* beschrieben, die auch nach neun Jahren anspruchsvoller Berufspraxis ihre *Weiblichkeit* nicht verloren habe[21].

Insgesamt ließ sich häufig folgendes Handlungsmuster feststellen: Die „Schweizer Ärztinnen“ stellten gängige geschlechtsspezifische Dichotomien und Hierarchien in Frage

18 Perfahl, Geschlechterpolitik 416.
19 Vgl. Schleiermacher, Berufsnormalität 91f.
20 Fischer-Dückelmann, Geschlechtsleben 5.
21 Brod, Besuch 261.

und setzten dabei an vorherrschenden Geschlechterzuschreibungen an, um sich Handlungsräume zu erschließen, mit denen sie hegemoniale Weiblichkeitsvorstellungen aufbrechen konnten. Schon aufgrund ihres Tuns erweiterten und modifizierten sie sowohl alltagsgeschichtliches als auch feldspezifisches Geschlechterwissen und präsentierten alternative weibliche Lebensentwürfe[22]. Oder, um es plakativ auszudrücken: Sie wollten nicht wie Männer sein, definierten aber mit ihrem Tun eine „andere", „neue", vorherrschende Vorstellungen sprengende Weiblichkeit für sich.

Schließlich sei noch betont, dass sich die vorliegende Studie sowohl als Beitrag zur Frauengeschichte als auch zur Geschlechtergeschichte sieht. Damit ist ein Verweis auf jüngste Debatten hinsichtlich Differenz und Konkurrenz zwischen Frauen- und Geschlechtergeschichte verbunden[23], in der einige Historikerinnen statt der allgemein gängigen Darstellung der Entwicklung der Frauengeschichte zur Geschlechtergeschichte „in Form eines Fortschrittsnarrativs hin zu einer progressiveren, da inklusiveren und weniger essentialistischen Form der Geschichtsschreibung"[24] zu präsentieren, für einen auf älteren feministischen Denktraditionen basierenden Umgang mit Frauengeschichte plädieren[25]. Diesem „alten" Anliegen der Frauengeschichte, Frauen als handelnde Akteurinnen in unterschiedlichen Lebenszusammenhängen und in ihrer Vielschichtigkeit sichtbar zu machen und dafür weiterhin notwendige Grundlagenforschungen zu leisten, fühlt sich auch die vorliegende Kollektivbiografie verpflichtet und konnte auch entsprechende Resultate erbringen. Darüber hinaus kann die Studie aber auch für eine „neue" Sicht- und Herangehensweise der Gender Studies impulsgebend sein. Die Diskussion der Kategorie Geschlecht, die aufgrund des Untersuchungszeitraums ausschließlich auf der Annahme von zwei klar voneinander unterscheidbaren Geschlechtern beruht, zeigte an etlichen Beispielen die Grenzverschiebungen zwischen den binären „männlich" – „weiblich"-Kategorien bei einer Person auf. Die historische Dimension von Geschlecht kann somit auch zu Reflexionen über eine erweiterte, nicht-binär definierte Vorstellung von Geschlecht sowie über Diversität und Intersektionalität beitragen.

6.4 Ausblicke

Auch wenn „nur" 29 Frauen in einem Zeitabschnitt von rund hundert Jahren im Mittelunkt der vorliegenden Studie standen, so zeigte ihr Beispiel, wie sehr ihre Karrieren und Berufsmöglichkeiten von den politischen Entwicklungen und Veränderungen im Untersuchungszeitraum geprägt waren. Deutlich wurde auch, dass einmal errungene berufliche Möglichkeiten und Öffnungen, wie sie etwa der Erste Weltkrieg mit sich brachte, nicht von Dauer waren und sind, wenn sie nur situationsbedingt entstanden.

Wie lange Ärztinnen gegen berufliche Barrieren und geschlechtsspezifische Vorurteile zu kämpfen hatten, soll als Brückenschlag zur Gegenwart folgendes exemplarische „spotlight" auf die Karriere der bekannten Salzburger Gynäkologin Maria Haidinger aufzeigen. Sie wurde 1950, also rund hundert Jahre nach den frühen Medizinerinnen

22 Veits-Falk, Kämpferinnen 100.
23 Bauer–Hämmerle–Opitz-Belakhal, 30 Jahre L'Homme 12.
24 Vgl. dazu Angehrn, Nicht erledigt 115–122.
25 Bühner–Möhring, Einleitung 7.

der Untersuchungsgruppe, geboren und sechs Jahre, bevor die letzte „Schweizer Ärztin“ starb. Noch in den 1970er Jahren weigerte sich der für sein oft geringschätzendes Verhalten gegenüber Patientinnen öffentlich kritisierte Primararzt der Salzburger Landesfrauenklinik[26], Ärztinnen zur Facharztausbildung für Frauenheilkunde und Gynäkologie zuzulassen. Maria Haidinger, die zum Zeitpunkt ihrer Bewerbung um eine Ausbildungsstelle bereits Mutter einer Tochter war, wies er 1976 ab, da sie ihm nicht zusicherte, keine Kinder mehr bekommen zu wollen. Sie begann die operative Ausbildung am Krankenhaus der Barmherzigen Brüder in Salzburg und kehrte danach, da dieses über keine Geburtenstation verfügte, wieder zurück an das Salzburger Landeskrankenhaus. In viel höherem Ausmaß als bei männlichen Ärzten in Ausbildung, begutachtete und kontrollierte der Primar, der sie vorher abgelehnt hatte, ihre Tätigkeit als Operateurin. Aufgrund ihrer überzeugenden Leistungen erhielt sie 1986 als erste Frau die Stelle einer Oberärztin an der Frauenklinik des Salzburger Landeskrankenhauses. Trotzdem war sie wiederholt mit mangelnder männlicher Kollegialität und Skepsis der dort in der Pflege tätigen geistlichen Schwestern konfrontiert – zu sehr hatten sie das Bild von einem männlichen Spezialisten verinnerlicht. Von 1990 bis 2017 führte Maria Haidinger eine Privatpraxis als Fachärztin für Gynäkologie und Geburtshilfe, unterbrochen durch eine fünfjährige politische Tätigkeit als Landesrätin. Sie war aufgrund ihrer Kompetenz als Expertin für das Gesundheitswesen 1999 in die Salzburger Landesregierung geholt worden[27]. Ihre Absicht, überparteilich und lösungsorientiert zu handeln, ließ sich nicht in dem von ihr angestrebten Ausmaß verwirklichen, sodass Maria Haidinger 2014 aus der Politik ausschied. Ihre von hohem Engagement und Vielseitigkeit geprägte Karriere ähnelt auch in diesem Bereich jener etlicher Protagonistinnen dieser Studie. So war sie unter anderem Mitbegründerin eines Frauen-Gesundheitszentrums und federführend in der Krebshilfe oder Hospizbewegung tätig[28]. Als ein wesentliches Motiv für ihr Engagement nennt sie die Stärkung von Mädchen und Frauen nicht nur in Bezug auf ihren Körper und ihre Gesundheitskompetenz, sondern auch im sozialen und kulturellen Bereich. Rückblickend empfand Maria Haidinger weibliche Solidarität und die Vernetzung mit anderen Ärztinnen in ihrem Berufsleben als positiv und stärkend. Ein Befund, der wohl auch auf die „Schweizer Ärztinnen“ großteils zutraf[29].

Heute sind nur mehr einige wenige Protagonistinnen dieser Studie einer breiteren Öffentlichkeit bekannt. In Wien ist nach Gabriele Possanner, der ersten Frau, die an der Universität Wien promovierte, unter anderem eine Straße benannt, und seit 1997 vergibt das Wissenschaftsministerium den „Gabriele Possanner Staats- und Förderpreis“. In Salzburg trägt eine Straße den Namen von Rosa Kerschbaumer und eine „Frauenspuren“-Tafel erinnert an sie. Anna Fischer-Dückelmann zählt vor allem in Deutschland zu den bekannten ärztlichen Pionierinnen. In Ungarn wird das Andenken an Vilma Hugonnai und in Tschechien an Anna Bayer und Bohuslava Keck gepflegt. Die letzten

[26] Zu Protesten gegen Primar Günther Reiffenstuhl vgl. Blümel–Hofer–Stranzinger, Lieber gleich 268f.

[27] Maria Haidinger initiierte auch die First-Love-Ambulanz am Landeskrankenhaus Salzburg.

[28] Maria Haidinger war 1993 Mitbegründerin des Frauengesundheitszentrums Isis und bis 2002 Obfrau, 1995 Vorstandsmitglied der Österreichischen Krebshilfe der Sektion Salzburg, von 2000 bis 2018 Obfrau der Hospizbewegung.

[29] Ich danke Maria Haidinger für das Gespräch am 28. Dezember 2021 sehr herzlich.

beiden Ärztinnen gehörten zur Gruppe der bosnisch-herzegowinischen Amtsärztinnen, die in der jüngeren Vergangenheit im Interesse wissenschaftlicher Forschung standen.

Insgesamt untermauert die Kollektivbiografie der „Schweizer Ärztinnen" mit ihren empirischen Forschungen und methodisch-theoretischen Reflexionen die zentralen Ansätze der Frauen- und Geschlechtergeschichte. Anhand konkreter Lebensläufe und Berufskarrieren konnten zahlreiche neue Forschungsergebnisse hinsichtlich der Bildungs- und Professionalisierungsgeschichte sowie der Medizin- und Migrationsgeschichte im Kontext der im Fokus stehenden Österreichischen Geschichte sowie der Geschichte der Orte und Regionen des Wirkens der Protagonistinnen erzielt werden. Zuletzt bleibt noch das Desiderat, die Hoffnung, dass das „making visible" der vielschichtigen faszinierenden Biografien der ersten 29 Ärztinnen aus der Habsburgermonarchie auch ein „keeping visible"[30] bewirkt und zu weiterführenden Forschungen anregt.

30 Vgl. dazu Heidegger et al., Geschlechterwissen 11–13.

7. Biografische Porträts der „Schweizer Ärztinnen"

7.1 Vorbemerkung und Hinweise

Die folgenden biografischen Porträts der Frauen der Untersuchungsgruppe dienen sowohl der Dokumentation ihrer individuellen Lebensläufe als auch dem Nachschlagen biografischer Informationen und Quellen während der Lektüre der Studie. Soweit vorhanden beziehungsweise auffindbar, sind Bilder der „Schweizer Ärztinnen" hinzugefügt, auch wenn die Fotos oder Grafiken nicht den Qualitätsstandards des Verlags entsprechen. Im Vordergrund stand dabei die Absicht, die Protagonistinnen dieser Kollektivbiografie im wörtlichen Sinn sichtbar zu machen.

Zu Beginn ist den Lebensläufen eine „Vorbemerkung" mit einer Kurzcharakteristik der jeweiligen Ärztin, Anmerkungen zum Forschungsstand und den hauptsächlich verwendeten Quellen vorangestellt. In der dazu gehörigen Fußnote wird weiters auf relevante Literatur und auf Artikel in gängigen Internetquellen verwiesen, wie etwa in biografischen Frauen-Datenbanken, beispielsweise Ariadne oder biografiA, aber auch in der freien Enzyklopädie Wikipedia, da dies Rückschlüsse auf die Bekanntheit der jeweiligen Ärztin ermöglicht[1].

Die daran anschließende Rubrik „Name" enthält die unterschiedlichen Nennungen und Schreibungen der Vor- und Familiennamen der „Schweizer Ärztinnen" sowie auch durch Eheschließungen und Scheidungen bedingte Namensänderungen und Doppelnamen. Wie in der Einleitung thematisiert (vgl. Kapitel 1.5), wird in der vorliegenden Arbeit durchgehend nur eine Schreibweise verwendet, nämlich jene, die in den Überschriften der biografischen Porträts angeführt ist. In den rekonstruierten Lebensläufen selbst wird jedoch – wenn es inhaltlich sinnvoll erscheint – der zum entsprechenden Zeitpunkt jeweils „richtige" Familienname verwendet, da hier ohnehin offensichtlich ist, um welche Person es sich handelt.

In den anschließenden Abschnitten wird versucht, die Lebenswege der „Schweizer Ärztinnen" nach für die Fragestellungen der vorliegenden Studie relevanten Themenfeldern zu rekonstruieren: Diese umfassen in der Regel, sofern entsprechende Informationen recherchiert werden konnten, folgende Rubriken, die von Fall zu Fall leicht variieren können: Soziale und regionale Herkunft; Herkunft laut Universitätsmatrikel; Religion, kulturelle Prägung; Bildung; universitäre Ausbildung, Qualifikationen; Berufstätigkeit,

---

1 Weiters werden systematisch Informationen aus der mit biografischen Eckdaten versehenen Übersicht „Österreichische Medizinerinnen in der Schweiz" von Marcella Stern sowie aus dem biografisch-lexikalischen Register in Angelika Stadlers „Ärztinnen im Krieg" angeführt, vgl. dazu Stern, Medizinerinnen; Stadler, Ärztinnen.

Karrieremigrationen; zivilgesellschaftliches Engagement (bzw. politisches Engagement oder Engagement in der Frauenbewegung); Familie, Partnerschaft, Freundschaften; Reisen, Mobilität sowie Lebensende und Rezeption.

In der letzten Kategorie – Publikationen, Vorträge, Forschungstätigkeit – wird zuerst die Dissertation (mit den vollständigen bibliografischen Angaben, inklusive Verlag) genannt und anschließend weitere Publikationen, Vorträge und eventuelle Teilnahmen an Kongressen in Auswahl. Die auf die biografischen Porträts folgenden drei Übersichtstabellen fassen die erhobenen Daten zusammen.

7.2 Biografische Porträts

7.2.1 Anna Bayer (1853–1924)

Vorbemerkung

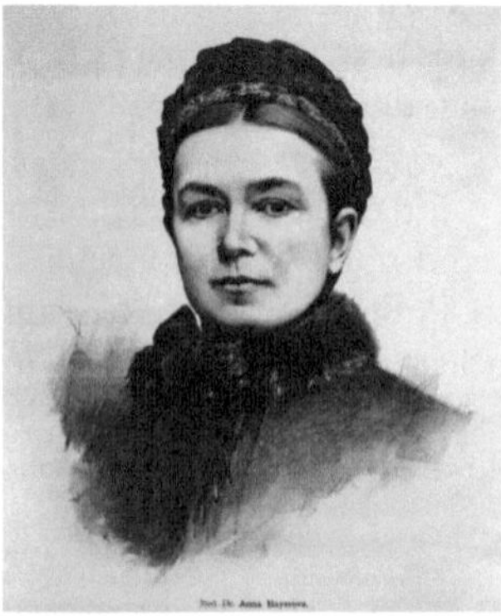
Abb. 47: Porträt von Anna Bayer; Foto, 1889.

Anna Bayer ist heute an (Frauen-)Geschichte interessierten Kreisen in Tschechien als „heroine of Czech feminism" und „first Czech female physician" bekannt[2], obwohl ihre Landsmännin Bohuslava Keck vor ihr promovierte. Anna Bayer kam allerdings als erster bosnischer Amtsärztin die Funktion einer Pionierin zu.

Ihr Lebenslauf ist gut dokumentiert, vage und widersprüchlich sind allerdings die Angaben über die vielen Stationen und Orte ihrer Tätigkeit. Neben einer von der tschechischen Ärztin Anna Honzáková[3] 1937 auf Tschechisch verfassten 40-Seiten-Biografie[4] erschienen bereits zu Bayers Lebzeiten von Vertreterinnen der Frauenbewegung, wie zum Beispiel Auguste Schmidt, verfasste biografische Beschreibungen[5]. Einige Publikationen, die sich mit Ärztinnen des ausgehenden 19. Jahrhunderts auseinandersetzen, enthalten ebenso biografische Angaben über Anna Bayer[6]; Brigitte Fuchs und Husref Tahirović widmeten ihr 2019 einen Aufsatz[7].

2 Fuchs–Tahirović, Anna Bayerová 121.

3 Zu Anna Honzáková vgl. Anna Honzáková – Wikipedia [5. 7. 2024].

4 Honzáková, Anna Bayerová. Anna Bayers Nachlass befindet sich im Archiv des Nationalmuseums Prag, NAD 103, http://www.nm.cz/Historicke-muzeum/Oddeleni-HM/Archiv-Narodniho-muzea/ [15. 4. 2024].

5 Schmidt, Anna Bayer 38f.; Dr. Anna Beyer [sic]. *Neuzeit* 3/1 (1891) 14f.

6 Jüngst, mit weiteren Literaturhinweisen, auch auf tschechischsprachige Literatur: Fuchs–Tahirović, Anna Bayerová; vgl. auch Nečas, Muslimkami 20–49; Tomáš, Anna Bayerová 466–469; Stadler, Ärztinnen IVf.; Rogger, Doktorhut 222 – ich danke Franziska Rogger, die mir Materialien ihrer eigenen Recherchen zur Verfügung stellte; Stern, Medizinerinnen 216; Anna Bayerová, https://cs.wikipedia.org/wiki/Anna_Bayerov%C3%A1 [15. 4. 2024]; Bayerová, Anna, https://fraueninbewegung.onb.ac.at/index.php/node/21226 [15. 4. 2022]; Anna Bayerová, https://fraueninbewegung.onb.ac.at/index.php/node/21226 [15. 4. 2024]; Anna Bayer, https://geschichte.charite.de/aeik/biografie.php?ID=AEIK00898 [15. 4. 2024].

7 Fuchs–Tahirović, Anna Bayerová.

Name

Anna, Anna L., Bayer, Bayerová, Beyer

Soziale und regionale Herkunft

Anna Bayer wurde am 4. November 1853 in Vojtěchov (heute zur Gemeinde Mšeno gehörig) bei Mělník, Böhmen (ca. 60 km nördlich von Prag), in eine „lower-middle-class-family“[8] geboren. Ihr Vater, Joseph Bayer, war Bierbrauer und Pächter einer Brauerei, ihre Mutter, Maria, geborene Kühnl, stammte aus einer Müllerfamilie. Anna Bayer hatte einen älteren Bruder, Josef, und eine 1851 geborene Schwester, Maria[9].

Herkunft laut Universitätsmatrikel Bern: Melnik

Religion, kulturelle Prägung

Römisch-katholisch, in der Schweiz konvertierte Anna Bayer zum Protestantismus. 1907 kam sie mit „Christian Science“, der Lehre von Mary Baker Eddy[10], in Berührung, an der sie sich in ihrem weiteren Leben orientierte[11].

Bildung

Nach dem Besuch der deutschen Schule in Jestřebice wechselte Anna Bayer in die tschechische Schule in Mělník. 1864 zog sie nach Prag zu einer Tante, wo sie sich mit erwerbsbedingten Unterbrechungen an einer Höheren Töchterschule weiterbildete[12]. Sie besuchte den 1865 gegründeten „Amerikanischen Damenklub“[13], der über eine Bibliothek und Lesehalle mit Literatur und Zeitschriften vor allem zur anglo-amerikanischen Frauenbewegung verfügte. Dort lernte sie die Frauenrechtlerinnen Sofie Podlipská[14] und Eliška Krásnohorská[15] sowie die zur Untersuchungsgruppe der vorliegenden Studie zählende angehende Studentin Bohuslava Keck kennen, die ihr von ihrem beabsichtigten Medizinstudium in der Schweiz erzählte[16].

1872 bis 1874 legte sie als Privatschülerin die Prüfungen der drei unteren Klassen des Prager akademischen Gymnasiums ab, 1875 jene der Quinta des Realgymnasiums auf der Prager Kleinseite. Für die Ablegung der Reifeprüfung in Prag gibt es keinen

---

8 Ebd. 122.

9 Honzáková, Anna Bayerová 7; Nečas, Muslimkami 20.

10 Zu Mary Baker Edda und zur „Christian Society“ vgl. Mary Baker Eddy, https://fraueninbewegung.onb.ac.at/index.php/node/21226 [15. 4. 2024]; https://www.fembio.org/biographie.php/frau/biographie/mary-baker-eddy/ [15. 4. 2024].

11 Honzáková, Anna Bayerová 35, 37.

12 Nečas, Muslimkami 21. Sie besuchte wohl die um die 1863 gegründete Höhere Töchterschule in Prag, vgl. Höhere Töchterschule, Prag, https://fraueninbewegung.onb.ac.at/node/754 [15. 4. 2022]; Fuchs–Tahirović, Anna Bayerová 122, verweisen auf die vom „Tschechischen Frauenerwerbsverein Prag“ [„Ženský Výrobní Spolek Český v Praze“] 1871 gegründete Schule, vgl. Zensky Vyrobní Spolek Cesky, https://fraueninbewegung.onb.ac.at/node/ [15. 4. 2024].

13 Vgl. Perfahl, Geschlechterpolitik 39–42; Zimmermann, Frauenbewegungen 269.

14 Vgl. Podlipská, Sofie, https://www.fraueninbewegung.onb.ac.at/node/1028 [15. 4. 2024].

15 Vgl. Eliška Krásnohorská, https://de.wikipedia.org/wiki/Eliška_Krásnohorská [15. 4. 2024].

16 Nečas, Muslimkami 21.

Nachweis[17]. Danach belegte sie an der Prager Universität (die erst 1882 geteilt wurde) einige Lehrveranstaltungen als außerordentliche Hörerin[18].

Universitäre Ausbildung, Qualifikationen

Am 20. Oktober 1875 wurde Anna Bayer an der Universität Zürich auf ihre Zusage hin immatrikuliert, ein Maturazeugnis nachzuliefern[19]. In der Matrikel ist als Vorbildung *privat* angegeben. Ab dem Sommersemester 1877 studierte sie, mit kurzzeitiger Unterbrechung, an der Universität Bern. 1878 durfte sie aufgrund einer Sonderbewilligung an den Kursen und klinischen Praktika von zwei tschechischen Professoren an der Prager Medizinischen Fakultät teilnehmen[20]. Im November 1881 kehrte Bayer wieder nach Bern zurück und konnte dank der finanziellen Hilfe von dortigen Freunden[21] und „ihrer vermögenden Kollegin aus Bogotá“, der in Kolumbien geborenen Schweizerin Anna Galvis-Hotz[22], ihr Studium beenden. Unter der Betreuung des Berner Ordinarius für Kinderheilkunde Rudolf Demme verfasste sie ihre Dissertation, die sie ihrer *Freundin und treuen Collegin Fräulein Anna Galvis-Hotz, Dr. med.* widmete, und promovierte am 30. November 1881[23]. Ihr Vorhaben, sich mit Anna Galvis-Hotz in Bogotá als Ärztin niederzulassen, scheiterte[24].

1887 bereitete sich Bayer nach der Bewilligung der schweizerischen Bundesregierung auf die ärztliche Staatsprüfung vor[25]. Da sie dafür ein Maturazeugnis benötigte, legte sie die schweizerische Maturitätsprüfung ab[26]. Am 31. Oktober 1887 erhielt sie das eidgenössische Diplom, das sie zur Ausübung der ärztlichen Praxis in Bern berechtigte[27].

Berufstätigkeit, Karriereemigrationen

Nach dem Ende ihres Studiums kehrte Anna Bayer Anfang 1882 nach Böhmen zurück mit der Absicht, als Ärztin zur praktizieren. Bemühungen, ihr Diplom in Österreich nostrifizieren zu lassen, scheiterten trotz der Unterstützung seitens der Frauenbewegung, besonders des „Ženský Výrobní Spolek Český“ [Tschechischer Frauenerwerbsverein][28]. Sie besuchte Lehrveranstaltungen an der Universität Prag[29], lehnte aber ein Angebot, als Hebamme zu arbeiten, ab[30].

---

17 Ebd.; Honzáková, Anna Bayerová 8.

18 Rogger, Doktorhut 47.

19 Matrikeledition der Universität Zürich, Bayer (Frl.) Anna, https://www.matrikel.uzh.ch/active//static/25237.htm [17. 2. 2025].

20 Nečas, Muslimkami 26; Perfahl, Geschlechterpolitik 68.

21 Vgl. Tomáš, Anna Bayerová 467; Honzáková, Anna Bayerová 15.

22 Zu Anna Galvis-Hotz vgl. Rogger, Doktorhut 46.

23 Stern, Medizinerinnen 216; Honzáková, Anna Bayerová 17; Fuchs, Ärztinnen 104.

24 Schmidt, Anna Bayer 34.

25 BAR, E 3300 (A)/2, Bd. 7.

26 Vorkämpferinnen (1895/1896) 39; Schmidt, Anna Bayer 34.

27 BAR, Sanitätsprotokolle Bern, 31. Oktober 1887; vgl. auch *Prager Tagblatt* 11, Nr. 328 (28. November 1887) 2; *Jahresbericht des Vereines für erweiterte Frauenbildung in Wien* 8 (1895/1896) 39; Schmidt, Anna Bayer 34.

28 Nečas, Muslimkami 28; vgl. auch Zensky Vyrobní Spolek Cesky, https://fraueninbewegung.onb.ac.at/node/88 [15. 4. 2024].

29 Honzáková, Anna Bayerová 17.

30 Rogger, Doktorhut 48.

1882 erhielt sie eine Stelle als Assistentin an der von Franz von Winckel geleiteten Königlichen Entbindungsanstalt in Dresden[31]. 1883 arbeitete sie ein Jahr in Teufen, unweit von St. Gallen (Schweiz), in einer wenig frequentierten Praxis[32]. Danach kehrte sie wieder nach Bern zurück und legte im März 1887 Prüfungen für das eidgenössische medizinische Staatsexamen ab[33]. Im selben Jahr war sie auch in Baden-Baden bei einem Dr. Keller als Assistentin tätig und beschäftigte sich mit Massage und Elektrotherapie[34]. Im Juni 1887 hielt sie sich in Leipzig auf und fand trotz der Unterstützung durch die deutsche Frauenrechtlerin Auguste Schmidt keine ihrer akademischen Ausbildung entsprechende Arbeit[35].

Ihr 1887 erworbenes eidgenössisches Diplom[36] ermöglichte Anna Bayer als erster Frau in Bern[37], eine Ordination als *Aerztin für Frauen- und Mädchenkrankheiten* zu eröffnen[38].

Ende 1891 bewarb sich Anna Bayer erfolgreich um die erste ausgeschriebene Stelle als Amtsärztin in Dolnja Tuzla (ausführlich dazu siehe Kapitel 4.3)[39]. In ihrer Berner Praxis ließ sie sich von Josephine Zürcher vertreten[40]. Am 4. Jänner 1892 traf Anna Bayer in Tuzla ein, wo sie erst nach Anfangsschwierigkeiten ihre ärztliche Tätigkeit aufnehmen konnte[41]. Sie betreute vor allem muslimische Frauen wie Kinder in Dolnja Tuzla und in einzelnen Distrikten des eigenen und des benachbarten Kreises. Mit ihrer ärztlichen und prophylaktischen Tätigkeit erwarb sie sich bei der muslimischen Bevölkerung Anerkennung, der Umgang mit den Behörden war jedoch aufgrund unterschiedlicher Anschauungen über die Definition und Ausübung ihres Amts spannungsgeladen. Nach Erkrankungen an Diphterie und Grippe sowie nach einem Urlaub im Juli 1892 in Bern bat sie um Versetzung nach Sarajewo[42]. Dort erhielt sie im August 1892 eine neue Anstellung, geriet aber mit dem vorgesetzten Kreisarzt in Konflikt[43]. Ihre Absicht, ihre Stelle aufzugeben und abzureisen, wurde durch den Tod ihres Vaters beschleunigt[44]. Am 30. Jänner 1893 wurde sie vom Dienst enthoben[45] und reiste am 15. Februar 1893

---

31 Fuchs, Ärztinnen 104; Ziegeler, Ärzte 11f.

32 Fuchs, Ärztinnen 104; Honzáková, Anna Bayerová 20.

33 BAR, Sanitätsprotokolle Bern, 31. Oktober 1887.

34 Honzáková, Anna Bayerová 21.

35 Rogger, Doktorhut 48; Schmidt, Anna Bayer 34f.; Honzáková, Anna Bayerová 21.

36 BAR, Sanitätsprotokolle Bern, 31. Oktober 1887.

37 *Prager Tagblatt* 11, Nr. 328 (28. November 1887) 2.

38 Rogger, Doktorhut 48: Eintrag im Berner Adressbuch 1888/1889: Kramgasse 7; Honzáková, Anna Bayerová 21; vgl. auch Schmidt, Anna Bayer 35.

39 Nečas, Muslimkami 28; Stern, Medizinerinnen 216; Bandhauer-Schöffmann, Frauenbewegung 53; Rogger, Doktorhut 49; Tomáš, Anna Bayerová 468; *Neuzeit* 3/12 (1891) 277; *Allgemeine Wiener medizinische Zeitung* 36, Nr. 48 (1. Dezember 1891) 548; *Bukowinaer Rundschau* 10, Nr. 1066 (1. Dezember 1891) 2; *Prager Tagblatt* 15, Nr. 332 (3. Dezember 1891) 3.

40 Rogger, Doktorhut 48; zu Josephine Zürcher vgl. Frutiger, Josephine Th. Zürcher 49.

41 Vgl. *Innsbrucker Nachrichten* 39, Nr. 11 (15. Jänner 1892) 7; *Die Presse* 45, Nr. 68 (8. März 1892) 4; *Neuigkeits-Welt-Blatt* Nr. 56 (9. März 1892) 4; *Pester Lloyd* 39, Nr. 59 (9. März 1892) 7; *(Linzer) Tages-Post* 28, Nr. 57 (10. März 1892) 3.

42 Nečas, Muslimkami 34; Fuchs, Ärztinnen 104.

43 Vgl. Fuchs, Ärztinnen 105: Bayer wohnte in Sarajewo vorübergehend bei Adeline Paulina Irby, die dort eine Höhere Mädchenschule betrieb und Unterstützerin serbischer nationaler Bestrebungen war. Vgl. auch Adeline Paulina Irby, https://sarajevo.travel/en/text/adeline-paulina-irby/477 [24. 2. 2025].

44 Fuchs, Ärztinnen 105.

45 Nečas, Muslimkami 34; Stern, Medizinerinnen 216.

nach Böhmen, um familiären Verpflichtungen nachzukommen, nachdem ihr Vater am 6. Februar 1893 gestorben war. Erfolglos bemühte sie sich um eine Anerkennung ihres Schweizer Doktordiploms[46].

Ab Juli 1894 war Bayer wieder in Bern gemeldet[47]. In den folgenden fünf Jahren reduzierte sie ihre ärztliche Tätigkeit und verdiente ihren Lebensunterhalt vorzugsweise mit neu eingerichteten Kursen für Erste-Hilfe und Gesundheitserziehung an Höheren Mädchenschulen[48]. 1899 übergab sie ihre Berner Ordination an Martha Sommer und meldete sich am 10. Oktober nach London ab[49].

Nach einem abermaligen erfolglosen Versuch in Prag zu praktizieren, arbeitete sie in den folgenden Jahren in Lungenheilanstalten in der Gegend um Genf: 1901 in Leysin[50], 1902 in der Genfersee-Region und von 1903 bis 1904 in Chardonnes-Vevey[51], wo sie die Massagemethode der Brüder Kellgren erlernte[52]. 1905 war sie als Ärztin in Jongny, einer kleinen Gemeinde im Kanton Waadt tätig[53], von 1905 bis 1906 in Territet, Montreux[54].

1907 mietete sie mit „Miss Hulbert“ das Sanatorium La Châtelaine in Genf und verlor dabei ihre ganzen Ersparnisse[55]. Anschließend betreute sie zwei Jahre lang eine „geisteskranke“ Aristokratin in London[56].

1909 ging Bayer nach Prag zurück und wohnte bei ihrer Freundin Libuše Bráfova. Ab 1910 unterrichtete sie Deutsch und Gesundheitswesen an verschiedenen Mädchenschulen, hielt Aufklärungsvorträge und leitete Erste-Hilfe-Kurse. Schließlich wurde sie Mitbegründerin einer Schule für Kindermädchen und Mütter. Daneben hielt sie Vorträge über Gesundheitspflege und Hygiene in verschiedenen Vereinen und Pflegerinnenschulen[57].

1912 bewilligte ihr das Innenministerium eine Stelle als Hilfsärztin in einem Lungensanatorium[58]. Im Sommer 1912 und 1913 arbeitete sie in Dresden[59].

Im Juli 1914 erhielt sie die Sondergenehmigung, ausnahmsweise ohne vorherige Nostrifizierung die ärztliche Praxis im Gebiet von Prag auszuüben[60]. 1915 war Anna Bayer auch einige Monate lang im Kriegseinsatz im Sokol-Spital von Žižkov (heute ein Stadtteil von Prag)[61]. Außerdem arbeitete sie als Ärztin in der psychiatrischen Krankenanstalt in

---

46 Fuchs, Ärztinnen 105.

47 Stern, Medizinerinnen 216.

48 Fuchs, Ärztinnen 106.

49 Rogger, Doktorhut 50.

50 Um 1900 erlangte Leysin einen internationalen Ruf als Behandlungsort für Tuberkulosekranke mit vielen Sanatorien.

51 Tomáš, Anna Bayerová 468; zu Vevey vgl. Bäder-Almanach 169f.

52 Honzáková, Anna Bayerová 31. Es handelte sich vermutlich um Arvid und Henrik Kellgren, die schwedische manuelle Behandlungen (schwedische Heilgymnastik) auch in einem Sanatorium in Lausanne praktizierten.

53 Romiger-Bolliger, Heinrich Frey 92: Das Doktorandenverzeichnis im Anhang verweist bei Anna Bayer auf eine ärztliche Tätigkeit in Jongny 1905.

54 Honzáková, Anna Bayerová 31, vermutlich Val Mont, angegeben ist ein Sanatorium Dr. Widmer.

55 Rogger, Doktorhut 50; Honzáková, Anna Bayerová 31.

56 Honzáková, Anna Bayerová 32.

57 Rogger, Doktorhut 50; Tomáš, Anna Bayerová 468.

58 Rogger, Doktorhut 50.

59 Honzáková, Anna Bayerová 36.

60 Ebd. 37; Rogger, Doktorhut 50; Tomáš, Anna Bayerová 468f.

61 Stadler, Ärztinnen IV: 1915 ist sie als Dr. Anna Bayerova in Prag II. Palackeho ul. 7 verzeichnet.

Bohnice bei Prag[62]. Nach 1915 unterrichtete sie in der städtischen Industrieschule in Prag und gab weiterhin Krankenpflegekurse[63].

Nach dem Ende des Ersten Weltkriegs ernannte die Regierung der Tschechoslowakei Anna Bayer zur Professorin für Gesundheitspflege und Hygiene an der Industrieschule in Prag[64].

Sie setzte ihre Lehrtätigkeit bis 1923, ein Jahr vor ihrem Tod, fort[65].

Zivilgesellschaftliches Engagement, Frauenbewegung

Wie Auguste Schmidt berichtet, engagierte sich Anna Bayer während ihrer Zeit als praktische Ärztin in Bern (1887–1891) in der Dienstbotenschule und im Arbeiterinnenverein[66].

Nach ihrer Rückkehr aus Sarajewo 1893 hielt Anna Bayer im „Bürgerverein" in Mělník und in Raudnitz an der Elbe (Roudnice) einen Vortrag über ihre ärztliche und gesundheitsprophylaktische Tätigkeit in Bosnien[67]. Sie war auch in der tschechischen „Ärztinnen für Frauen"-Kampagne aktiv. Diese wollte auf die österreichischen Behörden Druck auszuüben, Bayers Schweizer Diplom anzuerkennen und ihr das Praktizieren in Prag zu ermöglichen[68].

Als sie sich ab 1894 wieder in Bern aufhielt, engagierte sie sich in der Abstinentenbewegung und arbeitete mit dem Lehrerinnenverein zusammen. Bayer rief in mehreren Vorträgen zur *Attacke* gegen den Alkoholismus auf[69] und regte 1899 die Gründung der „Gesellschaft abstinenter Lehrerinnen" an[70]. 1904 hielt sie einen Vortrag über „Intimes aus dem Kampf gegen den Alkoholismus"[71].

Im September 1896 besuchte Bayer den „Kongress für die Interessen der Frauen" in Genf und äußerte sich in der Schweizer Lehrerinnenzeitung kritisch-sarkastisch über die zögerliche Öffnung der Universitäten für Frauen[72].

Anna Bayer war auch Vorstandsmitglied des „Tschechischen Frauenerwerbsvereins" in Prag[73].

Die Gesundheitslehre mit Grundsätzen wie „Mäßigkeit", Selbstdisziplin sowie Warnung vor Nikotin und Alkohol, die sie unterrichtete, entsprachen ihren den Prinzipien der „Christian Science" von Mary Baker Eddy verpflichteten religiösen Vorstellungen[74].

---

62 Fuchs, Ärztinnen 106; Honzáková, Anna Bayerová 37.

63 Honzáková, Anna Bayerová 37.

64 Rogger, Doktorhut 50.

65 Honzáková, Anna Bayerová 40.

66 Schmidt, Anna Bayer 35: Dadurch, so Schmidt, sollten *die unteren Schichten sittlich und materiell gehoben werden.*

67 Nečas, Muslimkami 48.

68 Fuchs, Ärztinnen 105.

69 Vgl. z. B. die Ankündigung des Vortrags „Der Alkohol, die moderne Sphinx" von Anna Bayer bei der Versammlung der „Union für Frauenbestrebungen in Zürich". *Schweizer Hauszeitung* 29 (26. November 1898) 60.

70 Rogger, Doktorhut 49.

71 Ich danke Franziska Rogger für diesen Hinweis.

72 Rogger, Doktorhut 49f.

73 Vgl. Zensky Vyrobní Spolek Cesky, https://haueninbewegung.onb.ac.at/node/ [15. 4. 2024].

74 Honzáková, Anna Bayerová 35, 37.

Familie, Partnerschaft, Freundschaften

Bereits 1865 lernte Anna Bayer in Prag die Frauenrechtlerinnen Sofie Podlipská[75] und Eliška Krásnohorská[76] kennen, mit denen sie in engem Austausch in der Frauenbewegung, vor allem hinsichtlich der Forderungen nach einem Zugang von Frauen zum Medizinstudium, stand. Mit Bohuslava Keck, die sie vermutlich in ihrer Entscheidung für ein Studium beeinflusst hatte, wohnte sie anfangs in Zürich an derselben Adresse, bis sich die beiden Frauen zerstritten[77]. Die Studentin Anna Galvis-Hotz unterstützte sie finanziell während ihres Studiums (siehe oben).

Anna Bayer war nicht verheiratet und hatte keine Kinder. Nach ihrer endgültigen Rückkehr nach Böhmen lebte sie bis zu ihrem Tod bei ihrer Freundin, der Frauenrechtlerin und sozial engagierten Wohltäterin Libuše Bráfová[78], mit deren Familie sie ebenfalls befreundet war, in Prag[79].

Lebensende und Rezeption

Anna Bayer starb am 24. Jänner 1924 im Alter von 71 Jahren in der Wohnung von Libuše Bráfová in Prag, wo sie seit 1910 gelebt hatte[80]. Bei ihrem Begräbnis wurde sie als „erste tschechische Ärztin" geehrt[81]. In Mělník ist eine Straße nach ihr benannt[82].

Publikationen, Vorträge, Forschungstätigkeit (Auswahl)

Dissertation: Anna L. Bayer, Ueber die Zahlenverhältnisse der rothen und weissen Zellen im Blute von Neugeborenen und Säuglingen. Inaugural-Dissertation (Bern: Jent u. Reinert 1881) 24 S., mit der Widmung: *Meiner Freundin und treuen Collegin Fräulein Anna Galvis-Hotz, Dr. med. als ein Zeichen aufrichtigster Verehrung und Dankbarkeit.*

Ab den 1880er Jahren verfasste Anna Bayer populärwissenschaftliche Artikel für die Zeitschrift *Ženské listy* [Frauenblatt] über Frauengesundheit und Hygiene[83].

- Anna Bayer, Kongress für die Interessen der Frauen. *Schweizerische Lehrerinnen-Zeitung* (15. November 1896) 19–21, (15. Dezember 1896) 36–38.
- Dies., Wir Frauen und der Alkoholismus. Nach einem Vortrag gehalten zu Bern, hg. von der Schriftstelle des Alkoholgegnerbunds (Basel [um 1902]).
- Dies., Die Beteiligung der Lehrerschaft am Kampfe gegen den Alkoholismus. *Schweizerische Lehrerinnen-Zeitung* (15. Juli 1897) 153–155, (15. August 1897) 166–168.

---

75 Vgl. Sofie Podlipská, Sofie, https://www.fraueninbewegung.onb.ac.at/node/1028 [15. 4. 2024].

76 Vgl. Eliška Krásnohorská, https://de.wikipedia.org/wiki/Eliška_Krásnohorská [15. 4. 2024].

77 Nečas, Muslimkami 21.

78 Vgl. Libuše Bráfová, https://cs.wikipedia.org/wiki/Libu%C5%A1e_Br%C3%A1fov%C3%A1 [15. 4. 2024].

79 Rogger, Doktorhut 50; Fuchs, Ärztinnen 106; Honzáková, Anna Bayerová.

80 Honzáková, Anna Bayerová 40; Rogger, Doktorhut 50.

81 Fuchs, Ärztinnen 106.

82 Vgl. Anna Bayerová, https://en.wikipedia.org/wiki/Anna_Bayerov%C3%A1 [15. 4. 2024].

83 Vgl. dazu auch Fuchs–Tahirović, Anna Bayerová 125.

1907 erschien Anna Bayers tschechische Übersetzung von Anna Fischer-Dückelmanns 1901 erschienenem Bestseller „Die Frau als Hausärztin“[84].

7.2.2 Rosa Einhorn-Bloch (1872–1950)

Vorbemerkung

Rosa Einhorn-Bloch fand als bosnische Amtsärztin in der zeitgenössischen Presse mehrmals Erwähnung, ihre von hoher Mobilität geprägte Lebensgeschichte war bis vor Kurzem nur lückenhaft bekannt. Ctibor Nečas widmete ihr in seiner Arbeit über die bosnischen Amtsärztinnen einen kurzen Abschnitt[85], 2018 verfasste die Slawistin Barbara Martin einen Beitrag mit neuen Informationen über „Rosa Bloch-Einhorn“[86]. Ebenso auf Recherchen im Archiv Bosnien-Herzegowinas in Sarajewo beruhend und über ancestry.com eruierte Quellen einbeziehend, publizierten Brigitte Fuchs und Hrusef Tahirović[87] 2020 einen Artikel, der weitere neue Erkenntnisse und Einhorn-Blochs bislang unbekanntes Sterbedatum enthält. Für diese Studie wurden auch bis dato nicht berücksichtigte Bestände im Österreichischen Staatsarchiv in Wien herangezogen.

Name

Rosa Ainhorn, Aynhorn, Eichhorn, verh. Bloch, Einhorn-Bloch, Bloch-Einhorn. In den Akten des Österreichischen Staatsarchivs scheint sie mehrmals mit dem Doppelnamen Einhorn-Bloch auf, mit dem sie auch diverse Schriftstücke unterschrieb.

Soziale und regionale Herkunft

Rosa Einhorn wurde am 24. April 1872 in Suchowola (heute Polen), damals zum Gouvernement Grodno, Russisches Reich, gehörig, geboren[88]. Sie war das vierte Kind des Rabbi Avraham Einhorn und seiner Frau Sara(h) Einhorn, geborene Hoffmann[89].

Väterlicherseits stammte sie, wie ihr Bruder Max über seine Familie schrieb, *von einer alten Gelehrtenfamilie und mütterlicherseits von einer biederen Kaufmannsfamilie*, die in mittelmäßigen wirtschaftlichen Verhältnissen lebte, ab[90]. Ihr älterer Bruder Oscar B. absolvierte eine kaufmännische Ausbildung, ihr Bruder Max Einhorn wurde 1896 Professor der Medizin an der Postgraduate Medical School in New York[91]. 1910 gelang es dem im Biographischen Lexikon der hervorragenden Ärzte aufgenommenen Internisten, zum

84 Žena jako rodinný lékař (Praha 1907).

85 Nečas, Muslimkami 106–108; vgl. auch Fuchs, Ärztinnen 112.

86 Martin, Rosa Bloch-Einhorn.

87 Fuchs–Tahirović, Rosa Einhorn.

88 AVA, MdI, Sanitätsakten 1911/1912, Karton 2930, Rosa Einhorn Bloch; Nečas, Muslimkami 106; WStLA, Meldeauskunft vom 4. Mai 2017; Fuchs–Tahirović, Rosa Einhorn 283; Martin, Rosa Bloch-Einhorn 6; StAB, BB IIIb 1161, Matrikel Einhorn, Rosa, http://www.archivwissenschaft.ch/uab/matrikel/00042050.pdf [17. 2. 2025]; hier ist ihr Geburtsdatum mit 30. März 1872 angegeben (gemäß gregorianischem Kalender wäre dies der 11. April 1872).

89 Fuchs–Tahirović, Rosa Einhorn 283.

90 Einhorn, Medizin 1.

91 Max Einhorn studierte Medizin in Kiew und Berlin, vgl. Biographisches Lexikon der hervorragenden Ärzte 518.

ersten Mal einen Patienten über eine Magensonde zu ernähren[92]. Ihre jüngere Schwester war Rahel Einhorn, die in Quellen als *stud. phil.* aufscheint[93].

Herkunft laut Universitätsmatrikel Bern: Suchowoli[94]

Religion, kulturelle Prägung

Jüdisch[95]

Bildung

Rosa Einhorn besuchte das Mariengymnasium für Mädchen in Grodno, das sie am 10. Juli 1889 mit Zeugnis abschloss[96]. Anschließend absolvierte sie eine medizinische Ausbildung, über die es unterschiedliche Angaben gibt. Demnach legte sie am 6. Dezember 1892 die Hebammenprüfung an der St. Petersburger Militärakademie ab[97] beziehungsweise absolvierte am 29. Mai 1895 eine medizinische Ausbildung an der „Akademie in St. Petersburg"[98]. Nach einer dreimonatigen Tätigkeit als Hilfsassistentin am Kalinkischen Krankenhaus in St. Petersburg war Rosa Einhorn von August 1895 bis Juli 1896 als Feldscherin im Gouvernement Pskov tätig[99]. 1896 ging sie gemeinsam mit ihrer Schwester nach Berlin, belegte dort Kurse an der Universität und arbeitete in der *Poliklinik von Professor Schweiger in Berlin*[100].

Universitäre Ausbildung, Qualifikationen

Ihren eigenen Angaben in ihrem Lebenslauf zufolge studierte Rosa Einhorn-Bloch Medizin an den Universitäten St. Petersburg, Wien, Berlin, Bern und Lausanne[101].

Belegt ist Rosa Einhorns Immatrikulation an der Medizinischen Fakultät der Universität Bern am 9. Dezember 1896, wo sie bis zum Wintersemester 1899/1900 Medizin studierte[102]. Aufgrund ihrer medizinischen Tätigkeit vor ihrem Studium und ihres Hebammenexamens suchte sie um vorzeitige Zulassung zum Doktorexamen an. Im Februar 1899 und im Februar 1900 wurde ihr laut Protokollbuch der Medizinischen Fakultät in Bern der Doktorgrad nicht erteilt, da sie eine Prüfung nicht bestanden hatte. Da sie nach dem bestehenden Reglement kein drittes Mal geprüft werden konnte, exmatrikulierte sie

92 Vgl. Meilensteine der Medizin, http://www.medizinrecht-stickler.at/Head_Medizingeschichte.htm [19. 2. 2024].

93 Martin, Rosa Bloch-Einhorn 42, Anm. 33.

94 StAB, BB IIIb 1161, Matrikel Einhorn, Rosa, http://www.archivwissenschaft.ch/uab/matrikel/00042050.pdf [17. 2. 2025].

95 WStLA, Meldeauskunft vom 4. Mai 2017.

96 AVA, MdI, Sanitätsakten 1911/1912, Karton 2930, Rosa Einhorn Bloch, Curriculum vitae.

97 Ebd.; StAB, BB IIIb 1161, Matrikel Einhorn, Rosa, http://www.archivwissenschaft.ch/uab/matrikel/00042050.pdf [17. 2. 2025]; Fuchs, Ärztinnen 112.

98 AVA, MdI, Sanitätsakten 1911/1912, Karton 2930, Rosa Einhorn Bloch; vgl. auch Martin, Rosa Bloch-Einhorn 7; Fuchs–Tahirović, Rosa Einhorn 283: Rosa Einhorn begann ein Medizinstudium in St. Petersburg, obwohl sie als Frau nicht berechtigt war zu graduieren.

99 Martin, Rosa Bloch-Einhorn 7.

100 Ebd. 8; Fuchs–Tahirović, Rosa Einhorn 283.

101 AVA, MdI, Sanitätsakten 1911/1912, Karton 2930, Rosa Einhorn Bloch, Curriculum Vitae, 1.

102 StAB, BB IIIb 1161, Matrikel Einhorn, Rosa, http://www.archivwissenschaft.ch/uab/matrikel/00042050.pdf [17. 2. 2025].

am 12. März 1900 an der Universität Bern[103] und wechselte an die Universität Lausanne, wo sie am 17. Mai 1901 mit einer Dissertation, die sie ihrem Bruder Max Einhorn widmete, zum Doktor der gesamten Heilkunde promovierte[104].

1904 legte sie offenbar an der Columbia-Universität die Staatsprüfung ab[105]. In einer Erklärung betreffend ihr Ansuchen um Nostrifizierung ihres Doktorats vom April 1915 sind die an der Universität Lausanne und an der Columbia-Universität in St. Louis erworbenen medizinischen Diplome genannt. Rosa Einhorn-Bloch wurde jedoch zur Nostrifizierung nicht zugelassen, da ihr 1889 erworbener Abschluss am russischen Mädchengymnasium in Grodno ohne klassische Sprachen mit einer *inländischen* Universitätsreife *in keiner Weise als gleichwertig angesehen* wurde[106].

Berufstätigkeit

Nach ihrer Promotion in Lausanne (1901) arbeitete Rosa Einhorn-Bloch als Assistentin an der Gynäkologischen Klinik von Dr. Vogel in Berlin[107] und von August 1901 bis Ende Jänner 1902 am Spital der israelitischen Kultusgemeinde in Wien[108]. Dort praktizierte sie auch an der dermatologischen Klinik des Syphilisspezialisten Isidor Neumann, welcher als Berater für das „Bosnische Bureau" fungierte und sich für die Anstellung von Amtsärztinnen in Bosnien und Herzegowina engagierte. Vermutlich empfahl ihr Neumann, sich um die ausgeschriebene Stelle einer Amtsärztin in Travnik in Bosnien zu bewerben (vgl. dazu ausführlich Kapitel 4.3). Am 10. Februar 1902 reiste sie nach Travnik, wo der Landessanitätsrat in Sarajewo ihre fachliche und physische Tauglichkeit für den aktiven Staatsdienst überprüfte. Die für eine Anstellung notwendige österreichische oder ungarische Staatsangehörigkeit wurde ihr in der Folge von der niederösterreichischen Statthalterei mit der Zuständigkeit nach Götzendorf verliehen[109].

Daraufhin ging sie von Berlin nach Bosnien und wurde per Dekret vom 25. November 1902 zur Amtsärztin von Travnik berufen[110], wo sie nur kurz ihren Dienst versah. Im Juli 1904 bewilligte ihr der Kreisvorstand von Travnik einen in Familienangelegenheiten erbetenen *zweimonatigen Urlaub in die Monarchie*[111]. Im Dezember 1904 wurde sie wegen *eigenmächtiger längerer Absentierung des Dienstes enthoben*[112]. Sie war im August 1904 zu einem medizinischen Kongress in St. Louis, Missouri, USA, und ihrem Bruder Max Einhorn gereist. Ihren Angaben zufolge erkrankte sie während ihres Aufenthalts und teilte

---

103 UAB, BB 05.10,2, Protocoll der medicinischen Facultät der bernischen Hochschule 1888–1905, 131, 151, 164, 179f.

104 Nečas, Muslimkami 106.

105 AVA, MdI, Sanitätsakten 1911/1912, Karton 2930, Rosa Einhorn Bloch, Curriculum Vitae.

106 Ebd., undat. Schreiben des Ministeriums.

107 Ebd., Curriculum Vitae; vgl. auch Martin, Rosa Bloch-Einhorn 43, Anm. 52: Nachforschungen von Martin ergaben, dass im Juli 1897 in Berlin die Klinik Dr. Vogel als eine Privatheilanstalt für Frauenkrankheiten eröffnet wurde.

108 AVA, MdI, Sanitätsakten 1911/1912, Karton 2930, Rosa Einhorn Bloch.

109 Vgl. Martin, Rosa Bloch-Einhorn 9, Fuchs–Tahirović, Rosa Einhorn 285.

110 AVA, MdI, Sanitätsakten 1911/1912, Karton 2930, Rosa Einhorn Bloch, Curriculum Vitae; Martin, Rosa Bloch-Einhorn 10; Nečas, Muslimkami 107; *Neues Frauenleben* 15/2 (1903) 20; *Neuigkeits-Welt-Blatt* 30/64 (19. März 1903) 32

111 AVA, MdI, Sanitätsakten 1911/1912, Karton 2930; Martin, Rosa Bloch-Einhorn 22.

112 AVA, MdI, Sanitätsakten 1911/1912, Karton 2930, Bericht des Finanzministeriums über Einhorn-Blochs Tätigkeit, 29. November 1912.

der bosnischen Landesregierung mit, sie könne vor einem Jahr nicht zurückkehren[113]. Während dieser Zeit soll sie die Staatsprüfung an der Columbia-Universität abgelegt und in New York als Assistentin von Prof. Carl Beek praktiziert haben[114]. Im Dezember 1904 führten die bosnische Landesregierung und das Finanzministerium eine Amtsenthebung Rosa Einhorns wegen ungebührenden Verhaltens und mangelhafter Leistungen durch[115].

1905 kehrte sie nach Travnik zurück, heiratete Gerichtsrat Sigismund Bloch vom Kreisgericht Travnik und reichte ein Majestätsgesuch um Genehmigung einer Privatpraxis ein. Am 20. Dezember 1905 wurde ihr die Bewilligung erteilt[116]. Vermutlich nahm sie diese erst 1908 auf[117], da im Oktober 1906 ihr Sohn Hermann zur Welt kam. 1910 bemühte sie sich vergeblich um die erneute Aufnahme als Amtsärztin[118].

Um 1911 ging sie ihrem Lebenslauf zufolge nach Graz und Wien, wo sie an Kliniken praktizierte und im „Frauen-Hospiz (Wien) vom Verband der Genossenschafts-Krankenkassen“ einen Assistenten vertrat. Als die beabsichtigte Nostrifizierung ihres Schweizer Diploms nicht gelang[119], richtete sie 1912 abermals ein Gesuch an das Finanzministerium um eine Stelle als Amtsärztin in Travnik[120]. Am 7. April 1913 reiste sie mit ihrem sechsjährigen Sohn in die USA, der dort 1914 starb[121]. 1914 arbeitete sie als Ärztin in Newark, New Jersey[122]. Im Oktober 1913[123], im August 1914[124] und im Jänner 1915[125] richtete sie – erfolglose – Gesuche an Kaiser Franz Joseph und den Innenminister um Zulassung als Ärztin in Österreich. Wann sie aus den USA wieder abreiste, ist unbekannt.

Von April bis November 1917 nahm Rosa Einhorn-Bloch eine Tätigkeit an der „Irrenanstalt Münsterlingen“ im Kanton Thurgau in der Schweiz auf, die sie selbst 1917 wieder kündigte, während sich ihr Mann dort einige Wochen als „Pensionsgast“ aufhielt[126]. Mutmaßungen, dass sie danach wieder nach Travnik zurückkehrte, lassen sich nicht bestätigen[127].

---

113 Ebd., Curriculum Vitae.

114 Ebd.; vgl. auch Martin, Rosa Bloch-Einhorn 23f.

115 Martin, Rosa Bloch-Einhorn 24; Fuchs–Tahirović, Rosa Einhorn.

116 Fuchs–Tahirović, Rosa Einhorn 287.

117 Martin, Rosa Bloch-Einhorn 29.

118 Nečas, Muslimkami 108. Eine Anstellung als Amtsärztin an dem selben Ort, an dem ihr Ehemann als Gerichtsbeamter tätig war, wäre ohnehin nicht möglich gewesen.

119 AVA, MdI, Sanitätsakten 1911/1912, Karton 2930, Rosa Einhorn Bloch, Curriculum Vitae.

120 Martin, Rosa Bloch-Einhorn 31; Fuchs–Tahirović, Rosa Einhorn 287.

121 Ellis Island Passenger Records, https://heritage.statueofliberty.org/passenger [26. 10. 2024].

122 Fuchs–Tahirović, Rosa Einhorn 288.

123 AVA, MdI, Sanitätsakten 1911/1912, Karton 2930, Rosa Einhorn Bloch, Gesuch an Kaiser Franz Joseph, 27. Oktober 1913.

124 Ebd., Schreiben von Rosa Einhorn-Bloch an den Innenminister aus New Milford Connecticut vom 18. August 1914.

125 Ebd., Rosa Einhorn Bloch, mit Jänner 1915 datiertes, letztes Schreiben in diesem Akt.

126 Martin, Rosa Bloch-Einhorn 35; Meldeauskunft der Gemeinde Münsterlingen vom 10. April 2017: Zwischen 1917 und 1930 ist kein Eintrag über Rosa Einhorn-Bloch vorhanden.

127 Martin, Rosa Bloch-Einhorn 35: Martin verweist darauf, dass offenbleiben muss, ob sie sich zurück nach Travnik begab, oder ob sie und ihr Ehemann sich im letzten Kriegsjahr in Travnik aufhielten. Für einen Weggang spricht, dass der Name Bloch-Einhorn nicht mehr in der Ärzteliste auftaucht. 1918 wurde in Travnik eine neue Amtsärztin für den Kreis Travnik, Rachel Weissberg, bestellt. Vgl. auch Fuchs, Ärztinnen 112: Fuchs verweist auf eine neuere Notiz des Travniker Krankenhauses über die Geschichte des lokalen Gesundheitswesens, wonach „Dr. Bloch und Dr. Einhorn (Ajnhorn)“ – Rosa Einhorn und ihr Gatte – in der Zwischenkriegszeit

1923 reiste sie in die USA, zwischen 1924 und 1928 scheint sie im Adressverzeichnis von Newark City auf und praktizierte dort als Ärztin, bis sie 1929 nach Manhattan, New York, übersiedelte, wo sie als *roomer* geführt wurde. 1929 erhielt Rosa Einhorn die amerikanische Staatsbürgerschaft[128].

1930 oder Anfang der 1930er Jahre lebte Rosa Einhorn in Tel Aviv, wo sie an der gleichen Adresse wie Simon und Esther Baskin Einhorn lebte. Das aus Russland stammende Ärzteehepaar praktizierte am 1932 gegründeten „Health House“ in Tel Aviv, einer kommunalen Einrichtung für Sexualberatung. Die Rolle, die Einhorn in dieser Einrichtung einnahm, ist unklar[129]. Offen ist auch, wie lange sie sich dort tatsächlich aufhielt. 1934 und 1937 pendelte sie zwischen Tel Aviv und verschiedenen Orten Europas und der USA[130]. Laut Meldeauskunft des Wiener Stadt- und Landesarchivs war sie am 5. Juni 1936 von Zürich kommend in Wien gemeldet und wurde am 2. Juli 1936 nach Bad Gastein abgemeldet[131]. 1938 kehrte sie wieder nach New York zurück[132].

Familie, Partnerschaft, Freundschaften

1905, mit 33 Jahren, heiratete Rosa Einhorn den 22 Jahre älteren Gerichtsrat des Kreisgerichts Travnik Dr. Sigismund Bloch[133]. Am 6. Oktober 1906 kam ihr Sohn Hermann auf die Welt, der am 30. März 1914 an Lungenentzündung starb[134]. 1912 übersiedelte ihr Mann nach seiner unfreiwilligen Pensionierung nach Wien, wo seine Familie lebte[135]. Im Registrierungsformular für die USA 1923 trug sie beim Familienstand *single* ein, nannte sich *Einhorn* – vermutlich hatte sich das Ehepaar zuvor getrennt oder scheiden lassen[136].

Lebensende, Rezeption

Ihren letzten Lebensabschnitt verbrachte Rosa Einhorn ab 1938 in New York, wo sie in engem Kontakt mit ihrem verwitweten Bruder Max Einhorn stand[137]. Sie starb am 27. Mai 1950 im Alter von 78 Jahren an einer Herzerkrankung. Sie wurde wie ihr Sohn auf dem Mount Judah Cemetery in Queens, New York, begraben[138].

---

in Travnik, Jugoslawien, als Kassenärzte praktizierten. Dies erscheint jedoch angesichts der Pensionierung von Sigismund Bloch und der Tatsache, dass dieser Jurist und nicht Arzt war, nicht plausibel.

128 Fuchs–Tahirović, Rosa Einhorn 288.

129 Ebd.

130 Ebd. 289.

131 WStLA, Meldeauskunft vom 4. Mai 2017: „Dr. med. Rosa Einhorn, geb. 24. April 1872 in Suchowoli, ledig, Religion mosaisch, Staatsbürgerschaft Amerika“ war von Zürich kommend von 5. Juni bis 2. Juli 1936 in der Reisnerstraße 47 im 3. Wiener Gemeindebezirk gemeldet, abgemeldet nach Bad Gastein. In Gastein konnte kein Beleg für ihren Aufenthalt gefunden werden, vgl. Meldeauskunft der Gemeinde Bad Gastein vom 1. Oktober 2019.

132 Fuchs–Tahirović, Rosa Einhorn 289.

133 Sigismund Bloch (geb. 1850): Martin, Rosa Bloch-Einhorn 52, Anm. 150 und 152: Geboren 1850, absolvierte er in Wien eine Ausbildung als Jurist und war seit 1880 in bosnisch-herzegowinischem Landesdienst tätig. Im Hof- und Staatshandbuch der Österreichisch-Ungarischen Monarchie 1874–1918 ist er noch 1914 als Reichsgerichtsrat in Travnik geführt, 1915 nicht mehr.

134 Fuchs–Tahirović, Rosa Einhorn 287.

135 AVA, MdI, Sanitätsakten 1911/1912, Karton 2930, Rosa Einhorn Bloch, Schreiben von Rosa Einhorn-Bloch an den Innenminister aus New Milford, Connecticut, vom 18. August 1914.

136 Fuchs–Tahirović, Rosa Einhorn 288.

137 Ebd.

138 Ebd.

Publikationen, Vorträge, Forschungstätigkeit (Auswahl)

Dissertation: Rosa Einhorn, Beitrag zur Kenntnis der Unterschenkelfracturen. Inaugural-Dissertation zur Erlangung der Doctorwürde der hohen medicinischen Facultät der Universität (Lausanne, Berlin: L. Schumacher: 1901) mit der Widmung: *Meinem lieben Bruder Prof. Dr. Max Einhorn und Gönnerinnen Josephine von Liebn und Mathilde von Gutmann u*[nd] *meinen hochverehrten Lehrern insb. Herrn Hofrath Prof. Dr. Schauta, Herren Prof. Dr. Monti, Oser, Kocher, Rapin und Bougnion in inniger Dankbarkeit und Verehrung*, auch publiziert in: *Archiv für klinische Chirurgie* 64/4 (1901) 791–848[139].

1904 nahm sie an einem medizinischen Kongress in St. Louis, Missouri, teil, wo sie angeblich einen Vortrag hielt[140].

7.2.3 Betty Farbstein-Ostersetzer (1873–1938)

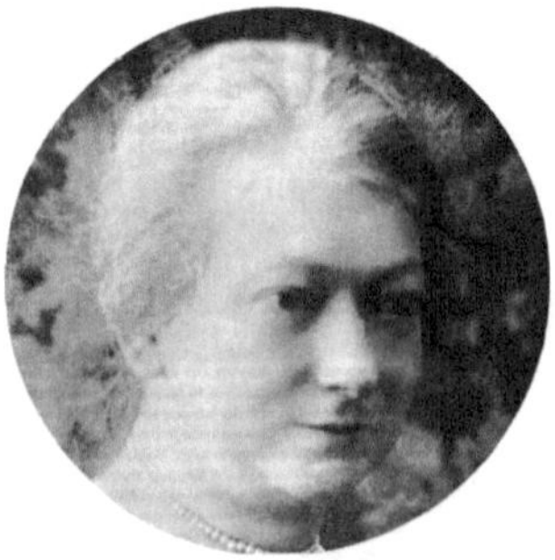

Abb. 48: Porträt von Betty Farbstein-Ostersetzer; Foto, um 1920.

Vorbemerkung

Die aus Galizien stammende Ärztin Betty Farbstein-Ostersetzer verbrachte den Großteil ihres Lebens in der Schweiz und engagierte sich in der Sozialdemokratie und für das Frauenwahlrecht. Zwei Beiträge der Schweizer Historikerin und Ärztin Hanna Zweig-Strauss, die sich auch mit dem Wirken Farbstein-Ostersetzers und den von ihr aufgegriffenen Themen auseinandersetzte, bilden eine wichtige Grundlage für die folgende Darstellung[141]. Eine besondere Quelle stellen Farbstein-Ostersetzers Zeitungsberichte über ihre Tätigkeit in einem Kriegsspital in Brünn[142] sowie die Protokolle von ihren zwei Scheidungen dar[143].

Name

Betty, Beile Chaje, Ostersetzer, verh. und gesch. Farbstein, Farbstein-Ostersetzer, verh. und gesch. Stoboy. Den Doppelnamen Farbstein-Ostersetzer führte sie zeitweise selbst, und unter diesem scheint sie auch in der Literatur auf.

Soziale und regionale Herkunft

Am 30. Jänner 1873 kam Beile Chaje Ostersetzer als Tochter des Stadtarztes Dr. med. Abraham Adolf Ostersetzer und der Golde Ostersetzer, geb. Bassie, in der galizischen

139 AVA, MdI, Sanitätsakten 1911/1912, Karton 2930, Rosa Einhorn Bloch, Curriculum Vitae. Barbara Martin recherchierte das tatsächliche Publikationsorgan, vgl. Martin, Rosa Bloch-Einhorn 43, Anm. 50.

140 AVA, MdI, Sanitätsakten 1911/1912, Karton 2930, Rosa Einhorn Bloch, Curriculum Vitae.

141 Zweig-Strauss, Betty Ostersetzer; Zweig-Strauss, Farbstein-Ostersetzer; vgl. auch Betty Farbstein, https://de.wikipedia.org/wiki/Betty_Farbstein [21. 9. 2024]; Stadler, Ärztinnen XLVIII.

142 Stoboy-Ostersetzer, Kriegsspital.

143 StAZH, BEZ ZCH 6341.99, Spruchbuch Ehesachen 1908, 1678–1691, Scheidung Farbstein, 10. Dezember 1908; StAZH, BEZ ZCH 6341.121, Spruchbuch Ehesachen 1917, 2508–2512, Scheidung Stoboy, 20. Dezember 1917.

Stadt Czortków (Tschortkiw, Ukraine) zur Welt[144]. Die Anzahl der Geschwister ließ sich nicht ermitteln, eine Schwester studierte in Zürich[145].

Herkunft laut Universitätsmatrikel Zürich: Czortkow[146]

Religion, kulturelle Prägung

Jüdisch

Bildung

Betty Ostersetzer besuchte die „Bürgerschule" in Lemberg und danach eine Lehrerinnenbildungsanstalt, die sie mit einem Lehrerinnenpatent abschloss[147].

Universitäre Ausbildung, Qualifikationen

1893 immatrikulierte Betty Ostersetzer an der Medizinischen Fakultät der Universität Zürich. Nach ihrer Heirat mit David Farbstein im Juli 1895 übersiedelte sie im September nach Bern, wo im Oktober 1895 ihr erster Sohn geboren wurde[148]. Am 28. November 1896 schrieb sich Betty Farbstein-Ostersetzer an der Universität Bern ein und exmatrikulierte wieder im Oktober 1897[149]. Bevor sie ihr Studium im Sommersemester 1898 in Zürich fortsetzte, wurde die Familie Farbstein 1897 in Affoltern bei Zürich (heute Stadtteil von Zürich) eingebürgert[150], obwohl Betty Farbstein zu dieser Zeit nicht in Zürich, sondern bis zum Frühling 1898 bei ihren Eltern in Österreich lebte[151]. Im Juni 1900 schloss sie in Zürich ihr Studium mit dem Doktorat ab[152].

---

144 Zweig-Strauss, Betty Ostersetzer; Zweig-Strauss, Farbstein-Ostersetzer 105; Matrikeledition der Universität Zürich, Ostersetzer (⚭ Farbstein, Stoboy) (Frl.) Betty (Beila Chaje), https://www.matrikel.uzh.ch/active//static/27191.htm [17. 2. 2025].

145 Vgl. Matrikeledition der Universität Zürich, Krüh geb. Ostersetzer Frau Jenny Amalia, geb. 1877, https://www.matrikel.uzh.ch/active//static/26672.htm [17. 2. 2025].

146 Matrikeledition der Universität Zürich, Ostersetzer (⚭ Farbstein, Stoboy) (Frl.) Betty (Beila Chaje), https://www.matrikel.uzh.ch/active//static/27191.htm [17. 2. 2025].

147 Zweig-Strauss, Farbstein-Ostersetzer 105. Gemeint ist wohl eine staatliche bzw. öffentliche Schule, eine „Bürgerschule" existierte zu dieser Zeit in Lemberg nicht.

148 Matrikeledition der Universität Zürich, Ostersetzer (⚭ Farbstein, Stoboy) (Frl.) Betty (Beila Chaje), https://www.matrikel.uzh.ch/active//static/27191.htm [17. 2. 2025]: Gestrichen im Wintersemester 1895, am 24. November 1896 wurde ihr ein Zeugnis ausgestellt.

149 StAB, BB IIIb 1161, Matrikel Farbstein-Ostersetzer, http://www.archivwissenschaft.ch/uab/matrikel/00042050.pdf [17. 2. 2025].

150 Matrikeledition der Universität Zürich, Ostersetzer (⚭ Farbstein, Stoboy) (Frl.) Betty (Beila Chaje), https://www.matrikel.uzh.ch/active//static/27191.htm [17. 2. 2025].

151 Zweig-Strauss, Betty Ostersetzer, Anm. 36.

152 Matrikeledition der Universität Zürich, Ostersetzer (⚭ Farbstein, Stoboy) (Frl.) Betty (Beila Chaje), https://www.matrikel.uzh.ch/active//static/27191.htm [17. 2. 2025]; vgl. *Frauen-Werke* 7/4 (1900) 4: *Frau Betty Ostersetzer-Farbstein aus Czortkor erhielt an der Universität in Zürich das Doctorat der Medicin.* Vgl. auch Zweig-Strauss, Betty Ostersetzer, Anm. 38: Hinweis, dass nach Angabe des Universitätsarchivs in Zürich die Promotion im Juni 1900, nach Aussagen von David Farbstein im Januar 1900 erfolgte. Die Daten sind wegen fehlender Unterlagen nicht nachprüfbar, das Datum Juni 1900 ist jedoch wahrscheinlicher.

Von Herbst 1900 bis Herbst 1901 lebte Farbstein-Ostersetzer in Österreich[153]. Am 11. März 1903 legte sie das Schweizer Staatsexamen ab, um als Ärztin praktizieren zu können[154].

Berufstätigkeit

Nach der Geburt ihres zweiten Sohnes 1905 führte Betty Farbstein-Ostersetzer mit Unterbrechungen eine Ordination für Allgemeinmedizin und Frauenkrankheiten zuerst im Arbeiterviertel und dann auch an anderen Adressen in Zürich[155] (vgl. dazu ausführlich Kapitel 5.1.3).

Durch ihre zweite Ehe mit dem aus Hannover stammenden Erich Karl Stoboy wurde sie 1913 deutsche Staatsbürgerin, konnte aber ihre ärztliche Praxis weiterführen und praktizierte als Spezialärztin für physikalische Therapie und bot Nervenmassage an[156]. 1913 trat Betty Farbstein-Ostersetzer gemeinsam mit der Sozialdemokratin Agnes Robmann und dem Bezirksrichter Johannes Heusser für einen straffreien Schwangerschaftsabbruch bei fünf Indikationen ein[157].

Im Oktober 1915 verließ sie Zürich, um in einem österreichischen Kriegsspital in Brünn bis Februar 1916 Dienst zu leisten[158]. Danach eröffnete sie im Zentrum der Stadt Zürich ihre Ordination. Die in den 1920er Jahren publizierten Artikel in der Zeitschrift *Volksgesundheit* lassen auf eine Beschäftigung mit Naturheilmethoden schließen[159]. 1932 gab sie ihre Berufstätigkeit auf und zog zu ihrem älteren Sohn nach Tel Aviv[160].

Zivilgesellschaftliches Engagement

Betty Farbstein-Ostersetzer war schon während ihres Studiums eine engagierte Sozialistin, deren Interesse besonders „Frauenthemen“ galt[161]. 1894 hielt sie im „Verein der jüdischen Studirenden“ einen Vortrag mit dem Titel „Ein Ueberblick über die sociale Stellung der Frau in der Geschichte“[162]. Sie war Mitglied im Züricher „Arbeiterinnenverein“ und eine Zeit lang Zentralpräsidentin des Arbeiterinnenverbandes. Mit Vorträgen in Mädchen- und Frauenbildungskursen unterstützte sie Bildungsbemühungen für Frauen[163]. 1910 verfasste sie die Schrift „Die Ziele der Frauenbewegung“[164]. Nach-

---

153 Zweig-Strauss, Betty Ostersetzer o. S., Anm. 42.

154 BAR, E 3300A, 1000/762, Bd. 18.

155 Zweig-Strauss, Betty Ostersetzer; Zweig-Strauss, Farbstein-Ostersetzer 105.

156 Zweig-Strauss, Betty Ostersetzer; vgl. Adressbücher der Stadt Zürich 1913–1933, https://www.zop.zb.uzh.ch/ [6. 2. 2024].

157 Ostersetzer, Tiefer schürfen; Ostersetzer, Vernichtung; Volksrecht 17, Nr. 139 (26. Mai 1914) 2: *Bei verbrecherischer Notzucht, Blutschande, Blödsinn, Epilepsie der Schwangeren, voraussehbare Unmöglichkeit das erwartete Kind zu ernähren, übergroße schon vorhandene Kinderzahl*; vgl. auch Zweig-Strauss, Farbstein-Ostersetzer 107–109.

158 Stoboy-Ostersetzer, Kriegsspital; Matrikeledition der Universität Zürich, Ostersetzer (∞ Farbstein, Stoboy) (Frl.) Betty (Beila Chaje), https://www.matrikel.uzh.ch/active//static/27191.htm [17. 2. 2025]; Stadler, Ärztinnen XLVIII.

159 Siehe Publikationen.

160 Zweig-Strauss, Betty Ostersetzer; Zweig-Strauss, Farbstein-Ostersetzer 110.

161 Vgl. z. B.: Farbstein, Frauen.

162 *Die Neuzeit* 34/34 (1894) 344.

163 Frei, Rote Patriarchen 173.

164 Farbstein, Ziele.

dem sie die Arbeiterinnenvereine aufgefordert hatte, gemeinsam mit der bürgerlichen Frauenbewegung für das Stimmrecht zu kämpfen, löste sie eine heftige Kontroverse in der Arbeiterinnenbewegung aus[165]. 1911 war Betty Farbstein-Ostersetzer Rednerin am ersten Internationalen Frauentag und setzte sich für weibliche Erwerbstätigkeit und die Kollektivierung der Hausarbeit ein[166]. Sie war auch Mitglied im Frauenstimmrechtsverein[167] und in der internationalen sozialdemokratischen Frauenbewegung gut vernetzt. Um 1911 behandelte sie die lettische Dichterin und Frauenrechtlerin Aspazija[168]. Nach dem Ersten Weltkrieg war sie kaum mehr öffentlich politisch aktiv[169].

Familie, Partnerschaft, Freundschaften

In sozialistischen Kreisen lernte sie ihren späteren ersten Mann, den aus einer Warschauer jüdisch-orthodoxen Familie stammenden David Farbstein[170] kennen. Entgegen allen bürgerlichen Konventionen lebte sie mit ihm in einer gemeinsamen Wohnung. Nachdem sie schwanger geworden war, heiratete das Paar am 11. Juli 1895[171]. Da David Farbstein von der Universität Zürich nicht zur Schlussprüfung zugelassen worden war, wechselte er an die Universität Bern, wohin ihm Betty Farbstein-Ostersetzer folgte und wo am 28. Oktober 1895 ihr erster Sohn Horaz Ephraim Naphtali geboren wurde[172]. Die Ehe war spannungsgeladen und konfliktreich. Am 16. Dezember 1905 kam der zweite Sohn, Gustav Immanuel, zur Welt[173]. 1907 reichten Betty und David Farbstein eine erste gemeinsame Scheidungsklage ein, die sie aber am Tag der Verhandlung wieder

165 Vgl. Betty Farbstein-Ostersetzer, https://hls-dhs-dss.ch/de/articles/009295/2005-12-01/ [24. 2. 2025].

166 Zweig-Strauss, Farbstein-Ostersetzer 106f.; Betty Farbstein-Ostersetzer, https://hls-dhs-dss.ch/de/articles/009295/2005-12-01/ [24. 2. 2025].

167 Studer–Wyttenbach, Frauenstimmrecht.

168 Mitteilung von Monika Bankowski: Ein Brief Aspazijas an ihre Schwester vom 31. November 1911 enthält die Adresse: Zürich, Mme Dr. Farbstein, Turnerstrasse 22. Aspazija war der Künstlername von Elza Pliekšāne (1865–1929), geb. Rozenberga. Sie lebte mit ihrem Mann, dem lettischen Dichter Rainis, seit 1906 in Castagnola bei Lugano und kam immer wieder zur Behandlung zu Betty Farbstein-Ostersetzer. Aspazija war eine Vertreterin der feministischen Bewegung und trat nach 1920 der Lettischen Sozialdemokratischen Arbeiterpartei bei, vgl. auch Aspazija, https://de.wikipedia.org/wiki/Aspazija [30. 6. 2024].

169 Betty Farbstein-Ostersetzer, https://hls-dhs-dss.ch/de/articles/009295/2005-12-01/ [24. 2. 2025].

170 David Farbstein (1868–1953) hatte 1892 in Berlin ein Studium der Rechtswissenschaften begonnen, das er ab 1894 in Zürich fortsetzte. Vgl. Zweig-Strauss, David Farbstein; dies., Betty Ostersetzer o. S. Anm. 27: „Er gehörte zu den frühen Zionisten, entwickelte sich zum Sozialisten reformistischer Prägung und blieb Zeit seines Lebens jüdischen Wertvorstellungen und Traditionen eng verbunden ohne zur Orthodoxie zu gehören.“ Der Jurist war Mitglied der Sozialdemokratischen Partei der Schweiz, Züricher Kantonsrat und Nationalrat. Farbstein war das zweite jüdische Mitglied des schweizerischen Nationalrats und Vertrauter von Theodor Herzl. Er machte sich um die Förderung der Gleichberechtigung des Judentums in der Schweiz verdient. Vgl. auch David Farbstein, https://hls-dhs-dss.ch/de/articles/006285/2005-11-28/ [24. 2. 2025].

171 StAZH, BEZ ZCH 6341.99, Spruchbuch Ehesachen 1908, 1687, Scheidung Farbstein, 10. Dezember 1908; vgl. Zweig-Strauss, Betty Ostersetzer o. S. Anm. 29: Nach Angaben ihrer Enkelin soll David Farbstein sie mit einer Selbstmorddrohung zur Heirat überredet haben.

172 StAZH, BEZ ZCH 6341.99, Spruchbuch Ehesachen 1908, 1687, Scheidung Farbstein, 10. Dezember 1908.

Zweig-Strauss, Betty Ostersetzer.

173 Ebd.

zurückzogen[174]. 1908 ließ sich das Paar endgültig scheiden, zuvor verkürzte Betty Farbstein durch Aufenthalte im Ausland die Zeit des ehelichen Zusammenlebens[175].

Am 8. November 1913 heiratete Betty Farbstein den aus Hannover stammenden, um drei Jahre jüngeren Arbeitersekretär und Journalisten Erich Karl Stoboy[176], um ihm, laut Scheidungsprotokoll, ein Jusstudium zu ermöglichen und wurde durch die Heirat Deutsche. Diese Ehe wurde vier Jahre später, am 20. Dezember 1917, auf Anklage von Betty Stoboy (Farbstein-Ostersetzer) wegen *Unzumutbarkeit* geschieden[177].

Lebensende, Rezeption

Nachdem Betty Ostersetzter 1932 zu ihrem Sohn nach Tel Aviv gezogen war, kehrte sie, an Depressionen leidend, am 2. Mai 1937, laut Einwohnerkontrollkarte staatenlos, in die Schweiz zu einem „Kuraufenthalt“ im Sanatorium Kilchberg[178] zurück[179]. Dort starb sie am 20. Juni 1938 im Alter von 65 Jahren[180]. Von ihrem Tod berichteten sowohl die sozialdemokratische als auch die jüdische Presse nur mit wenigen Zeilen[181].

Im Zuge der Aktivitäten zu 50 Jahre Frauenstimmrecht in der Schweiz wurden in einer Aktion „50 Frauen (und ein paar Männer), die halfen, das Stimmrecht für die Frauen einzuführen“, einer breiten Öffentlichkeit vorgestellt – zu den dort präsentierten „Heldinnen des Frauenstimmrechts“ zählte auch Betty Farbstein-Ostersetzer[182].

Publikationen, Vorträge, Forschungstätigkeit (Auswahl)

Dissertation: Zur Embolie der Lungenarterie. Inaugural-Dissertation zur Erlangung der Doktorwürde vorgelegt der hohen medizinischen Fakultät der Universität Zürich von Frau Betty Farbstein-Ostersetzer von Affoltern bei Zürich. Genehmigt auf Antrag von Herrn Prof. Dr. H. Ribbert (Zürich: J. Förstl 1900) 25 S.

– Betty Farbstein, Warum sich Frauen nicht organisieren? *Volksrecht* (18. August 1909).
– Dies., Die Ziele der Frauenbewegung (Zürich 1910).
– Betty Ostersetzer, Tiefer schürfen! *Volksrecht* 16, Nr. 48 (27. Februar 1913) 1.

174 StAZH, BEZ ZCH 6341.97, Spruchbuch Ehesachen 1907, 995f., Scheidung Farbstein, 4. Juli 1907.

175 StAZH, BEZ ZCH 6341.99, Spruchbuch Ehesachen 1908, 1687, Scheidung Farbstein, 10. Dezember 1908. Betty Farbstein-Ostersetzer erhielt von David Farbstein über ihre eigenen Ansprüche hinausgehende finanzielle Zugeständnisse. Nach den geltenden Rechtsvorschriften lag die Vormundschaft über die beiden Söhne bei David Farbstein. Der ältere Sohn wurde dem Vater, der jüngere Sohn bis zu seinem 13. Lebensjahr (1918), dem Zeitpunkt seiner Bar Mizwa, der Mutter zur Erziehung zugesprochen. Mit regierungsrätlicher Bewilligung durfte Betty den Familiennamen Farbstein weiterführen.

176 Erich Karl Stoboy, geb. 1876, Journalist in Berlin, vgl. StAZH, BEZ ZCH 6341.121, Spruchbuch Ehesachen 1917, 2508–2512, Scheidung Stoboy, 20. Dezember 1917.

177 Ebd. Erich Stoboy soll dem Dienstmädchen *unsittliche Anträge* gemacht haben.

178 Das Sanatorium Kilchberg war eine 1867 gegründete Einrichtung für psychisch kranke Menschen im Kanton Zürich, vgl. Ballweg–Hösly–Bridler, Sanatorium Kilchberg.

179 Sanatorium Kilchberg, Anfragebeantwortung vom 7. August 2017 (Tobias Ballweg).

180 Gemeindeverwaltung Kilchberg, Schweiz, Anfragebeantwortung vom 19. Juli 2017 (Vreny Scherrer); Matrikeledition der Universität Zürich, Ostersetzer (⚭ Farbstein, Stoboy) (Frl.) Betty (Beila Chaje), https://www.matrikel.uzh.ch/active//static/27191.htm [17. 2. 2025]; Betty Farbstein-Ostersetzer, http://www.hls-dhs-dss.ch/textes/d/D9295.php [21. 9. 2024].

181 Zweig-Strauss, Betty Ostersetzer.

182 Fünfzig Heldinnen, https://interaktiv.tagesanzeiger.ch/2021/50-heldinnen-des-frauenstimmrechts/ [2. 1. 2024].

– Dies., Die Vernichtung keimenden Lebens. *Volksrecht* 17, Nr. 119 (9. April 1914) 1; *Volksrecht* 17 (26. Mai 1914).
– Dr. Stoboy-Ostersetzer, In einem österreichischen Kriegsspital. *Volksrecht* 20, Nr. 191 (17. August 1917) 1f., Nr. 193 (19. August 1916) 1, Nr. 194 (21. August 1916) 2f.
– B. Ostersetzer, Ein Luftbad für Aussersihl-Wiedikon. *Volksgesundheit* (1. April 1922) 122f.
– Dies., „Alte Wahrheiten in neuer Beleuchtung". Zur Frage nach dem Wesen der Krankheit – Schicksal oder Schuld? Aus der Sicht des Naturarztes: Sünde wider die Natur. *Volksgesundheit* (16. November 1926) 350–352.

7.2.4 Anna Fischer-Dückelmann (1856–1917)

Vorbemerkung

Anna Fischer-Dückelmann ist die bekannteste Ärztin der Untersuchungsgruppe der vorliegenden Studie und einer breiteren, an Medizingeschichte interessierten Öffentlichkeit vor allem aufgrund ihres Bestsellers „Die Frau als Hausärztin" bekannt. Bereits 1958 verfasste Annemarie Körner-Peth[183] einen biografischen, um private Informationen seitens einer Verwandten Fischer-Dückelmanns ergänzten Artikel, auf welchen in der Folge weitere (Kurz-)Beiträge zurückgriffen[184]. Am gründlichsten erforschte bislang der Arzt Patrick Bochmann die Biografie Fischer-Dückelmanns in seiner 2016 erschienenen Dissertation[185]. Darüber hinaus sind Aspekte von Fischer-Dückelmanns Denkansätzen und Handeln Gegenstand innovativer wissenschaftlicher Forschung, wie beispielsweise der Historikerin Nora Lehner[186]. Auch etliche populäre medizinhistorische Artikel widmen sich der Naturärztin[187].

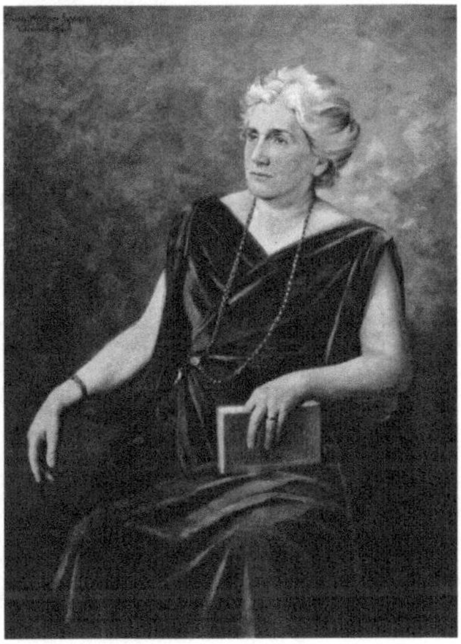

Abb. 49: Anna Fischer-Dückelmann sitzend, mit einem Buch in der Hand; SW-Foto eines Ölgemäldes von Clara Wagner-Grosch als Frontispiz von „Die Frau als Hausärztin", um 1900.

183 Körner-Peth, Anna Fischer-Dückelmann 244f.

184 Moll–Lienert–Bochmann, Urologie 96–105; Lienert, Jüdische Ärztinnen 492–494; Korotin, Anna Fischer-Dückelmann 836f.; Kerckhoff, Heilende Frauen 41f.

185 Bochmann, Naturheilbewegung.

186 Lehner, Gefühlsleben; Lehner, Diskursivierung; vgl. auch Meyer, Physiatrie.

187 Kerckhoff, Fischer-Dückelmann Anna 87–94; Dzugan, Anna Fischer-Dückelmann 49; vgl. weiters beispielsweise auch Anna Fischer Dückelmann, https://de.wikipedia.org/wiki/Anna_Fischer-D%C3%BCckelmann [5. 4. 2024]; Fischer-Dückelmann, Anna, https://fraueninbewegung.onb.ac.at/node/2245 [5. 4. 2022]; Anna Fischer-Dückelmann, https://gendermed.info/Anna_Fischer-Dueckelmann.1770.0.2.html [5. 4. 2024]; Anna Fischer-Dückelmann, geb. Dückelmann, https://geschichte.charite.de/aeik/biografie.php?ID=AEIK00121 [5. 4. 2024].

Name

Anna, Anna Clara Theresia, Dückelmann, verh. Fischer, Fischer-Dückelmann. Sie führte konsequent den Doppelnamen Fischer-Dückelmann, unter dem sie auch publizierte.

Soziale und regionale Herkunft

Anna Clara Theresia Dückelmann wurde am 7. Juli 1856 in Wadowice in Galizien (Polen)[188] als Tochter des österreichisch-ungarischen Oberstabsarztes Dr. med. Friedrich Wilhelm Dückelmann[189] und seiner Frau Anna, geb. Tessely von Marsheil[190], geboren. Die wohlhabende bürgerliche Familie ihres Vaters stammte aus Tragwein in Oberösterreich (Bezirk Freistadt)[191]. Sowohl ihr aus Bayern stammender Großvater väterlicherseits als auch ihr aus Ungarn kommender Großvater mütterlicherseits waren Ärzte, ebenso andere männliche Verwandte[192]. Sie hatte eine Schwester, Theresia Antonia Franziska Dückelmann, geboren 1857 in Brünn, und eine Stiefschwester, Clementine Dückelmann, geboren 1844[193].

Herkunft laut Universitätsmatrikel Zürich: Offenbach, Hessen[194]

Religion, kulturelle Prägung

Römisch-katholisch[195], bei ihrer Eheschließung 1876 ohne Bekenntnis[196]

Bildung, Berufspraxis vor dem Studium

Nach ihren eigenen Angaben lebte Anna Fischer-Dückelmann als Kind, bedingt durch den Beruf ihres Vaters als Militärarzt, in Italien, Ungarn und Oberösterreich und verbrachte *die Mädchenjahre* in Brünn (Brno, Tschechien)[197]. Sie erhielt Privatunterricht in Malerei, Musik und im Klavierspielen[198]. Im Alter von 16 Jahren verfasste sie ihren ersten Artikel, einen Beitrag gegen das Korsett, der im *Brünner Tagblatt* erschienen sein soll[199].

---

188 Bochmann, Naturheilbewegung 27, Anm. 54: Verweis auf Unstimmigkeiten bei der Angabe des Geburtsdatums: teilweise wird auch der 5. Juli angeführt, korrekt ist nach Geburts- und Taufschein im Familienarchiv und Taufbuch des Infanterie-Regiments Nr. 56 der 7. Juli 1856; vgl. auch Neweklowsky, Hausgeschichte; StAB, BB IIIb 1160, Matrikel Fischer, Anna, http://www.archivwissenschaft.ch/uab/matrikel/00051535.pdf [17. 2. 2025]; Matrikeledition der Universität Zürich, Fischer geb. Dückelmann (Frau) Anna, https://www.matrikel.uzh.ch/active//static/25816.htm [17. 2. 2025]; Stern, Medizinerinnen 216.

189 Friedrich Wilhelm Dückelmann (1818–1890), geboren in Tragwein, studierte Medizin in Prag, vgl. Bochmann, Naturheilbewegung 27, Anm. 58.

190 Anna Dückelmann, geb. Tessely v. Marsheil (1835–1880), geboren in Ungarn, gestorben in Josefstadt in Böhmen (Josefov, Ortsteil von Jaroměř in Tschechien), vgl. Bochmann, Naturheilbewegung 27, Anm. 59.

191 Neweklowsky, Hausgeschichte.

192 Ebd., Vorkämpferinnen (1896/1897) 51f.

193 Bochmann, Naturheilbewegung 27f.

194 Matrikeledition der Universität Zürich, Fischer geb. Dückelmann (Frau) Anna, https://www.matrikel.uzh.ch/active//static/25816.htm [17. 2. 2025].

195 Bochmann, Naturheilbewegung 27. Verweis auf das Familienarchiv Dückelmann: Anna Dückelmann wurde am 21. Juli 1856 in der Spitalskirche in Wadowice getauft.

196 Bochmann, Naturheilbewegung 53.

197 Vorkämpferinnen (1896/1897) 51.

198 Bochmann, Naturheilbewegung 29; Körner-Peth, Anna Fischer-Dückelmann 244.

199 Vorkämpferinnen (1896/1897) 51.

Ihre *vielseitige Entfaltung*, so Fischer-Dückelmann, verdankte sie ihrem *freisinnigen und gütigen Vater*[200].

In Wien, wo sie während ihrer Jugend lebte, lernte sie Arnold Fischer kennen, den sie 1876 heiratete. 1878 hielt sich das Paar eine Zeit lang in Wien und in Eger in Böhmen (Cheb, Tschechien) und von 1883 bis 1884 in Heidelberg auf, bevor sich die Familie in Frankfurt niederließ[201]. 1885 gaben Arnold Fischer und Anna Fischer-Dückelmann die Zeitschrift *Volkswohl – Wochenschrift für bildende und heitere Unterhaltung, Gesundheitspflege und soziale Fragen* heraus, von der lediglich 52 Ausgaben erschienen und die ein Jahr später eingestellt wurde[202]. Während dieser Zeit hielt Fischer-Dückelmann öffentliche Vorträge über Ernährung und weibliche Bekleidung[203], beispielsweise in Wiesbaden, Chemnitz, Mainz, Berlin, Leipzig oder Wien[204]. Dabei lernte sie bekannte Persönlichkeiten kennen und knüpfte Netzwerke. Ende 1886 zog die Familie nach Offenbach am Main, wo Arnold Fischer eine Stelle als Redakteur bei der *Offenbacher Zeitung* erhielt[205]. 1889 bereitete sie sich in Zürich auf ihr Medizinstudium vor und hatte ihr drei Kinder mit dabei, da sie die Erziehung ihrer Kinder *niemals aus der Hand gab*, wie sie betonte[206].

Universitäre Ausbildung, Qualifikationen

Am 27. April 1891 immatrikulierte Anna Fischer-Dückelmann im Alter von 35 Jahren zuerst an der Medizinischen Fakultät der Universität Bern[207] und wechselte sodann im Wintersemester 1891 an die Medizinische Fakultät in Zürich[208]. Ihr Abgangszeugnis datiert vom 11. Dezember 1895, am 24. Oktober 1896 promovierte sie zum doctor medicinae[209].

Berufstätigkeit

Nach dem Abschluss ihres Studiums und noch vor ihrer Promotion nahm Anna Fischer-Dückelmann für kurze Zeit eine Stelle als Assistenzärztin in der Bilz'schen Naturheilanstalt in Radebeul in Sachsen an[210]. Danach übersiedelte sie nach Dresden und eröffnete –

---

200 Ebd. 52. Als Dank für seine Unterstützung widmete sie „Die Frau als Hausärztin" ihrem Vater; vgl. auch Meyer, Physiatrie 151.

201 Bochmann, Naturheilbewegung 34f.

202 Ebd. 35; vgl. Dzugan, Anna Fischer-Dückelmann 49.

203 Z. B. Fischer-Dückelmann, Reform; Fischer-Dückelmann, Küche.

204 Vgl. z. B. *Neue Freie Presse* Nr. 8832 (27. März 1889) 7: Ankündigung eines Vortrags beim „Verein der Lehrerinnen und Erzieherinnen in Wien“ über die Reform der weiblichen Kleidung; *Neue Freie Presse* Nr. 8836 (31. März 1889) 7: beim „Gemeinnützigen Verein“ über die moderne Küche; *Die Presse* 42, Nr. 93 (4. April 1889) 11: Vortrag beim „Verein für naturgemäße Lebensweise“ über naturgemäße Lebensweise, Verbesserung und Vereinfachung der heutigen Küche.

205 Bochmann, Naturheilbewegung 38.

206 Vorkämpferinnen (1896/1897) 53.

207 StAB, BB IIIb 1160, Matrikel Fischer, Anna, http://www.archivwissenschaft.ch/uab/matrikel/00051535.pdf [17. 2. 2025].

208 Matrikeledition der Universität Zürich, Fischer geb. Dückelmann (Frau) Anna, https://www.matrikel.uzh.ch/active//static/25816.htm [17. 2. 2025]; zu ihrer Studienzeit, vgl. auch Vorkämpferinnen (1896/1897) 53.

209 Matrikeledition der Universität Zürich, Fischer geb. Dückelmann (Frau) Anna, https://www.matrikel.uzh.ch/active//static/25816.htm [17. 2. 2025].

210 Lienert, Naturheilkundliches Dresden 118; Bochmann, Naturheilbewegung 45; Vorkämpferinnen (1896/1897) 53.

als Hydropathin – im Oktober 1896 eine Praxis für Frauen und Kinder[211] (vgl. dazu ausführlich Kapitel 5.1.4). Dort verfasste sie zwei umfangreiche medizinische Werke, die sie einem breiten Publikum bekannt machte und auch finanziell einträglich waren: im Jahr 1900 „Das Geschlechtsleben des Weibes“ und ein Jahr später „Die Frau als Hausärztin“. Im August 1906 erwarb Anna Fischer-Dückelmann in Dresden-Loschwitz ein größeres Anwesen, den „Artushof“, in dem sie wohnte, praktizierte und wo auch Familienmitglieder und Patient:innen untergebracht waren[212].

Fischer-Dückelmann war Mitglied im „Deutschen Ärztinnenbund“, der ausschließlich Frauen mit einem medizinischen Universitätsstudium vorbehalten war, sowie im „Zentralverband für Parität der Heilmethoden“[213].

Mit 58 Jahren gab sie ihre selbständige Tätigkeit auf und wechselte an das Goßmannsche Sanatorium auf der Wilhelmshöhe in Kassel[214], das mit der *Sonderbehandlung von Frauenleiden durch Frau Dr. med. Fischer-Dückelmann* warb[215].

Ab 1911 hielt sich Fischer-Dückelmann auch temporär auf dem Monte Verità bei Ascona in der Schweiz auf. Dort war sie im Winter und im Sommer in Kassel tätig. In der „Naturheilanstalt auf freigenossenschaftlicher Grundlage“ am Monte Verità übernahm sie, als es Schwierigkeiten in der Organisation gab, kurz die wirtschaftliche Leitung des Sanatoriums, welche allerdings nicht den gewünschten Erfolg brachte[216]. 1913 kaufte sie in Ascona ein Grundstück, wo sie ein „Studio zur Förderung der Gesundheit der Frau mit Nahrungsvorschlägen und Bewegungstherapien“ betrieben haben soll und nach Kriegsende eine eigene Naturheilanstalt errichten wollte[217].

Zivilgesellschaftliches Engagement

Anna Fischer Dückelmann war in zahlreichen Vereinen aktiv, die sich gesundheitsfördernden Maßnahmen sowie medizinischen und diätetischen Trends widmeten: In ihrer Frankfurter Zeit war sie Vorstandsmitglied des Frankfurter Turnvereins[218] sowie Mitglied des „Freien Deutschen Hochstifts für Wissenschaft, Kunst und höhere Bildung“[219]. Selbst strikte Alkohol-Gegnerin und strenge Vegetarierin, war sie auch Mitglied des „Guttempler-Ordens“[220], der sich für die Bekämpfung von Alkohol einsetzte, im „Alkoholgegnerbund“ in der Schweiz[221] und im „Deutschen Vegetarier-Bund“[222]. Ihre einzige

---

211 Die Praxis befand sich in der Rietschellerstraße 17 in Dresden, vgl. Lienert, Naturheilkundliches Dresden 118.

212 Der Artushof befand sich in der Malerstraße 18 in Dresden-Loschwitz, vgl. Lienert, Naturheilkundliches Dresden 118; Bochmann, Naturheilbewegung 49–52.

213 Bochmann, Naturheilbewegung 85.

214 Zur Kuranstalt allgemein vgl. Kurort Wilhelmshöhe, http://www.kassel-wilhelmshoehe.de/kur.html [12. 3. 2024].

215 *Der Naturarzt* 1917, Beilagen, zit. nach Bochmann, Naturheilbewegung 45

216 Landmann, Ascona, 142f.

217 Bochmann, Naturheilbewegung 57; vgl. auch Lienert, Naturheilkundliches Dresden 120; Bleker, Gesundheitsbücher 78; Körner-Peth, Anna Fischer-Dückelmann 245.

218 Bochmann, Naturheilbewegung 37.

219 Ebd.; Moll–Lienert–Bochmann, Urologie 96.

220 Körner-Peth, Anna Fischer-Dückelmann 245; Bleker, Gesundheitsbücher 75; Bochmann, Naturheilbewegung 44.

221 Bochmann, Naturheilbewegung 44.

222 Ebd. 87.

politisch motivierte Mitgliedschaft, so Bochmann, war jene im „Frauenstimmrechtlerinnen Verein [?]"[223].

Familie, Partnerschaft, Freundschaften

1876 heiratete Anna Dückelmann gegen den Willen ihrer Eltern den Philosophen und späteren Zeitungsredakteur Arnold Fischer[224] in Graz durch Ziviltrauung, da beide zuvor aus der katholischen Kirche ausgetreten waren. Aufgrund von gesundheitlichen Problemen ihres „in seinen Neigungen völlig weltabgewandt[en]"[225] Ehemanns trug Anna Fischer-Dückelmann von Anfang an zum Familieneinkommen bei. Nach ihrer Übersiedlung nach Zürich lebte das Ehepaar immer wieder getrennt[226]. Aus der Ehe gingen drei Kinder hervor. Tochter Elsa, später verheiratete Nobile-Golfieri, wurde 1877 in Wielicka bei Krakau geboren[227], Sohn Herbert 1878 in Dürkheim[228] und Sohn Harold 1886 in Frankfurt[229].

Reisen

Anna Fischer-Dückelmann hielt sich während der Zeit ihrer ärztlichen Tätigkeit in Dresden-Loschwitz temporär in Berlin und in Stuttgart auf, zum Beispiel in den Jahren 1902 und 1903, um für den Verlag vor Ort an der Neuauflage ihres Buches „Die Frau als Hausärztin" zu arbeiten[230]; oft war sie auch auf Vortragsreisen unterwegs. Ab 1911 pendelte sie zwischen Kassel und Ascona (siehe oben).

Lebensende, Rezeption

Von Jänner bis Oktober 1917 war Fischer-Dückelmann in Kassel gemeldet[231], danach hielt sie sich in Ascona auf, wo sie am 3. Dezember 1917[232] an den Folgen eines Schlag-

---

223 Ebd. 88. Ein Verein mit diesem Namen existierte nicht, möglicherweise ist der 1902 gegründete „Deutsche Verband für Frauenstimmrecht" gemeint.

224 Arnold Fischer (1853–1932), geb. in Tarnopol, Galizien (Ternopil', Ukraine), Sohn eines Stabsarztes, arbeitete als Redakteur und Herausgeber verschiedener Zeitungen, starb in Memmingen, vgl. Bochmann, Naturheilbewegung 53, Anm. 163; Meyer, Physiatrie 151.

225 Körner-Peth, Anna Fischer-Dückelmann 244.

226 Fischer ging großteils unbekannten Tätigkeiten, auch in Stuttgart, Breslau und Berlin, nach. Die Ehe entsprach wohl nicht dem zeitgenössischen Idealbild. In der Familie Fischer ist überliefert, dass Anna Fischer-Dückelmann ihren Ehemann finanziell unterstützte und er auch zeitweise bei ihren Schwestern lebte, vgl. Bochmann, Naturheilbewegung 53.

227 Elisabeth (Elsa) Riccarda Anna Fischer (1877–1951), heiratete 1909 Alessandro Paolo Nobile di Golfieri aus Peruggia, starb in Berlin, vgl. Bochmann, Naturheilbewegung 32, Anm. 87.

228 Herbert Fischer (1878–1957), Dr. jur., studierte Rechtswissenschaften und wurde Bezirksrichter und Amtsgerichtsrat, nach seiner Hochzeit mit Elsa Vorner in Graz 1904 lebte er weiterhin in Österreich und wurde k. u. k. Hauptmann beim österreichisch-ungarischen Militär, wanderte später nach Argentinien aus und starb in Buenos Aires, vgl. Bochmann, Naturheilbewegung 33, Anm. 88; Meyer, Physiatrie 163.

229 Harold Fischer (1886–1956), promovierte zum Dr. phil., lebte in Graz und nach seiner zweiten Heirat in Berlin, starb in Zwickau, vgl. Bochmann, Naturheilbewegung 33, Anm. 89.

230 Meyer, Physiatrie 163.

231 Moll–Lienert–Bochmann, Urologie 104.

232 Bochmann, Naturheilbewegung 59; bei Körner-Peth, Anna Fischer-Dückelmann, ist das Todesdatum fälschlicherweise mit 5. November 1917 angegeben; Meyer, Physiatrie 182, Anm. 110.

anfalls starb. Ihre bereits begonnenen Publikationen vollendete ihre Tochter Elsa Nobile-Golfieri.

Anna Fischer-Dückelmann war eine von nur zehn deutschen Frauen, die 1933 für „würdig erachtet" wurden, in das „Biographische Lexikon der hervorragenden Ärzte der letzten fünfzig Jahre" (mit insgesamt 8.000 Einträgen und 42 davon für Ärztinnen aus aller Welt) aufgenommen zu werden[233]. Vor allem durch die unüberschaubare Anzahl an Auflagen ihres Werkes „Die Frau als Hausärztin" bis in die 1980er Jahre ist sie an Medizingeschichte Interessierten auch heute noch bekannt.

Publikationen, Vorträge, Forschungstätigkeit (Auswahl)

Dissertation: Anna Fischer-Dückelmann, Die vom April 1888 bis Januar 1895 in der Züricher Frauenklinik beobachteten Fälle von Puerperalfieber. Medizinische Dissertation [bei Prof. Wyder (Gynäkologie)] (Zürich: Müller, Werder & Cie 1896) 30 S.

Seit ihrer Zeit in Frankfurt publizierte Anna Fischer-Dückelmann zu jenen Themen, über die sie auch Vorträge hielt[234] und veröffentlichte zahlreiche kleinere Beiträge in den Zeitschriften *Der Naturarzt* und *Der Hausdoctor*. Sie verfasste eine große Anzahl an populärmedizinischen Werken, darunter viele Schriften, die sich mit dem weiblichen Körper, weiblicher Sexualität, Frauenheilkunde und „Frauenfragen" auseinandersetzten und teilweise mehrfache Auflagen erfuhren.

1900 erschien „Das Geschlechtsleben des Weibes"[235], 1901 ihr mehr als 1.000 Seiten umfassender populärmedizinischer Ratgeber „Die Frau als Hausärztin", durch den sie weit über die Grenzen Österreichs und Deutschlands hinaus bekannt wurde, und in dem sie unterschiedliche Naturheilverfahren vorstellte: Wasserkuren, Tautreten, Luftbaden, Massage, Heilgymnastik, Packungen, Bäder, Naturkost und Heilkräuter sowohl als Vorbeugemittel wie auch als Behandlungsalternativen zu den „Arzneigiften" und zur organzentrierten Schulmedizin[236]. 1913 erreichte der Bestseller die Millionenauflage, wurde in 13 Sprachen übersetzt und nach mehrfacher Überarbeitung und Erweiterung immer neu aufgelegt und bis in die 1980er Jahre vermarktet[237]. 1907 übersetzten die „Schweizer Ärztinnen" Anna Bayer und Vilma Hugonnai das Buch ins Tschechische bzw. Ungarische, während Gisela Lucci-Purtscher 1910 die Mitredaktion der italienischen Ausgabe betreute (siehe biografische Porträts Bayer, Hugonnai und Lucci-Purtscher). 1908 erschien die erste amerikanische Ausgabe „The Golden Book of Family. The wife as the family physician. International Medical book"[238].

Patrick Bochmanns Dissertation enthält eine umfassende Auflistung von Anna Fischer-Dückelmanns (unter dieser Namensform erschienenen) Werken[239], an dieser Stelle ist nur eine kleine Auswahl aufgelistet:

- Anna Fischer-Dückelmann, Neue Küchenlehre für Alle, die auf vernunft- und naturgemässerer Grundlage kochen wollen (Zürich 1888).

233 Lienert, Naturheilkundliches Dresden 120; vgl. Fischer, Lexikon.

234 *Grazer Tagblatt* 22, Nr. 325 (24. November 1912) 4: Ankündigung des Vortrags „Der Alkohol in der Frauenheilkunde" von Anna Fischer-Dückelmann, *Ärztin aus Ascona in der Schweiz*, in Graz.

235 Vgl. dazu Lehner, Gefühlsleben 149–168.

236 Bleker, Gesundheitsbücher 77; vgl. auch Oels, Bestseller 515–523; Geber, Frau 22–24.

237 Meyer, Physiatrie 166.

238 Moll–Lienert–Bochmann, Urologie 101.

239 Bochmann, Naturheilbewegung 228–230.

– Dies., Die heutigen Behandlungsmethoden der Frauenkrankheiten für Ärzte und Gebildete aller Stände (Berlin 1898).
– Dies., Entstehung, Verhütung und Heilung der Frauenkrankheiten aller Altersstufen, für Frauen und erwachsene Töchter (Strassburg 1898).
– Dies., Das Geschlechtsleben des Weibes. Eine physiologisch-soziale Studie mit ärztlichen Ratschlägen (Berlin 1900).
– Dies., Die Frau als Hausärztin. Ein ärztliches Nachschlagebuch der Gesundheitspflege und Heilkunde in der Familie mit besonderer Berücksichtigung der Frauen- und Kinderkrankheiten, Geburtshilfe und Kinderpflege (Stuttgart 1901).
– Dies., Das Büchlein vom Durst. Ein Leitfaden für solche, die nach besseren Eßgewohnheiten streben und die Trink-Sitten bekämpfen (Berlin 1905).
– Dies., Gesunde Frauen, Ärztlich-literarische Besprechung des Klimakteriums (Berlin 1911).
– Dies., Der Geburtenrückgang. Ursachen und Bekämpfung vom Standpunkte des Weibes (Stuttgart 1914).
– Dies., Was lehrt uns der Krieg? Häusliche Krankenpflege in Kriegszeiten. Zur Ergänzung der Spitalbehandlung allen zur Krankenpflege berufenen Frauen gewidmet (München–Stuttgart–Wien 1916).
– Dies., Beiträge zur sexuellen Moral: Aus dem Sprechzimmer einer Aerztin (Leipzig 1917).

7.2.5 Erna Friedmann-Storfer (Schletter) (1874–?)

Vorbemerkung

Über die „Schweizer Ärztin" Erna Friedmann-Storfer, die nur ein halbes Jahr in Bern und ab 1901 in Wien studierte, ist wenig bekannt. Trotzt intensiver Recherchen konnten nur spärliche, teilweise widersprüchliche Angaben gefunden werden[240]. 1907 wurde ein Porträt von ihr auf der Titelseite der *Österreichische*[n] *Illustrierte*[n] *Zeitung* abgebildet, wo sie als „erste Ärztin aus der Bukowina" – die an der Universität Wien promovierte, ist zu ergänzen – bezeichnet wurde[241].

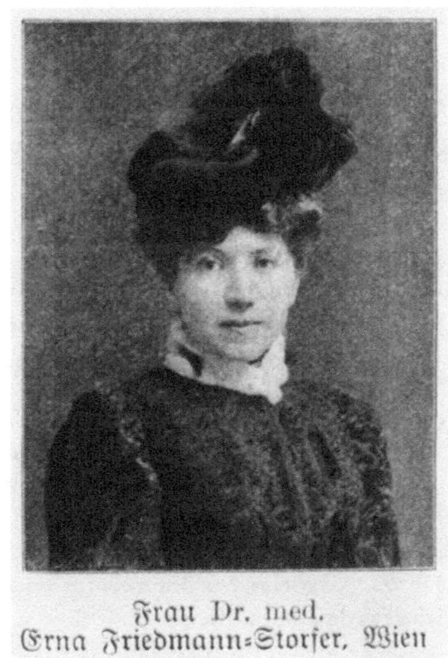

Abb. 50: Porträt von Erna Friedmann-Storfer; Foto, 1907.

[240] Ein kurzes Biogramm enthalten Arias, Ärztinnen 104; Stadler, Ärztinnen XX.
[241] *Österreichische Illustrierte Zeitung* 16, Nr. 23 (10. März 1907) 529. Rosa Welt-Strauss, geb. in Czernowitz, promovierte bereits 1878 in Bern.

Name

Erna, Ernestine, Friedmann, verh. Storfer, Storffer, gesch. Storfer, verh. Schletter, gesch. Schletter. Sie verwendete selbst den Doppelnamen Friedmann-Storfer und schien unter diesem auch im Wiener Ärzteverzeichnis auf.

Soziale und regionale Herkunft

Erna Friedmann wurde am 10. Jänner 1874 höchstwahrscheinlich in Czernowitz (Bukowina) geboren[242]. Ihr Vater, Mochelem [?] Friedmann, war Kaufmann in Czernowitz[243].

Herkunft laut Universitätsmatrikel Bern: Czernowitz[244]

Religion, kulturelle Prägung

Jüdisch[245]

Bildung

Laut Universitätsmatrikel Bern besuchte Erna Friedmann die Höhere Töchterschule in Czernowitz, die sie mit Zeugnis abschloss[246].

Universitäre Ausbildung, Qualifikationen

Am 14. November 1896 immatrikulierte sie an der Medizinischen Fakultät in Bern und exmatrikulierte bereits wieder am 26. April 1897[247]. Am 30. September 1901 legte sie am Staatsobergymnasium in Czernowitz die Matura als Externistin ab und schrieb sich am 8. Oktober 1901 an der Wiener Medizinischen Fakultät als Erna Friedmann-Storfer ein[248]. Am 20. Februar 1906 promovierte sie zum Doktor der gesamten Heilkunde[249].

Berufstätigkeit

Am 4. Juli 1907 nahm Friedmann-Storfer die Stelle einer Aspirantin am Allgemeinen Krankenhaus in Wien an, von 12. März 1909 bis 30. April 1911 war sie dort als Sekun-

---

242 Czernowitz ist als Geburtsort angegeben in: StAB, BB IIIb 1161, Matrikel Friedmann, Ernestine, http://www.archivwissenschaft.ch/uab/matrikel/00042014.pdf [17. 2. 2025]; WStLA, Meldeauskunft vom 4. Mai 2017; UAW, Nationale Medizinische Fakultät, WS 1901/1902, Erna Friedmann-Storfer; Israelitische Kultusgemeinde Wien Scheidungen 1870–1942, Nr. 7819, https://www.genteam.at [13. 6. 2024]; Arias, Ärztinnen 104. Kolomea in Galizien (Kolomyja, Ukraine) ist als Geburtsort angegeben in: UAW, M 36.1, Verzeichnis über diejenigen Damen, welche an der k. k. Universität Wien zu Doctoren promovirt wurden; Stadler, Ärztinnen XX: hier ist das Geburtsjahr mit 1875 angegeben.

243 UAW, Nationale Medizinische Fakultät, WS 1901/1902, Erna Friedmann-Storfer.

244 StAB, BB IIIb 1161, Matrikel Friedmann, Ernestine, http://www.archivwissenschaft.ch/uab/matrikel/00042014.pdf [17. 2. 2025].

245 WStLA, Meldeauskunft vom 4. Mai 2017; UAW, Nationale Medizinische Fakultät, WS 1901/1902, Erna Friedmann-Storfer.

246 StAB, BB IIIb 1161, Matrikel Friedmann, Ernestine, http://www.archivwissenschaft.ch/uab/matrikel/00042014.pdf [17. 2. 2025].

247 Ebd.

248 Arias, Ärztinnen 104; UAW, Nationale Medizinische Fakultät, WS 1901/1902, Erna Friedmann-Storfer.

249 UAW, M 36.1, Verzeichnis über diejenigen Damen, welche an der k. k. Universität Wien zu Doctoren promovirt wurden; *Neues Wiener Tagblatt* 41, Nr. 50 (20. Februar 1907) 8.

darärztin angestellt[250]. In den Jahren 1913[251] und 1914[252] scheint sie im Verzeichnis der Wiener Ärztinnen mit einer Ordination in der Alserstraße 43 als praktische Ärztin auf. Während des Ersten Weltkriegs war Friedmann-Storfer im „K. u. k. Reservespital Nr. 12, Wien XIV, Feberstraße 42 und Wien XV, Sperrgasse 8 (19. August 1917) als Hilfsärztin gegen Entgelt im Hauptspital" im Einsatz[253].

Am 13. April 1918 berichtete die Wiener Medizinische Wochenschrift, die *Abteilungsärztin Dr. Erna Friedmann-Storfer* habe das *Ehrenzeichen 2. Klasse vom Roten Kreuze mit der Kriegsdekoration* erhalten[254]. Von 1918 bis 1940 war sie als praktische Ärztin in Wien VIII, Alserstraße 43, gemeldet[255].

Zivilgesellschaftliches Engagement

1917 gehörte Friedmann-Storfer dem Ehrenpräsidium eines Wohltätigkeits-Schwimmfestes im Dianabad in Wien an, dessen Reinerträgnis dem k. u. k. Reservespital Nr. 12 zugutekam[256].

Familie, Partnerschaft, Freundschaften

Als Erna Friedmann im November 1896 in Bern immatrikulierte, war sie unverheiratet. In der Nationale der Wiener Universität 1901 scheint sie bereits als *Frau Erna Friedmann-Storfer* auf, in der Promotionsliste 1907 wird sie als *geschiedene Storfer* bezeichnet[257].

Am 29. Juni 1920 ging sie in Wien eine zweite Ehe mit Robert Schletter[258] ein, der aus Zastawna (Bukowina, heute Ukraine) stammte, von welchem sie sich am 20. September 1920 wieder scheiden ließ[259].

Reisen

Im Juli 1907 scheint *Frau Dr. Erna Friedmann-Storfer, Aerztin, aus Wien*, in der Kurliste von Bad Ischl auf[260].

---

250 Arias, Ärztinnen 104.

251 *Neues Frauenleben* 25/10 (1913) 33.

252 *Jahrbuch des Bundes österreichischer Frauenvereine mit Kalender* (1914) 186.

253 Stadler, Ärztinnen XX.

254 *Wiener Medizinische Wochenschrift* 68/15 (1918) Sp. 678.

255 Arias, Ärztinnen 104.

256 *Fremden-Blatt* 71, Nr. 238 (30. August 1917) 16.

257 UAW, Nationale Medizinische Fakultät, WS 1901/1902, Erna Friedmann-Storfer, M 36.1, Verzeichnis über diejenigen Damen, welche an der k. k. Universität Wien zu Doctoren promovirt wurden; vgl. auch Arias, Ärztinnen 104.

258 Robert Schletter wurde 1912 zum Polizeikonzeptskandidaten ernannt. Vgl. *Czernowitzer Allgemeine Zeitung* Nr. 1969 (9. August 1910) 4, Nr. 2624 (2. Oktober 1912) 7.

259 Israelitische Kultusgemeinde Wien Scheidungen 1870–1942, Nr. 7819, https://www.genteam.at [9. 3. 2024].

260 *Kur-Liste Bad Ischl* Nr. 23 (16. Juli 1907) 1, Nr. 28 (23. Juli 1907) 1.

Lebensende, Rezeption

Das Schicksal der jüdischen Ärztin nach 1940 ist unbekannt. Bis 12. April 1940 war sie in der Alserstraße 43 gemeldet, dann „unbekannt" abgemeldet[261]. Eine Suche in verschiedenen NS-Opferdatenbanken verlief negativ.

7.2.6 Vilma Hugonnai (1847–1922)

Vorbemerkung

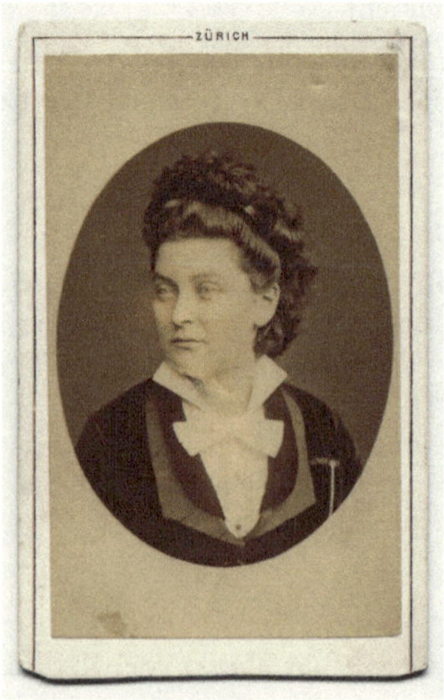

Abb. 51: Porträt von Vilma Hugonnai; Foto, um 1890.

In den letzten Jahren gab es in Ungarn vermehrt Initiativen, Vilma Hugonnai als „berühmte Person ungarischer Provenienz" aus dem Schatten „großer Männer" treten zu lassen und sie als Wissenschafterin, erste Ärztin Ungarns und Vorkämpferin für Gleichstellung der ungarischen Frauen sichtbar zu machen. Die Literatur über Hugonnai ist überwiegend auf Ungarisch verfasst[262] und konnte daher für die vorliegende Studie nur rudimentär in auszugsweisen, großteils online-Übersetzungen herangezogen werden[263]. Die Rekonstruktion ihres Lebenslaufs basiert neben zeitgenössischen Quellen und Zeitschriftenartikeln[264] vorrangig auf einem deutschsprachigen Aufsatz, verfasst von der Bauingenieurin Eszter Kiss-Deák und von Christoph Frei[265].

Name

Vilma, Wilma, Hugonnai, Hugonnay, verh. Szilassy, Szilassy-Hugonnay, gesch. Szilassy, verh. Wartha. Obwohl sie zweimal verheiratet war, ist sie hauptsächlich unter ihrem Geburtsnamen Hugonnai bekannt.

---

261 WStLA, Meldeauskunft vom 4. Mai 2017.

262 HAMMERSTEIN, Vilma Hugonnai; Vilma Hugonnai, https://de.wikipedia.org/wiki/Vilma_Hugonnai [18. 2. 2024].

263 Hugonnai Vilma, https://mek.oszk.hu/00300/00355/html/ABC05727/06641.htm [24. 2. 2025]; Vilma Hugonnai, https://kepmas.hu/hu/grofkisasszonybol-orvosdoktor-az-elso-magyar-orvosno-kuzdelmes-elete [18. 2. 2024]; Die seltsame Geschichte der ersten ungarischen Ärztin, Vilma Hugonnai, https://femina.hu/kapcsolat/hugonnai-vilma/ [18. 2. 2024].

264 Vorkämpferinnen (1896/1897) 48–51.

265 KISS-DEÁK–FREI, Hugonnai; vgl. auch VAJDA, Ärztin 4.

Soziale und regionale Herkunft

Vilma Hugonnai wurde am 30. September 1847 im Schloss Nagytétény im Pester Komitat[266] (heute 22. Bezirk von Budapest) als Tochter des Grafen Kálmán Hugonnai von Szentgyörgy und der Therese (Riza) Pánczély Edlen von Tomest geboren. Sie war das fünfte Kind des Ehepaars[267].

Herkunft laut Universitätsmatrikel Zürich: Pand, Ungarn (Pánd, Dorf im Komitat Pest, 60 Kilometer östlich von Budapest) bzw. Tétény[268]

Religion, kulturelle Prägung

Höchstwahrscheinlich römisch-katholisch[269]

Bildung

Die Elementarbildung erhielt Vilma Hugonnai durch Privatunterricht im elterlichen Schloss, mit zehn Jahren kam sie in das Kloster der Englischen Fräulein in Budapest, vom zwölften bis zum 16. Lebensjahr besuchte sie die Mädchenerziehungsanstalt Mária Prebstel in Pest[270]. Nachdem sie 1863 das Institut verlassen hatte, wurde sie auf die für sie vorgesehene Rolle als Ehefrau eines standesgemäßen Mannes vorbereitet, konnte aber auch ihre literarische Bildung unter der Anleitung einer deutschen Gouvernante bis zu ihrer Heirat mit dem Gutsbesitzer György von Szilassy 1865 fortsetzen[271].

Universitäre Ausbildung, Qualifikationen

Im Wintersemester 1872[272] und ein weiteres Mal im Wintersemester 1877[273] immatrikulierte sie als Vilma Szilassy-Hugonnay an der Medizinischen Fakultät in Zürich. 1878 bis 1879 arbeitete sie als Assistenzärztin bei Edmund Rose, Professor der Chirurgie und Chefarzt des Züricher Universitätsspitals, und verfasste eine Abhandlung über „Tracheotomie bei Diphtheritis"[274]. Am 3. Februar 1879 promovierte sie zum „Dr. med."[275], 1897 abermals durch Nostrifizierung an der Universität Budapest.

---

266 Schloss Nagytétény wurde um 1750 erbaut und beherbergt heute das Museum für europäische Möbel und Kleidung.

267 Vorkämpferinnen (1896/1897) 48; Stadler, Ärztinnen XXX.

268 Matrikeledition der Universität Zürich, Szilassy-Hugonnay, (∞ Wartha) (Frau Gräfin) Vilma, https://www.matrikel.uzh.ch/active//static/27976.htm [17. 2. 2025].

269 Dass Vilma Hugonnai aus einer katholischen Familie stammte, wurde aufgrund des Faktums, dass sie die katholische Schule der Englischen Fräulein besuchte, angenommen.

270 Hammerstein, Vilma Hugonnai.

271 Kiss-Deák–Frei, Hugonnai 54; Vorkämpferinnen (1896/1897) 48; Vajda, Ärztin.

272 Matrikeledition der Universität Zürich, Szilassy-Hugonnay, (∞ Wartha) (Frau Gräfin) Vilma, https://www.matrikel.uzh.ch/active//static/27976.htm [17. 2. 2025].

273 Matrikeledition der Universität Zürich, Szilassy-Hugonnay, (∞ Wartha) (Frau Gräfin) Vilma, https://www.matrikel.uzh.ch/active//static/27976.htm [17. 2. 2025].

274 Vorkämpferinnen (1896/1897) 49f. In den Universitätsakten des Staatsarchivs Zürich sind zwei Prüfungsarbeiten Hugonnais erhalten, vgl. StAZH, U 106.13.143 Hugonnai, Vilma, Gräfin.

275 Matrikeledition der Universität Zürich, Szilassy-Hugonnay, (∞ Wartha) (Frau Gräfin) Vilma, https://www.matrikel.uzh.ch/active//static/27976.htm [17. 2. 2025]; Stadler, Ärztinnen XXX.

Berufsausübung

Nachdem ihre Bemühungen um Nostrifizierung ihres Doktordiploms nach ihrer Rückkehr nach Ungarn gescheitert waren, besuchte sie von 20. Februar bis 19. Mai 1879 einen Hebammenkurs in Budapest und schloss diesen mit einem Diplom ab[276]. Im September 1879 genehmigte das Kollegium der Budapester Universität ihren Antrag auf Besuch von Vorlesungen und ließ sie als außerordentliche Hörerin zu[277].

1880 berichtete die Zeitschrift *Die Hausfrau*, die ungarisch-französische Versicherungsgesellschaft in Budapest lasse die in der Branche der *Lebens-Assecaranz* [sic] *nothwendige Untersuchung von Damen durch Frau Doctor Gräfin Vilma Hugonnay* vornehmen[278].

1880 erhielt Hugonnai die Erlaubnis, zur Matura anzutreten, die sie am 13. März 1881 ablegte[279]. Im Wintersemester 1881 besuchte sie als außerordentliche Hörerin die medizinischen Kliniken in Budapest und petitionierte abermals um Nostrifikation ihres Doktordiploms[280]. Nach der Ablehnung ihres Ansuchens gestattete ihr das Unterrichtsministerium auf Basis ihres Hebammendiploms, Frauen und Kinder medizinisch zu behandeln. Daraufhin eröffnete Vilma Hugonnai eine Praxis, in der sie de facto als Ärztin praktizierte[281].

Nach ihrer zweiten Eheschließung mit Dr. Vincenz Wartha gab sie ihre Ordination auf und behandelte vorerst nur Bekannte und Verwandte[282]. 1894 hielt sie im Auftrag des „Freien Lyceums“ in Budapest den Kurs „Kinderpflege mit Demonstrationen“ ab und trug erstmals an den ungarischen Mädchenschulen „Gesundheitslehre“ vor[283]. 1896 petitionierte Vilma Hugonnai erfolgreich um Nostrifizierung ihres Diploms[284]. Am 14. Mai 1897 promovierte die fünfzigjährige Ärztin als erste Frau in der ungarischen Reichshälfte an der Universität Budapest zum doctor medicinae[285].

Mit 13. Juni 1897 wurde sie in die Liste der praktizierenden Ärzte in Budapest aufgenommen[286], der königlich-ungarische Ärzteverein verweigerte ihr aber noch im Dezember 1897 die Aufnahme[287], erst im März 1899 wurde sie als gleichberechtigtes Mitglied aufgenommen[288].

Nach Ausbruch des Ersten Weltkriegs war Vilma Hugonnai an der Organisation des Kriegsspitals der Technischen Universität Budapest beteiligt, absolvierte – mittlerweile siebenundsechzig Jahre alt – einen Kurs für Kriegschirurgie und forderte alle ungarischen

276 Vorkämpferinnen (1896/1897) 50; Kiss-Deák–Frei, Hugonnai 56.

277 Kiss-Deák–Frei, Hugonnai 56.

278 *Die Hausfrau: Blätter für Haus und Wirthschaft* 4/9 (1880) 2.

279 Kiss-Deák–Frei, Hugonnai 56.

280 Vorkämpferinnen (1896/1897) 50.

281 Kiss-Deák–Frei, Hugonnai 56; Vorkämpferinnen (1896/1897) 50; Vajda, Ärztin.

282 Kiss-Deák–Frei, Hugonnai 56.

283 Vorkämpferinnen (1896/1897) 50.

284 Ebd.

285 Stern, Medizinerinnen 218; Matrikeledition der Universität Zürich, Szilassy-Hugonnay, (⚭ Wartha) (Frau Gräfin) Vilma, https://www.matrikel.uzh.ch/active//static/27976.htm [17. 2. 2025]; vgl. auch *Das Vaterland* 38, Nr. 132 (14. Mai 1897) 13; *Neuigkeits-Welt-Blatt* 24, Nr. 110 (15. Mai 1897) 5; *Agramer Zeitung* 72, Nr. 111 (15. Mai 1897) 5; *Pester Lloyd* 44, Nr. 116 (15. Mai 1897) 6.

286 Vorkämpferinnen (1896/1897) 50.

287 *Neue Freie Presse* Nr. 11965 (14. Dezember 1897) 6; *Innsbrucker Nachrichten* 44, Nr. 287 (16. Dezember 1897) 3.

288 *Dokumente der Frauen* 1/1 (1899/1900) 18.

Ärztinnen auf, sich in den Dienst des Landes zu stellen[289]. In Anerkennung ihrer Verdienste wurde ihr im August 1915 das Ehrenzeichen zweiter Klasse verliehen[290].

Zivilgesellschaftliches Engagement, Frauenbewegung

Vilma Hugonnai war eine führende Persönlichkeit der ungarischen Frauenbewegung und auch Mitglied im „Verein für erweiterte Frauenbildung in Wien“[291]. 1896 unterrichtete sie Gesundheitslehre beim „Landes-Frauenbildungsverein“[292]. 1898 organisierte sie *Jours* für die Hörerinnen der Universität, um diese miteinander zu vernetzen und um wissenschaftliche Fragen zu erörtern[293]. Darüber hinaus setzte sie sich für den Zugang von Frauen zu besserer Bildung und für Gleichberechtigung ein und soll Mitglied in 17 gesellschaftlichen Organisationen gewesen sein[294].

Familie, Freundschaften

Mit 18 Jahren heiratete Vilma Hugonnai den um 20 Jahre älteren Gutsbesitzer György (Georg) von Szilassy[295]. 1866 gebar sie ihr erstes Kind, ihren Sohn György[296], die beiden später geborenen Kinder starben früh. Als nach sieben Jahren die Spannungen zwischen dem Ehepaar zunahmen und ihr Sohn inzwischen von einem Hauslehrer unterrichtet wurde, trennte sich das Paar vorerst vorübergehend. Vilma Hugonnai ging daraufhin *mit der Einwilligung ihres Mannes*[297], um die sie ihn als ihren gesetzlichen Vormund „jahrelang bitten“ musste, wie sie schrieb, zum Medizinstudium nach Zürich, das sie sich selbst finanzierte[298]. Nach Ende des Studiums kehrte sie zu ihrem Mann zurück. Da sich die Eheprobleme nicht lösen ließen, wurde das Paar 1884 geschieden. Vilma Hugonnai erhielt das Sorgerecht für den gemeinsamen Sohn[299].

Im September 1887 heiratete sie den bekannten Chemiker Prof. Dr. Vincenz Wartha, Begründer der Fakultät für Chemische Technologie und späteren Rektor der Technischen Universität Budapest[300]. 1888, als sie einundvierzig Jahre alt war, kam ihre Tochter Vilma zur Welt[301].

---

289 Kiss-Deák–Frei, Hugonnai 57; Stadler, Ärztinnen XXXI.

290 Kiss-Deák–Frei, Hugonnai 57.

291 *Jahresbericht des Vereines für erweiterte Frauenbildung in Wien* 2 (1889/1890) 13, Mitgliederliste; Stern, Gabriele Possaner 201.

292 *Pester Lloyd* 43, Nr. 33 (7. Februar 1896) 7.

293 *Prager Tagblatt* 22, Nr. 105 (16. April 1898) 7.

294 Vajda, Ärztin.

295 Kiss-Deák–Frei, Hugonnai 54; Vorkämpferinnen (1896/1897) 48.

296 Vorkämpferinnen (1896/1897) 48; Kiss-Deák–Frei, Hugonnai 54f.

297 Vorkämpferinnen (1896/1897) 48.

298 Vajda, Ärztin; Kiss-Deák–Frei, Hugonnai 55; vgl. auch Stadler, Ärztinnen 47.

299 Kiss-Deák–Frei, Hugonnai 56; Vorkämpferinnen (1896/1897) 50.

300 Vinzenz (Vince) Wartha (1844–1914), geboren in Fiume (Rijeka), gestorben in Budapest, war auch Vorstand der Bibliothek am königlich ungarischen Joseph-Polytechnikum in Budapest, Professor an der vereinigten Mittelschullehrer-Präparandie und korrespondierendes Mitglied der ungarischen Akademie der Wissenschaften in der mathematisch-naturwissenschaftlichen Klasse. Vgl. Wartha, Vincenz, https://de.wikisource.org/wiki/BLK%C3%96:Wartha,_Vincenz [18. 2. 2024].

301 Kiss-Deák–Frei, Hugonnai 56; Vorkämpferinnen (1896/1897) 50.

Zu Hugonnais Freundeskreis[302] gehörten Pálné Veres, Gründungspräsidentin der „Ungarischen Nationalen Vereinigung für Frauenbildung"[303], und Marie Glassner[304], Präsidentin des „Vereins für erweiterte Frauenbildung in Wien".

Lebensende und Rezeption

Vilma Hugonnai starb am 25. März 1922 im Alter von 75 Jahren an Herzschlag[305], ihr Grab befindet sich auf dem Friedhof Kerepesi[306]. In Budapest sind ein Platz (Hugonnai Vilma tér) und eine Schule, die „Hugonnai Vilma Általános Iskola", nach ihr benannt, in Pánd eine Straße. Eine Gendenktafel erinnert an ihrem ehemaligen Wohnhaus in Budapest an sie[307].

Bereits 1944 erschien ein Roman über die erste ungarische Ärztin von Lenke Nagy[308] und 1965 ein weiterer Roman von Erzsébet Kertész[309] sowie 2018 das Bilderbuch der Kinderbuchautorin Edina Kertész „A lány, aki orvos akart lenni" [Das Mädchen, das Ärztin werden wollte]. Die Semmelweis-Universität stiftete 2010 die Hugonnai-Gedenkmedaille für Wissenschafterinnen in der Medizin zur Förderung der Gleichberechtigung der Frauen[310]. Das Theater Ida Turay gedachte Hugonnai 2014 mit dem Stück „Doktornők" (Doktorinnen)[311]. Anlässlich ihres 100. Todestages am 25. März 2022 wurde eine Gedenkfeier abgehalten[312].

Publikationen, Vorträge, Forschungstätigkeit (Auswahl)

Dissertation: Gräfin Vilma Hugonnai, Das erste Hundert Croup-Operationen in Zürich. Ein Beitrag zur Statistik. Aus der Praxis des Herrn Professor Dr. Edmund Rose, von Gräfin Vilma Hugonnai (Zürich: Orell Füssli 1878) 108 S.

1896 unterrichtete sie Gesundheitslehre beim „Landes-Frauenbildungsverein"[313]. 1898 organisierte sie *Jours* für die Hörerinnen der Universität, um sie miteinander zu vernetzen und um wissenschaftliche Fragen zu erörtern[314].

1879 soll sie eine Abhandlung über „die Tracheotomie bei Diphtheritis" verfasst haben.

---

302 Kiss-Deák–Frei, Hugonnai 56.

303 Pálné Veres, Lehrerin und Feministin, eröffnete die erste Sekundarschule für Frauen in Ungarn, vgl. Pálné Veres, https://de.wikipedia.org/wiki/P%C3%A1ln%C3%A9_Veres [18. 2. 2024].

304 Marie Glassner war von 1888 bis 1889 Präsidentin, vgl. Verein für erweiterte Frauenbildung, https://fraueninbewegung.onb.ac.at/node/474 [18. 2. 2024].

305 Vajda, Ärztin; Kiss-Deák–Frei, Hugonnai 57; Stadler, Ärztinnen XXXI.

306 Stadler, Ärztinnen XXXI; Vilma Hugonnai, https://de.wikipedia.org/wiki/Vilma_Hugonnai [12. 1. 2025].

307 Die Gedenktafel befindet sich in Budapest VIII, in der Bíró Lajos utca 41, https://de.m.wikipedia.org/wiki/Datei:Hugonnai_Vilma_Bp08_B%C3%ADr%C3%B3Lajos41.jpg [18. 2. 2024].

308 Nagy, Nyitva az út.

309 Kertész, Vilma doktorasszony.

310 Vgl. Hammerstein, Vilma Hugonnai.

311 Vgl. Doktornők, https://port.hu/adatlap/szindarab/szinhaz/doktornok/directing-22484 [24. 2. 2025].

312 Vgl. Durchhalten, gut machen – Vilma Hugonnai starb vor 100 Jahren, https://semmelweis.hu/hirek/2022/03/25/kitartani-jol-csinalni-100-eve-halt-meg-hugonnai-vilma/ [18. 2. 2024].

313 *Pester Lloyd* 43, Nr. 33 (7. Februar 1896) 7.

314 *Prager Tagblatt* 22, Nr. 105 (16. April 1898) 7.

Hugonnai hielt zahlreiche populärwissenschaftliche Vorträge und verfasste Artikel in verschiedenen Zeitschriften, unter anderem in der ungarischen Pestalozzi-Zeitschrift[315].

1907 erschien Vilma Hugonnais Übersetzung von Anna Dückelmanns „Die Frau als Hausärztin" ins Ungarische[316].

Im September 1909 nahm sie am medizinischen Kongress in Budapest teil[317].

7.2.7 Regina Kahane-Axer (1871–1940)

Vorbemerkung

Über Regina Kahane-Axer ist wenig bekannt[318]. Die folgende Darstellung basiert hauptsächlich auf Verwaltungsquellen, darunter auch dem Protokoll ihrer Scheidung, das private Einblicke gewährt[319].

Name

Regina, Regine, Reele, Kahane, verh. Axer, gesch. Axer. Nach der Scheidung führte sie teilweise wieder ihren Geburtsnamen Kahane genauso wie den in der vorliegenden Studie verwendeten Doppelnamen Kahane-Axer[320].

Soziale und regionale Herkunft

Regina Kahane wurde in Krakau, Galizien (Kraków, Polen), als Tochter von Samuel Dukler Kahane und Rachel Kahane, geb. Pinkus, am 8. September 1871 geboren[321].

Herkunft laut Universitätsmatrikel Zürich: Krakau

Religion, kulturelle Prägung

Jüdisch[322]

Bildung

Regina Kahane absolvierte die Bürgerschule in Krakau. 1896 kam sie nach Wien, wo sie das Athäneum, die sogenannte „Damen-Akademie", besuchte und privat Latein, Griechisch und Mathematik lernte[323].

---

315 Stadler, Ärztinnen XXXI; Vajda, Ärztin; Kiss-Deák–Frei, Hugonnai 56.

316 Der Titel der Übersetzung ins Ungarische lautet: A nő, mint háziorvos.

317 *Pester Lloyd* 56, Nr. 208 (3. September 1909) 5.

318 Vgl. Axer-Kahane Regina, https://gosteli.anton.ch/objects/37277 [8. 9. 2024]; Stadler, Ärztinnen XXXIII.

319 StAZH, BEZ ZCH 6341.130, Spruchbuch Ehesachen, 2149–2153, Scheidung Axer, 3. September 1920, 2149–2153.

320 Vgl. Eidgenössisches medizinisches Diplom: BAR, E 3300A, 1000/762, Bd. 28.

321 StAZH, BEZ ZCH 6341.130, Spruchbuch Ehesachen, 2149–2153, Scheidung Axer, 3. September 1920, 2149f.; Matrikeledition der Universität Zürich, Kahane (⚭Axer) Regina / (Reele), https://www.matrikel.uzh.ch/active//static/26430.htm [17. 2. 2025]; vgl. auch Sablik, Frauenstudium 817f.: hier ist das Geburtsdatum mit 15. September 1871 angegeben.

322 Sablik, Frauenstudium 817f.

323 StAZH, U 106.13.786 Kahane, Regina, Curriculum vitae.

Universitäre Ausbildung, Qualifikationen

Im Wintersemester 1896/1897 besuchte Kahane laut ihrem Curriculum Vitae Lehrveranstaltungen an der Universität Berlin[324]. 1898 war sie Hospitantin an der Philosophischen Fakultät in Wien, wo sie neben Naturwissenschaften auch Anatomie an der Medizinischen Fakultät hörte[325]. In der Matrikel der Universität Zürich wird neben einem Zeugnis der *Wiener Damen-Akademie* auch ein Collegienzeugnis der Universität Wien als Nachweis ihrer Vorbildung genannt[326].

Mit einem Zulassungsprüfungszeugnis immatrikulierte Regina Kahane im Wintersemester 1899 an der Medizinischen Fakultät der Universität Zürich, die sie am 26. Juli 1900 mit Zeugnis verließ[327]. Im Wintersemester 1902 schrieb sie sich abermals ein und legte vier Zulassungsgesuche sowie ein Frequentationszeugnis der Medizinischen Fakultät Wien vor[328]. Am 31. Juli 1903 verließ Kahane Zürich mit einem Zeugnis[329], maturierte am 15. September 1903 in Lemberg[330] und immatrikulierte abermals im Sommersemester 1904 in Zürich. Wie aus einem Brief ihrer Studienkollegin Lucia Morawitz hervorgeht, hatte sie Probleme, ihr Studium zu finanzieren, denn Morawitz wandte sich an ihre Freundin Yella Hertzka, um Geld und Unterstützung für Kahane zu organisieren[331]. Am 1. August 1904 beendete Regina Kahane ihr Studium[332]. Danach begann sie mit den Vorbereitungen für die Nostrifizierung ihres Züricher Diploms an der Wiener Universität und promovierte am 23. Dezember 1905 zum Doktor der gesamten Heilkunde[333]. Am 12. Dezember 1913 legte Regina Kahane-Axer das eidgenössische medizinische Staatsexamen ab[334].

Berufstätigkeit

Nach ihrer Promotion in Zürich 1904 und vor der Nostrifizierung ihres Schweizer Doktordiploms an der Wiener Universität 1905 arbeitete Kahane als Assistenzärztin an der

---

324 Sie legte laut Universitätsmatrikel Zürich ein Frequenzzeugnis aus Berlin vor.

325 StAZH, U 106.13.786 Kahane, Regina.

326 Matrikeledition der Universität Zürich, Kahane (∞ Axer) Regina / (Reele), https://www.matrikel.uzh.ch/active//static/26430.htm [17. 2. 2025].

327 Ebd.; StAZH, U 106.13.786 Kahane, Regina.

328 Matrikeledition der Universität Zürich, Kahane (∞ Axer) Regina / (Reele), https://www.matrikel.uzh.ch/active//static/26430.htm [17. 2. 2025]: Als Wohnort ihrer Eltern ist Dolderstraße 15 in Zürich angegeben.

329 Ebd.

330 StAZH, U 106.13.786 Kahane, Regina; Sablik, Frauenstudium 817f.

331 Archiv der Universal Edition Wien, Persönlicher Briefnachlass Yella Hertzka, Brief von Lucia Morawitz an Yella Hertzka, undatiert [nach dem 22. Jänner 1904]. Ich danke Corinna Oesch für diesen Hinweis. Morawitz hoffte Geld bei der Israelitischen Kultusgemeinde, von der *Hoisch'schen Stiftung* und von *Rapaport* zu erhalten.

332 Matrikeledition der Universität Zürich, Kahane (∞ Axer) Regina / (Reele), https://www.matrikel.uzh.ch/active//static/26430.htm [17. 2. 2025]; vgl. auch StAZH, U 106.13.786 Kahane, Regina, Klausurarbeit vom 24. Mai 1904.

333 UAW, M 36.1, Verzeichnis über diejenigen Damen, welche an der k. k. Universität Wien zu Doctoren promovirt wurden; Sablik, Frauenstudium 817f.; *Die Zeit* 4, Nr. 1167 (23. Dezember 1905) 4.

334 BAR, E 3300A, 1000/762, Bd. 28.

Pflegerinnenschule in Zürich[335]. Vermutlich war sie um 1911 auch kurzzeitig an der Abteilung für Frauenkrankheiten des Kaiser Franz-Joseph-Ambulatoriums in Wien tätig[336]. 1913 vertrat sie einen Assistenzarzt im Solothurner Kantonsspital Olten[337]. Von 1915 bis 1933 führte Regina Kahane-Axer eine Ordination als praktische Ärztin im Arbeiterviertel in Zürich (vgl. dazu Kapitel 5.1.3)[338].

Zivilgesellschaftliches Engagement

Bereits während ihrer Studienzeit hielt Regina Kahane 1896/1897 einen Vortrag beim von der Frauenrechtlerin Helene Stöcker im selben Semester gegründeten „Verein studierender Frauen“ in Berlin über die „Einheitsanrede Frau“[339].

Ab ca. 1905 hatte sie Kontakte zu sozialistischen Kreisen in Zürich und besuchte deren Versammlungen. Sie war in einen Gerichtsprozess wegen eines versuchten Bombenattentats verwickelt[340].

Familie, Partnerschaft, Freundschaften

Um 1904/1905 lernte sie ihren späteren Ehemann Alexander Axer kennen, der 1904/1905 in Wien an der Kaiser-Franz-Joseph-Realschule unterrichtete und im Wintersemester 1905 an der Universität Zürich Mathematik immatrikuliert wurde. Acht Jahre später, am 24. Dezember 1912, heiratete[341] die Einundvierzigjährige den vierunddreißigjährigen Mathematiker Dr. phil. Alexander Axer[342]. Am 8. September 1917 erhielt er das Bürgerrecht der Stadt Zürich, worauf ihm und seiner Frau am 8. November 1917 auch das Schweizer Bürgerrecht zuerkannt wurde. Die Ehe blieb kinderlos und wurde am 3. September 1920 geschieden[343].

---

335 1901 vom „Schweizerischen Gemeinnützigen Frauenverein“ gegründet, stand die Schule inklusive des angeschlossenen Spitals ganz unter weiblicher Leitung, vgl. Rogger–Bankowski, Europa 247; Rohner, Frauenstudium 54–56.

336 Vgl. Kahane, Beitrag 27: Vorangestellt ist die Information: *Aus der Abteilung für Frauenkrankheiten des Kaiser Franz-Joseph-Ambulatoriums in Wien (Abteilungsvorstand: Professor Dr. Mandl).*

337 Menschen machen ein Spital. Geschichten aus 125 Jahren Kantonsspital Olten 24, http://www.evaschumacher.ch/pdf/kso.pdf [14. 10. 2024].

338 Ihre Ordination befand sich in der Langstraße, Kasernenstraße und Limmatstraße, vgl. Adressbücher der Stadt Zürich 1915–1933, https://www.zop.zb.uzh.ch/ [8. 6. 2024]; laut Stadler, Ärztinnen XXXIII, soll sie ab 1922 als Schulärztin in Wien tätig gewesen sein, vgl. auch Gamper, Ärztinnen 82, Anm. 16: Sie nennt unter den Schulärzt:innen „Kohane Regine“, vgl. auch *Der Tag* 16, Nr. 5111 (5. September 1937) 8: Unter „ärztlichen Nachrichten“ wird *Frau Dr. Regina Kohane, 9. Bezirk, Lustkandlgasse 26*, genannt. Vermutlich ist „Regina Kohane“ nicht mit „Regina Kahane“ ident, denn laut WStLA, Meldeauskunft 28. April 2017, war Regina Kahane nicht in Wien gemeldet.

339 Stöcker, Lebenserinnerungen 58.

340 Andrzejewski, Aleksander Axer: Nähere Informationen werden nicht genannt.

341 StAZH, BEZ ZCH 6341.130, Spruchbuch Ehesachen, 2149–2153, Scheidung Axer, 3. September 1920; Matrikeledition der Universität Zürich, Kahane (⚭ Axer) Regina / (Reele), https://www.matrikel.uzh.ch/active//static/26430.htm [17. 2. 2025].

342 Alexander Axer (1880–1948), geb. in Przemyśl, Mathematikstudium an den Universitäten Wien, Göttingen und Zürich, verfasste mehrere wissenschaftliche Arbeiten, vgl. Andrzejewski, Aleksander Axer; Matrikeledition der Universität Zürich, Axer Dr. Alexander, https://www.matrikel.uzh.ch/active/static/1275.htm [17. 2. 2025].

343 1937 heiratete Alexander Axer Dorothea Caroline Ochsner in Zürich, von der er sich ein Jahr später scheiden ließ, vgl. Andrzejewski, Aleksander Axer 103.

Lebensende, Rezeption

Regina Kahane starb am 8. Oktober 1940 in Ascona[344]. Über ihren Lebensabschnitt in Ascona konnten keine Informationen in Erfahrung gebracht werden[345].

Publikationen, Vorträge, Forschungstätigkeit (Auswahl)

Dissertation: Regina Kahane, Ueber das Vorkommen von Scharlach im Kanton Zürich 1884–1902, mit besonderer Berücksichtigung der in die medizinische Klinik aufgenommenen Kranken (Zürich: Markwalder 1904) 46 S.

- Regina Kahane, Die Paralyse ist eine Form der Hirnsyphilis. Beitrag zur Trichozephaliasis. *Journal suisse de médecine* 37 (1907) 235.
- Dies., Beitrag Trichozephaliasis. *Correspondenz Blatt für Schweizer Ärzte* Nr. 8 (1907) 235.
- Dies., Beitrag zur Trichozephaliasis. *Zentralblatt für Kinderheilkunde. Eine Monatsschrift für Praktische Ärzte* 12 (1907) 327.
- Dies., Beitrag zur Organotherapie. *Therapeutische Revue der Allgemeinen Wiener medizinischen Zeitung* (25. Juli 1911) 27.
- Dies., Ein Beitrag zur Organotherapie (speziell über Ovaradentriferrin). *Heilkunde* Nr. 12 (1911).

7.2.8 Marie Kalmus-Schneider (1879–1941?)

Vorbemerkung

Marie Kalmus begann ihr Studium in Zürich und setzte es in Lemberg fort, wo sie als erste Frau an der dortigen Medizinischen Fakultät promoviert hat. Es ließen sich nur wenige (deutschsprachige) Informationen über sie finden[346].

Name

Marie, Marie Mathilde, Maria Matylda, Kalmus, Kalmuss, Kalmus-Schneider, Kalmus-Schneiderowa, Schneider, Schneidrowa. In zeitgenössischen Quellen scheint sie meist als Kalmus-Schneider auf.

---

344 Matrikeledition der Universität Zürich, Kahane (⚭ Axer) Regina / (Reele), https://www.matrikel.uzh.ch/active//static/26430.htm [17. 2. 2025].

345 Anfragebeantwortung durch das Museo Communale d'Arte Moderna, Ascona, 6. Juli 2021.

346 Vgl. Stadler, Ärztinnen XXXIII.

Soziale und regionale Herkunft

Marie Kalmus wurde am 19. August 1879 im ostgalizischen Drohobycz (Ukraine) geboren[347]. In der Matrikel der Universität Zürich fehlt bei der Nennung ihres Vaters Josef Kalmus die Berufsangabe[348].

Herkunft laut Universitätsmatrikel Zürich: Drohobicz[349]

Religion, kulturelle Prägung

Jüdisch[350]

Bildung

Am 24. Jänner 1899 maturierte Marie Kalmus am (polnischen) Franz-Josephs-Gymnasium in Lemberg[351]. Bei ihrer Immatrikulation an der Universität Zürich legte sie ein Abgangszeugnis der Universität Lemberg vor[352].

Universitäre Ausbildung, Qualifikationen

Marie Kalmus immatrikulierte im Wintersemester 1899 an der Medizinischen Fakultät der Universität Zürich, die sie am 20. September 1900 mit Zeugnis verließ[353]. Im Jahr 1900 schrieb sie sich an der Universität Lemberg ein, an der sie am 4. April 1905 promovierte. Sie war die erste an der Universität Lemberg promovierte Medizinerin[354].

Berufstätigkeit

1915 ist Marie Kalmus als niedergelassene Ärztin in Lemberg verzeichnet[355]. Belegt ist ihre Tätigkeit im Kriegsspital/Reservespital Nr. 2 von Pardubitz (Pardubice, Tschechien) im September 1915[356]. Nach ihrer Heirat mit dem Internisten Nusin Aron Schneider hatte sie eine Ordination in Lemberg, die sie vermutlich in einer Gemeinschaftspraxis mit ihrem Ehemann führte, da beide Praxen an derselben Adresse aufgelistet sind[357]. 1925 und 1933 ist Marie Kalmus-Schneider als Ärztin für Frauenkrankheiten genannt[358].

---

347 Matrikeledition der Universität Zürich, Kalmuss / (Kalmus) Marie Mathilde/ Maria Matylda, https://www.matrikel.uzh.ch/active//static/26441.htm [17. 2. 2025]; vgl. auch Stadler, Ärztinnen XXXIII.

348 Ebd.

349 Ebd.

350 Stadler, Ärztinnen XXXIII.

351 Ebd.

352 Matrikeledition der Universität Zürich, Kalmuss / (Kalmus) Marie Mathilde/ Maria Matylda, https://www.matrikel.uzh.ch/active//static/26441.htm [17. 2. 2025].

353 Ebd.

354 Ebd.

355 Stadler, Ärztinnen XXXIII: Kosciuski 24 [recte: ul. Kościuszki 24], Lemberg.

356 Vgl. Schneider Marie (geborene Kalmus/Kalmuß/Kalmuß-Schneider), https://ub.meduniwien.ac.at/blog/?tag=schneider-marie-geborene-kalmuskalmusskalmuss-schneider [12. 3. 2024].

357 Spielvogel, Jewry's contribution. Die Praxis befand sich in Kościuszko-Straße 24.

358 Haliczanin: Kalendarz powszechny 47.

Zivilgesellschaftliches Engagement

Der *Bericht der Oesterreichischen Liga zur Bekämpfung des Mädchenhandels* erwähnt 1911 und 1913 die Tätigkeit von *Dr. Marie Kalmus-Schneider* als Ärztin[359].

Familie

Marie Kalmus-Schneider war mit dem 1873 in Berdyczów (Berdytschiw, Ukraine) geborenen späteren Internisten Nusin (Nathan) Aron Schneider verheiratet. Er war einer der ersten Absolventen der Medizinischen Fakultät der Universität Lemberg und erhielt sein Ärztediplom im Jahr 1900[360]. Das Ehepaar führte an derselben Adresse eine Ordination.

Lebensende, Rezeption

Wie Józef Krętowski in seiner Studie über die Verluste an Ärzten in den Ostgebieten der Polnischen Republik während des Zweiten Weltkriegs vermerkt, scheinen weder Marie Kalmus-Schneider noch ihr Mann im ersten Nachkriegs-Ärzteverzeichnis von 1948 auf. Die Vermutung liegt nahe, dass sie bei den Massenmorden in Lemberg im Sommer 1941 starben[361].

7.2.9 Bohuslava Keck (1854–1911)

Vorbemerkung

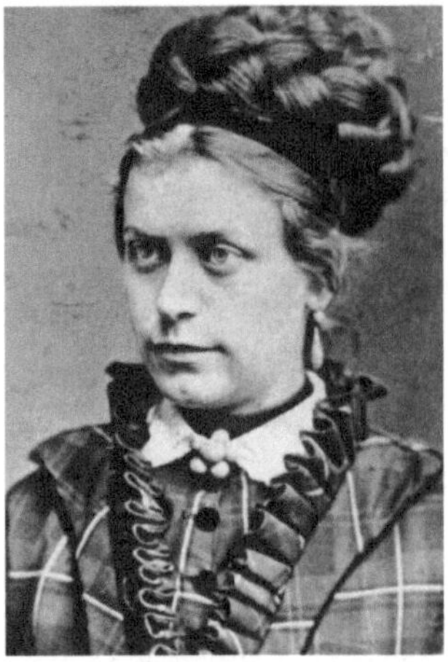

Abb. 52: Porträt von Bohuslava Keck; Foto, um 1900.

Bohuslava Keck war die erste Frau aus Böhmen, die an der Universität Zürich promovierte und somit die erste „tschechische Ärztin", über welche in zeitgenössischen deutsch- und tschechischsprachigen Zeitungen und Zeitschriften berichtet wurde[362]. Ctibor Nečas'[363] Kurzbiografie über sie basiert auf einem autobiografischen Bericht Kecks, der von der Schriftstellerin Eliška Krásnohorská überarbeitet und ergänzt wurde. 2019 erschien ein Artikel von Husref Tahirović und Brigitte Fuchs, der sich vor allem mit Kecks Wirken als bosnischer Amtsärztin und ihrer publizistischen Tätigkeit auseinandersetzt[364]. Wie Fuchs/Tahirović feststellen, liegt Kecks Popularität in Tschechien hinter Bayers „historical role as the figure-head of Czech feminism".

---

359 *Bericht der Oesterreichischen Liga zur Bekämpfung des Mädchenhandels* (1911) 32, (1913) 27.

360 Vgl. Spielvogel, Jewry's contribution.

361 Vgl. Krętowski, Straty osobowe lekarzy; als Nr. 1078 der Opferliste ist Marie Kalmus-Schneider genannt. Ich danke Monika Bankowski für den Hinweis und ihre Einschätzung.

362 Vorkämpferinnen (1895/1896) 40.

363 Vgl. Nečas, Muslimkami 51–70.

364 Tahirović–Fuchs, Bogusławą Keckova.

Name

Bohuslava, Bohuslava Josephine, Bohuslava Josefa, Kecková, Keckova

Soziale und regionale Herkunft

Bohuslava Keck wurde am 18. März 1854 in Bukol (heute zur Gemeinde Vojkovice gehörig, 35 Kilometer nördlich von Prag), Kreis Mělník, als Tochter von Adolf Keck und seiner Frau Jana Kecková, geb. Kubicková, geboren[365]. Ihr Vater war Erbe und Besitzer eines Gutshofes, den er selbst bewirtschaftete[366]. 1862 verkaufte er seinen Besitz und zog mit der Familie nach Prag-Karlín, wo er als Bauunternehmer und Kalkbrennereibesitzer beruflich erfolgreich tätig war und sich aktiv an der Parteipolitik der Jungtschechen beteiligte. Ihre Mutter war die Tochter eines Brauereimeisters. Kecks Eltern hatten fünf Töchter, Bohuslava war die mittlere Tochter[367]. Sie wuchs in einem Milieu der tschechisch-nationalistischen „pro-feminist middle class“ auf[368].

Herkunft laut Universitätsmatrikel Zürich: Prag[369]

Religion, kulturelle Prägung

Römisch-katholisch?

Bildung

Bohuslava Keck schloss als Sechzehnjährige die Höhere Mädchenschule in Prag mit Auszeichnung ab. Eine ministerielle Genehmigung ermöglichte ihr als Externe (Private) den Übertritt an das berühmte Malostranské Gymnasium (Knaben-Realgymnasium auf der Prager Kleinseite)[370], wo sie am 24. Juli 1874 als erste Maturantin in Böhmen und Mähren die Reifeprüfung bestand[371].

Universitäre Ausbildung, Qualifikationen

1874 suchte Bohuslava Keck beim Ministerium für Unterricht und Cultus vergeblich um Zulassung zu den medizinischen Studien in Wien an, was jedoch abgelehnt wurde[372]. Im Oktober desselben Jahres immatrikulierte Keck an der Medizinischen Fakultät der Universität Zürich[373]. Aufgrund ihrer guten Studienresultate erhielt sie eine Assistenzstelle an der Frauenabteilung der Frauenklinik (Gebäranstalt) des Kantonsspitals in Zürich[374].

---

365 Ebd. 234; Nečas, Muslimkami 51.

366 Ebd. Adolf Keck, gestorben 1880, schrieb landwirtschaftliche Artikel für die Fachpresse.

367 Ebd.

368 Tahirović–Fuchs, Bogusławą Keckova 234.

369 Matrikeledition der Universität Zürich, Keck (Frl.) Bohuslava Josephine, https://www.matrikel.uzh.ch/active//static/26498.htm [17. 2. 2025].

370 Vgl. Malostranské gymnázium, https://malostranskeskoly.cz/malostranske-gymnazium-praha-1-josefska-7 [5. 7. 2024].

371 Nečas, Muslimkami 51; Tahirović–Fuchs, Bogusławą Keckova 234, Vorkämpferinnen (1895/1896) 40.

372 Perfahl, Geschlechterpolitik 113.

373 Matrikeledition der Universität Zürich, Keck (Frl.) Bohuslava Josephine, https://www.matrikel.uzh.ch/active//static/26498.htm [17. 2. 2025]; Nečas, Muslimkami 52.

374 Nečas, Muslimkami 52.

Nach sechs Jahren promovierte sie am 4. August 1880[375]. Anfang 1883 absolvierte sie einen gynäkologischen Kurs an der Medizinischen Fakultät der Universität Wien und legte die Hebammenprüfung ab[376].

Berufstätigkeit

Nach Abschluss ihres Studiums kehrte Keck 1880/1881 nach Prag zurück. Da sich ihre Bemühungen um Anerkennung ihres Schweizer Doktordiploms nicht realisieren ließen, entschied sie sich für eine Hebammenausbildung in Wien[377]. Danach ließ sie sich im März 1883 in der damaligen Prager Vorstadt Karlín und ab dem August desselben Jahres in Prag als Geburtshelferin nieder[378]. Ihre geburtshilfliche Praxis wurde von zahlreichen Patientinnen aus unterschiedlichen sozialen Schichten frequentiert[379]. 1890 bemühte sie sich ein zweites Mal vergeblich um Praxiszulassung in Cisleithanien[380].

Im Juli 1892 bewarb sich Keck um eine der beiden vom k. u. k. Finanzministerium ausgeschriebenen Stellen für Amtsärztinnen in Bosnien und Herzegowina. Mit 1. Jänner 1893 errichtete das gemeinsame Finanzministerium die neue Stelle einer „Landesärztin für die Herzegowina“ mit Sitz in Mostar, welche Keck am selben Tag provisorisch erhielt[381]. Eine feste Anstellung erfolgte am 15. Jänner 1896[382] (vgl. dazu ausführlich Kapitel 4.3.4).

Im ersten Amtsjahr behandelte Keck 710 Frauen und Kinder, im darauffolgenden Jahr 763[383]. Die meisten Behandlungen, nämlich 1.127, verzeichnete sie im Jahr 1898. Am häufigsten waren es Erkrankungen der Verdauungs- und Geschlechtsorgane, ab 1894 stiegen die Geburtshilfe und Behandlung im Wochenbett deutlich an[384]. Sie wurde auch beauftragt, einmal im Jahr in kleineren Städten wie Stolac, Ljubuški oder Konjic eine Zeit lang zu praktizieren, entferntere Distrikte zu visitieren und zweimal im Jahr Dienstreisen in weiter entfernte Gebiete zu machen[385]. Darüber hinaus impfte Bohuslava Keck im Juni 1902 Frauen und Mädchen in Konjic, Jablanica und Ostrožac gegen Pocken und führte Präventivmaßnahmen gegen die Syphilis in 28 Gemeinden des Gebiets Konjic von September bis Oktober 1909 durch[386].

---

375 Matrikeledition der Universität Zürich, Keck (Frl.) Bohuslava Josephine, https://www.matrikel.uzh.ch/active//static/26498.htm [17. 2. 2025]; Stern, Medizinerinnen 216; Nečas, Muslimkami 52.

376 Nečas, Muslimkami 56; Tahirović–Fuchs, Bogusławą Keckova 234.

377 Vgl. auch Perfahl, Geschlechterpolitik 152.

378 Nečas, Muslimkami 56.

379 Vgl. auch Fuchs, Ärztinnen 107.

380 Perfahl, Geschlechterpolitik 154.

381 Nečas, Muslimkami 57; vgl. auch *Pester Lloyd* 39, Nr. 295 (10. Dezember 1892) 5; *Bukowinaer Rundschau* 11, Nr. 1226 (13. Dezember 1892) 3; Sanitätswesen Bosnien/Hercegovina Tabelle 400; Weibliche Aerzte in Bosnien. *Wiener Medizinische Wochenschrift* 46/30 (1896) Sp. 1349–1351, hier Sp. 1350; *Neuigkeits-Welt-Blatt* Nr. 139 (20. Juni 1893) 6.

382 Nečas, Muslimkami 57: Keck traf am 11. Jänner 1893 in Mostar ein und legte am 13. Jänner 1893 den Amtseid ab.

383 Sanitätswesen Bosnien/Hercegovina 40; Vorkämpferinnen (1895/1896) 40; *Südsteirische Post* 15, Nr. 51 (26. Juni 1895) 3.

384 Sanitätswesen Bosnien/Hercegovina 400.

385 Weibliche Aerzte in Bosnien. *Wiener Medizinische Wochenschrift* 46/30 (1896) Sp. 1349–1351, hier Sp. 1350; Nečas, Muslimkami 61; Vorkämpferinnen (1895/1896) 40.

386 Nečas, Muslimkami 62.

Keck soll vor allem von der weiblichen muslimischen Bevölkerung geschätzt worden sein und wurde für ihre Tätigkeit auch geehrt[387]. Ihre ärztliche Tätigkeit ist in Jahresberichten an die Landesregierung dokumentiert[388].

Bereits 1896 erschien ein kurzer Artikel im amerikanischen *Medical Woman's Journal* über Bohuslava Keck und Theodora Krajewska[389].

Zivilgesellschaftliches Engagement

1893 erhielt Keck von zwei Begs, muslimischen Würdenträgern, die Erlaubnis, deren Frauen und Töchter in einigen elementaren Schulfächern zu unterrichten. In der Folge veranstaltete sie jeden Winter Abendkurse. Darüber hinaus gab sie Handarbeitsunterricht und konnte so auch den Schulbesuch von Frauen popularisieren[390]. Ab dem Schuljahr 1900/1901 unterrichtete sie an der Mädchenmittelschule in Mostar Gesundheitskunde und wurde dort auch zur Schulärztin ernannt[391]. Bohuslava Keck war auch Mitglied im „Verein für erweiterte Frauenbildung in Wien“[392].

Familie, Partnerschaft, Freundschaften

Um das Jahr 1865 Jahren lernte Bohuslava Keck Anna Bayer in Prag kennen. In Zürich wohnten die beiden Frauen zuerst an derselben Adresse, überwarfen sich dann jedoch[393].

Zu ihrem Freundeskreis zählte die Frauenrechtlerin und Schriftstellerin Eliška Krásnohorská[394]. Bohuslava Keck blieb unverheiratet.

Reisen

Bohuslava Keck machte jedes Jahr von dem ihr zustehenden sechswöchigen Urlaub Gebrauch. 1893 verbrachte sie diesen im Heilbad Ilidža bei Sarajewo, worüber sie für die böhmische Frauenzeitschrift *Lada* [Brachland] ein Reisefeuilleton verfasste. 1900 besuchte sie die Weltausstellung in Paris. Alle übrigen Urlaube verbrachte sie in ihrer Heimat, entweder bei ihrer älteren Schwester in Kostomlat an der Elbe (Kostomlaty nad Labem, Tschechien) oder in Karlsbad (Karlovy Vary)[395].

---

387 Ebd. 60.

388 Vgl. Sanitätswesen Bosnien/Hercegovina 400–404.

389 Women Physicians 302.

390 Vorkämpferinnen (1895/1896) 40; Fuchs, Ärztinnen 107f.; Nečas, Muslimkami 68. Eine Sammlung von Handarbeiten, die ihr Patientinnen und Schülerinnen geschenkt hatten, übergab sie schließlich dem Náprstek-Museum in Prag.

391 Fuchs, Ärztinnen 108; Nečas, Muslimkami 68; ABH, ZVS 1908, 96–172, Ruralbericht der Direktion der Höheren Mädchenschule in Sarajevo, 1908.

392 Stern, Gabriele Possaner 201.

393 Nečas, Muslimkami 21.

394 Zu Eliška Krásnohorská (1847–1926) vgl. https://de.wikipedia.org/wiki/Eliška_Krásnohorská [5. 12. 2024].

395 Nečas, Muslimkami 59.

Lebensende und Rezeption

Im Alter von 57 Jahren verschlechterte sich der Gesundheitszustand der an Diabetes erkrankten Ärztin, deshalb fuhr sie regelmäßig nach Karlsbad zur Kur. Am 17. Oktober 1911 verstarb sie bei ihrer älteren Schwester in Kostomlaty[396].

Anlässlich des 100. Geburtstages von Bohuslava Keck wurde 1954 an ihrem Grab eine Gedenktafel angebracht[397].

Publikationen, Vorträge, Forschungstätigkeit (Auswahl)

Dissertation: Bohuslava Keck, Ueber Strumabronchotomien. Ein Beitrag zur Statistik. Inaugural-Dissertation an der Universität Zürich (bei Prof. Rose, Chirurgie) (Zürich: Orell, Füssli 1880) 122 S.

Ab den 1880er Jahren publizierte sie, basierend auf ihren Erfahrungen als Hebamme in Prag und als Amtsärztin, populärwissenschaftliche Artikel in der tschechischen feministischen Presse[398]. 1905 verfasste Bohuslava Keck eine Artikelfolge zur präventiven Gesundheitsfürsorge, die sie unter der Rubrik „Aus Gesellschaft und Wissenschaft" in der in Mostar erscheinenden Zeitschrift *Osvit* [Aufklärung] publizierte[399]. Kommentare zu den Inhalten einzelner Artikel enthält der Beitrag von Husref Tahirović und Brigitte Fuchs[400].

7.2.10 Rosa Kerschbaumer (Putjata) (1851–1923)

Vorbemerkung

Rosa Kerschbaumer stammte aus Russland, wurde durch Heirat Österreicherin und war die erste Ärztin, die in der Habsburgermonarchie aufgrund einer kaiserlichen Sondergenehmigung praktizierte. 2008 publizierte ich eine auf breiter Quellenrecherche basierende biografische Monografie über Rosa Kerschbaumer mit Schwerpunkt auf dem Lebensabschnitt[401], den sie in Salzburg verbrachte, sowie in der Folge auch weitere Aufsätze und Beiträge[402]. Darüber hinaus wird in Darstellungen über russische Studentinnen und erste Akademikerinnen in Österreich[403] und der Schweiz[404] auf sie Bezug genommen sowie in lexikalischen Artikeln[405] und in der russischen Literatur[406]. Eine wichtige Quelle

---

396 Fuchs, Ärztinnen 108; Nečas, Muslimkami 69; Vytlacilova, Anna Bayerová.

397 Nečas, Muslimkami 69.

398 Tahirović–Fuchs, Bogusławą Keckova 233.

399 ABH, ZVS 1908, 96–174, 22. Mai 1907.

400 Tahirović–Fuchs, Bogusławą Keckova 240–249; vgl. auch Nečas, Muslimkami 67f.

401 Veits-Falk, Rosa Kerschbaumer-Putjata.

402 Dies., Augenheilanstalt 367–390; dies., Karrieremigration; dies., Heilanstalten; dies., Kämpferinnen; dies., Erste Ärztin 20–23; dies., Rosa Kerschbaumer 50–53.

403 Seebacher, Roses; Rogger–Bankowski, Europa 69–71, 171–174; Mazohl-Wallnig, Geschichte 245–247; Rogger, Doktorhut 222, 238.

404 Zuletzt Rogger–Bankowski, Europa.

405 ÖBL, Bd. 3, 308; Stern, Medizinerinnen 216f.; Rosa Kerschbaumer-Putjata, https://de.wikipedia.org/wiki/Rosa_Kerschbaumer-Putjata [30. 6. 2024]; Kerschbaumer. Rosa, https://fraueninbewegung.onb.ac.at/node/1375 [30. 6. 2024].

406 Magil'nickij, R. V. Putjata 75–79; ders., Raisa Vasil'evna Putjata 73–75; Stern, Medizinerinnen.

für die frühe Lebensgeschichte stellen die Memoiren und Briefe von Rosa Kerschbaumers Schwester Virginia Schlikow und Briefe aus dem Familienarchiv der Urgroßnichte Kerschbaumers in Zürich dar[407] sowie für die Salzburger Zeit Fotos und Dokumente aus dem Familienarchiv Dr. Huber[408] im Stadtarchiv Salzburg. Die vorliegende Darstellung beruht im Wesentlichen auf den Ausführungen des Buches „Rosa Kerschbaumer-Putjata. Pionierin der Augenheilkunde. Ein außergewöhnliches Frauenleben in Salzburg“[409], in dem weiterführende Quellen und Literaturangaben nachzulesen sind.

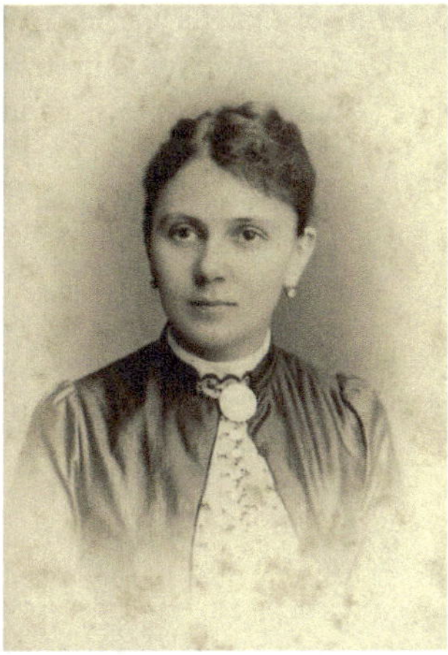

Abb. 53: Porträt von Rosa Kerschbaumer; Foto, um 1885.

Name

Rosa, Raissa, Raissa Wassilijewna, Rose, Schlykowa, Schlikov, Schlikoff, Putjata, verh. Putiata, verh. Kerschbaumer, Kerschbaumer-Putjata. In Österreich ist sie vor allem unter dem Namen Kerschbaumer, dem Familiennamen ihres zweiten Ehemanns, unter dem sie in den meisten Fällen auch publizierte, bekannt.

Soziale und regionale Herkunft

Rosa Kerschbaumer wurde als Raissa Wassilijewna Schlykowa am 22. August 1851 (nach gregorianischem Kalender am 3. September 1851) in Moskau geboren[410]. Ihr Vater, Wassilij Dmitrijewitsch Schlykow[411], stammte aus einer landadeligen Familie, war Vorsteher des Vormundschaftswesens in der Kanzlei des Moskauer Generalgouverneurs und wurde 1856 zum „wirklichen Staatsrat“ ernannt. Raissas Mutter, Adelaida Alexejewna Ogarjowa[412], kam aus einer Familie, die zum russischen Hochadel zählte. Ihre Schwester,

---

407 Familienarchiv Frey-Wettstein, Zürich. Ich danke Franziska Frey-Wettstein sehr herzlich für die Einsicht in die Rosa Kerschbaumer betreffenden Quellen. Der Nachlass von Virginia Schlikow-Abeljanz wurde 2011 der Zentralbibliothek Zürich, Handschriftensammlung, übergeben, vgl. ZBZ Ms Z II 3073–3081, 9 Archivschachteln.

408 Stadtarchiv Salzburg, PA Sammlung Dr. Huber. Besten Dank an Vita Huber-Hering für die Übergabe von Fotos und Dokumenten von und über Rosa Kerschbaumer an das Stadtarchiv.

409 Veits-Falk, Rosa Kerschbaumer-Putjata.

410 Vgl. u. a. Matrikeledition der Universität Zürich, Putiata(-Slikova, ∞ Kerschbaumer) Raice/(Raissa/Raisa/Rosa), https://www.matrikel.uzh.ch/active//static/27346.htm [17. 2. 2025]. In den meisten – vor allem österreichischen – Quellen und in der Sekundärliteratur wird fälschlicherweise 1854 als Geburtsjahr angegeben, vgl. Veits-Falk, Rosa Kerschbaumer-Putjata 151, Anm. 18.

411 Zu Wassilij Dmitrijewitsch Schlykow (1815–1875) vgl. Veits-Falk, Rosa Kerschbaumer-Putjata 15.

412 Adelaida Alexejewna Ogarjowa (1826–1895) war die Tochter von Anna Dmitrijewna, einer geborenen Fürstin Uchtomskaja, vgl. Veits-Falk, Rosa Kerschbaumer-Putjata 15f.; GATO, op. No. 2, f. 39, d. 2627, Delo Tul'skogo Dvorjanskogo Deputatskogo Sobranija po vneseniju v Dvorjanskuju rodoslovnuju knigu

Virginia[413], später verheiratete Abeljanz, wurde 1853 geboren. 1857 kam ihr Bruder zur Welt, der mit zwei Jahren an Lungenentzündung starb. Die Familie Schlykow besaß ein Landgut in Dubki, rund 250 Kilometer südlich von Moskau, wo die Familie die Sommermonate verbrachte[414].

Herkunft laut Universitätsmatrikel Zürich und Bern: Moskau[415]

Religion, kulturelle Prägung

Russisch-orthodox, ab der Eheschließung mit dem Katholiken Friedrich Kerschbaumer vermutlich römisch-katholisch[416]

Bildung

Rosa Kerschbaumer erhielt eine westlich orientierte Erziehung und Sozialisation, wie sie in den adeligen Kreisen der Moskauer Gesellschaft Mitte des 19. Jahrhunderts üblich waren. Sie wurde gemeinsam mit ihrer Schwester von französischen und englischen Gouvernanten betreut. Der Student, spätere Jurist und Sozialreformer Anatoli Koni unterrichtete die beiden in russischer Literatur, Geschichte, Zoologie, Botanik und Physik. Als Rosa Kerschbaumer 16 Jahre alt war, engagierte die Familie eine Kurländerin[417] als Gesellschafterin für ihre Töchter, um deren Deutschkenntnisse zu verbessern. 1868 heiratete Raissa Schlykowa den Studenten Wladimir Putjata und bekam in den folgenden vier Jahren drei Kinder, bis sich ihr Mann 1872 von ihr trennte[418].

Universitäre Ausbildung, Qualifikationen

Nach ihrer gescheiterten Ehe immatrikulierte Raissa Putjata 1872 an der Medizinischen Fakultät in Zürich[419] und wechselte 1873 an die Universität Bern, wo sie am 7. Juli 1876 promovierte[420]. Nach ihrem Abschluss ging sie im Herbst 1876 nach Wien, wo sie sich an der Universität Wien bei dem angesehenen Ophthalmologen Ferdinand von Arlt

---

Tul'skoj gubernii (Cast' 3-ju) roda Šlykova Vasilija Dmitrieviča [Akt des Tulaer Adelsdeputations-Ausschusses über die Aufnahme des Geschlechts von Schlykow Wassilij].

413 Zu Virginia Schlykowa, verh. Abeljanz, vgl. Rogger–Bankowski, Europa; Frey-Wettstein, Virginia Schlikow.

414 Veits-Falk, Rosa Kerschbaumer-Putjata 21–23.

415 Matrikeledition der Universität Zürich, Putiata (-Slikova, ∞ Kerschbaumer) Raice / (Raissa/Raisa/Rosa), https://www.matrikel.uzh.ch/active//static/27346.htm [17. 2. 2025]; StAB, BB IIIb 1158, Matrikel Pontiata [sic], Raisa, http://www.archivwissenschaft.ch/uab/matrikel/00039687.pdf [17. 2. 2025]; StAB, BB IIIb 1158, Matrikel Pontiata [sic], Raisa, http://www.archivwissenschaft.ch/uab/matrikel/00039687.pdf [17. 2. 2025].

416 Es konnten keine Belege für eine Konversion oder katholische Eheschließung gefunden werden, sie wurde aber auf einem katholischen Friedhof in Los Angeles begraben, vgl. *Los Angeles Post* (July 29, 1923) 16.

417 Kurland ist heute die westlichste der fünf historischen Landschaften Lettlands und kam 1795 als „deutsche Provinz“ an Russland.

418 Veits-Falk, Rosa Kerschbaumer-Putjata 16–19; vgl. auch Frey-Wettstein, Virginia Schlikow.

419 Matrikeledition der Universität Zürich, Putiata (-Slikova, ∞ Kerschbaumer) Raice / (Raissa / Raisa / Rosa), https://www.matrikel.uzh.ch/active//static/27346.htm [17. 2. 2025].

420 StAB, BB IIIb 1158, Matrikel Pontiata [sic], Raisa, http://www.archivwissenschaft.ch/uab/matrikel/00039687.pdf [17. 2. 2025]; UAB BB 05.10.1, Protocoll der medicinischen Facultät der bernischen Hochschule 1834–1888, Sitzung am 7. Juli 1876, UAB BB 5.10.31 Med. Fak. Examensprotokolle Prom. 2. Februar 1876 – 10. Jänner 1883, 7. Juli 1876, *Doktorexamen mit Frau Raissa Putiata aus Moskau.*

auf Augenheilkunde spezialisierte. Ein Jahr später heiratete sie dessen Assistent Friedrich Kerschbaumer[421].

Berufstätigkeit

1877 übersiedelten Rosa und Friedrich Kerschbaumer nach Salzburg, wo Friedrich Kerschbaumer im November 1877 zuerst eine Ordination eröffnete, in die 1878 Augenpatient:innen auch stationär aufgenommen wurden. 1881 gründete das Ehepaar Kerschbaumer gemeinsam eine private Augenheilanstalt[422]. In dieser konnte Rosa Kerschbaumer „versteckt" unter dem Namen ihres Mannes praktizieren. Von Anfang an führte sie die meisten Operationen durch und übernahm de facto die medizinische Leitung der Klinik[423].

1890 suchte Rosa Kerschbaumer bei Kaiser Franz Joseph um eine Sondergenehmigung an, als Ärztin praktizieren zu dürfen und in Salzburg eine Augenheilanstalt zu leiten, die ihr am 23. März 1890 erteilt wurde[424]. Sie war damit die erste in Österreich praktizierende Ärztin. Rosa Kerschbaumer führte die Klinik nach der kurz darauf erfolgten Trennung von ihrem Ehemann erfolgreich weiter, bis 1892 am öffentlichen St.-Johanns-Spital eine eigene Augenabteilung eröffnet wurde und die Anzahl der Patient:innen zurückging[425]. Im Februar 1896 gab die fünfundvierzigjährige Ärztin ihre Augenheilanstalt aus finanziellen Gründen auf, verließ Salzburg und kehrte nach Russland zurück[426]. Sie arbeitete als Augenärztin an einer Klinik in St. Petersburg und hielt ab 1899 Fortbildungskurse für Ärztinnen und Ärzte in Augenheilkunde ab[427].

Von 1897 bis 1903 leitete sie eine sogenannte „mobile Augenheiltruppe" entlang der im Bau befindlichen Transsibirischen Eisenbahn und kam dabei in die Gouvernements Nischni Gorod (1897), Pensa (1897/1898), Tschernigow (1899), nach Sibirien (1900/01)[428], Simbirsk (1902), Erewan (1902/1903) und in die armenische Stadt Alexandropol (1903, heute Gjumri)[429].

Im Jahr 1900 erschien Kerschbaumers vielbeachtete Publikation „Das Sarkom des Auges", mutmaßlich das erste von einer Frau verfasste wissenschaftliche Werk zur Augenheilkunde[430].

Sie war gut in die Scientific Community integriert und nahm an mehreren wissenschaftlichen Kongressen teil.

---

421 Veits-Falk, Rosa Kerschbaumer-Putjata 51–60.

422 Das Ehepaar kaufte gemeinsam ein gründerzeitliches Gebäude (heute Schwarzstraße 32) und ließ es nach damals modernsten Standards zu einer Augenheilanstalt adaptieren.

423 Veits-Falk, Rosa Kerschbaumer-Putjata 71–94.

424 HHStA, Kabinettskanzlei, Zl. 1208/1890; AVA, MdI, Allgemeine Reihe 36/1, Karton 947, Schreiben des Innenministeriums vom 17. März 1890; *Salzburger Volksblatt* 70, Nr. 84 (9. April 1940) 5; *Salzburger Volksblatt* 25, Nr. 111 (15. Mai 1895) 4; Veits-Falk, Rosa Kerschbaumer-Putjata 102–106.

425 AVA, MdI, Allgemeine Reihe 36/1, Karton 986, Sanitätshauptbericht 1891 und 1893; SLA, Landesauschussakten II 59/16, Schreiben des Landesausschusses an die Verwaltung der Landesanstalten; Veits-Falk, Rosa Kerschbaumer-Putjata 111–114.

426 Veits-Falk, Rosa Kerschbaumer-Putjata 132.

427 Ebd. 136.

428 Ebd. 136–138.

429 Putiata-Kerschbaumer, Bericht 221.

430 Dies., Sarkom: Der angesehene Ophthalmologe Hubert Sattler hatte Kerschbaumer seine Sammlung enukleierter Bulbi zur Verfügung gestellt und zu ihrer Studie ein Vorwort verfasst. Zu Kerschbaumers Studie vgl. Veits-Falk, Rosa Kerschbaumer-Putjata 114–117.

Von 1903 bis 1906 war Rosa Kerschbaumer Direktorin der Augenheilanstalt der Zarin Maria Fedorowna in Tiflis, Georgien[431]. 1907 wurde sie an den persischen Hof in Teheran berufen, um bei einer Prinzessin eine Augenoperation durchzuführen[432].

Ab September 1907 wohnte Kerschbaumer in Wien. Für die Sommersaison 1908 begab sie sich nach Karlsbad zur Kur und um dort auch als Augenärztin zu praktizieren[433]. Um in Österreich wieder als Ärztin praktizieren zu können, musste sie abermals um eine Sondergenehmigung ansuchen, welche ihr Franz Joseph am 7. August 1908 Kaiser wieder gewährte[434]. Sie führte bis 1911 eine Ordination in Wien und engagierte sich unter anderem im Rahmen der „Schulhygiene“ für die Augengesundheit von Schüler:innen[435].

Gemeinsam mit der vierunddreißigjährigen Ärztin Maria Schuhmeister (siehe biografisches Porträt Kapitel 7.2.23) reiste Rosa Kerschbaumer im Alter von 60 Jahren am 7. Dezember 1911 vom Hafen Hamburg nach Philadelphia, wo sie am 22. Dezember 1911 ankam[436] (siehe Kapitel 5.2).

Zuerst lebte sie in Seattle, 1914 erhielt sie eine Lizenz als Ärztin für Nevada und Kalifornien, 1915 übersiedelte sie nach Los Angeles, wurde amerikanische Staatsbürgerin und Mitglied der „Medical Society of the State of California“[437]. Dort scheint sie sowohl als *Allopath* (Allgemeinmedizinerin)[438] als auch *Eye Surgeon*[439] auf und operierte auch im Good Samaritan Hospital in Los Angeles[440]. Sie behandelte zahlreiche mittellose Patient:innen und verbrachte ihren letzten Lebensabschnitt selbst in Krankheit und finanzieller Not. Die *Los Angeles Post* widmete ihr um 1923 einen Artikel mit dem Titel „Surgeon to Royalty Ill and Destitute in City Faces Charity Ward After Serving Poor Free, for Years“[441].

Zivilgesellschaftliches Engagement und Frauenbewegung

Rosa Kerschbaumer engagierte sich von Salzburg aus in der Frauenbewegung in Wien. Im April 1889 hielt sie einen vielbeachteten Vortrag über „Die ärztliche Berufsbildung und Praxis der Frau“ für den „Verein für erweiterte Frauenbildung in Wien“, dessen Ehrenmitglied sie war[442]. Nach ihrer Sondererlaubnis, als Ärztin praktizieren zu dürfen, hofften viele Befürworter:innen des Frauenstudiums, der „Präzedenzfall Rosa Kerschbaumer“ würde eine Öffnung der Universitäten für Frauen in Österreich und eine Verbesserung

431 Ebd. 140; Magil'nickij, R. V. Putjata 78.

432 *Salzburger Zeitung* (17. Jänner 1907) 2; Veits-Falk, Rosa Kerschbaumer-Putjata 140f.

433 Veits-Falk, Rosa Kerschbaumer-Putjata 141.

434 AVA, MdI, Allgemeine Reihe 36/1, Karton 2472, Ärztliches Personal I–K; Veits-Falk, Rosa Kerschbaumer-Putjata 141f.

435 Kerschbaumer, Hygiene 8f.; Veits-Falk, Rosa Kerschbaumer-Putjata 142.

436 Philadelphia Passenger Lists, https://www.ancestry.com [Abfrage zwischen 2015 und 2022].

437 Selected U.S. Naturalization Record 1791–1992, https://www.ancestry.com [Abfrage zwischen 2015 und 2022]; Veits-Falk, Rosa Kerschbaumer-Putjata 144.

438 *Journal of the American Medical Association* 1923, https://www.ancestry.com [Abfrage zwischen 2015 und 2022].

439 Naturalization Records 1915, https://www.ancestry.com [Abfrage zwischen 2015 und 2022].

440 *The Washington Post* (22. Dezember 1915) 6.

441 Stadtarchiv Salzburg, PA Sammlung Dr. Huber, undatierter Zeitungsausschnitt aus der Los Angeles Post.

442 Kerschbaumer, Berufsbildung 2; zum Inhalt vgl. Veits-Falk, Rosa Kerschbaumer-Putjata 95–99.

der staatlichen Frauenbildung bewirken[443]. 1895 replizierte sie auf Eduard Alberts misogyne Schrift „Die Frauen und das Studium der Medizin“ mit einem Beitrag[444].

In Salzburg trat sie dem „Verein zur Gründung und Erhaltung des Erzherzogin Marie-Valerie-Kinderspitales“ bei[445].

Um 1910 engagierte sie sich in Wien gegen Prostitution und forderte eine bessere Entlohnung von Frauen als Gegenmaßnahme[446].

Familie, Partnerschaft, Freundschaften

1868, im Alter von 17 Jahren, heiratete Raissa Schlykowa den Studenten Wladimir Putjata[447]. 1869 wurde ihr Sohn Wsewolod geboren[448]. Nachdem ein Jahr später Sohn Boris[449] zur Welt gekommen war, brach ihr Ehemann sein Studium ab und arbeitete als Beamter in der Zensurabteilung. Nach der Geburt des dritten Sohnes Nikolaj[450] verließ Wladimir seine Familie und schloss sich einer Wanderschauspieltruppe an.

Rosa Kerschbaumers Schwester Virginia hatte bereits vor ihr, im Sommersemester 1872, ein Medizinstudium an der Universität Zürich begonnen. Im Herbst 1872 gingen beide Schwestern nach Zürich, begleitet von den Eltern und den Kindern Rosa Kerschbaumers. 1873 wechselten alle gemeinsam nach Bern[451].

1877 heiratete Raissa Putjata in Wien Friedrich Kerschbaumer[452], den Assistenten Ferdinand von Arlts, bei dem sie sich auf Augenheilkunde spezialisierte. Nachdem Rosa Kerschbaumer im März 1890 die Sondergenehmigung erhalten hatte, die Klinik allein zu führen, trennte sich das Paar[453].

---

443 Dies. 118.

444 Kerschbaumer, Professor Albert; Veits-Falk, Rosa Kerschbaumer-Putjata 117–125.

445 Rechenschafts-Bericht 3; Veits-Falk, Rosa Kerschbaumer-Putjata 127.

446 Kerschbaumer, Prostitution 5; Veits-Falk, Rosa Kerschbaumer-Putjata 143.

447 Wladimir Putjata (1850–1878) war Sohn des Hauptmanns Iwan Wassiliewitz Putjata und von Sofia Jegorowna Putjata, geb. Paschkowa, die vor ihrer Heirat Hofdame am Zarenhof in St. Petersburg. Seine Mutter lebte mit Wladimir und dessen Bruder Michail von ihrem Mann getrennt. Wladimir studierte Geschichte und Sprachen in Moskau. Vgl. Veits-Falk, Rosa Kerschbaumer-Putjata 24–26.

448 Zu Wsewolod Putjata (1869–ca. 1940) vgl. Veits-Falk, Rosa Kerschbaumer-Putjata 131f.: Er studierte an der militärischen Rechtsakademie und musste 1899 infolge eines Skandals seine militärische und juristische Karriere aufgeben. Danach trat er in die geistliche Akademie von Kasan ein, wurde zum Bischof verschiedener Eparchien [ostkirchliche Diözesen] und schließlich zum Erzbischof von Nowotscherkassk ernannt, jedoch infolge seines unsittlichen Lebenswandels nach Pensa und zuletzt Omsk (Sibirien) strafversetzt. Nach der Russischen Revolution schloss er sich der (staatstreuen bzw. prosowjetischen) kirchlichen Erneuererbewegung an.

449 Boris Putjata, Dr. jur. (1870–ca. 1905) soll im russisch-japanischen Krieg gefallen sein, vgl. Veits-Falk, Rosa Kerschbaumer-Putjata 132.

450 Nikolaj Putjata (1872–?) wird in den Memoiren von Virginia Schlykow-Abeljanz als „enfant terrible“ bezeichnet, der eine *reiche Zigeunerin* heiratete. Vgl. Veits-Falk, Rosa Kerschbaumer-Putjata 132:

451 Veits-Falk, Rosa Kerschbaumer-Putjata 33–50.

452 Friedrich Kerschbaumer (1847–1906) wurde in Bruneck in Südtirol als Sohn eines Gerbermeisters geboren, studierte in Wien Medizin, ab 1875 war er Assistent an der Klinik von Ferdinand von Arlt; OÖLA, Bezirksgericht Bad Ischl, Sch. 76, A-Akt Zl. 26/1906, Verlassenschaftsakt Dr. Friedrich Kerschbaumer, Lauffen 28. Jänner 1906; Arlt, Erlebnisse 66; Veits-Falk, Rosa Kerschbaumer-Putjata 60–62.

453 Friedrich Kerschbaumer litt offenbar an einer psychischen Erkrankung. Er ging zuerst nach Wien, wo er als Augenarzt arbeitete und war ab 1898 als Assistenzarzt am Kaiser Franz Joseph-Kinder-Hospiz in Lauffen bei Bad Ischl tätig, wo er 1906 starb. Vgl. OÖLA, Bezirksgericht Bad Ischl, Sch. 76, A-Akt Zl. 26/1906, Verlassenschaftsakt Dr. Friedrich Kerschbaumer, Lauffen 28. Jänner 1906; *Salzburger Chronik* 42, Nr. 24 (30. Jänner 1906) 3; Veits-Falk, Rosa Kerschbaumer-Putjata 107.

Unter ihrer alleinigen Leitung stellte Kerschbaumer auch Assistenzärztinnen ein, die wie sie in der Schweiz studiert hatten: Belegt sind die 1866 in Cincinnati geborene US-Amerikanerin Selina Bloom[454], die Armenierin Margarit Melik Beglarian[455] und im Winter 1893/1894 Georgine von Roth aus Pressburg[456].

Als Rosa Kerschbaumer in die USA emigrierte, gab sie bei den Behörden Dr. Sarah Kendall, die sich in der Frauenstimmrechtsbewegung engagierte und 1918 zur Präsidentin des „Medical Women's Club of Seattle" gewählt wurde, als Kontakt an[457].

Reisen

Während ihres Studiums reiste Rosa Kerschbaumer regelmäßig zu ihrer Familie nach Russland[458]. Neben zahlreichen beruflichen Reisen und Ortswechseln sind auch einige Privatreisen und Bergtouren Rosa Kerschbaumers belegt. Im September 1887 bestieg sie zum Beispiel – als eine der ersten Frauen – begleitet von den befreundeten Brüdern Dr. Robert Huber und Oberfinanzrat Josef Huber aus Salzburg und einem Bergführer den 3.312 m hohen Piz Buin im Montafon[459].

Lebensende, Rezeption

Rosa Kerschbaumer starb am 27. Juli 1923 im Alter von 72 Jahren an einer Krebserkrankung und in finanzieller Not in Los Angeles[460].

In Salzburg erinnert eine Gedenktafel am Haus der ehemaligen Augenklinik in der Schwarzstraße 32 an Rosa Kerschbaumer. 2007 wurde im Stadtteil Itzling eine Straße nach ihr benannt. 2008 wurde im österreichischen Fernsehen eine Dokumentation des ORF-Landesstudios Salzburg über ihre Lebensgeschichte ausgestrahlt[461]. Seither sind zahlreiche populäre Artikel über Rosa Kerschbaumer erschienen[462].

---

454 Zu Selina Bloom, vgl. Matrikeledition der Universität Zürich, Bloom (Frl.) Selina, https://www.matrikel.uzh.ch/active//static/25357.htm [17. 2. 2025]; Veits-Falk, Rosa Kerschbaumer-Putjata 117 und 126.

455 Margarit Melik Beglarian (Beglarion) stammte aus einer Fürstenfamilie in Armenien, vgl. Eine Prinzessin mit dem Doctorhut. *Das Recht der Frau* 207 (1896) 8; Veits-Falk, Rosa Kerschbaumer-Putjata 126.

456 AVA, MdI, Allgemeine Reihe 36/1, Karton 939, Schreiben des Reichs-Kriegsministeriums an das Innenministerium, 28. Juli 1895 (Akten über Georgine von Roth).

457 Philadelphia Passenger Lists: Biographical Sketch of Sarah Ann Kendall, Alexander Street Documents, www.ancestry.com [Abfrage zwischen 2015 und 2022].

458 Veits-Falk, Rosa Kerschbaumer-Putjata 45f.

459 Stadtarchiv Salzburg, PA Sammlung Dr. Huber, Unsere schönsten Fahrten, 1866–1934, zusammengestellt von Josef Huber, Weihnachten 1934, 141–143; *Salzburger Zeitung* Nr. 207 (14. September 1887) 2.

460 Veits-Falk, Rosa Kerschbaumer-Putjata 145; *Los Angeles Post* (July 28, 1923) 11, (July 29, 1923) 16: *Deaths with Funeral Announcements: KERSCHBAUMER, July 27, Dr. Rose P. Kerschbaumer, aged 72 years. Funeral from the Chaple of Garrett Brothers 1337 South Flower. Monday Morning at 8 o' clock, Requiem mass in Lady of Loretto, 303 North Union.*

461 ORF Salzburg, Österreich Bild. Der Engel mit dem Skalpell, 23. März 2008.

462 Vgl. z. B. folgende Artikel: Regal–Nanut, Besessen 24; Franceschetti, Kaiserinnen 49–54; Franceschetti, Empereurs 470–477; Kerschbaumer, Schwarzstraße 4–6; Grass, Bader 4–6; Ban, Comic 58f.; Aichinger, Ärztin 29f.; Baur, Ausnahme 88f.

Publikationen, Vorträge, Forschungstätigkeit (Auswahl)

Dissertation: Raissa Putiata von Schlikoff, Ueber Sarcom der Lymphdrüsen. Inauguraldissertation zur Erlangung der Doktorwürde einer hohen medicinischen Schule zu Bern (Separatabdruck aus *Virchow's Archiv für pathologische Anatomie und Physiologie und für klinische Medizin* 69) (Berlin: G. Reimer 1877) 23 S.

Rosa Kerschbaumer nahm an etlichen wissenschaftlichen Kongressen teil und hielt zahlreiche Vorträge. 1886 zum Beispiel an einem Kongress in Heidelberg teil[463], ebenso im August 1888 am dortigen VII. Internationalen Kongress für Ophthalmologie als einzige Frau[464]. Am 1. März 1893 sprach sie in Linz über Kurzsichtigkeit[465]. 1894 ist ihre Teilnahme am internationalen Kongress für „Hygiene und Demographie"[466] und 1902 an der Sitzung der „Gesellschaft der Augenärzte" in Moskau belegt[467].

1899 übernahm sie am IX. Internationalen Ophthalmologischen Kongress in Utrecht den Vorsitz bei einer Sektion und referierte bei der „Ophthalmologischen Gesellschaft" in St. Petersburg über das Augensarkom. 1902 hielt sie in Moskau auf dem VIII. Kongress der russischen Ärzte zur Erinnerung an Nikolaj Pirogow einen Vortrag „Über die Behandlung des Trachoms und der Kampf dieser Krankheit in Russland"[468].

Neben einer Reihe wissenschaftlicher Arbeiten verfasste Rosa Kerschbaumer auch die Jahresberichte ihrer Salzburger Augenheilanstalt – zuerst, ab 1878, gemeinsam mit ihrem Ehemann, dann, 1883 bis 1890, ohne dessen Mitwirkung.

- Rosa Kerschbaumer–Friedrich Kerschbaumer, Bericht über Einhundertzwölf Staar-Extractionen nach v. Graefe's Methode (Salzburg 1881).
- Rosa Kerschbaumer, Ueber Altersveränderung der Ueva. *V. Graefe's Archiv für Ophthalmolgie* 34, Nr. 4 (1888) Separatabdruck.
- Dies., Über die ärztliche Berufsbildung und Praxis der Frauen. *Jahresbericht des Vereines für erweiterte Frauenbildung in Wien* 1 (1888/1889), Beilage.
- Dies., Bericht über 200 Staar-Extractionen. *Archiv für Augenheilkunde* 22 (1890) Separatabdruck.
- Dies., Professor Albert und die weiblichen Ärzte. *Neue Revue. Wiener Literaturzeitung* 6/44 (1895) 1381–1390.
- Rosa Putjata Kerschbaumer, Das Sarkom des Auges. Mit einem Vorwort von Professor Dr. Sattler (Wiesbaden 1900).
- Rosa Kerschbaumer-Putjata, Bericht einer oculistischen Abteilung in Sibirien. *Zeitschrift für Augenheilkunde* 7 (1902) 221–225.
- Rosa Kerschbaumer, Die Hygiene des Auges in der Schule. *Der Bund* 5/4 (1909) 8f.
- Dies., Zur Frage der Regelung der Prostitution in Österreich. *Arbeiterinnen-Zeitung* 19, Nr. 10 (10. Mai 1910) 5.

---

463 Purtscher, Erinnerungen 91.
464 Magil'nickij, R. V. Putjata 79.
465 Salzburger Zeitung, Nr. 51 (3. März 1893) 3.
466 Vgl. Gerloczy, Jelentés; Veits-Falk, Rosa Kerschbaumer-Putjata 116f.
467 Magil'nickij, R. V. Putjata 79.
468 Ebd. 78.

7.2.11 Theodora Krajewska (1854–1935)

Vorbemerkung

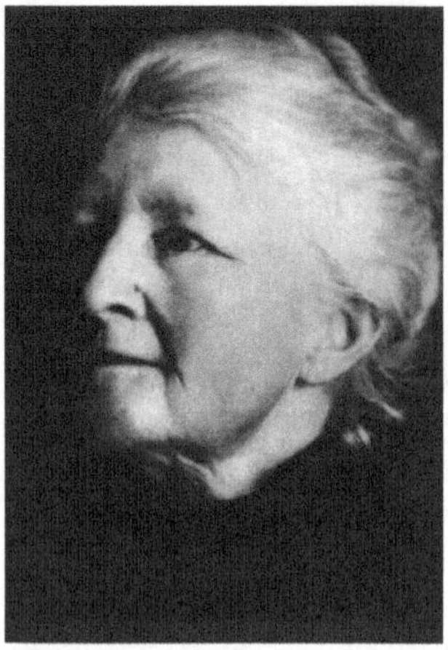

Abb. 54: Porträt von Theodora Krajewska; Foto, 1934.

Neben Bohuslava Keck zählt die aus Polen stammende Medizinerin Theodora Krajewska zu den bekanntesten bosnischen Amtsärztinnen, über die etliche zeitgenössische Berichte in deutschen, polnischen und französischen Zeitschriften und Zeitungen erschienen sind[469]. In Polen ist sie als Intellektuelle und weibliche Pionierin der Medizin bekannt. Der von Theodora Krajewska auf Polnisch verfasste „Pamiętnik“ – ihre Erinnerungen an die Zeit vor dem Studium sowie lose Aufzeichnungen aus ihrer Zeit in Bosnien – erschien erst 1989 im Druck[470] und stellt als einziges publiziertes Tagebuch einer bosnischen Amtsärztin eine Besonderheit dar. Der tschechische Historiker Ctibor Nečas widmete ihr in seiner Arbeit über die bosnischen Amtsärztinnen ein umfassendes Kapitel[471]. Einige deutschsprachige Artikel[472] enthalten weitere biografische Angaben über Krajewska. 2019 erschien ein Beitrag von Fuchs/Tahirović auf Englisch mit Verweis auf polnische Literatur[473].

Name

Theodora, Teodora, geb. Kosmowska, verh. Krajewska. Sie war unter dem Namen Krajewska allgemein bekannt.

Soziale und regionale Herkunft

Theodora Krajewska kam am 5. September 1854[474] in Warschau als Tochter des Lehrers und späteren dortigen Gymnasialdirektors und Sektionschefs der Schulverwaltung Ignacy Kosmowski[475] zur Welt. Ihre Mutter Seweryna, geb. Główczyńska, stammte aus einer landadeligen Familie[476]. Theodora war die drittälteste von acht Töchtern, die alle

469 Brod, Besuch 260–264; *Daheim. Ein deutsches Familienblatt* 38 (18. Jänner 1902) 7; *Prager Tagblatt* 21, Nr. 63 (4. März 1897) 9; *Agramer Zeitung* 72, Nr. 253 (5. November 1897) 5.

470 Krajewska, Pamiętnik [zusammenfassende Übersetzungen von Elzbieta Tabaka mit Ergänzungen von Monika Bankowski].

471 Nečas, Muslimkami 71–94.

472 Fuchs, Ärztinnen 108–110; Krzysztoforska-Weisswasser, Bildungs- und Emanzipationsbestrebungen 151–154; vgl. auch Stern, Medizinerinnen 216; vgl. weiters auch Stadler, Ärztinnen XXXVII; Teodora Krajewska, https://de.wikipedia.org/wiki/Teodora_Krajewska [3. 8. 2024]; Krajevska, Theodora, https://fraueninbewegung.onb.ac.at/node/837 [14. 1. 2024].

473 Fuchs–Tahirović, Teodora Krajewska.

474 Ebd. 318: hier wird darauf hingewiesen, dass Nečas, Muslimkami 71, den 5. September 1854 nennt, dass es sich hier aber möglicherweise um eine Verwechslung mit dem Sterbedatum 5. September 1935 handeln kann.

475 Vgl. Krajewska, Pamiętnik 42.

476 Seweryna Kosmowska soll ihre Tochter in ihren Bildungsbestrebungen unterstützt haben. Das Ehepaar Kosmowski heiratete 1847.

eine gute Ausbildung erhielten. Ihre Schwester Zofia wurde Zahnärztin und ihre Schwester Janina Apothekerin[477].

Herkunft laut Universitätsmatrikel Bern: Warschau

Religion, kulturelle Prägung

Römisch-katholisch

Bildung, erste Berufstätigkeit

Theodora Kosmowska besuchte das Zweite Warschauer Mädchengymnasium, ein staatliches (russisches) Gymnasium, das sich durch Entfallen der alten Sprachen von einem herkömmlichen Knabengymnasium unterschied. Sie übersprang die erste Klasse und schloss das Gymnasium 1872 mit der goldenen Medaille, das heißt als beste Schülerin, ab[478]. 1874 legte sie die Lehramtsprüfung für Mathematik ab und unterrichtete bis zu ihrer Eheschließung mit Antoni Krajewski im Jahr 1876 an den unteren Klassen des deutschen Gymnasiums.

Nach dem frühen Tod ihres Mannes im Jahr 1880 nahm Krajewska ihre Lehrtätigkeit wieder auf und unterrichtete polnische Literatur und Sprache an privaten Mädchenschulen, obwohl beide Fächer bis 1905 verboten waren und nur im Geheimen oder unter der Tarnung anderer Fächer (zum Beispiel während des Handarbeitsunterrichts) vermittelt werden konnten[479].

Universitäre Ausbildung, Qualifikationen

1883, im Alter von 29 Jahren, ging Theodora Krajewska zum Studium nach Genf. Das Diplom des russischen Gymnasiums ließ ihre Aufnahme an der Medizinischen Fakultät nicht zu, daher wurde sie an der Naturwissenschaftlichen Fakultät eingetragen. Nach zweijährigem Studium erlangte sie 1885 das „Baccalauréat des sciences physiques et naturelles"[480]. Anschließend begann sie das Medizinstudium. Während ihres Studiums fungierte sie auch als Vorsitzende der Genfer „Société des étudiants polonais"[481] und engagierte sich im Genfer Verein „Polonia"[482].

Im Mai 1889 immatrikulierte Krajewska an der Medizinischen Fakultät der Universität Bern, wo sie nur kurz blieb[483]. Ab Herbst 1889 war sie wieder an der Universität Genf als regulär immatrikulierte Studentin registriert. Zu ihren Lehrern zählte u. a. Moritz Schiff, der sie zu seiner Assistentin in seinem physiologischen Labor ernannte. 1892 verteidigte und veröffentlichte sie ihre Dissertation, die von der Genfer Medizinischen Fakultät mit einem Preis von 500 Francs ausgezeichnet wurde[484].

---

477 Nečas, Muslimkami 71; Krajewska, Pamiętnik 66, 150.

478 Vorkämpferinnen (1895/1896) 46; Nečas, Muslimkami 71; Fuchs, Ärztinnen 108.

479 Nečas, Muslimkami 71.

480 Vorkämpferinnen (1895/1896) 46.

481 Krzysztoforska-Weisswasser, Bildungs- und Emanzipationsbestrebungen 152.

482 Nečas, Muslimkami 72.

483 StAB, BB IIIb 1160, Matrikel Krajewska, Theodora, http://www.archivwissenschaft.ch/uab/matrikel/00049986.pdf [17. 2. 2025].

484 Vorkämpferinnen (1895/1896) 46; Nečas, Muslimkami 72.

Berufstätigkeit

Nach ihrer Promotion 1892 erhielt Theodora Krajewska eine Stelle im physiologischen Labor von Moritz Schiff. Als erste Frau in der Position einer wissenschaftlichen Assistentin war sie massiven Anfeindungen der männlichen Kollegen ausgesetzt, sodass sie beschloss, Genf zu verlassen[485].

1892 bewarb sie sich um die ausgeschriebene Stelle einer Amtsärztin in Bosnien und Herzegowina[486]. Unmittelbar nach ihrer Ernennung reiste Krajewska nach Wien, um dort die österreichisch-ungarische Staatsbürgerschaft zu erwerben. Die Wartezeit nützte sie zum Besuch gynäkologischer Kurse bei Friedrich Schauta und als Hospitantin unter anderem bei den Professoren Richard von Krafft-Ebing und Alois Monti an der Universität Wien[487] sowie zum Erlernen von Serbokroatisch[488]. Mit Dekret vom 29. November 1892 wurde Theodora Krajewska als Nachfolgerin von Anna Bayer zur provisorischen Amtsärztin von Tuzla ernannt (Definitivstellung am 11. September 1895), wo sie von 20. März 1893 bis 30. Juni 1899 tätig war[489].

1893 erwarb sie sich besondere Verdienste bei der Bekämpfung der Cholera im Kreisspital von Tuzla[490] und behandelte dort in diesem Jahr 553 Personen (343 Frauen, 180 Kinder und 30 Männer)[491], zwei Jahre später auch Patient:innen in den Kleinstädten Zvornik, Kladanj und Srebrenica[492]. Während ihrer Amtszeit in Dolnja Tuzla versorgte sie 4.739 Patient:innen, 72 % Erwachsene und 28 % Kinder. Neben gynäkologischen Krankheiten behandelte Krajewska Erkrankungen des Stoffwechsels, des Bluts, des Verdauungs- und Respirationstrakts, der Sinnesorgane, des Nervensystems, von Herz, Kreislauf und Nieren sowie infektiöse und parasitäre Krankheiten, aber auch Tuberkulose, Skrofulose und Syphilis, vereinzelt auch Leprafälle. Daneben nahm sie chirurgische Eingriffe vor, leistete Assistenz bei Geburt und Wochenbett und Erste Hilfe bei Vergiftungen[493]. In den Landesstatistiken von Bosnien und Herzegowina ist ihre ärztliche Tätigkeit dokumentiert[494].

Krajewskas Amtszeit in Tuzla endete am 31. Juli 1899, am 1. Oktober trat sie eine Stelle als Amtsärztin in der Hauptstadt Sarajewo an[495]. Dort hatte sie nicht nur Patient:innen in der Hauptstadt zu betreuen, sondern auch in den schwer zugänglichen Dörfern der bergigen Umgebung. Sie unterrichtete Hygiene am Lehrerinnenseminar in

---

485 FUCHS, Ärztinnen 109, mit Verweis auf polnische Literatur.

486 Auf diese Ausschreibung hatte sie ein Genfer Freund, der Emigrant und Schriftsteller Zygmund Milkowski, hingewiesen; vgl. NEČAS, Muslimkami 73; vgl. auch FUCHS, Ärztinnen 109.

487 Vorkämpferinnen (1895/1896) 46.

488 FUCHS, Ärztinnen 109; KRZYSZTOFORSKA-WEISSWASSER, Bildungs- und Emanzipationsbestrebungen 152; vgl. auch KRAJEWSKA, Expériences 186.

489 NEČAS, Muslimkami 74; Hof- und Staatshandbuch 1894, 988; vgl. auch KRAJEWSKA, Expériences 186: *Après un séjour de six moins à Vienne je fus nommée médecin officiel de Dolnja Tuzla au mois de mars 1893.*

490 STERN, Medizinerinnen 216; Vorkämpferinnen (1895/1896) 46; Weibliche Ärzte in Bosnien. *Wiener Medizinische Wochenschrift* 46/30 (1896) Sp. 1350; NEČAS, Muslimkami 74: Dafür erhielt sie eine Remuneration von 200 Gulden.

491 *Prager Tagblatt* 18, Nr. 246 (6. September 1894) 7.

492 Weibliche Ärzte in Bosnien. *Wiener Medizinische Wochenschrift* 46/30 (1896) Sp. 1350.

493 NEČAS, Muslimkami 77; Sanitätswesen Bosnien/Hercegovina 402f.

494 Vgl. Sanitätswesen Bosnien/Hercegovina 400–404.

495 NEČAS, Muslimkami 74; FUCHS, Ärztinnen 109; vgl. auch: Hof- und Staatshandbuch 1900 1044; Sanitätswesen Bosnien/Hercegovina, Tabelle 400; *Neue Freie Presse* Nr. 12491 (3. Juni 1899) 5.

Sarajewo sowie an Privatschulen, wie der St.-Joseph-Mädchenschule und der islamischen Mädchenschule. Daneben fungierte sie auch als Schulärztin[496].

Krajewska unternahm auch Dienstreisen zur Bekämpfung der Pockenepidemie 1900 bis 1902 in Tuzla, zur Impfung gegen Infektionskrankheiten in den Kreisen Sarajewo und Travnik und ab 1902 im Einsatz gegen die Syphilis im Kreis Sarajewo[497]. 1902 bereiste sie den Distrikt Visoko mit der Expositur Vareš sowie den Bezirk Fojnica. Im April und Juni 1902 nahm Krajewska eine größere Impfaktion in Sarajewo und Umgebung vor[498]. Große Verdienste erwarb sich Krajewska auch in der Bekämpfung der Syphilis, die besonders im Kreis Sarajewo sehr verbreitet war und endemischen Charakter hatte[499]. Sie war aktiv bei der Bekämpfung von Tuberkulose, Syphilis und Typhus und besonders bei Impfaktionen gegen Pocken im Einsatz[500].

Theodora Krajewska untersuchte und beschrieb als Erste die Knochenerkrankung Osteomalazie bei Musliminnen, über die sie publizierte und auf Fachkongressen berichtete. 1900 veröffentlichte sie in der *Wiener Medizinischen Wochenschrift* einen ausführlichen Beitrag über „Osteomalazie in Bosnien (Kreis Dolnja Tuzla)“[501].

Nach dem Ende der Habsburgermonarchie hoffte sie, nach Polen zurückkehren zu können, aber mangels geeigneter beruflicher Möglichkeiten blieb sie in Bosnien, trat in den Dienst des jugoslawischen Staates und legte am 5. März 1919 einen neuen Amtseid ab[502]. Als Ärztin konnte sie wegen einer Augenerkrankung (Katarakt) nur bis 1922 arbeiten. Da ihre finanziellen Mittel nach ihrer Pensionierung nicht ausreichend waren, war sie in einer Beratungsstelle für Tuberkulose-Prophylaxe in Sarajewo bis 1925 tätig, bevor sie 1927/1928 nach Warschau zurückkehrte[503].

Zivilgesellschaftliches Engagement

Krajewska engagierte sich für das Frauenstudium, wovon nicht nur ihr Artikel in der polnischen Zeitschrift *Nowa Reforma* [Neue Reform] zeugt, sondern auch ihre Teilnahme an einer Frauendelegation beim Bildungsminister in Wien[504].

In Sarajewo freundete sie sich mit Paulina Glück, der Ehefrau des Landessanitätsrats Leopold Glück an, die im „Polnischen Klub“ in Sarajewo eine führende Rolle spielte[505].

---

496 Fuchs, Ärztinnen 109; Nečas, Muslimkami 87; Krajewska, Pamiętnik 116–118.

497 Nečas, Muslimkami 75.

498 In der ersten Hälfte des Jahres 1902 impfte sie auf dem Land 1.473 muslimische Frauen und Mädchen gegen Pocken und in Sarajewo 1.439, d. h. insgesamt 2.912 Personen. Vgl. Jahresbericht der Amtsärztin Dr. Teodora Krajewska in Sarajevo für das Jahr 1902. *Wiener Medizinische Wochenschrift* 53/41 (1903) Sp. 1927.

499 Nečas, Muslimkami 94: Krajewska unternahm Dienstreisen nach Fojnica und Visoko (Juni 1902), Rogatica und Višegrad (Juli 1902), erneut Višegrad (November 1902), Goražde (März 1903), Kreševo (September 1905) sowie Višegrad und Rudo (März 1907).

500 Vgl. z. B. auch ABH, Landesregierung, Sanitätswesen, 4898/1908; 159135/1908; Kreisbehörde Sarajevo, 25416/1907; ZVS, 72459.

501 Krzysztoforska-Weisswasser, Bildungs- und Emanzipationsbestrebungen 152; Fuchs, Weiche Knochen 78f.

502 Vgl. auch Fuchs–Tahirović, Teodora Krajewska 321.

503 Nečas, Muslimkami 88; Fuchs, Ärztinnen 109; Fuchs–Tahirović, Teodora Krajewska 321.

504 Krzysztoforska-Weisswasser, Bildungs- und Emanzipationsbestrebungen 152; Fuchs, Ärztinnen 109.

505 Nečas, Muslimkami 82; Krajewska, Pamiętnik 105; Fuchs, Ärztinnen 109.

Dort unterrichtete Krajewska polnische Kinder und organisierte Spenden für Warschau während der Revolution 1905[506].

Der „Verein für erweiterte Frauenbildung in Wien“ würdigte die Arbeit von Bohuslava Keck und Theodora Krajewska[507].

Familie, Partnerschaft, Freundschaften

1876 heiratete Theodora Kosmowska Antoni Krajewski, Lehrer für klassische Sprachen am III. Warschauer Knabengymnasium. Er hatte 1863 mit 16 Jahren am polnischen Januaraufstand gegen Russland teilgenommen[508]. Ihre Wohnung wurde zu einem Treffpunkt der polnischen Intelligenz in Warschau. 1880 starb Antoni Krajewski, und Theodora wurde mit 26 Jahren Witwe und heiratete danach nicht wieder.

Während sie mit ihrer Amtskollegin Bohuslava Keck in Mostar weder dienstlich noch persönlich nähere Kontakte pflegte[509], unterstützte sie ihre Landsmännin und Nachfolgerin Hedwig Olszewska in Tuzla und die Serbin Kornelija Rakić, die 1908 zur Amtsärztin von Bihać ernannt worden war. Krajewska war zu Beginn deren beider Amtszeit auch freundschaftlich mit ihnen verbunden[510].

Reisen

Krajewska verbrachte Urlaube 1901 und 1906 in der Schweiz sowie 1902, 1907 und 1908 in Russisch-Polen bei ihren Angehörigen[511].

Aufgrund ihrer anstrengenden Tätigkeit erkrankte sie 1902 an einem Darmkatarrh mit Komplikationen, ein Jahr später an einer schweren Grippe, sodass sie um Genesungsurlaub ansuchen musste[512].

Lebensende, Rezeption

Theodora Krajewska kehrte 1927 nach Warschau zurück, wo sie nur noch wenige Angehörige hatte und Bosnien mit ihrem dortigen Freund:innen-Kreis vermisste[513]. In Warschau begann sie, serbokroatische Literatur zu übersetzen und in einer polnischen Frauenzeitschrift zu publizieren. In den letzten Lebensjahren schrieb sie auf Polnisch an ihren – unvollendeten – Memoiren[514]. Der „Pamiętnik“ enthält vor allem Erinnerungen an ihre Zeit in Bosnien und Impressionen ihrer Kindheit in Warschau unter russischer Herrschaft und wurde 1989 von der polnischen Historikerin und Archivarin Boguslawa Czajecka mit einem biografischen Vorwort herausgegeben.

---

506 Krzysztoforska-Weisswasser, Bildungs- und Emanzipationsbestrebungen 153.

507 *Neue Freie Presse* Nr. 10846 (2. November 1894) 6.

508 Zu Antoni Krajewski vgl. Krajewska, Pamiętnik 8; Nečas, Muslimkami 71; Vorkämpferinnen (1895/1896) 46; Fuchs–Tahirović, Teodora Krajewska 319.

509 Vgl. Krajewska, Pamiętnik 104, erwähnt in ihren Erinnerungen nur ein einziges Mal Kecks Namen.

510 Nečas, Muslimkami 89.

511 Ebd. 76.

512 Ebd. 85.

513 Fuchs–Tahirović, Teodora Krajewska 321, verweist auf einen Brief von 1930, den sie an eine Freundin in Sarajevo schrieb.

514 Krzysztoforska-Weisswasser, Bildungs- und Emanzipationsbestrebungen 154.

Theodora Krajewska starb mit 81 Jahren am 5. September 1935 in ihrer Wohnung in Warschau und wurde auf dem Powązki-Friedhof begraben[515].

Publikationen, Vorträge, Forschungstätigkeit (Auswahl)

Dissertation: Theodora Krajewska, Recherches physiologiques sur la réaction de dégénérescence. Mémoire couronné par la Faculté de médecine de Genève (Genève: impr. Aubert-Schuchardt 1892), 52 S. (auf dem Deckblatt Hinweis: *Prix de la Société auxiliaire des Science, concours 1891*); Abdruck auch in: *Revue médicale de la Suisse Romande* 12, Nr. 8 (1892) 550–567, Nr. 9, 612–642.

Sie verfasste zahlreiche Abhandlungen auf Polnisch in der Zeitschrift *Nowa Reforma* sowie in der *Wiener Klinischen Rundschau* (1898) und der *Wiener Medizinischen Wochenschrift* (1900, 1903).

- Theodora Krajewska, Expériences d'une femme-médecin à Dolnja Tuzla (Bosnie), in: Der Internationale Frauenkongress für Frauenwerke und Frauenbestrebungen in Berlin 19. bis 26. September 1896. Eine Sammlung der auf dem Kongress gehaltenen Vorträge und Ansprachen, hg. von Rosalie Schoenflies et al. (Berlin 1897) 185–190.
- Dies., Osteomalacie in Bosnien, Kreis Dolnja Tuzla. *Wiener medizinische Wochenschrift* 50 (1900) Sp. 1785–1788, 1824–1827, 1893–1895, 1930–1935, 1982–1986, 2022–2024, 2074–2078, 2134–2138[516].
- Jahresbericht der Amtsärztin Dr. Teodora Krajewska in Sarajevo für das Jahr 1902. *Wiener medizinische Wochenschrift* 53 (1903) Sp. 1778–1782, 1829–1831, 1872–1876, 1926–1929.

Theodora Krajewska verfasste und übersetzte auch unterschiedliche literarische Textgattungen. 1883 publizierte sie beispielsweise in der Wochenzeitung *Prawda* [Wahrheit] eine kritisch-literarische Skizze über Iwan Turgenjew und in der Zeitung *Kuryer Codzienny* [Täglicher Kurier] die von einem „gefallenen Mädchen aus dem Volk" handelnde

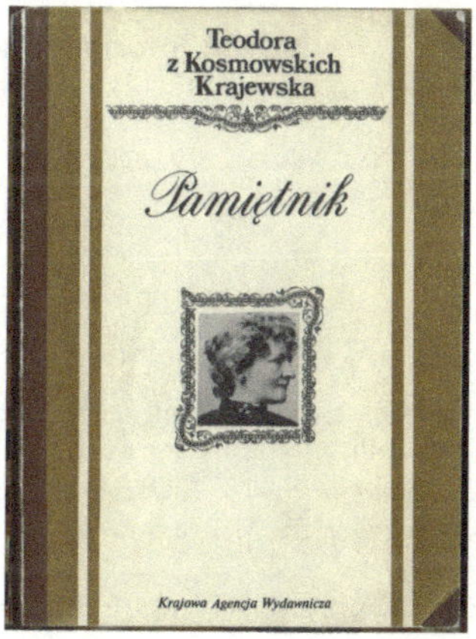

Abb. 55: Cover von Pamiętnik, den Memoiren von Theodora Krajewska, hg. von Bogusława Czajecka, 1989.

[515] Ebd. 152; Nečas, Muslimkami 88.
[516] Zu inhaltlichen Details vgl. Fuchs, Weiche Knochen 78.

Novelle „Anka"[517]. Neben eigenen weiteren Novellen verfasste sie auch Übersetzungen (serbo-)kroatischer Erzählungen und Gedichte, die in den polnischen Zeitschriften *Naprzód* [Vorwärts] und *Bluszcz* [Efeu] erschienen[518].

Darüber hinaus nahm sie an Fachkongressen teil. Im September 1896 sprach sie am Internationalen Kongress für Frauenwerke und Frauenbestrebungen in Berlin über ihre Arbeit in Bosnien[519], ebenso am 2. Internationalen gynäkologischen und geburtshilflichen Kongress Ende September 1896 in Genf[520]. 1897 hielt sie einen *socialärztlichen Vortrag* über Bosnien in Krakau[521]. Im September 1909 nahm sie am 16. Ärztekongress in Budapest teil und referierte über „Tétanie des femmes ostéomalaciques"[522].

7.2.12 Gisela Kuhn-Januszewska (1867–1943)

Vorbemerkung

Gisela Kuhn-Januszewska war eine Ärztin, die zu ihren Lebenszeiten an verschiedenen Orten und in unterschiedlichen Zusammenhängen bekannt war: Als Schwester des Schriftstellers Roda Roda, als erste, nur kurzzeitige Kassenärztin in Remscheid in Deutschland, als Amtsärztin in Bosnien und danach als eine der ersten Ärztinnen in Graz, die mit 48 Jahren durch Nostrifizierung ihres Schweizer Doktordiploms ein Doktorat an der Universität Graz erwarb, als Opfer des NS-Regimes. Neben einem Aufsatz von Brigitte Fuchs und Husref Tahirović (2020) enthalten unter anderem ein Beitrag von Reinhold Aigner sowie ein Kapitel der Dissertation Angelika Stadlers und des Buches über die bosnischen Amtsärztinnen von Ctibor Nečas biografische Informationen über sie[523].

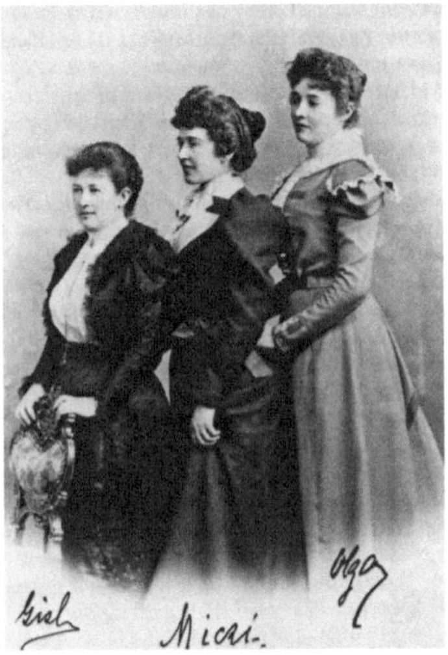

Abb. 56: Gisela Kuhn-Januszewska (erste von links) mit ihren zwei Schwestern, 1898.

517 Mackiewicz, Kobiety 79–98.

518 Vgl. dazu Krzysztoforska-Weisswasser, Bildungs- und Emanzipationsbestrebungen 153f.

519 Krajewska, Expériences 185–190.

520 *Österreichische Lehrerinnen-Zeitung* 4, Nr. 18 (1. Oktober 1896) 15; Congrès périodique international de gynécologie et d'obstétrique. Neben *Prof. Dr. Maas aus Krakau und Dr. Latzko aus Wien* war Krajewska die einzige Vertreterin aus Österreich.

521 *Prager Tagblatt* 21, Nr. 63 (4. März 1897) 9; Nečas, Muslimkami 81; Krzysztoforska-Weisswasser, Bildungs- und Emanzipationsbestrebungen 153.

522 *Pester Lloyd* 56, Nr. 208 (3. September 1909) 5; XVIe Congrès international de médecine, Budapest.

523 Stadler, Ärztinnen 12–15. Sie widmet Gisela Kuhn-Januszewska in ihrer Dissertaion eine „facettenreiche Case-Studie"; Aigner, Ärztinnen 61f.; Buchin, Kurzbiografien 247; Stern, Medizinerinnen 216; Januszewska, Gisela, https://biografia.at [13. 11. 2024]; Januszewska, Gisela, https://fraueninbewegung.onb.ac.at/node/3204 [13. 11. 2024]; Gisela Januszewska, https://en.wikipedia.org/wiki/Gisela_Januszewska [30. 11. 2024]; Fuchs–Tahirović, Gisela Januszewska; Nečas, Muslimkami 102–105.

Name

Gisela, geb. Rosenfeld, Rosenfeld-Roda, verh. Kuhn, gesch. Kuhn, verh. Januszewska, Januszewski. Der in dieser Studie verwendete Doppelname Kuhn-Januszewska ist ein terminus technicus, der sowohl ihre Lebensphase als bosnische Amtsärztin (Kuhn) wie auch jene in Banjaluka und Graz (Januszewska) sichtbar machen soll. Sie selbst führte den Doppelnamen nicht.

Soziale und regionale Herkunft

Gisela Rosenfeld wurde am 22. Jänner 1867 in Drnowitz (Drnovice, Tschechien), in Mähren, Bezirk Wischau (Vyškov, 35 Kilometer östlich von Brünn (Brno)[524], als eines von fünf Kindern des Landgutpächters Leopold Rosenfeld[525] und seiner Ehefrau Rosalie, geb. Stein[526], Tochter eines Tuchhändlers, geboren. Ihre Vorfahren, deutsche Juden, stammten sowohl väterlicher- als auch mütterlicherseits aus Mähren und waren durchwegs Handwerker, Geschäftsleute oder Bauern[527]. Einer von Giselas Brüdern war der später bekannte Schriftsteller Alexander Roda Roda[528]. Die Familie nannte sich Roda (serbisch/kroatisch für Storch), um den jüdischen Familiennamen Rosenfeld zu verbergen. Bis um 1872 lebte die Familie in Drnowitz, danach übersiedelte sie nach Zdenci bei Orahovica, Komitat Verőcze (Nordostkroatien), wo Leopold Rosenfeld die Stelle eines Verwalters für das Gut Alagino in Zdenci (Grafschaft Virovitica-Podravina) von Ladislaus Graf Pejačević, Banus von Kroatien-Slawonien, übernahm[529].

Herkunft laut Universitätsmatrikel Zürich: Brünn[530]

Religion, kulturelle Prägung

Jüdisch[531], konvertierte um 1900 zum Katholizismus

---

524 AVA, MdI, Sanitätsakten-Akten 1911/1912, Karton 2930; Nečas, Muslimkami 102; Stern, Medizinerinnen 216; Fuchs–Tahirović, Gisela Januszewska 77.

525 Leopold Rosenfeld (1829–1901) wurde in Buchlov geboren, wo seine Eltern eine Landwirtschaft betrieben. Während des Krimkriegs im Sommer 1854 wurde er zum Spitalskommandanten in Dukla und später zum Wachtmeister ernannt. 1861 erhielt er als Erbteil ein kleines Gut in Drnowitz, in der Nähe von Wischau. 1862 heiratete er Rosalie Stein. Nach finanziellen Schwierigkeiten übersiedelte die Familie 1872 nach Zdenci bei Orahovica, Komitat Verőcze (Kroatien). Vgl. Hackermüller, Handkuß 10–19.

526 Rosalie Rosenfeld (1842–1920), vgl. StLA, A. Aigner Reinhold, Nachlass K. 7, H. 84; Hackermüller, Handkuß 13.

527 Aigner, Ärztinnen 61f.; AVA, MdI, Sanitätsakten 1911/1912, Karton 2930; Stern, Medizinerinnen 216; Nečas, Muslimkami 102; Hackermüller, Handkuß 10.

528 Roda, Roman 55. Zu den Kindern des Ehepaars Rosenfeld vgl. Stammbaum in Hackermüller, Handkuß 14: Julius Rosenfeld (1863–?), Gisela Rosenfeld (1867–1943); Alexander Friedrich Rosenfeld (Roda Roda) (1872–1945), Maria Rosenfeld (1875–1935), Olga Rosenfeld (1877–1947).

529 Hackermüller, Handkuß 15–18.

530 Matrikeledition der Universität Zürich, Kuhn (Rosenfeld-Roda, ⚭ Januszewski) (Frau) Gisela, https://www.matrikel.uzh.ch/active//static/26693.htm [17. 2. 2025].

531 Hackermüller, Handkuß 20: Die Familie Rosenfeld war seit Generationen dem mosaischen Glauben verpflichtet, gemeinsame Rituale wurden aber wenig gepflegt.

Bildung

Gisela Rosenfeld wurde so wie ihre Geschwister zuerst von einer Gouvernante unterrichtet, danach besuchte sie die Höhere Töchterschule in Brünn[532].

Universitäre Ausbildung, Qualifikationen

Im Sommersemester 1893 immatrikulierte Gisela Kuhn an der Medizinischen Fakultät in Zürich mit einem Zulassungszeugnis[533], legte im März 1894 vor der eidgenössischen Maturitätsprüfungskommission in Küsnacht (bei Zürich) die Matura ab[534] und schloss am 12. April 1898 ihr Studium mit dem Doktorat ab[535]. In Zürich arbeitete sie auch als Volontärassistentin an der geburtshilflichen Frauenklinik.[536]

Im März 1914 suchte Gisela Januszewska bei der Universität Graz um Nostrifizierung ihres in Zürich erworbenen Doktordiploms an. Nachdem die achtunvierzigjährige Ärztin die dafür vorgeschriebenen Rigorosen abgelegt hatte, promovierte sie am 24. Februar 1915 zum Doktor der gesamten Heilkunde an der Universität Graz[537].

Berufstätigkeit

Nach Abschluss ihres Studiums nahm Gisela Kuhn im Juni 1898 gemeinsam mit der aus Preußen stammenden Ärztin Anna Moesta, die ebenfalls in Zürich promoviert hatte[538], das Angebot der Ortskrankenkassen von Remscheid (Nordrhein-Westfalen, damals Preußen) und Barmen (heute Stadtteil von Wuppertal) an, die Betreuung von über 600 weiblichen Kassenmitgliedern und deren Kindern zu übernehmen. Kurz darauf verbot die Aufsichtsbehörde den beiden Medizinerinnen die Kassenpraxis, da sie keine deutsche Approbation hatten. Der Konflikt gipfelte in einem Ärztestreik, die Bemühungen, Gisela Kuhn weiter als Kassenärztin zu beschäftigen, scheiterten[539].

Im Frühjahr 1899 bewarb sie sich um eine ausgeschriebene Stelle als Amtsärztin in Bosnien und Herzegowina. Am 24. Mai 1899 wurde Gisela Kuhn zur provisorischen Amtsärztin in Banjaluka ernannt und begann am 9. Juli 1899 ihre ärztliche Tätigkeit, die sie bis 20. Juli 1900 ausübte[540] (vgl. dazu Kapitel 4.3). Im ersten Amtsjahr behandelte sie 1.431 Personen, nämlich 936 Frauen, 479 Kinder und 16 Männer. Am häufigsten lagen Krankheiten des Verdauungstrakts vor, gefolgt von Geschlechtskrankheiten, Krankheiten

---

532 Ebd.; Fuchs, Ärztinnen 111; Roda, Roman 100.

533 Matrikeledition der Universität Zürich, Kuhn (Rosenfeld-Roda, ⚭ Januszewski) (Frau) Gisela, https://www.matrikel.uzh.ch/active/static/26693.htm [17. 2. 2025].

534 Aigner, Ärztinnen 60.; StLA, A. Aigner Reinhold, Nachlass, K. 7, H. 84; AVA, MKU 29, B 13. 195/1914; UAG, Akten Med. Fak. 1913/1914, Bericht über das Nostrifizierungsgesuch der Frau Dr. Gisela Januschewskas.

535 Matrikeledition der Universität Zürich, Kuhn (Rosenfeld-Roda, ⚭ Januszewski) (Frau) Gisela, https://www.matrikel.uzh.ch/active//static/26693.htm [17. 2. 2025].

536 Aigner, Ärztinnen 60.

537 UAG, Album Doctorum medicinae in C. R. Universitat Graecensi promotorum.

538 Vgl. Maria Anna Ottilie Moesta, https://geschichte.charite.de/aeik/biografie.php?ID=AEIK00205 [27. 2. 2024].

539 Buchin, Kurzbiografien 247; Bleker, Frauenpraxis 244; Nečas, Muslimkami 102; Stadler, Ärztinnen 12; Fuchs–Tahirović, Gisela Januszewska 78; Gisela Kuhn, geb. Rosenfeld-Roda, https://geschichte.charite.de/aeik/biografie.php?ID=AEIK00015 [27. 2. 2024].

540 Nečas, Muslimkami 103; Hof- und Staatshandbuch 1900 1044.

des Stoffwechsels und der Atemwege, die auch mit chirurgischen Eingriffen verbunden waren[541].

Im November 1899 führte sie in Bosnisch-Dubica (Kozarska Dubica) aufgrund der dort grassierenden Pockenepedemie Impfungen durch[542].

Infolge der Eheschließung mit ihrem Vorgesetzten musste sie ihren Dienst als Amtsärztin aufgeben. Im März 1903 eröffnete sie in Gornji Seher, einem muslimischen Stadtviertel von Banjaluka, ein Ambulatorium, welches die Landesregierung mit einer Remuneration und die Stadt mit einer Jahressumme von 800 Kronen finanziell unterstützte[543]. Dort behandelte Kuhn-Januszewska 1905 ambulatorisch 1.605 und mit Hausbesuchen 920 Patientinnen[544]. Diese Art der Praxis, die in vielem jener der Amtsärztin glich, versah sie bis Mitte 1912, als sie mit ihrem Mann nach Graz übersiedelte. Insgesamt war sie 13 Jahre als Amts- und Gemeindeärztin in Banjaluka tätig, wo sie auch eine Stelle als Hilfslehrerin für Hygiene an der staatlichen Mädchenschule innehatte[545]. Für die Tätigkeit in ihrer Ordination als Epidemieärztin bei Blattern, Typhus, Flecktyphus, Syphilis sowie für die Behandlung von Osteomalazie (Knochenerweichung) wurde sie 1903 mit der Okkupationsmedaille und der Jubiläumsmedaille 1848–1908 ausgezeichnet[546].

Nach der Pensionierung ihres Ehemanns im August 1912 übersiedelte das Ehepaar nach Graz[547]. Gisela Januszewska stellte ein Gesuch um Praxisausübung an das Innenministerium, das dieses wie auch die Führung ihres Doktortitels ablehnte[548]. 1915 promovierte sie durch Nostrifizierung zum Doktor der gesamten Heilkunde an der Universität Graz[549].

Nach dem Tod ihres Ehemanns 1916 trat sie freiwillig in den Militärsanitätsdienst ein und war im Militärreservespital 1 und danach im Militärreservespital 2 in Graz-Eggenberg tätig. Für ihre Tätigkeit im Ersten Weltkrieg wurde sie mit der Kriegsmedaille, dem Ehrenzeichen vom Roten Kreuz mit Kriegsdekoration[550] und dem Goldenen Verdienstkreuz mit der Krone ausgezeichnet[551].

Im Jänner 1919 eröffnete *Dr. Gisela Januszewska* eine Ordination als praktische Ärztin, von 1919 bis 1933 war sie auch als Kassenärztin für Gynäkologie und Geburtshilfe

541 Sanitätswesen Bosnien/Hercegovina, 400f.: Nach konfessioneller Zugehörigkeit handelte es sich um 46,2 % Muslime, 30,3 % Orthodoxe und 19,6 % Katholiken.

542 *Agramer Zeitung* 74, Nr. 265 (18. November 1899) 4.

543 Nečas, Muslimkami 104; vgl. Aigner, Ärztinnen 61f.

544 Nečas, Muslimkami 104: 660 in Banjaluka, 194 in Nazaret und 136 in Slatin.

545 AVA, MdI, Sanitätsakten 1911/1912, Karton 2931.

546 Aigner, Ärztinnen 60; Hackermüller, Handkuß 62; Fuchs–Tahirović, Gisela Januszewska 79f.

547 Vgl. Stadtarchiv Graz, Meldeauskunft 28. April 2017: Gisela Januszewska war ab dem 30. August 1912 in der Krenngasse gemeldet, ab 4. Mai 1914 in der Naglergasse 18. Die Meldekarte von Dr. Ladislaus Januszewski verzeichnet nur die Naglergasse 18 als seinen Wohnort ab 5. Mai 1914.

548 AVA, MdI, Sanitätsakten 1911/1912, Karton 2930.

549 UAG, Album Doctorum medicinae in C. R. Universitate Graecensi promotorum.

550 *Wiener Medizinische Wochenschrift* 87/6 (1937) Sp. 172: *Während des Weltkrieges betätigte sie sich nach dem Tod des Gatten im Reservetruppenspital in Eggenberg, erhielt für die verdienstvolle Emsigkeit die Kriegsmedaille und das Ordenszeichen II. Klasse vom Roten Kreuz.*

551 Hammer-Luza, Schmerzenslager 174; Stadler, Ärztinnen 12–16; StLA, A. Aigner Reinhold, Nachlass K. 7, H. 84.

beim Verband der Krankenkassen für Steiermark und Kärnten tätig[552]. 1928 erhielt sie als zweite Ärztin, nach Gabriele Possanner, den Titel Medizinalrat[553]. 1936 beendete sie ihre ärztliche Tätigkeit[554]. Ein Jahr später wurde ihr das Ritterkreuz des Österreichischen Verdienstordens verliehen[555].

Zivilgesellschaftliches Engagement

Seit der Gründung des „Vereines der Witwen und Waisen nach öffentlichen Beamten" in Graz war Gisela Januszewska Mitglied und seit 1929 Ausschussmitglied und Buchführerin. Sie behandelte durchschnittlich 20 Vereinsmitglieder im Monat unentgeltlich und stellte auch notwendige Medikamente aus eigenen Mitteln zur Verfügung[556].

Laut Auszeichnungsantrag des Präsidiums der Landeshauptmannschaft Steiermark an das Präsidium des Bundesministeriums für soziale Verwaltung war Gisela Januszewska *in politischer Richtung bisher nicht hervorgetreten*, gehörte seit Oktober 1933 der Vaterländischen Front an und hatte *einen guten Leumund*[557].

Familie, Partnerschaften

Mit 20 Jahren heiratete Gisela Rosenfeld den wesentlich älteren, wohlhabenden Mitinhaber einer Tuchfabrik in Brünn Heinrich Kuhn[558]. Die Ehe war unglücklich[559]. Als Gisela Kuhn zum Studium nach Zürich ging, war sie zu Beginn mit ihrem Ehemann an einer gemeinsamen Adresse gemeldet[560]. Im April 1898 wurde in den Innsbrucker Nachrichten von der Promotion Gisela Kuhns, *Gattin eines Brünner Tuchfabrikanten*, berichtet[561].

1899/1900 ließ sich Gisela Kuhn von Heinrich Kuhn, nun Privatier, scheiden, nahm wieder ihren Mädchennamen Rosenfeld an[562] und konvertierte zum Katholizismus. Nach ihrer Taufe, bei der sie zusätzlich den Namen der Patronin Böhmens, Ludmilla,

---

552 Ihre Ordinationen waren in den Häusern Kaiserfeldgasse 27, dann Jakominiplatz 10 und Mehlgasse 1. Vgl. StLA, A. Aigner Reinhold, Nachlass, K. 7, H. 84, Magistrat Graz – Gesundheitsamt VII 201 c 40-1919; Arias, Ärztinnen 15; Aigner, Ärztinnen 61.

553 Stern, Medizinerinnen 216; Aigner, Ärztinnen 62.

554 StLA, A. Aigner Reinhold, Nachlass, K. 7, H. 84.

555 Ebd., Auszeichnungsantrag des Präsidiums der Landeshauptmannschaft Steiermark an das Präsidium des Bundesministeriums für soziale Verwaltung; Aigner, Ärztinnen 62.

556 Ebd., Auszeichnungsantrag des Präsidiums der Landeshauptmannschaft Steiermark an das Präsidium des Bundesministeriums für soziale Verwaltung

557 Ebd.

558 Zu Heinrich Kuhn vgl. Fuchs, Ärztinnen 111; Nečas, Muslimkami 102; Fuchs–Tahirović, Gisela Januszewska 77: Hinweis, dass als Kuhns Vorname fälschlicherweise auch Joachim angeben wird, was auf einen Fehler in Roda Rodas Roman zurückzuführen ist.

559 Roda, Roman 209; Arias, Ärztinnen 15; Aigner, Ärztinnen 61f.; Stern, Medizinerinnen 216.

560 Gemeldet in der Casinostraße 3, vgl. Stadler, Ärztinnen 12.

561 *Innsbrucker Nachrichten* 45, Nr. 77 (6. April 1898) 3, 45, Nr. 79 (8. April 1898) 2.

562 Vgl. dazu Martin, Kornelija Rakić 26, Anm. 72: Barbara Martin verweist auf das Fehlen von Dokumenten zum Scheidungsdatum von Gisela Kuhn. Gemäß den von ihr eingesehenen Schriftstücken aus dem Archiv von Bosnien und Herzegowina lebte das Ehepaar noch kurze Zeit in Banjaluka zusammen, bevor Gisela Kuhn konkrete Schritte zur Scheidung unternahm. In Remscheid (1898–1899) hatte das Paar ebenfalls noch an derselben Adresse gewohnt.

annahm, heiratete sie ihren Vorgesetzten, den um 20 Jahre älteren bosnisch-herzegowinischen Sanitätsrat und Kreisarzt Dr. Ladislaus Januszewski[563].

Lebensende und Rezeption

Nach dem „Anschluss" Österreichs an NS-Deutschland wurde sie als „rassische Jüdin" gezwungen, ihre Wohnung in Graz aufzugeben[564] und musste im Jänner 1940[565] zwangsweise nach Wien übersiedeln[566], wo sie sich an die „Erzbischöfliche Hilfsstelle für nichtarische Katholiken" wandte (vgl. dazu ausführlich Kapitel 4.4). Am 18. September 1941 wurde Gisela Januszewska in das Altersheim für konvertierte Juden in Wien 9, Seegasse 16, aufgenommen, im Jahr 1942 empfing sie durch Kardinal Innitzer das Sakrament der Firmung[567]. Am 28. Juni 1942 wurde sie in das Konzentrationslager Theresienstadt deportiert[568], wo sie am 2. März 1943 mit 76 Jahren starb[569]. Vor ihrem letzten Wohnort in der Naglergasse 18 in Graz wurde am 22. Oktober 2021 ein „Stolperstein" verlegt[570].

Publikationen, Vorträge, Forschungstätigkeit (Auswahl)

Dissertation: Gisela Kuhn, Über Tracheitis membranacea. Inaugural-Dissertation zur Erlangung der Doktorwürde vorgelegt der hohen medizinischen Fakultät der Universität Zürich (Zürich: Art. Institut Orell Füssli 1898), 35 S.

Gisela Januszewska, Über Osteomalazie, mit Anhang über Tetanie. *Wiener klinisch-therapeutische Wochenschrift* (1910) 503–510[571].

7.2.13 Friederike Lubinger (1870–1954)

Vorbemerkung

Die aus Lemberg stammende Ärztin wurde 1903 in Wien zur ersten Kassenärztin in der österreichischen Reichshälfte der Monarchie ernannt und vermittelte einer breiten (weiblichen) Öffentlichkeit durch zahlreiche Vorträge medizinisches Wissen. Biografische Informationen liegen über Friederike Lubinger nur spärlich vor. Ihrem Lebensweg bis 1942 widmete die polnische Historikerin Jadwiga Suchmiel einen kurzen Beitrag[572], die

---

563 Ladislaus (Wladyslaw) Januszewski (1847–1916), vgl. Fuchs–Tahirović, Gisela Januszewska 79; AVA, MdI, Sanitätsakten 1911/1912, Karton 2930; vgl. Nečas, Muslimkami 104; Aigner, Ärztinnen 61; StLA, A. Aigner Reinhold Sammlung, K. 7, H 84, Abschrift Sterberegister der Pfarre zum hl. Herzen Jesu in Graz, 1916, Bd. 2, 307; Martin, Rosalie Sattler-Feuerstein und Rachel Weissberg 3, 10, Anm. 11.

564 Fuchs, Ärztinnen 111.

565 Gisela Januszewska war vom 12. Jänner 1926 bis zum 20. Jänner 1940 in der Naglergasse 18 gemeldet. Vgl. Stadler, Ärztinnen 14.

566 Sie wohnte zuerst für vier Wochen in der Pension Sonnenschein in der Skodagasse 9 und danach in der Breitenseer Straße 84, vgl. Stadler, Ärztinnen 14.

567 Stadler, Ärztinnen 14.

568 Ebd.; Aigner, Ärztinnen 62; Januszewska, Gisela Dr., https://collections.arolsen-archives.org/archive/4989276/?p=1&s=Gisela%20Januszewska&doc_id=4989276 [9. 4. 2024].

569 Arias, Ärztinnen 15; Aigner, Ärztinnen 61–62; Stern, Medizinerinnen 216.

570 Vgl. Gisela Januszewska, https://www.stolpersteine-graz.at/stolpersteine/januszewska-gisela/ [18. 5. 2024].

571 Vgl. dazu Fuchs–Tahirović, Gisela Januszewska 81f.

572 Suchmiel, Friederike Sara Lubinger.

Website „Frauen in Bewegung“ enthält ein kurzes Biogramm Lubingers[573]. Da Friederike Lubinger während des NS-Regimes in Wien inhaftiert war, galt sie als Holocaust-Opfer, ohne dass ein Todesdatum bekannt war. Im Zuge der Recherchen für die vorliegende Studie konnte ihre Emigration nach Stockholm eruiert werden, wo sie 1954 starb.

Name

Friederike, Friederika, Fryderike, Friederike Sara[574], Lubinger

Soziale und regionale Herkunft

Friederike Lubinger kam am 20. April 1870[575] in Lemberg, Galizien (Lwiw, Ukraine), als Tochter des Kaufmann Ludvik Lubinger und seiner Frau Rosalia, geb. Meiss, zur Welt[576].

Sie hatte vermutlich zwei Schwestern[577]. Die Tochter ihrer Schwester Sophie (verheiratet mit dem Arzt Oskar Pilewski) war die Architektin und Malerin Dipl.-Ing. Leonie Pilewski (Karlsson)[578]. Eine weitere Nichte, die Psychoanalytikerin Wanda Willig, emigrierte 1938 in die USA und lebte in New York[579].

Herkunft laut Universitätsmatrikel Zürich: Lemberg[580]

Religion, kulturelle Prägung

Jüdisch

Bildung

Friederike Lubinger besuchte eine achtjährige Mädchenschule in Lemberg, die sie 1894 abschloss[581]. In der Nationale der Universität Wien gab sie im Herbst 1901 Polnisch als Muttersprache an[582].

---

573 Stadler, Ärztinnen XLII; Lubinger, Friederi(c)ke, https://biografia.at [13. 11. 2024]; Lubinger, Friderike, https://fraueninbewegung.onb.ac.at/node/3565 [9. 4. 2024].

574 Lubinger scheint während der NS-Zeit als Friederike Sara Lubinger auf, das heißt, ihr wurde der weibliche jüdische Zwangsname Sara verordnet.

575 Suchmiel, Friederike Sara Lubinger 224; Sablik, Frauenstudium 817f.; UAW, Senat S 127.4 Friederike Lubinger, Aberkennung des akademischen Grades. In der Universitätsmatrikel Bern ist hingegen der 12. April – wohl fälschlicherweise – angegeben, verg. StAB, BB IIIb 1160, Matrikel Lubinger, Friederike, http://www.archivwissenschaft.ch/uab/matrikel/00051451.pdf [17. 2. 2025].

576 SNA, SUK, Kanslibyrån F1b Vol 1511, Lubinger Friederike.

577 Ebd.

578 Leonie Pilewski (Karlsson) studierte als erste Frau 1915–1917 an der Fakultät für Maschinenbau der Technischen Hochschule Wien und 1917–1922 an der Technischen Hochschule Darmstadt (ab 1918 Architektur). Sie war in Wien, Moskau, Arosa, Haifa und Stockholm tätig. Vgl. Krasny, Stadt 62; Werkbundsiedlung Wien, https://www.werkbundsiedlung-wien.at/biografien/leonie-pilewski [26. 1. 2024]; Leonie Pilewski-Karlsson, https://sv.wikipedia.org/wiki/Leonie_Pilewski-Karlsson [26. 1. 2021].

579 Wanda Willig studierte in Wien Medizin, vgl. Wanda Willig, https://www.psychoanalytikerinnen.de/usa_biografien.html#Willig [26. 1. 2024].

580 Matrikeledition der Universität Zürich, Lubinger (Frl.) Friederike, https://www.matrikel.uzh.ch/active//static/26855.htm [17. 2. 2025].

581 SNA, Justitiedep Konseljakter 1951-03-09 Nr. 47, Polizei-Rapport [Ansuchen um schwedische Staatsbürgerschaft], 28. Jänner 1950.

582 UAW, Nationale Medizinische Fakultät, WS 1901/1902, Friederike Lubinger; Suchmiel, Friederike Sara Lubinger 224f.

Universitäre Ausbildung, Qualifikationen

Am 25. April 1895 immatrikulierte Friederike Lubinger an der Medizinischen Fakultät der Universität Bern, wo sie im November 1897 exmatrikulierte[583]. Sie setzte dann ihr Medizinstudium an der Universität Zürich fort[584] und promovierte am 2. März 1900 zum Doktor der gesamten Heilkunde[585]. Da sie für die Nostrifizierung ihres Schweizer Diploms in Österreich ein „einheimisches" Maturazeugnis vorweisen musste, legte sie die Matura am 28. Juni 1901 an einer Höheren Töchterschule in Lemberg ab[586]. Von März bis Dezember 1902 wiederholte sie sämtliche medizinischen Rigorosen an der Universität Wien und promovierte am 20. Dezember 1902[587]. Sie war nach Gabriele Possanner die zweite Doktorin der Wiener Medizinischen Fakultät[588].

Berufstätigkeit

Lubinger arbeitete während der Zeit, als sie sich auf die Nostrifizierung ihres Doktordiploms vorbereitete, als Hospitantin an der Wiener Frauenklinik[589]. Mit 1. September 1903 wurde sie von der Allgemeinen Arbeiterkrankenkasse für die ambulatorische Behandlung weiblicher Krankenkassenmitglieder angestellt. Als *erster weiblicher Kassenarzt* in Wien[590] war sie bis 1934 in dieser Funktion tätig (vgl. dazu Kapitel 4.4)[591]. 1903 eröffnete Friederike Lubinger eine Ordination für Frauen und Kinder in der Mariahilferstraße 88a[592], von 1911 bis 1. Dezember 1938 war sie in der Mariahilferstraße 47 gemeldet[593], wo sich offensichtlich auch ihre Ordination befand. Im *Jahrbuch für Sanitätspersonen* von 1929/1930 wird Lubinger als Frauenärztin geführt, einige Jahrgänge später als praktische Ärztin[594].

Zivilgesellschaftliches Engagement

Friederike Lubinger war von 1902 bis 1934 Mitglied der Sozialdemokratischen Partei, ohne eine Funktion zu bekleiden[595]. Sie verband ihre Arbeit als Ärztin mit der Tätigkeit

---

583 StAB, BB IIIb 1160, Matrikel Lubinger, Friederike, http://www.archivwissenschaft.ch/uab/matrikel/00051451.pdf [17. 2. 2025].

584 Matrikeledition der Universität Zürich, Lubinger (Frl.) Friederike, https://www.matrikel.uzh.ch/active//static/26855.htm [17. 2. 2025]. Unter den Universitätsakten befinden sich auch zwei Prüfungsarbeiten Lubingers aus dem Jahr 1899: StAZH, U 106.13.527 Lubinger, Friederike.

585 Matrikeledition der Universität Zürich, Lubinger (Frl.) Friederike, https://www.matrikel.uzh.ch/active//static/26855.htm [17. 2. 2025].

586 Sablik, Frauenstudium; Suchmiel, Friederike Sara Lubinger 225.

587 UAW, M 36.1, Verzeichnis über diejenigen Damen, welche an der k. k. Universität Wien zu Doctoren promovirt wurden; Sablik, Frauenstudium 817f.; Suchmiel, Friederike Sara Lubinger 225.

588 *Sport und Salon* 6/1 (1903) 10.

589 Suchmiel, Friederike Sara Lubinger 229.

590 *Neues Frauenleben* 15/9 (1903) 16.

591 SNA, SUK, Kanslibyrån F1b Vol 1511, Lubinger Friederike, Rapport der Stockholmer Polizei, 25. September 1940.

592 *Buchdrucker-Zeitung* 31, Nr. 35 (27. August 1903) 5; *Kurjer Lwowski* 21, Nr. 245 (4. September 1903) 4; *Neues Wiener Journal* 11, Nr. 3590 (25. Oktober 1903) 20; *Arbeiter-Zeitung* 15, Nr. 301 (2. November 1903) 4; *Badener Zeitung* 24, Nr. 89 (7. November 1903) 4.

593 WStLA, Meldeauskunft vom 28. April 2017.

594 Stadler, Ärztinnen XLII.

595 SNA, SUK, Kanslibyrån F1b Vol 1511 Lubinger Friederike, Rapport der Stockholmer Polizei, 25. September 1940.

in unterschiedlichen Organisationen. 1903 wurde sie Mitglied in der „Vereinigung der arbeitenden Frauen“, wo sie ab 1905 mittellose weibliche Mitglieder, die keiner Krankenkasse angehörten, unentgeltlich behandelte und Vorträge hielt[596]. Darüber hinaus engagierte sie sich im „Frauenverein Diskutierklub“ und hielt dort wie auch in anderen sozialdemokratischen Vereinen zahlreiche Vorträge, vor allem über „Frauenthemen“ (vgl. dazu Kapitel 4.4.2 mit einer exemplarischen Auflistung der Vorträge). Im April 1907 wurde Lubinger neben Gabriele Possanner und anderen prominenten Vertreterinnen der Frauenbewegung wie Marianne Hainisch, Rosa Mayreder, Adelheid Popp oder Daisy Minor zum Ausschussmitglied der „Oesterreichischen Gesellschaft zur Bekämpfung der Geschlechtskrankheiten“ gewählt, für die sie ebenfalls zahlreiche Vorträge hielt[597].

Lubinger unterstützte auch den „Hilfsverein für Lehrmädchen und jugendliche Arbeiterinnen“ in Wien, indem sie Heimpatientinnen kostenlos behandelte[598], ebenso den „Ersten Frauen-Industrie-Verein für das Königreich Böhmen“[599]. 1917 ist eine Spende für den „Jüdischen Frauenwohtätigkeitsverein“ belegt[600].

Familie, Partnerschaft, Freundschaften

In Wien war Friederike Lubinger mit den Ärztinnen Margarethe Hilferding-Hönigsberg und Amalia Friedmann befreundet[601], ebenso mit dem späteren Architekten und Stadtplaner Hans Blumenfeld[602]. Mit dem Nationalökonomen und Volksbildner Otto Neurath und seiner Frau Maria stand sie auch nach ihrer Emigration nach Schweden noch in Kontakt[603]. Sie blieb unverheiratet.

Lebensende, Rezeption

Gleich nach dem „Anschluss“ an NS-Deutschland war die achtundsechzigjährige Ärztin vom 14. März bis 16. Juni 1938 wegen kommunistischer Betätigung inhaftiert (siehe dazu Kapitel 4.4)[604]. Vom 17. Juni 1938 an, einen Tag nach ihrer Freilassung, wurde sie bis zu ihrem Prozess am 20. Juli 1939 wegen viermal durchgeführtem Schwangerschaftsabbruch in Verwahrungs- und Untersuchungshaft genommen[605]. Das Landgericht Wien verurteilte sie zu 15 Monaten strenger Haft, verschärft durch ein hartes Lager vierteljährlich[606]. Gemeinsam mit Dr. Otto Frankfurter, der mit ihr angeklagt und verurteilt worden war, erkannte ihr die Universität Wien den Doktortitel ab[607].

---

596 Suchmiel, Friederike Sara Lubinger 229.

597 *Deutsches Volksblatt* 19, Nr. 6578 (26. April 1907) 8.

598 *XXI. Jahresbericht des Hilfsvereines für Lehrmädchen und jugendliche Arbeiterinnen in Wien* (1914) 8.

599 *Jahresbericht des Ersten Frauen-Industrie-Vereines für das Königreiche Böhmen* (1916) 7.

600 *Arbeiter-Zeitung* 29, Nr. 182 (5. Juli 1917) 9: Lubinger spendete 10 K für die Behandlung eines kranken Kindes.

601 Stipsits, Margarete Hönigsberg 48; List, Margarethe Hilferding-Hönigsberg 99.

602 Blumenfeld, Stadtplaner 106.

603 Vgl. ÖNB, Autogr. 1221/21-1 Han, Nachlass Otto und Marie Neurath, Briefwechsel von Friederike Lubinger (Stockholm, 18. Oktober 1943) mit Maria und Otto Neurath (Oxford, 11. November 1943).

604 UAW, Senat S 127.4, Friederike Lubinger, Aberkennung des akademischen Grades.

605 Ebd.

606 Abschrift des Urteils in: Ebd.; *Das kleine Volksblatt* Nr. 198 (21. Juli 1939) 11; *Der Landbote* 5, Nr. 229 (29. Juli 1939) 30.

607 Vgl. auch *Völkischer Beobachter* 52, Nr. 202 (21. Juli 1939) 11; *Das kleine Volksblatt* Nr. 198 (21. Juli 1939) 11; *Der Landbote* 5, Nr. 229 (29. Juli 1939) 30.

Jadwiga Suchmiel vertrat die Meinung, Friederike Lubinger sei daraufhin vermutlich in ein Konzentrationslager deportiert worden. Sie galt als Opfer des Holocaust, ihr Name soll sich auf der sogenannten „Holocaust-Liste" ohne Angabe eines Sterbedatums befinden[608].

Von 9. Oktober 1939 bis 4. April 1940 war Friederike Lubinger jedoch in der Pension Bettina, Hardtgasse 32, Wien XIX, gemeldet mit der Angabe einer Abmeldung nach Stockholm[609]. Auf Vermittlung der „Flüchtlingshilfe der Arbeiterbewegung" in Stockholm erhielt Lubinger ein Aufenthaltsvisum in Schweden[610]. Sie kam am 16. März 1940 in Stockholm an und lebte bei ihrer Nichte, der Architektin und Malerin Leonie Karlsson, geb. Pilewski[611]. 1942 wurde Lubinger die deutsche Staatsbürgerschaft aberkannt, am 9. März 1951 erhielt die danach Staatenlose die schwedische Staatsbürgerschaft[612].

Friederike Lubinger starb am 14. November 1954 im Alter von 84 Jahren und wurde auf dem Skogskyrkogården-Friedhof in Stockholm begraben[613].

Publikationen, Vorträge, Forschungstätigkeit (Auswahl)

Dissertation: Friederika Lubinger, Beitrag zur Kenntnis der Aneurysma dissecans. Genehmigt auf Antrag von Herrn Prof. Hugo Ribbert (Zürich: Jacques Bollmann 1900) 20 S.

Friederike Lubinger hielt zahlreiche Vorträge für unterschiedliche Vereine und Gesellschaften, häufig im Umfeld von Arbeiterinnen. Siehe die Auflistung in Kapitel 4.4.2.

- Friederike Lubinger, Beiträge zur Lehre von den Geschlechterunterschieden von Dr. P. J. Möbius. *Neues Frauenleben* 16/11 (1904) 13–18.
- Dies., Zur Hygiene des Frauenlebens. Vortrag gehalten am 23. Oktober im Diskutierklub. *Mitteilungen des Frauenvereines „Diskutierklub"* 3/7 (1907) 1–4.

608 Suchmiel, Friederike Sara Lubinger 234.

609 WStLA, Meldeauskunft vom 28. April 2017.

610 SNA, Justitiedep Konseljakter 1951-03-09 Nr. 47, Polizeirapport [Ansuchen um schwedische Staatsbürgerschaft], 28. Jänner 1950.

611 SNA, SUK, Kanslibyrån F1b Vol 1511 Lubinger Friederike, Rapport der Stockholmer Polizei, 25. September 1940; Anfragebeantwortung des Stadtarchivs Stockholm, 30. Juni 2017: Adresse: Rindögatan 15, floor 3.

612 SNA, SUK, Kanslibyrån F1b Vol 1511, Lubinger Friederike.

613 Stadtarchiv Stockholm, Anfragebeantwortung vom 30. Juni 2017.

7.2.14 Gisela Lucci-Purtscher (1871–1959)

Vorbemerkung

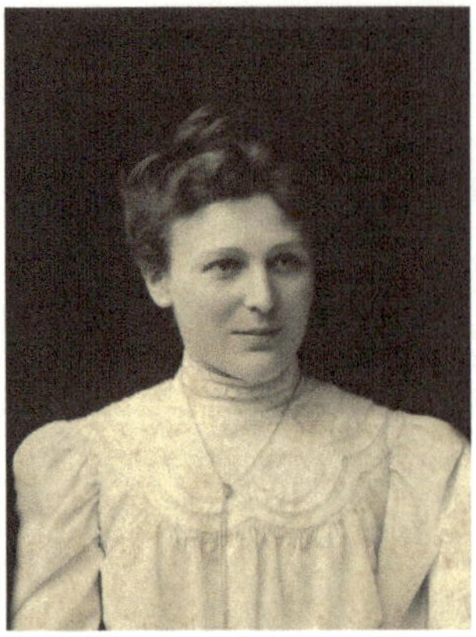

Abb. 57: Porträt von Gisela Lucci-Purtscher; Foto, um 1920.

Trotz umfassender Publikationstätigkeit und zahlreicher zeitgenössischer Vorträge ist die Naturärztin und Gründerin von zwei kleinen Naturheilanstalten im Gebiet des Zürichsees – außer im regionalen Kontext – heute weitgehend unbekannt. Die Stadt Wädenswil am Zürichsee ist aber um ihr Andenken bemüht. Bereits 1994 erschien ein Beitrag im *Jahrbuch der Stadt Wädenswil*[614], 2016 wurde im Zuge einer Kulturinitiative an Gisela Lucci-Purtscher erinnert, 2021 wurde ich eingeladen, einen biografischen Artikel über sie zu verfassen[615]. Für die vorliegende Studie wurden umfangreiche Recherchen vor Ort und in Schweizer Archiven sowie in der Zentralbibliothek Zürich durchgeführt[616].

Name

Gisela, Gisela Milewa Purtscher, verh. Lucci, Lucci-Purtscher. Sie selbst verwendete meistens den Doppelnamen Lucci-Purtscher.

Soziale und regionale Herkunft

Gisela Milewa Purtscher wurde am 16. November 1871 als Tochter von Gisela Purtscher, geb. Dannenberg[617], und Ing. Gustav Purtscher[618] in Konstantinopel (Istanbul) geboren[619]. In den meisten Quellen ist Lienz in (Ost-)Tirol als Herkunftsort angegeben[620], der Ort, an dem die Familie heimatberechtigt war. Ihr Vater war Beamter bei der

---

614 Beck-Ciprian, Gisela Lucci-Purtscher.

615 Veits-Falk, Gisela Lucci-Purtscher.

616 Ich danke Monika Bankowski aus Küsnacht (Zürich) und Franziska Rogger aus Hinterkappelen (Bern) für Unterstützung bei Recherchen sowie Martha Hediger-Wyss (Wolfhausen, Schweiz) für Informationen und Materialien sehr herzlich.

617 Erbenruf vom 10. Oktober 1959. *Anzeiger für den Amtsbezirk Konolfingen* (16. Oktober 1959); vgl. auch Anfragebeantwortung Tiroler Landesarchiv, 24. August 2016; Anfragebeantwortung Universitätsarchiv Padua, 3. Juni 2015.

618 Gustav Purtscher (1836?–1914) war später Südbahninspektor, vgl. Erbenruf vom 10. Oktober 1959. *Anzeiger für den Amtsbezirk Konolfingen* (16. Oktober 1959).

619 Ebd.; vgl. auch Doktordiplom der Universität Padua vom 15. Mai 1907, Kopien der Zeugnisse wurden mir dankenswerterweise von Martha Hediger-Wyss am 14. Oktober 2014 zur Verfügung gestellt.

620 Z. B. Matrikeledition der Universität Zürich, Purtscher (⚭ Lucci) Gisel(l)a, https://www.matrikel.uzh.ch/active//static/27341.htm [17. 2. 2025], ebenso StAZH, Z 435.208 (Protokoll Horgen 1920), 287–298 Nr. 82, 287.

Südbahngesellschaft[621] und hielt sich offensichtlich zum Zeitpunkt der Geburt seiner Tochter in Konstantinopel auf[622].

Herkunft laut Universitätsmatrikel Zürich: Lienz[623]

Religion, kulturelle Prägung

Römisch-katholisch[624]

Bildung

Den Angaben der Universitätsmatrikel Zürich zufolge absolvierte Gisela Purtscher die Lehrerinnenbildungsanstalt in München und schloss diese mit einem Lehrerinnenpatent ab[625]. Wie sie in ihrem Curriculum vitae angab, legte sie nach privaten Gymnasialstudien in Österreich und in der Schweiz 1895 das eidgenössische Maturitätsexamen in Aarau ab[626].

Universitäre Ausbildung, Qualifikationen

Laut Schweizerischem Zeitgenossenlexikon (1932) studierte Gisela Lucci-Purtscher in Zürich, Padua, Berlin und Innsbruck[627]. Belegt ist, dass Gisela Purtscher 1894 zuerst an der Philosophischen Fakultät und ein Jahr später, am 2. Mai 1895, an der Medizinischen Fakultät der Universität Zürich immatrikulierte[628]. Im Wintersemester 1899 schrieb sie sich neuerlich an der Universität Zürich ein[629]. Am 17. Juli 1900 legte Gisela Purtscher das eidgenössische Staatsexamen ab[630]. Als sie im April 1902 um die Annahme ihrer Dissertation ansuchte, gab sie folgende vorangegangene Tätigkeiten an: *Volontärärztin und Stellvertreterin in den Augenkliniken zu Innsbruck u. Bern, weiter Assistentin an einer privaten Augenfachklinik in Zürich, darauf Volontärin an der geburtshilflichen Klinik in Bologna u. … gegenwärtig in derselben Stellung an der Zürcher Frauenklinik*[631].

Am 18. Juni 1902 schloss sie als „Dr. med." ihr Studium in Zürich ab[632]. Am 5. Juli 1905 stellte Gisela Purtscher an der Universität Padua einen Antrag auf Anerkennung

---

621 Während ihrer Studienzeit war Gustav Purtscher in Klagenfurt und Innsbruck stationiert, vgl. Matrikeledition der Universität Zürich, Purtscher (∞ Lucci) Gisel(l)a, https://www.matrikel.uzh.ch/active//static/27341.htm [17. 2. 2025]. 1882 erhielt er das Goldene Verdienstkreuz mit der Krone für seine verdienstvolle Tätigkeit während einer Überschwemmung in Tirol, vgl. Anfragebeantwortung Tiroler Landesarchiv, 24. August 2016.

622 Veits-Falk, Gisela Lucci-Purtscher 23.

623 Matrikeledition der Universität Zürich, Purtscher (∞ Lucci) Gisel(l)a, https://www.matrikel.uzh.ch/active//static/27341.htm [17. 2. 2025].

624 Anfragebeantwortung Universitätsarchiv Padua, 3. Juni 2015: Gisela Purtscher wurde am 18. März 1872 in der Pfarre S. Peter und S. Paul in Galata, Istanbul, getauft.

625 Matrikeledition der Universität Zürich, Purtscher (∞ Lucci) Gisel(l)a, https://www.matrikel.uzh.ch/active//static/27341.htm [17. 2. 2025].

626 StAZH, U 106.13.661 Purtscher, Gisela.

627 Schweizerisches Zeitgenossenlexikon 348.

628 Ebd.

629 Ebd.

630 BAR, E 3300A, 1000/762, Bd. 16.

631 StAZH, U 106.13.661 Purtscher, Gisela.

632 Matrikeledition der Universität Zürich, Purtscher (∞ Lucci) Gisel(l)a, https://www.matrikel.uzh.ch/active//static/27341.htm [17. 2. 2025].

ihres akademischen Grades in Italien, am 12. November legte sie an der Medizinischen Fakultät der Universität Padua die Prüfung zum Doktor der Medizin und Chirurgie ab. Ihr Doktordiplom der Universität Padua datiert vom 15. Mai 1907[633].

Vermutlich nach ihrem Studium in Padua widmete sich Gisela Purtscher der sogenannten Heilmethode nach Coué, einer von Émile Coué entwickelten Methode der Autosuggestion[634]. Sie war Coués persönliche Schülerin und eignete sich seine in ihrer späteren Berufspraxis angewandeten speziellen Therapiemethoden während längerer Aufenthalte in Nancy an. Später galt sie als beste deutschsprachige Coué-Lehrerin, hielt zahlreiche Vorträge und publizierte über die Methode der bewussten Autosuggestion[635] (siehe dazu Kapitel 5.1.4).

Um 1910 hielt sie sich offenbar in Florenz auf, da am 31. März 1910 in einem Vortragshinweis im *Grazer Tagblatt* als Referenz *Dr. Gisela Purtscher in Florenz* angegeben wurde[636]. Am 10. Oktober 1910 heiratete Gisela Purtscher den Italiener Rinaldo Lucci[637].

Berufstätigkeit

Als Wohnorte Gisela Lucci-Purtschers in der Schweiz sind zuerst 1910 Basel und ein Jahr später Zürich belegt, dazwischen war sie auf Vortragsreisen zu verschiedenen Naturheilvereinen in Deutschland[638]. 1912 lebte sie mit ihrem Mann in Zürich[639].

Im Februar 1913 hielt sie im Naturheilverein von Wädenswil einen Vortrag über den Unterschied zwischen Schulmedizin und Naturheillehre[640]. Am 15. März 1914 übersiedelte Lucci-Purtscher nach Wädenswil, zuerst in Miete an den „Grundhof"[641]. Im Mai 1914 kündigte der Naturheilverein Wädenswil die Eröffnung eines Luft- und Sonnenbades an und empfahl *Frau Dr. med. Lucci-Purtscher, pat*[entierte] *Naturärztin* den Mitgliedern und Gönnern des Vereins[642]. 1915 erwarb sie dort ein Grundstück[643] und betrieb dort von 1916 bis 1930 das Frauenkurbad „Frauenheil", in dem sie in den folgenden Jahren verschiedene naturheilkundliche Methoden anbot und sukzessive erweiterte[644].

---

633 Eine Kopie des Doktordiploms stellte mir Martha Hediger-Wyss zur Verfügung.

634 Émil Coué (1857–1926) gilt als der Begründer der modernen, bewussten Autosuggestion; vgl. Brauchle, Naturheilkunde 446–452.

635 Wenger, Dr. med. Lucci 164.

636 *Grazer Tagblatt* 20, Nr. 89 (31. März 1910) 26.

637 StAZH, Z 435.208 (Protokoll Horgen 1920) 287–298 Nr. 82, 278.

638 Ebd.

639 Ebd.

640 *Allgemeiner Anzeiger vom Zürichsee* Nr. 14 (31. Jänner 1913); *Allgemeiner Anzeiger vom Zürichsee* Nr. 16 (5. Februar 1913).

641 Anfragebeantwortung von Peter Ziegler, Wädenswil 28. November 2012.

642 Inserat in: *Allgemeiner Anzeiger vom Zürichsee* Nr. 66 (2. Mai 1914): jetzt wohnhaft zum Grundhof Herrlisberg.

643 Beck-Ciprian, Gisela Lucci-Purtscher 38; StAZH, Z 435.208 (Protokoll Horgen 1920), 287–298 Nr. 82, 289.

644 Lucci-Purtscher erweiterte das Angebot um eine Sonnenterrasse und hölzerne Schwitzkabinen. Angeboten wurden gesunde Ernährung, Wasseranwendungen, Massagen, Gymnastik sowie Tiefatmung, und sie warb auch mit der Abgabe und dem Versand von ungiftigen Heilkräutern, vgl. Veits-Falk, Gisela Lucci-Purtscher 25f.; Beck-Ciprian, Gisela Lucci-Purtscher 37.

Daneben hielt Lucci-Purtscher zahlreiche, meistens von Schweizer Naturheilvereinen veranstaltete Vorträge in unterschiedlichen Orten in der Schweiz und war von 1917 bis 1920 Redakteurin der Zeitschrift *Volksgesundheit*[645] und Schriftführerin der Zeitschrift *Der Hausdoktor. Schweizerische Blätter für Gesundheitspflege*. In den Jahren 1918 bis 1923 hielt sie zahlreiche, meist überaus gut besuchte Vorträge über unterschiedliche medizinische Themen in der Schweiz, darunter in den Kantonen Zürich, Aargau, Graubünden oder Bern (vgl. dazu ausführlich Kapitel 5.1.4 mit einer exemplarischen Auflistung ihrer Vorträge).

1930 verkaufte Gisela Lucci-Purtscher ihre Naturheilanstalt und eröffnete am 1. Mai 1930 auf der anderen Seite des Zürichsees, in Feldmeilen, die „Kuranstalt Dr. Lucci"– nun für Frauen und Männer, insgesamt für ca. 30 Personen. Obwohl sie mit ihren Kneipp-, Luft- und Sonnenbädern medizinische Erfolge hatte, musste sie 1938 die Kuranstalt aufgrund von finanziellen Schwierigkeiten veräußern und ging ins Tessin[646]. Nach einem Jahr in Locarno-Monti (Tessin) am Lago Maggiore[647] zog Gisela Lucci-Purtscher am 2. August 1939 von Eysins am Genfer See (Kanton Waadt) nach Möschberg, Gemeinde Oberthal im Kanton Bern[648]. Laut Ärzteverzeichnis Bern praktizierte sie dort von 1940 bis 1957[649] und soll „lange Zeit" Vorträge in Genf gehalten haben.

Zivilgesellschaftliches Engagement

Ein aktives Engagement in Vereinen der Frauenbewegung oder in der Politik ist nicht bekannt. Lucci-Purtscher praktizierte biologischen Landbau und hielt beziehungsweise züchtete Hunde[650].

Familie, Partnerschaft, Freundschaften

1910, mit neununddreißig Jahren, heiratete Gisela Purtscher den dreiunddreißigjährigen italienischen Gutsbesitzer Rinaldo Lucci, Witwer und Vater einer Tochter, in Basel[651]. Mit der Eheschließung wurde sie italienische Staatsbürgerin und war nach Rom zuständig[652]. Das Paar lebte von Ende 1910 bis Anfang 1911 in Basel, im April 1911 hielt sich Rinaldo Lucci wieder in Italien auf. Im April 1912 übersiedelte das Ehepaar nach Zürich, lebte jedoch insgesamt höchstens ein Jahr zusammen[653]. Gisela Lucci-Purtscher übernahm eine zeitlang die Betreuung der Tochter ihres Ehemanns, die zu ihr in die

---

645 *Volksgesundheit* Nr. 1 (1. Jänner 1923) 1. Sie war Redakteurin gemeinsam mit dem Arzt Adolf Keller-Hörschelmann, vgl. Aegert, Pionier. Gisela Lucci-Purtscher wird darin mit keinem Wort erwähnt.

646 Veits-Falk, Gisela Lucci-Purtscher 29f.; Büttner-Bruckner, Stöckenweid 18; Beck-Ciprian, Gisela Lucci-Purtscher 42.

647 Veits-Falk, Gisela Lucci-Purtscher 30.

648 Gemeinde Oberthal, Meldeauskunft vom 16. Juni 2015.

649 http://www.scribd.com/christoph_jans/d/45869188-AerzteZahnarzteTierarzte-AVBernLand#outer_page_44 [19. 10. 2024, homepage nicht mehr verfügbar].

650 Beck-Ciprian, Gisela Lucci-Purtscher 37.

651 Rinaldo Lucci (1877–1945), vgl. Erbenruf vom 10. Oktober 1959. *Anzeiger für den Amtsbezirk Konolfingen*, (16. Oktober 1959): *Rinaldo Lucci von Rom, starb am 5. Juli 1945 in Queens, New York, USA.*

652 Vgl. StAZH SS 6. 23, Protokoll des Gesundheitswesens und des Sanitätswesens 1912, 19, Nr. 15 (Eintrag vom 19. Jänner 1912) in Zürich Kreis V.: Protokoll des Sanitätsrats: *Den 19. Januar 1912. Der Frau Dr. med. Gisela Lucci-Purtscher aus Rom, geb. 1871.*

653 StAZH, Z 435.208 (Protokoll Horgen 1920) 287–298 Nr. 82, 279.

Schweiz kam[654]. Nach dem Tod ihres Vaters schloss Lucci-Purtscher am 21. August 1914 mit ihrem Mann einen Güterrechtsvertrag ab, *durch die Kriegsereignisse* verlor sie allerdings einen Großteil ihres väterlichen Erbes[655]. 1915 kaufte sie dennoch ein Grundstück in Wädenswil. Ihr Mann lebte seit 1917 nicht mehr bei ihr in der Schweiz[656]. Am 24. August 1920 wurde die Ehe vor dem schweizerischen Bezirksgericht Horgen geschieden bzw. nach italienischem Gesetz auf unbestimmte Zeit getrennt[657].

Gisela Lucci-Purtschers langjährige *Hausdame* beziehungsweise Begleiterin war *Frl. Merz*, Christiane Louise „Martha“ Merz[658].

Lebensende, Rezeption

Gisela Lucci-Purtscher verbrachte ihren letzten Lebensabschnitt mit ihrer Haushälterin am Möschberg im bernischen Emmental, wo sie zuerst ein Chalet mit Praxisräumlichkeiten und Zimmern für Patient:innen bewohnte und später ein kleines Chalet daneben bezog. Martha Merz starb im April 1957[659]. In diesem Jahr beendete Gisela Lucci-Purtscher auch ihre ärztliche Tätigkeit.

Zwei Jahre später, am 10. Juli 1959, starb Gisela Lucci-Purtscher im Alter von 89 Jahren in einem Pflegeheim in Münsingen. Da den Behörden keine Erben bekannt waren, wurden ihre Habseligkeiten versteigert[660].

Auf dem von Gisela Lucci-Purtscher errichteten Gebäude der heutigen Stiftung Stöckenweid in Feldmeilen erinnert eine Gedenktafel an sie[661]. 2016 widmeten ihr die „Historische Gesellschaft“ und das Volkstheater Wädenswil im Rahmen des Projekts „Wädenswil 1916 – Eine Inszenierung“ eine Ausstellungstafel und eine Theaterszene[662].

Publikationen, Vorträge, Forschungstätigkeit (Auswahl)

Dissertation: Gisela Purtscher, Die Ueberhäutung einer Schusswunde der Zunge (Zürich: Emil Rüegg 1902) 14 S.

---

654 Ebd. 278.

655 Ebd. 290.

656 Ebd. 289; Beck-Ciprian, Gisela Lucci-Purtscher 38.

657 StAZH, Z 435.208 (Protokoll Horgen 1920) 287–298 Nr. 82 297; vgl. dazu Veits-Falk, Gisela Lucci-Purtscher 24f.

658 Gemeinde Oberthal, Anfragebeantwortung, 16. Juni 2015; Brief von Martha Hediger-Wyss, 15. Juni 2013: Martha Merz arbeitete bereits in Wädenswil für Gisela Lucci-Purtscher, war dann kurze Zeit in Deutschland und zog mit ihr im August 1939 auf den Möschberg.

659 Christiane Louise „Martha“ Merz (1883–1957) stammte aus einer wohlhabenden Familie aus Greiz in Thüringen, die während der Inflation „alles verloren hatte“. Vgl. Gemeinde Oberthal, Anfragebeantwortung 16. Juni 2015.

660 Erbenruf vom 10. Oktober 1959. *Anzeiger für den Amtsbezirk Konolfingen* (16. Oktober 1959). Von der Versteigerung haben sich Fotos erhalten, vgl. Veits-Falk, Gisela Lucci-Purtscher 28.

661 Die Stiftung Stöckenweid bietet Lebens- und/oder Arbeitsraum für erwachsene Menschen mit einer geistigen und/oder mehrfachen Beeinträchtigung, vgl. Stöckenweid, https://www.stoeckenweid.ch/ [5. 6. 2024].

662 Vgl. Wädenswil 1916 – eine Zeitreise 114f. Im Februar 2022 erschien ein Artikel über Gisela Lucci-Purtscher im *Zürichsee-Anzeiger*: Bätschmann, Fremde 3.

Ihre an der Universität Padua im Jahr 1907 verteidigte (ungedruckte) Doktorthese lautete: Contributo alla patogenesi della ptosi addominale [Beitrag zur Pathogenese der abdominalen Ptosis, Eingeweidesenkung][663].

Gisela Lucci-Purtscher redigierte und veröffentlichte, gemeinsam mit dem Arzt Carlo Calza, die italienische Übersetzung von Anna Fischer-Dückelmanns Bestseller „Die Frau als Hausärztin"[664].

Sie trug in zahlreichen Vorträgen zur Verbreitung von medizinischem Wissen an ein breites Publikum bei (vgl. dazu ausführlich Kapitel 5.1.4 mit einer Auflistung der in den Zeitschriften *Volksgesundheit* und *Der Hausdoktor* angezeigten Vorträge von Gisela Lucci-Purtscher).

1920 und 1921 war Gisela Lucci-Purtscher Schriftführerin der Zeitschrift *Der Hausdoktor. Schweizerische Blätter für Gesundheitspflege* (Beilage zum Schweizerischen Familien-Wochenblatt), das zwei Mal monatlich erschien. Bis Ende 1922 war sie auch Redakteurin der Zeitschrift *Volksgesundheit*[665].
Auswahl an Publikationen:

- Gisela Lucci-Purtscher, Wie heilen wir unsere Frauenleiden? Praktisches Frauenbuch (Zürich 1914).
- Dies., Das Buch der Mutter. Teil 1: Die Erziehung zur Mutterschaft, Teil 2: Die Geburt, Teil 3: Krankheiten nach Geburt und Wochenbett (Zürich 1915).
- Dies., Unsere Ernährung. Kochbuch (Zürich ^{2}1915).
- Dies., Der kleine Hausdoktor (Zürich 1920).
- Dies., Frauenleiden im jüngeren und mittleren Lebensalter: Ursachen, Verhütung und naturgemäße Behandlung (Berlin 1923).
- Dies., Die Verwirklichung der Wünsche durch die Coué-Technik (Zürich [um 1924]).
- Dies., Die Praxis der bewußten Autosuggestion. Leicht fasslich für Jedermann (Wädenswil 1925).
- Dies., Frauenleiden (Zürich 1925).
- Dies., Die Wechseljahre (Berlin 1927).
- G[isela] Lucci, Der Heilwert der Gymnastik. Vorbereitung zu Leistungen in Turnen, Sport und Spiel. Eine Zimmergymnastik ohne Apparate (Bern 1929).
- Gisela Lucci-Purtscher, Die Wechseljahre. Beschwerden und Erkrankungen im kritischen Alter. Verhütung und die Vermeidung von Operationen (o. O. 1932).
- Ghisela Lucci-Purtscher–Charles Baudouin, Jean Desplanque, Psychologie im Alltag (Tat und Gedanke 2, Genf 1944).
- Gisela Lucci-Purtscher, Die Verwirklichung der Wünsche durch die Coué-Technik, (Thalwil, Neuaufl. 1982 und 1999).
- Dies., Die Praxis der bewussten Autosuggestion, (Thalwil, Neuaufl. 1987 und 1999).

663 Anfrage Universitätsarchiv Padua, 3. Juni 2015.

664 La donna, medico di casa: Libro di consultazione familiare per l'igiene e la medicina, con speciale riguardo alle malattie delle donne e dei bambini (Turin 1910).

665 *Volksgesundheit* Nr. 1 (1. Jänner 1923) 1.

7.2.15 Victoria Markheim (1877–?)

Vorbemerkung

Über Viktoria Markheim konnten außer in den Universitätsmatrikeln von Lausanne wie Zürich und einer Zeitungsnotiz keine Informationen gefunden werden. Ihr Name scheint auch in den für die vorliegende Arbeit systematisch durchgesehenen, themenspezifischen Verzeichnissen nicht auf. Vielleicht brach sie ihr Studium ab, vielleicht ist eine Namensänderung durch Heirat der Grund dafür.

Name

Victoria, Wiktorya, Markheim

Soziale und regionale Herkunft

Victoria Markheim wurde am 14. August 1877 in Krakau, Galizien (Kraków, Polen), geboren. In der Matrikel Zürich sind in der Rubrik „Eltern“ Zofia Markheim, Lemberg, *bzw. Dr. H. Kolischer-Czerlany* genannt[666].

Herkunft laut Universitätsmatrikel Zürich: Krakau[667]

Bildung

Laut einer Notiz in *La Revue* hatte Victoria Markheim im Juli 1895 ihren Abschluss an der *École supérieure communale* [städtische höhere Schule] in Lausanne gemacht und im März 1896 die Reifeprüfung für ein Medizinstudium vor der Eidgenössischen Kommission in Lausanne bestanden[668]. In der Matrikel der Universität Zürich wird ein Maturazeugnis vom 8. März 1899 angeführt[669].

Universitäre Ausbildung, Qualifikationen

In der Liste der außerordentlichen Studenten der Faculté des Lettres in Lausanne 1894 scheinen *Markheim, Mme, Sophie, Autrichienne und Markheim, Mlle Victoria, Autrichienne* auf[670].

Im Sommersemester 1899 immatrikulierte Victoria Markheim an der Medizinischen Fakultät der Universität Zürich, in der Matrikel ist auch ihre Exmatrikulation von der Universität Lausanne angeführt. Am 14. Mai 1901 verließ sie die Universität Zürich mit Zeugnis[671].

Danach konnten keine Hinweise auf ihren weiteren Lebensweg gefunden werden.

---

666 Matrikeledition der Universität Zürich, Markheim Wiktorya, https://www.matrikel.uzh.ch/active//static/26913.htm [17. 2. 2025]: Als Wohnadresse der Mutter ist Zymuntowska 14, Krakau, angegeben.

667 Ebd.

668 *La Revue. Organe du parti démocratique et fédéraliste vaudois* (31. März 1896) 1: *Lausanne. École supérieure de la ville de Lausanne. – Mlle Victoria Markheim, de Cracovie, vient de subir avec succès devant la commission fédérale siégeant à Lausanne, les épreuves de maturité pour la médecine. Mlle Markheim avait obtenu en juillet dernier son diplôme de fin d'études au Gymnase de l'école supérieure communale.*

669 Matrikeledition der Universität Zürich, Markheim Wiktorya, https://www.matrikel.uzh.ch/active//static/26913.htm [17. 2. 2025].

670 Gedruckte Universitätsmatrikel online Lausanne 25.

671 Matrikeledition der Universität Zürich, Markheim Wiktorya, https://www.matrikel.uzh.ch/active//static/26913.htm [17. 2. 2025].

7.2.16 Sophie Moraczewska-Okunewska (1865–1926)

Vorbemerkung

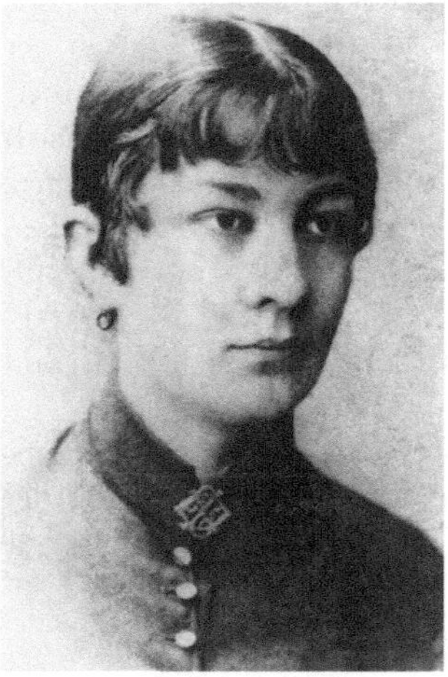

Abb. 58: Porträt von Sophie Moraczewska-Okunewska; Foto, um 1900.

Sophie Moraczewska-Okunewska war eine aus Galizien stammende Ärztin, die sich in der ruthenischen Frauenbewegung engagierte und in erster Linie in der ukrainischen Literatur bekannt ist[672]. Meine Angaben über ihre Lebensgeschichte stammen zu einem großen Teil aus ukrainischen und polnischen Publikationen, welche die Schweizer Slawistin Monika Bankowski – teils mit Hilfe der Historikerin Halyna Svarnyk (Lwiw) – recherchiert hat und mir in deutscher Übersetzung oder Zusammenfassung zur Verfügung stellte, wofür ich ihr herzlich danke[673].

Name

Sophie, Sophia Okunewska, Okuniewski, verh. Moraczewska, von Moraczewska; ukrain. Sofija Moračevs'ka-Okunevs'ka, Sofija Okunevs'ka-Moračevs'ka; poln. Zofia Moraczewska-Okuniewska. In dieser Studie wird der Doppelname Moraczewska-Okunewska [Duden-Transkription] verwendet.

Soziale und regionale Herkunft

Sophie Okunewska wurde am 12. Mai 1865 im Dorf Dovžanka, Gebiet Tarnopol (Ternopil', Ukraine), als Tochter des griechisch-katholischen (unierten) Priesters Athanas Okunewsky (Atanasij Okunevs'kyj) und seiner Frau Karolina, geb. Lučakivs'ka, geboren[674]. Das alte ukrainische Geschlecht der Okunewsky und das mit ihm verwandte der Ozarkevyč waren von großem patriotischen Bewusstsein geprägt. Aus beiden Familien stammten namhafte Persönlichkeiten, die trotz Diskriminierungen Ärzte, Politiker und Geistliche wurden und einen Beitrag zur ukrainischen Nationalbewegung und Kultur leisteten. So studierte etwa Sophies Onkel Kyrylo Okunewsky als erster Ruthene Phar-

672 Ein Biogramm enthält auch: Stadler, Ärztinnen XLVIII.

673 Dorožovec', Doktor Okunevs'ka; Put'ko-Stech, Sofija Okunevs'ka-Moračevs'ka; Hodynko, Pryzabuti imena; Czajecka, Z domu; vgl. auch Stern, Medizinerinnen 217; Lucerna, Frauenärztin 63; Okunevska-Moraczewska, Sofiia, http://www.encyclopediaofukraine.com/display.asp?linkpath=pages%5CO%5CK%5COkunevska6MoraczewskaSofiia.htm [2. 4. 2022]; Sofia Okunevska, https://en.wikipedia.org/wiki/Sofia_Okunevska [2. 4. 2022].

674 Dorožovec', Doktor Okunevs'ka; Put'ko-Stech, Sofija Okunevs'ka-Moračevs'ka; Hodynko, Pryzabuti imena.

mazie[675], ihr Cousin Theophil Okunewsky wurde Mitglied des galizischen Landtags und des Reichsrats[676] und ein weiterer Cousin, Jaroslaw Okunewsky, Admiral, Marinearzt und ebenfalls Politiker[677].

Nach dem frühen Tod von Sophies Mutter 1870 übersiedelte ihr Vater in die Bukowina. Mit Erlaubnis des Metropoliten begann er 1878 ein Medizinstudium an der Universität Wien, ließ sich in der Folge von seinem Priesteramt entbinden und arbeitete später als Bezirksarzt in Storoschynetz (Storožynec') bei Czernowitz und danach in Kimpolung (Câmpulung, Rumänien)[678]. Sophie Okunewska wuchs im Haus ihres Onkels Ivan Ozarkevyč, eines unierten Geistlichen und Abgeordneten zum galizischen Landtag und Reichsrat[679], und dessen Frau Teofilja, geb. Okunewska, in Kimpolung auf. Großen Einfluss auf ihre intellektuelle Entwicklung hatte ihre Cousine Natalija Ozarkevyč-Kobryns'ka, später eine bedeutende ukrainische Schriftstellerin sowie Gründerin und Hauptvertreterin der ruthenischen Frauenbewegung[680].

Herkunft laut Universitätsmatrikel Zürich: 1887: Sophie Okuniewski, Kimpolung[681], 1892: Sophie Moraczewska, Warschau, Polen, Russisches Reich (aufgrund der Heirat mit Wacław Moraczewski aus Warschau)[682]

Religion, kulturelle Prägung

Griechisch-katholisch (uniert)

Bildung

Sophie Okunewska legte 1885 nach privaten Studien am Lemberger akademischen (ruthenischen) Gymnasium das Maturaexamen ab, worüber die galizische Presse anerkennend berichtete[683].

---

675 Put'ko-Stech, Sofija Okunevs'ka-Moračevs'ka.

676 Theophil Okunjewski (1858–1937), Jurist und Advokat, Mitglied der radikalen Partei, Abgeordneter des galizischen Reichstags (1897–1900, 1907–1918) und des Reichsrats, vgl. Okunevs'kyj (Ostoja-O.), Theophil, https://www.biographien.ac.at/oebl?frames=yes [2. 3. 2025]; Put'ko-Stech, Sofija Okunevs'ka-Moračevs'ka.

677 Jaroslaw Okunewski (1860–1929), Marinearzt, Admiral, gilt als Schöpfer des Kriegsmarine-Medizinwesens, engagierte sich nach 1918 für die Schaffung eines (west)ukrainischen Nationalstaats sowie die Organisation des Sanitätswesens in Ostgalizien, vgl. Okunevs'kyj (Ostoja-O.), Jarosław, https://www.biographien.ac.at/oebl?frames=yes [2. 3. 2025]; Put'ko-Stech, Sofija Okunevs'ka-Moračevs'ka.

678 Dorožovec', Doktor Okunevs'ka; Put'ko-Stech, Sofija Okunevs'ka-Moračevs'ka; Hodynko, Pryzabuti imena.

679 Put'ko-Stech, Sofija Okunevs'ka-Moračevs'ka.

680 Natalija Ozarkevyč-Kobryns'ka (1851 [1855?]–1920) war auch Vorkämpferin für den kulturellen und gesellschaftlichen Zusammenschluss aller ukrainischen Länder sowie Initiatorin des 1884 gegründeten „Tovarystvo rus'kych žinok" [Verein der ruthenischen Frauen] und des der Frauenfrage gewidmeten Almanachs „Peršyj vinok" [Der erste Kranz] (1887); vgl. auch Natalija Kobrynska, https://de.wikipedia.org/wiki/Natalija_Kobrynska [2. 3. 2025].

681 Matrikeledition der Universität Zürich, Okuniewski (⚭ Moraczewska) (Frl.) Sophie, https://www.matrikel.uzh.ch/active//static/27172.htm [17. 2. 2025].

682 Ebd.

683 Dorožovec', Doktor Okunevs'ka; Crees, Ladies 173; *Frauenleben* 13/3 (1901) 63; Put'ko-Stech, Sofija Okunevs'ka-Moračevs'ka. In der Matrikel Zürich wird als Vorbildung Privatunterricht angegeben, vgl. Matrikeledition der Universität Zürich, Okuniewski (⚭ Moraczewska) (Frl.) Sophie, https://www.matrikel.uzh.ch/active//static/27172.htm [17. 2. 2025].

Universitäre Ausbildung, Qualifikationen

Im Sommersemester 1887 immatrikulierte Sophie Okunewska zum ersten Mal an der Medizinischen Fakultät der Universität Zürich[684]. Im Sommer 1892 schrieb sie sich nach ihrer Heirat mit Wacław Moraczewski aus Warschau[685] erneut an der Universität Zürich ein und verließ diese am 12. November 1894 ohne Zeugnis[686]. Die Promotion von *Sophie von Moraczewska* am 29. April 1896 in Zürich fand in der galizischen und bukowinischen Presse breite Beachtung[687]. Kurz davor, im Februar 1896, hatte sie einen Sohn geboren, im Mai 1898 kam ihre Tochter zur Welt. Am 15. März 1900 promovierte Moraczewska ein zweites Mal an der Universität Krakau durch Nostrifizierung[688].

Berufstätigkeit

Im Jahr 1900 soll sich das Ehepaar Moraczewski im böhmischen Karlsbad niedergelassen haben, wo Wacław Moraczewski als Badearzt arbeitete[689]. Der ukrainischen Internet-Enzyklopädie zufolge eröffnete Sophie Moraczewska-Okunewska 1897 eine Praxis in Lemberg[690]. Ab Mai 1900 ordinierte sie in der Saison als Frauenärztin in Franzensbad[691], wo sie – vermutlich ab 1905 – auch wissenschaftlich arbeitete und Gebärmutterhalskrebs nach der Methode von Marie Curie-Skłodowska mit Radium behandelte[692]. Ab dem Jahr 1901 war sie auch am Landesspital in Lemberg angestellt[693]. 1903 verlieh der Landesausschuss von Galizien *Fräulein* [sic] *Dr. Sophie Moraczewska den Titel einer Sekundarärztin beim Allgemeinen Krankenhaus in Lemberg*[694]. Das *Neue Wiener Tagblatt* kommentierte: *Es ist dies der erste derartige Fall in Oesterreich*[695].

Im Jänner 1906 berichtete der *Kurjer Lwowski*, dass Dr. Moraczewska und Dr. Mira Flora Ogórek vom Lemberger Zivilgericht als Sachverständige in einem Prozess über

---

684 Ebd.

685 Ebd., zu Waclaw (von) Moraczewski vgl. Matrikeledition der Universität Zürich, Moraczewski Waclaw (von), https://www.matrikel.uzh.ch/active/static/14986.htm [17. 2. 2025].

686 Stern, Medizinerinnen 216; Matrikeledition der Universität Zürich, Okuniewski (⚭ Moraczewska) (Frl.) Sophie, https://www.matrikel.uzh.ch/active//static/27172.htm [17. 2. 2025].

687 Matrikeledition der Universität Zürich, Okuniewski (⚭ Moraczewska) (Frl.) Sophie, https://www.matrikel.uzh.ch/active//static/27172.htm [17. 2. 2025]; Put'ko-Stech, Sofija Okunevs'ka-Moračevs'ka.

688 Put'ko-Stech, Sofija Okunevs'ka-Moračevs'ka; Crees, Ladies 173; *Dokumente der Frauen* 3/1 (1900) 33; *Das Vaterland* 41, Nr. 74 (17. März 1900) 13; *Neue Freie Presse* Nr. 12774 (17. 3. 1900) 7; *Südsteirische Post* 20, Nr. 23 (21. März 1900) 5: *Promotion einer Aerztin. In Krakau wurde vorgestern zum erstenmale eine Dame zum Doctor der gesammten Heilkunde promovirt: Frau Sophie Cholewa-Moraczewska, welche bereits in Zürich den Doctorgrad besaß und denselben nun hier nostrificiren ließ* (Cholewa: Name des Adelswappens).

689 Put'ko-Stech, Sofija Okunevs'ka-Moračevs'ka; vgl. auch Woerl, Karlsbad 34: Dr. Wenzl v. Moraczevski (1901) scheint hier unter den Badeärzten auf.

690 Okunevska-Moraczewska, Sofija, http://www.encyclopediaofukraine.com/display.asp?linkpath=pages%5CO%5CK%5COkunevska6MoraczewskaSofiia.htm [25. 3. 2024].

691 *Neuigkeits-Welt-Blatt* 27, Nr.123 (31. Mai 1900) 15: *In diesem Kurorte* [Franzensbad] *ordinirt auch als Frauenärztin Frau Dr. Sophie von Moraczewska, promovirt an der Züricher und Krakauer Universität und praktische Aerztin am Landesspital in Lemberg.* Vgl. auch *Neuigkeits-Welt-Blatt* 27, Nr. 125 (2. Juni 1900) 7; *Arbeiter-Zeitung* 12, Nr. 157 (10. Juni 1900) 5; Crees, Ladies 173.

692 Put'ko-Stech, Sofija Okunevs'ka-Moračevs'ka.

693 *Frauenleben* 13/3 (1901) 63. Am Landesspital soll Moraczewska bis 1911 gewirkt haben, vgl. Mackiewicz, Kobiety 94; Sofia Okunevska-Moraczewska, https://photo-lviv.in.ua/sofiya-okunevska-morachevska-persha-likarka-avstro-uhorschyny/ [25. 3. 2024].

694 *Vorarlberger Tagblatt* 18, Nr. 5134 (14. März 1903) 5.

695 *Neues Wiener Tagblatt* 37, Nr. 155 (7. Juni 1903) 26.

die Annullierung einer Ehe herangezogen und vereidigt wurden. Es sei das erste Mal in Österreich, dass man Frauen als Gutachterinnen vor Gericht berufen habe[696].

Während des Ersten Weltkriegs arbeitete Moraczewska-Okunewska in den Auffanglagern für ruthenische Flüchtlinge in Gmünd und Svatobořice (Mähren)[697].

In den 1920er Jahren lebte sie in Lemberg. Hier war sie seit 1903 einige Jahre als Frauenärztin in der vom griechisch-katholischen Metropoliten Andrej Šeptyc'kyj gestifteten und von ihrem Cousin Jevhen Ozarkevyč geleiteten kostenlosen „Volksheilanstalt“ für Arme tätig gewesen. Gemeinsam mit ihrem Cousin (gestorben 1916) organisierte sie auch Kurse für Krankenschwestern und Hebammen. Darüber hinaus stellte sie Heilkräutermischungen her und beschäftigte sich mit Pflanzenheilkunde, eine in der Ukraine seit langem bekannte, aber vernachlässigte Heilmethode, für deren Anwendung sie sich einsetzte[698].

Zudem nahm Sophie Moraczewska-Okunewska aktiv an der Arbeit der 1897 gegründeten „Ärztekommission“, der ersten ukrainischen Ärzteorganisation, teil[699].

Zivilgesellschaftliches Engagement

Sophie Moraczewska-Okunewska engagierte sich für eine bessere gesellschaftliche Stellung ihrer ruthenischen Landsleute und war eine aktive Vertreterin der ukrainischen Frauenbewegung. Sie soll ihre Freundin, die Schriftstellerin Ol'ha Kobyljans'ka, zum Schreiben in ihrer ukrainischen Muttersprache motiviert haben[700]. Zusammen mit ihr und ihrer Cousine, der Schriftstellerin und politischen Aktivistin Natalija Ozarkevyč-Kobryns'ka, engagierte sie sich für das Zustandekommen des ersten ukrainischen Frauenalmanachs *Peršyj vinok* [Der erste Kranz], der 1887 in Lemberg erschien und in dem sie unter dem Pseudonym Jeryna auf Ukrainisch publizierte[701].

1924 wurde Moraczewska-Okunewska Mitglied der in Lemberg gegründeten „Ukrainischen Gesellschaft der Akademikerinnen“ [Ukraïns'ke tovarystvo žinok z vyščoju osvitoju] und gab den Anstoß zur Gründung eines Zweigvereins in Przemyśl[702].

Familie, Partnerschaft, Freundschaften

Im November 1890 heiratete Sophie Okunewska den aus Warschau stammenden Chemie- und Medizinstudenten Wacław Moraczewski, den sie an der Universität Zürich

---

696 *Kurjer Lwowski* 24, Nr. 23 (23. Jänner 1906) 2.

697 Dorožovec', Doktor Okunevs'ka; Put'ko-Stech, Sofija Okunevs'ka-Moračevs'ka.

698 Pro „Narodnu ličnycju im. Andreja Šeptyc'koho“ – zustrič iz Volodymyrom Semenivom [Über die Andrej-Šeptyc'kyj-Volksheilanstalt – Begegnung mit Volodymyr Semeniv], https://zaxid.net/pro_narodnu_lichnitsyu_im_andreya_sheptitskogo_zustrich_iz_volodimirom_semenivom_n1243173 [19. 10. 2024]; Dorožovec', Doktor Okunevs'ka.

699 Put'ko-Stech, Sofija Okunevs'ka-Moračevs'ka.

700 Dorožovec', Doktor Okunevs'ka; Ol'ha Kobyljans'ka (1863–1924), bedeutende ukrainische Lyrikerin, Prosaikerin und Übersetzerin. Zu Kobyljans'ka und ihrer Freundschaft mit Moraczewska-Okunewska vgl. auch: Vrublevs'ka, Šaritka. Der Nachlass Kobyljans'kas enthält 51 Briefe Moraczewska-Okunewskas aus den Jahren 1882–1925 an sie [Ševčenko-Literaturinstitut der Ukrainischen Akademie der Wissenschaften, Kiew, Bestand No. 14/1808].

701 Dorožovec', Doktor Okunevs'ka. In *Peršyj vinok* veröffentlichte Moraczewska-Okunewska außerdem eine sozialkritische Erzählung aus dem städtischen Leben sowie die Studie „Rodynna nevolja žinok v pisnjach i obrjadach vesil'nych“ [Die familiäre Unfreiheit der Frauen in Hochzeitsliedern und -bräuchen].

702 Dorožovec', Doktor Okunevs'ka; Put'ko-Stech, Sofija Okunevs'ka-Moračevs'ka.

kennengelernt hatte. Er stammte aus einem alten polnischen Adelsgeschlecht[703] und dissertierte 1895 in Chemie und Medizin[704]. 1921 übernahm er an der Veterinärmedizinischen Akademie in Lemberg das Ordinariat für Chemie und Ernährungswissenschaft und bekleidete von 1925 bis 1927 das Amt des Rektors[705]. Das Ehepaar hatte zwei Kinder. Kurz vor ihrer Promotion, am 24. Februar 1895, gebar Sophie Moraczewska-Okunewska ihren Sohn Jurij (Jerzy, Georg)[706], am 11. Mai 1898 kam ihre Tochter Jeva (Ewa) zur Welt[707]. Die Ehe der Moraczewskis war nicht von Dauer, nach einigen Jahren trennte sich das Paar[708].

Während ihres Studiums in Zürich hatte Sophie Moraczewska-Okunewska von 1889 bis 1890 an der gleichen Adresse wie Maria Vučetić-Prita gewohnt[709], auch Gabriele Possanner war eine Studienkollegin[710]. Neben ihrer Cousine Natalija Ozarkevyč-Kobryns'ka zählte die Schriftstellerin Ol'ha Kobyljans'ka zu ihren Freundinnen, mit denen sie sich für feministische, nationale und kulturelle Belange engagierte.

Lebensende, Rezeption

Die letzten Lebensjahre verbrachte Sophie Moraczewska-Okunewska in Lemberg. Sie starb am 25. Februar 1926[711] mit 61 Jahren an Blinddarmdurchbruch und wurde auf dem Lyčakiv-Friedhof in Lemberg begraben[712].

---

703 Wacław Moraczewski und Sophie Moraczewska-Okunewska nannten und schrieben sich in Zürich „von Moraczewski“. Sophie Moraczewska-Okunewska ist nicht zu verwechseln mit der aus der Bukowina stammenden und in Galizien tätigen polnischen Frauenrechtlerin und Politikerin Zofia Moraczewska (geb. Gostkowska, 1873–1958).

704 Matrikeledition der Universität Zürich, Moraczewski Waclaw (von), https://www.matrikel.uzh.ch/active/static/14986.htm [17. 2. 2025]; Dorožovec', Doktor Okunevs'ka.

705 Zu Wacław Moraczewski (1867–1950) vgl. Brozowski, Wacław Damian Moraczewski; Hodynko, Pryzabuti imena. Zunächst Leiter des chemischen Labors in der Klinik des europaweit bekannten Internisten Hermann Eichhorst in Zürich, habilitierte er sich 1918 für klinische Chemie an der Universität Lemberg. 1933 ging er in den Ruhestand und erhielt zwei Jahre später den Ehrendoktor der Veterinärmedizin sowie den Titel eines Honorarprofessors.

706 Put'ko-Stech, Sofija Okunevs'ka-Moračevs'ka; vgl. Matrikeledition der Universität Zürich, Moraczewski Georg, https://www.matrikel.uzh.ch/active/static/14985.htm [17. 2. 2025]. Im Wintersemester 1915 immatrikulierte Georg Moraczewski an der juridischen Fakultät in Zürich, danach lebte er in Lemberg, wo er als Richter, Schriftsteller und Literaturkritiker wirkte. Er starb 1935 in Wien.

707 Ihre Tochter Jeva studierte in Zürich an der Eidgenössischen Technischen Hochschule Architektur und starb am 7. Jänner 1919 durch Suizid, vgl. auch *Tagblatt der Stadt Zürich* (11. Jänner 1919), ebd. (14. Jänner 1919).

708 Dorožovec', Doktor Okunevs'ka: Wacław Moraczewski hatte eine Beziehung mit einer seiner Patientinnen, der Malerin Maria Wodzicka, und bestand auf der Trennung.

709 Vgl. Adressbücher der Stadt Zürich 1898–1899, https://www.zop.zb.uzh.ch/ [19. 4. 2024]: Steinwiesstrasse 36.

710 Stern, Gabriele Possaner 193.

711 Die meisten Quellen nennen den 24. Februar 1926 als Todesdatum, obwohl sowohl der Grabstein als auch der Nachruf von Ol'ha Kobyljans'ka auf den 25. Februar verweisen: Kobyljans'ka, Dr. Sofija Okunevs'ka-Moračevs'ka 334–336.

712 Grab der Familie Morachevskyi, https://uk.wikipedia.org/wiki/:Tomb_of_Morachevskyi_family_(02).jpg [2. 3. 2025].

Publikationen, Vorträge, Forschungstätigkeit (Auswahl)

Dissertation: Sophie v. Moraczewska aus Warschau, Blutveränderungen bei Anämien. Inaugural-Dissertation zur Erlangung der medicinischen Doctorwürde der hohen medicinischen Facultät zu Zürich. Genehmigt auf Antrag von Herrn Professor Dr. H. Eichhorst (Virchow's Archiv für pathologische Anatomie 144, Berlin 1896) 38 S.

1903 erschien in den *Nowiny Lekarskie* [Ärztliche Nachrichten] ihr Artikel über den Einfluss der Verabreichung von Alkalien auf den Säuregrad des Urins bei Anämien[713].

Im Jahr 1908 veröffentlichte sie einen wissenschaftlichen Beitrag über den Einfluss der Temperatur auf den osmotischen Druck der Erythrozyten[714]. Zusammen mit ihrem Cousin Jevhen Ozarkevyč verfasste sie das erste Wörterbuch der ukrainischen medizinischen Terminologie[715]. Laut dem Nachschlagewerk „Ukrainische Frauenzeitschriften in Galizien der Jahre 1853–1939", war Moraczewska-Okunewska Mitarbeiterin der Zeitschrift *Postup* [Fortschritt] (1886). Als Mitglied der „Wissenschaftlichen Ševčenko-Gesellschaft" war sie an der Herausgabe der von Jevhen Ozarkevyč gegründeten Zeitschrift *Likars'kyj zbirnyk* [Ärztliche Sammelschrift] beteiligt (1898) und publizierte hier eigene Artikel.

7.2.17 Lucia Morawitz (Sommerhoff) (1870–1958)

Vorbemerkung

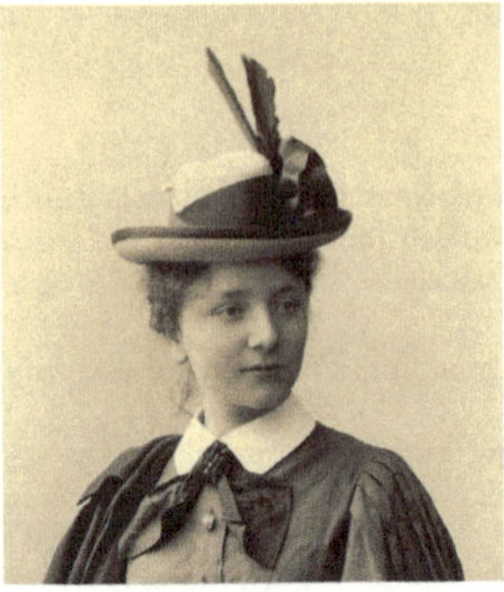

Abb. 59: Detail aus einem Vollporträt von Lucia Morawitz; Foto, 1897.

In der Literatur ist die aus Wien stammende Ärztin Lucia Morawitz, die den Großteil ihres Lebens in der Schweiz verbrachte, nicht bekannt. Sie scheint jedoch in einigen Verzeichnissen und Nachlässen als Briefpartnerin prominenter Zeitgenoss:innen auf. Ein für die vorliegende Arbeit besonders reichhaltiges Quellenkorpus sind ihre Briefe an den Schweizer Toxikologen und Gerichtsmediziner Heinrich Zangger, die aufschlussreiche Einblicke in ihr Berufs- und Privatleben bieten[716].

Name

Lucia, Lucia Barbara Emilie, Lucie, von (?) Morawitz, Morawetz, verh. Sommerhof, Sommerhoff-Morawitz, gesch. Sommerhoff. Auch während ihrer kurzen Ehe und nach ihrer Scheidung verwendete sie konsequent ihren Geburtsnamen Morawitz.

713 Mackiewicz, Kobiety 94.

714 Put'ko-Stech, Sofija Okunevs'ka-Moračevs'ka.

715 Ebd.

716 ZBZ, Handschriftensammlung, Nachlass Heinrich Zangger, 1–406 & A.1–A.44, Schachteln 23, 33, 130, 139, 258, 271, 285. Ich danke Monika Bankowski sehr herzlich für ihre Unterstützung bei den Recherchen.

Soziale und regionale Herkunft

Lucia Morawitz wurde am 15. November 1870 in Wien geboren[717]. Ihr Vater, Dr. Heinrich Morawitz, war Hof- und Gerichtsadvokat[718] und wurde in Iglau (Jihlava, Tschechien) in Mähren geboren. Ihre Mutter Lucia, geb. Chiete und verwitwet nach einem k. k. Militärbeamten, war die Tochter eines Kaufmanns und stammte aus Zara in Dalmatien (Zadar, Kroatien)[719].

Herkunft laut Universitätsmatrikel Zürich: Wien[720]

Religion, kulturelle Prägung

Römisch-katholisch[721], 1897 und 1903 ist in den Meldeunterlagen von München *konfessionslos* angegeben[722]. Vor ihrer Eheschließung am 7. Februar 1913 trat sie aus der katholischen Kirche aus[723], 1930 ist ihre Religionszugehörigkeit mit *ref*[ormiert] angegeben[724], vermutlich konvertierte sie vor ihrer Heirat 1913.

Bildung

Über ihre frühe und voruniversitäre Ausbildung konnten keine Informationen in Erfahrung gebracht werden.

Universitäre Ausbildung, Qualifikationen

Nachdem Lucia Morawitz am 30. März 1895 am Lehrerinnenseminar in Küsnacht bei Zürich die externe Matura abgelegt hatte, immatrikulierte sie im Sommersemester 1895 an der Medizinischen Fakultät der Universität Zürich[725]. Dort war sie Mitglied im „Internationalen Studentinnenverein“ und forderte gemeinsam mit der späteren Frauenrechtlerin Anita Augspurg das passive Wahlrecht für Frauen in Hochschulangelegenheiten[726].

Im März 1897 war Morawitz in München gemeldet, als Zweck des Aufenthalts ist *Studium* vermerkt[727]. Am 22. Oktober 1897 verließ sie die Universität Zürich mit einem

---

717 Erzdiözese Wien, Pfarre St. Peter, Taufbuch 01/07, 242, https://data.matricula-online.eu/de/oesterreich/wien/01-st-peter/01-07/?pg=248 [11. 10. 2024]: getauft am 13. Dezember 1890, Meldeauskunft Stadtarchiv München, 12. Juni 2018: In den Meldeunterlagen werden sowohl der 13. als auch der 14. November 1870 als Geburtsdatum genannt.

718 Dr. Heinrich Morawitz war der Sohn eines Kaufmanns. Laut UAW, Nationale Medizinische Fakultät, WS 1901/1902, Lucia Morawitz, war ihr Vater zu diesem Zeitpunkt bereits verstorben.

719 Erzdiözese Wien, Pfarre St. Peter, Taufbuch 01/07, 242, https://data.matricula-online.eu/de/oesterreich/wien/01-st-peter/01-07/?pg=248 [11. 10. 2024].

720 Matrikeledition der Universität Zürich, Morawitz (Frl.) Lucia (von), https://www.matrikel.uzh.ch/active//static/27029.htm [17. 2. 2025].

721 Erzdiözese Wien, Pfarre St. Peter, Taufbuch 01/07, 242, https://data.matricula-online.eu/de/oesterreich/wien/01-st-peter/01-07/?pg=248 [11. 10. 2024]: getauft am 13. Dezember 1890.

722 Stadtarchiv München, Meldeauskunft, 12. Juni 2018.

723 Erzdiözese Wien, Pfarre St. Peter, Taufbuch 01/07, 242, https://data.matricula-online.eu/de/oesterreich/wien/01-st-peter/01-07/?pg=248 [11. 10. 2024].

724 StAZH, BEZ ZCH 6341.160, Spruchbuch Ehesachen 1930, 2195–2197, Scheidung Sommerhoff, 2. Mai 1930.

725 Matrikeledition der Universität Zürich, Morawitz (Frl.) Lucia (von), https://www.matrikel.uzh.ch/active//static/27029.htm [17. 2. 2025].

726 Paulitsch, Anfänge 43.

727 Meldeauskunft Stadtarchiv München, 12. Juni 2018.

Zeugnis[728] und verbrachte ab November 1897 ein Jahr in Berlin, wo sie Lehrveranstaltungen an der Universität besuchte[729]. Im Oktober 1898 immatrikulierte sie erneut als *cand. med.* in Zürich. Als Vorbildung ist ein Abgangszeugnis von Zürich und ein Frequenzzeugnis der Universität Berlin angegeben[730]. Am 3. März 1900 legte Morawitz das eidgenössische medizinische Staatsexamen ab[731].

Nach ihrer Promotion exmatrikulierte sie am 15. September 1900 von der Universität Zürich[732].

Am 11. Oktober 1901 schrieb sich Morawitz an der Medizinischen Fakultät der Universität Wien ein. Zwischen November 1902 und November 1903 war Morawitz in München gemeldet[733]. Am 30. März 1903 promovierte Lucia Morawitz durch Nostrifizierung an der Universität Wien[734].

Berufstätigkeit

Nach ihrer zweiten Promotion in Wien hielt sich Morawitz vom 13. Oktober bis zum 18. November 1903 in München und danach wieder in Wien auf[735]. 1904 berichtete das *Neue Wiener Tagblatt*, Lucia Morawitz habe eine Stelle als Assistenzärztin an der Klinik von Prof. Monakow in Zürich erhalten[736]. Von 1907[737] bis 1910 praktizierte sie in Wien als *Ärztin für Frauen- und Nervenkrankheiten*[738]. Nach ihrer Heirat mit Hans Sommerhoff aus Zürich 1913 lebte sie zeitweise[739], so von 1922 bis 1923, in Zürich und praktizierte als Ärztin für *Nerven- und Gemütskrankheiten*[740]. 1922 übernahm sie für drei Monate eine Vertretung in der privaten Nervenheilanstalt Hohenegg in Meilen am

728 Matrikeledition der Universität Zürich, Morawitz (Frl.) Lucia (von), https://www.matrikel.uzh.ch/active//static/27029.htm [17. 2. 2025].

729 ZBZ, Handschriftensammlung, Nachlass Heinrich Zangger, 1–406 & A.1–A.44, Briefe an Heinrich Zangger zwischen 4. November 1897 und September 1898.

730 Matrikeledition der Universität Zürich, Morawitz (Frl.) Lucia (von), https://www.matrikel.uzh.ch/active//static/27029.htm [17. 2. 2025].

731 BAR, E 3300A, 1000/762, Bd. 16.

732 Matrikeledition der Universität Zürich, Morawitz (Frl.) Lucia (von), https://www.matrikel.uzh.ch/active//static/27029.htm [17. 2. 2025].

733 Meldeauskunft Stadtarchiv München, 12. Juni 2018.

734 UAW, M 36.1, Verzeichnis über diejenigen Damen, welche an der k. k. Universität Wien zu Doctoren promovirt wurden; Sablik, Frauenstudium 817f.; Stadler, Ärztinnen XLVI; vgl. auch *Illustrirtes Wiener Extrablatt* 32, Nr. 89 (31. März 1903) 4.

735 Stadtarchiv München, Meldeauskunft, 12. Juni 2018.

736 *Neues Wiener Tagblatt* 38, Nr. 189 (9. Juli 1904) 8.

737 *Neue Freie Presse* Nr. 15555 (10. Dezember 1907) 11.

738 Im Wiener Adressenverzeichnis scheint Lucia Morawitz von 1908 bis 1910 wie folgt unter den Ärzten des 1. Bezirks auf: *Morawitz Lucia, Dr. ges. Heilk., Tuchlauben 18 (4–5), Sonntag (11–12)*, vgl. Lehmann 1908, Bd. 1, 470, https://www.digital.wienbibliothek.at/periodical/structure/5311 [12. 7. 2024].

739 StAZH, BEZ ZCH 6341.160, Spruchbuch Ehesachen 1930, 2195–2197, Scheidung Sommerhoff, 2. Mai 1930.

740 Vgl. Adressbuch der Stadt Zürich 1922, https://www.zop.zb.uzh.ch/ [12. 7. 2024]: Dr. med. Lucia Morawitz, Steinwiesstrasse 36; Adressbuch der Stadt Zürich 1923, https://www.zop.zb.uzh.ch/ [12. 7. 2024]: Sommerhoff, Lucia (Morawitz) Dr. med. Ärztin, Hottingerstraße 2.

Zürichsee[741]. Im Oktober 1928 kam Lucia Morawitz nach Davos[742], wo sie bis 1937 blieb. Danach zog sie nach Agra-Bigogno am Luganer See[743]. Ab Jänner 1938 verbrachte sie rund ein Jahr im Kloster Engelberg im Kanton Oberwalden[744], im Oktober 1941 lautete ihre Adresse wiederum *Lugaggia a presso Lugano*[745].

Zivilgesellschaftliches Engagement

Während ihrer Studienzeit in Zürich war Lucia Morawitz Mitglied im „Internationalen Studentinnenverein"[746]. Als sie in Wien lebte und praktizierte, engagierte sie sich in unterschiedlichen Frauenvereinen und hielt zu damals aktuellen Themen Vorträge. Am 9. Februar 1903 sprach sie zum Beispiel bei der Generalversammlung des „Vereines abstinenter Frauen", in dem sie auch Mitglied war, über „Frauenbewegung und Alkoholfrage"[747] und im November 1903 im „Allgemeinen österreichischen Frauenverein" über „Die Gefahren der Prostitution"[748]. Darüber hinaus wurde sie als Mitarbeiterin des am 18. November 1903 in Wien gegründeten „Neuen Frauenklubs" angeführt[749]. Im März 1907 beteiligte sich Lucia Morawitz in der Sitzung der „Sektion Rechtsschutz" des „Allgemeinen österreichischen Frauenvereins" an der Debatte „Frau oder Fräulein"[750], im November 1907 sprach sie im „Verein der Heimarbeiterinnen"[751].

In der im April 1907 gegründeten „Oesterreichischen Gesellschaft zur Bekämpfung der Geschlechtskrankheiten" fungierte Lucia Morawitz neben Friederike Lubinger und Gabriele Possanner als Ausschussmitglied[752]. Am 14. Dezember 1907 referierte sie im Rahmen des von der Wiener Bezirkskrankenkasse und der „Oesterreichischen Gesellschaft zur Bekämpfung der Geschlechtskrankheiten" veranstalteten Vortragszyklus über „Geschlechtskrankheiten und Familie" (für Frauen)[753]. Einen Tag zuvor, am 13. Dezember 1907, hatte sie im „Verein für erweiterte Frauenbildung in Wien" einen Vortrag über „die Hygiene der im geistigen Beruf tätigen Frau" gehalten[754].

---

741 ZBZ, Handschriften-Abteilung, Nachlass Heinrich Zangger 1–406 & A.1–A.44, Brief von Morawitz an Zangger, 5. August 1923.

742 Als Beruf ist „Nervenärztin Dr. med." angegeben. Anfragebeantwortung Gemeinde Davos, 7. August 2017; StAZH, BEZ ZCH 6341.160, Spruchbuch Ehesachen 1930, 2195–2197, Scheidung Sommerhoff, 2. Mai 1930.

743 Gemeinde Davos, Anfragebeantwortung, 7. August 2017.

744 ZBZ, Handschriften-Abteilung, Nachlass Heinrich Zangger, 1–406 & A.1–A.44, Briefe von Morawitz an Zangger, 4. Jänner 1938, 4. Dezember 1938.

745 Ebd., Brief von Morawitz an Zangger, 7. Oktober 1941.

746 Paulitsch, Anfänge 43.

747 *Neues Frauenleben* 15/2 (1903) 26.

748 Der Vortrag fand am 19. November 1903 statt, vgl. *Illustrirtes Wiener Extrablatt* 32, Nr. 319 (20. November 1903) 4. Drei Tage später hielt sie einen zweiten Vortrag mit dem Titel „Bekämpfung oder Reglementierung der Prostitution" im Festsaal des Ingenieurs- und Architektenvereins *nur für Frauen*, vgl. *Neues Wiener Tagblatt* 37, Nr. 321 (22. November 1903) 9. Der Vortrag ist abgedruckt in: *Neues Frauenleben* 16/4 (1904) 4–9.

749 Vgl. Neuer Frauenklub, https://fraueninbewegung.onb.ac.at/node/389#::text=Der%20neue%20Wiener%20Frauenklub%20wird,Mautner%2DMarkhof%2C%20Clara%20Wittgenstein [12. 8. 2024].

750 *Neues Wiener Journal* 15, Nr. 4806 (9. März 1907) 5; *Prager Tagblatt* 31, Nr. 69 (10. März 1907) 4.

751 *Arbeiter-Zeitung* 19, Nr. 323 (24. November 1907) 11.

752 *Deutsches Volksblatt* 19, Nr. 6578 (26. April 1907) 8.

753 *Arbeiter-Zeitung* 19, Nr. 343 (14. Dezember 1907) 6.

754 *Neue Freie Presse* Nr. 15555 (10. Dezember 1907) 11.

Im März 1908 nahm Morawitz bei der „Enquete zur Bekämpfung der Geschlechtskrankheiten“ zum Thema „öffentliche oder geheime Prostitution“ Stellung, bei welcher es zu einer Auseinandersetzung zwischen den Anhänger:innen der abolitionistischen und der reglementarischen Richtung kam. Sie vertrat den *Standpunkt des wissenschaftlichen Abolitionismus*[755]. Für eine Vortragstätigkeit nach ihrem Wegzug 1913 in die Schweiz ließen sich keine Belege finden.

Familie, Partnerschaft, Freundschaften

Am 10. Februar 1913 heiratete Lucia Morawitz den Chemiker und Züricher Bürger Dr. phil. Hans Otto Erich Sommerhoff[756]. Der erste eheliche Wohnsitz war Turin, seit etwa 1919 lebte das Paar getrennt, am 2. Mai 1930 wurde die Ehe in Zürich geschieden[757].

Eine rund 60 Jahre währende Freundschaft verband Lucia Morawitz mit ihrem ehemaligen Studienkollegen, dem späteren Toxikologen und Gründer des Gerichtlich-Medizinischen Instituts der Universität Zürich Heinrich Zangger[758]. Zum großen Freundes- und Bekanntenkreis zählten weiters die Verlegerin, Gartenbaupionierin und Frauenrechtlerin Yella Hertzka[759], Auguste Fickert[760] sowie die Schriftstellerinnen Ricarda Huch[761], Marie Eugenie delle Grazie[762] und Annette Kolb[763], in deren Nachlässen sich ebenfalls Briefe von Morawitz befinden. Darüber hinaus sind Kontakte zu den Frauenrechtlerinnen Gertrud Bäumer[764] und Helene Stöcker[765], Marie Baum[766] sowie auch mit Marianne

---

[755] *Neues Wiener Journal* 16, Nr. 5177 (20. März 1908) 7.

[756] Hans Otto Erich Sommerhoff (1877–?), vgl. StAZH, BEZ ZCH 6341.160, Spruchbuch Ehesachen 1930, 2195–2197, Scheidung Sommerhoff, 2. Mai 1930.

[757] Ebd.

[758] Heinrich Zangger (1874–1957) war ein Schweizer Toxikologe und Gerichtsmediziner, der von 1912 bis 1941 das Institut für Gerichtsmedizin der Universität Zürich leitete, vgl. Seelenverwandte.

[759] Vgl. Archiv der Universal Edition Wien, Persönlicher Briefnachlass Yella Hertzka: Darin befinden sich fünf Briefe von Lucia Morawitz an Yella Hertzka. Ich danke Corinna Oesch für das Zur-Verfügung-Stellen der Briefe.

[760] WBR, Handschriften Aut – Autograph(en), Nachlass Auguste Fickert H.I.N.-70914 (Briefe von Lucia Morawitz an Auguste Fickert, 1903, 1907).

[761] Gabrisch, Dämon 629: Darin wird auf drei Briefe von Lucia Morawitz an Ricarda Huch vom 7. Dezember 1896, 11. November 1902 und 2. Juli 1907 verwiesen.

[762] WBR, Handschriften Aut – Autograph(en), Nachlass Marie Eugenie delle Grazie (Briefe von Lucia Morawitz https://www.digital.wienbibliothek.at).

[763] Münchner Stadtbibliothek, Monacensia, Nachl. Annette Kolb, Sign. AK B 323 (Brief an Annette Kolb vom 27. Jänner 1946).

[764] ZBZ, Handschriften-Abteilung, Nachlass Heinrich Zangger 1–406 & A.1–A.44, Brief von Morawitz an Zangger, 3. Oktober 1922.

[765] Stöcker, Lebenserinnerungen 58; vgl. auch Archiv der Universal Edition Wien, Persönlicher Briefnachlass Yella Hertzka, Brief von Helene Stöcker an Yella Hertzka, Berlin-Wilmersdorf, 6. Mai 1904.

[766] ZBZ, Handschriften-Abteilung, Nachlass Heinrich Zangger 1–406 & A.1–A.44, Brief von Morawitz an Zangger, 20. Februar 1934; vgl. z. B. den Brief von Morawitz an Zangger, 17. Jänner 1947: Baum verbrachte einen 14-tägigen Erholungsurlaub bei Morawitz in Lugaggia.

und Max Weber[767], Lou Andreas Salomé[768], Rainer Maria Rilke[769], Hugo von Hofmannsthal[770] und Albert Einstein[771] belegt.

Reisen

Wie aus Meldeanfragen und den Briefen an Heinrich Zangger hervorgeht, hielt sich Lucia Morawitz seit ihrer Studienzeit bis ins Alter immer wieder für einige Zeit an verschiedenen Orten auf und war auf Reisen, z. B. 1905 in Leiden in Holland[772], 1910 in Dresden[773], 1915 in Berlin und Friedrichshafen[774], 1921 in Innsbruck[775], 1922 in Rom[776] oder 1936 in Aix-en-Provence[777].

Lebensende, Rezeption

Lucia Morawitz starb 1958 mit 88 Jahren in Lugaggia (Tessin, Gemeinde Capriasca)[778].

Publikationen, Vorträge, Forschungstätigkeit (Auswahl)

Dissertation: Lucia Morawitz, Klinische Mischformen von Katatonie und Epilepsie. Aus der psychiatrischen Klinik in Zürich (Prof. E. Bleuler) (Strassburg i. E.: Goeller 1900) 33 S.

Wissenschaftliche medizinische Beiträge von Lucia Morawitz sind nicht bekannt.

In Presseorganen der bürgerlichen Frauenbewegung publizierte sie zu frauenpolitischen Themen, insbesondere zu solchen, mit denen sie sich auch in ihren Vorträgen auseinandersetzte.

– Lucia Morawitz, Bekämpfung oder Reglementierung der Prostitution? *Neues Frauenleben* 16/4 (1904) 4–9.
– Dies., Mädchenerziehung und Rassenhygiene von Max Gruber. *Der Bund* 5/6 (1910) 3–6.

767 Max Weber-Gesamtausgabe 543, Anm. 12; Stöcker, Lebenserinnerungen 58, Anm. 143: Marianne Weber besuchte die bettlägrige Lucia Morawitz regelmäßig im Sanatorium Lahmann.

768 ZBZ, Handschriften-Abteilung, Nachlass Heinrich Zangger 1–406 & A.1–A.44, Brief von Morawitz an Zangger, 20. April 1952.

769 Ebd., Brief von Morawitz an Zangger, 20. April 1952.

770 Ebd.

771 Ebd., Brief von Morawitz an Zangger, undat. [um 1928]; vgl. auch Seelenverwandte 462f.

772 Archiv der Universal Edition Wien, Persönlicher Briefnachlass Yella Hertzka, Brief von Morawitz an Hertzka, 16. September 1905.

773 WStLA, Meldeauskunft vom 18. Mai 2021.

774 Ebd.

775 Ebd.

776 ZBZ, Handschriften-Abteilung, Nachlass Heinrich Zangger 1–406 & A.1–A.44, Brief von Morawitz an Zangger, 15. Dezember 1922.

777 Ebd., Brief von Morawitz an Zangger, 5. Mai 1936.

778 Gabrisch, Dämon 856.

7.2.18 Flora Mira Ogórek-Pankowa (1878–1956)

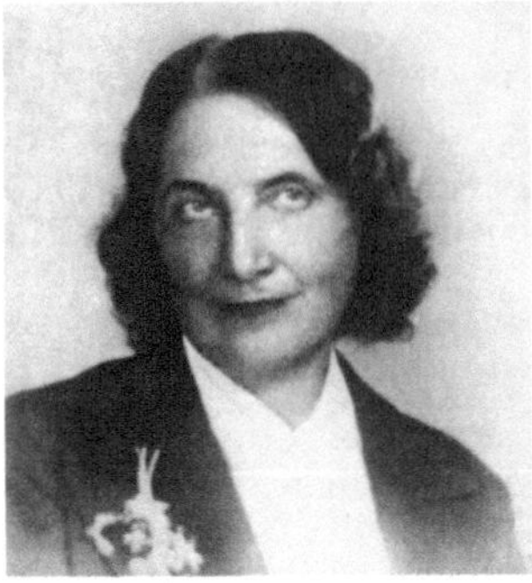

Abb. 60: Porträt von Flora Ogórek-Pankowa; Foto, um 1920.

Vorbemerkung

In der österreichischen Literatur ist die Ärztin Flora Mira Ogórek-Pankowa, die vor allem in Lemberg wirkte, so gut wie unbekannt[779]. Die polnische Historikerin Jadwiga Suchmiel befasste sich in einem Artikel mit ihrer Lebensgeschichte bis 1918[780]. Für das vorliegende Porträt wurden einige Artikel aus dem *Kurjer Lwoski* [Lemberger Kurier] herangezogen[781] sowie Informationen auf einer Kulturweg-Tafel in Bydgoszcz, wo sie nach dem Ersten Weltkrieg lebte[782].

Name

Flora, Flora Mira, Flora Dobromira Amalia, Ogórek, verh. Pankowa. Den Doppelnamen Ogórek-Pankowa führte sie nach ihrer Heirat.

Soziale und regionale Herkunft

Flora Ogórek wurde am 7. August 1878 in Rudolfswerth, Krain (Novo Mesto, Slowenien), geboren[783]. Ihr Vater war Dr. phil. Joseph Ogórek, Gymnasialprofessor in Rudolfswerth, der vermutlich ab 1881 am II. (deutschen) Gymnasium in Lemberg tätig war[784].

Herkunft laut Universitätsmatrikel Bern: Rudolfswerth[785]

Religion, kulturelle Prägung

Römisch-katholisch

---

779 Stadler, Ärztinnen XLVIII.

780 Suchmiel, Wiedenki 51–62. Ich danke Elzbieta Tabaka, Fachbereich Slawistik der Universität Salzburg, für den Literaturhinweis und eine zusammenfassende Übersetzung.

781 Für Übersetzungen der Artikel aus dem *Kurjer Lwowski* danke ich Monika Bankowski und Elzbieta Schroll.

782 Wysocka, Mira Flora Pankowa, mit dem Hinweis, dass der Text auf Artikeln aus dem *Dziennik Bydgoski* [Bydgoszcz Journal] und dem *Kurier Bydgoski* [Bydgoszcz Kurier] basiert.

783 StAB, BB IIIb 1161, Matrikel Ogorek, Flora, http://www.archivwissenschaft.ch/uab/matrikel/00042537.pdf [17. 2. 2025]; Sablik, Frauenstudium 817f.; Suchmiel, Wiedenki 57: Hier ist der 7. Juli 1878 als Geburtsdatum angeführt.

784 Vgl. *Die Presse* 34, Nr. 220 (11. August 1881) 3: Es wird berichtet, dass *dem Gymnasial-Professor in Rudolphswert, Rudolph Ogorek*, eine Stelle als Gymnasialprofessor in Lemberg angetragen wurde. Vermutlich handelte es sich um Joseph Ogórek, und fälschlicherweise wurde der Vorname Rudolph angeführt. Vgl. auch *Bukowinaer Post* Nr. 363 (29. März 1896) 5; Sablik, Frauenstudium 817f.; UAW, Nationale Medizinische Fakultät, SS 1902, Flora Ogórek.

785 StAB, BB IIIb 1161, Matrikel Ogorek, Flora, http://www.archivwissenschaft.ch/uab/matrikel/00042537.pdf [17. 2. 2025].

Bildung

Laut *Bukowinaer Post* bestand Flora Ogórek sämtliche Prüfungen am II. (deutschen) Staatsgymnasium in Lemberg, wo auch ihr Vater unterrichtete, als Externistin mit Auszeichnung. Am 26. Juni 1895 legte sie dort die Matura ab[786].

Universitäre Ausbildung, Qualifikationen

1895 bemühte sich Flora Ogórek vergeblich um Aufnahme an der Medizinischen Fakultät der Universität Lemberg[787], im Wintersemester 1896/1897 erhielt sie allerdings die Erlaubnis, an Vorlesungen teilzunehmen[788]. Mit einem Abgangszeugnis der Universität Lemberg immatrikulierte sie schließlich am 15. Oktober 1898 an der Medizinischen Fakultät der Universität Bern, die sie nach drei Jahren, am 18. Juli 1901, wieder verließ[789]. Im Wintersemester 1901/1902 schrieb sich Ogórek an der Medizinischen Fakultät in Wien ein[790], an der sie am 22. Juli 1903 promovierte[791]. Nach Abschluss ihres Studiums praktizierte sie bei Friedrich Schauta in Wien sowie Otto Küstner in Breslau und spezialisierte sich auf Frauenheilkunde[792].

Berufstätigkeit

Von 1904 bis 1919 führte Flora Mira Ogórek-Pankowa eine Ordination als Spezialistin für Frauenkrankheiten und innere Krankheiten in Lemberg[793]. 1906 trat sie gemeinsam mit Sophie Moraczewska-Okunewska als Sachverständige bei einem Eheannullierungsprozess in Lemberg auf. Es sei das erste Mal, dass Frauen als Gutachterinnen vor Gericht berufen worden seien, betonte der *Kurjer Lwowski*[794].

1908 heiratete Flora Mira Ogórek den Bakteriologen Kazimierz Panek, der 1914 bis 1916 das zentrale bakteriologisch-epidemiologische Labor des Roten Kreuzes in Wien und 1916 bis 1918 die epidemiologische Sektion in Galizien, Wolhynien und Podolien leitete sowie 14 Krankenhäuser für Infektionskrankheiten organisierte[795].

Ogórek-Pankowa war während des Ersten Weltkriegs Leiterin des epidemiologischen Labors des Lemberger Rot-Kreuz-Spitals (dessen Epidemie-Sektion ihrem Ehemann unterstand), wie einem Bericht im *Kurjer Lwowski* über die Inspektion durch Erzherzog

---

786 *Bukowinaer Post* Nr. 363 (29. März 1896) 5; Sablik, Frauenstudium 817f.

787 Suchmiel, Wiedenki 57.

788 *Kurjer Lwowski* 14, Nr. 334 (1. Dezember 1896) 5: Gestattet war ihr die Teilnahme an den Anatomie- und Physiologievorlesungen; vgl. auch *Bukowinaer Post* Nr. 363 (29. März 1896) 5.

789 StAB, BB IIIb 1161, Matrikel Ogorek, Flora, http://www.archivwissenschaft.ch/uab/matrikel/00042537.pdf [17. 2. 2025].

790 Sablik, Frauenstudium 817f.; UAW, Nationale Medizinische Fakultät, SS 1902, Flora Ogórek.

791 UAW, M 36.1, Verzeichnis über diejenigen Damen, welche an der k. k. Universität Wien zu Doctoren promovirt wurden; Sablik, Frauenstudium 817f.; Suchmiel, Wiedenki 57.

792 Mackiewicz, Kobiety 94.

793 Suchmiel, Wiedenki 58; vgl. auch *Kurjer Lwowski* 33, Nr. 397 (31. Oktober 1915) 9. Gemäß Ärzteliste des polnischen Kalenders *Der Galizier* für die Jahre 1904, 1917 und 1919 lautete die Adresse des Ehepaars „Senatorska-Straße“ [heute Stec'ko-Straße] 5 [1919 fälschlich: 11], wobei Kazimierz Panek als „nicht praktizierend“ aufscheint.

794 *Kurjer Lwowski* 24, Nr. 23 (23. Jänner 1906) 2.

795 Panek, Kazimierz, https://www.biographien.ac.at/oebl/oebl_P/Panek_Kazimierz_1873_1935.xml [9. 5. 2024]; Kazimierz Panek, https://pl.wikipedia.org/wiki/Kazimierz_Panek [9. 6. 2024].

Franz Salvator (stellvertretender Protektor des Roten Kreuzes) im April 1916 zu entnehmen ist[796]. 1917 berichtete die Zeitung abermals über das Rot-Kreuz-Krankenhaus: Unter Ogórek-Pankowas Leitung wurden hier und an Laboratorien anderer galizischer Spitäler bis Ende 1916 rund 600 bakteriologische Untersuchungen durchgeführt, sodass es gelang, die Sterblichkeitsrate auf durchschnittlich 8,5 % und in zwei Fällen sogar auf 3 % zu reduzieren[797].

Nach dem Ersten Weltkrieg und der Wiedererlangung der Unabhängigkeit Polens ließ sich das Ehepaar Panek in Bromberg (Bydgoszcz) nieder, wo Kazimierz Panek die Leitung der Abteilung für Tierhygiene des Staatlichen Instituts für Agrarwissenschaft übernahm[798].

Zivilgesellschaftliches Engagement

Flora Mira Ogórek-Pankowa engagierte sich für die Verbreitung von medizinischem Wissen in breiten Teilen der Bevölkerung. 1904 hielt sie zum Beispiel Vorlesungen im Rahmen eines Kurses über Anatomie und Hygiene an der „Volksuniversität“ in Schodnica (Schidnyzja, ca. 60 Kilometer südwestlich von Lemberg)[799]. 1907 sprach sie in einem Vortrag über Alkoholismus, den sie auch publizierte[800], 1908 warnte sie in einem Beitrag über „Nervosität und Kultur“ vor den Gefahren der Rastlosigkeit der Gegenwart und der Gier nach Teilhabe an den Errungenschaften der Wissenschaft, Technik und Kultur. Weiters referierte sie im Rathaussaal und im Saal der „Pädagogischen Gesellschaft“ in Lemberg über „soziale Tätigkeit zur Verbesserung der Hygiene“[801].

Nach ihrer Heirat 1908 arbeitete Ogórek-Pankowa in der Redaktion der von ihrem Mann herausgegebenen Zeitschrift *Przegląd Hygieniczny* [Hygiene-Revue] mit und veröffentlichte darin Beiträge.

Zwischen 1912 und 1914 hielt sie eine Reihe von Vorträgen, so etwa im Rahmen der Samstagvorträge des „Lemberger Turn- und Heimatvereins“ [Sokół-Macierz] über die „Sporthygiene der Frau“[802], im Lemberger Volksschulverein über „Hygiene und Erziehung des Kindes“[803] oder über die Vorbereitung auf die Mutterschaft[804].

Nach dem Ersten Weltkrieg nahm Flora Mira Ogórek-Pankowa neben ihrer ärztlichen Tätigkeit in Bydgoszcz regen Anteil am kulturellen und gesellschaftlichen Leben[805].

Das Ehepaar verbrachte seine Freizeit regelmäßig in Zakopane, wo beide in der „Tatra-Gesellschaft“ aktiv waren. Wie aus einem Artikel in der Zeitschrift *Taternik* [Tatra-Wanderer] hervorgeht, betrieb sie „Bergtouristik, die Königin aller Sportarten“

---

796 *Kurjer Lwowski* 34, Nr. 195 (17. April 1916) 5.

797 *Kurjer Lwowski* 35, Nr. 221 (11. Mai 1917) 2f.

798 Wysocka, Mira Flora Pankowa: In den 1930er Jahren zog das Paar in eine von dem lokalen Architekten Józef Grodzki geplante Villa in der ul. Wyspiańskiego 10.

799 *Kurjer Lwowski* 22, Nr. 49 (18. Februar 1904) 1.

800 Suchmiel, Wiedenki 58; sie publizierte einen Vortrag „Bürgerpflichten (Zivile Aufgaben) der Frauen gegenüber der Katastrophe des Alkoholismus“.

801 Suchmiel, Wiedenki 58.

802 *Kurjer Lwowski* 30, Nr. 474 (15. Oktober 1912) 7.

803 *Kurjer Lwowski* 31, Nr. 525 (15. November 1913) 3.

804 *Kurjer Lwowski* 32, Nr. 306 (20. Juli 1914) 14.

805 Wysocka, Mira Flora Pankowa.

sowie „Schifahren, Schlittenfahren, Schwimmen und Rudern"[806]. Gemeinsam mit ihrem Mann zählte sie auch zu den Gründungsmitgliedern des Tierschutzvereins in Bydgoszcz[807].

Obwohl Ogórek-Pankowas Berufsarbeit von modernen Ansichten und Praktiken geprägt war, vertrat sie ein konservatives Frauenbild. Sie war zum Beispiel der Ansicht, die „angeborene Aufgabe" der Frauen sei „der Bau einer der zwei Pfeiler der Welt, die aus der männlichen Kraft und der weiblichen Schönheit bestünden"[808]. 1916 wurde sie in den Vorstand der 1913 in Lemberg gegründeten „Vereinigung polnischer christlicher Frauenvereine" [Zjednoczenie Polskich Chrześcijańskich Towarzystw Kobiecych] gewählt[809].

Ogórek-Pankowa verlas zudem eine Resolution auf der kurz vor Kriegsende im Lemberger Rathaus von drei großen polnischen Frauenvereinen (darunter auch dem sozialdemokratischen Frauenverein) abgehaltenen Versammlung. Auf dieser wurden, unter Berufung auf Woodrow Wilsons 14-Punkte-Programm, die Rolle und Aufgaben der Frauen im künftigen Polen diskutiert[810]. Ebenso gehörte sie der 1919 gegründeten konservativen „Nationalen Frauenorganisation" an und unternahm in deren Auftrag Vortragsreisen durch Polen[811].

Familie, Partnerschaft, Freundschaften

1908 heiratete Flora Ogórek den Bakteriologen, später auch Rektor der Akademie für Veterinäre Medizin in Lemberg, Kazimierz Panek[812]. Das Paar hatte einen Sohn, Jerzy (geb. 1918), der Medizin an der Universität Posen (Poznań) und während des Krieges an der Warschauer geheimen Universität studierte, wie seine Eltern Bergsteiger war und Artikel darüber publizierte. Jerzy Panek (konspirativer Name: Jerzy Lipiński) wurde am 23. November 1943 in Warschau von der Gestapo erschossen[813].

---

806 Mackiewicz, Kobiety 95: Verweis auf den Artikel „Die Frau und der Sport". *Taternik* 2 (1908): Nach einem historischen Überblick über historische Schönheitsideale in der Antike und der Frühen Neuzeit empfahl Ogórek-Pankowa Bergwanderungen als „edelste Gymnastik, die sowohl den Körper bilde als auch den Verstand", Sport habe mehr gegen das Korsett getan als Vorträge über die Schädlichkeit der Frauenkleidung.

807 Wysocka, Mira Flora Pankowa.

808 Mackiewicz, Kobiety 95.

809 *Kurjer Lwowski* 34, Nr. 611 (6. Dezember 1916) 8; vgl. auch Leszczawski-Schwerk, Tore 96.

810 *Kurjer Lwowski* 34, Nr. 489 (22. Oktober 1918) 2: In diesem Programm wurde betont, es breche eine neue, gerechtere Ära an, die zum Wohle des Vaterlands auch die Gleichstellung der Frau im öffentlichen Leben erfordere.

811 Wysocka, Mira Flora Pankowa. Die „Nationale Frauenorganisation" wehrte sich z. B. gegen die Einführung des neuen Eherechts.

812 Kazimierz Panek (1873–1935), Arzt und Tierarzt, Professor an der Akademie für Veterinärmedizin in Lemberg, von 1918 bis 1920 Rektor der Akademie, Bergsteiger und Schifahrer, engagierte sich ab 1911 bei den Pfadfindern, vgl. Suchmiel, Wiedenki 58, Anm. 22; Panek Kazimierz, https://z-ne.pl/t,haslo,3591,panek_kazimierz.html [9. 6. 2024].

813 Vgl. Kazimierz Panek, https://pl.wikipedia.org/wiki/Kazimierz_Panek [9. 6. 2024] 39–45, Chronicles of terror: Józef Wieczorek – Street executions in Warsaw, https://www.zapisyterroru.pl/dlibra/publication/552/edition/538 [9. 6. 2024].

Lebensende, Rezeption

Flora Mira Ogórek Pankowa starb am 6. November 1956 mit 78 Jahren und wurde auf dem Friedhof Bielawy in Bydgoszcz begraben[814]. In Bydgoszcz erinnert eine Tafel auf einem Kulturweg an sie[815].

Publikationen, Vorträge, Forschungstätigkeit (Auswahl)

Seit 1908 arbeitete Ogórek-Pankowa in der Redaktion der populär-medizinischen Zeitschrift *Przegląd Hygieniczny*, in der sie mehrere Beiträge veröffentlichte. Darüber hinaus publizierte sie Artikel in der Zeitschrift *Taternik* (siehe dazu weiter oben).

7.2.19 Gabriele Possanner von Ehrenthal (1860–1940)

Vorbemerkung

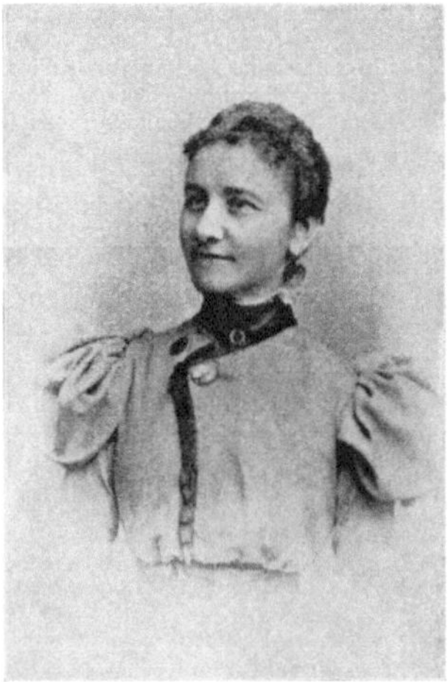

Abb. 61: Porträt von Gabriele Possanner von Ehrenthal; Foto, 1897.

Gabriele Possanner ist in Österreich die bekannteste „erste Ärztin", da sie als erste Frau 1897 durch Nostrifizierung an der Universität Wien zum Dr. med. promovierte. Marcella Stern verfasste 1990 einen genau recherchierten Beitrag über Possanner, für den sie unter anderem anhand der im österreichischen Staatsarchiv befindlichen Akten die vielen Behördeneinreichungen Possanners rekonstruierte[816]. Bereits davor erschienen einige kürzere Artikel über Possanner, die späteren basieren – wie auch das vorliegende biografische Porträt – weitgehend auf Sterns Forschungen[817].

Name

Gabriele, Gabriele Maria, Gabriele Barbara Maria, Possanner, Possaner, Posanner von Ehrenthal, Freiin (Baronin). In der vorliegenden Arbeit wird die Schreibweise Possanner verwendet.

---

814 Wysocka, Mira Flora Pankowa.

815 Ebd.

816 Stern, Gabriele Possaner.

817 Jantsch, Aufstieg; Korotin, Gabriele Possaner 97–101; Possanner von Ehrenthal, Gabriele Freiin (1860–1940), Medizinerin, https://www.biographien.ac.at/oebl/oebl_P/Possanner-Ehrenthal_Gabriele_1860_1940.xml [14. 3. 2024]; Possanner von Ehrenthal, Gabriele, https://biografia.at [13. 11. 2024]; Gabriele Possanner von Ehrenthal, https://www.geschichtewiki.wien.gv.at/Gabriele_Possanner_von_Ehrenthal [14. 3. 2024]; Gabriele Possanner, https://de.wikipedia.org/wiki/Gabriele_Possanner [14. 3. 2024]; Gabriele Possanner von Ehrenthal, Dr. med., https://geschichte.univie.ac.at/de/personen/gabriele-possanner-von-ehrenthal [14. 3. 2024] mit weiteren Literaturangaben.

Soziale und regionale Herkunft

Gabriele Maria Possanner wurde am 27. Jänner 1860 in Ofen (Budapest, Ungarn) geboren[818]. Ihr Vater, Benjamin Possanner[819], war zum Zeitpunkt ihrer Geburt Finanzsekretär an der Finanzlandesdirektion in Ofen. Nach mehreren Wechseln der Dienstorte wurde er 1889 zum Sektionschef im k. k. Finanzministerium in Wien ernannt und 1891 anlässlich seiner Pensionierung in den Freiherrenstand erhoben. Ab diesem Zeitpunkt führte Gabriele Possanner den Adelstitel *Baronin von Ehrenthal*[820]. Ihre Mutter wurde als Pauline von Kraus in Prag geboren[821] und war die Tochter eines Generalstabsarztes. Gabriele Possanner hatte sieben Geschwister[822].

Herkunft laut Universitätsmatrikel Zürich: Wien[823]

Religion, kulturelle Prägung

Römisch-katholisch[824]

Bildung

Dem „Wanderleben“ einer österreichischen Beamtenfamilie entsprechend, verbrachte Possanner die ersten 20 Jahre ihres Lebens in sechs verschiedenen Städten[825]. Von 1881 bis 1885 besuchte sie die Lehrerinnenbildungsanstalt in Wien I., die sie mit einem *Reifezeugnis zum Unterricht für Volksschulen und Kindergarten* abschloss. Anschließend bereitete sie sich mit Privatunterricht auf die Maturitätsprüfung vor, die sie 1887 als Externistin am Akademischen Gymnasium in Wien ablegte[826].

Universitäre Ausbildung, Qualifikationen

Im April 1888 schrieb sich Gabriele von Possanner an der Medizinischen Fakultät der Universität Zürich ein, die sie aber bereits am 10. Mai 1889 mit einem Abgangszeugnis

818 Stern, Gabriele Possaner 189.

819 Benjamin Possanner (1822–1906), geb. in Radmannsdorf in Krain (Radovljica, Slowenien), gestorben in Rabenstein a. d. Prielach, Niederösterreich. Seine Vorfahren waren seit dem 19. Jahrhundert Staatsbeamte und Gutsbesitzer im Kronland Krain und in der Steiermark, vgl. Stern, Gabriele Possaner 189.

820 Stern, Gabriele Possaner 196.

821 Pauline Possanner (1837–1916) war Mitglied im „Verein für erweiterte Frauenbildung in Wien“, vgl. Stern, Gabriele Possaner 201.

822 Die Geschwister sind aufgelistet bei Stern, Gabriele Possaner 214f., Anhang Familie; vgl. auch Josephinum – Sammlungen der Medizinischen Universität Wien, HS 2849, Abstammungsfragebogen, 1. Dezember 1938.

823 Matrikeledition der Universität Zürich, Possaner / (Possanner) (Frl.) Gabriele (v.), https://www.matrikel.uzh.ch/active//static/27318.htm [17. 2. 2025].

824 Josephinum – Sammlungen der Medizinischen Universität, Wien HS 2849, Abstammungsfragebogen, 1. Dezember 1938.

825 Stern, Gabriele Possaner 191: 1863 kam ihr Vater als Finanzbezirksdirektor nach Arad, Banat. 1867 wurde er nach St. Pölten versetzt, 1869 wurde er zum Finanzdirektor in Laibach (Ljubljana, Slowenien) ernannt, wo die Familie im Schloss Unterturn am Tivoli wohnte. 1878 trat Benjamin Possanner seinen Dienst als Hofrat in der Finanzlandesdirektion in Innsbruck an, 1880 erfolgte seine Ernennung zum Sektionschef im k. k. Finanzministerium in Wien.

826 Stern, Gabriele Possaner 191.

wieder verließ[827]. Im Sommersemester 1889 immatrikulierte sie an der Universität Genf, die sie allerdings nur von 20. März bis 21. Juni 1889 besuchte[828].

Im Wintersemester 1889 setzte sie ihr Studium in Zürich fort. Um zur ersten Staatsprüfung zugelassen zu werden, musste sie erneut in Zürich die Matura ablegen, da die eidgenössische Medizinische Prüfungskommission ihr Maturazeugnis des Akademischen Gymnasiums in Wien nicht anerkannte[829].

1893 war Possanner an der Züricher Universitäts-Augenklinik als Assistentin tätig und verfasste ihre Dissertation. Im Dezember 1893 bestand sie das eidgenössische medizinische Staatsexamen[830] und kehrte nach Wien zurück[831]. Im Jänner 1894 suchte Possanner erfolgreich um Zulassung zu den klinischen Vorlesungen des Vorstandes der II. Psychiatrischen Klinik von Richard von Krafft-Ebing in Wien an[832]. Zusätzlich richtete sie im Jänner 1894 auch ein Gesuch an das Ministerium für Kultus und Unterricht *um Zulassung als Volontärarzt an der Klinik des Herrn Professors Schauta*, welches *ausnahmsweise* genehmigt wurde[833]. Von 1. Mai bis 31. Oktober 1894 war Possanner als Volontärarzt (Operationszögling) an der I. Geburtshilflichen Klinik von Prof. Schauta tätig[834]. Am 12. Juli 1894 promovierte sie in Zürich[835]. Danach versuchte sie, eine Stelle als Volontärärztin in der *Klinik für Kinderheilkunde des Hofrat Baron Wiederhofer* zu bekommen, was ihr aber nicht gelang[836].

Anschließend begann sie, bei verschiedenen Behörden um Nostrifizierung ihres Schweizer Doktordiploms anzusuchen[837]. Im Dezember 1894 stellte sie – vergeblich – ein Gesuch um Nostrifikation ihres in der Schweiz erworbenen Doktordiploms an den Unterrichtsminister[838]. Am 28. März 1895 richtete Possanner eine Petition um Ausübung der ärztlichen Praxis an das Abgeordnetenhaus. Beiliegend war ein Ansuchen des „Vereins für erweiterte Frauenbildung in Wien“, ihr den Posten einer Schulärztin an seiner Gymnasialen Mädchenschule zu gestatten. Im Juli 1895 reichte Possanner eine Petition beim Ministerium für Cultus und Unterricht ein und wandte sich mit einem Gnadengesuch an Kaiser Franz Joseph, ihr die Ausübung der ärztlichen Praxis in Österreich zu bewilligen. Dem Gnadengesuch lag ein „Appell“ ihres Vaters an den Kaiser bei

---

827 Matrikeledition der Universität Zürich, Possaner / (Possanner) (Frl.) Gabriele (v.), https://www.matrikel.uzh.ch/active//static/27318.htm [17. 2. 2025].

828 Stern, Gabriele Possaner 194; Vorkämpferinnen (1896/1897) 46.

829 Ebd.

830 Stern, Gabriele Possaner 198: Das Zeugnis ist angeführt in: AVA, MdI, Allgemeine Reihe 36/1, Zl. 21044/1895; vgl. auch Vorkämpferinnen (1896/1897) 46.

831 Stern, Gabriele Possaner 197f.; Matrikeledition der Universität Zürich, Possaner / (Possanner) (Frl.) Gabriele (v.), https://www.matrikel.uzh.ch/active//static/27318.htm [17. 2. 2025].

832 UAW, Med. Dekanatsakten 1893/1894, Z. 570.

833 Ebd., Zl. 934; Stern, Gabriele Possaner 200.

834 Stern, Gabriele Possaner 203: Über ihre Beobachtungen zum Krankheitsverlauf einer Patientin zwischen 1. Mai und 4. Juli 1894 publizierte sie in der *Wiener Medizinischen Wochenschrift* 45/23 (1895) Sp. 1014–1018 den Artikel: „Ein Fall von Retroflexio uteri gravidi, complicirt mit hypertrophischer Elongation der Portio supravaginalis und perimetrischen Adhäsionen“.

835 UAZ U 106.13.437, Empfehlung der Genehmigung der Dissertation, 27. Mai 1894; Matrikeledition der Universität Zürich, Possaner / (Possanner) (Frl.) Gabriele (v.), https://www.matrikel.uzh.ch/active//static/27318.htm [17. 2. 2025].

836 *Österreichische Lehrerinnen-Zeitung* 3, Nr. 14/15 (15. Juli 1895) 234.

837 Vgl. z. B. *Arbeiter-Zeitung* 7, Nr. 182 (6. Juli 1895) 1 und Nr. 183 (7. Juli 1895) 1; *Neues Wiener Journal* Nr. 608 (6. Juli 1895) 2.

838 *Österreichische Lehrerinnen-Zeitung* 3, Nr. 14/15 (15. Juli 1895) 234.

und ein neuerliches Ansuchen des Präsidiums des „Vereins für erweiterte Frauenbildung in Wien", ihr eine Stelle als Schulärztin zu gewähren[839]. Nachdem am 19. März 1896 die Verordnung des Ministeriums für Cultus und Unterricht „Die Nostrifikation der von Frauen im Ausland erworbenen Doktordiplome" verlautbart worden war (siehe Kapitel 4.2.5), begann Possanner mit ihren Prüfungen zu den Rigorosen, legte innerhalb von knapp neun Monaten 21 Prüfungen ab[840] und promovierte am 2. April 1897 als erste Frau an der Medizinischen Fakultät der Universität Wien[841].

Berufstätigkeit

Als die „Damen-Akademie" im Wintersemester 1895/1896 erstmals Kurse anbot und Gabriele Possanner auf die Möglichkeit einer Nostrifizierung ihres Schweizer Doktorats wartete, bot sie einen Kurs über „Anatomie und Physiologie des Menschen" an[842]. Am 10. Mai 1897 eröffnete die Achtunddreißigjährige als erste Frau eine Ordination in Wien[843].

Bei den Wahlen zur Wiener Ärztekammer im Jahr 1900 strich sie der Magistrat von der Liste mit der Begründung, dass nur Personen wählen konnten, die das Gemeindewahlrecht besäßen. Erst nach einem Rekurs an die Statthalterei und einer Beschwerde beim Verwaltungsgerichtshof konnte Possanner vom Wahlrecht Gebrauch machen und wurde erstes weibliches Mitglied der Wiener Ärztekammer[844]. 1904 wurde sie als erste Ärztin als „Ersatzmitglied" („stellvertretendes Kammermitglied") in die Ärztekammer gewählt, kandidierte jedoch bei den nächsten Wahlen 1907 nicht mehr[845].

Zusätzlich zu ihrer Ordination bewarb sich Possanner 1902 auch um die Stelle einer Aspirantin am Kronprinzessin-Stephanie-Spital in Wien XVI (Arbeiterbezirk Ottakring), die sie von 1903 bis 1905 ausübte[846]. 1905 hatte sie dort auch eine Anstellung, vermutlich als provisorische Sekundarärztin[847]. Während des Ersten Weltkriegs war Possanner als Vertragsärztin im Sophienspital[848] und in ihrer Praxis tätig[849].

---

839 Stern, Gabriele Possaner 204.

840 Vgl. dazu ausführlich Stern, Gabriele Possaner 208f.

841 Ausführliche Berichte brachten die Medien am selben Tag, z. B. *Neue Freie Presse* Nr. 12774 (2. April 1897) 1; *Grazer Volksblatt* 30, Nr. 74 (2. April 1897) 3; *Agramer Zeitung* 72, Nr. 75 (2. April 1897) 5; *Wiener Zeitung* Nr. 75 (2. April 1897) 25; *Arbeiter-Zeitung* 9, Nr. 93 (3. April 1897) 5; vgl. auch: *Das Recht der Frau* 269 (1897) 8; *Salzburger Chronik* 33, Nr. 75 (3. April 1897) 2.

842 Bandhauer-Schöffmann, Frauenbewegung 73; Akademische Vorträge für Damen. *Das Recht der Frau* 186 (1895) 7.

843 Stadler, Ärztinnen LIII: Ihre Ordinationsadresse war 1897 Günthergasse 2, Wien IX, ab 6. März 1907 Alserstraße 26, Wien IX, sie bewohnte eine an ihre Ordination angeschlossene Mietwohnung; Bandhauer-Schöffmann, Frauenbewegung 65; *Frauenleben* 9/7 (1897) 21; *Frauenleben* 9/5 (1897) 1f.

844 Memmer, Institutionalisierung 233f.; Stern, Gabriele Possaner 210; *Neue Glühlichter* 110 (1900) 2; Neues *Wiener Journal* 8, Nr. 2472 (11. September 1900) 6; *Innsbrucker Nachrichten* 47, Nr. 211 (15. September 1900) 6.

845 Stern, Gabriele Possaner 211; *Neues Frauenleben* 16/2 (1904) 17.

846 Stern, Gabriele Possaner 211.

847 *Arbeiter-Zeitung* 17, Nr. 104 (14. April 1905) 5; vgl. *Neue Freie Presse* Nr. 15418 (26. Juli 1907) 8: Die Sekundarärztin. Von Frau Dr. Baronin Possanner, gewesene provisorische Sekundarärztin.

848 Stadler, Ärztinnen LIII; Stern, Gabriele Possaner 211.

849 NÖLA, 1925, Gr. VII 86 m1, Karton 3501, Z. 1164, zit. nach Arias, Erste 64.

1923 trat sie dem „Wiener medizinischen Doktoren-Kollegium" bei[850]. In Anerkennung ihrer Verdienste um ärztliche Standesgenossinnen verlieh ihr Bundespräsident Michael Hainisch am 15. März 1928 als erster Frau den Titel Medizinalrätin [851]. Bis 1934 war die damals Vierundsiebzigjährige als Ärztin tätig[852].

Zivilgesellschaftliches Engagement

1897 reiste Possanner zum Frauenkongress nach London[853]. Ein Jahr später nahm sie an der konstituierenden Sitzung der ersten österreichischen Studentinnenvereinigung, des „Studentinnenvereins Wien", teil[854]. Bei der Frauengewerbe-Ausstellung in den Sälen der Wiener Gartenbaugesellschaft im Jahr 1900 war sie *als einziger weiblicher Arzt in Wien* vertreten, um ihre *ärztliche Kunst den Besuchern* zur Verfügung zu stellen[855]. In der 1907 gegründeten „Oesterreichischen Gesellschaft zur Bekämpfung der Geschlechtskrankheiten" gehörte sie neben ihren Kolleginnen Lucia Morawitz und Friederike Lubinger dem Vorstand an[856].

Gabriele Possanner war auch Ehrenmitglied im „Verein für erweiterte Frauenbildung in Wien"[857] sowie Ausschussmitglied des „Ersten Wiener Frauenklubs"[858].

Familie, Partnerschaft, Freundschaften

Während ihrer Studienzeit sind Kontakte mit Milica Schwiglin-Tschawoff, mit der sie gemeinsam die Matura in der Schweiz ablegte, und Maria Vučetić-Prita belegt[859].

Gabriele Possanner blieb unverheiratet und pflegte zeitlebens enge Kontakte mit ihrer Familie. Sie lebte mit ihrer Schwester, der Malerin Camilla Possanner, in einer gemeinsamen Wohnung[860].

Lebensende, Rezeption

Gabriele Possanner starb nach dreiundvierzigjähriger Tätigkeit als praktische Ärztin mit 80 Jahren am 14. März 1940 in ihrer Wohnung Alserstraße 26, Wien IX, und wurde im Grab ihrer Familie auf dem Wiener Zentralfriedhof beigesetzt[861]. Bei einem Bombenan-

---

850 Stern, Gabriele Possaner 211.

851 Ebd.; *Reichspost* 35, Nr. 85 (25. März 1928) 4.

852 Josephinum – Sammlungen der Medizinischen Universität Wien, Rathaus-Korrespondenz, 30. März 1957, Blatt 571.

853 *Frauenleben* 9/7 (1897) 27.

854 *Neues Wiener Journal* 6, Nr. 1845 (11. Dezember 1898) 4.

855 *Frauenleben* 12/5 (1900) 7.

856 Weibliche Vorstandsmitglieder waren u. a. Marianne Hainisch, Dr. Friederike Lubinger, Rosa Mayreder, Dr. Lucia Morawitz und Adelheid Popp. *Deutsches Volksblatt* 19, Nr. 6578 (26. April 1907) 8.

857 Possanner von Ehrenthal, Gabriele, https://fraueninbewegung.onb.ac.at/node/3189 [14. 3. 2024].

858 Ebd., Stadler, Ärztinnen LIII.

859 Stern, Gabriele Possaner 195.

860 Camilla (Kamilla) Possanner (1865–1940), vgl. Stern, Gabriele Possaner 189, 201, 214; Possanner von Ehrenthal, Kamilla, https://fraueninbewegung.onb.ac.at/node/2914 [14. 3. 2024].

861 Stern, Gabriele Possaner 211: Grab auf dem Zentralfriedhof Wien: Gruppe 33 E, Reihe 16 Grab 22 und 23. Vgl. auch *Neuigkeits-Welt-Blatt* 67, Nr. 65 (17. März 1940) 5: *Die älteste Ärztin der Ostmark gestorben.*

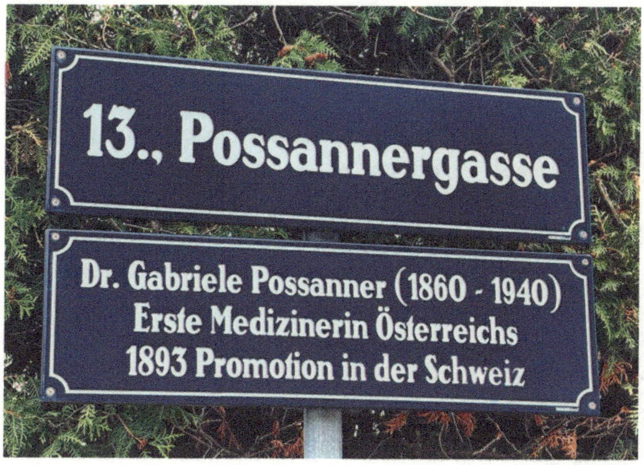
13., Possannergasse
Dr. Gabriele Possanner (1860 - 1940)
Erste Medizinerin Österreichs
1893 Promotion in der Schweiz

Abb. 62: Straßenschild der Possannergasse in Wien XIII; Foto, 2025.

griff auf Wien am 10. September 1944 wurde ihr Wohnhaus zerstört und ihre Schwester getötet[862].

1960 erhielt anlässlich ihres 100. Geburtstags in Wien XIII eine Gasse, die Possannergasse, ihren Namen[863]. 1997 wurde an ihrem Praxis- und Wohnhaus in der Alserstraße 26 eine Gedenktafel angebracht[864]. Seit 1997, 100 Jahre nach ihrer Promotion in Wien, vergibt das Wissenschaftsministerium den „Gabriele Possanner Staats- und Förderpreis“ als Auszeichnung an eine Person, deren wissenschaftliche Leistungen die Geschlechterforschung fördern[865]. 2004 wurde am Zimmermannplatz in Wien IX der Gabriele-Possanner-Park nach ihr benannt[866]. Das „Gabriele Possanner Institut für interdisziplinäre Forschung“ mit Sitz in Wien macht es sich zur Aufgabe, inter- und transdisziplinäre Forschung zu betreiben[867].

Publikationen, Vorträge, Forschungstätigkeit (Auswahl)

Dissertation: Gabriele von Possaner, Ueber die Lebensdauer nach dem Auftreten von Retinitis albuminurica [bei Prof. Haab, Ophthalmologie] (Hamburg: Leopold Voss 1894) 19 S.

– Gabriele Possanner, Ein Fall von Retroflexio uteri gravidi, complicirt mit hypertrophischer Elongation der Portio supravaginalis und perimetrischen Adhäsionen. *Wiener Medizinische Wochenschrift* 45/23 (1895) Sp. 1014–1018.
– Dr. Baronin Possanner, gewesene provisorische Sekundarärztin, Die Sekundarärztin. *Neue Freie Presse* Nr. 15418 (26. Juli 1907) 8.

---

862 Kratchowill, Possanner von Ehrenthal 12.

863 Possannergasse, https://www.geschichtewiki.wien.gv.at/Possannergasse [14. 3. 2024].

864 Stern, Gabriele Possaner 211, Abbildung der Gedenktafel in: Gabriele Possanner, https://de.wikipedia.org/wiki/Gabriele_Possanner [14. 3. 2024], vgl. Weyr, Gabriele Posanner 15.

865 Gabriele-Possanner-Preise, https://foerderkompass.at/foerderungen/fte/gabriele-possanner-preise/ [26. 2. 2025].

866 Gabriele-Possanner-Park, https://www.geschichtewiki.wien.gv.at/Gab-iele-Possanner-Park [sic] [14. 3. 2024].

867 Gabriele Possanner Institut, https://www.gabrielepossanner.eu/ [14. 3. 2024].

7.2.20 Georgine von Roth (1861–1940)

Vorbemerkung

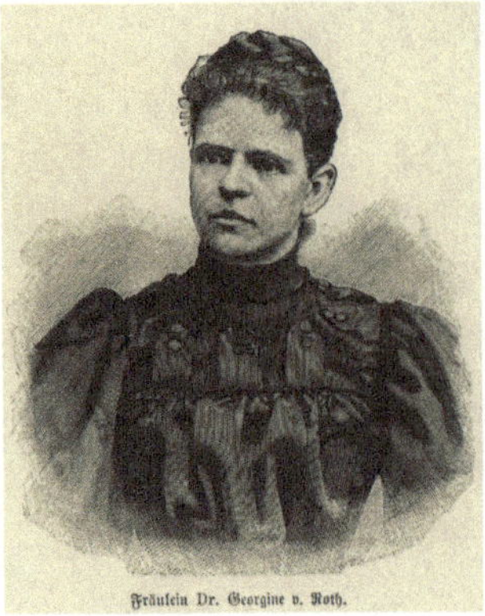

Abb. 63: Porträt von Georgine von Roth; Graphik, 1896.

Die Lebensgeschichte von Georgine von Roth, der ersten Schulärztin des Offizierstöchter-Erziehungsinstituts in Wien-Hernals (und vermutlich auch Österreich-Ungarns), ist bislang nicht erforscht, einige themenspezifische Darstellungen und Biogramme enthalten allerdings Kurzinformationen über sie[868]. Das vorliegende Porträt basiert hauptsächlich auf Primärquellen, nämlich einer kurzen autobiografischen Skizze[869] und Informationen aus Akten aus dem Österreichischen Staatsarchiv sowie zeitgenössischen Berichten in Zeitschriften und Zeitungen.

Name

Georgine von Roth

Soziale und regionale Herkunft

Am 24. Oktober 1861 wurde Georgine von Roth auf Schloss Bibersburg/Pibersburg (Červený Kameň, Slowakei) geboren und war nach Unterzelenitz, Ungarn (Dolné Zelenice, Slowakei), zuständig[870]. Ihre gleichnamige Mutter war eine geborene Gräfin Pálffy von Erdöd[871], ihr Vater Generalmajor Karl von Roth[872] und ihr Bruder der spätere Graf Vilmos von Róth-Szunyogh de Budetin[873]. Georgine von Roth verbrachte einen Teil ihrer Kindheit auf Schloss Bibersburg, dem Besitz der Pálffys, in Pressburg und an jenen Orten, wo ihr Vater stationiert war. Nach dessen Pensionierung übersiedelte die Familie 1879 auf *ein kleines Gut*[874]. Dort starb ihr Vater 1879 an den Spätfolgen einer Verletzung, die er 1866 – vermutlich bei der Schlacht bei Königgrätz (Hradec Králové) – erlitten hatte[875].

---

868 Stern, Medizinerinnen 218, vgl. auch: Roth, Georgine von, https://biografia.at [29. 5. 2024]; Stadler, Ärztinnen LVIII.

869 Vorkämpferinnen (1895/1896) 43.

870 KA, Qualifikationslisten, Karton 2882, Georgine von Roth; Stern, Medizinerinnen 218.

871 Ihre Mutter starb 1910 als *Generalmajorswitwe*, vgl. *Wiener Salonblatt* 41, Nr. 17 (23. April 1910) 15.

872 Zu Karl von Roth vgl. AVA, MdI, Allgemeine Reihe 36/1, Karton 939; *Sport und Salon* 4/20 (1901) 6.

873 *Sport und Salon* 4/20 (1901) 6.

874 Vorkämpferinnen (1895/1896) 42.

875 KA, KM 1895, 6A/15,5/7, Schreiben des Kriegsministeriums an den Minister des Inneren vom 28. Juli 1895: Georgine von Roth wird als *die Tochter eines Officiers, der 1866 schwer verwundet wurde und als General in R. starb*, genannt. Vgl. auch fälschlich: *Sport und Salon* 4/20 (1901) 6: Hier soll sich Roths Vater eine Schussverletzung in der Schlacht bei Sommacampagna (24. Juli 1848) zugezogen haben.

Herkunft laut Universitätsmatrikel Zürich: Pressburg[876]

Religion, kulturelle Prägung

Römisch-katholisch[877]

Bildung

Georgine von Roth erhielt in ihrer Kindheit und Jugend einen standesgemäßen, geschlechtsspezifischen Privatunterricht.

Universitäre Ausbildung, Qualifikationen

Nach privater Vorbildung immatrikulierte Georgine von Roth im Sommersemester 1885 an der Medizinischen Fakultät der Universität Zürich, die sie aber bereits am 3. März 1886 mit einem Zeugnis wieder verließ[878]. Im Sommersemester schrieb sie sich an der Philosophischen Fakultät in Zürich ein[879] und legte am 25. Mai 1887 die Maturitätsprüfung ab[880]. Am 17. Juli 1888 absolvierte Roth die naturwissenschaftliche Vorprüfung für das eidgenössische medizinische Diplom[881], vom 4. März 1889 datiert ein Prüfungsausweis über eine gut bestandene anatomisch-physiologische Prüfung[882]. Am 18. November desselben Jahres verließ sie Zürich mit einem Abgangszeugnis[883]. 1890 setzte Georgine von Roth ihr Medizinstudium in Genf fort, das sie am 25. September 1895 abschloss[884]. Dazwischen hatte sie am 23. Mai 1892 das eidgenössische Diplom ablegt[885].

In den Jahren 1892 bis 1893 war Roth *auf der Klinik des Prof. Gustav Braun, im Rudolfinerhaus und Maria-Theresia-Hospital* und im Winter 1893/1894 in der privaten Augenheilanstalt von Rosa Kerschbaumer in Salzburg als Volontärin tätig[886]. Ein Ansuchen von Edmund von Neusser, Roth als außerordentliche Hörerin an der Universität zu inskribieren, wurde abgelehnt[887], von April 1894 bis Juli 1895 hospitierte sie jedoch bei Neusser an der II. Medizinischen Klinik[888]. Von dort reichte sie ihre Dissertation an der

---

876 Matrikeledition der Universität Zürich, Roth (Frl.) Georgine v., https://www.matrikel.uzh.ch/active//static/27474.htm [17. 2. 2025].

877 WStLA, Meldeauskunft vom 29. Dezember 2017.

878 Matrikeledition der Universität Zürich, Roth (Frl.) Georgine v., https://www.matrikel.uzh.ch/active//static/27474.htm [17. 2. 2025].

879 Ebd.

880 AVA, MdI, Allgemeine Reihe 36/1, Karton 939. Nachträglich legte sie am 14. April 1888 noch Prüfungen in Mathematik, Chemie und Naturgeschichte ab; KA, Qualifikationslisten, Karton 2882, Georgine von Roth.

881 AVA, MdI, Allgemeine Reihe 36/1, Karton 939; KA, Qualifikationslisten, Karton 2882, Georgine von Roth.

882 AVA, MdI, Allgemeine Reihe 36/1, Karton 939.

883 Matrikeledition der Universität Zürich, Roth (Frl.) Georgine v., https://www.matrikel.uzh.ch/active//static/27474.htm [17. 2. 2025].

884 Stern, Medizinerinnen 218; Stadler, Ärztinnen LVIII.

885 AVA, MdI, Allgemeine Reihe 36/1, Karton 939. Bei Stern, Medizinerinnen 218 und Stadler, Ärztinnen LVIII, ist als Datum der 23. Februar 1892 angegeben.

886 AVA, MdI, Allgemeine Reihe 36/1, Karton 939; Vorkämpferinnen (1895/1896) 43.

887 UAW, Sitzungsprotokoll des Professoren-Kollegiums der Medizinischen Fakultät 1893/1894, Zl. 1034.

888 AVA, MdI, Allgemeine Reihe 36/1, Karton 939.

Universität Genf ein und promovierte am 25. September 1895 zum Dr. med. Danach suchte sie vergeblich um Nostrifizierung ihres Schweizer Doktordiploms in Wien an[889]. Sie beherrschte Deutsch, Ungarisch, Französisch und Englisch in Wort und Schrift[890].

Berufstätigkeit

Nach dem tragischen Tod des Schularztes des Offizierstöchter-Erziehungsinstituts in Wien-Hernals stellte Georgine von Roth am 10. Juli 1895 das Ansuchen an Kaiser Franz Joseph, ihr als einem *für die Schweizer Eidgenossenschaft approbierten Arzte* die vakant gewordene Stelle zu verleihen[891] (vgl. dazu ausführlich Kapitel 4.2.3). Am 28. September 1895 unterfertigte der Kaiser eine *Allerhöchste Entschließung*, mit der sie *für hilfsärztliche Dienstleistungen, unter einer tüchtigen verantwortlichen militär-ärztlichen Oberleitung, an dem Offizierstöchter-Erziehungsinstitute zu Hernals bestellt* wurde[892]. Mit 1. Oktober 1895 erhielt sie den Posten einer *Untervorsteherin zur Versehung des laufenden ärztlichen Dienstes* – allerdings unter der Aufsicht eines Stabsarztes[893]. Mit 15. Oktober desselben Jahres wurde sie vom k. k. Ministerium für Cultus und Unterricht als Lehrerin für Naturgeschichte zugelassen[894]. Die Presse berichtete und debattierte ausführlich über ihre Bestellung[895].

Im Jahr 1900 war Georgine von Roth längere Zeit im Krankenstand, auch 1905, 1906 und 1907 wurde ihre *Dienstleistung* durch *Kränklichkeit sehr oft gestört.* 1908 war sie ab Februar im Krankenstand. Mit 1. Oktober 1908 ging Georgine von Roth mit siebenundvierzig Jahren nach einer Gesamtdienstzeit von 13 Jahren in den Ruhestand. Als *Decoration* erhielt sie die Österreichische Jubiläums-Erinnerungs-Medaille für Zivilstaatsbedienstete[896].

1914 scheint sie im Verzeichnis der Wiener Ärztinnen mit einer Ordination in der Bernbrunngasse 5 auf[897], 1915 in der Cumberlandstraße 63 mit dem Vermerk: *Zu einer hilfsärztlichen Praxis berechtigt*[898].

Zivilgesellschaftliches Engagement

Georgine von Roth war Mitglied im „Verein für erweiterte Frauenbildung in Wien"[899]. 1902 wurde im *Neuen Wiener Tagblatt* ihre Stellungnahme zum Tragen eines Mieders

---

889 Ebd.

890 KA, Qualifikationslisten, Karton 2882, Georgine von Roth.

891 AVA, MdI, Allgemeine Reihe 36/1, Karton 939.

892 KA, MKSM 1895 41–4.

893 KA, KM 1895, 6/15, 5/7; Vorkämpferinnen (1895/1896) 43; *Wiener medizinische Presse* 36/43 (1895) Sp. 1646f.; Stern, Medizinerinnen 218.

894 KA, Qualifikationslisten, Karton 2882, Georgine von Roth.

895 Vgl. z. B. *Agramer Zeitung* 70, Nr. 243 (22. Oktober 1895) 6; *Linzer Volksblatt* 27, Nr. 244 (22. Oktober 1895) 5; *Deutsches Volksblatt* 7, Nr. 2443 (22. Oktober 1895) 9; *Prager Tagblatt* 19, Nr. 292 (22. Oktober 1895) 7; *Grazer Volksblatt* 28, Nr. 243 (23. Oktober 1895) 5; *Neue Warte am Inn* 15, Nr. 43 (26. Oktober 1895) 2; *Militär-Zeitung* 50, Nr. 38 (28. Oktober 1895) 5.

896 KA, Qualifikationslisten, Karton 2882, Georgine von Roth.

897 *Jahrbuch des Bundes österreichischer Frauenvereine* mit Kalender 1914, Adressen der Wiener Ärztinnen, 186f.

898 Stadler, Ärztinnen LVIII.

899 Stern, Gabriele Possaner 201.

zitiert[900]. Sie engagierte sich im Verein „Pension für Offizierswitwen und Waisen“[901] und während des Ersten Weltkriegs im Verein „Kriegswaisenfürsorge des k. u. k. Offiziers-töchter-Erziehungsinstitut“[902].

Familie, Partnerschaft, Freundschaften

In einem Schreiben des Kriegsministeriums 1895 wird darauf hingewiesen, dass Georgine von Roth ohne Vermögen sei und bei ihrer Mutter lebe, die sie auch nach Zürich begleitet hatte[903]. Sie blieb unverheiratet.

Lebensende, Rezeption

Georgine von Roth lebte nach Abschluss ihres Schweizer Studiums zeitlebens in Wien. Dort starb sie am 5. Mai 1940[904] im 79. Lebensjahr und wurde am Zentralfriedhof begraben[905].

7.2.21 Irma Schneider-Schönfeld (1876–1915)

Vorbemerkung

Auf Irma Schneider-Schönfeld treffen die für die vorliegende Studie gruppenkonstituierenden Merkmale einer „Schweizer Ärztin“ am wenigsten zu. Sie studierte nur ein halbes Jahr an der Universität Bern, wechselte danach nach Wien, brach ihr Medizinstudium ab und widmete sich anschließend der Kunstgeschichte und verfasste journalistische Beiträge für verschiedene Zeitschriften. Über sie ist keine aussagekräftige Sekundärliteratur vorhanden[906].

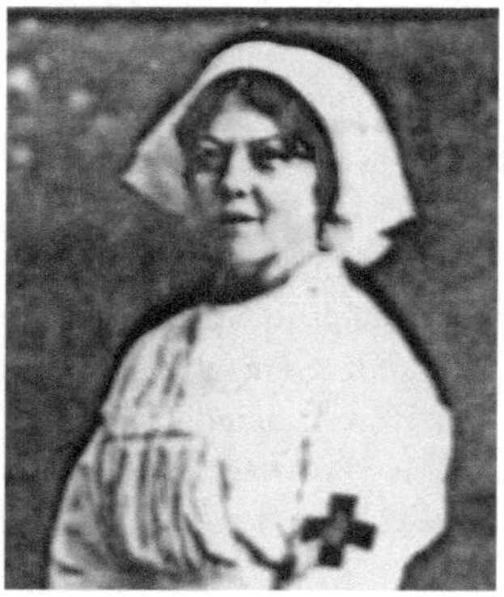

Abb. 64: Porträt von Irma Schneider-Schönfeld als Krankenschwester im Ersten Weltkrieg; Foto, zwischen 1914 und 1918.

---

900 Die Reform der Frauenkleidung, in: *Neues Wiener Tagblatt* 36, Nr. 64 (6. März 1902) 5.

901 *Fremden-Blatt* 67, Nr. 72 (14. März 1913) 11.

902 *Reichspost* 22, Nr. 519 (4. November 1915) 19.

903 KA, KM 1895, 6/15, 5/7; vgl. auch Matrikeledition der Universität Zürich, Roth (Frl.) Georgine v., https://www.matrikel.uzh.ch/active//static/27474.htm [17. 2. 2025]: Hier ist als Wohnort der Mutter Hottingen (Zürich) angegeben.

904 Stern, Medizinerinnen 218; WStLA, Meldeauskunft 29. Dezember 2017: Ihre letzte Wohnadresse war ab 3. August 1939 die Titlgasse 4.

905 Vgl. mit Abbildung Grab Gabriele Possanner, https://commons.wikimedia.org/wiki/File:2016-02-12_GuentherZ_(112)_Wien11_Zentralfriedhof_Grab_Gabriele_Possanner.JPG [26. 2. 2025].

906 Z. B. Sablik, Frauenstudium 818f.

Name

Irma, Schönfeld, verh. Schneider-Franken, Schneider-Schönfeld, Schönfeld-Franken. In der vorliegenden Studie wird der Doppelname Schneider-Schönfeld verwendet, unter welchem sie auch publizierte.

Soziale und regionale Herkunft

Irma Schönfeld wurde als Tochter von Louise Schönfeld[907] und des Kaufmanns (Papierhändlers?) Leopold Schönfeld[908] am 8. Juli 1876 in Wien geboren[909]. Ihre Eltern stammten beide aus Waagneustadl (Nové Mesto nad Váhom, Slowakei). Sie hatte vier Geschwister[910].

Herkunft laut Universitätsmatrikel Bern: Wien[911]

Religion, kulturelle Prägung

Jüdisch[912]

Bildung

Als 1892 der „Verein für erweiterte Frauenbildung in Wien" die erste Gymnasiale Mädchenschule in Wien gründete, zählte sie zu den ersten Schülerinnen. Ihre Matura legte sie am Akademischen Gymnasium in Wien ab[913].

Universitäre Ausbildung, Qualifikationen

Irma Schönfeld studierte zuerst 1898/1899 an der Philosophischen Fakultät in Wien[914], wo sie sich in Studentinnenvereinen engagierte. Als am 5. Dezember 1898 die konstituierende Generalversammlung des „Studentinnenvereins Wien", die erste Vereinigung von Hörerinnen der Universität, stattfand, wies die Presse darauf hin, *Fräulein stud. med.* [sic] *et phil. Irma Schönfeld* habe zur Teilnahme aufgerufen[915]. 1899 scheint sie mit der Bezeichnung *stud. phil.* als Schriftführerin auf[916].

---

907 Vgl. Luisa Elke Schönfeld (Weisse), https://www.geni.com/people/Luisa-Elka-Sch%C3%B6nfeld/6000000002802858026 [30. 3. 2024].

908 Vgl. Leopold Arje Schönfeld, https://www.geni.com/people/Leopold-Arje-Sch%C3%B6nfeld/4157443797300051155 [30. 3. 2024]; *Kaufmännische Zeitschrift*, 29/23 (1903) 4.

909 StAB, BB IIIb 1161, Matrikel Schoenfeld, Irma, http://www.archivwissenschaft.ch/uab/matrikel/00043320.pdf [17. 2. 2025], vgl. Irma Scheider-Franken (Schoenfeld), https://www.geni.com/people/Irma-Schneider-Franken/6000000002802858037 [30. 3. 2024].

910 Ihre Geschwister waren: Hans Isidor Schoenfeld, Moritz Schoenfeld, Malvina Rubens und Julia Lia Wasservogel, vgl. Irma Scheider-Franken (Schoenfeld), https://www.geni.com/people/Irma-Schneider-Franken/6000000002802858037 [30. 3. 2024].

911 StAB, BB IIIb 1161, Matrikel Schoenfeld, Irma, http://www.archivwissenschaft.ch/uab/matrikel/00043320.pdf [17. 2. 2025].

912 UAW, Nationale Medizinische Fakultät, WS 1900/1901, Irma Schönfeld.

913 *Neue Freie Presse* Nr. 18390 (2. November 1915) 9.

914 Sablik, Frauenstudium 818f.

915 *Neues Wiener Journal* 6, Nr. 1831 (27. November 1898) 6, ebd. 6, Nr. 1845 (11. Dezember 1898) 4; *Wiener Zeitung* Nr. 284 (11. Dezember 1898), 5; *Neuigkeits-Welt-Blatt* 25, Nr. 283 (13. Dezember 1898) 15.

916 *Neues Wiener Journal* 7, Nr. 2204 (10. Dezember 1899) 5.

Am 21. April 1900 immatrikulierte Schönfeld an der Medizinischen Fakultät der Universität Bern, die sie nur im Sommersemester 1900 besuchte. Am 5. Oktober 1900 exmatrikulierte sie bereits wieder[917] und schrieb sich am 12. Oktober an der Medizinischen Fakultät in Wien ein[918]. Laut ihrem Nachruf studierte sie in Wien, Prag und Bern Medizin und später in Leipzig Kunstgeschichte[919]. Es ließ sich kein Beleg finden, dass sie ihr Studium beendet hätte.

Berufstätigkeit

Irma Schneider-Schönfeld publizierte zu kunstgeschichtlichen Themen in deutschen Zeitschriften und war mehrere Jahre Redakteurin der Familienzeitschrift *Die Gartenlaube* in Berlin. Sie lebte mit ihrem Mann in München und widmete sich auch der „freien Schriftstellerei“. Neben kulturgeschichtlichen Arbeiten veröffentlichte sie eine Reihe von Gedichten und Erzählungen in *Westermanns Monatsheften*[920].

Gleich nach Ausbruch des Ersten Weltkriegs trat Irma Schneider-Schönfeld trotz angegriffener Gesundheit als Hilfsschwester in ein Vereinslazarett in München ein, musste den Dienst aber nach einigen Monaten aus gesundheitlichen Gründen aufgeben. Daraufhin nahm sie sich vor allem Kindern in Not an[921].

Zivilgesellschaftliches Engagement

1899, beim ersten Ball der Studentinnen in Wien, und auch 1900 war Irma Schönfeld Mitglied des *Damencomités*[922]. Im März 1899 würdigte sie bei der vom „Verein für erweiterte Frauenbildung in Wien“ gemeinsam mit dem „Verein der Lehrerinnen und Erzieherinnen“ organisierten Trauerfeier für Emanuel Hannak, Direktor der Gymnasialen Mädchenschule in Wien, dessen Verdienste[923].

Familie, Partnerschaft, Freundschaften

Am 25. November 1903 heiratete Irma Schönfeld den akademischen Maler und Schriftsteller Joseph Anton Schneider-Franken aus München[924]. Ab 1913 verfasste dieser unter dem Namen Bô Yin Râ religiös-spirituelle Bücher über geistig-individuelle Erweckungen.

---

917 StAB, BB IIIb 1161, Matrikel Schoenfeld, Irma, http://www.archivwissenschaft.ch/uab/matrikel/00043320.pdf [17. 2. 2025].

918 UAW, Nationale Medizinische Fakultät, WS 1900/1901, Irma Schönfeld.

919 *Neue Freie Presse* Nr. 18390 (2. November 1915) 9.

920 Ebd.

921 Ebd.

922 *Neues Wiener Journal* 7, Nr. 1927 (4. März 1899) 5; *Neues Wiener Journal* 8, Nr. 2244 (23. Jänner 1900) 7.

923 *Neue Freie Presse* Nr. 12413 (13. März 1899) 4.

924 Vgl. Joseph Anton Schneider-Franken, https://de.wikipedia.org/wiki/Joseph_Anton_Schneiderfranken [14. 6. 2024]; Joseph Schneider-Franken, https://www.geni.com/people/Joseph-Schneider-Franken/6000000002764926768 [30. 3. 2024]; *Kaufmännische Zeitschrift* 29/23 (1903) 4.

1906 gab Irma Schneider-Schönfeld gemeinsam mit der Psychoanalytikerin Melanie Klein-Reizes[925] Schriften von deren verstorbenem Bruder, Emanuel Reizes heraus[926].

Reisen

Sie begleitete ihren Mann Joseph Anton Schneider-Franken auf etlichen seiner zahlreichen Reisen, die er unternahm. 1912 und 1913 hielt sich das Paar in Griechenland auf, der Ausbruch des Balkankriegs beendete ihren einjährigen Aufenthalt[927].

Lebensende, Rezeption

Irma Schneider-Schönfeld, die an Diabetes erkrankt war, starb am 10. Oktober 1915 im Alter von 39 Jahren in München[928]. Ihre Urne wurde ihrem Wunsch gemäß auf dem Wiener Zentralfriedhof im Grab ihrer Mutter beigesetzt[929].

Publikationen, Vorträge, Forschungstätigkeit (Auswahl)

Sie publizierte Artikel in *Die Gartenlaube* und in *Westermanns Monatsheften*.

- Emanuel Reizes, Aus meinem Leben. Aus dem Nachlaß, hg. von Melanie Klein-Reizes–Irma Schneider-Schönfeld (Wien–Leipzig 1906)[930].
- Irma Schneider-Schönfeld, Die Gefangenen von Burzi. *Wiener Bilder* 21/20 (1916) 12–14.

7.2.22 Mathilde Schorr (1872–?)

Vorbemerkung

Über die aus Galizien stammende Ärztin Mathilde Schorr ließen sich nur sehr spärliche Informationen finden[931]. Nachdem sie ihr Medizinstudium in Zürich begonnen hatte, setzte sie dieses in Budapest fort. Danach verliert sich ihre Spur.

Name

Mathilde Schorr, Matylda Szor (polnisch), Matyl'-da Šor (ukrainisch)

---

925 Melanie Klein-Reizes (1882–1960) gilt als eine Pionierin der Kinderpsychoanalyse, vgl. Klein, Melanie, geb. Reizes, biografia.at [19. 10. 2024].

926 Melanie Klein Trust, http://www.melanie-klein-trust.org.uk/1903-20-+Budapest-marriage-%26-family [30. 3. 2024]: „After four years of preserving with her friend Irma Schoenfeld, Melanie finally sees her publication of a collection of Emmanuel's writing.“

927 Joseph Anton Schneider-Franken, https://de.wikipedia.org/wiki/Joseph_Anton_Schneiderfranken [30. 3. 2024]; *Neue Freie Presse* Nr. 18390 (2. November 1915) 9: Irma Schneider-Schönfeld publizierte „Athener Briefe“.

928 *Neue Freie Presse* Nr. 18390 (2. November 1915) 9; Joseph Anton Schneider-Franken, https://de.wikipedia.org/wiki/Joseph_Anton_Schneiderfranken [30. 3. 2024]; Irma Schneider-Franken, https://www.geni.com/people/Irma-Schoenfeld/6000000002802858037 [30. 3. 2024] mit einer Abbildung der Todesanzeige; *Grazer Tagblatt* 25, Nr. 286 (14. Oktober 1915) 17.

929 *Neue Freie Presse* Nr. 18390 (2. November 1915) 9; *Neue Freie Presse* Nr. 18377 (19. Oktober 1915) 9.

930 Vgl. *Neues Wiener Tagblatt* 40, Nr. 320 (19. November 1906) 24.

931 Ein kurzer Eintrag findet sich bei: Stern, Medizinerinnen 218.

Soziale und regionale Herkunft

Mathilde Schorr wurde 1872 in Tarnopol (Ternopil', Ukraine)[932] geboren. Ihr Vater war laut Matrikel der Universität Zürich Dr. Josef Schorr, sein Beruf (vielleicht Arzt?) ist nicht angegeben[933].

Herkunft laut Universitätsmatrikel Zürich: Tarnopol[934]

Religion, kulturelle Prägung

Jüdisch[935]

Bildung

1891 soll Schorr die Maturitätsprüfung in *Zborow* (?) in der Nähe von Tarnopol, Galizien, abgelegt haben[936].

Universitäre Ausbildung, Qualifikationen

1881 suchte Mathilde Schorr um Zulassung als Hospitantin an der Philosophischen und Medizinischen Fakultät in Wien an und wurde mit Verweis auf den Erlass von 1878 abgewiesen[937]. Im Wintersemester 1892 immatrikulierte sie an der Medizinischen Fakultät der Universität Zürich. Als Vorbildung gab sie *Universität Wien* an, wo sie vermutlich Kurse besucht hatte[938]. Im Wintersemester 1894/1895 wurde sie an der Universität Wien zu den Vorlesungen der Professoren Neusser, Krafft-Ebing und Schauta zugelassen[939]. Am 6. März 1895 verließ sie die Universität Zürich ohne Zeugnis[940].

Am 11. Mai 1895 war sie in Wien gemeldet[941]. Am 1. Juni 1895 berichtete das *Wiener Tagblatt*, sie hätte nach Ablegung der Maturitätsprüfung an der Wiener Universität hospitiert und ein Gesuch um die Bewilligung zur Ablegung der Vorprüfungen in Zoologie, Botanik und Mineralogie gestellt, das jedoch abgewiesen wurde[942].

---

932 Stern, Medizinerinnen 218; Matrikeledition der Universität Zürich, Schorr Mathilde, https://www.matrikel.uzh.ch/active//static/27685.htm [17. 2. 2025]. Vgl. auch WStLA, Meldeauskunft vom 3. Mai 2017: Laut Meldeauskunft war Mathilde Schorr 1895 21 Jahre alt – wäre demnach 1874 geboren. Als ihr Geburtsort wurde *Brody in Galizien*, mit dem Hinweis *auch Tarnopol*, registriert.

933 Matrikeledition der Universität Zürich, Schorr Mathilde, https://www.matrikel.uzh.ch/active//static/27685.htm [17. 2. 2025].

934 Ebd.

935 WStLA, Meldeauskunft vom 3. Mai 2017.

936 UAW, Med. Dekanatsakten 1894/1895, Z. 146. Vermutlich handelt es sich um Zborów bei Tarnopol, Galizien (heute: Zboriv, Ukraine). In der Kleinstadt Zborów existierte jedoch keine Mittelschule. Das nahe Tarnopol hingegen besaß drei Gymnasien, eine Realschule und ein Lehrerseminar.

937 Perfahl, Geschlechterpolitik 177.

938 Matrikeledition der Universität Zürich, Schorr Mathilde, https://www.matrikel.uzh.ch/active//static/27685.htm [17. 2. 2025].

939 Stern, Medizinerinnen 218.

940 Matrikeledition der Universität Zürich, Schorr Mathilde, https://www.matrikel.uzh.ch/active//static/27685.htm [17. 2. 2025].

941 WStLA, Meldeauskunft vom 4. Mai 2017: 1895 war sie in der Alser Straße 30, Wien IX, gemeldet, vorher „zugereist“, ein Abmeldevermerk ist nicht vorhanden.

942 *Neues Wiener Tagblatt* 29, Nr. 149 (1. Juni 1895) 5.

Am 7. November 1895 immatrikulierte Schorr neuerlich in Zürich und legte dabei drei Frequenzzeugnisse der Universität Wien vor. Da keine Abmeldung erfolgte, wurde sie am 17. Dezember 1896 als Studentin gestrichen[943].

Am 22. Oktober 1896 berichtete der *Pester Lloyd*, die Medizinische Fakultät in Budapest habe mit Mathilde Schorr eine dritte Hörerin. *Die junge Dame, die bereits in Zürich, Berlin und Wien Medizin gehört hat, erschien heute in dem Lehrsaale des Professors Kovács, nachdem sie ein Gesuch, die Rigorosen in deutscher Sprache geben zu dürfen – das Fräulein ist der ungarischen Sprache nicht mächtig – bewilligt erhalten hatte*[944]. Im September 1897 wurde sie als eine von vier Studentinnen genannt, die der Budapester Universität „treu“ blieben[945].

Für ihren Lebensabschnitt nach 1897 konnten keine Spuren mehr gefunden werden.

Familie, Partnerschaft, Freundschaften

Sie studierte gemeinsam mit Gabriele Possanner an der Universität Zürich[946].

7.2.23 Maria Schuhmeister (Heinemann) (1877–1951)

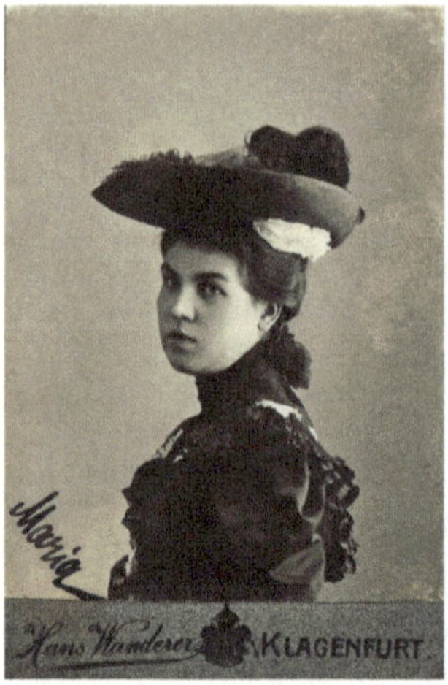

Abb. 65: Porträt von Maria Schuhmeister; Foto [Atelier für Hoffotographie Hans Wanderer, Klagenfurt] um 1900.

Vorbemerkung

Maria Schuhmeister studierte nur ein paar Tage in Zürich und ist die Studentin der Untersuchungsgruppe mit dem kürzesten Aufenthalt in der Schweiz. Sie wechselte danach an die Universität Graz, wo sie als erste Frau an der Medizinischen Fakultät promovierte. Es gibt keine umfassende biografische Arbeit über sie, Reinhold Aigner geht allerdings in seinem Beitrag über die Grazer Ärztinnen auf ihren Lebensabschnitt in der Habsburgermonarchie ein, ebenso Hildegard Hnatek auf Schuhmeisters Zeit in Baden bei Wien[947]. Über ihren Lebensabschnitt in den USA konnten über ancestry.com Eckdaten eruiert werden.

---

943 Matrikeledition der Universität Zürich, Schorr Mathilde, https://www.matrikel.uzh.ch/active//static/27685.htm [17. 2. 2025].

944 *Pester Lloyd* 43, Nr. 258 (22. Oktober 1896) 3.

945 *Pester Lloyd* 44, Nr. 221 (15. September 1897) 6: Neben Mathilde Schorr werden noch Charlotte Sternberg, Ida Szendef und Lea Königsberger genannt; vgl. auch *Neuigkeits-Welt-Blatt* 24, Nr. 213 (18. September 1897) 15.

946 Stern, Gabriele Possaner 193.

947 Aigner, Ärztinnen; Hnatek, Adele 129f., vgl. auch Maria Schuhmeister, https://de.wikipedia.org/wiki/Maria_Schuhmeister [30. 3. 2024].

Name

Maria, Marie Valerie, Schuhmeister, Schumeister, verh. Heinemann. In der vorliegenden Kollektivbiografie wird der Name Schuhmeister verwendet, da sie nur unter diesem Namen in Österreich bekannt ist.

Soziale und regionale Herkunft

Maria Schuhmeister wurde am 20. Mai 1877 in Wien als Tochter von Valeria[948] und Josef Schuhmeister geboren. Ihr Vater war zum Zeitpunkt ihrer Geburt Assistent am Physikalischen Institut in Wien[949] und ab 1886/1887 Professor an der Lehrerbildungsanstalt in Salzburg[950], von 1. März 1901 bis 2. Februar 1911 war er Direktor der Lehrerinnenbildungsanstalt in Klagenfurt[951].

Herkunft laut Universitätsmatrikel Zürich: Wien[952]

Religion, kulturelle Prägung

Römisch-katholisch[953], am 15. April 1909 Austritt aus der katholischen Kirche[954]

Bildung

Maria Schuhmeister absolvierte 1897 die Lehrerinnenbildungsanstalt in Salzburg, zwei Jahre später maturierte sie nach Privatunterricht durch ihren Vater als Externistin am Ersten Staatsgymnasium in Graz[955].

Universitäre Ausbildung, Qualifikationen

Im Wintersemester 1899 schrieb sich Maria Schuhmeister an der Medizinischen Fakultät der Universität Zürich ein, am 25. Oktober 1899 meldete sie sich bereits wieder ab[956]. Am 3. November 1899 war sie als *Schuhmeister Maria (stud. phil. med.)* in Graz ge-

---

948 1920 United States Federal Census, https://www.ancestry.com [Abfrage zwischen 2015 und 2022].

949 Erzdiözese Wien, Pfarre St. Augustin, Taufbuch 01/13, 132, https://data.matricula-online.eu/de/oesterreich/wien/01-st-augustin/01-13/?pg=138 [30. 3. 2024].

950 *Jahresbericht der k. k. Staats-Realschule in Salzburg* 34 (1901) 54: Zusätzlich unterrichtete er Stenographie an der k. k. Staats-Realschule in Salzburg. 1888 kaufte das Ehepaar das Haus Mönchsberg 1 in Salzburg, vgl. Stadtarchiv Salzburg, SAIS, Mönchsberg 1.

951 Anfragebeantwortung des Kärtner Landesarchivs vom 18. Jänner 2017: Laut 75 Jahre Haus der Lehrerbildung. Eine Festschrift (Klagenfurt 1947) 96 starb Josef Schuhmeister 1911 in Baden, vgl. *Badener Bote* (3. Mai 1911) 2.

952 Matrikeledition der Universität Zürich, Schuhmeister Marie, https://www.matrikel.uzh.ch/active/static/27706.htm [17. 2. 2025].

953 UAG Kat 1899–1900 02, Nr. 80.

954 Erzdiözese Wien, Pfarre St. Augustin, Taufbuch 01/13, 132, https://data.matricula-online.eu/de/oesterreich/wien/01-st-augustin/01-13/?pg=138 [30. 3. 2024]: *Anmerkung: hat laut Mitteilung des Stadtmagistrats Innsbruck, den Austritt aus der katholischen Kirche angezeigt, 15. April 1909.*

955 Aigner, Ärztinnen 47; Matrikeledition der Universität Zürich, Schuhmeister Marie, https://www.matrikel.uzh.ch/active/static/27706.htm [17. 2. 2025].

956 Matrikeledition der Universität Zürich, Schuhmeister Marie, https://www.matrikel.uzh.ch/active/static/27706.htm [17. 2. 2025].

meldet[957] und immatrikulierte an der Philosophischen Fakultät[958]. Ihr Medizinstudium begann sie gleich nach der Öffnung der Medizinischen Fakultäten für Frauen im Wintersemester 1900 und schloss dieses am 25. Juli 1905 als erste Frau an der Universität Graz mit dem Doktorat ab[959].

Berufstätigkeit

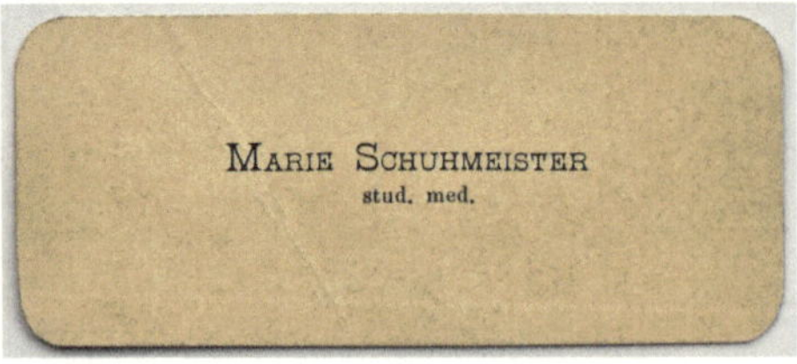

Abb. 66: Visitenkarte von *stud. med. Marie Schuhmeister*, um 1900.

Nach einer erfolglosen Bewerbung um eine Sekundarstelle am St.-Johanns-Spital in Salzburg[960] war Maria Schuhmeister von September bis Dezember 1905 Volontärin an der Klinik Escherich in Wien[961], anschließend erhielt sie nach Beschluss des Gemeindeausschusses der Stadt Baden bei Wien[962] eine Anstellung als Sekundarärztin im städtischen Rath'schen Krankenhaus, die sie bis März 1907 ausübte. Während dieser Zeit unterrichtete sie auch als Fachlehrerin für Somatologie am Mädchenlyzeum und als Lehrerin für Somatologie, Hygiene und Ernährungslehre an der Haushaltungsschule in Baden[963]. Ab April 1907 führte Schuhmeister dort eine Privatpraxis als Kurärztin mit Spezialisierung auf Frauenleiden und Innere Medizin[964].

Am 7. Dezember 1911 verließ Maria Schuhmeister von Hamburg aus Europa und reiste gemeinsam mit ihrem laut Passagierliste eineinhalbjährigen Sohn Gernot Schuhmeister und der Ärztin Rosa Kerschbaumer mit dem Schiff Graf Waldersee (Kajüte) nach Philadelphia, wo sie am 22. Dezember 1911 ankam[965]. Im September 1914 hielt sie sich laut einem Zeitungsartikel in San Francisco auf[966].

---

957 Stadtarchiv Graz, Meldeauskunft vom 28. April 2017: Von 3. November 1899 bis 18. Dezember 1899 war sie am Hauptplatz 17 gemeldet.

958 UAG Kat 1899–1900 02, Nr. 80.

959 UAG, Album Doctorum medicinae, Nr. 116/4; AVA, MdI, Sanitätsakten 1911/1912, Karton 2930; AIGNER, Ärztinnen 47; *Neues Frauenleben* 17/7 (1905) 7.

960 AIGNER, Ärztinnen 47.

961 AVA, MdI, Sanitätsakten 1911/1912, Karton 2930.

962 Beschluss vom 14. Dezember 1905, *Badener Zeitung* 26, Nr. 100 (16. Dezember 1905) 3; AVA, MdI, Sanitätsakten 1911/1912, Karton 2930; *Deutsches Volksblatt* 17, Nr. 6091 (15. Dezember 1905) 7; *Mödlinger Zeitung* 9, Nr. 51 (17. Dezember 1905) 5; *Neues Wiener Tagblatt* 40, Nr. 62 (4. März 1906) 30; HNATEK, Adele 130; AIGNER, Ärztinnen 47.

963 HNATEK, Adele 130.

964 AVA, MdI, Sanitätsakten 1911/1912, Karton 2930; AIGNER, Ärztinnen 47; HNATEK, Adele 130. Am 31. Oktober 1908 erschien in der *Badener Zeitung*, die Anzeige, sie sei in die Breyergasse 7 übersiedelt und übe dort die Ordination aus, vgl. *Badener Zeitung* 29, Nr. 88 (31. Oktober 1908) 3.

965 Philadelphia Passenger Lists, https://www.ancestry.com [Abfrage zwischen 2015 und 2022]: Als Familienstand scheint *married* auf; vgl. auch US Naturalization Records, Documents 1795–1972, https://www.ancestry.com [Abfrage zwischen 2015 und 2022].

966 *Badener Zeitung* 35, Nr. 76 (23. September 1914) 2f., vgl. auch HNATEK, Adele 39.

1916 scheint sie in Seattle, Washington, mit der Berufsbezeichnung *State Bacteriologist*[967] auf. Am 19. Februar 1917 wurde *Marie Valerie Schuhmeister, Bacteriologist*, im Alter von 40 Jahren eingebürgert[968], im September 1917 heiratete sie Arthur Heinemann[969]. In den 1940er Jahren führte das Ehepaar, offenbar bis zum Tod von Arthur Heinemann 1950, das *Heinemann Diagnostic Laboratory*[970] (vgl. Kapitel 5.2).

Zivilgesellschaftliches Engagement

1908 nahm Maria Schuhmeister als einzige weibliche Referentin an einem fünf Vorträge umfassenden Zyklus der „Gesellschaft für erweiterte Frauenbildung" in Baden teil. Ihr Vortrag zum Thema „Neue Pflichten der Frau gegenüber dem modernen Staate" wurde unter dem Titel „Emanzipiert?" im *Badener Boten* abgedruckt[971].

Familie, Partnerschaft, Freundschaften

1908 erhielt Maria Schuhmeister die Hälfte des Hauses Mönchsberg 1 in Salzburg, das ihre Eltern 1888 erworben hatten[972], und kaufte gemeinsam mit Dr. Hermann von Kißling, mit dessen Ehefrau und Töchtern sie freundschaftlich verbunden war[973], ein Haus in Baden[974].

Zwischen 1909 und 1911 kam ihr Sohn Gernot Schuhmeister in Innsbruck auf die Welt[975]. Der Vater des Kindes konnte nicht eruiert werden. Nach dem Tod ihres Vaters 1911 ist die Einantwortung des Hauses Mönchsberg 1 durch Maria Schuhmeister belegt[976].

Bei ihrer Einbürgerung in die USA im Februar 1917 gab Maria Schuhmeister an, Witwe zu sein[977]. Am 13. September 1917 heiratete sie den um zwölf Jahre jüngeren Bakteriologen Arthur Heinemann in Kitsap, Washington[978]. Er stammte aus Hanau in

---

967 USA-Städteverzeichnisse, 1822–1995, https://www.ancestry.com [Abfrage zwischen 2015 und 2022].

968 US Naturalization Records, Documents 1795–1972, www.ancestry.com [Abfrage zwischen 2015 und 2022].

969 Washington, County Marriages, 1855–2008, https://www.ancestry.com [Abfrage zwischen 2015 und 2022].

970 USA-Städteverzeichnisse, 1822–1995, Bellingham, Washington, City Directory, 1945, https://www.ancestry.com [Abfrage zwischen 2015 und 2022].

971 Hnatek, Adele 130.

972 Stadtarchiv Salzburg, Salzburger Altstadt Informationssystem, Mönchsberg 1.

973 *Badener Zeitung* 29, Nr. 104 (30. Dezember 1908) 4: Maria Schuhmeister musizierte bei der Weihnachtsfeier im Rath'schen Krankenhaus gemeinsam mit der Ehefrau und den Töchtern von Dr. Hermann von Kißling.

974 *Badener Zeitung* 29, Nr. 80 (3. Oktober 1908) 5: *Herr Dr. Hermann von Kißling hat gemeinschaftlich mit Frl. Dr. Maria Schuhmeister von Herrn Dr. Franz Hansy, Chefarzt der Kuranstalt am Semmering, und dessen Gattin Frau Theresia Hansy, das Haus C.-Nr. 511 in Baden um 95.000 Kr. käuflich erworben.*

975 Philadelphia Passenger Lists, https://www.ancestry.com [Abfrage zwischen 2015 und 2022].

976 Stadtarchiv Salzburg, Salzburger Altstadt Informationssystem, Mönchsberg 1.

977 US Naturalization Records, Documents 1795–1972, https://www.ancestry.com [Abfrage zwischen 2015 und 2022].

978 Washington, County Marriages, 1855–2008, https://www.ancestry.com [Abfrage zwischen 2015 und 2022].

Deutschland und war 1914 eingewandert und eingebürgert worden[979]. In der Volkszählungsliste von 1930 wird sein Beruf als *Doctor, Pathologist,* angegeben[980]. Er adoptierte Maria Schuhmeisters unehelichen Sohn Gernot (Gerrit) Schuhmeister zwischen 1920 und 1930, der danach auch Heinemann hieß[981]. Um 1922 kam ihre Tochter Eva M. zur Welt[982].

Lebensende, Rezeption

Maria Schuhmeister starb als Maria S. Heinemann am 6. Oktober 1951 im Alter von 74 Jahren in Bellingham, Whatcom[983]. Sie ist mit ihrem Ehemann auf dem Urnenfeld des Greenacres Memorial Park, Ferndale, begraben[984].

Publikationen, Vorträge, Forschungstätigkeit (Auswahl)

Maria Schuhmeister, Vortragszyklus „Neue Pflichten der Frau gegenüber dem modernen Staate" im Frühjahr 1908[985].

– Maria Schuhmeister, Emanzipiert. *Badener Bote* (23. Mai 1908) (30. Mai 1908).
– Dies., Sexuelle Aufklärung in den Schulen. *Badener Bote* (18. Juli 1908).
– Dies., Die Maturitätsprüfung nach den neuen Ministerial-Verordnungen. *Badener Bote* (1. August 1908).
– Dies., Die Stimme einer Oesterreicherin in Amerika. *Badener Zeitung* 35, Nr. 76 (23. September 1914) 2f.

979 Zu Arthur Heinemann (1889–1950) vgl. Washington, Select Death Certificates, 1907–1960, 2032915; Sterbeindex Washington 1940–2014, 18426; Washington, Einbürgerungsregister, 1860–1991, https://www.ancestry.com [Abfrage zwischen 2015 und 2022].

980 US-Volkszählung 1930, Gebiet der Volkszählung: Bellingham, Whatcom, Washington, Rolle: 2522, 4A, Zählungsdistrikt 0008, https://www.ancestry.com [Abfrage zwischen 2015 und 2022]. Im Haushalt lebte auch eine Haushaltsangestellte, Christiana Socbeck, geb. um 1905, die 1922 aus Island eingewandert war.

981 Vgl. ebd.: Gernot (Gerrit) Heinemann war von Beruf *Draftsman* und arbeitete in einer Flugzeugfabrik. Er starb bereits mit 22 Jahren am 19. Juli 1931 in Bellingham, Whatcom, vgl. Washington, Select Death Certificates, 1907–1960, 22022804, https://www.ancestry.com [Abfrage zwischen 2015 und 2022].

982 Washington, Select Death Certificates, 1907–1960, 2032915; Sterbeindex Washington 1940–2014, Urkunde 18426.

983 Ebd.

984 Find A Grave Memorial, 8440001, https://www.ancestry.com [Abfrage zwischen 2015 und 2022]: Das mit 1881 angegebene Geburtsdatum ist falsch, sie wurde 1877 geboren.

985 Vgl. *Badener Zeitung* 29, Nr. 20 (7 März 1908) 5; ebd. Nr. 30 (11. April 1908) 5; Hnatek, Adele 130.

7.2.24 Milica Schwiglin-Tschawoff (1867–1947)

Vorbemerkung

Über die aus Kroatien stammende Ärztin Milica Schwiglin-Tschawoff, die nach ihrem Studium für kurze Zeit in einer Naturheilanstalt in Dresden arbeitete, ist in der Literatur nur sehr wenig bekannt[986]. Zu ihrem Leben und ihrer Tätigkeit nach der Heirat und dem Wegzug nach Sofia, Bulgarien, konnten nur mehr spärliche Informationen gefunden werden.

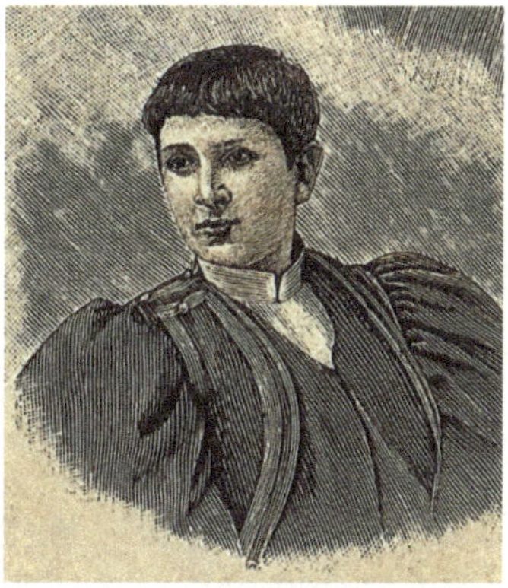

Abb. 67: Porträt von Milica Schwiglin-Tschawoff; Grafik, 1896.

Namen

Milica Schwiglin, Sviglin, Šviglin, verh. Tschawoff, Cavov, Šviglin Čavov. In den zeitgenössischen deutschsprachigen Berichten scheint sie auch mit dem Doppelnamen Schwiglin-Tschawoff auf.

Soziale und regionale Herkunft

Milica Schwiglin wurde am 14. November 1867 in Warasdin (Varaždin, 80 km nordöstlich von Zagreb), Kroatien, als Tochter eines früh verstorbenen Notars, Janko Schwiglin, geboren[987]. Ihre Mutter, Ana Schwiglin, die nach dem Tod ihres Mannes fünf Kinder zu versorgen hatte[988], heiratete in zweiter Ehe den Advokaten M. Tkaltschitsch (Tkalčić), der seine Stieftochter förderte[989]. Neben ihm hatten wohl auch ihr Onkel, der Pädagoge und Schriftsteller Skender Fabković (Bruder ihrer Mutter), und dessen ebenfalls bildungspolitisch und emanzipatorisch engagierte Frau, die gebürtige Pragerin Marie Frechová, verh. Fabković[990], Milicas Pläne unterstützt.

Herkunft laut Universitätsmatrikel Zürich: Agram[991]

---

[986] Vorkämpferinnen (1895/1896) 43; Stern, Medizinerinnen 218; Lienert, Naturheilkundliches Dresden 51; Milica Šviglin Čavov, https://en.wikipedia.org/wiki/Milica_%C5%A0viglin_%C4%8Cavov [12. 2. 2025].

[987] Vorkämpferinnen (1895/1896) 43.

[988] Vgl. Dr. med. Milica Šviglin (1867–1947), https://www.geni.com/people/Milica-%C5%A0viglin/6000000172653612095 [12. 1. 2025]. Eine Schwester war Dr. phil. Danica Šviglin.

[989] Ebd.; Matrikeledition der Universität Zürich, Swiglin / (Schwiglin) (⚭ Tschawoff) (Frl.) Miliza, https://www.matrikel.uzh.ch/active//static/27970.htm [17. 2. 2025].

[990] Vgl. Marie Fabković, https://cs.wikipedia.org/wiki/Marie_Fabkovi%C4%87 [17. 2. 2025].

[991] Matrikeledition der Universität Zürich, Swiglin / (Schwiglin) (⚭ Tschawoff) (Frl.) Miliza, https://www.matrikel.uzh.ch/active//static/27970.htm [17. 2. 2025].

Religion, kulturelle Prägung

Unbekannt

Bildung

Laut einer biografischen Skizze ließ sie ihr Stiefvater in das *slavische k. k. Gymnasium in Agram* eintreten, wo sie – wohl als Externistin – die Matura ablegte[992].

Universitäre Ausbildung, Qualifikationen

Am 15. Oktober 1885 immatrikulierte Milica Schwiglin an der Medizinischen Fakultät der Universität Bern und im Wintersemester 1887 in Zürich, wo sie 1890 die *Maturitätsprüfung nach Schweizer Normen, um zu den Staatsprüfungen zugelassen zu werden*[993], bestand. Nach einer biografischen Skizze im *Jahresbericht des Vereins für erweiterte Frauenbildung in Wien* soll sie 1892 in Zürich ihre Schluss- und Staatsexamina mit sehr gutem Erfolg abgelegt haben[994]. Im Eintrag der Online-Matrikel sind weder die Dissertation noch die Promotion verzeichnet, lediglich der Vermerk, dass ihr Name im Juni 1893 aus dem Matrikelbuch gestrichen wurde[995].

Berufstätigkeit

Nach Ende ihres Studiums erhielt Milica Schwiglin die Stelle einer Assistenzärztin in Dr. Lahmanns Sanatorium Weißer Hirsch in Dresden, wo sie vermutlich bis 1898 arbeitete[996].

Im „Verzeichnis approbierter Ärzte, die nach den Grundsätzen der Naturheilkunde behandeln und ausübender Vertreter der Naturheilkunde" ist sie als *Frl. Dr. Schwiglin, in der Schweiz appr. Ärztin, Weißer Hirsch bei Dresden*, angeführt[997]. Nach ihrer Heirat mit Bogdan Tschawoff 1895 war sie ab Juni 1900 in Sofia als *städtische Ärztin* tätig[998]. Sie soll vor allem junge Mädchen und Frauen, die sich nicht von einem männlichen Arzt untersuchen lassen wollten, behandelt haben. Sie wurde wegen ihres „männlichen Aussehens" und der kurzen Haare, die sie trug, verspottet, und man mutmaßte, sie wolle lieber ein Mann sein, was sie aber nicht gestört haben soll[999].

---

992 Ebd.; Vorkämpferinnen (1895/1896) 43.

993 Vorkämpferinnen (1895/1896) 43.

994 Ebd.

995 Matrikeledition der Universität Zürich, Swiglin / (Schwiglin) (∞ Tschawoff) (Frl.) Miliza, https://www.matrikel.uzh.ch/active//static/27970.htm [17. 2. 2025].

996 Vorkämpferinnen (1895/1896) 43; Lienert, Jüdische Ärztinnen 492; dies. Naturheilkundliches Dresden 51.

997 *Naturarzt* 22/3 (1894) 90. Ich danke Marina Lienert für diesen Hinweis.

998 *Agramer Zeitung* 75, Nr. 143 (23. Juni 1900) 3.

999 Prva žena – liječnica, https://laudato.hr/Novosti/Zanimljivosti/Prva-zena-lijecnica.aspx [9. 2. 2022].

Familie, Partnerschaft, Freundschaften

Am 25. November 1895 heiratete Milica Schwiglin den bulgarischen Arzt Dr. Bogdan Tschawoff (Čavov)[1000] in Berlin[1001] und zog nach Sofia[1002]. Von 1911 bis 1924 leitete er die Aleksandrovska-Universitätsklinik in Sofia mit Unterbrechungen[1003].

Bogdan Čavov verfasste zahlreiche Rechenschafts- oder Jahresberichte des bulgarischen Roten Kreuzes und der Inneren Abteilung des Aleksandrovska-Spitals. Außerdem engagierte er sich für die Errichtung einer Klinik zur Behandlung infektiöser Hautkrankheiten[1004].

Das Paar hatte einen Sohn, Zvonimir (Zvonko) Bogdanov Čavov (1906–1964).[1005]

Lebensende, Rezeption

Milica Schwiglin-Tschawoff starb 1947 im Alter von 80 Jahren in Sofia[1006].

[1000] Bogdan Tschawoff, geb. 1866 in Ruschtschuk (Ruse, Bulgarien), immatrikulierte 1888 Medizin in Bern, vgl. StAB, BB IIIb 1160, Matrikel Tschawoff, Bogdan, http://www.archivwissenschaft.ch/uab/matrikel/00049736.pdf [17. 2. 2025], und vermutlich auch in Zürich, vgl. Matrikeledition der Universität Zürich, Tschawoff Bogdan, https://www.matrikel.uzh.ch/active/static/22286.htm [17. 2. 2025]; Matrikeledition der Universität Zürich, Swiglin / (Schwiglin) (⚭ Tschawoff) (Frl.) Miliza, https://www.matrikel.uzh.ch/active//static/27970.htm [17. 2. 2025].

[1001] Vgl. *Agramer Zeitung* 70, Nr. 272 (26. November 1895) 4: *Gestern fand in Berlin die Trauung des Fräulein Milica Sviglin, Assistenzärztin im Sanatorium Lahmann in Weißenhirsch bei Dresden, mit Dr. Bodgan Cavov, Arzt in Sophia statt. Als Trauzeuge fungirte Herr Dimitrij Basilijevic Kristovorov, ein russischer Bojar. Dem Brautpaare kamen zahlreiche Glückwünsche aus Bulgarien und Kroatien, namentlich aus Agram, der Vaterstadt des Fräulein Sviglin, zu. Fräulein Sviglin hat bekanntlich ihre Studien an der Universität Zürich vollendet.*

[1002] Matrikeledition der Universität Zürich, Swiglin / (Schwiglin) (⚭ Tschawoff) (Frl.) Miliza, https://www.matrikel.uzh.ch/active//static/27970.htm [17. 2. 2025].

[1003] http://alexandrovska.com/display.php?bg/2007-%D0%B4%D0%BD%D0%B5%D1%81-3 [19. 10. 2024, homepage nicht mehr verfügbar].

[1004] Bogdan Čavov verfasste auch eine Schrift über den Alkohol als „Geißel der Menschheit“ (auf Bulgarisch, Sofia 1930).

[1005] Vgl. Dr. med. Milica Šviglin (1867–1947), https://www.geni.com/people/Milica-%C5%A0viglin/6000000172653612095 [12. 1. 2025].

[1006] Ebd.

7.2.25 Maria Vučetić-Prita (1866–1954)

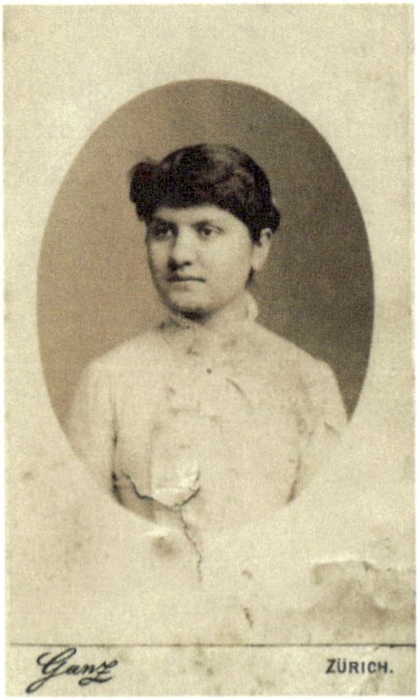

Abb. 68: Porträt von Maria Vučetić-Prita; Foto [Fotoatelier Ganz, Zürich], 1885.

Vorbemerkung

Die aus Serbien stammende Ärztin Maria Vučetić-Prita ist in Österreich unbekannt, in ihrer Heimat wird jedoch in den letzten Jahren versucht, sie als eine der ersten Ärztinnen Serbiens wieder in Erinnerung zu rufen[1007]. Die serbische Historikerin Ivana B. Spasović verfasste einen biografischen Artikel und eine Broschüre zu einer Ausstellung über Maria Vučetić-Prita im Stadtarchiv von Pančevo. Das folgende biografische Porträt basiert weitgehend auf den Inhalten dieser beiden Publikationen, die mir durch zusammenfassende Übersetzungen zugänglich gemacht wurden[1008].

Name

Maria, Marie, Marija, Prita, verh. Vucetic, Vucetich, Vucetich-Prita, Vučetić Prita. In der vorliegenden Studie wird der Doppelname Vučetić-Prita verwendet, unter dem sie auch in der Literatur bekannt ist.

Soziale und regionale Herkunft

Maria Prita wurde am 4. (16.) April 1866[1009] in Seleusch (ungarisch: Keviszőllős) bei Pančevo in der damals zum Königreich Ungarn gehörenden Vojvodina (heute Serbien) geboren[1010]. Ihr Vater Djordje Prita, Geschäftsmann und Grundbesitzer in Pančevo, starb bereits 1880[1011]. Ihre Mutter, Mileva Prita, zog sie und ihre Brüder alleine auf[1012].

Herkunft laut Universitätsmatrikel Zürich: Pancsova[1013]

1007 Vgl. Marija Vučetić-Prita, http://knjizenstvo.etf.bg.ac.rs/en/authors/marija-vucetic-prita [8. 6. 2024]; https://zeneucrnom.org/sr/feministicko-mapiranje/65-beograd/1103-marija-vucetic-prita-1866-1954 [30. 11. 2024].

1008 Spasović–Jakšić, Pančevačke; Spasović, Dr. Marija Vučetić-Prita.

1009 Vgl. Spasović–Jakšić, Pančevačke 7: 16. April bezieht sich auf den gregorianischen Kalender. Im auf S. 18 abgedruckten Taufeintrag ist allerdings der 1. April als Geburts- und der 6. April als Taufdatum angegeben.

1010 Stern, Medizinerinnen 216; Matrikeledition der Universität Zürich, Prita (⚭ Vucetic) (Frl.) Maria, https://www.matrikel.uzh.ch/active//static/27330.htm [17. 2. 2025].

1011 Spasović–Jakšić, Pančevačke 7; Spasović, Dr. Marija Vučetić-Prita 92.

1012 Spasović–Jakšić, Pančevačke 7: Ihr jüngster Bruder, Michael Prita, geb. 1876, studierte Medizin, Jus und Philosophie in Wien und hatte später Erfolge als Opernsänger.

1013 Matrikeledition der Universität Zürich, Prita (⚭ Vucetic) (Frl.) Maria, https://www.matrikel.uzh.ch/active//static/27330.htm [17. 2. 2025].

Religion, kulturelle Prägung

Rumänisch-orthodox[1014]

Bildung

Nach der Volksschule in Pančevo besuchte Maria Prita eine Höhere Mädchenschule, die sie 1880 abschloss[1015]. Ihre Mutter ließ sie durch Privatlehrer in den Schulfächern des Gymnasiums unterrichten, sie wurde jedoch weder am Gymnasium in Pančevo, noch in Karlowitz (Sremski Karlovci, Serbien), noch jenem im ungarischen Neusatz (Novi Sad) als Privatistin zur Maturitätsprüfung zugelassen[1016]. Daraufhin ging sie auf Empfehlung von Draga Ljočić[1017], die 1872 bis 1879 als erste Serbin in Zürich Medizin studiert hatte und seit 1881 als erste Ärztin in Serbien praktizierte, nach Zürich, besuchte Vorträge am Lehrerinnenseminar[1018], lernte durch Privatunterricht Griechisch und Latein und bestand am 23. April 1887 die Matura[1019].

Universitäre Ausbildung, Qualifikationen

Maria Prita immatrikulierte im Sommersemester 1887 an der Medizinischen Fakultät Zürich[1020]. Am 26. Juli 1893 legte sie die eidgenössische Medizinalprüfung ab[1021]. Ihre Dissertation erschien unter dem Namen Maria Vučetić (*née Prita*), da sie am 27. August 1893 den Arzt Nikolaus Vučetić geheiratet hatte. Am 27. November desselben Jahres promovierte sie zum Doktor der gesamten Heilkunde in Zürich[1022].

Berufstätigkeit

Nach der Heirat mit dem in Schabatz (Šabac, Serbien) praktizierenden Arzt Nikolaus Vučetić und der Übersiedelung dorthin übernahm Maria Vučetić-Prita eine *Stelle als Spitalarzt und übte eine Privatpraxis aus*[1023] (vgl. auch Kapitel 5.1.6).

1895 unternahm sie mit ihrem Mann eine längere Studienreise, die sie auch nach Wien führte[1024]. Dort spezialisierte sie sich auf Frauenheilkunde und gebar ihre Tochter Jelica.

1014 Spasović–Jakšić, Pančevačke 5: Abbildung des Taufscheins (Abschrift).

1015 Ebd. 7.

1016 Ebd. 29: Abbildung des Ansuchens ihrer Mutter Mileva Prita vom 30. August 1883 um einen Platz im Gymnasium in Karlowitz für Maria Prita und der negativen Antwort des Gymnasiums vom 13. September 1883.

1017 Vgl. Draga Ljočić Milošević (1855–1926), geboren in Šabac, gestorben 1926 in Belgrad, Sozialistin und Feministin, https://de.frwiki.wiki/wiki/Draga_Ljo%C4%8Di%C4%87 [30. 11. 2024].

1018 Matrikeledition der Universität Zürich, Prita (⚭ Vucetic) (Frl.) Maria, https://www.matrikel.uzh.ch/active//static/27330.htm [17. 2. 2025].

1019 Vorkämpferinnen (1895/1896) 43; Spasović–Jakšić, Pančevačke 29: Hier ist ein Foto des Maturazeugnisses abgebildet.

1020 Matrikeledition der Universität Zürich, Prita (⚭ Vucetic) (Frl.) Maria, https://www.matrikel.uzh.ch/active/static/27330.htm [17. 2. 2025].

1021 Spasović–Jakšić, Pančevačke 31: Abbildung des eidgenössischen Diploms.

1022 Matrikeledition der Universität Zürich, Prita (⚭ Vucetic) (Frl.) Maria, https://www.matrikel.uzh.ch/active//static/27330.htm [17. 2. 2025]; Spasović–Jakšić, Pančevačke 31.

1023 Vorkämpferinnen (1895/1896) 43.

1024 Ebd., Spasović–Jakšić, Pančevačke 13.

1896 zog die Familie nach Belgrad, wo Maria Vučetić-Prita bis zum Ersten Weltkrieg in ihrer privaten Praxis arbeitete. Während ihr Ehemann an die serbische Kriegsfront berufen wurde, vertrat sie ihn als Gemeindearzt in Belgrad und arbeitete in einem Militärkrankenhaus in Kragujevac, welches 1915 nach Niš evakuiert wurde. Für ihre Verdienste bekam sie vom Königreich Serbien den Orden des Roten Kreuzes, das Kreuz der Barmherzigkeit und den St. Sava-Verdienstorden verliehen[1025].

1918 zog Maria Vučetić-Prita kurzzeitig mit ihrer jüngeren Tochter Dušica nach Lausanne, die dort Medizin studierte, und arbeitete in einem Krankenhaus für Kriegsinvalide in Toulon. Danach kehrte sie nach Belgrad zurück, war zuerst in einem Militärkrankenhaus tätig und eröffnete danach eine private Ordination, in der sie vor allem Patientinnen mit Fertilitätsproblemen behandelte[1026].

Vučetić-Prita engagierte sich auch in einigen medizinischen Vereinen. Sie stand als Präsidentin der „Gesellschaft der Ärztinnen Belgrads" vor[1027], war Mitglied in einer Müttervereinigung und Mitarbeiterin der Zeitschrift *Arhiv za celokupno lekarstvo* [Archiv für die gesamte Heilkunde][1028].

Maria Vučetić-Prita wirkte auch bei der Errichtung des „Elsie Inglis Memorial Hospitals" in Belgrad mit[1029]. 1928 wurden finanzielle Mittel für die Errichtung eines „Hospitals for Women in Belgrade" zur Verfügung gestellt, im Oktober 1929 wurde das Krankenhaus eröffnet. In dem nur von Frauen geführten Krankenhaus war sie in der medizinischen Leitung vertreten[1030].

Zivilgesellschaftliches Engagement

Sie engagierte sich für einen besseren Zugang von Frauen zum Beruf der Ärztin und war Mitbegründerin einer Frauenpartei in Belgrad[1031].

Familie, Partnerschaft, Freundschaften

Maria Prita studierte gemeinsam mit Gabriele Possanner in Zürich[1032], im Wintersemester 1889/1890 wohnte sie mit Sophie Moraczewska-Okunewska an der selben Adresse[1033]. Während des Studiums hatte sie Kontakte mit anderen Student:innen aus Serbien und lernte dort Nikolaus Vučetić[1034] kennen. Am 28. Juli 1893, gegen Ende ihres Studiums, verlobte sie sich mit Nikolaus Vučetić, der als Arzt in Schabatz tätig war

1025 Ebd. 15.

1026 Ebd.

1027 Spasović, Dr. Marija Vučetić-Prita 99.

1028 Spasović–Jakšić, Pančevačke 15.

1029 Elsie Inglis war eine britische Medizinerin und Frauenrechtlerin aus Schottland, die „Scottish Women's Hospitals for Foreign Service" (SWH) gegründet hatte, die im Ersten Weltkrieg an Fronten verschiedener europäischer Länder, darunter auch in Serbien, errichtet wurden. Nach ihrem Tod 1917 sammelte das committee der SWH Geld, um mit verschiedenen Projekten die Erhaltung ihres Andenkens aufrecht zu erhalten; vgl. Elsie Inglis, https://www.thelancet.com/journals/lancet/article/PIIS0140-6736(14)62022-5/fulltext [30. 11. 2024]; Elsie Inglis, https://de.wikipedia.org/wiki/Elsie_Inglis [30. 11. 2024].

1030 Spasović, Dr. Marija Vučetić-Prita 99.

1031 Spasović–Jakšić, Pančevačke 15; Spasović, Dr. Marija Vučetić-Prita 99.

1032 Stern, Gabriele Possaner 193.

1033 Adressbücher der Stadt Zürich 1898–1899, https://www.zop.zb.uzh.ch/ [8. 6. 2024]: Steinwiesstrasse 36.

1034 Zu Nikolaus Vučetić, vgl. Spasović–Jakšić, Pančevačke 13.

und den sie am 28. August 1897 in Pančevo heiratete[1035]. 1895 oder 1896 kam ihre Tochter Jelica[1036] in Wien und um 1901 ihre zweite Tochter Dušica in Belgrad[1037] zur Welt.

Lebensende, Rezeption

Maria Vučetić-Prita starb am 19. August 1954 im Alter von 88 Jahren und wurde in Belgrad begraben[1038]. Am 21. August 1954 erschien ein Zeitungsbericht, in dem sie als älteste Ärztin in Serbien vorgestellt wurde[1039]. In Pančevo trägt eine Straße ihren Namen[1040], 2014 widmete ihr das Stadtarchiv in Pančevo eine Ausstellung, für die auch Familienangehörige Dokumente und Fotos zur Verfügung stellten.

Publikationen, Vorträge, Forschungstätigkeit (Auswahl)

Dissertation: Seltenere Formen der Tabes dorsalis und Verhalten der Patellarsehnenreflexe bei Tabes cervicalis, nebst statistischen Verhältnissen der an der medic. Klinik in Zürich während der Jahre 1883–1893 vorgekommenen Tabesfälle. Inaugural-Dissertation zur Erlangung der Doctorwürde, vorgelegt der hohen medicinischen Facultät der Universität Zürich von Maria Vučetić, geb. Prita, med. pract. von Pancsova (Ungarn), z. Z. Schabatz (Serbien). Genehmigt auf Antrag von Herrn Prof. Dr. Eichhorst (Wien: Verlag Josef Šafář 1893) 75 S.

Zwischen 1895 und 1914 veröffentlichte sie in Volks- und populären Frauenkalendern wie *Sveti Sava* [Heiliger Sava], *Srpki-nja* [Serbische Frau] oder *Ženski svet* [Frauenwelt] Beiträge, wie beispielsweise in Übersetzung „Die Frau als Arzthelferin" (1895), „Mutter oder Amme" (1896), „Was wollen wir mit den Miedern?" (1909) oder „Erste Hilfe bei der Krebskrankheit" (1910)[1041]. Darüber hinaus schrieb sie in der Zeitschrift *Domaćica* [Hausfrau] über Themen wie Frauenkleidung, Frauenkrankheiten und Verhütung[1042].

7.2.26 Regina Vera Walter-Marković (1878–1942)

Vorbemerkung

Über Regina Walter konnten bei den langjährigen Recherchen für die vorliegende Studie vorerst nur rudimentäre Angaben gefunden werden. Erst bei den Korrekturen vor

1035 Ebd. und 7; Vorkämpferinnen (1895/1896) 43.

1036 Jelica besuchte eine Schule in Zürich, legte die Matura in Skopje ab und begann 1915 ein Medizinstudium in Lausanne. Sie heiratete und lebte in Lausanne und bekam einen Sohn, vgl. Spasović–Jakšić, Pančevačke 15; Spasović, Dr. Marija Vučetić-Prita 95.

1037 Dušica schloss das Gymnasium in Toulon ab und studierte Jus in Belgrad, wo sie erkrankte und starb, vgl. Spasović, Dr. Marija Vučetić-Prita 96.

1038 Ebd. 23.

1039 Ebd. 99.

1040 Spasović–Jakšić, Pančevačke 35. Ivana Spasović kritisiert, dass die serbische Gesellschaft Maria Vučetić-Prita trotz ihrer großen Verdienste und Erfolge vergessen hat.

1041 Spasović, Dr. Marija Vučetić-Prita 99.

1042 Spasović–Jakšić, Pančevačke 17.

der Drucklegung kam zutage, dass sie mit Dr. Vera Regina Marković ident ist[1043] – ein Faktum, das in das vorliegenden Buches noch kompakt aufgenommen werden konnte.

Name

Regina, Regine Rosa, Vera, Walter, Valter, Markovič, Walter-Markovič

Soziale und regionale Herkunft

Regine Rosa Walter wurde am 1. April 1878 in Wien geboren, ihr Vater Adolf Walter war ein Wiener Fabrikant, ihre Mutter war Louise Walter, geb. Fuchs; sie hatte drei Geschwister[1044].

Herkunft laut Universitätsmatrikel Zürich: Wien[1045]

Religion, kulturelle Prägung

Jüdisch[1046], in den Meldeunterlagen von 1904 scheint sie als *confessionslos* auf[1047]

Bildung

Sie maturierte am 12. Juli 1898 in Wien[1048], möglicherweise am Gymnasium in der Rahlgasse.

Universitäre Ausbildung, Qualifikationen

Im Wintersemester 1898/1899 inskribierte Regine Walter an der Philosophischen Fakultät der Universität Wien[1049], im Sommersemester 1900 immatrikulierte sie an der Medizinischen Fakultät in Zürich, die sie am 6. Oktober 1900 mit einem Abgangszeugnis verließ[1050]. Im Wintersemester 1900/1901 setzte Regine Walter ihr Studium in Wien fort. Dabei wurden die Kollegien, die sie bereits in Zürich absolviert hatte, anerkannt[1051]. Am 21. Mai 1904 promovierte sie zum Doktor der gesamten Heilkunde[1052].

1043 Ich danke Martin Scheutz für den Hinweis, vgl. https://ub.meduniwien.ac.at/blog/?cat=1347 [28.8.2025].

1044 Matrikeledition der Universität Zürich, Walter (Frl.) Regine Rosa, https://www.matrikel.uzh.ch/active//static/28142.htm [17.2.2025], vgl. auch Stadler, Ärztinnen LXXI; Sablik, Frauenstudium 817f.; WStLA, Meldeauskunft vom 4. Mai 2017; Regina Vera Markovic (Walter), https://www.geni.com/people/Regina-Vera-Markovic/6000000054185915831 [28.8.2025].

1045 Matrikeledition der Universität Zürich, Walter (Frl.) Regine Rosa, https://www.matrikel.uzh.ch/active//static/28142.htm [17.2.2025].

1046 UAW, Nationale Medizinische Fakultät, WS 1900/1901, Regine Walter; Sablik, Frauenstudium 817f.

1047 WStLA, Meldeauskunft vom 4. Mai 2017.

1048 Sablik, Frauenstudium 817f.; Stadler, Ärztinnen LXXI.

1049 Stadler, Ärztinnen LXXI; Sablik, Frauenstudium 817f.

1050 Matrikeledition der Universität Zürich, Walter (Frl.) Regine Rosa, https://www.matrikel.uzh.ch/active//static/28142.htm [17.2.2025].

1051 Perfahl, Geschlechterpolitik 377.

1052 UAW, Nationale Medizinische Fakultät, WS 1900/1901, Regine Walter; UAW, M 36.1, Verzeichnis über diejenigen Damen, welche an der k. k. Universität Wien zu Doctoren promovirt wurden; Stadler, Ärztinnen LXXI; *Neues Wiener Tagblatt* 38, Nr. 138 (18. Mai 1904) 10; Sablik, Frauenstudium 817f.

Berufstätigkeit

Von 1904 bis zum 29. Jänner 1906 war *Dr. Rosa Regina Walter*, ledig, in Wien, Fabriksgasse 31, gemeldet. Nach ihrer Heirat mit Aleksander Markovič war sie als Fachärztin für Radiologie in Belgrad tätig[1053].

Familie und Lebensende

Regina Walter heiratete den Arzt Alexander (Aleksandar) Marković, dessen Familienname früher Poper lautete, und der als Erster die Radiologie im medizinischen Bereich der serbischen Armee einführte. Das Paar hatte einen Sohn, George Marković[1054]. Regina Vera Walter-Marković wurde im Dezember 1941 von den Nationalsozialisten errichteten Lager Sajmište (Zemun) in der Nähe von Belgrad interniert und 1942 ermordet[1055].

7.2.27 Leonore Welt-Gourfein (1859–1944)

Vorbemerkung

Von den vier Welt-Schwestern aus Czernowitz war Leonore Welt-Gourfein die zweitälteste. Sie ist die einzige habilitierte Ärztin der Untersuchungsgruppe und war eine erfolgreiche Ophthalmologin, die mit ihrem Ehemann David Gourfein, Professor für Augenheilkunde in Genf, eng zusammenarbeitete. Karl Emil Franzos beschreibt in seiner Erzählung „Lateinische Mädchen", in der ihre Schwester Rosa im Mittelpunkt steht, auch Leonores Jugend. Der Beitrag von Jean-Jacques Dreifuss und Natalia Thikonov[1056] sowie weitere in der Schweiz und den USA erschienene Artikel[1057] gehen – zumindest passim – auch auf die berufliche und wissenschaftliche Karriere Welt-Gourfeins ein.

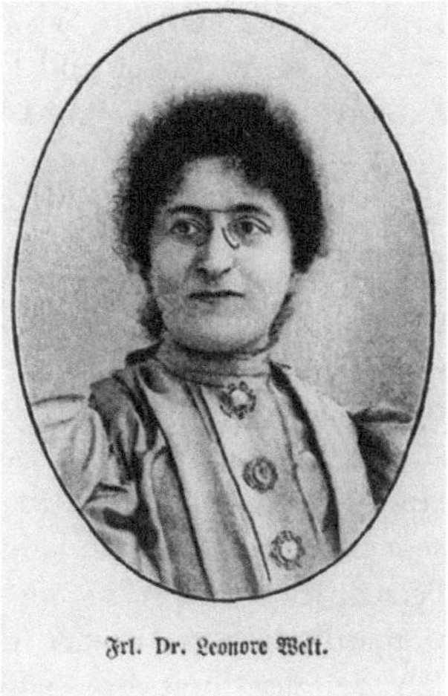

Abb. 69: Porträt von Leonore Welt-Gourfein; Grafik, um 1898.

Name

Leonore, Léonore, Eleonore, Welt, verh. Gourfein, Welt-Gourfein, Gourfein-Welt. In der vorliegenden Studie wurde der Doppelname Welt-Gourfein mit ihrem Geburtsna-

---

1053 WStLA, Meldeauskunft vom 4. Mai 2017, 1906 abgemeldet „nach der Schweiz"; vgl. Romano, Jevreji zdravstveni 160;

1054 Romano, Jevreji zdravstveni 80; Regina Vera Markovic (Walter), https://www.geni.com/people/Regina-Vera-Markovic/6000000054185915831 [28.8.2025].

1055 Vgl. Romano, Jevreji zdravstveni 160; Markovic Rosa, https://collections.arolsen-archives.org/de/archive/6-3-3-2_06030302-0-247-279; [28.8.2025]; Vera Markovic, https://collections.yadvashem.org/en/names/13903965 [28.8.2025].

1056 Dreifuss–Tikhonov, Léonore Gourfein-Welt.

1057 So z. B. Neue Schweizer Biographie 189; Crees, Ladies 174.

men an erster Stelle verwendet, um sie als eine der drei hier einbezogenen Schwestern sichtbar zu machen.

Soziale und regionale Herkunft

Leonore Welt wurde am 30. Juli 1859 in Sadagóra bei Czernowitz, Bukowina (Sadhora bei Tscherniwzi, Ukraine), als Tochter von Sinai und Golda Welt geboren[1058]. Sie war die Zweitgeborene der vier Welt-Schwestern Rosa, Leonore, Sara und Ida Welt. Genauere Angaben zur Familie enthält das biografische Porträt von Rosa Welt-Strauss (Kapitel 7.2.29).

Herkunft laut Universitätsmatrikel Bern: Czernowitz[1059]

Religion, kulturelle Prägung

Jüdisch

Bildung

Leonore Welt und ihre Schwestern Rosa und Sara wurden von Karl Emil Franzos, dem späteren Schriftsteller und Publizisten, privat unterrichtet[1060]. Sie maturierte 1876 als Externistin am Staatsgymnasium in Czernowitz[1061].

Universitäre Ausbildung, Qualifikationen

Nach der Matura war Leonore Welt-Gourfein die erste und einzige Frau, die als ordentliche Hörerin an der Philosophischen Fakultät der Universität Czernowitz inskribiert war und *Sprachen und Geschichte* studierte[1062], bis ihr 1878 aufgrund eines Erlasses des Unterrichtsministeriums die Fortsetzung ihres Studiums verboten wurde[1063]. Im Mai 1879 suchte sie vergeblich am Dekanat der Medizinischen Fakultät in Wien um Teilnahme an einer Vorlesung an[1064]. Danach wechselte sie an die Philosophische Fakultät der Universität Bern und stellte im Jänner 1881 mit einer Dissertation über die Quellen des dritten Perserkrieges ein *Promotionsbegehren*, das jedoch abgelehnt wurde[1065]. Im Oktober 1881 immatrikulierte sie an der Medizinischen Fakultät Bern[1066], wechselte aber nach einem Jahr, zeitgleich mit ihrer Schwester Sara, nach Zürich, wo sie am 27. Februar 1888 pro-

---

1058 Stern, Medizinerinnen 218f.; vgl. auch Neue Schweizer Biographie 189; Matrikeledition der Universität Zürich, Welt (⚭ Gourfein) (Frl.) Leonore, https://www.matrikel.uzh.ch/active//static/28207.htm [17. 2. 2025], in der Universitätsmatrikel Bern ist jedoch 1858 als Geburtsdatum angegeben.

1059 StAB, BB IIIb 1159, Matrikel Welt, Leonore, http://www.archivwissenschaft.ch/uab/matrikel/00052268.pdf [17. 2. 2025].

1060 Franzos, Lateinische Mädchen 126.

1061 StAB, BB IIIb 1159, Matrikel Welt, Leonore, http://www.archivwissenschaft.ch/uab/matrikel/00052268.pdf [17. 2. 2025]; vgl. The Czernowitz Imperial-Royal I. State Gymnasium Graduates 1850–1913, http://hauster.de/data/GraduatesAZNumbers.pdf [17. 5. 2024].

1062 Franzos, Lateinische Mädchen 174; Crees, Ladies 174.

1063 Franzos, Lateinische Mädchen 176f.; Perfahl, Geschlechterpolitik 59, 117.

1064 UAW, Med. Dekanatsakten 1878/1879, Nr. 405: Sie suchte um Teilnahme an der Vorlesung „Physiologie der Stimme" von Prof. E. v. Brücke an.

1065 StAB BB 05.10. Nr. 1701, Protokollbuch der philosophischen Fakultät III 1873–1884.

1066 StAB, BB IIIb 1159, Matrikel Welt, Leonore, http://www.archivwissenschaft.ch/uab/matrikel/00052268.pdf [17. 2. 2025].

movierte[1067]. Danach legte sie auch das eidgenössische medizinische Staatsexamen ab[1068]. 1889 war sie in Wien, *um die hiesigen gynäkologischen Anstalten* kennenzulernen[1069].

Berufstätigkeit

1888 praktizierte Leonore Welt laut Angaben in der Presse und in einem Brief ihrer Schwester Rosa schon eine Zeit lang in Genf[1070]. Sie arbeitete als Assistenzärztin an der Augenklinik von Georges Haltenhoff, der seit 1891 Inhaber des ersten Lehrstuhls für Augenheilkunde an der medizinischen Fakultät war[1071]. Zudem praktizierte sie selbständig in einer eigenen Praxis und im Hospital der Rothschild-Stiftung in Les Pâquis (Stadtteil von Genf) sowie im Genfer Kantonsspital (vgl. dazu Kapitel 5.1). Daneben betrieb sie medizinische Forschungen, deren Ergebnisse sie in wissenschaftlichen Publikationen veröffentlichte[1072]. Nach ihrer Heirat im Jahr 1903 mit dem Ophthalmologen und ab 1915 Leiter der Augenklinik der Universität Genf, David Gourfein, war sie als dessen Assistentin tätig, behielt aber weiterhin eine Ordination. Sie führte eine Reihe von pathologischen Studien durch, in denen sie sich vor allem auf Entzündungskrankheiten des Auges konzentrierte[1073].

1919 habilitierte sich Leonore Welt-Gourfein an der Universität Genf und war bis 1934 als Privatdozentin der Augenheilkunde an der Medizinischen Fakultät in Genf tätig[1074]. 1931 übernahm sie für ein Jahr die Vertretung der Professur ihres Mannes[1075].

Leonore Welt-Gourfein war Mitglied des Redaktionskomitees der *Revue générale d' ophtalmologie* sowie 1927 Mitbegründerin der Schule für Laborantinnen („École de laborantines“) in Genf, die an die Schule für soziale Arbeit („École d'Études Sociales“) angegliedert war[1076].

Zivilgesellschaftliches Engagement

Am 23. Juli 1889 nahm Leonore Welt als Vertreterin des „Vereins für erweiterte Frauenbildung in Wien“ am „Congrès international des œuvres et institutions féminines“ in Paris teil[1077]. Zwischen 1922 und 1928 verfasste sie Artikel, in denen sie den Zugang

---

[1067] Matrikeledition der Universität Zürich, Welt (⚭ Gourfein) (Frl.) Leonore, https://www.matrikel.uzh.ch/active//static/28207.htm [17. 2. 2025]: Bei der Angabe der Eltern: „Fr. W[elt], Rämistraße 142, Oberstrass“; Dreifuss–Tikhonov, Léonore Gourfein-Welt 137; Stern, Medizinerinnen 218f.

[1068] Vorkämpferinnen (1895/1896) 47; Neue Schweizer Biographie 189.

[1069] *Neue Freie Presse* Nr. 8901 (5. Juni 1889) 5; *Neue Freie Presse* Nr. 8918 (23. Juni 1889) 10; *Grazer Volksblatt* 22, Nr. 194 (25. August 1889) 3.

[1070] *Neue Freie Presse* Nr. 8901 (5. Juni 1889) 5; *Neue Freie Presse* Nr. 8918 (23. Juni 1889) 10; WBR, Aut – Autograph(en), Nachlass Karl Emil Franzos, H.I.N., 111.823, Rosa Welt-Strauss an Karl Emil Franzos, 25. Juli 1888.

[1071] Dreifuss–Tikhonov, Léonore Gourfein-Welt 137.

[1072] Ebd.; Vorkämpferinnen (1895/1896) 47; *Bukowinaer Rundschau* 16, Nr. 2427 (9. Mai 1897) 2.

[1073] Crees, Ladies 174.

[1074] Dreifuss–Tikhonov, Léonore Gourfein-Welt 139; Stern, Medizinerinnen 218f.; L'Activité 62.

[1075] Dreifuss–Tikhonov, Léonore Gourfein-Welt 139.

[1076] Ebd.; Stern, Medizinerinnen 218f.; Crees, Ladies 174; Matrikeledition der Universität Zürich, Welt (⚭ Gourfein) (Frl.) Leonore, https://www.matrikel.uzh.ch/active//static/28207.htm [17. 2. 2025]; Stadler, Ärztinnen LXXII.

[1077] Vorkämpferinnen (1889/1890) 26; Congrès international; vgl. auch AVA, Unterricht KB, Verein für erweiterte Frauenbildung, Karton 2, Protokolle und Vereinschronik.

von Frauen zur höheren Bildung und Berufsausübung forderte, und publizierte in der von Emilie Gourd[1078], einer befreundeten Frauenrechtlerin, in Genf gegründeten Zeitschrift *Le Mouvement féministe*[1079]. Leonore Welt-Gourfein engagierte sich weiters in der „Union des Femmes“ und der „Association pour le suffrage féminin“. 1924 gründete sie gemeinsam mit der Juristin Nelly Schreiber-Favre[1080] die „Association suisse des femmes universitaires“ (ASFDU)[1081], zu deren Ehrenpräsidentin sie 1934 ernannt wurde[1082].

Familie, Partnerschaft, Freundschaften

1903, im Alter von 45 Jahren, heiratete sie den sechsundvierzigjährigen russisch-jüdischen Ophthalmologen David Gourfein[1083]. Er leitete von 1915 bis 1933 die erste, von Adolph Rothschild errichtete Augenklinik, welche der Genfer Medizinischen Fakultät angeschlossen war[1084]. Das kinderlose Ehepaar soll sich vollkommen der Forschung und medizinischen Praxis gewidmet haben[1085]. Leonore Welt-Gourfein war zeitlebens mit ihrer Familie und ihren Schwestern, die längere Zeit in den USA lebten, eng verbunden – siehe biografisches Porträt von Rosa Welt-Strauss.

Lebensende, Rezeption

Nach dem Tod ihres Ehemannes 1940 stiftete Leonore Welt-Gourfein einen Preis für experimentelle Tierbiologie, den „Prix David Gourfein-Welt“ und das Stipendium „Bourse David Gourfein-Welt“[1086]. Sie rief die Stiftung „Concours Soeurs Welt“ zur Unterstützung von alten bedürftigen blinden Menschen sowie zur Förderung der ophthalmologischen Forschung ins Leben[1087].

Leonore Welt-Gourfein starb am 5. Jänner 1944 mit fünfundachtzig Jahren in Genf, wo auch ihre Schwester, die Chemikerin Ida Welt, lebte[1088]. Sie wurde im Grab ihres Ehemannes und ihrer Schwester Rosa Welt-Strauss auf dem jüdischen Friedhof in Veyrier bei Genf beigesetzt.

1078 Zu Emilie Gourd (1879–1946), Schweizer Frauenrechtlerin und Präsidentin des „Schweizerischen Verbandes für Frauenstimmrecht“, vgl. Emilie Gourd, https://www.fembio.org/biographie.php/frau/biographie/emilie-gourd/ [1. 9. 2024].

1079 Schweizerischer Verband der Akademikerinnen, Frauenstudium, 166; Dreifuss–Tikhonov, Léonore Gourfein-Welt 139.

1080 Nelly Schreiber-Favre, https://hls-dhs-dss.ch/de/articles/009386/2012-11-21/ [14. 10. 2024].

1081 Die ASFDU war der Schweizer Zweig der internationalen Vereinigung von Akademikerinnen mit Sektionen in Zürich, Basel, Bern, Lausanne und Genf, vgl. Dreifuss–Tikhonov, Léonore Gourfein-Welt 139; Léonore Gourfein Welt, https://fr.wikipedia.org/wiki/L%C3%A9onore_Gourfein_Welt [23. 9. 2024]; Stern, Medizinerinnen 219.

1082 Stern, Medizinerinnen 218f.; Crees, Ladies 174.

1083 David Gourfein (1857–1940) stammte aus Russland und hatte in Genf Medizin studiert; vgl. Franceschetti, Prof. Dr. D. Gourfein.

1084 Crees, Ladies 174; Dreifuss–Tikhonov, Léonore Gourfein-Welt 138; vgl. auch Genève, ville des Lumières révolutionnaires, http://larchemag.fr/2013/11/20/890/geneve-ville-des-lumieres-revolutionnaires/ [23. 9. 2024].

1085 Dreifuss–Tikhonov, Léonore Gourfein-Welt 138; Voswinckel, Frauen-Kontingente 232.

1086 Vgl. z. B. Rapport de gestion, https://www.unige.ch/files/3014/9261/3910/19-04-2017_1658_705.pdf [3. 6. 2024]. Das Stipendium sollte die Forschung in jenen Teilgebieten der experimentellen Tierbiologie fördern, bei denen bevorzugt am Sehorgan gearbeitet wurde.

1087 Dreifuss–Tikhonov, Léonore Gourfein-Welt 139; Crees, Ladies 174.

1088 Stern, Medizinerinnen 218f.

Publikationen, Vorträge, Forschungstätigkeit (Auswahl)

Dissertation: Leonore Welt (pract. Arzt aus Czernowitz, Österreich), Ueber Character-Veränderungen des Menschen in Folge von Laesionen des Stirnhirns (Leipzig: Druck von J. B. Hirschfeld 1888) 52 S.

Sie war Mitglied des Redaktionskomitees der *Revue générale d'ophtalmologie* und publizierte in Fachzeitschriften rund 20, hauptsächlich Entzündungskrankheiten des Auges gewidmete Artikel[1089].

- Leonore Welt, Thrombose der Arteria centralis retinae, unter dem Bilde der sogenannten Embolie verlaufend (Wiesbaden 1900).
- Dies., Recherches anatomo-pathologiques et batériologiques sur l'ophtalmie sympathique. Extrait de la *Revue médicale de la Suisse romande* (20. Mai 1902) (Separatabdruck).
- Léonore Gourfein-Welt, Genève. L'Université, in: Das Frauenstudium an den Schweizer Hochschulen, hg. vom Schweizerischen Verband der Akademikerinnen (Zürich 1928) 135–168.

7.2.28 Sara Welt-Kakels (1860–1943)

Vorbemerkung

Sara Welt-Kakels wurde als dritte Tochter der Familie Welt geboren. Sie emigrierte in die USA und machte dort Karriere als Kinderärztin. Biografische Informationen enthält ein Abschnitt in Mary R. S. Crees „Ladies in the Laboratory"[1090] und die Website des Mount Sinai Hospitals in New York, wo sie tätig war. Ihr Leben in den USA ließ sich vor allem anhand von über ancestry.com zur Verfügung stehenden Quellen rekonstruieren.

Name

Sara, Sarah, Welt, verh. Kakel(e)s, Welt-Kakels. In den Quellen scheint sie meistens mit dem Doppelnamen Welt-Kakels oder als Sara Welt auf.

Soziale und regionale Herkunft

Sara Welt wurde am 12. Dezember 1860 in Sadagóra bei Czernowitz, Bukowina (Sadhora bei Tscherniwzi, Ukraine), als dritte Tochter von Golda und Sinai Welt geboren[1091]. Zur Familie siehe das biografische Porträt von Rosa Welt-Strauss (Kapitel 7.2.29).

Herkunft laut Universitätsmatrikel Bern: Sadagóra[1092]
Herkunft laut Universitätsmatrikel Zürich: Czernowitz[1093]

Religion, kulturelle Prägung

Jüdisch

1089 Crees, Ladies 174.

1090 Ebd.

1091 Stern, Medizinerinnen 219.

1092 StAB, BB IIIb 1159, Matrikel Welt, Sara, http://www.archivwissenschaft.ch/uab/matrikel/00051848.pdf [17. 2. 2025].

1093 Matrikeledition der Universität Zürich, Welt (⚭ Kakeles) (Frl.) Sarah, https://www.matrikel.uzh.ch/active//static/28208.htm [17. 2. 2025].

Bildung

Wie ihre Schwestern Leonore und Rosa ließ ihr Vater auch Sara Welt von Karl Emil Franzos, dem späteren Schriftsteller, in den Fächern des Gymnasiums unterrichten, um sie auf die Matura vorzubereiten[1094]. Die Maturitätsprüfung legte sie in Bern ab[1095].

Universitäre Ausbildung, Qualifikationen

Am 23. Oktober 1879 immatrikulierte Sara Welt an der Medizinischen Fakultät in Bern[1096].

Im Wintersemester 1880/1881 wurde ihr der Besuch von Vorlesungen an der Philosophischen Fakultät der Universität Wien gestattet[1097]. Im Wintersemester 1882 immatrikulierte Sara Welt zeitgleich mit ihrer Schwester Leonore an der Medizinischen Fakultät Zürich, an der sie am 14. Dezember 1885 promovierte[1098].

Berufstätigkeit

Nachdem Rosa Welt bereits 1880 nach New York emigriert war, folgte Sara ihrer Schwester 1885/1886[1099] (siehe Kapitel 5.2). 1887 war sie als erste Kinderärztin am 1852 gegründeten jüdischen Mount Sinai Hospital in New York tätig, von 1889 bis 1922 leitete sie die Pädiatrische Klinik dieses Spitals[1100]. Als Nachfolgerin der bekannten amerikanischen Ärztin Mary Putnam Jacobi[1101] stand sie als eine von vier *heads* der Pädiatrischen Klinik am Mount Sinai Hospital vor und führte auch eine private Ordination[1102]. 1893 wurde Sara Welt amerikanische Staatsbürgerin, 1894 erhielt sie als eine der ersten Frauen ein Stipendium an der „New York Academy of Medicine"[1103], 1916 wurde sie Mitglied in der „New York Pathological Society"[1104].

1922 wurde Sara Welt-Kakels als erste Frau zur *Adjunct Pediatrician* (außerplanmäßigen Kinderärztin) am Mount Sinai Hospital ernannt. Darüber hinaus war sie am „Women's Medical College" des „New York Infirmary" als *Instructor in the Practice of*

1094 Franzos, Lateinische Mädchen 126.

1095 Lind, Frauenstudium 50.

1096 StAB, BB IIIb 1159, Matrikel Welt, Sara, http://www.archivwissenschaft.ch/uab/matrikel/00051848.pdf [17. 2. 2025]; Crees, Ladies 174.

1097 Stern, Medizinerinnen 219; Matrikeledition der Universität Zürich, Welt (⚭ Kakeles) (Frl.) Sarah, https://www.matrikel.uzh.ch/active//static/28208.htm [17. 2. 2025].

1098 Matrikeledition der Universität Zürich, Welt (⚭ Kakeles) (Frl.) Sarah, https://www.matrikel.uzh.ch/active//static/28208.htm [17. 2. 2025].

1099 Der genaue Zeitpunkt ist unklar: Laut Passagierliste fuhr Sara Welt, *24, physician, Russia* [!], *Cabin,* bereits am 11. Mai 1885 nach New York, vgl. Passagierliste New York, Rhaetia, https://www.ancestry.com [Abfrage zwischen 2015 und 2022]. Laut Universitätsmatrikel Zürich 6517 promovierte sie jedoch erst am 4. Dezember 1885 in Zürich, vgl. Matrikeledition der Universität Zürich, Welt (⚭ Kakeles) (Frl.) Sarah, https://www.matrikel.uzh.ch/active//static/28208.htm [17. 2. 2025].

1100 Crees, Ladies 174.

1101 Mary Putnam Jacobi (1842–1906) war eine bekannte Ärztin, die als erste Frau in Paris Medizin studiert hatte, vgl. Mary Putnam Jacobi, https://www.britannica.com/biography/Mary-Putnam-Jacobi [9. 12. 2024].

1102 Celebrating Sara Welt Kakels, https://archives.icahn.mssm.edu/?s=Welt&submit=Search [9. 12. 2024].

1103 Crees, Ladies 174.

1104 Ebd.

Medicine tätig und lehrte auch an der „Mount Sinai Training School for Nurses on Anatomy and Physiology". Sara Welt-Kakels war überdies aktives Mitglied von „The New York Academy of Medicine", ihr besonderes Forschungsinteresse galt der *pediatric gynecology*[1105].

Im Jahr 1926 beendete Sara Welt Kakels ihre Tätigkeit als *Adjunct pediatrician* am Mount Sinai Hospital, blieb aber *off-service member of the staff* und behielt ihre Privatpraxis in ihrem Wohnhaus[1106]. 1931 wurde sie Mitglied der „American Medical Association"[1107].

Familie, Partnerschaft, Freundschaften

Auch Sara Welt-Kakels war mit ihrer Familie trotz großer räumlicher Distanzen zeitlebens eng verbunden. Am 30. August 1894 heiratete sie mit vierunddreißig Jahren Dr. Moses Seligman Kakels, *Allopath*, in Manhattan[1108]. Der Chirurg war am Mount Sinai Hospital sowie hauptsächlich am Lebanon Hospital und am Rockaway Beach Hospital tätig[1109].

Reisen

Im Juni 1914 beantragte Moses Kakels für sich und seine Ehefrau einen Reisepass mit der Angabe, in weniger als einem Jahr wieder in die USA zurückkehren zu wollen[1110].

Lebensende, Rezeption

Nachdem sich Sara Welt-Kakels 1926 aus dem aktiven Berufsleben im Mount Sinai Hospital zurückgezogen hatte, blieb sie mit dessen Pädiatrischer Abteilung bis zu ihrem Tod eng verbunden. Sie stiftete fast 100.000 Dollar für den „Sara Welt Memorial Fund", der das „Welt Fellowship"-Programm für junge Ärzte ins Leben rief und die Kinderklinik unterstützte. Sie starb am 26. Dezember 1943 im Alter von dreiundachtzig Jahren im Mount Sinai Hospital an Lungenentzündung[1111].

Sara Welt-Kakels Name ist auch heute noch in New York bekannt. Sie vermachte der New Yorker Medizinischen Akademie 100.000 Dollar für kranke und bedürftige Ärzt:innen sowie dem Mount Sinai Hospital nahezu 900.000 Dollar zur Gründung des „Sara Welt Memorial Fund" und dessen Ausrichtung von Stipendien[1112].

[1105] Celebrating Sara Welt Kakels, https://archives.icahn.mssm.edu/?s=Welt&submit=Search [9. 12. 2024].

[1106] Crees, Ladies 174, in der East Sixty-first Street.

[1107] Ebd.

[1108] Moses Seligman Kakels (1862–1923) hatte an der Columbia University am College of Physicians and Surgeons, New York, studiert und 1884 abgeschlossen, vgl. New York City Heiratsindizes 1866–1938, https://www.ancestry.com [Abfrage zwischen 2015 und 2022].

[1109] Directory of Deceased American Physicians 850; Stern, Medizinerinnen 219; Stadler, Ärztinnen LXXIII.

[1110] US Passport Application, 1795–1925, Juni 1914–1938, https://www.ancestry.com [Abfrage zwischen 2015 und 2022].

[1111] Crees, Ladies 174.

[1112] Celebrating Sara Welt Kakels, https://archives.icahn.mssm.edu/?s=Welt&submit=Search [9. 12. 2024]: „When she died in 1943, the American Jewish Yearbook noted her final benevolence: WELT-KAKELS, SARA (MRS. MOSES S. KAKELS), pediatrician Mt. Sinai Hosp., New York, N. Y., (d. Dec. 26, 1943), bequeathed to N. Y. Academy of Medicine $ 100,000 for aid of sick and needy physicians, $ 10,000 for

Publikationen, Vorträge, Forschungstätigkeit (Auswahl)

Dissertation: Sara Welt, Klinische Beobachtungen über die antifebrile Wirkung des Antipyrin und Thallin, nebst Bemerkungen über individuelle Antipyrese (Leipzig: Druck von J. B. Hirschfeld 1885) 41 S.

Sie publizierte zahlreiche wissenschaftliche Beiträge, vor allem klinische Studien aus dem Bereich der Kinderheilkunde[1113], besonders zur *pediatric gynecology*[1114].

– Sara Welt-Kakels, Vulvovaginitis in little girls. A clinical study of 190 cases. *The New York Medical Journal* 80 (1904) 689.

7.2.29 Rosa Welt-Strauss (1856–1938)

Vorbemerkung

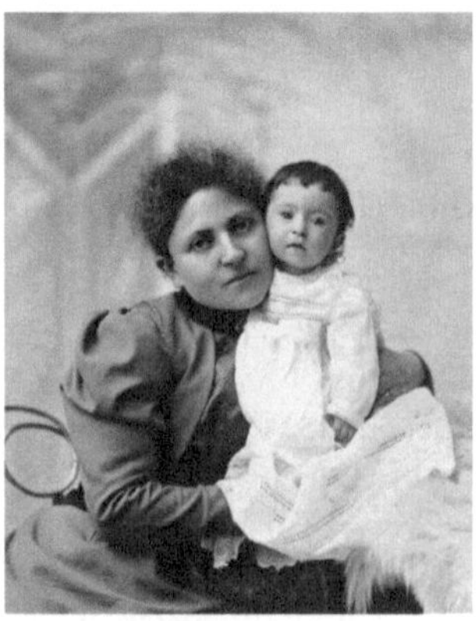

Abb. 70: Rosa Welt-Strauss und ihre Tochter Nellie, Foto 1880.

Rosa Welt-Strauss war die erste Frau aus Österreich-Ungarn, die in Bern promovierte. Sie ist die Hauptprotagonistin in Karl Emil Franzos' Erzählung „Lateinische Mädchen"[1115] und die einzige Frau der Untersuchungsgruppe, der im „Biographischen Lexikon des Kaiserthums Oesterreich" (1886) ein Artikel gewidmet ist[1116]. Sie lebte und arbeitete ab 1880 in den USA und ab 1919 in Palästina, wo sie eine wichtige Rolle in der Frauenbewegung und in der zionistischen Bewegung spielte. Darüber hinaus findet sie in unterschiedlichen themenspezifischen Studien und Artikeln Erwähnung[1117]. Für die vorliegende Arbeit sind die insgesamt elf erhaltenen Briefe, die Rosa Welt-Strauss an Karl Emil Franzos und an den Wiener Arzt und Schriftsteller Ludwig August Frankl ab den 1880er Jahren schrieb, von besonderem Erkenntniswert[1118].

Name

Rosa, Rachel, Welt, verh. Straus(s), Welt-Strauss. Den Doppelnamen Welt-Strauss (mit und ohne Bindestrich) führte sie selbst.

---

lectureship by a pediatrician, and $ 20,000 for books and literature for library; $ 20,000 to Lebanon Hosp. for fellowship in surgery in honor of her husband; $ 10,000 to Hampton (Va.) Normal Agricultural Institute for establishment of four scholarships; and residuary estate, valued at $ 874,222, to Mt. Sinai Hosp., to set up ‚The Sara Welt Memorial Fund' and establish six traveling fellowships; reptd Feb. 6, 1946."

1113 Crees, Ladies 174.

1114 Ebd.; Celebrating Sara Welt Kakels, https://Welt | Mount Sinai Archives Blog (mssm.edu) [9. 12. 2024].

1115 Franzos, Lateinische Mädchen.

1116 Wurzbach, Lexikon 54 251f.

1117 Pass Freidenreich, Female; Crees, Ladies 174; Stadler, Ärztinnen LXXIII; Gatscher-Riedl, Czernowitz 40; Rosa Welt-Strauss, https://de.wikipedia.org/wiki/Rosa_Welt-Straus [8. 6. 2024]; Welt, Rosa, https://fraueninbewegung.onb.ac.at/node/1111 [10. 4. 2024].

1118 WBR, Aut – Autograph(en), Nachlass Karl Emil Franzos H.I.N.-64258, 64259, 64260, 64261, 111.668, 111.823; Nachlass Ludwig August Frankl von Hochwart, H.I.N. 103.095, 103.094, 103.093.

Soziale und regionale Herkunft

Rosa Welt-Strauss wurde als Rachel Welt am 24. August 1856 in Czernowitz, Bukowina (Tscherniwzi, Ukraine)[1119], als älteste von vier Töchtern der Golda Welt[1120] und des Getreidehändlers, nach 1871 Bau-Unternehmers, Sinai Welt geboren[1121]. Zu ihren Schwestern Leonore Welt-Gourfein und Sara Welt-Kakels siehe die jeweiligen biografischen Porträts (Kapitel 7.2.27 und 7.2.28). Ihre jüngste Schwester, Ida Welt, lebte ab ca. 1887 eine Zeit lang in den USA und studierte ab 1896 Chemie in Genf, wo sie promovierte und sich habilitierte[1122].

Herkunft laut Universitätsmatrikel Bern: Czernowitz[1123]

Religion, kulturelle Prägung

Jüdisch

Bildung

Nach dem Besuch der Normalschule in Czernowitz wurde Rosa Welt gemeinsam mit ihren jüngeren Schwestern von Privatlehrern, darunter dem Schriftsteller Karl Emil Franzos, unterrichtet, um sich auf die Matura vorzubereiten[1124]. 1873 legte sie als erste Frau in Österreich die Externistenmatura ab – mit Auszeichnung, vor einer Kommission am I. Staatsgymnasium in Czernowitz[1125]. Die Familie übersiedelte danach in der – vergeblichen – Hoffnung, Rosa könne an der Universität studieren, nach Wien[1126].

Universitäre Ausbildung, Qualifikationen

Da Rosa Welts Ansuchen im Wintersemester 1873/1874 um Aufnahme als Hörerin an der Philosophischen Fakultät der Universität Wien abgewiesen wurde[1127], immatriku-

---

[1119] Wurzbach, Lexikon 54 251; Stammbaum Rosa Welt, https://www.ancestry.com [Abfrage zwischen 2015 und 2022]; Gatscher-Riedl, Czernowitz 40.

[1120] Golda oder Augusta Welt (1843–1921), geborene Liblau, starb in Genf, *in care of her daughter Miss Ida Welt.* Vgl. Death Reports in State Department Decimal File, 1910 to 1962, Box 4240, https://www.ancestry.com [Abfrage zwischen 2015 und 2022].

[1121] Zu Sinai Welt (1834–1882) vgl. auch Franzos, Lateinische Mädchen 125, 134–138: In seiner Jugend hatte er gegen sein chassidisches Umfeld rebelliert. Er starb in Wien und ist auf dem Zentralfriedhof begraben, vgl. JewishGen-Online-Register weltweiter Bestattungen (JOWBR), https://www.ancestry.com [Abfrage zwischen 2015 und 2022].

[1122] Ida Welt (1860–1943) besuchte das bekannte Vassar College (Staat New York); vgl. dazu WBR, Handschriftensammlung, Nachlass Karl Emil Franzos, H.I.N.-64261, Brief vom 31. August 1887. Vgl. auch Dreifuss–Tikhonov, Léonore Gourfein-Welt 137; *Rundschau* 16, Nr. 2427 (9. Mai 1897) 2: *Vor einem Jahre hat sie hier das Staats- und Doctorexamen bestanden und vor einigen Wochen sich an der Universität als Privatdocent habilitirt. Lezten Samstag hat sie ihre Vorlesung über „Geschichte der Chemie" gelesen*; *Innsbrucker Nachrichten* 46, Nr. 272 (27. November 1899) 3.

[1123] StAB, BB IIIb 1158, Matrikel Welt, Rosa, http://www.archivwissenschaft.ch/uab/matrikel/00039877.pdf [17. 2. 2025].

[1124] Wurzbach, Lexikon 54 251.

[1125] Wurzer, Staatsgymnasium 278; vgl. auch The „Czernowitz Imperial-Royal I. State Gymnasium" Graduates 1850–1913, http://hauster.de/data/GraduatesAZNumbers.pdf [10. 4. 2024].

[1126] WBR, Handschriftensammlung, Nachlass Ludwig August Frankl von Hochwart, H.I.N. 101.153, Rosa Welt an Ludwig August Frankl, undatiert [1877]; Vorkämpferinnen (1895/1896) 47; Wurzbach, Lexikon 54 251; Gatscher-Riedl, Czernowitz 40.

[1127] Stern, Medizinerinnen 219; Perfahl, Geschlechterpolitik 113.

lierte sie 1874 an der Medizinischen Fakultät der Universität Bern[1128]. Nachdem ihr weiteres Ansuchen vom April 1877 an das Unterrichtsministerium in Wien, bei den Professoren Theodor Billroth und Adalbert Duchek an der Medizinischen Fakultät in Wien hospitieren zu dürfen, von neuem abgelehnt worden war[1129], setzte sie ihre Studien in Bern fort[1130]. Am 13. November 1878 legte sie in Bern ihr Doktorexamen ab und war somit die erste Frau aus der Habsburgermonarchie, die in Bern einen Doktortitel erhielt[1131]. Nach Ende ihres Studiums kehrte sie nach Wien zurück und bildete sich bei Ludwig Mauthner und Eduard Jäger an der Universität in Augenheilkunde weiter[1132].

Berufstätigkeit

Ab Ende 1879 arbeitete Rosa Welt, nachdem sie eine angestrebte Assistentinnenstelle an der Augenklinik Bern nicht erhalten hatte[1133], für ein halbes Jahr als Hospitantin am Rothschildspital in Wien[1134]. Anschließend war sie als Hilfsärztin an der königlichen Entbindungsanstalt in Dresden tätig[1135]. Die beabsichtigte Eröffnung einer privaten Ordination in Dresden gelang ihr nicht[1136]. Ungefähr zeitgleich suchte sie um Praxisbewilligung in den eben okkupierten Gebieten von Bosnien und Herzegowina an, um muslimische Frauen in Sarajewo zu behandeln[1137] – mehr als zehn Jahre bevor 1892 die Stelle der ersten Amtsärztin ausgeschrieben wurde.

Am 27. Juli 1880 emigrierte Rosa Welt in die USA (siehe Kapitel 5.2). Am 27. Juli 1880 verließ sie von Liverpool aus Europa und traf am 12. August 1880 in New York ein[1138]. Dort eröffnete sie im Oktober 1880 eine Privatpraxis, die sie möglicherweise eine Zeit lang gemeinsam mit der Ärztin Dr. Caroline Davis als Privatklinik für Augenkrankheiten führte[1139]. Laut ihren eigenen Angaben war sie auch einige Monate als Assistentin von Hermann Knapp am „New York Ophthalmic and Aural Institute“ tätig[1140] und arbeitete als Augenärztin an der Augenklinik des „Women's Hospital“ in New

1128 StAB, BB IIIb 1158, Matrikel Welt, Rosa, http://www.archivwissenschaft.ch/uab/matrikel/00039877.pdf [17. 2. 2025].

1129 UAW, Med. Dekanatsakten 1876/1877; Stern, Medizinerinnen 219.

1130 StAB, BB IIIb 1158, Matrikel Welt, Rosa, http://www.archivwissenschaft.ch/uab/matrikel/00039877.pdf [17. 2. 2025]; Wurzbach, Lexikon 252; vgl. auch WBR, Handschriftensammlung, Nachlass Ludwig August Frankl von Hochwart, H.I.N.-101.153, Rosa Welt an Ludwig August Frankl, undatiert [1877]: Rosa Welt schreibt über finanzielle Engpässe und konkrete Lebenshaltungs- und Studienkosten.

1131 Rogger–Bankowski, Europa 29; Crees, Ladies 174; WBR, Handschriften Aut – Autograph(en), Nachlass Ludwig August Frankl (Briefe von Rosa Welt), H.I.N.-101152, Rosa Welt an Pauline Frankl, Bern, 17. November 1878; Wurzbach, Lexikon 54 252; bei Stern, Gabriele Possaner 192, ist das Datum der Promotion fälschlich mit 31. November 1878 angegeben, ebenso Stadler, Ärztinnen LXXIII.

1132 Vorkämpferinnen (1895/1896) 47; Stern, Medizinerinnen 219; Perfahl, Geschlechterpolitik 147.

1133 Franzos, Lateinische Mädchen 178.

1134 Wurzbach, Lexikon 54 252; Stern, Medizinerinnen 219; Crees, Ladies 174; Perfahl, Geschlechterpolitik 147.

1135 Wurzbach, Lexikon 54F 252; Stern, Medizinerinnen 219.

1136 Franzos, Lateinische Mädchen 181f.

1137 Vgl. Perfahl, Geschlechterpolitik 149f.

1138 WBR, Handschriften Aut – Autograph(en), Nachlass Karl Emil Franzos (Briefe von Rosa Welt), H.I.N.-64258, New York, 24. September 1880; Franzos, Lateinische Mädchen 178.

1139 WBR Handschriften Aut – Autograph(en), Nachlass Karl Emil Franzos (Briefe von Rosa Welt), H.I.N.-64258, New York, 24. September 1880; Franzos, Lateinische Mädchen 181f.

1140 Vorkämpferinnen (1895/1896) 47. Hermann Knapp hatte das Institut 1869 gegründet, vgl. Hermann Knapp, https://en.wikipedia.org/wiki/Jacob_Hermann_Knapp [10. 4. 2024].

York[1141]. 1883 heiratete sie Louis Strauss, bis 1919/1920 führte sie – mit Unterbrechungen aufgrund von Reisen – eine ophthalmologische Privatordination in Manhattan[1142]. 1896/1897 lebte sie aufgrund von Geschäften ihres Mannes in Paris[1143].

Zivilgesellschaftliches Engagement

Rosa Welt-Strauss soll Mitarbeiterin beim „Verein für erweiterte Frauenbildung in Wien" gewesen sein. Nachdem dieser 1888, acht Jahre nach ihrer Emigration, gegründet wurde, handelte es sich wohl um eine vorbereitende Arbeit[1144].

In New York engagierte sie sich im Kampf um das Frauenwahlrecht und war 1902 mit Carrie Chapmann-Catt an der Gründung der „International Woman Suffrage Alliance" (IWSA) beteiligt[1145]. 1904 nahm sie am ersten Kongress der IWSA in Berlin als Mitglied der amerikanischen Delegation teil.

Ab 1919 lebte Rosa Welt-Strauss in Palästina. Im selben Jahr wurde die erste nationale Frauenpartei, die „Union of Hebrew Women for Equal Rights in Eretz Israel" gegründet, welche Rosa Welt-Strauss zur Vorsitzenden wählte. Diese Funktion hatte sie bis zu ihrem Tod 1938 inne[1146].

1920 reiste Rosa Welt-Strauss zur Gründungsversammlung der „Women's International Zionist Organization" in London und repräsentierte die „Hebrew Women for Equal Rights in Eretz Israel" am Kongress der IWAS in Genf[1147]. 1931 nahm sie an der „All Asian Conference of Women" als Repräsentantin von Palästina teil[1148], 1932 als Vertreterin der „Panasiatischen Konferenz" an der Sitzung des „Konsultativen Frauenvölkerbundkomitees" in Genf[1149].

Familie, Partnerschaft, Freundschaften

Als Rosa Welt im August 1880 nach New York emigrierte, wohnte sie offenbar mit ihrer *Freundin Dr. Davis*[1150], die auch Vorbereitungen für ihre Ankunft getroffen hatte, in einer gemeinsamen Wohnung[1151].

1141 Safran-Shilo, Rosa Welt-Straus.

1142 Stern, Medizinerinnen 219; Crees, Ladies 174.

1143 Vorkämpferinnen (1895/1896) 47; *Bukowinaer Rundschau* 16, Nr. 2427 (9. Mai 1897) 2.

1144 Welt, Rosa, https://fraueninbewegung.onb.ac.at/node/1111 [10. 4. 2024].

1145 Safran, International Struggle.

1146 Safran, International Struggle; Welt, Rosa, https://en.wikipedia.org/wiki/Rosa_Welt-Straus [1. 12. 2024].

1147 Eighth Conference of the International Women Suffrage Allience, https://en.wikipedia.org/wiki/Eighth_Conference_of_the_International_Woman_Suffrage_Alliance [19. 6. 2025]

1148 *Das Wort der Frau* 1/13 (31. Mai 1931) 4.

1149 *Das Wort der Frau* 2/27 (3. Juli 1932) 7.

1150 Dr. Davis war vermutlich Caroline Davis, geboren 1850 in New York; sie immatrikulierte mit einem Zeugnis der *Universität Michigan* zuerst 1874 in Zürich, 1876 studierte sie Medizin in Bern, wo sie vermutlich Rosa Welt kennengelernt hatte. Vgl. Matrikeledition der Universität Zürich, Davis (Frl.) Caroline, https://www.matrikel.uzh.ch/active//static/25585.htm [17. 2. 2025]; StAB, BB IIIb 1158, Matrikel Davis, Caroline, http://www.archivwissenschaft.ch/uab/matrikel/00040221.pdf [17. 2. 2025]; Bonner, Earth 65.

1151 WBR Handschriften Aut – Autograph(en), Nachlass Karl Emil Franzos (Briefe von Rosa Welt), H.I.N.-64258, Brief vom 24. September 1880.

Am 29. Juni 1883 heiratete Rosa Welt Louis Strauss[1152], einen erfolgreichen *businessman* aus Brooklyn[1153]. Für die Familie Welt ist ein enger Familienzusammenhalt, auch über große Entfernungen hinweg, typisch. 1886 kam ihre Schwester Sara nach Ende ihres Studiums in Zürich ebenfalls nach New York. Noch im selben Jahr folgten Sara auch die Mutter und die jüngere Schwester, Ida, nach Amerika[1154], da Sinai Welt bereits 1882 gestorben war. Am 16. Mai 1892 kam Rosa Welt-Strauss' Tochter Nellie, später verheiratete Strauss-Mochenson, zur Welt[1155].

Reisen und temporäre Migration

Als Rosa Welt-Strauss in New York lebte, reiste sie mehrmals nach Österreich-Ungarn. 1886 schrieb sie einen Brief aus Franzensbad an den Schriftsteller Ludwig August Frankl, in dem sie einen geplanten Aufenthalt in Wien und Aussee ankündigte[1156]. 1887 war sie in Gastein, Wien und Franzensbad und plante, nach London zu reisen[1157]. Von Juni bis September 1888 befand sie sich wieder auf Europareise: Sie kam in Hamburg an und reiste für fünf Wochen nach Franzensbad und anschließend zur *Nachkur* nach Aussee[1158]. Aus dem Jahr 1893 liegt ein Ansuchen um einen Reisepass für eine Reise nach Europa vor. 1896/1897 lebte sie aufgrund von Geschäften ihres Mannes in Paris (siehe oben). Im Juli 1897 scheint *Rosa Welt-Strauß, Dr. med. Newyork* im *Fremdenanzeiger* von Baden bei Wien auf[1159]. Laut Reisepassansuchen vom Jänner 1910 beim amerikanischen Konsulat in Genf verließ sie im Oktober 1909 mit ihrer Tochter – ihr Mann war im November 1907 gestorben – New York und reiste nach Genf[1160]. Am 25. Oktober 1910 kam Rosa Welt-Strauss, mit dem Schiff „Potsdam" von Rotterdam kommend, wieder in New York an[1161]. Am 16. Juli 1912 verließ sie abermals New York und reiste nach Genf, um zu „studieren"[1162]. Von 1913 bis Dezember 1914 hielt sie sich wieder in Genf auf[1163].

[1152] Louis Strauss (1859–1907), vgl. US Passport Application, 1795–1925, 8. 2. 1922, konsulare Registrierungszertifikate, 1907–1918, https://www.ancestry.com [Abfrage zwischen 2015 und 2022].

[1153] US-Reisepassanträge 1795–1935, https://www.ancestry.com [Abfrage zwischen 2015 und 2022]: Das Heiratsjahr ist mit 1882 angegeben in: Vorkämpferinnen (1895/1896) 47; Stern, Medizinerinnen 219; Safran, International Struggle.

[1154] WBR, Handschriften Aut – Autograph(en), Nachlass Karl Emil Franzos (Briefe von Rosa Welt), H.I.N.- 64261, 31. August 1887; Franzos, Lateinische Mädchen 183.

[1155] Zu Nellie (Eleonore) Straus, vgl. Reisepassansuchen vom 10. 1. 1910, US Passport Application, 1795–1925, konsulare Registrierungszertifikate, 1907–1918, https://www.ancestry.com [Abfrage zwischen 2015 und 2022].

[1156] WBR, Handschriften Aut – Autograph(en), Nachlass Ludwig August Frankl (Briefe von Rosa Welt), H.I.N.-103095, New York, 9. März 1886 und H.I.N.-103094, 18. Juli 1886 aus Franzensbad.

[1157] WBR, Handschriften Aut – Autograph(en), Nachlass Karl Emil Franzos (Briefe von Rosa Welt), H.I.N.-64260, Gastein, 19. Juli 1887; H.I.N.-64261, 31. August 1887.

[1158] WBR, Handschriften Aut – Autograph(en), Nachlass Karl Emil Franzos (Briefe von Rosa Welt), H.I.N.-111668, New York, 6. Juni 1888 und H.I.N.-111823, 25. Juli 1888, aus Franzensbad: Rosa Welt-Strauss schreibt von ihren Plänen, ihre Schwester in Genf zu besuchen und dass sie ihr Mann abholen werde.

[1159] *Badener Zeitung* 17, Nr. 54 (7. Juli 1897) 5.

[1160] US Passport Application, 1795–1925, https://www.ancestry.com [Abfrage zwischen 2015 und 2022].

[1161] New York Passagierliste 1820–1957, https://www.ancestry.com [Abfrage zwischen 2015 und 2022].

[1162] USA, konsulare Registrierungszertifikate, 1907–1918, https://www.ancestry.com [Abfrage zwischen 2015 und 2022].

[1163] Passport Application, https://www.ancestry.com [Abfrage zwischen 2015 und 2022].

Am 3. März 1919 verließ die dreiundsechzigjährige Ärztin mit ihrer Tochter die USA und emigrierte temporär nach Palästina. Ab 1. Juni 1919 lebte sie in Jerusalem und übte im Auftrag der „American Zionist Medical Unity" *medical work* aus[1164].

1920 nahm sie in London an der Gründungsversammlung der „Women's International Zionist Organization" teil und repräsentierte später im selben Jahr die „Hebrew Women for Equal Rights in Eretz Israel" beim Kongress der „International Woman Suffrage Alliance" (IWSA) in Genf. In der Folgezeit vertrat sie die IWSA auf internationalen Kongressen[1165].

1922 gab Welt-Strauss bei einem Reisepassansuchen an, von Mai 1919 bis September 1921 in Jerusalem gelebt zu haben und nannte als Reiseziele für Verwandtenbesuche England, Frankreich, Italien, die Schweiz sowie *for medical study* Ägypten und Palästina[1166].

Am 16. Oktober 1928 scheint *Rosa Wilt* [sic] *Straus* in New York in der Passagierliste eines aus Southampton, England, ankommenden Schiffes auf[1167]. Auch 1931 und 1932 nahm sie an internationalen Konferenzen, unter anderem in Genf, teil[1168]. Ihren letzten Lebensabschnitt verbrachte sie in Genf.

Lebensende, Rezeption

Als Rosa Welt-Strauss gegen Ende ihres Lebens erkrankte, übersiedelte sie zu ihrer Schwester nach Genf, wo sie am 15. Dezember 1938 mit 82 Jahren an chronischer Myocarditis starb[1169].

Rosa Welt-Strauss ist auf dem jüdischen Friedhof von Veyier bei Genf gemeinsam mit ihrer Mutter Golda Welt (gestorben 1921), ihrer Schwester Leonore Welt-Gourfein (gestorben 1944) und deren Ehemann David Gourfein (gestorben 1940) begraben. Ein „In memoriam" erinnert an ihre Schwester Sara Welt(-Kakels), gestorben 1943 und begraben in New York, sowie ihre Tochter Nellie Welt Strauss, die in Palästina starb[1170].

Publikationen, Vorträge, Forschungstätigkeit (Auswahl)

Dissertation: Ueber Elephantiasis. Inaugural-Dissertation zur Erlangung der Doctorwürde einer h. med. Facultät in Bern vorgelegt von Rosa Welt aus Czernowitz (Wien: Ludwig Schönberger 1878) 32 S.

– Rosa Welt Straus, Experiments on the germicidal properties of certain eye salves. *Archiv für Augenheilkunde* 39 (1988) 388 und *Archives of Ophthalmology* 28 (1899) 40–44.

1164 Vgl. auch US Passport Application, 1795–1925, https://www.ancestry.com [Abfrage zwischen 2015 und 2022].

1165 Rosa Welt-Straus, https://en.wikipedia.org/wiki/Rosa_Welt-Straus [1. 12. 2024].

1166 US Passport Application, 1795–1925, 8. 2. 1922, https://www.ancestry.com [Abfrage zwischen 2015 und 2022].

1167 New York, Passagierlisten 1820–1957, https://www.ancestry.com [Abfrage zwischen 2015 und 2022].

1168 *Das Wort der Frau* 2/27 (3. Juli 1932) 4.

1169 Stammbaum Rosa Welt, https://www.ancestry.com [Abfrage zwischen 2015 und 2022].

1170 Find A Grave-Index: Jüdischer Friedhof Veyrier, Grab Nr. 297, https://www.ancestry.com [Abfrage zwischen 2015 und 2022].

7.3 Übersichtstabelle der „Schweizer Ärztinnen“

Die folgenden drei Tabellen wurden in alphabetischer Reihenfolge erstellt und basieren auf den in den biografischen Porträts angeführten Informationen und Quellen.

Übersichtstabelle 1 enthält das Geburtsjahr (Gebj.), den Geburtsort, den in der Universitätsmatrikel (Matr.) Zürich oder Bern angegebenen Herkunftsort mit der damaligen Landesangabe (Land) sowie dem entsprechenden heutigen Staatsnamen (Staat heute), den Beruf des Vaters, die soziale Position der Mutter und die Religionszugehörigkeit (Religion).

Übersichtstabelle 2 weist die höhere Schulbildung der Frauen der Untersuchungsgruppe und eventuelle Angaben zur Matura aus. Das Alter der Frauen zu Studienbeginn (Alter Stud.), der Familienstand während des Studiums (Familienstand Studium), die Universität (Uni), das Jahr der Immatrikulation (Imm. Jahr) und der Promotion (Prom. Jahr), das Alter bei der Promotion (Prom. Alter) sowie gegebenenfalls die Universität, an der ein Doktorat durch Nostrifizierung erworben wurde (Nostr. Uni) und das entsprechende Jahr (Nostr. Jahr) schließen die Tabelle ab.

Übersichtstabelle 3 enthält, da auf sehr heterogenen, teils lückenhaften oder nur bedingt verlässlichen Quellen basierend, lediglich annähernde Informationen. Familienstand bezieht sich auf den Lebensabschnitt nach der Promotion, die Spalte Kind vermerkt die Anzahl der Kinder. Als Annäherungsangaben sind die medizinische Fachrichtung, Funktionen, Volksbildung, Unterrichtstätigkeit (Lehrerin meint regelmäßige Unterrichtstätigkeit an einer Schule), wissenschaftliche Vorträge und Publikationen (Wissenschaft) sowie ein Engagement in der Frauenbewegung (aktiv und sehr aktiv) ausgewiesen. Das Todesjahr (Tod. J.) und das erreichte Alter der jeweiligen Ärztin sind in den letzten beiden Spalten angeführt.

Übersichtstabelle 1: Geburtsjahr, Geburtsort, Herkunftsort (Matrikel), Land, Staat heute, Vater, Mutter, Religion

Name	Gebj.	Geburtsort	Herkunftsort (Matr.)	Land	Staat heute	Vater	Mutter	Religion
Bayer, Anna	1853	Vojtěchov	Melnik	Böhmen	Tschechien	Bierbrauer	Müllerstochter	röm.-kath.
Einhorn-Bloch, Rosa	1872	Suchowola	Suchowoli	Russland	Polen	Rabbi	Kaufmannstochter	jüdisch
Farbstein-Ostersetzer, Betty	1873	Czortków	Czortkow	Galizien	Ukraine	Stadtarzt		jüdisch
Fischer-Dückelmann, Anna	1856	Wadowice	Offenbach	Hessen	Deutschl.	Militärarzt	Arzttochter	röm.-kath.
Friedmann-Storfer, Erna	1874	Czernowitz	Czernowitz	Bukowina	Ukraine	Kaufmann		jüdisch
Hugonnai, Vilma	1847	Nagytétény	Pand	Ungarn	Ungarn	Graf	Landadelige	röm.-kath. ?
Kahane-Axer, Regina	1871	Krakau	Krakau	Galizien	Polen			jüdisch
Kalmus-Schneider, Marie	1879	Drohobicz	Drohobicz	Galizien	Ukraine			jüdisch
Keck, Bohuslava	1854	Bukol	Prag	Böhmen	Tschechien	Gutsbesitzer	Brauereimeistert.	
Kerschbaumer, Rosa	1851	Moskau	Moskau	Russland	Russland	Höherer Beamter	Landadelige	russ.-orth.
Krajewska, Theodora	1854	Warschau	Warschau	Russland	Polen	Gymnasialprofessor	Landadelige	röm.-kath.
Kuhn-Januszewska, Gisela	1867	Drnowitz	Brünn	Mähren	Tschechien	Gutspächter	Tuchhändlerst.	jüdisch
Lubinger, Friederike	1870	Lemberg	Lemberg	Galizien	Ukraine	Kaufmann		jüdisch
Lucci-Purtscher, Gisela	1871	Konstantinopel	Lienz	Tirol	Österreich	Beamter/Ingenieur		röm.-kath.
Markheim, Viktoria	1877	Krakau	Krakau	Galizien	Polen			
Moraczewska-Okunewska, Sophie	1865	Dovžanka	Kimpolung	Bukowina	Ukraine	Priester/Arzt		griech.-kath.

Morawitz, Lucia	1870	Wien	Wien	Wien	Österreich	Advokat	Kaufmanns-tochter	röm.-kath.
Ogórek-Pankowa, Flora	1878	Rufolfswerth	Rudolfs-werth	Krain	Slowenien	Gymnasial-professor		röm.-kath.
Possanner, Gabriele	1860	Ofen	Wien	Wien	Österreich	Staatsbeam-ter	Militärarzt-tochter	röm.-kath.
Roth, Georgine von	1861	Bibersburg	Pressburg	Ungarn	Slowakei	Offizier	Gräfin	röm.-kath.
Schneider-Schönfeld, Irma	1876	Wien	Wien	Wien	Österreich	Papierhänd-ler		jüdisch
Schorr, Mathilde	1872	Tarnopol	Tarnopol	Galizien	Ukraine			jüdisch
Schuhmeister, Maria	1877	Wien	Wien	Wien	Österreich	Prof. Lehrer-bildungsa.		röm.-kath.
Schwiglin-Tschawoff, Milica	1867	Warasdin	Agram	Kroatien	Kroatien	Notar		
Vučetić-Prita, Maria	1866	Seleusch	Pancsova	Ungarn	Serbien	Gutsbesitzer		rumän.-orth.
Walter-Marković, Regina Vera	1878	Wien	Wien	Wien	Österreich	Fabrikant		jüdisch
Welt-Gourfein, Leonore	1859	Sadagóra	Czernowitz	Bukowina	Ukraine	Getreide-händler		jüdisch
Welt-Kakels, Sara	1860	Sadagóra	Sadagóra	Bukowina	Ukraine	Getreide-händler		jüdisch
Welt-Strauss, Rosa	1856	Czernowitz	Czernowitz	Bukowina	Ukraine	Getreide-händler		jüdisch

Übersichtstabelle 2: Höhere Schulbildung, Matura, Alter beim Studienbeginn, Familienstand, Universität, Immatrikulationsjahr, Promotionsjahr, Alter bei der Promotion, Nostrifizierung

Name	Höhere Schulbildung, Matura	Alter Stud.	Familienstand Studium	Uni	Imm. Jahr	Uni	Imm. Jahr	Prom. Jahr	Prom. Alter	Nostr. Uni	Nostr. Jahr
Bayer, Anna	Höhere Mädchenschule Prag	22	ledig	Zürich	1875	Bern	1877	1881	28		
Einhorn-Bloch, Rosa	Hebammenakademie St. Petersburg	24	ledig	Bern	1896	Lausanne	1900	1901	29		
Farbstein-Ostersetzer, Betty	Lehrerinnenbildungsanstalt Lemberg	20	ledig/verheiratet	Zürich	1893	Bern	1896	1900	27		
Fischer-Dückelmann, Anna	privat	35	verheiratet	Bern	1891	Zürich	1891	1896	40		
Friedmann-Storfer, Erna	Höh. Mädchenschule, Matura extern Gymnasium Czernowitz	22	ledig	Bern	1896	Wien	1901	1906	32		
Hugonnai, Vilma	Engl. Fräulein, Höhere Mädchenschule Budapest	25	verheiratet/getrennt	Zürich	1872			1879	32	Budapest	1897
Kahane-Axer, Regina	Damen-Akademie, Wien	28	ledig	Zürich	1899			1904	33	Wien	1905
Kalmus-Schneider, Marie	Matura extern Gymnasium Lemberg	20	ledig	Zürich	1899	Lemberg	1900	1905	26		
Keck, Bohuslava	Höhere Mädchenschule, Matura extern Gym. Prag	20	ledig	Zürich	1874			1880	26		

Kerschbaumer, Rosa	privat	21	verheiratet/ getrennt	Zürich	1872	Bern	1873	1876	25		
Krajewska, Theodora	Gymnasium Warschau	29	verwitwet	Genf	1883	Bern	1889	1892	38		
Kuhn-Januszewska, Gisela	Höhere Mädchenschule Brünn	26	verheiratet/ getrennt	Zürich	1893			1898	31	Graz	1915
Lubinger, Friederike	Höhere Mädchenschule Lemberg	25	ledig	Bern	1895	Zürich	1897	1900	30	Wien	1902
Lucci-Purtscher, Gisela	Lehrerinnenbildungsanstalt München	23	ledig	Zürich	1894	Padua	1905	1902	31		
Markheim, Viktoria	Höh. Mädchenschule, Matura extern Gymnasium Lausanne	22	ledig	Zürich	1899			?			
Moraczewska-Okunewska, Sophie	Matura extern Gymnasium Lemberg	22	ledig/ verheiratet	Zürich	1887			1896	31	Krakau	1900
Morawitz, Lucia	Matura extern Küsnacht	25	ledig	Zürich	1895			1900	30	Wien	1903
Ogórek-Pankowa, Flora	Matura extern Gymnasium Lemberg	20	ledig	Bern	1898	Wien	1901	1903	25		
Possanner, Gabriele	Lehrerinnenbildungsanstalt, Matura extern Wien	28	ledig	Zürich	1888			1894	34	Wien	1897
Roth, Georgine von	privat	24	ledig	Zürich	1885	Genf	1890	1895	34		
Schneider-Schönfeld, Irma	Mädchengymnasium Wien	24	ledig	Bern	1900	Wien	1900				

Schorr, Mathilde	Matura extern Gymnasium Galizien	20	ledig	Zürich	1892	Budapest	1896	?			
Schuhmeister, Maria	LBA Salzburg, Matura extern Gymnasium Graz	22	ledig	Zürich	1899	Graz	1900	1905	28		
Schwiglin-Tschawoff, Milica	Matura extern Gymnasium Agram	18	ledig	Bern	1885	Zürich	1887	1892 ?	25		
Vučetić-Prita, Maria	Höh. Mädchenschule Panscova, Matura extern Zürich	21	ledig	Zürich	1887			1893	27		
Walter-Marković, Regina Vera	Matura Gymnasium Wien	22	ledig	Zürich	1900	Wien	1900	1904	26		
Welt-Gourfein, Leonore	Matura extern Gymnasium Czernowitz	22	ledig	Bern	1881	Zürich	1882	1888	29		
Welt-Kakels, Sara	Matura extern Bern	19	ledig	Bern	1879	Zürich	1882	1885	25		
Welt-Strauss, Rosa	Matura extern Gymnasium Czernowitz	18	ledig	Bern	1874			1878	22		

Übersichtstabelle 3: Familienstand, Kinder, medizinische Fachrichtung, Funktionen, Unterrichtstätigkeit, Wissenschaft, Engagement in der Frauenbewegung, Todesjahr, Alter

Name	Familienstand	Kind	Medizinische Fachrichtung	Besondere Funktionen (Auswahl)	Volksbildung	Unterrichtstätigkeit	Wissenschaft	Frauenbewegung	Tod Jahr	Alter
Bayer, Anna	ledig		Allgemeinmedizin	Amtsärztin BH	Vorträge, Publ.	Lehrerin		sehr aktiv	1924	71
Einhorn-Bloch, Rosa	verheiratet/getrennt	1		Amtsärztin BH			Vorträge		1950	78
Farbstein-Ostersetzer, Betty	verh./gesch./verh./gesch.	2	Allgmed., Naturhk., Gyn.	Ärztin Kriegsspital	Vorträge, Publ.			sehr aktiv	1938	65
Fischer-Dückelmann, Anna	verheiratet/getrennt	3	Naturheilk., Gynäkologie	Leiterin Naturheilpraxis	Vorträge, Publ.		Publ.	aktiv	1917	61
Friedmann-Storfer, Erna	verh./gesch./verh./gesch.		Allgemeinmedizin							
Hugonnai, Vilma	verh./gesch./verh.	2	Allgemeinmedizin, Gyn.	Orgran. Kriegsspital	Vorträge, Publ.	Kurse		sehr aktiv	1922	75
Kahane-Axer, Regina	verheiratet/geschieden		Allgemeinmedizin				Publ.	aktiv	1940	69
Kalmus-Schneider, Marie			Allgemeinmedizin						1941 ?	62?
Keck, Bohuslava	ledig		Allgemeinmedizin, Gyn.	Amtsä. BH, Schulärztin	Publikationen	Lehrerin			1911	57
Kerschbaumer, Rosa	verh./gesch./verh./getr.	3	Augenheilkunde	Leiterin Augenklinik	Vorträge, Publ.		Vortr., Publ.	sehr aktiv	1923	72
Krajewska, Theodora	verwitwet		Allgemeinmedizin	Amtsä. BH, Schulärztin		Lehrerin	Vortr., Publ.	aktiv	1935	81
Kuhn-Januszewska, Gisela	verh./gesch./verh.		Allgemeinmedizin, Gyn.	Amtsä. BH, Kassenärztin		Lehrerin	Publ.		1943	76

Lubinger, Friederike	ledig		Allgemeinmedizin, Gyn.	Kassenärztin	Vorträge, Publ.			sehr aktiv	1954	84
Lucci-Purtscher, Gisela	verheiratet / geschieden		Allgmed., Naturhk., Gyn.	Leiterin Naturheilanstalt	Vorträge, Publ.		Vortr., Publ.		1959	88
Markheim, Viktoria										
Moraczewska-Okunewska, Sophie	verheiratet / getrennt	2	Gynäkologie, Naturhk.	Ärztin Flüchtlingslager		Kurse	Publ.	sehr aktiv	1926	61
Morawitz, Lucia	verheiratet / geschieden		Nervenheilkunde		Vorträge			aktiv	1958	88
Ogórek-Pankowa, Flora	verheiratet	1	Gynäkologie, Bakteriologie	Leiterin epidemol. Labor	Vorträge, Publ.		Vortr., Publ.		1956	78
Possanner, Gabriele	ledig		Allgemeinmedizin	Mitglied Ärztekammer	Vorträge	Kurse	Vortr., Publ.	aktiv	1940	80
Roth, Georgine von	ledig		Allgemeinmedizin	Schulärztin		Lehrerin			1940	79
Schneider-Schönfeld, Irma	verheiratet							aktiv	1915	39
Schorr, Mathilde										
Schuhmeister, Maria	verheiratet	2	Allgemeinmed., Bakteriol.	Co-Leiterin Diagn. Labor	Vorträge, Publ.	Lehrerin		aktiv	1951	74
Schwiglin-Tschawoff, Milica	verheiratet	1	Naturheilkunde						1947	80
Vučetić-Prita, Maria	verheiratet	2	Allgemeinmedizin, Gyn.	Med. Leiterin Krankenh.	Vorträge, Publ.			sehr aktiv	1954	88
Walter-Marković, Regina Vera	verheiratet	1	Radiologie						1942	64
Welt-Gourfein, Leonore	verheiratet		Augenheilkunde	Universitätsdozentin			Vortr., Publ.	sehr aktiv	1944	85

Welt-Kakels, Sara	verheiratet		Kinderheilkunde	Co-Leiterin Kinderklinik			Vortr., Publ.		1943	83
Welt-Strauss, Rosa	verheiratet	1	Augenheilkunde				Publ.	sehr aktiv	1938	82

Anhang

Abkürzungsverzeichnis

Siglen

ABGB	Allgemeines Bürgerliches Gesetzbuch
ABH	Archiv Bosnien Herzegovina, Sarajewo
ALEX	Historische Rechts- und Gesetzestexte
AMA	American Medical Association
ANNO	AustriaN Newspaper Online
ASFDU	Association suisse des femmes diplômées des universités
AVA	Allgemeines Verwaltungsarchiv, Wien
BDM	Bund Deutscher Mädel
BEZ ZCH	Bezirk Zürich
B. H., BH	Bosnien-Herzegowina
BÖFV	Bund Österreichischer Frauenvereine
DÖW	Dokumentationsarchiv des Österreichischen Widerstands, Wien
GATO	Gosudarstvennyj archiv Tul'skoj oblasti, Tula
GG	*Geschichte und Gesellschaft*
HHStA	Haus-, Hof- und Staatsarchiv, Wien
HJ	Hitlerjugend
HLS	Historisches Lexikon der Schweiz
IWSA	International Woman Suffrage Alliance
KA	Kriegsarchiv, Wien
KLA	Kärtner Landesarchiv, Klagenfurt
MdI	Ministerium des Inneren
MGSL	*Mitteilungen der Gesellschaft für Salzburger Landeskunde*
MIÖG	*Mitteilungen des Instituts für Österreichische Geschichtsforschung*
MVBl.	Ministerialverordnungsblatt
NÖLA	Niederösterreichisches Landesarchiv, St. Pölten
ÖBL	Österreichisches Biographisches Lexikon
ÖGL	*Österreich in Geschichte und Literatur*
ÖStA	Österreichisches Staatsarchiv, Wien
OeZG	Österreichische Zeitschrift für Geschichtswissenschaften
ÖNB	Österreichische Nationalbibliothek, Wien
OÖLA	Oberösterreichisches Landesarchiv, Linz
PA	Privatarchivalien
SLA	Salzburger Landesarchiv
SNA	Swedisch National Arcives (Riksarkivet Stockholm)
StAZH	Staatsarchiv Zürich

StLA	Steiermärkisches Landesarchiv, Graz
SUK	Statens utlänningskommission
SWH	Scottish Women's Hospitals for Foreign Service
UAB	Universitätsarchiv Bern
UAG	Universitätsarchiv Graz
UAW	Universitätsarchiv Wien
UZH	Universitätsarchiv Zürich
WIZO	Women's International Zionist Organization
WStLA	Wiener Stadt- und Landesarchiv
WBR	Wienbibliothek im Rathaus
ZBZ	Zentralbibliothek Zürich
ZOP	Zurich Open Platform
ZVS	Zemaljska Vlada za Bosnu i Hercegovinu, Sarajevo

Abkürzungen

Abb.	Abbildung
Anm.	Anmerkung
Aufl.	Auflage
Ausg.	Ausgabe
Autogr.	Autograph
Bd./Bde.	Band/Bände
Bez.	Bezirk
BM	Bundesministerium
dens.	denselben
ders.	derselbe
dies.	dieselbe/dieselben
Dipl.	Diplomarbeit
Diss.	Dissertation
Ergbd.	Ergänzungsband
et al.	et alii
etc.	et cetera
f.	folgende
Fak.	Fakultät
Fasz.	Faszikel
fol.	folio
FN	Fußnote
geb.	geboren
gest.	gestorben
H.	Heft
Jg.	Jahrgang
hg. v.	herausgegeben von
Hs./HS	Handschrift
k. k.	kaiserlich-königlich
k. u. k.	kaiserlich und königlich
k. ung.	königlich ungarisch

Kap.	Kapitel
Kr.	Kronen
Min.	Ministerium
MVBl.	Ministerialverordnungsblatt
Neuaufl.	Neuauflage
Nr.	Nummer
NS	Nationalsozialismus, nationalsozialistisch
NSV	Nationalsozialistische Volkswohlfahrt
o. J.	ohne Jahr
o. O.	ohne Ort
o. S.	ohne Seite
pag.	pagina
pract.	practizierend
Red.	Redaktion
RGBl.	Reichsgesetzblatt
S.	Seite
Sign.	Signatur
Sp.	Spalte
SS	Sommersemester
u. a.	unter anderem
undat.	undatiert
verh.	verheiratet
vgl.	vergleiche
vol.	volume
WS	Wintersemester
Z.	Zahl
zit. nach	zitiert nach

Quellen- und Literaturverzeichnis

Ungedruckte Quellen

Archive und Bibliotheken in Österreich

Österreichisches Staatsarchiv, Wien (ÖStA)

Allgemeines Verwaltungsarchiv (AVA)

MdI, Allgemeine Reihe 36/1, Karton 933, 939, 947, 986, 2472
MdI, Sanitätsakten 1911/1912, Karton 2930, 2931
MKU 29, B 13. 195/1914
Unterricht KB, Verein für erweiterte Frauenbildung, Karton 1, 2

Haus-, Hof- und Staatsarchiv (HHStA)

Kabinettskanzlei, Zl. 1208/1890

Kriegsarchiv

Qualifikationslisten, Karton 2882
MKSM 1895, 84, Karton 692
KM 1895 A. 6, 15/5-26/3

Wiener Stadt- und Landesarchiv (WStLA)

Meldeauskünfte

Oberösterreichisches Landesarchiv, Linz (OÖLA)

Bezirksgericht Bad Ischl, Sch. 76, A-Akt

Salzburger Landesarchiv, Salzburg (SLA)

Landesausschussakten II 59/16
Landesregierung 170, Protokoll 1878
Landesregierung 237, Protokoll 1895/1896
Landesregierungsakten 1890/1899, VII B 01

Steiermärkisches Landesarchiv, Graz (StLA)

A. Aigner Reinhold, Nachlass K. 6, H. 71 und 84; K. 10 H. 107 und 108

Stadtarchiv Salzburg

PA, Sammlung Dr. Huber
Salzburger Altstadt Informationssystem

Universitätsarchiv Wien (UAW)

M 36.1
Med. Dekanatsakten 1867/1868; 1876–80; 1886/1887; 1892–1897; 1900/1901
Senat S 127.4
Sitzungsprotokoll des Professoren-Kollegiums der Medizinischen Fakultät 1893/1894
Nationale Medizinische Fakultät WS 1900–SS 1902

Josephinum – Sammlungen der Medizinischen Universität Wien

HS 1265/1, 2849
Rathaus-Korrespondenz 1957

Universitätsarchiv Graz (UAG)

Album Doctorum medicinae in C. R. Universitate Graecensi promotorum
Med. Fak., Kataloge Wintersemester 1899/1900 – Sommersemester 1904
Univ. Med. 62, Exhibitenprotokoll 1913/1914
UAG, Akten Med. Fak. 1913/1914

Österreichische Nationalbibliothek, Wien (ÖNB)

Autogr. 1221/21-1 Han, Nachlass Otto und Marie Neurath

Wienbibliothek im Rathaus (WBR)

Handschriften Aut – Autograph(en)
Nachlass Marie Eugenie delle Grazie (Briefe von Lucia Morawitz https://www.digital.wienbibliothek.at)
Nachlass Auguste Fickert H.I.N.-70977 (Brief von Friederike Lubinger 1904), H.I.N.-70914 (Briefe von Lucia Morawitz an Auguste Fickert, 1903, 1907)
Nachlass Ludwig August Frankl (Briefe von Rosa Welt), H.I.N.-101152, H.I.N.-101153, H.I.N.-103093, H.I.N.-103094, H.I.N.-103095, H.I.N.-111 823
Nachlass Karl Emil Franzos (Briefe von Rosa Welt), H.I.N.-64258, H.I.N.-64259, H.I.N.-64260, H.I.N.-64261, H.I.N.-111668, H.I.N.-111823

Archiv der Universal Edition Wien

Persönlicher Briefnachlass Yella Hertzka

Archive und Bibliotheken in der Schweiz

Schweizer Bundesarchiv Bern (BAR)

E 3300 (A)/2, Bd. 7
E 3300A, 1000/762, Bde. 16, 18, 28
Sanitätsprotokolle Bern, 1887

Staatsarchiv Bern (StAB)

BB 05.10 Universitätsarchiv Bern (UAB)
BB 05.10 Nr. 1701, Protokollbuch der philosophischen Facultät III 1873–1884

BB 05.10.1, Protocoll der medicinischen Facultät der bernischen Hochschule 1834–1888
BB 05.10.2, Protocoll der medicinischen Facultät der bernischen Hochschule 1888–1905
BB 05.10.31, Med. Fak. Examensprotokolle

Staatsarchiv Zürich (StAZH)

BEZ ZCH 6341.97, Spruchbuch Ehesachen 1907
BEZ ZCH 6341.99, Spruchbuch Ehesachen 1908
BEZ ZCH 6341.121, Spruchbuch Ehesachen 1917
BEZ ZCH 6341.130, Spruchbuch Ehesachen 1920
BEZ ZCH 6341.160, Spruchbuch Ehesachen 1930
Z 435.208 (Protokoll Horgen 1920)
U 106.13.143 Hugonnai, Vilma, Gräfin
U 106.13.165 Keck, Bohuslava
U 106.13.437 Possanner, Gabriele
U 106.13.527 Lubinger, Friederike
U 106.13.563 Morawitz, Lucia
U 106.13.661 Purtscher, Gisela
U 106.13.786 Kahane, Regina

Zentralbibliothek Zürich (ZBZ)

Handschriftensammlung,
Nachlass Heinrich Zangger 1–406 & A.1–A.44, Schachteln 23, 33, 130, 139, 258, 271, 285
Ms Z II 3073–3081, Familienarchiv Frey-Wettstein, Zürich, 9 Schachteln

Familienarchiv Frey-Wettstein, Zürich

Franziska Frey-Wettstein, Memoiren von Virginia Schlikow (Zürich 2017) [Privatdruck der Familie Frey-Wettstein, Zürich]

Weitere Archive und Bibliotheken

Arhiv Bosne i Hercegovine, Sarajevo (ABH)

ZVS 1908, 96–172, Ruralbericht der Direktion der Höheren Mädchenschule in Sarajevo, 1908
ZVS 1908, 96–174
Landesregierung, Sanitätswesen, 4898/1908; 159135/1908
Kreisbehörde Sarajevo, 25416/1907
ZVS, 72459

Deutsches Literaturarchiv Marbach

Handschriftenabteilung, Sign. A:Huch

Gosudarstvennyi archiv Tul'skoj oblasti (GATO) [Staatliches Archiv des Gebiets Tula, Russland]

Op. No. 2, f. 39, d. 2627

Münchner Stadtbibliothek

Monacensia, Nachlass Annette Kolb, Sign. AK B 323

Riksarkivet, Schwedish National Archives, Stockholm (SNA)

Justitiedep Konseljakter 1951-03-09 Nr. 47
SUK, F Kanslibyrån 1b Vol 1511, 1940–1951
SUK, Passbyrån F2BA Vol 59, Nr. 478927

Stadsarkivet Stockholm

Meldeunterlagen Friederike Lubinger

Online Archive und Recherche-Datenbanken

Weitere Internetadressen sind in den jeweiligen Fußnoten mit Abrufdatum angegeben.

ALEX Historische Rechts- und Gesetzestexte: ALEX Historische Rechts- und Gesetzestexte (https://alex.onb.ac.at/)

Ärztinnen im Kaiserreich (charite.de): Ärztinnen im Kaiserreich (https://geschichte.charite.de/aeik/index.html)

Archiv der Israelitischen Kultusgemeinde Wien: Archiv Israelitische Kultusgemeinde Wien (https://www.archiv-ikg-wien.at/)

www.ancestry.com: Ancestry, Genealogie-Dienstleistung

https://anno.onb.ac.at/: ANNO – AustriaN Newspaper Online, Historische Zeitungen und Zeitschriften

Ariadne – Österreichische Nationalbibliothek (onb.ac.at): Ariadne – das frauen- und genderspezifische Wissensportal (https://www.onb.ac.at/mehr/ariadne-frauen-und-genderspezifisches-wissensportal)

https://arolsen-archives.org/: Arolsen Archives. International Center on Nazi Persecution

http://www.biografia.at/: biografiA biografische Datenbank und Lexikon österreichischer Frauen

https://www.doew.at/: Dokumentationsarchiv des österreichischen Widerstands – DÖW

https://www.digitales-deutsches-frauenarchiv.de/: Digitales Deutsches Frauenarchiv

www.ellisisland.org: Ellis Island Passenger Records

www.geni.com/: A MyHeritage Company, Genealogie-Datenbank

www.genteam.at: GenTeam. Die genalogische Datenbank

https://gosteli.anton.ch/: Gosteli-Stiftung. Archiv zur Geschichte der schweizerischen Frauenbewegung

Historisches Lexikon der Schweiz (HLS) – Schweizer Geschichte: Historisches Lexikon der Schweiz HLS (https://hls-dhs-dss.ch/de/)

https://jwa.org/encyclopedia: Jewish Women's Archive

wienbibliothek / Lehmann [1-2]: Adolph Lehmann's allgemeiner Wohnungsanzeiger nebst Handels- u. Gewerbe-Adressbuch für d. k. k. Reichshaupt- u. Residenzstadt Wien u. Umgebung, (Wien 1859–1922) (https://www.digital.wienbibliothek.at/periodical/structure/5311)

Bestände | Matricula Online (matricula-online.eu): Matricula – Online Portal für Kirchenbücher (https://data.matricula-online.eu/de/oesterreich/)

http://www.archivwissenschaft.ch/uab/: Matrikelbücher der Universität Bern 1805–1926 *https://www.matrikel.uzh.ch/active/static/index.htm*: Matrikeledition der Universität Zürich 1833–1924

https://www.myheritage.at/: MyHeritage, Genealogie Dienstleistung

http://www.biographien.ac.at/: Österreichisches Biographisches Lexikon 1818–1950 Online Edition

Personendatenbank – Wissenschaftsbeziehungen Deutschland-Russland: Wissenschaftsbeziehungen im 19. Jahrhundert zwischen Deutschland und Russland auf den Gebieten Chemie, Pharmazie und Medizin (https://www.saw-leipzig.de/de/publikationen/digitale-publikationen/Personendatenbank_DRB)

Wien Geschichte Wiki: Wien Geschichte Wiki. Ein Service der Stadt Wien (https://www.geschichtewiki.wien.gv.at/Wien_Geschichte_Wiki)

Zentrale Datenbank der Namen der Holocaustopfer (yadvashem.org): Zentrale Datenbank der Namen der Holocaustopfer (https://collections.yadvashem.org/de/names)

https://www.zop.zb.uzh.ch/: Zurich Open Platform: Adressbücher der Stadt Zürich - ZOP

Zeitungen und Zeitschriften

Die genannten Zeitungen und Zeitschriften sind großteils online auf der Website der Österreichischen Nationalbibliothek unter „ANNO – historische Zeitungen und Zeitschriften“ verfügbar, https://anno.onb.ac.at

Zeitungen

Agramer Zeitung (Agram 1829–1912)
Allgemeine Wiener medizinische Zeitung (Wien 1856–1915)
Allgemeiner Anzeiger vom Zürichsee (Wädenswil 1841–1997)
Arbeiter-Zeitung (Wien 1889–1985)
Arbeiterinnen-Zeitung (Wien 1889–1985)
Arbeiterwille (Graz 1890–2001)
Badener Zeitung (Baden bei Wien 1896–1978)
Die Bombe (Wien 1871–1925)
Bozner Zeitung (Bozen 1856–1895)
Buchdrucker-Zeitung (Österreichisch-Ungarische) (Wien 1873–1929)
Bukowinaer Nachrichten (o. O. 1888–1914)
Bukowinaer Post (Czernowitz 1893–1914)
Bukowinaer Rundschau (Czernowitz 1882–1907)
Czernowitzer Allgemeine Zeitung (Czernowitz 1903–1939)
Deutsche Zeitung (Wien–Graz 1914–1921)
Deutsches Volksblatt (Wien 1889–1922)
Fremden-Blatt (Wien 1847–1919)
Grazer Tagblatt (Graz 1891–1934)
Grazer Volksblatt (Graz 1868–1939)
Grazer Zeitung (Graz 1795–1938)
Hausherren Zeitung (Wien 1888–2001)
Hebammen-Zeitung (Wien 1887–1934)
Humoristické listy (Prag 1858–1902)
Illustrierte Kronen Zeitung (Wien 1900–1945)
llustrirte Welt (Leipzig etc. 1843–1944)

Illustrirtes Wiener Extrablatt (Wien 1872–1928)
Innsbrucker Nachrichten (Innsbruck 1854–1993)
Kärntner Tagblatt (Klagenfurt 1894–1938)
Das Kleine Blatt (Wien 1927–1971)
Das kleine Volksblatt (Wien 1938–1962)
Konstitutionelle Volks-Zeitung (Wien 1865–1874)
Kur-Liste Bad Ischl (Bad Ischl 1842–1938)
Kurjer Lwowski (Lwów 1883–1926)
Der Landbote (Wien 1935–1945)
Leitmeritzer Zeitung (Leitmeritz 1871–1919)
(Linzer) Tages-Post (Linz 1865–1944)
Linzer Volksblatt (Linz 1869–1974)
Mährisch-Schlesische Presse (Freiwaldau–Hohes Gesenke 1883–1925)
Mährisches Tagblatt (Olmütz 1880–1918)
Militär-Zeitung (Wien 1848–1919)
Mödlinger Zeitung (Mödling 1897–1922)
Der Morgen. Wiener Montagblatt (Wien 1910–1938)
Morgen-Post (Wien 1854–1886)
Neue Freie Presse (Wien 1864–1939)
Neue Warte am Inn (Braunau am Inn 1881–1945)
Neues Wiener Journal (Wien 1893–1939)
Neues Wiener Tagblatt (Wien 1867–1945)
Neuigkeits-Welt-Blatt (Wien 1880–1943)
Die Neuzeit (Wien 1861–1903)
Österreichische Illustrierte Zeitung (Wien 1894–1938)
Österreichische Land-Zeitung (Krems 1880–1918)
Österreichische Lehrerinnen-Zeitung (Wien 1893–1901)
Pester Lloyd (Budapest 1854–1945)
Prager Tagblatt (Prag 1876–1939)
Die Presse (Wien–Brünn seit 1848)
Reichs- und Welt-Post (2. Beiblatt zur *St. Pöltner Zeitung*) (St. Pölten–Wien 1888–1943)
Reichspost (Wien 1893–1938)
Salzburger Chronik (Salzburg 1865–1938)
Salzburger Volksblatt (Salzburg 1871–1942)
Schweizer Hauszeitung ((Zürich 1891–1899)
Die Stunde (Wien 1923–1938)
Südsteirische Post (Marburg 1881–1900)
Der Tag (Wien 1922–1938)
Tagblatt der Stadt Zürich (Zürich seit 1730)
Tiroler Anzeiger (Innsbruck 1907–1938)
Das Vaterland (Wien 1860–1911)
Vereinigte Laibacher Zeitung (Laibach 1815–1918)
Völkischer Beobachter (Wien–München–Berlin 1938–1945)
Volksrecht. Sozialdemokratisches Tagblatt (Zürich 1898–1992)
Vorarlberger Tagblatt (Bregenz 1889–1945)
The Washington Post (Washington seit 1877)
Wiener Allgemeine Zeitung (Wien 1880–1934)
Wiener Hausfrauen-Zeitung (Wien 1875–1914)
Wiener Salonblatt (Wien 1870–1938)
Wiener Sonn- und Montags-Zeitung (Wien 1863–1936)

Wiener Zeitung (1703–2023)
Die Zeit (Wien 1902–1919)

Zeitschriften

Bericht der Oesterreichischen Liga zur Bekämpfung des Mädchenhandels (Wien 1909–1914)
Blatt der Hausfrau (Wien–Berlin 1890–1960)
The British Medical Journal (London seit 1840)
Der Bund. Zentralblatt des Bundes österreichischer Frauenvereine (Kahla 1905–1919)
Daheim. Ein deutsches Familienblatt (Leipzig 1864–1943)
Dokumente der Frauen (Wien–Leipzig 1899–1902)
Frauen-Werke (Korneuburg 1894–1902)
Frauenleben (Korneuburg 1894–1901, danach *Neues Frauenleben*)
Der Hausdoktor. Schweizerische Blätter für Gesundheitspflege (Zürich 1920–1921)
Die Hausfrau: Blätter für Haus und Wirthschaft (Wien 1877–1884)
Die Hausgehilfin (Wien 1919–1938)
Hebammenzeitschrift (Brünn 1907–1912)
Internationale klinische Rundschau (Wien 1887–1922)
Jahrbuch des Bundes österreichischer Frauenvereine mit Kalender (Wien 1913–1914)
Jahresbericht des Ersten Frauen-Industrie-Vereines für das Königreich Böhmen (Prag 1897–1917)
Jahresbericht des Hilfsvereines für Lehrmädchen und jugendliche Arbeiterinnen in Wien (Wien 1893–?)
Jahresbericht der k. k. Staats-Realschule in Salzburg (Salzburg 1901–1919)
Jahresbericht des Vereines für erweiterte Frauenbildung in Wien (Wien 1888–1914)
Kaufmännische Zeitschrift (Wien 1875–1904)
Kikeriki (Wien 1861–1933)
Der Lehrerinnen-Wart (Korneuburg 1889–1890, danach *Neuzeit*)
Medical Woman's Medical Journal (Cincinnati 1893–1952)
Mitteilungen der Vereinigung der arbeitenden Frauen (Wien 1903–1937)
Neues Frauenleben (Korneuburg 1902–1914)
Neue Glühlichter (Wien 1889–1915)
Neuzeit (Korneuburg 1891–1893, danach *Frauenleben*)
Das österreichische Sanitätswesen (1889–1918)
Die Österreicherin (Wien 1928–1938)
Przegląd Hygieniczny (Lwów 1902–1914)
Das Recht der Frau (Wien 1894–1898)
Sport und Salon (Wien–Budapest 1898–1918)
Taternik ((Warszawa etc. seit 1907)
Wiener Caricaturen (Wien 1881–1925)
Wiener medizinische Presse (Wien 1865–1909)
Wiener Medizinische Wochenschrift (Wien 1851–1944)

Publizierte Quellen

Eine Auswahl der Publikationen der „Schweizer Ärztinnen" ist bei den jeweiligen biografischen Porträts angeführt.

L'Activité à Genève des femmes universitaires diplômées, des femmes auteurs et journalistes, des femmes à la Société des Nations et au Bureau International du Travail. Plaquette publiée à l'occasion de l'exposition du travail féminin d'avril 1925 de l'association genevoise des femmes diplômées d'une université (Genève 1925).

Raissa ADLER, Das gemeinsame Studium und die Professoren. *Dokumente der Frauen* 1/11 (1899) 289–293.

Die Akademische Frau. Gutachten hervorragender Universitätsprofessoren, Frauenlehrer und Schriftsteller über die Befähigung der Frau zum wissenschaftlichen Studium und Berufe, hg. von Arthur KIRCHHOFF (Berlin 1897).

Eduard ALBERT, Die Frauen und das Studium der Medicin (Wien 1895).

Hedwig ANNELER, Universität Bern, in: Das Frauenstudium an den Schweizer Hochschulen. Les Études des Femmes dans les Universités suisses, hg. vom Schweizerischen Verband der Akademikerinnen (Leipzig–Stuttgart 1928) 89–134.

Ferdinand ARLT, Meine Erlebnisse (Wiesbaden 1887).

Bäder-Almanach. Mittheilungen der Bäder, Luftkurorte und Heilanstalten in Deutschland, Oesterreich, der Schweiz und den angrenzenden Gebieten für Aerzte und Hilfsbedürftige (Berlin ^{6}1895).

Anna L. BAYER, Ueber die Zahlenverhältnisse der rothen und weissen Zellen im Blute von Neugeborenen und Säuglingen (Diss. Bern 1881).

Leo BECK-MANAGETTA–Carl von KELLE, Die österreichischen Universitätsgesetze: Sammlung der für die österreichischen Universitäten gültigen Gesetze, Verordnungen, Erlässe, Studien- und Prüfungsordnungen usw. (Wien 1906).

Paul BERGER, Führer durch die Privat Heilanstalten Deutschlands, Oesterreichs u. der Schweiz (Berlin 1889/1890).

Edmund BERNATZKI, Die Zulassung der Frauen zu den juristischen Studien. Ein Gutachten. *Jahresbericht des Vereines für erweiterte Frauenbildung in Wien* 12 (1899/1900) 3–16.

Die Bevölkerung der im Reichsrathe vertretenen Königreiche und Länder nach Religion, Bildungsgrad, Umgangssprache und ihren Gebrechen. 2. Heft der Ergebnisse der Volkszählung und der mit derselben verbundenen Zählung der häuslichen Nutzthiere vom 31. December 1880, hg. von der k. k. Statistischen Central-Commission, Bd. I/2 (Wien 1882).

Biographisches Lexikon der hervorragenden Ärzte der letzten fünfzig Jahre, Bd. 1, hg. von I[sidor] FISCHER (München 1932).

Theodor L. W. BISCHOFF, Das Studium und die Ausübung der Medicin durch Frauen (München 1872).

Agnes BLUHM, Leben und Streben der Studentinnen in Zürich. Vortrag gehalten von Dr. med. Agnes Bluhm am 1. März 1890 in Wien. *Jahresbericht des Vereines für erweiterte Frauenbildung in Wien* 2 (1889/1890) 17–27.

Hans Blumenfeld: Stadtplaner. „... es sei denn, sie bauen eine humane Stadt." Autobiographie 1892–1988 hg. von Volker ROSCHER (Stadt Planung Geschichte 14, Basel–Berlin–Boston 1993).

Victor BÖHMERT, Das Studieren der Frauen mit Rücksicht auf das Studium der Medicin (Leipzig 1872).

Victor BÖHMERT, Das Frauenstudium nach den Erfahrungen an der Zürcher Universität (Zürich 1874).

Alfred BRAUCHLE, Naturheilkunde in Lebensbildern (Dresden 1937).

Betty Brod, Ein Besuch bei Frau Dr. Theodora Krajevska in Sarajevo. *Dokumente der Frauen* 5/8 (1901) 260–264.

Natalie Bruck-Auffenberg, Die Frau comme il faut (Die vollkommene Frau) (Wien o. J. [Aufl. 6.000]).

XVIe Congrès international de médecine, Budapest, Août-Septembre 1909 (Budapest 1909).

Congrès international des oeuvres et institutions féminines, publié par Ministère du commerce, de l'industrie et de colonies (Paris 1889).

Congrès périodique international de gynécologie et d'obstétrique. 2e session, Genève, Septembre 1896 (Genève 1897).

Adele Crepaz, Die Gefahren der Frauen-Emancipation. Ein Beitrag zur Frauenfrage (Leipzig 1892).

Helene Deutsch, Selbstkonfrontation. Die Autobiographie einer großen Psychoanalytikerin (München 1975).

Directory of Deceased American Physicians, 1804–1929, vol. 1, ed. American Medical Association (Chicago o. J).

Alfons Dopsch, Dreissig Jahre Frauenstudium in Österreich: 1897 bis 1927. Festschrift (Wien 1927).

Max Einhorn, in: Die Medizin der Gegenwart in Selbstdarstellungen 8, hg. von L. R. Grote (Leipzig 1929) 1–24.

A. Eitelberg, Sollen die Frauen sich auch dem Studium der Medicin zuwenden? *Dokumente der Frauen* 1/11 (1899) 286–289.

Dr. [Betty] Farbstein, Warum sich die Frauen nicht organisieren? *Volksrecht* 12, Nr. 190 (18. August 1909) 1.

Anna Fischer-Dückelmann, Neue Küchenlehre für Alle, die auf vernunft- und naturgemässerer Grundlage kochen wollen (Zürich 1888).

Anna Fischer-Dückelmann, Das Geschlechtsleben des Weibes. Eine physiologisch-soziale Studie mir ärztlichen Ratschlägen (Berlin 1900).

Anna Fischer-Dückelmann, Die heutigen Behandlungsmethoden der Frauenkrankheiten für Ärzte und Gebildete aller Stände (Berlin ²1902).

Anna Fischer-Dückelmann, Die Frau als Hausärztin. Ein ärztliches Nachschlagebuch der Gesundheitspflege und Heilkunde in der Familie mit besonderer Berücksichtigung der Frauen- und Kinderkrankheiten, Geburtshilfe und Kinderpflege (Stuttgart 1913).

Else Forrer-Gutknecht, Universität Zürich, in: Das Frauenstudium an den Schweizer Hochschulen. Les Études des femmes dans les universités suisses, hg. vom Schweizerischen Verband der Akademikerinnen (Leipzig–Stuttgart 1928) 19–88.

Käte Frankenthal, Der dreifache Fluch. Jüdin, Intellektuelle, Sozialistin. Lebenserinnerungen einer Ärztin aus Deutschland und im Exil, hg. von Kathleen M. Pearle–Stephan Leibfried (Frankfurt/Main–New York 1981).

R. Franz, Sechzig Jahre Maria Theresia-Frauen-Hospital. Rückblick auf die Entwicklung der operativen Frauenheilkunde im Maria Theresia-Frauen-Hospital von 1872 bis 1932. *Wiener Medizinische Wochenschrift* 82/50 (1932) 1535.

Karl Emil Franzos, Lateinische Mädchen, in: ders., Halb-Asien. Land und Leute des östlichen Europa 6: Aus der großen Ebene 2 (Stuttgart–Berlin ²1878) 120–183.

Das Frauenstudium an den Schweizer Hochschulen. Les Études des Femmes dans les Universités suisses, hg. vom Schweizerischen Verband der Akademikerinnen (Leipzig–Stuttgart 1928).

Führende Frauen Europas, hg. von Elga Kern (München 1928).

Franziska Frey-Wettstein, Memoiren von Virginia Schlikow (Zürich 2017) [Privatdruck der Familie Frey-Wettstein, Zürich, siehe auch Quellenverzeichnis].

Anna Gabrisch, „Du mein Dämon, meine Schlange …". Briefe an Ricarda Huch 1887–1897, Bd. 1 (Veröffentlichungen der Deutschen Akademie für Sprache und Dichtung Darmstadt 72, Göttingen 1998).

Léonore GOURFEIN-WELT, Genève. L'Université, in: Das Frauenstudium an den Schweizer Hochschulen. Les Études des Femmes dans les Universités suisses, hg. vom Schweizerischen Verband der Akademikerinnen (Leipzig–Stuttgart 1928) 135–168.

Marianne HAINISCH, Zur Frage des Frauen-Unterrichts. Vortrag gehalten bei der dritten General-Versammlung des Wiener Frauen-Erwerb-Vereines (Wien 1870).

Marianne HAINISCH, Ein Mutterwort über die Frauenfrage. *Jahresbericht des Vereines für erweiterte Frauenbildung in Wien* 4 (1891/1892) 21–32.

Marianne HAINISCH, Seherinnen, Hexen und die Wahnvorstellungen über das Weib im 19. Jahrhundert (Wien 1896).

Marianne HAINISCH, Die Geschichte der Frauenbewegung in Österreich, in: Handbuch der Frauenbewegung, Bd. 1: Die Geschichte der Frauenbewegung in den Kulturländern, hg. von Helene LANGE–Gertrud BÄUMER (Berlin 1901) 167–188.

Haliczanin. Kalendarz powszechny ... na rok Pański 1925, 1933 [Der Galizier: Allgemeiner Kalender ... auf das Jahr des Herrn 1925, 1933] (Lwów 1925, 1933).

Emanuel HANNAK, E. Alberts Essay „Die Frauen und das Studium der Medizin" kritisch beleuchtet (Wien 1895).

Alice HERDAN-ZUCKMAYER, Genies sind im Lehrplan nicht vorgesehen (Frankfurt/Main 1979).

Ludimar HERRMANN, Das Frauenstudium und die Interessen der Hochschule Zürich (Zürich 1872).

Hermine Heusler-Edenhuizen. Die erste deutsche Frauenärztin. Lebenserinnerungen im Kampf um den ärztlichen Beruf der Frau, hg. von Heyo PRAHM (Opladen ^{3}2011).

Margret HILFERDING, Geburtenregelung. Mit einem Nachwort von Alfred Adler (Wien–Leipzig 1926).

Julius HIRSCHBERG, Handbuch der gesamten Augenheilkunde 15/2 (Berlin 1918).

HÖDUR [Pseudonym], Frau Dr. Rosa Kerschbaumer – die erste österreichische Aerztin. *Neues Werden. Sonntags-Beilage für unsere Frauen* 3, Nr. 44 (1. November 1923) 1–4.

Hof- und Staatshandbuch der Österreichisch-Ungarischen Monarchie für das Jahr 1894, 1895, 1896, 1898, 1900 (Wien 1894, 1895, 1896, 1898, 1900).

Anna HONZÁKOVÁ, Dr. med. Anna Bayerová 1853–1924. První česká lékařka ve Švýcarech [Die erste tschechische Ärztin in der Schweiz] (Praha 1937).

Jelentés az 1894, szeptember hó 1-től 9-ig budapesten tartott VIII-ik Nemzetközi Közegészségi és Demografiai Congressusról és annak tudományos munkálatairól. Huitième Congrès international d'Hygiène et de Démographie tenu à Budapest 1 au 9 septembre 1894. Comptes-rendus et mémoires, tome 8, hg. von Zsigmond GERLÓCZY (Budapest 1895–1896).

K., Th., Russische Studentinnen. *Neues Frauenleben* 14/5 (1902) 1.

Regina KAHANE, Beitrag zur Organotherapie. *Therapeutische Revue der Allgemeinen Wiener medizinischen Zeitung* (25. Juli 1911) 27.

Vilma von KÁLLAY, Aerztinnen in Bosnien. *Frauen-Werke* 6/3 (1899) 4–6.

Rosa KERSCHBAUMER, Über die ärztliche Berufsbildung und Praxis der Frauen. *Jahresbericht des Vereines für erweiterte Frauenbildung in Wien* 1 (1888/1889), Beilage.

Rosa KERSCHBAUMER, Professor Albert und die weiblichen Ärzte. *Neue Revue. Wiener Literaturzeitung* 6/44 (1895) 1381–1390.

Rosa KERSCHBAUMER, Das Sarkom des Auges. Mit einem Vorwort von Professor Dr. Sattler (Wiesbaden 1900).

Rosa KERSCHBAUMER, Die Hygiene des Auges in der Schule. *Der Bund* 5/4 (1909) 8f.

Rosa KERSCHBAUMER, Zur Frage der Regelung der Prostitution in Österreich. *Arbeiterinnen-Zeitung* 19, Nr. 10 (10. Mai 1910) 5.

Ludwig KLEINWÄCHTER, Zur Frage des Studiums der Medizin des Weibes (Berlin–Leipzig–Neuwied am Rhein 1896).

Ol'ha KOBYLJANS'KA, Dr. Sofija Okunevs'ka-Moračevs'ka. Rod. 12 maja 1865 – pom. 25 ljutoho 1926 [Dr. Sofija Okunevs'ka-Moračevs'ka. Geb. am 12. Mai 1865 – gest. am 25. Februar 1926]. *Literaturno-naukovyj visnyk* 90 (1926) 334–336.

Leopold Kompert, Auf, nach Amerika! *Oesterreichisches Central-Organ für Glaubensfreiheit, Kultur, Geschichte und Literatur der Juden* (24. März 1848).

Teodora z Kosmowskich Krajewska, Pamiętnik [Memoiren], hg. von Bogusława Czajecka (Kraków 1989).

Adolph Kronfeld, Die Bestimmung der Frau. *Wiener Medizinische Wochenschrift* 42/10 (1892) 403–405.

E[rnst] M[oriz] Kronfeld, Die Frauen und die Medicin. Professor Albert zur Antwort. Zugleich eine Darstellung der ganzen Frage (Wien 1895).

Helene Lange, Lebenserinnerungen (Berlin 1921).

Maria Theresia Ledóchowska, Die Frau im Dienste der afrikanischen Missionen (Salzburg 1916).

Karl Lemayer, Die Verwaltung der österreichischen Hochschulen von 1868–1877 (Wien 1878).

Felix Lindner, Vom Frauenstudium. Vortrag zum Besten des Hilfsfonds der Großen Stadtschule in Rostock, gehalten am 16. Dezember 1896 (Rostock 1897).

Gisela Lucci, Der Heilwert der Gymnastik. Vorbereitung zu Leistungen in Turnen, Sport und Spiel. Eine Zimmergymnastik ohne Apparate (Bern 1929).

Gisela Lucci-Purtscher, Unsere Ernährung. Kochbuch (Zürich ²1915).

Gisela Lucci-Purtscher, Das Buch der Mutter. Teil 1: Die Erziehung zur Mutterschaft, Teil 2: Die Geburt, Teil 3: Krankheiten nach Geburt und Wochenbett (Zürich 1915).

Gisela Lucci-Purtscher, Der kleine Hausdoktor (Zürich 1920).

Gisela Lucci-Purtscher, Frauenleiden im jüngeren und mittleren Lebensalter: Ursachen, Verhütung und naturgemäße Behandlung (Berlin 1923).

Gisela Lucci-Purtscher, Die Wechseljahre (Berlin 1927).

Gisela Lucci-Purtscher, Die Verwirklichung der Wünsche durch die Coué-Technik (Thalwil, Neuaufl. 1982).

Gisela Lucci-Purtscher, Die Praxis der bewussten Autosuggestion (Thalwil, Neuaufl. 1987).

C[amilla] Lucerna, Die erste Frauenärztin in Franzensbad. *Frauenleben* 13/3 (1901) 63.

Rosa Mayreder, Zur Kritik der Weiblichkeit (Jena–Leipzig ²1907).

Rosa Mayreder, Zivilisation und Geschlecht. Ein Lesebuch, hg. von Eva Geber (Wien 2010).

Mayrhofer's Handbuch für den politischen Verwaltungsdienst in den im Reichsrathe vertretenen Königreichen und Ländern mit besonderer Berücksichtigung der diesen Ländern gemeinsamen Gesetze und Verordnungen 1, 3, 5 (Wien 1895, 1897, 1898).

Suzanne Meylan, Lausanne. Au temps de l'Académie, in: Das Frauenstudium an den Schweizer Hochschulen. Les Études des Femmes dans les Universités suisses, hg. vom Schweizerischen Verband der Akademikerinnen (Leipzig–Stuttgart 1928) 169–201.

P[aul] J[ulius] Möbius, Ueber den physiologischen Schwachsinn des Weibes (Halle ³1901).

Lina Morgenstern, Ein offenes Wort über das medizinische Studium der Frauen an Herrn Prof. Dr. W. Waldener (Berlin 1888).

Moritz Necker, Auguste Fickert. Ein Beitrag zur Geschichte der Wiener Frauenbewegung. *Prager Tagblatt* 23, Nr. 53 (22. Februar 1899) 1–4.

Neue Schweizer Biographie. Nouvelle Biographie Suisse. Nuova Biografia Svizzera, hg. von Albert Bruckner (Basel 1938).

I[sidor] Neumann, Sollen Frauen zum Studium der Medicin zugelassen werden? *Wiener klinische Wochenschrift* 13 (1894) 238–240.

Mein Österreich, mein Heimatland. Illustrierte Volks- und Vaterlandskunde des Österreichischen Kaiserstaates, 2 Bde., hg. von Siegmund Schneider–Benno Imendörffer, (Wien 1914).

Betty Ostersetzer, Tiefer schürfen! *Volksrecht* 16, Nr. 48 (27. Februar 1913) 1f.

Dr. [Betty] Ostersetzer, Die Vernichtung keimenden Lebens. *Volksrecht* 17, Nr. 119 (9. April 1914) 1.

Sophie Pataky, Lexikon deutscher Frauen der Feder (Berlin 1898).

Gabriele Possanner, Ein Fall von Retroflexio uteri gravidi, complicirt mit hypertrophischer Elongation der Portio supravaginalis und perimetrischen Adhäsionen. *Wiener Medizinische Wochenschrift* 45/23 (1895) Sp. 1014–1018.

Othmar Purtscher, Erinnerungen aus meinem Leben (Klagenfurt 1926).

Rosa Putiata Kerschbaumer, Bericht einer oculistischen Abtheilung in Sibirien. *Zeitschrift für Augenheilkunde* 7 (1902) 221–225.

Mary Putnam Jacobi, Shall women practice medicine? (New York 1882).

Rechenschafts-Bericht des Vereines zur Gründung und Erhaltung des Erzherzogin Marie Valerie-Kinder-Spitales zu Salzburg über das Erste Vereinsjahr 1890/1891 (Salzburg 1891).

Heinrich Renner, Durch Bosnien und die Herzegowina kreuz und quer (Berlin 1896).

Alexander Roda Roda, Roda Rodas Roman (München 1925).

Augustin Rösler, Die Frauenfrage vom Standpunkte der Natur, der Geschichte und der Offenbarung (Freiburg–München 1907).

Dora Rösler, Frauenbildung und Gymnasiale Mädchenschule in Wien, in: Der Internationale Kongreß für Frauenwerke und Frauenbestrebungen in Berlin 19. bis 26. September 1896. Eine Sammlung der auf dem Kongreß gehaltenen Vorträge und Ansprachen, hg. von Rosalie Schoenflies et al. (Berlin 1897) 155–158.

Das Sanitätswesen in Bosnien und Hercegovina 1878–1901, hg. von der Landesregierung für Bosnien und die Herzegovina (Sarajevo 1903).

Gustav Adolf Schimmer, Bevölkerung der im Reichsrathe vertretenen Königreiche und Länder, in: Bevölkerung und Viehstand der im Reichsrathe vertretenen Königreiche und Länder nach der Zählung vom 31. December 1869, hg. von der k. k. statistischen Central-Commission, Heft 5 (Wien 1872) V–XIV.

Käthe Schirmacher, Züricher Studentinnen (Leipzig–Zürich 1896).

David Schlaeppi, Oesterreich-Ungarn in Bosnien und der Hercegovina von 1878–1914 (Bern 1921).

Auguste Schmidt, Dr. Anna Bayer praktischer Arzt in Bern. *Neue Bahnen. Organ des allgemeinen deutschen Frauenvereins* 25/5 (1890) 33–35.

Marie Schmitt, Weibliche Aerzte. *Tagespost* 19, Nr. 143 (26. Juni 1874) 1.

Schweizerisches Zeitgenossenlexikon. Lexique suisse des Contemporains. Lessico svizzero dei Contemporanei, hg. von Hermann Aellen (Leipzig–Bern ^{2}1932).

Rosika Schwimmer, Der Stand der Frauenbildung in Ungarn, in: Handbuch der Frauenbewegung 1. Die Geschichte der Frauenbewegung in den Kulturländern, hg. von Helene Lange–Gertrud Bäumer (Berlin 1901) 191–206.

R[osika] B. Schwimmer, Die Frauen auf dem medizinischen Kongreß. *Pester Lloyd* 56, Nr. 208 (3. September 1909) 5.

Jenny Springer, Die Ärztin im Hause. Ein Buch der Belehrung für Gesunde und Kranke über die wichtigsten Fragen der Gesundheitslehre und Heilkunde, 2 Bde. (Wien 1922).

Dr. [Betty] Stoboy-Ostersetzer, In einem österreichischen Kriegsspital. *Volksrecht* 20, Nr. 193 (19. August 1916) 1–3, Nr. 194 (21. August 1916) 2f.

Helene Stöcker, Lebenserinnerungen. Die unvollendete Autobiographie einer frauenbewegten Pazifistin, hg. von Reinhold Lütgemeier-Davin–Kerstin Wolff (L'Homme Archiv 5, Köln–Weimar–Wien 2015).

T. W. Teifen, Frauen, gründet für eure Töchter Gymnasien! *Dokumente der Frauen* 2/15 (1899) 389f.

Dora Teleky, Die Schularztfrage. *Neues Frauenleben* 12/9 (1910) 270–273.

Dora Teleky, Die Zeitungsdebatte über die weiblichen Ärzte. *Neues Frauenleben* 15/7/8 (1913) 187–189.

D[ora] T[eleky], Amt und Beruf. Die Aerztin. *Die Frau* 22/2 (1919) 4.

Jakob Thun, Die Juden in Österreich (Veröffentlichungen des Bureaus für Statistik der Juden 4, Berlin 1908).

Irma von Troll-Borostyáni, Die Mission unseres Jahrhunderts. Eine Studie über die Frauenfrage (Preßburg 1878).

Regine Ulmann, Oesterreichische Aerztinnen. *Wiener Mode* 9/24 (1896) 917–919.

Vorkämpferinnen des österreichischen Frauenstudiums. *Jahresbericht des Vereines für erweiterte Frauenbildung in Wien* 8 (1895/1896) 35–48; 9 (1896/1897) 41–59; 12 (1899/1900) 35–44.

Marianne WEBER, Vom Typenwandel der studierenden Frau (1917), in: DIES., Frauenfragen und Frauengedanken. Gesammelte Aufsätze (Tübingen 1919) 179–201.

Mathilde WEBER, Ärztinnen für Frauenkrankheiten. Eine ethische und sanitäre Notwendigkeit (Berlin [5]1893).

Max Weber-Gesamtausgabe, Bd. II/9: Briefe 1915–1917, hg. von Gerd KRUMEICH–M. Rainer LEPSIUS (Tübingen 2008).

Weibliche Ärzte in Bosnien. *Wiener medizinische Wochenschrift* 30 (1896) Sp. 1350.

Otto WEININGER, Geschlecht und Charakter. Eine prinzipielle Untersuchung (Wien–Leipzig [10]1908).

Ella WILD, Einleitung, in: Das Frauenstudium an den Schweizer Hochschulen. Les Études des Femmes dans les universités suisses, hg. vom Schweizerischen Verband der Akademikerinnen (Leipzig–Stuttgart 1928) 1–18.

Leo WOERL, Illustrierter Führer durch Karlsbad und Umgebung (Leipzig [8]o. J. [um 1905]).

Women Physicians in Germany. *Medical Woman's Journal* 5/11 (1896) 302.

Constant von WURZBACH, Biographisches Lexikon des Kaiserthums Oesterreich 54 (Wien 1886) 251f.

R[omuald] WURZER, K. k. I. Staatsgymnasium in Czernowitz. Festschrift zur hundertjährigen Gedenkfeier der Gründung des Gymnasiums (Czernowitz 1909).

Sekundärliteratur

100 Jahre Ärztekammern in Österreich. *Österreichische Ärztezeitung* 46, Sondernummer (14. November 1991).

150 Jahre Wiener Augenheilkunde. Ausstellungskatalog 1.–30. Juni 1962 (Wien 1962).

300 Jahre Ursulinen in Salzburg. Frauenbilder. Frauenbildung zwischen Tradition und Innovation 1695–1995 (Salzburg 1995).

Erwin ACKERKNECHT, Geschichte der Medizin (Stuttgart [6]1989).

Franz ADLGASSER, Die Mitglieder der österreichischen Zentralparlamente 1848–1918. Konstituierender Reichstag 1848–1849. Reichsrat 1861–1918. Ein biographisches Lexikon, 2 Bde. (Studien zur Geschichte der österreichisch-ungarischen Monarchie 33, Wien 2014).

Martin AEGERT, Ein Pionier „naturgemäßer Lebens- und Heilweise". Dr. med. Adolf Keller-Hoerschelmann (1. Dezember 1879–17. August 1969). Leben und Werk (Diss. Bern 1997).

Ulrike AICHHORN, Frauenförderung im Wissenschaftsbetrieb. Rechtsentwicklungen und Praxis, in: Politik und Geschlecht. Dokumentation der 6. Frauenringvorlesung an der Universität Salzburg WS 1999/2000, hg. von Elisabeth WOLFGRUBER–Petra GRABNER (Innsbruck–Wien–München 2000) 127–144.

Andreas AICHINGER, Ärztin von Kaisers Gnaden. *Paracelsus Today* Nr. 1 (2019) 29f.

Reinhold AIGNER, Dr. Oktavia Aigner-Rollett, die erste Ärztin in Graz. Biographie einer österreichischen Früh-Ärztin. *Historisches Jahrbuch der Stadt Graz* 2 (1969) 141–158.

Reinhold AIGNER, Die Grazer Ärztinnen aus der Zeit der Monarchie. *Zeitschrift des Historischen Vereines für Steiermark* 70 (1976) 45–70.

Reinhold AIGNER, Zur Patientenfrequenz der ersten Ärztin in Graz Frau Dr. Oktavia Aigner-Rollett (1877–1959), in: Frauenstudium und Frauenkarrieren an der Universität Graz, hg. von Alois KERNBAUER–Karin SCHMIDLECHNER-LIENHART (Publikationen aus dem Archiv der Universität Graz 33, Graz 1996) 79–82.

James C. ALBISETTI, Mädchenerziehung im deutschsprachigen Österreich, im Deutschen Reich und in der Schweiz 1866–1914, in: Frauen in Österreich. Beiträge zu ihrer Situation im 19.

und 20. Jahrhundert, hg. von David F. Good–Margarete Grandner–Mary Jo Maynes (Wien–Köln–Weimar 1993) 15–31.

Harriet Anderson, Vision und Leidenschaft. Die Frauenbewegung im Fin de Siècle Wiens (Wien 1994).

Zenon Andrzejewski, Dr. Aleksander Axer – matematyk niespełniony (1880–1948) [Dr. Alexander Axer – ein verhinderter Mathematiker]. *Rocznik Przemyski* 40/4 (2004) 101–106.

Daniela Angetter–Birgit Nemec–Herbert Posch, Einleitung, in: Strukturen und Netzwerke. Medizin und Naturwissenschaft in Wien 1848–1955, hg. von Daniela Angetter et al. (650 Jahre Universität Wien – Aufbruch ins neue Jahrhundert 5, Göttingen 2018) 21–40.

Monika Ankele, Doing Culture / Doing Gender / Doing Identity. Von den Möglichkeiten praxisorientierter Ansätze für die Frauenbiografieforschung am Beispiel eines mit Texten bestickten Jäckchens aus dem Jahr 1895, in: Frauenbiografieforschung. Theoretische Diskurse und methodologische Konzepte, hg. von Susanne Blumesberger–Ilse Korotin (BiografiA. Neue Ergebnisse der Frauenbiografieforschung 9, Wien 2012) 13–33.

Ingrid Arias, Die ersten Ärztinnen in Wien. Ärztliche Karrieren von Frauen zwischen 1900 und 1938, in: Töchter des Hippokrates. 100 Jahre akademische Ärztinnen in Österreich, hg. von Birgit Bolognese-Leuchtenmüller–Sonia Horn (Wien 2000) 55–78.

Ingrid Arias, „Und bei allem war man die Erste!". Die ersten Ärztinnen in Wiener Spitälern (1900–1938) (Dipl. Wien 2004).

Auswanderung aus Österreich. Von der Mitte des 19. Jahrhunderts bis zur Gegenwart, hg. von Traude Horvath–Gerda Neyer (Wien–Köln–Weimar 1996).

Barbara Bachmann, Medizinstudium von Frauen in Bern 1871–1914 (Diss. Bern 1990).

Klaus Bade, Historische Migrationsforschung, in: Sozialhistorische Migrationsforschung, hg. von dems. (Studien zur historischen Migrationsforschung 13, Göttingen 2004).

Birgitta Bader-Zaar, „... der Forderung nach dem Frauenwahlrecht erhöhte Kraft und Lebendigkeit zu verleihen", in: Frauentag! Erfindung und Karriere einer Tradition, hg. von Heidi Niederkofler–Maria Mesner–Johanna Zechner (Österreichisches Museum für Volkskunde: Kataloge des Österreichischen Museums für Volkskunde 93, Wien 2011) 37–59.

Martine Bächler Paszkowski, Johanna Kuhn – eine der ersten promovierten Schweizer Medizinstudentinnen – im geschichtlichen Kontext. Mit Transkription ihrer Vorlesungsnachschrift im Fach „Systematische Anatomie des Menschen" des Wintersemesters 1891/1892 der Medizinischen Fakultät (Diss. Zürich 2011).

Colin Bätschmann, Die Fremde am Berg. *Zürichsee-Zeitung* (9. Februar 2022) 3.

Rupert Baier, Das Frauenstudium in Österreich seit der Jahrhundertwende (Hausarb. Salzburg 1973).

Tobias Ballweg–Peter Hösly–René Bridler, Ohne Gestern ist morgen kein Heute: 150 Jahre Sanatorium Kilchberg (Zürich 2017).

Ari Ban, Comic: Rosa Kerschbaumer-Putjata. *Qwant. Das junge Stadtmagazin für Salzburg* (Sommer 2018) 58f.

Irene Bandhauer-Schöffmann, Frauenbewegung und Studentinnen. Zum Engagement der österreichischen Frauenvereine für das Frauenstudium, in: „Durch Erkenntnis zu Freiheit und Glück ...". Frauen an der Universität Wien (ab 1897), hg. von Waltraud Heindl–Marina Tichy (Schriftenreihe des Universitätsarchivs Universität Wien 5, Wien 1990) 27–48.

Monika Bankowski-Züllig, Nadežda Prokof'evna Suslova (1843–1918) – die Wegbereiterin, in: Ebenso neu als kühn. 120 Jahre Frauenstudium an der Universität Zürich, hg. vom Verein Feministische Wissenschaft Schweiz (Verein Feministische Wissenschaft 1, Zürich 1988) 119–126.

Barrieren und Karrieren. Die Anfänge des Frauenstudiums in Deutschland. Dokumentation der Konferenz „100 Jahre Frauen in der Wissenschaft" im Februar 1997 an der Universität Bremen", hg. von Elisabeth Dickmann–Eva Schöck-Quinteros (Schriftenreihe des Hedwig-Hintze-Instituts Bremen 5, Berlin ^{2}2002).

Ingrid Bauer, „Im Dienste des Vaterlandes". Frauenarbeit im und für den Krieg, in: Geschlecht und Arbeitswelten. Beiträge der 4. Frauen-Ringvorlesung an der Universität Salzburg, hg. vom

Bundesministerium für Arbeit, Gesundheit und Soziales, Abt. für grundsätzliche Angelegenheiten der Frauen (Gleichbehandlung ist das Ziel 26, Salzburg 1998) 49–62.

Ingrid Bauer, Frauengeschichte, Männergeschichte, Geschlechtergeschichte. Geschlechtersensible Geschichtswissenschaft, in: Gender Studies. Denkachsen und Perspektiven der Geschlechterforschung, hg. von ders.–Julia Neissl (Innsbruck–Wien–München–Bozen 2002) 35–52.

Ingrid Bauer, „Tschikweiber haums uns g'nennt ...". Die Zigarrenfabriksarbeiterinnen von Hallein. Frauen. Arbeit. Geschichte (Berlin ^{3}2017).

Ingrid Bauer–Christa Hämmerle–Claudia Opitz-Belakhal, 30 Jahre „L'Homme. Europäische Zeitschrift für Feministische Geschichtswissenschaft", in: Politik – Theorie – Erfahrung. 30 Jahre feministische Geschichtswissenschaft im Gespräch, hg. von dens. (L'Homme Schriften. Reihe zur Feministischen Geschichtswissenschaft 26, Göttingen 2020) 9–22.

Anna Maria Baur, Die kaiserliche Ausnahme. Wie Rosa Kerschbaumer mit ihrer Salzburger Augenklinik österreichische Geschichte schrieb. *Land und Leute* Nr. 2 (2021) 88f.

Simone de Beauvoir, Das andere Geschlecht. Sitte und Sexus der Frau (Hamburg 1992).

Marlies Beck-Ciprian, Wädenswiler Originale III. Die Fremde: Frau Dr. Gisela Lucci-Purtscher (1871–1959). *Jahrbuch der Stadt Wädenswil* 1994 (1994) 36–42.

Regina Becker-Schmidt, Frauenforschung, Geschlechterforschung, Geschlechterverhältnisforschung, in: Dies.–Gudrun-Axeli Knapp, Feministische Theorien zur Einführung (Hamburg 2000) 14–64.

Bedrohlich gescheit. Ein Jahrhundert Frauen und Wissenschaft in Bayern, hg. von Hiltrud Häntzschel–Hadumod Bussmann (München 1997).

Shari Benstock, Women of the Left Bank. Paris, 1900–1940 (Austin 1986).

George E. Berkley, Vienna and Its Jews. The Tragedy of Success 1880–1980s (Cambridge Massachusetts 1988).

Monika Bernold–Johanna Gehmacher, Auto/Biographien einer Akteurin der Frauenbewegung. Tradierungspraxen, biographisches Darstellungsmuster und feministisches Geschichtsbewusstsein, in: Politik und Geschlecht. Dokumentation der 6. Frauenringvorlesung an der Universität Salzburg WS 1999/2000, hg. von Elisabeth Wolfgruber–Petra Grabner (Innsbruck–Wien–München 2000) 107–125.

Marcel H. Bickel, Die ersten Ärztinnen in Europa und Amerika und der frühe Feminismus (Bern et al. 2017).

Harald Binder, Galizien in Wien. Parteien, Wahlen, Fraktionen und Abgeordnete im Übergang zur Massenpolitik (Studien zur Geschichte der österreichisch-ungarischen Monarchie 29, Wien 2005).

BiografiA. Lexikon österreichischer Frauen, hg. von Ilse Korotin, 4 Bde. (Wien–Köln–Weimar 2016).

Marco Birn, Die Anfänge des Frauenstudiums in Deutschland. Das Streben nach Gleichberechtigung von 1869–1918, dargestellt anhand politischer, statistischer und biographischer Zeugnisse (Heidelberg 2015).

Claudia Bischoff, Frauen in der Krankenpflege. Zur Entwicklung von Frauenrollen und Frauenberufstätigkeit im 19. und 20. Jahrhundert (Frankfurt/Main ^{2}1994).

Doerte Bischoff, Dekonstruktiver Feminismus, in: Metzler Lexikon. Gender Studies Geschlechterforschung. Ansätze – Personen – Grundbegriffe, hg. von Renate Kroll (Stuttgart–Weimar 2002).

Brigitte Biwald, Von Helden und Krüppeln. Das österreichisch-ungarische Militärsanitätswesen im Ersten Weltkrieg 1 (Militärgeschichtliche Dissertationen österreichischer Universitäten 14/1, Wien 2002).

Johanna Bleker, Anerkennung durch Unterordnung? Ärztinnen und Nationalsozialismus, in: Weibliche Ärzte. Die Durchsetzung des Berufsbildes in Deutschland, hg. von Eva Brinkschulte (Berlin 1993) 126–135.

Johanna Bleker, Die ersten Ärztinnen und ihre Gesundheitsbücher für Frauen. Hope Bridges Adams-Lehmann (1855–1916), Anna Fischer-Dückelmann (1856–1917) und Jenny Springer

(1860–1917), in: Weibliche Ärzte. Die Durchsetzung eines Berufsbildes in Deutschland, hg. von Eva Brinkschulte (Berlin 1994) 65–83.

Johanna Bleker, Die Frau als Weib: Sex und Gender in der Medizingeschichte, in: Geschlechterverhältnisse in Medizin, Naturwissenschaft und Technik, hg. von Christoph Meinel–Monika Renneberg (Bassum –Stuttgart 1996) 15–29.

Johanna Bleker–Sabine Schleiermacher, Ärztinnen aus dem Kaiserreich. Lebensläufe einer Generation (Weinheim 2000).

Johanna Bleker, Vorspiel: Deutsche Ärztinnen mit ausländischem Doktorgrad 1871 bis 1901, in: dies.–Sabine Schleiermacher, Ärztinnen aus dem Kaiserreich. Lebensläufe einer Generation (Weinheim 2000) 11–34.

Johanna Bleker, Die bis 1918 in Deutschland approbierten Ärztinnen im Überblick, in: dies.–Sabine Schleiermacher, Ärztinnen aus dem Kaiserreich. Lebensläufe einer Generation (Weinheim 2000) 35–52.

Johanna Bleker, Zur Herkunft der frühen Ärztinnen, in: dies.–Sabine Schleiermacher, Ärztinnen aus dem Kaiserreich. Lebensläufe einer Generation (Weinheim 2000) 53–74.

Johanna Bleker, Kriegsgewinnlerinnen? Studium und Berufsarbeit deutscher Medizinerinnen im Ersten Weltkrieg, in: dies.–Sabine Schleiermacher, Ärztinnen aus dem Kaiserreich. Lebensläufe einer Generation (Weinheim 2000) 75–87.

Johanna Bleker, Frauenpraxis. Die Berufsrealität deutscher Ärztinnen bis zum Beginn der Weimarer Republik, in: Der Weg an die Universität. Höhere Frauenstudien vom Mittelalter bis zum 20. Jahrhundert, hg. von Trude Maurer (Göttingen 2010) 236–251.

Patrick Bochmann, Frauen in der Naturheilbewegung. Anna Fischer-Dückelmann und Clara Muche. Ihre Lebenswege, medizinischen und besonders frauenheilkundlichen Auffassungen (Hamburg 2018).

Gisela Bock, Geschichte, Frauengeschichte, Geschlechtergeschichte. *GG* 14 (1987) 364–391.

Winfried Böhm, Wörterbuch der Pädagogik (Stuttgart [16]2005).

Andrea Bösche, Der Kampf um die wissenschaftliche Gleichberechtigung, in: Frauenleben in Innsbruck. Ein historisches Stadt- und Reisebuch, hg. von Ellinor Forster–Ursula Stanek–Astrid von Schlachta (Salzburg 2003) 146–153.

Stefan Bollmann, Monte Verità – 1900: Der Traum vom alternativen Leben beginnt (München [2]2019).

Thomas Neville Bonner, To the Ends of the Earth. Women's Search for Education in Medicine (Cambridge Massachusetts–London 1992).

Thomas Neville Bonner, Becoming a Physician. Medical Education in Britain, France, Germany, and the United States, 1750–1945 (New York–Oxford 1995).

Regina Bornemann, Erste weibliche Ärzte. Das Beispiel der Fräulein Doctores Emilie Lehmus und Franziska Tiburtius. Biographisches und Autobiographisches, in: Weibliche Ärzte. Die Durchsetzung eines Berufsbildes in Deutschland, hg. von Eva Brinkschulte (Berlin 1993) 24–33.

Ilse Brehmer, „Kraft meiner Wesensart dem alten Ideal der Weiblichkeit entgegengesetzt ..." (Mayreder). Bildungswege bedeutender Frauen am Übergang vom 19. ins 20. Jahrhundert, in: Geschichte der Frauenbildung und Mädchenerziehung in Österreich, hg. von Ilse Brehmer–Gertrud Simon (Graz 1997) 55–71.

Kirstin Breitenfellner, Trotula, in: Gelehrte Frauen. Frauenbiographien vom 10. bis zum 20. Jahrhundert, hg. vom Ministerium für Unterricht und kulturelle Angelegenheiten (Wien 1996) 39–41.

Eva Brinkschulte, Einleitung – Gedanken zu Titel und Titelbild, in: Weibliche Ärzte. Die Durchsetzung eines Berufsbildes in Deutschland, hg. von ders. (Berlin 1995) 7–21.

Stanisław M. Brozowski, Art. Wacław Damian Moraczewski, in: Polski Słownik Biograficzny [Polnisches Biografisches Lexikon] 21 (Wrocław etc. 1976) 691f.

Ernst Bruckmüller, Österreichische Geschichte. Von der Urgeschichte bis zur Gegenwart (Wien–Köln–Weimar 2019).

Jutta Buchin, Kurzbiographien der Ärztinnen aus dem Kaiserreich, in: Ärztinnen aus dem Kaiserreich. Lebensläufe einer Generation, hg. von Johanna Bleker–Sabine Schleiermacher (Weinheim 2000) 233–305.

Gunilla-Friederike Budde, Geschlechtergeschichte, in: Geschichtswissenschaften. Eine Einführung, hg. von Christoph Cornelissen (Frankfurt/Main 2000) 282–294.

Maria Bühner–Maren Möhring, Einleitung. Europäische Geschlechtergeschichten, in: Einleitung. Europäische Geschlechtergeschichten | Themenportal Europäische Geschichte [5. 1. 2024].

Ursula Büttner-Bruckner, Rund um die Stöckenweid. *Heimatbuch Meilen* 49 (2009) 17–23.

Gina Buijs, Migrant Women. Crossing Boundaries and Changing Identities (Cross-Cultural Perspectives on Women 7, Providence-Oxford 1993).

Anja Burchardt, Die Durchsetzung des medizinischen Frauenstudiums in Deutschland, in: Weibliche Ärzte. Die Durchsetzung eines Berufsbildes in Deutschland, hg. von Eva Brinkschulte (Berlin 1993) 10–21.

Judith Butler, Das Unbehagen der Geschlechter (Frankfurt/Main 1991).

Judith Butler, Körper von Gewicht. Die diskursiven Grenzen des Geschlechts (Berlin 1995).

Judith Butler, Performative Akte und Geschlechterkonstruktion. Phänomenologie und feministische Theorie, in: Performanz. Zwischen Sprachphilosophie und Kulturwissenschaften, hg. von Uwe Wirth (Frankfurt/Main 2002) 301–320.

Marie-Janine Calic, Südosteuropa. Weltgeschichte einer Region (München 2016).

Ilse Costas, Der Kampf um das Frauenstudium im internationalen Vergleich. Begünstigende und hemmende Faktoren für die Emanzipation der Frauen aus ihrer intellektuellen Unmündigkeit in unterschiedlichen bürgerlichen Gesellschaften, in: Pionierinnen, Feministinnen, Karrierefrauen? Zur Geschichte des Frauenstudiums in Deutschland, hg. von Anne Schlüter (Frauen in Geschichte und Gesellschaft 22, Pfaffenweiler 1992) 115–146.

Ilse Costas, Das Verhältnis von Profession, Professionalisierung und Geschlecht in historisch vergleichender Perspektive, in: Profession und Geschlecht. Über die Marginalität von Frauen in hochqualifizierten Berufen, hg. von Angelika Wetterer (Frankfurt/Main–New York 1995) 51–82.

Ilse Costas, Der Zugang von Frauen zu akademischen Karrieren. Ein internationaler Überblick, in: Bedrohlich gescheit. Ein Jahrhundert Frauen und Wissenschaft in Bayern, hg. von ders.–Hiltrud Häntzschel–Hadumod Bussmann (München 1997) 15–34.

Ilse Costas, Professionalisierungsprozesse akademischer Berufe und Geschlecht – ein internationaler Vergleich, in: Barrieren und Karrieren. Die Anfänge des Frauenstudiums in Deutschland. Dokumentation der Konferenz „100 Jahre Frauen in der Wissenschaft“ im Februar 1997 an der Universität Bremen, hg. von Elisabeth Dickmann–Eva Schöck-Quinteros (Schriftenreihe des Hedwig-Hintze-Instituts Bremen 5, Berlin [2]2002) 13–32.

Ilse Costas, Von der Gasthörerin zur voll immatrikulierten Studentin: Die Zulassung von Frauen in den deutschen Bundesstaaten 1900–1909, in: Der Weg an die Universität. Höhere Frauenstudien vom Mittelalter bis zum 20. Jahrhundert, hg. von Trude Maurer (Göttingen 2010) 191–210.

Mary R. S. Creese, Ladies in the Laboratory II. West European Women in Science, 1800–1900: A Survey to Their Contributions to Research (Lanham et al. 2004).

Bogusława Czajecka, „Z domu w szeroki świat“. Droga kobiet do niezależności w zaborze austriackim w latach 1890–1914 [„Aus dem Haus in die weite Welt“. Der Weg der Frauen zur Unabhängigkeit in Österreichisch-Polen 1890–1914] (Kraków 1990).

Herwig Czech–Paul Weindling, Österreichische Ärzte und Ärztinnen im Nationalsozialismus: Einleitung, in: Österreichische Ärzte und Ärztinnen im Nationalsozialismus, hg. von dens. (Jahrbuch des Dokumentationsarchivs des Österreichischen Widerstandes 2017, Wien 2017) 7–21.

Manfred Dacho–Franz Drach–Harald Winkler, Am Anfang war das Lager: Gmünd-Neustadt (Weitra 2014).

Bettina Dausien, Migration – Biographie – Geschlecht. Zur Einführung in einen mehrwertigen Zusammenhang, in: Migrationsgeschichte von Frauen. Beiträge und Perspektiven aus der Biographieforschung, hg. von ders.–Marina Colloni–Marianne Friese (Werkstattbericht des Instituts für angewandte Biographie- und Lebensweltforschung Universität Bremen 7, Bremen 2000) 7–24.

Bettina Dausien, Erzähltes Leben – erzähltes Geschlecht? Aspekte der narrativen Konstruktion von Geschlecht im Kontext der Biographieforschung. *Feministische Studien* 19/2 (2001) 57–73.

Bettina Dausien, Frauengeschichte(n). Perspektiven der Biographieforschung in der Frauen- und Geschlechterforschung, in: Desiderate der österreichischen Frauenbiografieforschung. Symposium des Instituts für Wissenschaft und Kunst abgehalten in der Österreichischen Nationalbibliothek am 17. November 2000, hg. von Elisabeth Lebensaft (Österreichisches biographisches Lexikon und biographische Dokumentation 7, Wien 2001) 12–26.

Eberhard Demm, Biografie und Genderforschung. Das Beispiel Else Jaffés-von Richthofen (1874–1973), in: Frauenbiografieforschung. Theoretische Diskurse und methodologische Konzepte, hg. von Susanne Blumesberger–Ilse Korotin (BiografiA. Neue Ergebnisse der Frauenbiografieforschung 9, Wien 2012) 79–100.

Im Dienste der Volksgesundheit. Frauen – Gesundheitswesen – Nationalsozialismus, hg. von Ingrid Arias (Wien 2006).

Susanne Dieterich, Weise Frau. Hebamme, Hexe und Doktorin. Zur Kulturgeschichte der weiblichen Heilkunst (Karlsruhe ^{3}2007).

Martin Dinges, Medizin- und gesundheitsgeschichtliche Paradigmen zur geschlechterspezifischen Ungleichheit seit ca. 1750: Von kontrastiv konzipierter Ungleichheit zu intersektional bestimmten Gesundheitsstilen? *OeZG* 22/2 (2011) 8–49.

Josef Donnenberg, Irma von Troll-Borostyáni und die Frauenfrage. Familienkrise und Frauenbildung um 1890 am Beispiel der Salzburger Schriftstellerin. *MGSL* 131 (1991) 201–223.

Dorothea Christiana Erxleben. Weibliche Gelehrsamkeit und medizinische Profession seit dem 18. Jahrhundert, hg. von Eva Brinkschulte–Eva Labouvie (Halle a. d. Saale 2006).

Chrystyna Dorožovec', Doktor Okunevs'ka. Medycyna jak sposib emansypacii̇ [Doktor Okunevs'ka. Medizin als Mittel der Emanzipation]. *Apteka Halyc'ka* 13 (2010), http://www.aptekagal.com.ua/show_article.php?year=2010&month=13&num=20 [25. 3. 2022].

Jean-Jacques Dreifuss–Natalia Tikhonov, Léonore Gourfein-Welt, in: Les Femmes dans la mémoire de Genève. Du XVe au XXe siècle, hg. von Erica Deuber Ziegler–Natalia Tikhonov (Genève 2005) 137–139.

„Durch Erkenntnis zu Freiheit und Glück …". Frauen an der Universität Wien (ab 1897), hg. von Waltraud Heindl–Marina Tichy (Schriftenreihe des Universitätsarchivs Universität Wien 5, Wien 1990).

Franziska Dzugan, Anna Fischer-Dückelmann. Die Naturheilerin, in: Grenzgänger. Österreichische Pioniere zwischen Triumph und Tragik, hg. von Alwin Schönberger–Regina Adler (Wien 2015) 47–56.

Ebenso neu als kühn. 120 Jahre Frauenstudium an der Universität Zürich, hg. vom Verein Feministische Wissenschaft Schweiz (Verein Feministische Wissenschaft 1, Zürich 1988).

Wolfgang Uwe Eckart–Robert Jütte, Medizingeschichte. Eine Einführung (Köln–Weimar–Wien 2007).

Ego-Dokumente. Annäherungen an den Menschen in der Geschichte, hg. von Winfried Schulze (Selbstzeugnisse der Neuzeit 2, Berlin 2009).

Gabi Einsele, „Kein Vaterland". Deutsche Studentinnen im Zürcher Exil (1870–1908), in: Pionierinnen, Feministinnen, Karrierefrauen? Zur Geschichte des Frauenstudiums in Deutschland, hg. von Anne Schlüter (Frauen in Geschichte und Gesellschaft 22, Pfaffenweiler 1992) 9–34.

Helmut Engelbrecht, Geschichte des österreichischen Bildungswesens. Erziehung und Unterricht auf dem Boden Österreichs, Bd. 4: Von 1848 bis zum Ende der Monarchie (Wien 1986).

Helmut Engelbrecht, Schule in Österreich. Die Entwicklung ihrer Organisation von den Anfängen bis zur Gegenwart (Wien 2015).

Renate Erhart, Frauen erobern die Universität, in: Die Innsbrucker Medizinische Schule, hg. von Alumni-I-Med (Innsbruck 2009) 53–66.

Erziehung und Bildung des weiblichen Geschlechts. Eine kommentierte Quellensammlung zur Bildungs- und Berufsbildungsgeschichte von Mädchen und Frauen, hg. von Elke Kleinau–Christine Mayr (Einführung in die pädagogische Frauenforschung 1/1, Weinheim 1996).

Thomas Etzemüller, Biographien. Lesen – erforschen – erzählen (Historische Einführungen 12, Frankfurt/Main–New York 2012).

Heinz Fassmann, Auswanderung aus der österreichisch-ungarischen Monarchie 1869–1910, in: Auswanderung aus Österreich. Von der Mitte des 19. Jahrhunderts bis zur Gegenwart, hg. von Traude Horvath–Gerda Neyer (Wien–Köln 1996) 33–56.

Gisela Febel, Frauenbiographik als Biographik, in: Frauenbiographik. Lebensbeschreibungen und Porträts, hg. von Christian von Zimmermann–Nina von Zimmermann (Mannheimer Beiträge zur Sprach- und Literaturwissenschaft 63, Tübingen 2005) 17–32.

Renate Feikes, Von der Diskriminierung zur Vertreibung. Verfolgung und Exil der Wiener jüdischen Ärzteschaft, in: Österreichische Ärzte und Ärztinnen im Nationalsozialismus, hg. von Herwig Czech–Paul Weindling (*Jahrbuch des Dokumentationsarchivs des Österreichischen Widerstandes* 2017, Wien 2017) 89–108.

Günter Fellner, Athenäum. Die Geschichte einer Frauenhochschule. *Zeitgeschichte* 14 (1986) 99–115.

Bernhard Fetz, Die vielen Leben der Biographie. Interdisziplinäre Aspekte einer Theorie der Biographie, in: Die Biographie – Zur Grundlegung ihrer Theorie, hg. von dems. (Berlin–New York 2009) 3–66.

Margarete Fichna, Vorkämpferinnen für das medizinische Frauenstudium in Österreich. *Zeitschrift des Bauvereines der Akademikerinnen Österreichs* 2/2 (1959) 3f.

A[dolph] Franceschetti, Prof. Dr. D. Gourfein, in: Verhandlungen der Schweizerischen Naturforschenden Gesellschaft. 121. Jahresversammlung vom 6. bis 8. September 1941 in Basel (Aarau 1941) 377–379.

Albert Franceschetti, Les Empereurs et les premières femmes en médecine. *ophta* Nr. 6 (2010) 470–477.

Albert Franceschetti, Kaiserinnen, Kaiser und die ersten Frauen in der Medizin. *ophta* Nr. 1 (2011) 49–54.

Frauengeschichte – Geschlechtergeschichte, hg. von Karin Hausen–Heide Wunder (Frankfurt/Main–New York 1992).

Frauenstudium und akademische Frauenarbeit in Österreich, hg. von Martha Forkl–Elisabeth Koffmann (Wien–Stuttgart 1968).

Frauenstudium und Frauenkarrieren an der Universität Graz, hg. von Alois Kernbauer–Karin Schmidlechner-Lienhart (Publikationen aus dem Archiv der Universität Graz 33, Graz 1996).

Annette Frei, Rote Patriarchen, Arbeiterbewegung und Frauenemanzipation in der Schweiz um 1900 (Zürich 1987).

Eliot Freidson, Der Ärztestand. Berufs- und wissenschaftssoziologische Durchleuchtung einer Profession (Stuttgart 1979).

Ute Frevert, Akademische Medizin und soziale Unterschichten im 19. Jahrhundert. Professionsinteressen – Zivilisationsmission – Sozialpolitik. *Jahrbuch des Instituts für Geschichte der Medizin der Robert Bosch Stiftung* 4 (1985) 41–59.

Margret Friedrich, „Dornröschen schlafe hundert Jahr …". Zur Geschichte der Mädchenbildung in Österreich im 19. Jahrhundert, in: Von Bürgern und ihren Frauen, hg. von ders.–Peter Urbanitsch (Bürgertum in der Habsburgermonarchie 5, Wien–Köln–Weimar 1996) 181–196.

Margret Friedrich, „Das Recht der Frauen auf Erwerb“, in: Julia Neissl–Agnes Kurz (Red.), Geschlecht und Arbeitswelten. Beiträge der 4. Frauen-Ringvorlesung an der Universität Salzburg (Salzburg 1998) 15–35.

Margret Friedrich, „Ein Paradies ist uns verschlossen …“. Zur Geschichte der schulischen Mädchenerziehung in Österreich im „langen“ 19. Jahrhundert (Veröffentlichungen der Kommission für Neuere Geschichte Österreichs 89, Wien–Köln–Weimar 1999).

Uarda Frutiger, Ärztin im Orient auch wenn's dem Sultan nicht gefällt. Josephine Th. Zürcher (1866–1932) (Basler Veröffentlichungen zur Geschichte der Medizin und der Biologie N. F. 1, Basel–Stuttgart 1987).

Brigitte Fuchs, „Weiche Knochen“. Medizinhistorische Diskurse über Ethnizität, Religion und Weiblichkeit in Bosnien und Herzegowina (1878–1914). *Virus – Beiträge zur Sozialgeschichte der Medizin* 7 (2008) 69–83.

Brigitte Fuchs, Orientalizing Disease. Austro-Hungarian Policies of „Race“, Gender and Hygiene in Bosnia and Herzegovina, 1874–1914, in: Health, Hygiene and Eugenics in Southeastern Europe to 1945, hg. von Christian Promitzer–Sevasti Trubeta–Marius Turda (CEU Press Studies in the history of medicine 2, Budapest–New York 2011) 57–85.

Brigitte Fuchs, „Ärztinnen für Frauen“. Eine feministische Kampagne zwischen Wien, Prag und Sarajewo, in: „Wir wollen der Gerechtigkeit und Menschenliebe dienen …“. Frauenbildung und Emanzipation in der Habsburger Monarchie – der südslawische Raum und seine Wechselwirkung mit Wien, Prag und Budapest, hg. von Vesela Tutavac–Ilse Korotin (BiografiA. Neue Ergebnisse der Frauenbiografieforschung 18, Wien 2016) 94–127.

Brigitte Fuchs–Husref Tahirović, Dr. Anna Bayerová: The First Official Female Doctor in Bosnia and Herzegowina. *Acta Medica Academica* 48/1 (2019) 121–126.

Brigitte Fuchs–Husref Tahirović, Teodora Krajewska, Official Female Doctor of Tuzla and Sarajevo: Medical Practitioner, Woman of Science, Polish Patriot and Feminist. *Acta Medica Academica* 48/3 (2019) 317–327.

Brigitte Fuchs–Husref Tahirović, Gisela Januszewska (née Rosenfeld), an Austro-Hungarian „Woman Doctor for Women“ in Banjaluka, 1899–1912. *Acta Medica Academica* 49/1 (2020) 75–83.

Brigitte Fuchs–Husref Tahirović, Rosa Einhorn (1872–1950): A Woman Pioneer in Medicine between Bosnia (1902–1913), New York, and Palestine. *Acta Medica Academica* 49/3 (2020) 281–291.

Martina Gamper, „… so kann ich nicht umhin mich zu wundern, dass nicht mehr Ärztinnen da sind“. Die Stellung weiblicher Ärzte im „roten Wien“ (1922–1934), in: Töchter des Hippokrates. 100 Jahre akademische Ärztinnen in Österreich, hg. von Birgit Bolognese-Leuchtenmüller–Sonia Horn (Wien 2000) 79–96.

Martina Gamper, „Die Aerztin gehört für die Frau.“ Niedergelassene Ärztinnen und Ärztinnen im Sozialwesen in Wien 1900–1938 (Dipl. Wien 2001).

Martina Gamper, Die Entwicklung des Schularztwesens in Österreich. Eine Grundlage zu Leitbildentwicklung der Schulärztinnen und Schulärzte und Ausgangspunkt für Überlegungen zum „Schularzt neu“ (Wien 2002) https://www.schularzt.at/fileadmin/user_upload/bilder/SAWesen_nurtext.pdf [5. 1. 2024].

Gregor Gatscher-Riedl, K. u. k. Sehnsuchtsort Czernowitz. „Klein-Wien“ am Ostrand der Monarchie (Berndorf 2017).

Eva Geber, Die Frau als Hausärztin von Frau Dr. med. Anna Fischer-Dückelmann. *Auf. Gesundheit aufgegriffen* 121 (2003) 22–24.

Johanna Gehmacher–Elisa Heinrich–Corinna Oesch, Käthe Schirmacher: Agitation und autobiografische Praxis zwischen radikaler Frauenbewegung und völkischer Politik (Wien–Köln–Weimar 2018).

Michael L. Geiges, „… und am höchsten das Licht …“. Heliotherapie in der Schweiz, in: Zauber Berge. Die Schweiz als Kraftraum und Sanatorium, hg. von Felix Graf–Eberhard Wolff (Baden 2010) 111–115.

Ute GERHARD, Einleitung, in: Frauen in der Geschichte des Rechts. Von der Frühen Neuzeit bis zur Gegenwart, hg. von DERS. (München 1997).

Geschichte der Frauenbildung und Mädchenerziehung in Österreich, hg. von Ilse BREHMER–Gertrud SIMON (Graz 1997).

Geschichte der Mädchen- und Frauenbildung, hg. von Elke KLEINAU–Claudia OPITZ, 2 Bde. (Frankfurt/Main 1996).

Die andere Geschichte. Eine Salzburger Frauengeschichte von der ersten Mädchenschule (1695) bis zum Frauenwahlrecht (1918), hg. von Brigitte MAZOHL-WALLNIG (Lesebücher zur Geschichte Salzburgs 5, Salzburg 1995).

Geschlechterverhältnisse in Medizin, Naturwissenschaft und Technik, hg. von Christoph MEINEL–Monika RENNEBERG (Bassum–Stuttgart 1996).

Regine GILDEMEISTER, Doing Gender: Soziale Praktiken der Geschlechterunterscheidung, in: Handbuch Frauen- und Geschlechterforschung. Theorie, Methoden, Empirie, hg. von Ruth BECKER–Beate KORTENDIEK (Geschlecht und Gesellschaft 35, Wiesbaden 2004) 132–140.

Regine GILDEMEISTER, Doing Gender: Eine mikrotheoretische Annäherung an die Kategorie Geschlecht, in: Handbuch Interdisziplinäre Geschlechterforschung 1, hg. von Beate KORTENDIEK–Birgit RIEGRAF–Katja SABISCH (Geschlecht und Gesellschaft 65, Wiesbaden 2019) 409–418.

Angela GRAF-NOLD, Weiblichkeit in Wissenschaft und Wissenschaftspolitik am Beispiel der frühen Kontroverse über das Medizinstudium der Frauen in Zürich 1872, in: Ebenso neu als kühn. 120 Jahre Frauenstudium an der Universität Zürich, Verein Feministische Wissenschaft Schweiz (Verein Feministische Wissenschaft 1, Zürich 1988) 29–49.

Monika GRASS, Vom Bader zum Dr. med. univ. *InfoEuropa. Informationen über den Donauraum und Mitteleuropa* Nr. 2 (2016) 4–6.

Andrea GRIESEBNER, Feministische Geschichtswissenschaft. Eine Einführung (Wien ²2012).

Christa GÜRTLER, Ungehalten, in: Irma von Troll-Borostyáni: Ungehalten. Vermächtnis einer Freidenkerin, hg. von DERS. (Salzburg Bibliothek 2, Salzburg 1994) 9–56.

Christa GÜRTLER–Sabine VEITS-FALK, Vorwort, in: Frauen in Salzburg. Zwischen Ausgrenzung und Teilhabe, hg. von DENS. (Schriftenreihe des Archivs der Stadt Salzburg 34, Salzburg 2012) 7–9.

Gabriele HABINGER, Frauen reisen in die Fremde. Diskurse und Repräsentationen von reisenden Europäerinnen im 19. und beginnenden 20. Jahrhundert (Wien 2006).

Rotraut HACKERMÜLLER, Einen Handkuß der Gnädigsten. Roda Roda. Bildbiographie (Wien–-München 1986).

Christa HÄMMERLE, Die Schwestern: Zur Geschichte der Krankenpflegerinnen im Ersten Weltkrieg, in: Raues Leben, großes Sterben. Feldkaplan Karl Gögele und Deutschordensspital. Tagebücher 1915–1918, hg. von Monika MADER (Bozen 2018) 39–52.

Christa HÄMMERLE, Nebenpfade? Populare Selbstzeugnisse des 19. und 20. Jahrhunderts in geschlechtervergleichender Perspektive, in: Vom Lebenslauf zur Biographie. Geschichte, Quellen und Probleme der historischen Biographik und Autobiographik, hg. von Thomas WINKELBAUER (Schriftenreihe des Waldviertler Heimatbundes 40, Horn–Waidhofen/Thaya 2000) 135–167.

Christa HÄMMERLE, Heimat/Front. Geschlechtergeschichte/n des Ersten Weltkriegs in Österreich-Ungarn (Wien–Köln–Weimar 2014).

Christa HÄMMERLE, „Seelisch gebrochen, körperlich ein Wrack ...". Gewalterfahrungen von Kriegskrankenschwestern, in: DIES., Heimat/Front. Geschlechtergeschichte/n des Ersten Weltkrieges in Österreich-Ungarn (Wien–Köln–Weimar 2014) 25–54.

Christa HÄMMERLE, Karin Hausen im Gespräch mit Christa Hämmerle (2018). Von der „großen" Geschichte des Alltäglichen, in: Politik – Theorie – Erfahrung. 30 Jahre feministische Geschichtswissenschaft im Gespräch, hg. von Ingrid BAUER–DERS.–Claudia OPITZ-BELAKHAL (L'Homme Schriften. Reihe zur Feministischen Geschichtswissenschaft 26, Göttingen 2020) 35–50.

Christa HÄMMERLE, „An Expression of Horor and Sadness"? (Non)Communication of War Violence against Civilians in Ego Documents (Austria-Hungary), in: Rethinking the Age of Emancipation. Comparative and Transnational Perspectives on Gender, Family, and Religion in Italy and Germany, 1800–1918, hg. von Martin Baumeister–Philipp Lenhard–Ruth Nattermann (New York–Oxford 2020) 309–331.

Hiltrud Häntzschel, Frauen jüdischer Herkunft an bayerischen Universitäten. Zum Zusammenhang von Religion, Geschlecht und „Rasse", in: Bedrohlich gescheit. Ein Jahrhundert Frauen und Wissenschaft in Bayern, hg. von ders.–Hadumod Bussmann (München 1997) 105–136.

Carol Hagemann-White, Die Konstrukteure des Geschlechts auf frischer Tat ertappen? Methodische Konsequenzen einer theoretischen Einsicht. *Feministische Studien* 11/2 (1993) 68–78.

Sylvia Hahn, Wie Frauen in der Migrationsgeschichte verloren gingen, in: Internationale Migration. Die globale Herausforderung des 21. Jahrhunderts?, hg. von Karl Husa–Christof Parnreiter–Irene Stacher (Historische Sozialkunde/Internationale Entwicklung 17, Frankfurt/Main–Wien 2000) 77–96.

Sylvia Hahn, Nowhere at home? Female migrants in the nineteenth-century Habsburg Empire, in: Women, Gender and Labour Migration. Historical and global perspectives, ed. Pamela Sharpe (London–New York 2001) 108–126.

Sylvia Hahn, Zuwanderung und Heimatrecht. *Pro Civitate Austriae* 10 (2005) 33–44.

Sylvia Hahn, Migration – Arbeit – Geschlecht. Arbeitsmigration in Mitteleuropa vom 17. bis zum Beginn des 20. Jahrhunderts (Göttingen 2008).

Sylvia Hahn, Österreich, in: Enzyklopädie der Migration in Europa. Vom 17. Jahrhundert bis zur Gegenwart, hg. von Klaus J. Bade–Pieter C. Emmer–Leo Lucassen–Jochen Oltmer (München [3]2010) 171–188.

Sylvia Hahn, Migrantinnen in Wien um 1900, in: Migration und Innovation um 1900. Perspektiven auf das Wien der Jahrhundertwende, hg. von Elisabeth Röhrlich (Wien–Köln–Weimar 2016) 173–192.

Sylvia Hahn, Historische Migrationsforschung (Historische Einführungen 11, Frankfurt/Main–New York [2]2024).

Elke Hammer-Luza, „An den Schmerzenslagern unserer verwundeten Krieger." Die Krankenschwester im Ersten Weltkrieg – Ideal und Realität, in: „Ihr lebt in einer großen Zeit, …". Propaganda und Wirklichkeit im Ersten Weltkrieg, hg. von Josef Riegler (Veröffentlichungen des Steiermärkischen Landesarchivs 38, Graz 2014) 171–186.

Judit Hammerstein, Vilma Hugonnai – Erste ungarische Ärztin und Förderin der Gleichberechtigung, https://veritasintezet.hu/de/lesestoff/7392-vilma-hugonnai-erste-ungarische-arztin-und-forderin-der-gleichberechtigung [nicht mehr verfügbar].

Thomas Handschuh, Die Geschichte der tschechischen Sokolbewegung. Unter besonderer Berücksichtigung der „deutschen" Perspektive (Dipl. Wien 2010).

Ernst Hanisch, Männlichkeiten. Eine andere Geschichte des 20. Jahrhunderts (Wien–Köln–Weimar 2005).

Levke Harders–Hannes Schweiger, Kollektivbiographische Ansätze, in: Handbuch der Biographie. Methoden, Traditionen, Theorien, hg. von Christian Klein (Stuttgart–Weimar 2009) 194–198.

Levke Harders, Migrationen historisch erforschen, in: Kommen und Gehen, damals und heute. Der Einfluss von Migration auf (Alt-)Österreichs Gesellschaft, Wirtschaft und Kultur-Landschaft. Beiträge aus der Ringvorlesung des Innsbrucker Doktoratskollegs Austrian Studies, hg. von Vanessa Maria Carlone–Leonie Hasenauer–Elias Knapp (Innsbruck 2023).

Georg Harig–Peter Schneck, Geschichte der Medizin (Berlin 1990).

Gabriella Hauch, Vom Frauenstandpunkt aus. Frauen im Parlament 1919–1933 (Studien zur Gesellschafts- und Kulturgeschichte 7, Wien 1995).

Gabriella Hauch, Schreiben über eine Fremde. Therese Schlesinger (1863 Wien – 1940 Blois bei Paris). *OeZG* 19/2 (2008) 98–117.

Gabriella Hauch, Einleitung, in: dies., Frauen bewegen Politik. Österreich 1848–1938 (Studien zur Frauen- und Geschlechterforschung 10, Innsbruck–Wien–Bozen 2009) 9–22.

Eva HAUSBACHER et al., Einleitung: Kann die Migrantin sprechen? Migration und Geschlechterverhältnisse, in: Migration und Geschlechterverhältnisse. Kann die Migrantin sprechen?, hg. von DENS. (Wiesbaden 2012) 7–23.

Karin HAUSEN, Die Polarisierung der „Geschlechtscharaktere". Eine Spiegelung der Dissoziation von Erwerbs- und Familienleben, in: Sozialgeschichte der Familie in der Neuzeit Europas. Neue Forschungen, hg. von Werner CONZE (Stuttgart 1976) 363–393.

Karin HAUSEN, Geschlechtergeschichte als Gesellschaftsgeschichte (Göttingen 2012).

Nina HECHENBLAIKNER, Das „Reichsvolksschulgesetz" und seine Auswirkungen auf die Mädchenbildung. Ein Schritt zur Gleichstellung der Geschlechter in österreichischen Grundschulen. *Historia.scribere* 10 (2018) 241–265.

Maria HEIDEGGER et al., Geschlechterwissen in auto_biographischen Texten – Annäherungen verschiedener Disziplinen, in: sichtbar unsichtbar. Geschlechterwissen in (auto-)biographischen Texten, hg. von DENS. (Bielefeld 2015) 11–20.

Waltraud HEINDL–Marina TICHY, Einleitung: Fragen, Methoden und Quellen, in: „Durch Erkenntnis zu Freiheit und Glück ...". Frauen an der Universität Wien (ab 1897), hg. von DENS. (Schriftenreihe des Universitätsarchivs Universität Wien 5, Wien 1990) 9–16.

Waltraud HEINDL, Entwicklung des Frauenstudiums in: „Durch Erkenntnis zu Freiheit und Glück ...". Frauen an der Universität Wien (ab 1897), hg. von DERS.–Marina TICHY (Schriftenreihe des Universitätsarchivs Universität Wien 5, Wien 1990) 17–26.

Waltraud HEINDL, Regionale und nationale Herkunft. Das Nationalitätenproblem in der Donaumonarchie und die Veränderungen nach 1918, in: „Durch Erkenntnis zu Freiheit und Glück ...". Frauen an der Universität Wien (ab 1897), hg. von DERS.–Marina TICHY (Schriftenreihe des Universitätsarchivs Universität Wien 5, Wien 1990) 109–128.

Waltraud HEINDL, Die konfessionellen Verhältnisse. Jüdische und katholische Studentinnen, „Durch Erkenntnis zu Freiheit und Glück ...". Frauen an der Universität Wien (ab 1897), hg. von DERS.–Marina TICHY (Schriftenreihe des Universitätsarchivs Universität Wien 5, Wien 1990) 139–150.

Charlotte HEINRITZ, Autobiographien als Medien lebensgeschichtlicher Erinnerungen. Zentrale Lebensthemen und autobiographische Schreibformen in Frauenautobiographien um 1900. *Bios* 21/1 (2008) 114–125.

Herausforderungen. 100 Jahre Bayerische Gesellschaft für Geburtshilfe und Frauenheilkunde, hg. von C. ANTHUBER et al. (Stuttgart–New York 2012) 47–59.

Martina Viktoria HERMANN, Die hölzerne Stadt: das Barackenlager Gmünd 1914–1918 (Diss. Graz 2017).

Herzls Töchter – 100 Jahre WIZO. Wiener Frauen für Israel, hg. von Danielle SPERA–Julia WINDEGGER (Wien 2020).

Uwe HEYLL, Wasser, Fasten, Luft und Licht. Die Geschichte der Naturheilkunde in Deutschland (Frankfurt/Main–New York 2006).

Irma HILDEBRANDT, Mutige Frauen. 30 Porträts aus fünf Jahrhunderten (München 2005).

Hildegard HNATEK, Liebste Adele. Frauen in Baden 1848–1914 (Bruck a. d. Leitha 2003).

Oleksandr HODYNKO, Pryzabuti imena. Pro S. Okunevs'ku – peršu žinku-likarja, ščo žyla v Storožynci [Halbvergessene Namen. Über S. Okunevs'ka, die erste Ärztin, welche in Storoschynez lebte]. *Ridnyj kraj* 43 (23. 10. 2009) 12 und 45 (6. 11. 2009) 12.

Walter HÖFLECHNER, Geschichte der Karl-Franzens-Universität Graz. Von den Anfängen bis in das Jahr 2005 (Graz 2006).

Dirk HOERDER, Geschichte der deutschen Migration. Vom Mittelalter bis heute (München 2010).

Dirk HOERDER–Jan LUCASSEN–Leo LUCASSEN, Terminologien und Konzepte in der Migrationsforschung, in: Enzyklopädie Migration in Europa. Vom 17. Jahrhundert bis zur Gegenwart, hg. von Klaus J. BADE–Pieter C. EMMER–Leo LUCASSEN–Jochen OLTMER (Paderborn–München–Wien–Zürich ^{3}2010) 28–53.

Kirstin Hoesch, Die Kliniken weiblicher Ärzte in Berlin 1877–1933, in: Weibliche Ärzte. Die Durchsetzung eines Berufsbildes in Deutschland, hg. von Eva Brinkschulte (Berlin 1994) 44–57.

Kirstin Hoesch, Ärztinnen für Frauen. Kliniken in Berlin 1877–1914 (Stuttgart–Weimar 1995).

Deborah Holmes, Langeweile ist Gift. Das Leben der Eugenie Schwarzwald (Salzburg 2012).

Ernst Holthöfer, Die Geschlechtsvormundschaft. Ein Überblick von der Antike bis ins 19. Jahrhundert, in: Frauen in der Geschichte des Rechts. Von der Frühen Neuzeit bis zur Gegenwart, hg. von Ute Gerhard (München 1997) 390–451.

Claudia Honegger, Die Ordnung der Geschlechter. Die Wissenschaften vom Menschen und das Weib 1750–1850 (Frankfurt/Main–New York 1996).

Sonia Horn, Desiderate der österreichischen Frauenbiographie-Forschung in der Medizingeschichte. Oder – was noch nicht ist, aber werden sollte ..., in: Desiderate der österreichischen Frauenbiografieforschung. Symposium des Instituts für Wissenschaft und Kunst, abgehalten in der Österreichischen Nationalbibliothek am 17. November 2000, hg. von Elisabeth Lebensaft (Österreichisches biographisches Lexikon und biographische Dokumentation 7, Wien 2001) 35–43.

Sonia Horn–Ingrid Arias, Medizinerinnen (Wiener Gespräche zur Sozialgeschichte der Medizin 3, Wien 2003).

Michael Hubensdorf, Österreichische Ärzte-Emigration, in: Vertriebene Vernunft. Emigration und Exil österreichischer Wissenschaft, Bd. 1: 1930–1940, hg. von Friedrich Stadler (Veröffentlichungen des Ludwig-Boltzmann-Institutes für Geschichte der Gesellschaftswissenschaften Sonderbd. 2, Wien–München 1987) 359–415.

Dietlind Hüchtker, Geschichte als Performance. Politische Bewegungen in Galizien um 1900 (Geschichte und Geschlechter 65, Frankfurt/Main–New York 2014).

Claudia Huerkamp, Ärzte und Professionalisierung in Deutschland. Überlegungen zum Wandel des Arztberufes im 19. Jahrhundert. *GG* 6/6 (1980) 349–382.

Claudia Huerkamp, Der Aufstieg der Ärzte im 19. Jahrhundert. Vom gelehrten Stand zum professionellen Experten. Das Beispiel Preußen (Kritische Studien zur Geschichtswissenschaft 68, Göttingen 1985).

Claudia Huerkamp, Frauen, Universitäten und Bildungsbürgertum. Zur Lage studierender Frauen 1900–1930, in: Bürgerliche Berufe. Zur Sozialgeschichte der freien und akademischen Berufe im internationalen Vergleich, hg. von Hannes Siegrist (Kritische Studien zur Geschichtswissenschaft 80, Göttingen 1988) 200–222.

Claudia Huerkamp, Ärzte und Patienten. Zum strukturellen Wandel der Arzt-Patienten-Beziehung vom ausgehenden 18. Jahrhundert bis zum frühen 19. Jahrhundert, in: Medizinische Deutungsmacht im sozialen Wandel, hg. von Alfons Labisch–Reinhard Spree (Bonn 1989) 57–73.

Claudia Huerkamp, Jüdische Akademikerinnen in Deutschland 1900–1938. *GG* 19/3 (1993) 311–331.

Claudia Huerkamp, Bildungsbürgerinnen. Frauen im Studium und in akademischen Berufen 1900–1945 (Bürgertum 10, Göttingen 1996).

Karin Huser, Russische Studentin trifft Schweizer Studenten: Die Medizinische Fakultät als intergeschlechtlicher und interkultureller Begegnungsort, in: Innenansichten einer Ärzteschmiede. Lehren, lernen und leben – aus der Geschichte des Zürcher Medizinstudiums, hg. von Iris Ritzmann–Wiebke Schweer–Eberhard Wolff (Zürich 2008) 109–130.

Heide Inhetveen–Mathilde Schmitt–Ira Spieker, Passion und Profession. Pionierinnen des Ökologischen Landbaus (München 2021).

Innenansichten einer Ärzteschmiede. Lehren, lernen und leben – aus der Geschichte des Zürcher Medizinstudiums, hg. von Iris Ritzmann–Wiebke Schweer–Eberhard Wolff (Zürich 2008).

Juliane Jacobi, Mädchen- und Frauenbildung in Europa. Von 1500 bis zur Gegenwart (Frankfurt/Main–New York 2013).

M[arlene] JANTSCH, Die Entwicklung des ärztlichen Frauenberufes. Zum 100. Geburtstag von Frau Dr. Gabriele Possanner von Ehrenthal. *Mitteilungsblatt der Ärztekammer für Wien* 12/6 (1960) 6–15.

Marlene JANTSCH, Der Aufstieg der österreichischen Ärztin zur Gleichberechtigung, in: Frauenstudium in Österreich, hg. von Martha FORKL–Elisabeth KOFFMANN (Wien 1968) 24–29.

Karen JOHNSON FREEZE, Medical Education for Women in Austria: A Study in the Politics of the Czech Women's Movement in the 1890s, in: Women, State and Party in Eastern Europe, hg. von Sharon L. WOLCHIK–Alfred G. MEYER (Durham 1985) 51–63.

Pieter JUDSON, Habsburg. Geschichte eines Imperiums 1740–1918 (Aus dem Englischen von Michael MÜLLER) (München ^{2}2017).

Robert JÜTTE, Geschichte der Alternativen Medizin. Von der Volksmedizin zu den unkonventionellen Therapien von heute (München 1996).

Martina KÄTHNER–Elke KLEINAU, Höhere Töchterschulen um 1800, in: Geschichte der Mädchen- und Frauenbildung, hg. von Elke KLEINAU–Claudia OPTIZ, Bd. 1: Vom Mittelalter bis zur Aufklärung (Frankfurt/Main–New York 1996) 393–408.

Uta KANIS-SEYFRIED, Zwischen Emanzipation und Tradition. Zur biografischen Spurensuche nach Dr. Malvine Rhoden, geb. Weiss (1885–1977). *OeZG* 32/1 (2021) 171–199.

Uta KANIS-SEYFRIED, Ein Leben zwischen Emanzipation und Tradition. Dr. Malvine Rhoden, geb. Weiss. Zur biografischen Spurensuchen nach dem ersten „weiblichen Arzt" in der Königlichen Heilanstalt Schussenried (1911) (Wissenschaftliche Reihe Psychiatrie, Kultur und Gesellschaft in historischer Perspektive 8, Zwiefalten 2025).

Károly KAPRONCZAY, Hugonnai Vilma (1847–1922), in: Károly KAPRONCZAY–Szilvester E. VIZI, Híres magyar orvosok [Berühmte ungarische Ärzte], Bd. 2 (Budapest 2001) 121–124.

Michaela KARL, Streitbare Frauen. Porträts aus drei Jahrhunderten (St. Pölten–Salzburg 2009).

Amila KASUMOVIĆ–Edin RADUŠIĆ, In love with the loot – Austro-Hungarian rule in Bosnia and Herzegovina 1878–1918, in: Između dvije imperije: Bosna i Hercegovina na fotogra-fijama Františeka Topiča 1885–1919. Between Two Empires: Bosnia and Herzegovina photographed by František Topič 1885–1919, ed. The National Museum of Bosnia-Herzegovina (Sarajevo 2017) 197–205.

Rosemarie KELLER, Ich bereue nicht einen meiner Schritte. Leben und Prozess der Ärztin Caroline Farner [Roman] (Zürich 2001).

Annette KERCKHOFF, Heilende Frauen (München 2010).

Annette KERCKHOFF, Fischer-Dückelmann Anna (1856–1917), in: DIES., Wichtige Frauen in der Naturheilkunde. Ihr Leben – Ihr Werk – Ihre Schriften (Berlin 2019) 87–94.

Annette KERCKHOFF, Wichtige Frauen in der Naturheilkunde. Ihr Leben – Ihr Werk – Ihre Schriften (Berlin 2020).

Stefan KERSCHBAUMER, Schwarzstraße 32, Salzburg – ein Standort mit bewegter Geschichte. *Schoellerbank. Private Banking* Nr. 1 (2016) 4–6.

Erzsébet KERTÉSZ, Vilma doktorasszony. Az első magyar orvosnő életregénye [Frau Dr. Vilma. Roman der ersten ungarischen Ärztin] (Budapest 1965).

Eszter KISS-DEÁK–Christoph FREI, Doktor Gräfin Hugonnai – erste Ärztin Ungarns. *Schweizer Monatshefte* Nr. 2 (2006) 54–57.

Christian KLEIN, Einleitung: Biographik zwischen Theorie und Praxis. Versuch einer Bestandsaufnahme, in: Grundlagen der Biographik. Theorie und Praxis des biographischen Schreibens, hg. von DEMS. (Stuttgart–Weimar 2002) 1–22.

Ania KLIJANIENKO-BIRKMANN, Lemberg. Das kulturelle Zentrum der Westukraine (Berlin 2018).

Gudrun-Axeli KNAPP, Konstruktion und Dekonstruktion von Geschlecht, in: Regina BECKER-SCHMIDT–DIES., Feministische Theorien zur Einführung (Hamburg 2000) 65–104.

Ursula KOCHER, Medizin, in: Metzler Lexikon Gender Studies. Geschlechterforschung. Ansätze – Personen – Grundbegriffe, hg. von Renate KROLL (Stuttgart–Weinheim 2002) 263f.

Marianne KOERNER, Auf fremdem Terrain. Studien- und Alltagserfahrungen von Studentinnen 1900 bis 1918 (Bonn 1997).

Annemarie Körner-Peth, Anna Fischer-Dückelmann. Eine Frau als Pionierin um die Jahrhundertwende – Vorkämpferin für das medizinische Frauenstudium. *Deutsche Schwesternzeitung* 11 (1958) 244f.

Ilse Korotin, Gabriele Possaner von Ehrenthal, in: dies. (Red.), Wir sind die Ersten, die es wagen. Biographien deutschsprachiger Wissenschafterinnen, Forscherinnen, intellektueller Frauen (Wien 1993) 97–101.

Ilse Korotin, Frauen sichtbar machen: Das Projekt „biografiA – Biografische Datenbank und Lexikon österreichischer Frauen", in: Frauenbiographik. Lebensbeschreibungen und Porträts, hg. von Christian von Zimmermann–Nina von Zimmermann (Mannheimer Beiträge zur Sprach- und Literaturwissenschaft 63, Tübingen 2005) 355–367.

Ilse Korotin, Anna Fischer-Dückelmann, in: BiografiA. Lexikon österreichischer Frauen 1, hg. von ders. (Wien–Köln–Weimar 2016) 836f.

Helga Kotthoff, Was heißt eigentlich doing gender? Differenzierungen im Feld von Interaktion und Geschlecht. *Freiburger FrauenStudien* 12 (2003) 125–162.

Elke Krasny, Stadt und Frauen. Eine andere Topographie von Wien (Wien 2008).

Annemarie Kratochowill, Medizinalrat Dr. med. univ. Possanner von Ehrenthal. Zur Erinnerung an Wiens erste Ärztin. *Die Presse* 113 (24. Jänner 1960) 9–12.

Marita Krauss, „Man denke sich nur die junge Dame im Seziersaal … vor der gänzlich entblößten männlichen Leiche". Sozialprofil und Berufsausübung weiblicher Ärzte zwischen Kaiserreich und Republik, in: Bedrohlich gescheit. Ein Jahrhundert Frauen und Wissenschaft in Bayern, hg. von Hiltrud Häntzschel–Hadumod Bussmann (München 1997) 139–151.

Marita Krauŝs, Frauen und Migration. Eine einleitende Problemskizze, in: Frauen und Migration, hg. von ders.–Holger Sonnabend (Stuttgarter Beiträge zur historischen Migrationsforschung 5, Stuttgart 2001) 9–19.

Marita Krauss, Hope. Dr. Hope Bridges Adams Lehmann – Ärztin und Visionärin. Die Biografie (München 2009).

Melissa Kravetz, Women Doctors in Weimar and Nazi Germany. Materialism, Eugenics, and Professional Identity (German and European studies 34, Toronto–Buffalo–London 2019).

Józef Krętowski, Straty osobowe lekarzy na Kresach Rzeczypospolitej w latach dru-giej wojny światowej [Die Verluste an Ärzten in den Ostgebieten der Polnischen Republik während des Zweiten Weltkriegs] (Białystok 2018).

Kritik der Kategorie „Geschlecht". *Feministische Studien* 11,2 (1993).

Zofia Krzysztoforska-Weisswasser, Bildungs- und Emanzipationsbestrebungen der polnischen Frauen in Galizien – Arbeit und Solidarität mit bosnischen Frauen, in: „Wir wollen der Gerechtigkeit und Menschenliebe dienen …". Frauenbildung und Emanzipation in der Habsburger Monarchie – der südslawische Raum und seine Wechselwirkung mit Wien, Prag und Budapest, hg. von Vesela Tutavac–Ilse Korotin (BiografiA. Neue Ergebnisse der Frauenbiografieforschung 18, Wien 2016) 128–159.

Gerald Lamprecht–Ulla Kriebernegg, „Nach Amerika nämlich!" Jüdische Migrationen in die Amerikas im 19. und 20. Jahrhundert, in: „Nach Amerika nämlich!" Jüdische Migrationen in die Amerikas im 19. und 20. Jahrhundert, hg. von dens.–Roberta Maierhofer–Andrea Strutz (Göttingen 2012) 7–22.

Robert Landmann, Ascona – Monte Verità (Frauenfeld 2000).

Christine Langthaler, Stellungnahmen der Ärzteschaft zum Frauenstudium, in: Frauenstudium und Frauenkarrieren an der Universität Graz, hg. von Alois Kernbauer–Karin Schmidlechner-Lienhart (Publikationen aus dem Archiv der Universität Graz 33, Graz 1996) 60–78.

Thomas Laqueur, Auf den Leib geschrieben. Die Inszenierung der Geschlechter von der Antike bis Freud (Frankfurt/Main 1992).

Lebendige Kraft. Max Bircher-Benner und sein Sanatorium im historischen Kontext, hg. von Eberhard Wolff (Baden 2010).

Nora Lehner, Die Diskursivierung der weiblichen Sexualität in „Das Geschlechtsleben des Weibes (1901^{6})" von Anna Fischer-Dückelmann (Dipl. Wien 2018).

Nora LEHNER, „... so muss und kann auch das sexuelle Gefühlsleben des Weibes kein so wesentlich anderes sein, als das des Mannes" – Zur Diskussion der weiblichen Sexualität in „Das Geschlechtsleben des Weibes" (1901) von Anna Fischer-Dückelmann. *Virus – Beiträge zur Sozialgeschichte der Medizin* 18 (2019) 149–168.

Thea LEITNER, Fürstin, Dame, Altes Weib (Wien 1991).

Erna LESKY, Die Wiener medizinische Schule im 19. Jahrhundert (Graz–Wien 1965).

Erna LESKY, Meilensteine der Wiener Medizin. Große Ärzte Österreichs in drei Jahrhunderten (Wien 1981).

Angelique LESZCZAWSKI-SCHWERK, „Die umkämpften Tore zur Gleichberechtigung" – Frauenbewegungen in Galizien (1867–1918) (Osteuropa 9, Wien–Berlin 2015).

Albert LICHTBLAU, Als hätten wir dazugehört. Österreichisch-jüdische Lebensgeschichten aus der Habsburgermonarchie (Wien 1999).

Marina LIENERT, Naturheilkundiges Dresden (Dresden 2002).

Marina LIENERT, Jüdische Ärztinnen in Dresden. *Ärzteblatt Sachsen* 11 (2013) 492–494.

Anna LIND, Das Frauenstudium in Österreich, Deutschland und in der Schweiz (Diss. Wien 1961).

Eveline LIST, Mutterliebe und Geburtenkontrolle – Zwischen Psychoanalyse und Sozialismus. Die Geschichte der Margarethe Hilferding-Hönigsberg (Wien 2006).

Verena LORBER, Angeworben. GastarbeiterInnen in Österreich in den 1960er und 1970er Jahren (Transkulturelle Perspektiven 1, Göttingen 2017).

Robert LUFT, Parlamentarische Führungsgruppen und politische Strukturen in der tschechischen Gesellschaft. Tschechische Abgeordnete und Parteien des österreichischen Reichsrats 1907–1914, 2 Bde. (Veröffentlichungen des Collegium Carolinum 102/1, München 2012).

Bea LUNDT, Zur Entstehung der Universität als Männerwelt, in: Geschichte der Frauen- und Mädchenbildung, Bd. 1: Vom Mittelalter bis zur Aufklärung, hg. von Elke KLEINAU–Claudia OPITZ (Frankfurt/Main–New York 1996) 103–118.

Joanna MACKIEWICZ, Pierwsze kobiety z dyplomem lekarza na terenie zaborów rosyjskiego i austriackiego [Die ersten Frauen mit Arztdiplom in Russisch- und in Österreichisch-Polen]. *Medycyna Nowożytna* 6/2 (1999) 79–98.

S. G. MAGIL'NICKIJ, R. V. Putjata (Rosa Kerschbaumer) – pervaja russkaja ženščina učenyj-oftal'molog [R. W. Putjata (Rosa Kerschbaumer) – Die erste studierte russische wissenschaftliche Augenärztin]. *Vestnik oftal'mologii* 3 (1965) 75–79.

S. G. MAGIL'NICKIJ, S. G, Raisa Vasil'evna Putjata – revoljucionerka-oftal'molog [Raissa Wassiljewna Putjata – Revolutionärin und Augenärztin]. *Vestnik oftal'mologii* 3 (1983) 73–75.

Esther MARIAN–Caitríona Ní DHÚILL, Einleitung, in: Die Biographie – Zur Grundlegung ihrer Theorie, hg. von Bernhard FETZ (Berlin–New York 2009) 157–168.

Karin MARINGGELE, Trotula. *Virus – Beiträge zur Sozialgeschichte der Medizin* 4 (2004) 6–50.

Barbara MARTIN, Zur Tätigkeit von Kornelija Rakić als Amtsärztin in Bosnien-Herzegowina (1908–1918). Eine Spurensuche (publiziert auf Scribd 2017), in: scribd.com.

Barbara MARTIN, Als Ärztin in Bosnien-Herzegowina – zur Tätigkeit Rosa Bloch-Einhorns in Travnik von 1902 bis 1917 (?) (publiziert auf Scribd 2018), in: scribd.com.

Barbara MARTIN, Rosalie Sattler-Feuerstein und Rachel Weissberg – die beiden letzten von Österreich-Ungarn in Bosnien-Herzegowina eingesetzten Amtsärztinnen (publiziert auf Scribd im Jänner 2019), in: scribd.com.

Jürgen MARTSCHUKAT–Olaf STIEGLITZ, Geschichte der Männlichkeiten (Historische Einführungen 5, Frankfurt/Main 2008).

Anne MASSERAN, Grenzverschiebungen: Zur rhetorischen Konstruktion von Frauen im medizinischen Bereich, in: Medizinerinnen, hg. von Sonia HORN–Ingrid ARIAS (Wiener Gespräche zur Sozialgeschichte der Medizin 3, Wien 2003) 121–128.

Ingrid MATSCHINEGG, Universitäre Massenquellen (Matrikel, Akten), in: Quellenkunde der Habsburgermonarchie (16.–18. Jahrhundert). Ein Handbuch, hg. von Josef PAUSER–Martin SCHEUTZ–Thomas WINKELBAUER (MIÖG Ergbd. 44, Wien–München 2004) 714–727.

Trude Maurer, Einführung: Von der Gleichzeitigkeit des Ungleichzeitigen: Das deutsche Frauenstudium im internationalen Kontext, in: Der Weg an die Universität. Höhere Frauenstudien vom Mittelalter bis zum 20. Jahrhundert, hg. von ders. (Göttingen 2010) 7–22.

Trude Maurer, Emanzipierte Untertaninnen: Frauenstudium im Russischen Reich, in: Der Weg an die Universität. Höhere Frauenstudien vom Mittelalter bis zum 20. Jahrhundert, hg. von ders. (Göttingen 2010) 108–146.

Brigitte Mazohl-Wallnig–Margret Friedrich, „... und bin doch nur ein einfältiges Mädchen, deren Bestimmung ganz anders ist ...". Mädchenerziehung und Weiblichkeitsideologie in der bürgerlichen Gesellschaft. *L'Homme. Europäische Zeitschrift für Feministische Geschichtswissenschaft* 2/2 (1991) 7–32.

Brigitte Mazohl-Wallnig, Männliche Öffentlichkeit und weibliche Privatsphäre? Zur fragwürdigen Polarisierung bürgerlicher Lebenswelten, in: Von Bürgern und ihren Frauen, hg. von Margret Friedrich–Peter Urbanitsch (Bürgertum in der Habsburgermonarchie 5, Wien–Köln–Weimar 1996) 125–140.

Antonia Meiners, Die Stunde der Frauen zwischen Monarchie, Weltkrieg und Wahlrecht 1913–1919 (München 2013).

Michael Memmer, Formen der Institutionalisierung des ärztlichen Standes. Von den Ärztevereinen zur Ärztekammer – Aktionen und Reaktionen der Wiener Ärzteschaft, in: Strukturen und Netzwerke. Medizin und Naturwissenschaft in Wien 1848–1955, hg. von Daniela Angetter et al. (650 Jahre Universität Wien – Aufbruch ins neue Jahrhundert 5, Göttingen 2018) 209–246.

Bärbel Meurer, Marianne Weber. Leben und Werk (Tübingen 2010).

Paulette Meyer, Physiatrie and German Maternal Feminism. Dr. Anna Fischer-Dückelmann Critiques Academic Medicine. *Canadian Bulletin of Medical History/Bulletin Canadien d'Histoire de la Médicine* 23/1 (2006) 145–182.

Horst Milde, Der Weiße Hirsch. Aufstieg und Fall eines Erholungsortes (Dresden 2007).

Florian Mildenberg, Komplementäre Heilweisen und Sexualleben – ein diffiziles Verhältnis im Zeitraum von 1880 bis 1930. *Virus – Beiträge zur Sozialgeschichte der Medizin* 15 (2015) 133–144.

Manfred Mittermayer, Die Autobiographie im Kontext der „Life-Writing"-Genres, in: Die Biographie – Zur Grundlegung ihrer Theorie, hg. von Bernhard Fetz (Berlin–New York 2009) 70–101.

Elisabeth Mixa, Karrieren und Barrieren. Medizinerinnen im Wissenschaftsbetrieb, in: Medizinerinnen, hg. von Sonia Horn–Ingrid Arias (Wiener Gespräche zur Sozialgeschichte der Medizin 3, Wien 2003) 105–117.

Friedrich Moll–Marina Lienert–Patrick Bochmann, Urologie und Naturmedizin am Beginn des 20. Jahrhunderts. Anna Fischer-Dückelmanns (1856–1917) Wirken in Dresden, in: Die Geschichte der Urologie in Dresden, hg. von Dirk Schultheiss–Friedrich Moll (Berlin 2009) 96–105.

Mirjana Morokvasic, Migration, Gender, Empowerment, in: Gender mobil? Geschlecht und Migration in transnationalen Räumen, hg. von Helma Lutz (Forum Frauen- und Geschlechterforschung 26, Münster 2009) 28–51.

Elke Mühlleitner, Deutsch, Helene, in: Wissenschafterinnen in und aus Österreich. Leben – Werk – Wirken, hg. von Brigitta Keintzel–Ilse Korotin (Wien–Köln–Weimar 2002) 130–132.

Ildikó Müller, Der Diskurs über Frauenstudium in Ungarn um die Jahrhundertwende, http://www.europainstitut.hu/index.php/17-begegnungen/152-begegnungen06muller [5. 1. 2025].

Marianne Müller, Frauen an der Universität Zürich von 1864 bis 1988: Zahlenmässige Entwicklung, in: Ebenso neu als kühn. 120 Jahre Frauenstudium an der Universität Zürich, hg. vom Verein Feministische Wissenschaft Schweiz (Verein Feministische Wissenschaft 1, Zürich 1988) 197–201.

Verena E. Müller, Marie Heim-Vögtlin – die erste Schweizer Ärztin (1845–1916). Ein Leben zwischen Tradition und Aufbruch (Baden 2007).

Verena E. Müller, Sterben oder Studieren? Die erste Schweizer Studentin Marie Vögtlin, in: Innenansichten einer Ärzteschmiede. Lehren, lernen und leben – aus der Geschichte des Zürcher Medizinstudiums, hg. von Iris Ritzmann–Wiebke Schweer–Eberhard Wolff (Zürich 2008) 131–152.

Christine Müller-Botsch, Der Lebenslauf als Quelle. Fallrekonstruktive Biographieforschung anhand personenbezogener Akten. *OeZG* 19/2 (2008) 38–63.

Helmut Müssener, Exil in Schweden. Politische und kulturelle Emigration nach 1933 (München 1974).

Lenke Nagy, Nyitva az út! Az első magyar orvosnő életének regénye [Der Weg ist frei! Roman über das Leben der ersten ungarischen Ärztin] (Budapest 1944).

Ctibor Nečas, Mezi muslimkami: Působení úředních lékařek v Bosně a Hercegovině v letech 1892–1918 [Unter Musliminnen: Die Tätigkeit der Amtsärztinnen in Bosnien und Herzegowina in den Jahren 1892–1918] (Věda do kapsy 4, Brno 1992).

Andreas Neumann, Gelehrsamkeit und Geschlecht. Das Frauenstudium zwischen deutscher Universitätsidee und bürgerlicher Geschlechterordnung (1865–1918) (Wissenschaftskulturen 3/Pallas Athene 56, Stuttgart 2022).

Daniela Neumann, Studentinnen aus dem Russischen Reich in der Schweiz (1867–1914) (Die Schweiz und der Osten Europas 1, Zürich 1987).

Max Neweklowsky, Vierhundert Jahre Hausgeschichte. Eine Chronik des Hauses Tragwein 2 und seiner Bewohner (Linz 1977).

Gerda Neyer, Auswanderung aus Österreich, in: Auswanderung aus Österreich. Von der Mitte des 19. Jahrhunderts bis zur Gegenwart, hg. von Traude Horvath–ders. (Wien–Köln–Weimar 1996) 15–32.

Caitríona Ní Dhúill, Am Beispiel der Brontës. Gender-Entwürfe im biographischen Kontext, in: Spiegel und Maske. Konstruktionen biographischer Wahrheit, hg. von Bernhard Fetz–Hannes Schweiger (Wien 2006) 113–127.

Janice P. Nimura, Die Blackwell Schwestern. Wie die ersten Ärztinnen der USA die Frauen in die Medizin brachten. Aus dem amerikanischen Englisch von Katrin Harlass (München 2021).

Leopold Öhler, Die Salzburger Ärztegesellschaft 1849–2008. Geschichte und Chronik, hg. von der Salzburger Ärztegesellschaft (Salzburg 2009).

David Oels, Ein Bestseller der Selbstsorge. Der Ratgeber „Die Frau als Hausärztin". *Zeithistorische Forschungen/Studies in Contemporary History* 10 (2013) 515–523.

Corinna Oesch, Yella Hertzka (1873–1948). Vernetzungen und Handlungsräume in der österreichischen und internationalen Frauenbewegung (Innsbruck–Wien 2014).

Österreichische Ärzte und Ärztinnen im Nationalsozialismus, hg. von Herwig Czech–Paul Weindling (*Jahrbuch des Dokumentationsarchivs des Österreichischen Widerstandes* 2017, Wien 2017).

Jochen Oltmer, Einleitung: Staat im Prozess der Aushandlung von Migration, in: Handbuch Staat und Migration in Deutschland seit dem 17. Jahrhundert, hg. von dems. (Berlin 2016) 1–42.

Claudia Opitz-Belakhal, Geschlechtergeschichte (Historische Einführungen 8, Frankfurt/Main–New York 2010).

Harriet Pass Freidenreich, Female, Jewish, and Educated. The Lives of Central European Universtity Women (Bloomington 2002).

Anne Paulitsch, Die Anfänge des medizinischen Frauenstudiums. Ein Überblick, in: Frauenstudium und Frauenkarrieren an der Universität Graz, hg. von Alois Kernbauer–Karin Schmidlechner-Lienhart (Publikationen aus dem Archiv der Universität Graz 33, Graz 1996) 38–59.

Verena Pawlowsky, Mutter ledig – Vater Staat. Das Gebär- und Findelhaus in Wien 1784–1910 (Innsbruck–Wien–München–Bozen 2001).

Roswitha Perfahl, Zwischen Ausgrenzung und Marginalisierung: Staatliche Geschlechterpolitik in der Regelung des Zugangs von Frauen an den Universitäten in der zweiten Hälfte des 19. Jahrhunderts – am Beispiel Zisleithaniens (Diss. Florenz 2006).

Régine Pernoud, Hildegard von Bingen. Ihre Welt – Ihr Wirken – Ihre Vision (Freiburg 1996).

Pionierinnen, Feministinnen, Karrierefrauen? Zur Geschichte des Frauenstudiums in Deutschland, hg. von Anne Schlüter (Frauen in Geschichte und Gesellschaft 22, Pfaffenweiler 1992).

Marko Plesnik, Bosnien und Herzegowina. Unterwegs zwischen Adria und Save (Berlin ^{5}2016).

Polski Słownik Biograficzny 21 [Polnisches Biographisches Lexikon] (Wrocław et al. 1976).

Roy Porter, Geschröpft und zur Ader gelassen. Eine kleine Kulturgeschichte der Medizin. Aus dem Englischen von Christian Detoux (Frankfurt/Main 2006).

Herbert Posch, Timeline, in: Reichweiten und Außensichten. Die Universität Wien als Schnittstelle wissenschaftlicher Entwicklung und gesellschaftlicher Umbrüche, hg. von Margarete Grandner–Thomas König (650 Jahre Universität Wien – Aufbruch ins neue Jahrhundert 3, Wien 2015) 177–248.

Edith Prost, Emigration und Exil österreichischer Wissenschaftlerinnen, in: Vertriebene Vernunft I. Emigration und Exil österreichischer Wissenschaft 1930–1940, hg. von Friedrich Stadler (Veröffentlichungen des Ludwig-Boltzmann-Institutes für Geschichte der Gesellschaftswissenschaften Sonderbd. 2, Wien–München 1987) 444–470.

Anizija Put'ko-Stech, Sofija Okunevs'ka-Moračevs'ka – perša ukraïns'ka žinka-likar v Avstro-Uhorščyni [Sofija Okunevs'ka-Moračevs'ka – die erste ukrainische Ärztin in Österreich-Ungarn], in: Duh voli. Suspil'no-polityčne internet-vydannja [Geist der Freiheit. Gesellschaftspolitische Internet-Ausgabe], 2009, http://www.duhvoli.com.ua/index.php?article=608 [25. 3. 2022].

Michaela Raggam, Jüdische Studentinnen an der medizinischen Fakultät der Universität Wien, in: Töchter des Hippokrates. 100 Jahre akademische Ärztinnen in Österreich, hg. von Birgit Bolognese-Leuchtenmüller–Sonia Horn (Wien 2000) 139–156.

Michaela Raggam-Blesch, Zwischen Ost und West. Identitätskonstruktionen jüdischer Frauen in Wien (Schriften des Centrums für Jüdische Studien 10, Innsbruck–Wien–Bozen 2008).

Michaela Raggam-Blesch, Zwischen Rettung und Deportation. Jüdische Gesundheitsversorgung unter der NS-Herrschaft in Wien, in: Österreichische Ärzte und Ärztinnen im Nationalsozialismus, hg. von Herwig Czech–Paul Weindling (*Jahrbuch des Dokumentationsarchivs des Österreichischen Widerstandes* 2017, Wien 2017) 67–88.

Wolfgang Regal–Wolfgang Nanut, Besessen von der Augenheilkunde. Rosa Kerschbaumer-Putjata, die erste praktizierende Augenärztin Österreichs. *Ärzte Woche* Nr. 6 (2009) 24.

Ilse Reiter-Zatloukal–Barbara Sauer, NS-Entrechtung österreichischer Ärzte und Ärztinnen, in: Österreichische Ärzte und Ärztinnen im Nationalsozialismus hg. von Herwig Czech–Paul Weindling (*Jahrbuch des Dokumentationsarchivs des Österreichischen Widerstandes* 2017, Wien 2017) 23–46.

Anne-Kathrin Reulecke, „Die Nase der Lady Hester". Überlegungen zum Verhältnis von Biographie und Geschlechterdifferenz, in: Biographie als Geschichte, hg. von Hedwig Röckelein (Forum Psychohistorie 1, Tübingen 1993) 117–142.

Maria Rhode, Studentinnen eines geteilten Landes – Polinnen an europäischen Hochschulen: Forscherinnen, Revolutionärinnen, Migrantinnen, in: Der Weg an die Universität. Höhere Frauenstudien vom Mittelalter bis zum 20. Jahrhundert, hg. von Trude Maurer (Göttingen 2010) 147–168.

Iris Ritzmann, Der Faktor Nachfrage bei der Ausformung des modernen Medizinalwesens – Überlegungen am Beispiel der Kinderheilkunde, in: Aufklärung, Policey und Verwaltung. Zur Genese des Medizinalwesens 1750–1850, hg. von Bettina Wahrig–Werner Sohn (Wiesbaden 2003) 163–178.

Iris Ritzmann, Heilsame Höhenluft? Die Höhenkliniken als Wallfahrtsorte, in: Zauber Berge. Die Schweiz als Kraftraum und Sanatorium, hg. von Felix Graf–Eberhard Wolff (Baden 2010) 61–64.

Hedwig Röckelein, Der Beitrag der psychohistorischen Methode zur „neuen historischen Biographie", in: Biographie als Geschichte, hg. von ders. (Forum Psychohistorie 1, Tübingen 1993) 17–28.

Marion Röwekamp, Die ersten deutschen Juristinnen. Eine Geschichte ihrer Professionalisierung und Emanzipation (1900–1945) (Rechtsgeschichte und Geschlechterforschung 11, Köln–Weimar–Wien 2011).

Marion Röwekamp, Von der Schwierigkeit ein Frauenleben zu erzählen. Zum Projekt einer Marie-Munk-Biogafie, in: Frauenbiografieforschung. Theoretische Diskurse und methodologische Konzepte, hg. von Susanne Blumesberger–Ilse Korotin (BiografiA. Neue Ergebnisse der Frauenbiografieforschung 9, Wien 2012) 458–487.

Franziska Rogger, Der Doktorhut im Besenschrank. Das abenteuerliche Leben der ersten Studentinnen – am Beispiel der Universität Bern (Bern ²2002).

Franziska Rogger, Einsteins Schwester. Maja Einstein – ihr Leben und ihr Bruder Albert (Zürich 2005).

Franziska Rogger–Monika Bankowski, „Ganz Europa blickt auf uns!" Das schweizerische Frauenstudium und seine russischen Pionierinnen (Baden 2010).

Hanny Rohner, Die ersten 30 Jahre des medizinischen Frauenstudiums an der Universität Zürich 1867–1897 (Diss. Zürich 1972).

Susanne Rolinek–Sabine Veits-Falk, Frauen im Ersten Weltkrieg. Einsatz an der (Heimat-)Front, Salzburg [Ausstellungsbeiheft] (Salzburg 2015).

Jaša Romano, Jevreji zdravstveni radnici Jugoslavije 1941–1945. Žrtve fašističkog terora i učesnici u narodnooslobodilačkom ratu [Jüdische Gesundheitsarbeiter Jugoslawiens 1941–1945. Opfer des faschistischen Terrors und Teilnehmer des nationalen Befreiungskrieges] (Beograd 1973), https://core.ac.uk/download/pdf/286765836.pdf [28. 8. 2025]

Verena Rominger-Bolliger, Heinrich Frey 1822–1890. Mikroskopierer und Entomologe in Zürich (Zürcher medizingeschichtliche Abhandlungen 242, Zürich 1991).

Anita Runge, Gender Studies, in: Handbuch der Biographie. Methoden, Traditionen, Theorien, hg. von Christian Klein (Stuttgart–Weimar 2009) 402–407.

Karl Sablik, Zum Beginn des Frauenstudiums an der Wiener medizinischen Fakultät. *Wiener Medizinische Wochenschrift* 118 (1968) 817–819.

Lynn Sacco, Unspeakable: Father-Daughter Incest in American History (Baltimore 2009).

Hannah Safran, International Struggle, Local Victory: Rosa Welt Straus and the Achievement of Suffrage 1919–1926, in: Jewish Women in Pre-State Israel, hg. von R. Kark–M. Shilo–G. Hasan-Rokem (Waltham 2008) 217–228.

Hannah Safran–Margalit Shilo, Rosa Welt-Straus, in: Shalvi/Hyman Encyclopedia of Jewish Women, la, last updated June 23, 2021, https://jwa.org/encyclopedia/article/welt-straus-rosa [5. 1. 2025].

Irmtraut Sahmland, 1908: Studentinnen in hessischen Hörsälen. *Blickpunkt Hessen* 10 (2008) 1–29.

Günther Sandner, Otto Neurath. Eine politische Biographie (Wien 2014).

Lutz Sauerteig, Militär, Medizin und Moral. Sexualität im Ersten Weltkrieg, in: Medizin und der Erste Weltkrieg, hg. von Wolfgang U. Eckart–Christoph Gradmann (Neuere Medizin-und Wissenschaftsgeschichtliche Quellen und Studien 3, Pfaffenweiler 1996) 197–226.

Kurt Scharr, Die Landschaft Bukowina. Das Werden einer Region an der Peripherie 1774–1918 (Wien 2010).

Angelika Schaser, Bedeutende Männer und wahre Frauen. Biographien in der Geschichtswissenschaft. *Querelles. Jahrbuch für Frauenforschung* 6 (2001) 137–152.

Martin Scheutz–Alfred Stefan Weiss, Das Spital in der Frühen Neuzeit. Eine Spitallandschaft in Zentraleuropa (MIÖG Ergbd. 64, Wien 2020).

Londa Schiebinger, Schöne Geister. Frauen in den Anfängen der modernen Wissenschaft (Stuttgart 1993).

Sabine SCHLEIERMACHER, Ärztinnen im Kaiserreich: Ein Forschungsprojekt zur Geschlechtergeschichte, in: Geschlechterverhältnisse in Medizin, Naturwissenschaft und Technik, hg. von Christoph MEINEL–Monika RENNEBERG (Bassum–Stuttgart 1996) 217–224.

Sabine SCHLEIERMACHER, Berufsnormalität und Weiblichkeit bis zum Ende der Weimarer Republik, in: Ärztinnen aus dem Kaiserreich. Lebensläufe einer Generation, hg. von Johanna BLEKER–DERS. (Weinheim 2000) 89–112.

Mathilde SCHMITT–Heide INHETVEEN–Ira SPIEKER, Vom Einzelporträt zur Kollektivbiographie. Frühe Pionierinnen des Ökologischen Landbaus, in: Frauenbiografieforschung. Theoretische Diskurse und methodologische Konzepte, hg. von Susanne BLUMESBERGER–Ilse KOROTIN (BiografiA. Neue Ergebnisse der Frauenbiografieforschung 9, Wien 2012) 531–552.

Hilde SCHMÖLZER, Rosa Mayreder – Ein Leben zwischen Utopie und Wirklichkeit. Biographie (Wien 2002).

Falko SCHNICKE, Bestimmungen und Merkmale, in: Handbuch der Biographie. Methoden, Traditionen, Theorien, hg. von Christian KLEIN (Stuttgart–Weimar 2009) 1–6.

Regula SCHNURRENBERGER, Die ersten Frauen an der Philosophischen Fakultät, in: Ebenso neu als kühn. 120 Jahre Frauenstudium an der Universität Zürich, hg. vom Verein Feministische Wissenschaft Schweiz (Verein Feministische Wissenschaft 1, Zürich 1988) 167.

Regula SCHNURRENBERGER, Namen, Daten, Fakultäten, in: Ebenso neu als kühn. 120 Jahre Frauenstudium an der Universität Zürich, hg. vom Verein Feministische Wissenschaft Schweiz (Verein Feministische Wissenschaft 1, Zürich 1988) 195f.

Wilhelm Heinz SCHRÖDER, Kollektivbiographie als interdisziplinäre Methode in der Historischen Sozialforschung: Eine persönliche Retrospektive (Historical Research Supplement 23, Köln 2011).

Andreas SCHWAB, Monte Verità – Sanatorium der Sehnsucht (Zürich 2003).

Andreas SCHWAB, „Salat von früh bis spät“. Die lebensreformerische Kur auf dem Monte Verità, in: Zauber Berge. Die Schweiz als Kraftraum und Sanatorium, hg. von Felix GRAF–Eberhard WOLFF (Baden 2010) 19–24.

Astrid SCHWARZ, ArbeiterInnentöchter an der Universität, in: 100 Jahre Frauenstudium. Zur Situation der Frauen an Österreichs Hochschulen, hg. vom Bundesministerium für Wissenschaft und Verkehr (Materialien zur Förderung von Frauen in der Wissenschaft 6, Wien 1997) 263–292.

Hannes SCHWEIGER, Die soziale Konstituierung von Lebensgeschichten. Überlegungen zur Kollektivbiographik, in: Die Biographie – Zur Grundlegung ihrer Theorie, hg. von Bernhard FETZ (Berlin–New York 2009) 317–352.

Joan W. SCOTT, Von der Frauen- zur Geschlechtergeschichte, in: Geschlechterverhältnisse im Historischen Wandel, hg. von Hanna SCHISSLER (Frankfurt/Main–New York 1993) 37–58.

Joan W. SCOTT, Gender: eine nützliche Kategorie der historischen Analyse, in: Selbst Bewusst. Frauen in den USA, hg. von Nancy KAISER (Leipzig 1994) 27–75.

Felicitas SEEBACHER, „Roses for the Gentlemen“: The „question of women's rights“ in medical studies at the University of Vienna before 1897, in: The Global and the Local: The History of Science and the Cultural Integration of Europe. Proceedings of the 2nd ICESHS, hg. von M. KOKOWSKI (Cracow 2006), online edition of the Proceedings.

Felicitas SEEBACHER, Das Fremde im „deutschen“ Tempel der Wissenschaften. Brüche in der Wissenschaftskultur der Medizinischen Fakultät der Universität Wien (Veröffentlichung der Kommission für Geschichte der Naturwissenschaften, Mathematik und Medizin 65, Wien 2011).

Felicitas SEEBACHER, „Gleiches Gehirn, gleiche Seele, gleiches Recht!“ Der medizinische Blick auf die bürgerliche Geschlechterordnung als Einflussfaktor auf die Legalisierung des Medizinstudiums für Frauen, in: Strukturen und Netzwerke. Medizin und Naturwissenschaft in Wien 1848–1955, hg. von Daniela ANGETTER et al. (650 Jahre Universität Wien – Aufbruch ins neue Jahrhundert 5, Göttingen 2018) 179–208.

Seelenverwandte. Der Briefwechsel zwischen Albert Einstein und Heinrich Zangger (1910–1947), hg. von Robert SCHULMANN (Zürich 2012).

Hans-Christoph SEIDEL, Die neue „Kultur des Gebärens". Die Medikalisierung der Geburt im 18. und 19. Jahrhundert in Deutschland (Stuttgart 1998).

Edward SHORTER, Heilanstalten und Sanatorien in privater Trägerschaft, 1877–1933, in: „Einem jeden Kranken in einem Hospitale sein eigenes Bett". Zur Sozialgeschichte des Krankenhauses in Deutschland im 19. Jahrhundert, hg. von Alfons LABISCH–Reinhard SPREE (Frankfurt/Main–New York 1996) 320–333.

„Sie meinen es politisch". 100 Jahre Frauenwahlrecht in Österreich: Geschlechterdemokratie als gesellschaftspolitische Herausforderung, hg. von BLAUSTRUMPF AHOI (Wien 2019).

Henriette SIESS, Bundesrealgymnasium und Gymnasium für Mädchen, einst „Mädchengymnasium" Wien VI, Rahlgasse 4, in: Geschichte der österreichischen Mädchenmittelschulen 2. Geschichte der einzelnen Anstalten, hg. von Amalie MAYER–Hildegard MESSNER– DERS. (Wien 1955) 92–100.

Gertrud SIMON, „Von Maria Theresia zu Eugenie Schwarzwald". Mädchen- und Frauenbildung in Österreich zwischen 1774 und 1919 im Überblick, in: Geschichte der Frauen- und Mädchenbildung. Ein Überblick, hg. von Ilse BREHMER–DERS. (Graz 1997) 187f.

Gertrud SIMON, „Eine weibliche Lehrkraft von unbescholtenem und sittlichem Charakter". Die Situation weltlicher Lehrerinnen in Österreich (1774–1914) am Beispiel Graz, in: Geschichte der Frauen- und Mädchenbildung. Ein Überblick, hg. von Ilse BREHMER–DERS. (Graz 1997) 189–200.

Carolyn SKINNER, Women Physicians and Professional Ethos in Nineteenth-Century America (Carbondale 2014).

Michaela SOHN-KRONTHALER, Feminisierung des kirchlichen Personals? Entwicklungen und Beobachtungen am Beispiel religiöser Frauengemeinschaften in österreichischen Diözesen im langen 19. Jahrhundert, in: Feminisierung oder (Re-)Maskulinisierung der Religion im 19. und 20. Jahrhundert? Forschungsbeiträge aus Christentum, Judentum und Islam, hg. von DERS. (Wien 2016) 78–113.

Ivana B. SPASOVIĆ–Milan JAKŠIĆ, Od pančevačke učenice i ciriške studentkinje do najuglednije lekarke. Dr. Marija Vučetić-Prita. Katalog izložbe Istorijski arhiv u Pančevu [Von der Pančevoer Schülerin und Züricher Studentin zur angesehendsten Ärztin: Dr. Marija Vučetić-Prita. Katalog der Ausstellung des Historischen Archivs in Pančevo] (Pančevo 2014).

Ivana B. SPASOVIĆ, Dr. Marija Vučetić-Prita, prva žena lekar u Južnoj Ugarskoj, druga u srpskom narodu [Dr. Marija Vučetić-Prita, die erste Ärztin in Südungarn, die zweite des serbischen Volkes]. *Godišnjak grada Beograda* 66/67 (2014/2015) 91–106.

Izabela SPIELVOGEL, Jewry's contribution to the development of spa culture in the Eastern Borderlands at the end of the 19th and in the first half of the 20th century, https://sztetl.org.pl/he/node/139373 [12. 2. 2025].

Peter STACHEL, Das österreichische Bildungssystem zwischen 1749 und 1918, in: Geschichte der österreichischen Humanwissenschaften 1. Historischer Kontext, wissenschaftssoziologische Befunde und methodologische Voraussetzungen, hg. von Karl ACHAM (Wien 1999) 115–146.

Angelika STADLER, Ärztinnen im Krieg, am Beispiel der Ärztinnen Österreich-Ungarn (Diss. Graz 2003).

Liz STANLEY, Process in Feminist Biography and Feminist Epistemology, in: All Sides of the Subject. Women and Biography, hg. von Teresa ILES (New York–London 1992) 109–125.

Maria STEIBL, Frauenstudium in Österreich vor 1945. Dargestellt am Beispiel der Innsbrucker Studentinnen (Diss. Innsbruck 1985).

Irena ŠTĚPANOVÁ–Ludmila SOCHOROVÁ–Milena SECKÁ, Ženy rodiny Náprstkovy [Die Frauen der Familie Náprstek] (Prag 2001).

Marcella STERN, Gabriele Possanner von Ehrenthal, die erste an der Universität Wien promovierte Frau, in: „Durch Erkenntnis zu Freiheit und Glück ...". Frauen an der Universität Wien (ab 1897), hg. von Waltraud HEINDL–Marina TICHY (Schriftenreihe des Universitätsarchivs Universität Wien 5, Wien 1990) 189–215.

Marcella STERN, Österreichische Medizinerinnen in der Schweiz, in: „Durch Erkenntnis zu Freiheit und Glück ...". Frauen an der Universität Wien (ab 1897), hg. von Waltraud HEINDL–Marina TICHY (Schriftenreihe des Universitätsarchivs Universität Wien 5, Wien 1990) 189–220.

Sonja STIPSITS, „... so gibt es nichts Widerwärtigeres als ein die gesteckten Grenzen überschreitendes Mannweib". Die konstruierte Devianz – Argumente gegen das Frauenstudium und Analyse der Umstände, die 1900 dennoch zur Zulassung von Frauen zum Medizinstudium geführt haben, in: Töchter des Hippokrates. 100 Jahre akademische Ärztinnen in Österreich, hg. von Birgit BOLOGNESE-LEUCHTENMÜLLER–Sonia HORN (Wien 2000) 27–44.

Sonja STIPSITS, Margarete Hönigsberg. Aus dem Leben einer Pionierin; unter Einbeziehung der lebensgeschichtlichen Erinnerung ihres Sohnes Peter Milford, in: Töchter des Hippokrates. 100 Jahre akademische Ärztinnen in Österreich, hg. von Birgit BOLOGNESE-LEUCHTENMÜLLER–Sonia HORN (Wien 2000) 45–54.

Sonja STIPSITS, Der lange Weg zu Hippokrates. Pionierinnen der akademischen Medizin. Betrachtungen anläßlich des Jubiläums 100 Jahre Medizinstudium für Frauen in Österreich (Dipl. Wien 2001).

Sabine STREITER, Die Rechts- und Staatswissenschaftliche Fakultät, in: Ebenso neu als kühn. 120 Jahre Frauenstudium an der Universität Zürich, hg. vom Verein Feministische Wissenschaft Schweiz (Verein Feministische Wissenschaft 1, Zürich 1988) 177–184.

Sabine STREITER, Lou Andreas Salomé (1861–1937), in: Ebenso neu als kühn. 120 Jahre Frauenstudium an der Universität Zürich, hg. vom Verein Feministische Wissenschaft Schweiz (Verein Feministische Wissenschaft 1, Zürich 1988) 192–194.

Brigitte STUDER–Judith WYTTENBACH, Frauenstimmrecht. Historische und rechtliche Entwicklungen 1848–1971 (Zürich 2021).

Jadwiga SUCHMIEL, Friederike Sara Lubinger (Lemberg, Galizien, 20. 04. 1870 – ?). Wiener Ärztin und ehrenamtliche soziale Fürsorgerin, in: Humanistyka – Pedagogika – Edukacja 1: Między stałością a zmianą [Humanistik – Pädagogik – Bildung, Bd. 1: Zwischen Beständigkeit und Wandel], hg. von Andrzej PLUTA (Częstochowa 2007) 223–235.

Jadwiga SUCHMIEL, „Wiedenki" we Lwowie. Flora Ogórek-Pankowa i inne lwowskie lekarki wykształcone na Uniwersytecie w Wiedniu do 1918 r [„Wienerinnen" in Lemberg. Flora Ogórek-Pankowa und andere an der Universität Wien bis 1918 ausgebildete Lemberger Ärztinnen], in: Znani i nieznani dziewiętnastowiecznego Lwowa. Studia i materiały 2 [Bekannte und Unbekannte aus dem Lemberg des neunzehnten Jahrhunderts. Studien und Materialien 2], hg. von Lidia MICHALSKA-BRACHA–Marek PRZENIOSŁO (Kielce 2009) 51–62.

Jan SURMAN, „Peregrinatio Medica". Mobilität von Medizinern in den Jahren 1848–1914 und die Konstruktion einer Hauptstadtuniversität, in: Strukturen und Netzwerke. Medizin und Naturwissenschaft in Wien 1848–1955, hg. von Daniela ANGETTER et al. (650 Jahre Universität Wien – Aufbruch ins neue Jahrhundert 5, Göttingen 2018) 411–424.

Margit SZÖLLÖSI-JANZE, Fritz Haber 1868–1934. Eine Biographie (München 1998).

Husref TAHIROVIĆ–Brigitte FUCHS, Bogusławą Keckova [sic]: An Official Female Doctor in Bosnia and Herzegovina, 1893–1911. *Acta Medica Academica* 48/2 (2019) 232–249.

Husref TAHIROVIĆ–Brigitte FUCHS, Jadwiga Olszewska, A Woman Pioneer in Medicine in Serbia and Bosnia and Herzegovina. *Acta Medica Academica* 49/3 (2020) 207–216.

Emmerich TÁLOS, Staatliche Sozialpolitik in Österreich. Rekonstruktion und Analyse (Wien 1981) 42–69.

Daniel TEICHMANN, Die ersten Schweizer Juden als Medizinstudenten in Zürich – ein Weg aus der sozialen und geografischen Beengung, in: Innenansichten einer Ärzteschmiede. Lehren, lernen und leben – aus der Geschichte des Zürcher Medizinstudiums, hg. von Iris RITZMANN–Wiebke SCHWEER–Eberhard WOLFF (Zürich 2008) 153–184.

Harald TERSCH, Vielfalt der Formen. Selbstzeugnisse der Frühen Neuzeit als historische Quellen, in: Vom Lebenslauf zur Biographie. Geschichte, Quellen und Probleme der historischen Biographik und Autobiographik, hg. von Thomas WINKELBAUER (Schriftenreihe des Waldviertler Heimatbundes 40, Horn–Waidhofen/Thaya 2000) 69–98.

Christine THON, Frauenbewegung im Wandel der Generationen. Eine Studie über Geschlechterkonstruktionen in biographischen Erzählungen (Bielefeld 2008).

Die Thun-Hohenstein'schen Universitätsreformen 1849–1860. Konzeption, Umsetzung, Nachwirkungen, hg. von Christof AICHNER–Brigitte MAZOHL (Veröffentlichungen der Kommission für Neuere Geschichte Österreichs 115, Wien–Köln–Weimar 2017).

Marina TICHY, Die geschlechtliche Un-Ordnung. Facetten des Widerstands gegen das Frauenstudium von 1870 bis zur Jahrhundertwende, in: „Durch Erkenntnis zu Freiheit und Glück ...". Frauen an der Universität Wien (ab 1897), hg. von Waltraud HEINDL–Marina TICHY (Schriftenreihe des Universitätsarchivs Universität Wien 5, Wien 1990) 27–48.

Natalia TIKHONOV, Zwischen Öffnung und Rückzug. Die Universitäten der Schweiz und Deutschlands angesichts des Studentinnenstroms aus dem Russischen Reich, in: Universitäten als Brücken in Europa. Studien zur Geschichte der studentischen Migration, hg. von Hartmut Rüdiger PETER–DERS. (Frankfurt/Main u. a. 2003) 157–173.

Töchter des Hippokrates. 100 Jahre akademische Ärztinnen in Österreich, hg. von Birgit BOLOGNESE-LEUCHTENMÜLLER–Sonia HORN (Wien 2000).

Vladimir TOMÁŠ, Dr. med. Anna Bayerová (1853–1924) – erste böhmische Aerztin in der Schweiz, in: Aktuelle Probleme aus der Geschichte der Medizin. Current Problems in History of Medicine. Verhandlungen des XIX. Internationalen Kongresses für Geschichte der Medizin, Basel, 7.–11. September 1964 (Basel 1966) 466–469.

Constantin UNGUREANU, Mittelschulen und höhere Lehranstalten in der Bukowina vor 1918: Nationen, Sprachen und Geschlechter. Ein statistischer Überblick, in: Partizipation und Exklusion. Zur Habsburger Prägung von Sprache und Bildung in der Bukowina 1848–1914–1940, hg. von Markus WINKLER (Regensburg 2015) 115–128.

Universitäten als Brücken in Europa. Studien zur Geschichte der studentischen Migration, hg. von Hartmut Rüdiger PETER–Natalia TIKHONOV (Frankfurt/Main u. a. 2003).

Unsichtbare Heldinnen: Frauenfront im Ersten Weltkrieg. Katalog zur gleichnamigen Ausstellung im Frauenmuseum 2014/2015, hg. vom Frauenmuseum. Museo Delle Donne (Meran 2014).

Gyula VAJDA, Die erste ungarische Ärztin. Frau mit Stethoskop. *Budapester Rundschau* 35 (1979) 4.

Christina VANJA, Heilanstalten, in: Dienst am Kranken. Krankenversorgung zwischen Caritas, Medizin und Ökonomie vom Mittelalter bis zur Neuzeit. Geschichte und Entwicklung der Krankenversorgung im sozioökonomischen Wandel, hg. von Gerhard AUMÜLLER–Kornelia GRUNDMANN–DERS. (Veröffentlichungen der Historischen Kommission für Hessen 68, Marburg 2007) 243–270.

Christina VANJA, Plädoyer für eine Geschichte der Heilanstalten, in: Krankenhausgeschichte heute, hg. von Gunnar STOLLBERG–DERS.–Ernst KRAAS (Berlin 2011) 95–104.

Christina VANJA, Eine Schweizer „psychiatrische Landschaft" – Heilanstalten am Zürichsee um 1900 (Schriftenreihe der Deutschen Gesellschaft für Geschichte der Seelenheilkunde 18, Würzburg 2012) 69–85.

Christina VANJA, Kassels medizinische Moderne – Krankenhäuser und Heilstätten um 1900, in: Kassel in der Moderne, hg. von Jens FLEMMING–Ditfried KRAUSE-VILMAR (Marburg 2013) 233–258.

Christina VANJA, Nervenheilstätten um 1900. Vorbilder heutiger Burnout-Kliniken. *Nervenheilkunde* 5 (2015) 345–350.

Christina VANJA, „Gesunde Kochbücher" – Diätetik in Kuranstalten um 1900. *Virus – Beiträge zur Sozialgeschichte der Medizin* 15 (2015) 115–132.

Christina VANJA, Zur Kur in die Alpenregion – Heilanstalten in der Belle Epoche. *Historia Hospitalium* 30 (2016/2017) 353–365.

Sabine VEITS-FALK, Rosa Kerschbaumer-Putjata (1851–1923). Erste Ärztin Österreichs und Pionierin der Augenheilkunde. Ein außergewöhnliches Frauenleben in Salzburg (Schriftenreihe des Archivs der Stadt Salzburg 23, Salzburg ²2012).

Sabine Veits-Falk, Frauen in der Salzburger „Öffentlichkeit“. Zwischen Ausgrenzung und Teilhabe, in: Frauen in Salzburg. Zwischen Ausgrenzung und Teilhabe, hg. von Christa Gürtler–ders. (Schriftenreihe des Archivs der Stadt Salzburg 34, Salzburg 2012) 10–55.

Sabine Veits-Falk, Studenten an der Benediktineruniversität Salzburg: Studium und Alltag, in: Die Paris Lodron Universität Salzburg. Geschichte, Gegenwart, Zukunft, hg. von Reinhold Reith (Salzburg–Wien 2012) 28–43.

Sabine Veits-Falk, „Kämpferinnen“ und „Heroinnen“. Marianne Webers Charakteristik studierender Frauen in Gegenüberstellung mit Lebensberichten der ersten Ärztinnen der Habsburgermonarchie, in: sichtbar unsichtbar. Geschlechterwissen in (auto-)biographischen Texten, hg. von Maria Heidegger et al. (Bielefeld 2015) 85–102.

Sabine Veits-Falk, Die Augenheilanstalt Dr. Rosa und Dr. Friedrich Kerschbaumer in Salzburg (1877–1896). Von der Gründung eines Ärzte-Ehepaars bis zur Weiterführung durch die erste in Österreich praktizierende Ärztin. *Historia Hospitalium* 30 (2017) 367–390.

Sabine Veits-Falk–Silvia Panzl-Schmoller, (Arbeits-)Migration sichtbar machen. Quellen aus dem Migrationsarchiv Stadt Salzburg, in: Migrationsstadt Salzburg. Arbeit, Alltag und Migration 1960–2010, hg. von Sylvia Hahn–Verena Lorber–Andreas Praher (Salzburger Beiträge zur Migrationsgeschichte 1, Salzburg 2018) 13–26.

Sabine Veits-Falk, Private Heilanstalten um 1900. Nischen, Chancen und Karrieremöglichkeiten für Ärztinnen. *Historia Hospitalium* 31 (2018/2019) 261–278.

Sabine Veits-Falk, Frauen 1918, Not und Entbehrung – Rechte und Pflichten, in: Salzburg 1918–1919. Vom Kronland zum Bundesland, hg. von Oskar Dohle–Thomas Mitterecker (Schriftenreihe des Forschungsinstitutes für politisch-historische Studien der Dr.-Wilfried-Haslauer-Bibliothek Salzburg 68, Schriftenreihe des Archivs der Erzdiözese Salzburg 19, Schriftenreihe des Salzburger Landesarchivs 29, Wien–Köln–Weimar 2019) 405–424.

Sabine Veits-Falk, Weibliche Bildungs- und Karrieremigration um 1900. Handlungsstrategien und Grenzüberschreitungen der „Schweizer Ärztinnen“ der Habsburgermonarchie, in: Grenzüberschreitungen. Migrantinnen und Migranten als Akteure im 20. Jahrhundert, hg. von Kristina Schulz–Wiebke von Bernstorff–Heike Klapdor (Frauen und Exil 11, München 2019) 61–73.

Sabine Veits-Falk, Das kommunale Frauenwahlrecht in Stadt und Land Salzburg vor 1918. *ÖGL* 64 (2020) 29–46.

Sabine Veits-Falk, Pionierin der Naturheilkunde. Die Naturärztin Gisela Lucci-Purtscher (1871–1959). *Jahrbuch der Stadt Wädenswil* 2021 (2021) 23–32.

Sabine Veits-Falk, Rosa Kerschbaumer (1851–1923). Erste Ärztin Österreichs, in: Das russische Salzburg in ausgewählten Porträts, hg. von Eva Hausbacher–ders. (Schriftenreihe des Archivs der Stadt Salzburg, Beiheft 3, Salzburg 2021) 20–23.

Sabine Veits-Falk, Rosa Kerschbaumer 1851–1923, in: Frauenspuren in der Stadt Salzburg. Leben, Werke, Erinnerung, hg. von Christa Gürtler–ders. (Schriftenreihe des Archivs der Stadt Salzburg, Beiheft 4, Salzburg 2022) 50–53.

Sabine Veits-Falk, Amtsärztinnen in Bosnien und Herzegowina. Politik, Medizin, Kultur und Geschlecht. *L'Homme. Europäische Zeitschrift für Feministische Geschichtswissenschaft* (2025) 99–114.

Karl Vocelka, Geschichte Österreichs. Kultur – Gesellschaft – Politik (Graz–Wien–Köln 2000).

Peter Voswinckel, Frauen-Kontingente im Biographischen Lexikon, in: Geschlechterverhältnisse in Medizin, Naturwissenschaft und Technik, hg. von Christoph Meinel–Monika Renneberg (Bassum–Stuttgart 1996) 225–236.

Valerija Vrublevs'ka, Šaritka z Runhu. Biohrafičnyj roman pro Ol'hu Kobyljans'ku [Das Edelweiß vom Runh. Biografischer Roman über Ol'ha Kobyljans'ka] (Kiew 2007).

Linda Wagner-Martin, Telling Women's Lives. The New Biography (New Brunswick 1994).

Karin Walzel, Ärztinnen in Wien 1934–1948, in: Töchter des Hippokrates. 100 Jahre akademische Ärztinnen in Österreich, hg. von Birgit Bolognese-Leuchtenmüller–Sonia Horn (Wien 2000) 113–116.

Ulrike WECKEL, Zwischen Häuslichkeit und Öffentlichkeit. Die ersten deutschen Frauenzeitschriften im späten 18. Jahrhundert und ihr Publikum (Tübingen 1998).

Gudrun WEDEL, Autobiographien von Frauen. Ein Lexikon (Köln–Weimar–Wien 2010).

Der Weg an die Universität. Höhere Frauenstudien vom Mittelalter bis zum 20. Jahrhundert, hg. von Trude MAURER (Göttingen 2010).

Weibliche Ärzte. Die Durchsetzung eines Berufsbildes in Deutschland, hg. von Eva BRINKSCHULTE (Berlin 1994).

Romana WEIERSHAUSEN, Wissenschaft und Weiblichkeit. Die Studentin in der Literatur der Jahrhundertwende (Göttingen 2004).

Jack WENGER, Kurzbiographie von Frau Dr. med. Lucci, in: G[isela] Lucci, Die Praxis der bewussten Autosuggestion, hg. von Karl NÖTHIGER, (Thalwil 1987).

Candace WEST–Don H. ZIMMERMANN, Doing Gender, in: Kultursoziologie. Klassische Texte – Aktuelle Debatten. Ein Reader, hg. von Frank ADLOFF–Sebastian M. BÜTTNER–Stephan MOEBIUS–Rainer SCHÜTZEICHEL (Frankfurt/Main–New York 2014) 469–488.

Angelika WETTERER, Professionalisierung und Geschlechterhierarchie. Vom kollektiven Frauenausschluß zur Integration mit beschränkten Möglichkeiten (Kassel 1993).

Angelika WETTERER, Theoretische Konzepte zur Analyse der Marginalität von Frauen in hochqualifizierten Berufen, in: Profession und Geschlecht, Über die Marginalität von Frauen in hochqualifizierten Berufen, hg. von DERS. (Frankfurt/Main–New York 1995) 13–40.

Angelika WETTERER, Die soziale Konstruktion von Geschlecht in Professionalisierungsprozessen. Einleitung, in: Die soziale Konstruktion von Geschichte in Professionalisierungsprozessen, hg. von DERS. (Frankfurt/Main–New York 1995) 11–28.

Angelika WETTERER, Konstruktion von Geschlecht: Reproduktionsweisen der Zweigeschlechtlichkeit, in: Handbuch Frauen- und Geschlechterforschung. Theorie, Methoden, Empirie, hg. von Ruth BECKER–Beate KORTENDIEK (Wiesbaden 2004) 122–131.

Siegfried WEYR, Österreichs erste Ärztin. Zur Erinnerung an Dr. Gabriele Posanner. *Neues Österreich* (8. Mai 1960) 15.

Babett WILLIGER, Die ersten niedergelassenen Ärztinnen in Gießen. Eine Mikrostudie. Der Weg Gießener Frauen zu Medizinstudium und Arztberuf (Diss. Gießen 2009).

Thomas WINKELBAUER, Plutarch, Sueton und die Folgen. Konturen und Konjunkturen der historischen Biographie, in: Vom Lebenslauf zur Biographie. Geschichte, Quellen und Probleme der historischen Biographik und Autobiographik, hg. von Thomas WINKELBAUER (Schriftenreihe des Waldviertler Heimatbundes 40, Horn–Waidhofen/Thaya 2000) 9–46.

„Wir wollen der Gerechtigkeit und Menschenliebe dienen …". Frauenbildung und Emanzipation in der Habsburger Monarchie – der südslawische Raum und seine Wechselwirkung mit Wien, Prag und Budapest, hg. Vesela TUTAVAC–Ilse KOROTIN (BiografiA. Neue Ergebnisse der Frauenbiografieforschung 18, Wien 2016).

Renate WITTERN-STERZEL, Frauenärztinnen in der ersten Hälfte des 20. Jahrhunderts, in: Herausforderungen. 100 Jahre Bayerische Gesellschaft für Geburtshilfe und Frauenheilkunde, hg. von Christoph ANTHUBER et al. (Stuttgart–New York 2012) 47–59.

Eberhard WOLFF, Gelehrte oder Praktiker? Debatten über das ideale Medizinstudium in Zürich und der ganzen Schweiz, in: Innenansichten einer Ärzteschmiede. Lehren, lernen und leben – aus der Geschichte des Zürcher Medizinstudiums, hg. von Iris RITZMANN–Wiebke SCHWEER–DEMS. (Zürich 2008) 27–58.

Eberhard WOLFF, Zauber-Berge und heile Welten. Die Schweiz als Gesundheitsparadies, in: Zauber Berge. Die Schweiz als Kraftraum und Sanatorium, hg. von Felix GRAF–DEMS. (Baden 2010) 9–14.

Eberhard WOLFF, Zwischen „Zauberberg" und „Zuchthaus". Das Sanatorium „Lebendige Kraft" von Max Bircher-Benner, in: Zauber Berge. Die Schweiz als Kraftraum und Sanatorium, hg. von Felix GRAF– DEMS. (Baden 2010) 27–32.

Eberhard WOLFF, Anleitungen zum Paradies. Die Schweiz und ihre Gesundheitsratgeber, in: Zauber Berge. Die Schweiz als Kraftraum und Sanatorium, hg. von Felix GRAF– DEMS. (Baden 2010) 141–143.

Dieter WUNDERLICH, AußerOrdentliche Frauen. 18 Porträts (München ²2010).

Dieter WUNDERLICH, WageMutige Frauen. 16 Porträts aus drei Jahrhunderten (München ⁸2014).

Agnieszka WYSOCKA, Mira Flora Pankowa z domu Ogórek (1878–1956) [Mira Flora Pankowa, geborene Ogórek], in: Bydgoszczanki z Sielanki. Pracownia Dziedzictwa Kulturowego [Brombergerinnen aus der Sielanka-Straße. Kulturweg-Tafeln der Werkstatt für das Kulturerbe] [facebook-Eintrag 13. 7. 2020]

Tara ZAHRA, The Great Departure. Mass Migration from Eastern Europe and the Making of the Free World (New York–London 2016).

Beate ZIEGELER, Weibliche Ärzte und Krankenkassen. Anfänge ärztlicher Berufstätigkeit von Frauen in Berlin 1893–1935 (Weinheim 1993).

Beate ZIEGELER, „Zum Heile der Moral und der Gesundheit ihres Geschlechtes …". Argumente für Frauenmedizinstudium und Ärztinnen-Praxis um 1900, in: Weibliche Ärzte. Die Durchsetzung eines Berufsbildes in Deutschland, hg. von Eva BRINKSCHULTE (Berlin 1994) 33–43.

Peter ZIEGLER, Wädenswil 1916 – eine Zeitreise. *Jahrbuch der Stadt Wädenswil* 2016 (2016) 101–127.

Susan ZIMMERMANN, Die bessere Hälfte. Frauenbewegungen und Frauenbestrebungen im Ungarn der Habsburgermonarchie 1848 bis 1918 (Wien–Budapest 1990).

Susan ZIMMERMANN, Frauenbewegungen, Transfer und Trans-Nationalität. Feministisches Streben und Denken im globalen und zentralosteuropäischen Kontext des 19. und frühen 20. Jahrhunderts, in: Transnationale Öffentlichkeiten und Identitäten im 20. Jahrhundert, hg. von Hartmut KAELBLE–Martin KIRSCH–Alexander SCHMIDT-GERNIG (Frankfurt/Main–New York 2002) 236–302.

Nina von ZIMMERMANN, Zu den Wegen der Frauenbiographikforschung, in: Frauenbiographik. Lebensbeschreibungen und Porträts, hg. von Christian von ZIMMERMANN–DERS. (Mannheimer Beiträge zur Sprach- und Literaturwissenschaft 63, Tübingen 2005) 17–32.

Hanna ZWEIG-STRAUSS, Betty Farbstein-Ostersetzer: engagierte Ärztin und Sozialdemokratin. *Olympe. Feministische Arbeitshefte zur Politik* 11 (1999) 105–111.

Hanna ZWEIG-STRAUSS, Dr. med. Betty Ostersetzer – Osteuropäische Jüdin im Aufbruch wohin? Die Osteuropäerinnen an der Universität Zürich, in: Infiltration. Fünf Frauen – fünf Porträts. Studierende Frauen an der Universität Zürich, hg. von Béatrice ZIEGLER–Karin CAGNAZZO (Zürich 2000), http://www.cagnazzo.ch/universelle2.pdf [nicht mehr verfügbar].

Hanna ZWEIG-STRAUSS, David Farbstein (1868–1953). Jüdischer Sozialist – sozialistischer Jude (Zürich 2002).

Rüdiger ZYMNER, Biographie als Gattung?, in: Handbuch der Biographie. Methoden, Traditionen, Theorien, hg. von Christian KLEIN (Stuttgart–Weimar 2009) 7–11.

Tabellen- und Grafikverzeichnis

Tabellen

Übersichtstabellen

Grafiken

Abbildungsverzeichnis

Personenregister

Das Register umfasst den Text des Buches sowie die Textpassagen in den Anmerkungen ohne die zitierte Literatur. Aufgenommen wurden sämtliche Personen im inhaltlichen Kontext der Studie, jedoch keine Wissenschafter:innen. Die Namen wurden in jener Schreibweise aufgelistet, wie sie im Text aufscheinen, die Varianten der Vor- und Familiennamen der „Schweizer Ärztinnen“ sind in den biografischen Porträts (Kapitel 7) angeführt.

Ortsregister

In das Register wurden Nationalstaaten, Länder, Städte, Gemeinden und Ortschaften sowie Bildungseinrichtungen (höhere Schulen und Universitäten, ausgenommen die Universitäten Wien und Zürich) und medizinische Einrichtungen (Krankenhäuser, Spitäler, Kuranstalten) mit der im Fließtext vorkommenden Bezeichnung aufgenommen. Aufgrund der Menge an Eintragungen wurden die Begriffe Habsburgermonarchie, Österreich-Ungarn, Österreich, Ungarn, Schweiz, Wien und Zürich nicht berücksichtigt. Die Schreibweise der Ortsnamen folgt der im Text (und in den Quellen) verwendeten deutschen Form. Hinzugefügt sind jeweils der aktuelle Ortsname und die Angabe des heutigen Staates oder österreichischen Bundeslandes in Klammer.

Folgende Abkürzungen der heutigen Nationalstaaten wurden verwendet: AM: Armenien, BH: Bosnien und Herzegowina, BG: Bulgarien, BY: Belarus, CH: Schweiz, CO: Kolumbien, CZ: Tschechien, DE: Deutschland, FL: Finnland, FR: Frankreich, GB: Großbritannien, GE: Georgien, GR: Griechenland, HR: Kroatien, HU: Ungarn, IL: Israel, IR: Iran, IT: Italien, LV: Lettland, NL: Niederlande, NO: Norwegen, PL: Polen, RO: Rumänien, RS: Serbien, RU: Russland, SE: Schweden, SI: Slowenien, SK: Slowakei, TR: Türkei, UA: Ukraine, USA: Vereinigten Staaten von Amerika.

Folgende Abkürzung der heutigen österreichischen Bundesländer wurden verwendet: Bgl: Burgenland, Ktn: Kärnten, NÖ: Niederösterreich, OÖ: Oberösterreich, Sbg: Salzburg, Stmk: Steiermark, T: Tirol, Vbg: Vorarlberg, W: Wien.